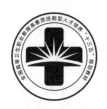

全国高等卫生职业教育高素质技能型
人才培养"十三五"规划教材

供药学、医学检验技术、医学影像技术、医学美容技术、康复治疗技术等专业使用

基础医学概论

主　编　黄　春　叶颖俊

副主编　阳泽华　牛莉娜　仲其军　胡艳玲

编　者　（以姓氏笔画为序）

牛莉娜　海南医学院

叶颖俊　江西医学高等专科学校

仲其军　广州卫生职业技术学院

阳泽华　益阳医学高等专科学校

李艾鹏　上海思博职业技术学院

李丽花　海南医学院

李润琴　重庆三峡医药高等专科学校

何　露　益阳医学高等专科学校

余圆媛　重庆医药高等专科学校

张　默　上海思博职业技术学院

张彩彩　海南医学院

张显芳　海南医学院

胡艳玲　重庆三峡医药高等专科学校

耿若君　南阳医学高等专科学校

徐建永　广州卫生职业技术学院

唐　静　重庆三峡医药高等专科学校

黄　春　重庆三峡医药高等专科学校

谌　蓉　益阳医学高等专科学校

彭　兰　重庆医药高等专科学校

华中科技大学出版社
http://www.hustp.com
中国·武汉

内 容 提 要

本书是全国高等卫生职业教育高素质技能型人才培养"十三五"规划教材。

本书对基础医学各学科的内容进行了重组和优化,加强了学科间的交叉融合。本书上篇为基础医学概述,精选生物化学、细胞生物学、组织胚胎学、遗传学、免疫学、病原生物学、病理学与病理生理学和药理学等学科的主要内容独立成篇,让学生对基础医学的框架结构有一个概括性的了解;本书下篇为人体器官系统的结构、功能与疾病,精选八大系统在人体解剖学、生理学、病理学与病理生理学等学科的主要内容独立成篇,让学生对基础医学的核心内容有一个比较全面的了解。

本书适合医学院校非临床医学专业及医药卫生相关专业的学生使用,也可供对医学感兴趣的一般读者阅读。

图书在版编目(CIP)数据

基础医学概论/黄春,叶颖俊主编. —武汉:华中科技大学出版社,2016.8(2024.7 重印)
全国高等卫生职业教育高素质技能型人才培养"十三五"规划教材. 药学及医学检验专业
ISBN 978-7-5680-2033-6

Ⅰ. ①基… Ⅱ. ①黄… ②叶… Ⅲ. ①基础医学-高等职业教育-教材 Ⅳ. ①R3

中国版本图书馆 CIP 数据核字(2016)第 155597 号

基础医学概论
Jichu Yixue Gailun

黄 春 叶颖俊 主编

策划编辑:居 颖
责任编辑:居 颖 余 琼
封面设计:原色设计
责任校对:刘 竣
责任监印:周治超
出版发行:华中科技大学出版社(中国·武汉)　　电话:(027)81321913
　　　　　武汉市东湖新技术开发区华工科技园　　邮编:430223
录　排:华中科技大学惠友文印中心
印　刷:武汉科源印刷设计有限公司
开　本:880mm×1230mm　1/16
印　张:28.75
字　数:1012 千字
版　次:2024 年 7 月第 1 版第 6 次印刷
定　价:89.80 元

华中出版

全国高等卫生职业教育高素质技能型
人才培养"十三五"规划教材

编委会

前言
QIANYAN

　　随着我国医学职业教育的发展,许多医学高职高专院校开设了除临床医学以外的医学相关专业类别的课程。由于学时较少,学生学习基础医学的时间很少,许多院校不得不采取精简再精简的办法来解决这一矛盾。有的仅仅开设几门基础医学课程,就匆匆忙忙地进入专业课程的学习中。由于缺乏对人类生命运动规律以及疾病发生发展基本道理的全面认识,学生基础不牢,没有后劲的问题就成了全国医学职业教育的共性问题。为了使医学相关专业类学生尽快全面地学到基础医学核心知识,我们编写了本书。

　　本书分为上、下两篇。上篇为基础医学概述,以生命大分子物质代谢、细胞基本结构与功能、组织胚胎的形成、生命基本特征到疾病发生机制为主线,介绍了生命从发生到成为个体,在健康和疾病两方面需要学习的基本知识,汲取生物化学、细胞生物学、组织胚胎学、遗传学、免疫学、病原生物学、病理学与病理生理学和药理学等学科的主要内容独立成篇,让学生对基础医学的框架结构有一个概括性的了解;下篇为人体器官系统的结构、功能与疾病,汲取八大系统在人体解剖学、生理学、病理学与病理生理学等学科的主要内容独立成篇,让学生对基础医学的核心内容有一个比较全面的了解。

　　当然,在一本书中将博大精深的基础医学各个领域都涵盖进去是不现实的。我国长期学科化教育的人为分割,导致教师在多学科融合的教材使用中还有诸多不适。加之编写时间仓促,才识浅薄,难于均衡兼顾和精雕细琢,书中不当之处,还望广大师生们提出宝贵意见,以便再版时修改完善。

黄　春

目录
MULU

上篇

基础医学概述

第一章 　生命大分子物质

第一节 　生命的起源

学习目标

1. 掌握：生命的基本特征。
2. 熟悉：生命的起源过程。
3. 了解：生命起源的不同观点。

在地球上，已知的生物大约有200万种，包括植物、动物和微生物，这些形形色色的生物构成了今天生机盎然的生物界。但这么多生物是如何诞生的呢？自古以来，人们对生命起源的探索一直没有间断过。从西方宗教的创世说，中国的盘古开天地说，到自然发生说等，各种观点和学说此起彼伏，至今争论不止。直至19世纪达尔文在坚实的科学基础上建立起进化说，使人类对自我的认识有了一个质的了解，生物科学也从此进入了一个新的历史时期。然而生命的起源对人类仍是一个未解之谜，但幸运的是自然和历史给我们遗留下来一些线索，地质学研究为我们提供相关的科学资料，这对我们深入探索、研究生命的起源和进化历史提供了必要的证据。

一、生命的起源

目前普遍认为的生命起源模式：原始生命的化学演化→原始细胞的产生→自养生物的出现→从原核生物到真核生物。

（一）原始生命的化学演化

地球大约形成于45亿年前，当时是个炽热的球体。大约38亿年前，地球表面开始降温，出现了液态水，形成了原始海洋。据推测，地球上的原始生命物质的化学演化是在地球温度逐步下降以后，在极其漫长的时间内形成的。这个过程可划分为四个阶段。

第一个阶段，无机小分子物质生成有机小分子，即生命起源的化学进化过程是在原始地球进行的。1952年美国科学家米勒通过实验验证原始地球生成有机小分子的过程：他设计了一个模拟原始地球条件的密闭的循环装置，里面装入原始地球表面的化学成分H_2、H_2O、CH_4、NH_3，模拟闪电和降雨，1周后在装置的底部发现有机酸、氨基酸、尿素等20种小分子有机化合物。另有科学家福克斯等也曾进行有关生命大分子合成的模拟实验，结果显示：将各种氨基酸混合经高温加热或加入多聚磷酸后，60 ℃温育较长时间，可产生类蛋白物质。以上实验或许可作为推测和探讨地球早期有机小分子产生机制的参考依据。

第二个阶段，从有机小分子物质到生命大分子物质。这一过程是氨基酸、核苷酸等有机小分子物质，经过长期积累和相互作用，在适当的条件下，通过缩合或聚合作用形成了原始的蛋白质分子和核酸分子。

第三个阶段，生命大分子物质组成多分子体系。苏联学者奥巴林等就此过程提出团聚体假说。他通过实验表明，将蛋白质、多肽、核酸和多糖等放在合适的溶液中，它们能自动地浓缩聚集为分散的球状小滴，形成各自独立的多分子体系，这些小滴就是团聚体。此假说认为团聚体可能是原始生命形成过程的一个最初形式。团聚体可以表现出合成、分解、生长、生殖等生命现象。福克斯也曾提出过微球体假说，即微球体是最初的多分子体系。他认为有机大分子物质可在水溶液中形成微球体,从而保持结构的稳定性,并具有双层界膜,微球体能通过这个界膜与周围环境进行有选择性的物质交换。

第四个阶段,有机多分子体系演变为原始生命。这一阶段是在原始海洋中形成的,是生命起源过程中最复杂和最有决定意义的阶段。目前,人们还不能在实验室里验证这一过程。

(二)原始细胞的产生

原始细胞的产生无疑是生命演化进程中质的飞跃,它标志着早期生命物质化学进化的完成。

根据目前发现的细菌化石,原始细胞的形成大约在 34 亿年前。一般认为,最原始细胞具有可变性的半通透性脂质-蛋白质界膜,含有由核酸-蛋白质整合体系组成的信息系统和蛋白质合成系统,是能通过厌氧呼吸获取能量的异养型原始生命单位。

(三)自养生物的出现

最初的原始细胞是以原始海洋中的有机物为营养物质,即异养型。但随着原始海洋中的异养生物增加有机物逐渐减少,原始细胞难以生存。因此,为了适应新的环境,原始细胞开始从异养型向自养型进行分化、发展,于约 27 亿年前出现了蓝藻一类的原核生物。

(四)从原核生物到真核生物

根据真核生物化石可推断,真核生物最早出现在大约 15 亿年前的岩石中。一般认为,真核生物是由原核生物进化而来的。目前解释原核生物进化到真核生物的途径有两种假说。

一是分化起源假说。其观点为:在漫长的自然历史演化过程中,原核生物与自然环境之间相互作用,其内部结构逐渐分化、功能不断完善提高而演化为真核生物。

二是内共生起源假说。其观点为:真核细胞内的细胞器不是细胞自身结构分化演变的结果,而是来源于外部。例如,线粒体起源于原始真核内共生的细菌,即细菌被真核生物吞噬后,在长期共生过程中,通过演变,形成了线粒体。

两种假说都有一定的理论依据,但各自也有不完善的地方。目前看来,内共生起源假说似乎得到了较多证据的支持。

二、生命的基本特征

不管是最简单的原核生物还是最为复杂的人类,所有的生物都具有一些共同的生命基本特征。

(一)核酸、蛋白质——共同的生命大分子基础

生命是以自然元素为基本组分的物质运动体系。脂肪、糖类、维生素等多种有机分子以及 C、H、O、N、P、S 等一些无机元素是重要组成部分,而核酸和蛋白质是生物体共同的生命大分子基础。这两种生物大分子在整个生命活动过程中发挥着重要的主导作用,执行着信息的编码、转换、表达以及化学反应催化功能。

(二)细胞——相似的生命基本单位

整个生物界是一个多层次的有序结构。现代生命科学研究表明,细胞是一切生命有机体结构和功能活动的基本单位。有了细胞结构体系,才能执行各种生理功能,完成各种生命活动过程。病毒、类病毒和蛋白感染颗粒等这些无标准细胞结构存在的生命形式,也只能借助于其宿主细胞,才能进行生命活动。

(三)新陈代谢

生物体不断地吸收外界的物质,这些物质在生物体内发生一系列变化,最后成为代谢过程的最终产物而被排出体外。新陈代谢包括同化作用和异化作用。

同化作用,即从外界摄取物质和能量,将它们转化为生命本身的物质和储存在化学键中的化学能。异化作用是分解生命物质,将能量释放出来,供生命活动之用。

(四)生长与发育

生命体在其新陈代谢过程中的一定阶段都会表现出体积增大和重量增加,这就是生长。在机体细胞不断地分裂增殖的同时,伴随着机体在结构和功能上的一系列变化,即个体发育。生长和发育贯穿着生命的始终,是生命物质运动尤为重要的基本特征和表现形式之一。

(五)繁殖

为了保证自己种族能够在历史长河中源远流长,每个生物体都具备繁殖后代的能力。生命体通过特定

的方式产生子代个体使生命得以延续的过程称为生殖。生殖可被看成生命物质运动无限性的持续。

生殖分为有性生殖和无性生殖两种方式。有性生殖由两个亲体生殖细胞的结合来实现,有遗传物质的重组,后代在遗传上会有一定差异。无性生殖一般以营养组织和营养细胞为生殖单位,没有遗传物质重组的发生,子代的遗传信息与亲代基本相同。

然而,任何生物个体的寿命也是有限的,当其生长发育到一定时期都会死亡。死亡可被看作生命物质运动有限性的终结。

（六）信息传递

机体对外界环境及其变化的反应,以及机体内部不同器官、不同组织、不同细胞之间的相互作用和信息交换,都要通过精密的信息传递与信号网络实现。

（七）遗传与变异

遗传是指生命有机体在生殖过程中表现出来的亲子代之间的相似现象,是高度稳定的、相对的。变异是指同种个体之间的差异,是绝对的。遗传和变异决定和影响着几乎每一种具体的生命现象。

（八）进化

地球上所有生命体是生命历史长期演化的结果。生命体从无到有,由少到多,从简单到复杂,从低级到高级的发展过程就是进化。它是生命活动的全部历史。

（九）生物与环境的统一

生命的存在不是孤立的,是在特定的环境中生存,因此,生命必然与构成其生存环境的各种外界条件进行相互联系。每种生物都有不同于其他种类的特点,而这些特点的形成正是该生物对生存环境适应的结果。生物与生存环境之间通过物质代谢、能量转换和信息传递进行的相互作用和协调统一,是生命自然界的基本法则。

（徐建永）

第二节 蛋白质的结构与功能

 学 习 目 标

1. 掌握:氨基酸结构特点、蛋白质各级结构特点、蛋白质一级结构、空间构象与功能的关系。
2. 熟悉:蛋白质结构多样性和原因、蛋白质变性特点,蛋白质变性原理在医学中的应用。
3. 了解:蛋白质的性质和分类。

蛋白质(protein)在生物体内占有特殊地位,它普遍存在于生物界中,是构成生命的基本成分,也是生命活动的最终执行者。人体中蛋白质的含量约占固体成分的45%,分布在几乎所有的器官组织,而在细胞中蛋白质可达干重的70%以上。生物体内蛋白质种类繁多,一个真核细胞中的蛋白质可达数万种之多,且有各自复杂的空间结构和功能。

蛋白质可根据形状和生物学功能进行分类。

按形状分成两类:球状蛋白质和纤维状蛋白质。球状蛋白质形状接近球形或椭圆形,包括细胞中的大多数可溶性蛋白质,如酶、血红蛋白、免疫球蛋白等,以及血浆中的多种功能蛋白质,如清蛋白、凝血酶原等。纤维状蛋白质呈纤维状或细棒状,这类蛋白质主要起结构作用,如胶原蛋白、角蛋白、弹性蛋白等。

按生物学功能分成两类:结构功能和动态功能。结构功能即构成组织细胞的成分,如提供结蹄组织和骨基质等。动态功能包括机体新陈代谢过程中的一系列化学反应,物质代谢的调节,肌肉的收缩,血液的凝固,免疫反应,基因表达调控等。

一、蛋白质的分子组成

尽管蛋白质的种类繁多,结构各异,但根据蛋白质的元素分析发现所有的蛋白质除含有碳、氢、氧外,还有氮和少量的硫。各元素在蛋白质中所占百分比为:碳 50%～55%,氢 6%～8%,氧 19%～24%,氮 13%～19%,硫 0～4%。有些蛋白质还含有磷、碘、铁、铜、锌、锰、钴、钼等元素。

蛋白质元素组成的一个特点是各种蛋白质都含较为恒定的氮,平均含氮量为 16%,即 100 g 蛋白质中约含 16 g 氮,故 1 g 氮约相当于 6.25 g 蛋白质。由于体内组织的主要含氮物是蛋白质,因此,只要测定生物样品中的含氮量,就可根据公式推算出蛋白质大致含量。

$$每克样品中含氮量(g)×6.25×100=100 g 样品中蛋白质含量(g)$$

许多蛋白质仅由氨基酸组成,不含其他化学成分,这些蛋白质为单纯蛋白质。如清蛋白、核糖核酸酶等。

(一)蛋白质的基本组成单位是氨基酸

目前发现存在于生物界的氨基酸有 300 余种,但能够组成人体内蛋白质的只有 20 种氨基酸。蛋白质则是以这 20 种氨基酸为基本单位首尾相连聚合而成的,不同蛋白质只是各种氨基酸的含量和排列顺序不同而已。20 种氨基酸都具有特定的遗传密码,因此也称为编码氨基酸。

20 种氨基酸的化学结构可用以下通式表示:

$$
\begin{array}{c}
H \\
| \\
R-C-COOH \\
| \\
NH_2
\end{array}
$$

各种氨基酸的区别就在于侧链基团(R)不同,它对蛋白质的结构和性质有着重要的影响。

(1)根据氨基酸侧链基团(R)性质的不同,可将氨基酸分为如下几种。

① 酸性氨基酸——侧链基团在中性溶液中解离后带负电荷的氨基酸:谷氨酸、天冬氨酸。

② 碱性氨基酸——侧链基团在中性溶液中解离后带正电荷的氨基酸:精氨酸、组氨酸、赖氨酸。

③ 中性氨基酸——侧链基团在中性溶液中不发生解离,因而不带电荷的氨基酸,根据侧链基团 R 的极性又可将它们分成:

a. 非极性疏水性氨基酸:甘氨酸、丙氨酸、缬氨酸、亮氨酸、异亮氨酸、脯氨酸、苯丙氨酸。

b. 极性中性氨基酸:酪氨酸、半胱氨酸、丝氨酸、苏氨酸、天冬酰胺、谷氨酰胺、蛋氨酸、色氨酸。

(2)根据氨基酸营养价值不同,可将氨基酸分为如下两种。

① 必需氨基酸——人体不能合成,必须由食物供给的氨基酸,共 8 种:缬氨酸、异亮氨酸、苯丙氨酸、蛋氨酸、亮氨酸、色氨酸、苏氨酸、赖氨酸。

② 非必需氨基酸——人体自身可以合成,不一定要从食物直接获得,包括除必需氨基酸外的其余 12 种氨基酸。

(二)蛋白质分子是氨基酸通过肽键连接而成

实验证明,蛋白质中氨基酸是通过化学键相互结合而成。

1. 肽键、肽、多肽链 连接相邻氨基酸的化学键为肽键,即由一个氨基酸分子的 α-羧基和另一个氨基酸分子的 α-氨基脱水缩合形成的酰胺键(—CO—NH—),如图 1-1 所示。氨基酸借肽键相连形成的化合物称为肽。两个氨基酸分子缩合成的肽称为二肽,三个氨基酸分子缩合成的肽则称为三肽,以此类推。十个以内的氨基酸缩合成的肽统称为寡肽。更多的氨基酸缩合成的肽称为多肽,蛋白质则为较大的多肽。组成多肽的氨基酸单元称为"氨基酸残基"。肽键将相邻氨基酸头尾相连,由此形成的链状结构称为多肽链。多肽链有不同的两端:一端有自由氨基,称氨基末端或 N 端;另一端有自由羧基,称为羧基末端或 C 端。在书写时,人们习惯上将 N 端写在左侧,C 端写在右侧。

2. 生物活性肽 人体内有许多游离存在、具有生物学功能的低相对分子质量的肽,即生物活性肽。例如,普遍存在于动植物细胞中的一种三肽物质,称为谷胱甘肽(GSH),由谷氨酸、半胱氨酸和甘氨酸组成。该物质分子中的巯基具有还原性,可作为体内重要的还原剂保护体内蛋白质或酶处在活性状态。

已知很多激素属于多肽或寡肽类激素,它们参与代谢调节、生理生化作用。如催产素(九肽)、促甲状腺

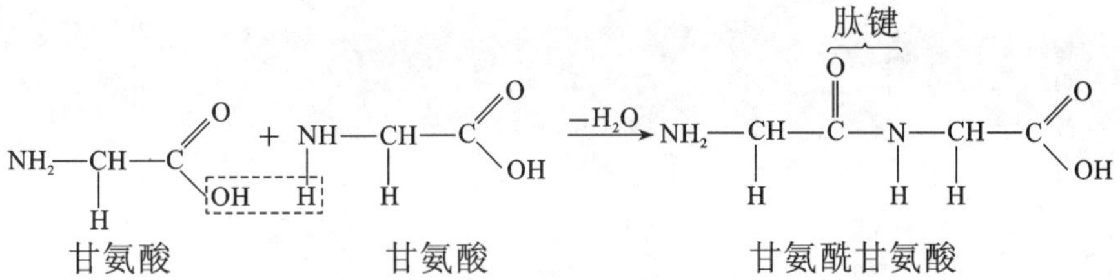

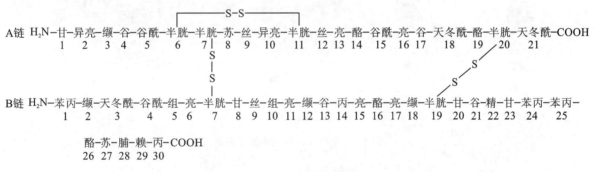

图 1-1 肽键的形成

素释放激素(三肽)等。也有一类在神经传导中起着重要的作用的肽类,被称为神经肽,如脑啡肽(五肽)、强啡肽(十七肽)等,它们与中枢神经系统产生痛觉抑制有关,因此很早就被用于临床的镇痛。

二、蛋白质的分子结构

由氨基酸通过肽键连接所形成的多肽链并不是走向随机的松散的结构,而是每个天然蛋白质都有自己特有的空间结构。1952 年丹麦科学家 Linderstrom-Lang 建议将复杂的蛋白质分子结构分成一级、二级、三级和四级结构,后三者统称为高级结构或空间构象。但并非所有的蛋白质都有四级结构,由一条肽链形成的蛋白质只有一级、二级和三级结构,由两条或两条以上多肽链形成的蛋白质才可能有四级结构。

（一）蛋白质的一级结构

蛋白质分子中的氨基酸从 N 端至 C 端的排列顺序(sequence)称为蛋白质的一级结构。维持一级结构的主要化学键是肽键。一级结构是蛋白质空间结构和功能的基础,其氨基酸排列顺序是由基因上遗传密码的排列顺序所决定的。

自 1953 英国化学家 Sanger 测定了牛胰岛素的一级结构(图 1-2)以来,目前已知一级结构的蛋白质的数量已相当可观。不同的蛋白质其一级结构也不同,氨基酸的排列顺序是其空间结构和特异生物学功能的基础,一级结构的改变往往会导致疾病的发生,因此测定蛋白质的一级结构是非常必要的。

A链 H₂N-甘-异亮-缬-谷-谷酰-半胱-半胱-苏-丝-异亮-半胱-丝-亮-酪-谷酰-亮-谷-天冬酰-酪-半胱-天冬酰-COOH
 　　　1　2　3　4　5　6　7　8　9　10　11　12　13　14　15　16　17　18　19　20　21

B链 H₂N-苯丙-缬-天冬酰-谷酰-组-亮-半胱-甘-丝-组-亮-缬-谷-丙-亮-酪-亮-缬-半胱-甘-谷-精-甘-苯丙-苯丙-
 　　　1　2　3　4　5　6　7　8　9　10　11　12　13　14　15　16　17　18　19　20　21　22　23　24　25

酪-苏-脯-赖-丙-COOH
26　27　28　29　30

图 1-2 牛胰岛素的一级结构

（二）蛋白质的二级结构

蛋白质的二级结构是指蛋白质分子中某一段肽链的局部空间结构,也就是该段肽链沿长轴方向折叠、盘曲形成的有规律、重复出现的结构。维持二级结构的化学键主要为氢键。蛋白质二级结构的主要形式有 α-螺旋(图 1-3)、β-折叠(图 1-4)、β-转角和无规卷曲。

（三）蛋白质的三级结构

蛋白质的三级结构是指整条肽链中全部氨基酸残基的相对空间位置,即整条肽链所有原子在三维空间的排布位置。形成和稳定蛋白质三级结构的主要为疏水作用力、离子键、氢键和范德华力等。

（四）蛋白质的四级结构

体内有许多蛋白质分子含有两条或多条多肽链,每一条多肽链都有其完整的三级结构,称为蛋白质的亚基,亚基与亚基之间以非共价键相连。这种蛋白质分子中各个亚基的空间排布及亚基接触部位的布局和相互作用,称为蛋白质的四级结构。在四级结构中,各亚基间的结合力主要是疏水作用。单独的亚基没有生物学功能,只有构成完整的四级结构才有生物学功能。

如成人血红蛋白(Hb)是由两个 α-亚基和两个 β-亚基形成的四聚体($\alpha_2\beta_2$),这些亚基可分别与氧结合,

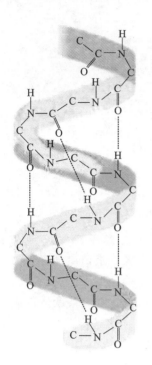

图 1-3 α-螺旋

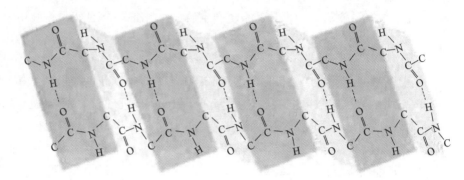

图 1-4 β-折叠

在血红蛋白中起运输氧气的作用。

蛋白质在低一级结构的基础上缠绕、折叠才能形成相应的高一级结构。蛋白质各级结构及其关系如图 1-5所示。

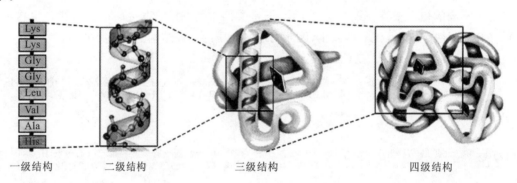

一级结构　　二级结构　　三级结构　　四级结构

图 1-5 蛋白质各级结构及其关系

三、蛋白质的结构与功能的关系

(一)蛋白质的一级结构与功能的关系

一级结构是空间构象的基础。一级结构相似的多肽或蛋白质，其空间构象以及功能也相似。例如，不同哺乳类动物的胰岛素分子结构都由 A 和 B 两条链组成，一级结构也仅有个别氨基酸差异(表 1-1)，因而它们都执行着相同的调节糖代谢等生理功能。

表 1-1 哺乳动物胰岛素一级结构的差异

胰岛素	氨基酸残基序号			
	A5	A6	A10	B30
人	Thr	Ser	Ile	Thr
猪	Thr	Ser	Ile	Ala
狗	Thr	Ser	Ile	Ala
兔	Thr	Gly	Ile	Ser
牛	Ala	Gly	Val	Ala

胰岛素	氨基酸残基序号			
	A5	A6	A10	B30
羊	Ala	Ser	Val	Ala
马	Thr	Ser	Ile	Ala

A 为 A 链,B 为 B 链,A5 表示 A 链第 5 位氨基酸,其余类推。

但是参与功能活性部位的氨基酸残基处于特定构象关键位置,即使在整个分子中只发生一个残基的异常,该蛋白质的功能也会受到明显的影响。例如,正常人血红蛋白 β-亚基第 6 位为谷氨酸,镰刀状红细胞性贫血患者的血红蛋白,此处谷氨酸变成了缬氨酸,仅一个氨基酸之差使原本水溶性的血红蛋白相互黏附聚集成丝,导致红细胞形状变成镰刀形,继而发生破裂,出现贫血。

（二）蛋白质的空间结构与功能的关系

蛋白质的空间构象是其功能活性的基础,构象发生变化,其功能活性也随之改变。例如,地中海贫血患者是因其血红蛋白四级结构发生改变造成的。其中 α-地中海贫血是由于血红蛋白中的 α-链缺乏,β-地中海贫血则是 β-链缺乏造成的。

四、蛋白质的理化性质

（一）蛋白质的两性解离和等电点

蛋白质分子中存在许多可解离成带负电荷或正电荷的离子的基团,如氨基、羧基。当蛋白质溶液处于某一 pH 时,蛋白质解离成正、负离子的趋势相等,即成为兼性离子,净电荷为零,此时溶液的 pH 称为蛋白质的等电点(pI)。蛋白质溶液的 pH 大于等电点时,该蛋白质颗粒带负电荷;反之,则带正电荷。

$$
\begin{array}{ccc}
\text{P}\!\!\begin{array}{l}\text{NH}_3^+\\ \\ \text{COOH}\end{array} & \underset{+\text{H}^+}{\overset{+\text{OH}^-}{\rightleftharpoons}} & \text{P}\!\!\begin{array}{l}\text{NH}_3^+\\ \\ \text{COO}^-\end{array} & \underset{+\text{H}^+}{\overset{+\text{OH}^-}{\rightleftharpoons}} & \text{P}\!\!\begin{array}{l}\text{NH}_2\\ \\ \text{COO}^-\end{array}
\end{array}
$$

蛋白质的阳离子　　　　蛋白质的兼性离子　　　　蛋白质的阴离子

（等电点）

体内大多数蛋白质的等电点接近于 5.0,所以在人体体液 pH7.4 的环境中,大多数蛋白质解离成阴离子。少数蛋白质含碱性氨基酸较多,其等电点偏于碱性,称为碱性蛋白质,如组蛋白等。也有少量蛋白质含酸性氨基酸较多,其等电点偏于酸性,称为酸性蛋白质,如胃蛋白酶等。

（二）蛋白质的胶体性质

蛋白质是生物大分子,其分子的颗粒大小在 1～100 nm 胶粒范围,因此蛋白质具有胶体性质。蛋白质分子表面可吸引水分子而形成一层水化膜,从而防止蛋白质颗粒相互聚集。另外,蛋白质颗粒表面带有同种电荷相互排斥,这也是维持蛋白质胶粒稳定的重要因素。若去除蛋白质胶粒这两个稳定因素,蛋白质极易从溶液中沉淀。

（三）蛋白质的变性、沉淀和凝固

1. 变性　在某些物理和化学因素作用下,蛋白质特定的空间构象被破坏,从而导致其理化性质改变和生物活性丧失,这种现象称为蛋白质的变性。蛋白质的变性不涉及一级结构的改变。引起蛋白质变性的物理因素有高温、高压、振荡、紫外线等,化学因素有强酸、强碱、乙醇等有机溶剂、重金属离子及生物碱试剂等。蛋白质的变性在医学中具有重要意义。例如,用 75% 酒精、高温、高压和紫外线消毒杀菌,而采用低温条件制备、保存和运输疫苗、酶、免疫血清、肽类激素等生物制剂,防止蛋白质变性而失活。

2. 沉淀　蛋白质分子从溶液中析出的现象称蛋白质的沉淀。变性的蛋白质一般易于沉淀。在一定条件下也可使蛋白质不变性而沉淀,如利用中性盐将蛋白质沉淀的过程,即盐析。

3. 凝固　强酸或强碱将蛋白质变性后,仍能溶解于强酸或强碱溶液,若再将此溶液 pH 调至等电点,则变性蛋白质立即形成不溶性的絮状物,这种现象称为蛋白质的结絮作用。若再将此絮状物加热,则变成比较坚固的凝块,这种现象称为蛋白质的凝固作用。如煮熟的鸡蛋。

（四）蛋白质的紫外吸收与呈色反应

蛋白质分子中常含有酪氨酸和色氨酸残基,这两种氨基酸在 280 nm 波长处有特征性吸收峰,蛋白质在此波长的吸光度与其浓度成正比。因此,可利用此性质进行蛋白质定量分析。

蛋白质分子可与多种化学试剂反应,生成有色物质。这些呈色反应常用于蛋白质的定性与定量分析。例如双缩脲反应:在碱性溶液中,铜离子与蛋白质分子中的肽键形成紫红色配合物。又如酚试剂反应:在碱性条件下,蛋白质分子的酪氨酸残基与酚试剂反应生成蓝色化合物。此反应灵敏度很高,因此临床上用酚试剂反应来测定血清黏蛋白、脑脊液中微量蛋白质的含量。

（徐建永）

第三节　核酸的结构与功能

　学 习 目 标　

1. 掌握:核酸的分类、组成、DNA 双螺旋结构的特点和意义、RNA 的种类和功能。
2. 熟悉:核酶在医学中的应用、核酸分子杂交的概念和应用、核苷酸在医学中的应用。
3. 了解:核酸的理化性质。

1868 年,年轻的瑞士外科医生米歇尔(J. Friedrich Miescher)用胃蛋白酶水解外科绷带上的脓细胞,得到一种不同于蛋白质的含磷物质,称为核素(nuclein),被公认为核酸的最早发现,1871 年他发表了第一篇有关核酸的论文。不久有人发现核素呈酸性,故名核酸。20 世纪 50 年代,Chargaff 应用紫外分光光度法结合纸层析技术,发现 DNA 碱基组成的规律。Wilkins 小组用 X 射线衍射法研究了 DNA 的晶体结构,发现 DNA 分子中的核苷酸排列成螺旋状。1953 年,Watson 和 Crick 提出了 DNA 的双螺旋结构,为现代分子生物学研究奠定了基础。

核酸是机体内重要的生物大分子。天然核酸可分为脱氧核糖核酸(DNA)和核糖核酸(RNA)两大类。RNA 根据其结构和功能不同,又可分为信使 RNA(mRNA)、转运 RNA(tRNA)及核糖体 RNA(rRNA)三种。在真核细胞中,98%以上的 DNA 存在于细胞核的染色质中,少量 DNA 存在于线粒体内;RNA 主要存在于细胞质中,少量存在于细胞核。

一、核酸的化学组成

核酸是由 C、H、O、N、P 等五种元素组成的,其中 P 的含量比较恒定,为 9%～10%。核酸的基本组成单位是核苷酸。

核酸在核酸酶的作用下水解为核苷酸,后者可水解为磷酸和核苷,核苷水解生成戊糖、碱基。

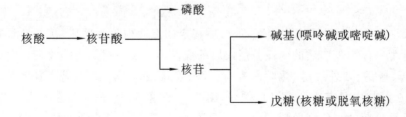

（一）碱基

碱基均为含氮的杂环化合物,包括嘌呤碱和嘧啶碱两类。嘌呤碱主要有腺嘌呤(A)和鸟嘌呤(G),嘧啶碱主要有胞嘧啶(C)、尿嘧啶(U)和胸腺嘧啶(T)。

组成 DNA 的碱基是 A、G、C、T,组成 RNA 的碱基是 A、G、C、U。各种碱基结构式见图 1-6。

此外,在核酸分子中还含有微量的碱基衍生物,如次黄嘌呤、5-甲基尿嘧啶及 2-甲基腺嘌呤等,称为稀有

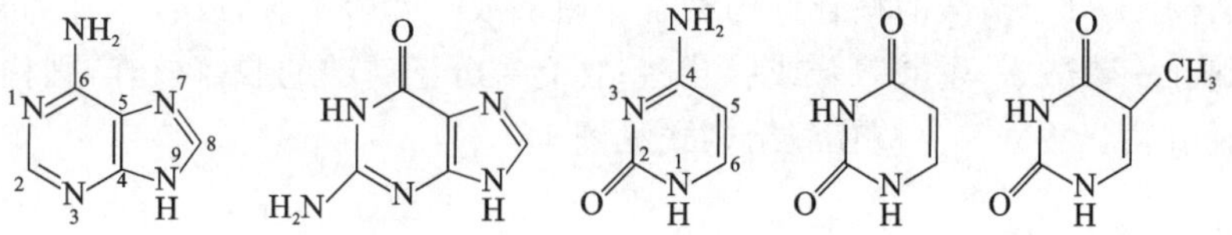

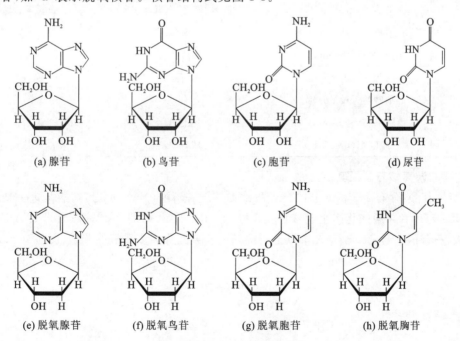

|（a）腺嘌呤|（b）鸟嘌呤|（c）胞嘧啶|（d）尿嘧啶|（e）胸腺嘧啶|

图 1-6　碱基结构式

碱基。

（二）戊糖

核苷酸中所含戊糖均为 β-D 型。DNA 含 D-2-脱氧核糖，RNA 含 D-核糖。为区别于碱基中的碳原子编号，戊糖上碳原子的编号加"′"表示。核糖与脱氧核糖的结构式见图 1-7。

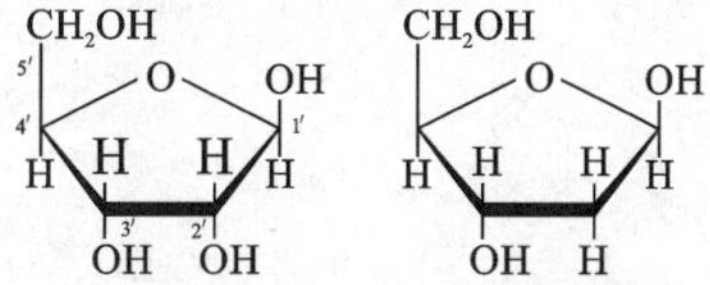

（a）核糖　　　（b）脱氧核糖

图 1-7　戊糖结构式

（三）磷酸

核酸分子中含有磷酸，所以核酸呈酸性。其中磷元素比例基本恒定。

（四）核苷酸

1. 核苷　碱基与戊糖通过糖苷键连接而成的化合物称为核苷。在核苷分子中，戊糖的 C-1′ 上的羟基与嘧啶碱的 N-1 或嘌呤碱 N-9 上的氢原子脱水缩合，生成糖苷键。核苷命名时先冠以碱基的名称，如腺嘌呤核苷（简称腺苷）、鸟嘌呤脱氧核苷（简称脱氧鸟苷）等。若采用英文缩写命名，则以碱基第一个字母表示含相应碱基的核苷，加"d"表示脱氧核苷。核苷结构式见图 1-8。

|（a）腺苷|（b）鸟苷|（c）胞苷|（d）尿苷|
|（e）脱氧腺苷|（f）脱氧鸟苷|（g）脱氧胞苷|（h）脱氧胸苷|

图 1-8　核苷的结构式

2. 核苷酸　核苷分子中戊糖的自由羟基与磷酸以酯键相连接而成的化合物称为核苷酸。核糖核苷的戊糖在 2′、3′ 和 5′ 位上各有 1 个自由羟基，可分别与磷酸缩合，形成 2′，3′，5′-核苷酸。脱氧核糖核苷的戊糖只在 3′，5′ 位上各有 1 个自由羟基，只能分别与磷酸缩合，形成 3′，5′-脱氧核苷酸。生物体内游离存在的大多为 5′-核苷酸，即核苷酸。

核苷酸命名时,含有1分子磷酸的核苷称为某苷一磷酸或一磷酸某苷,或直接称为某苷酸。如含有1分子磷酸的腺苷称为腺苷一磷酸、一磷酸腺苷或腺苷酸;含有1分子磷酸的脱氧核苷,则称为脱氧某苷一磷酸、一磷酸脱氧某苷或脱氧某苷酸。部分核苷酸结构式见图1-9。

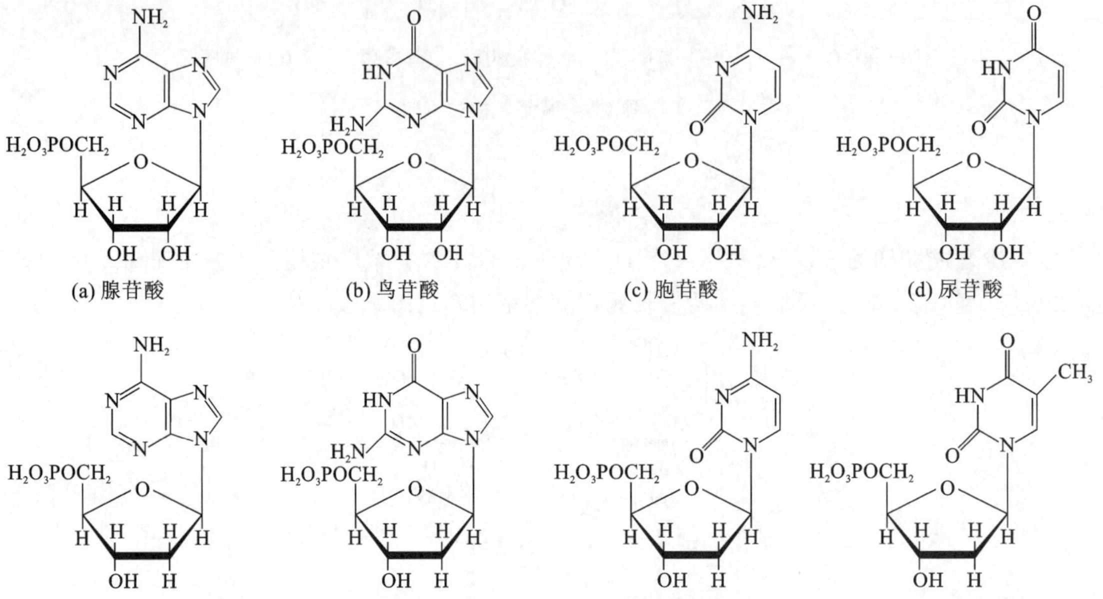

(a) 腺苷酸　　　　(b) 鸟苷酸　　　　(c) 胞苷酸　　　　(d) 尿苷酸

(e) 脱氧腺苷酸　　(f) 脱氧鸟苷酸　　(g) 脱氧胞苷酸　　(h) 脱氧胸苷酸

图 1-9　核苷酸结构式

两类核酸的主要碱基、核苷及核苷酸组成见表1-2。

表 1-2　两类核酸的主要碱基、核苷及核苷酸组成

核　酸	碱　基	核　苷	核　苷　酸
DNA	腺嘌呤(adcninc, A)	脱氧腺苷(dA)	脱氧腺苷酸(dAMP)
	鸟嘌呤(guanine, G)	脱氧鸟苷(dG)	脱氧鸟苷酸(dGMP)
	胞嘧啶(cytosine, C)	脱氧胞苷(dC)	脱氧胞苷酸(dCMP)
	胸腺嘧啶(thymine, T)	脱氧胸苷(dT)	脱氧胸苷酸(dTMP)
RNA	腺嘌呤(adenine, A)	腺苷(A)	腺苷酸(AMP)
	鸟嘌呤(guanine, G)	鸟苷(G)	鸟苷酸(GMP)
	胞嘧啶(cytosine, C)	胞苷(C)	胞苷酸(CMP)
	尿嘧啶(uracil, U)	尿苷(U)	尿苷酸(UMP)

3. 体内重要的游离核苷酸及其衍生物

(1) 多磷酸核苷酸:含有1个磷酸基的核苷酸称为核苷一磷酸(NMP)。其磷酸基进一步磷酸化则生成核苷二磷酸(NDP),后者再磷酸化则生成核苷三磷酸(NTP)。括号中的N代表核苷,MP、DP、TP分别表示一磷酸、二磷酸、三磷酸。含有2个及2个以上磷酸基的核苷酸称为多磷酸核苷酸(图1-10)。

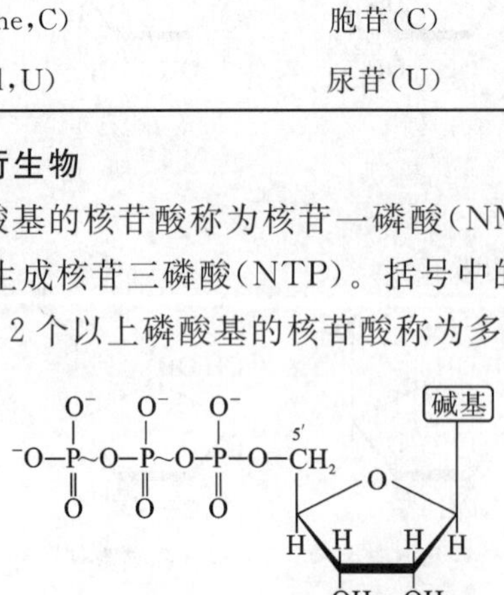

图 1-10　多磷酸核苷酸结构

NDP 和 NTP 中的磷酸酐键水解时释放出较多的能量(约 30.7 kJ/mol),又称高能磷酸键,以"~"表示。含高能键的化合物称为高能化合物。其中 NDP 分子中含有 1 个高能键,NTP 分子中含有 2 个高能键。它们水解时可释放大量能量,供生命活动需要,其中以 ATP 最为重要。

(2)环化核苷酸:5′-核苷酸上的磷酸基与核糖 C′-3 上的羟基脱水缩合形成酯键,产生 3′,5′-环化核苷酸。主要有 3′,5′-环化腺苷酸(cAMP,"c"表示环化)和 3′,5′-环化鸟苷酸(cGMP)。环化核苷酸的主要生理功能是参与细胞信号转导,是某些激素发挥作用的第二信使。环化核苷酸结构式见图 1-11。

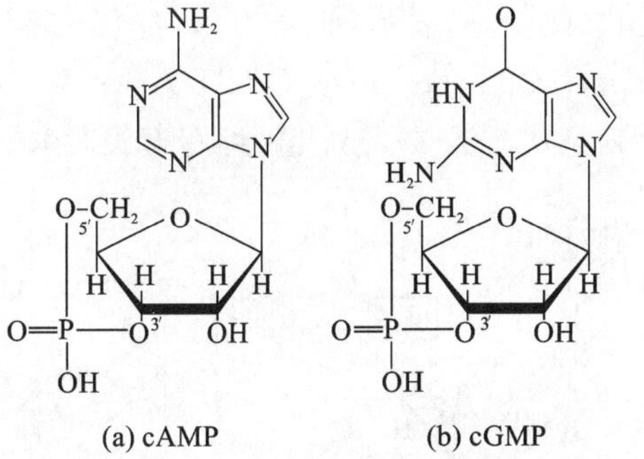

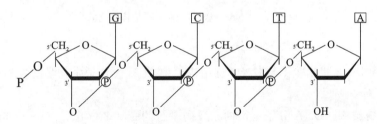

(a) cAMP　　　　(b) cGMP

图 1-11　环化核苷酸结构

(3)核苷酸衍生物:如辅酶 Ⅰ(NAD$^+$)、辅酶 Ⅱ(NADP$^+$)、辅酶 A(CoA-SH)及黄素腺嘌呤二核苷酸(FAD)等分子中都含有腺苷酸。它们是一些重要酶的辅酶,在生物氧化和物质代谢中发挥重要作用。

4. 核苷酸在核酸分子内的连接方式　核酸是由许多核苷酸分子连接而成的,其连接方式是由 1 个核苷酸 C-3′上的羟基与相邻核苷酸 C-5′上的磷酸基以 3′,5′-磷酸二酯键相连,脱水缩合形成无分支的线性大分子,称为多核苷酸链。在多核苷酸链中,相同的戊糖与磷酸交替连接成分子骨架,而四种不同的碱基则伸向骨架的一侧。由核糖核苷酸或脱氧核糖核苷酸通过 3′,5′-磷酸二酯键相连组成的多核苷酸链是所有 RNA 或 DNA 的共同结构。这一连接方式决定了多核苷酸链具有方向性,每条多核苷酸链上具有两个不同末端,戊糖 5′-磷酸基指向的一端称为 5′末端,戊糖 3′-羟基指向的一端称为 3′-末端。习惯上将 5′-端写在左边,将 3′-端写在右边,即按 5′→3′书写,如图 1-12 所示。

图 1-12　核苷酸的连接方式及 3′,5′-磷酸二酯键

> **┃知识链接┃**
>
> **核苷酸类物质的应用**
>
> 增鲜剂:1913 年日本科学家首先从鱼汤中发现具有增鲜作用的核苷酸——肌苷酸(5′-IMP),以后又发现了多种,如 5′-GMP,后发酵成功,大规模生产,成为第二代特鲜味精。肌苷酸以 5‰比例与味精混合可提高鲜度 30 多倍。
>
> 食品添加剂:母乳中含有 UMP、CMP、AMP、GMP 和 IMP 等多种核苷酸,在提高婴儿的免疫调节功能和记忆力方面发挥作用。欧美地区生产的婴儿奶粉均按照母乳中的含量添加微量核苷酸。
>
> 药物:6-巯基嘌呤、5-氟尿嘧啶、阿糖胞苷、氨基蝶呤等作为肿瘤化疗药物;阿糖腺苷、无环鸟苷、碘苷等用于防治疱疹病毒、乙肝病毒;辅酶 A 用于治疗动脉硬化、血小板减少、各种肝炎和脂肪肝等。

二、DNA 的分子结构与功能

DNA 是由 dAMP、dGMP、dCMP、dTMP 四种核苷酸组成的多核苷酸链。

（一）DNA 的一级结构

DNA 的一级结构就是指多核苷酸链中脱氧核苷酸的排列顺序,也即碱基序列。DNA 对遗传信息的携带和传递是以碱基排列顺序变化为基础的。

DNA 的一级结构也可用简化式(图 1-13)表示,如 A、C、T、G 代表不同的碱基,竖线代表戊糖,P 和斜线代表 3′,5′-磷酸二酯键。也可写成 pGpCpTpA……或 G-C-T-A……或 GCTA……等形式。各种简化式的读向是从左到右,所表示的碱基序列是从 5′ 到 3′。这几种缩写形式对 RNA 也适用。

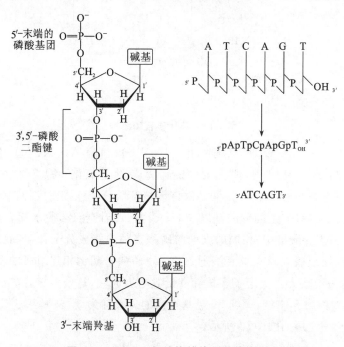

图 1-13　DNA 一级结构的片段及其简化式

（二）DNA 的二级结构——双螺旋结构

1953 年 Watson 和 Crick 提出了 DNA 双螺旋结构模型,为现代分子生物学的发展奠定了基础。其结构特点如下:

1. 右手螺旋的双链结构　DNA 分子是由两条反向平行的脱氧多核苷酸链(一条链为 5′→3′ 方向,另一条链为 3′→5′ 方向)围绕同一中心轴以右手螺旋方式盘绕成双螺旋状。双螺旋表面形成大沟和小沟,大沟是蛋白质识别 DNA 的碱基序列并发生相互作用的结构基础。

2. 严格的碱基配对　在 DNA 分子中,脱氧核糖和磷酸形成的两条长链构成螺旋骨架,位于螺旋外侧,碱基位于螺旋内侧。两条链间的碱基存在 A 与 T、G 与 C 之间严格的配对关系,即 A-T、G-C。A 与 T 之间形成两个氢键,G 与 C 之间形成三个氢键。每个碱基对的两个碱基共处同一平面,碱基平面垂直于螺旋纵轴。相互配对的碱基互称为互补碱基,同一 DNA 分子的两条脱氧多核苷酸链称为互补链。

3. 相关数值　螺旋每旋转一周包含有 10.5 个碱基对;相邻碱基间的堆积距离为 0.34 nm。

4. 稳定因素　DNA 双螺旋结构的稳定性横向主要由互补碱基对之间形成的氢键,纵向主要由相邻碱基平面间形成的碱基堆积力来维持。

DNA 双螺旋结构(A)及碱基互补(B)如图 1-14 所示。

1979 年,Rich 等在人工合成 DNA 过程中发现了左手螺旋 DNA,称为 Z-DNA,近年来发现,天然 DNA 某些区域存在 Z-DNA。在生物体内,不同构象的 DNA 可能参与基因表达的调节与控制(图1-15)。

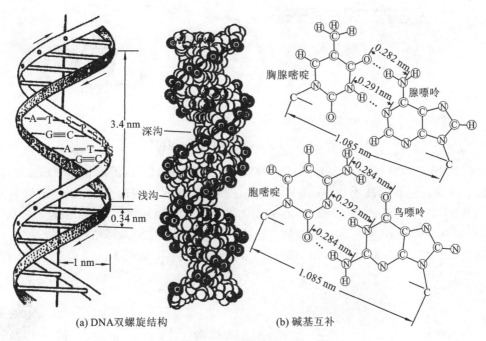

(a) DNA双螺旋结构   (b) 碱基互补

图 1-14 DNA 双螺旋结构及碱基互补

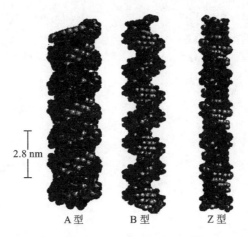

A 型   B 型   Z 型

图 1-15 A、B、Z-DNA 结构示意图

▌知识链接▌

DNA 双螺旋结构的发现与启示

1953 年 4 月 25 日在生命科学的发展历史上是一个非常有意义的日子。这一天出版的英国《自然》杂志上刊登了由美国年轻的分子生物学家沃森(James Watson)和英国物理学家克里克(Francis Crick)共同撰写的一篇不足 1000 个词的论文,题目是"核酸的分子结构",副标题为"脱氧核糖核酸的结构"。自此,揭开了生命本质的奥秘。然而,这一伟大的发现也再一次证明了重大发现一定是多学科的交叉和联合、合作的结果。尤其是英国物理学家威尔金斯和富兰克林。沃森和克里克吸收了多人的成果,经过深入思考,终于成功的搭建了 DNA 双螺旋结构模型

(三) DNA 的超螺旋结构

DNA 分子在双螺旋的基础上进一步扭转、盘绕即形成超螺旋结构(图 1-16)。盘绕方向与 DNA 双螺旋方向相同的称为正超螺旋,盘绕方向与 DNA 双螺旋方向相反的则称为负超螺旋,闭合双链 DNA 主要以负超螺旋形式存在。绝大部分原核生物的 DNA 都是闭合的环状双螺旋分子,在细胞中进一步螺旋化并形成类核结构,使 DNA 以非常致密的形式存在于细胞内。

类核结构中 80％为 DNA,其余为蛋白质。线性 DNA 分子或环状 DNA 分子中任一条链有缺口时均不能形成超螺旋结构。

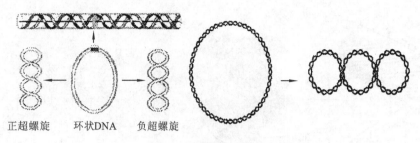

图 1-16　环状及超螺旋 DNA 示意图

正超螺旋　　环状DNA　　负超螺旋

真核生物的 DNA 呈线性,其三级结构形式是 DNA 双链缠绕在组蛋白的八聚体上形成核小体,核小体是染色体的基本单位。完整的核小体(图 1-17)由核心颗粒和连接区两部分组成,核心颗粒是由组蛋白 H_2A、H_2B、H_3 和 H_4 各两分子组成的八聚体,其表面缠有约 146 个碱基对的 DNA 双链。连接区是组蛋白 H_1 和大约 60 个碱基对的 DNA 双链。核心颗粒与连接区连接起来形成串珠样结构。

在此基础上核小体进一步旋转折叠(图 1-18),形成棒状的染色体,将近 1 m 长的 DNA 分子容纳于直径只有几微米的细胞核中。

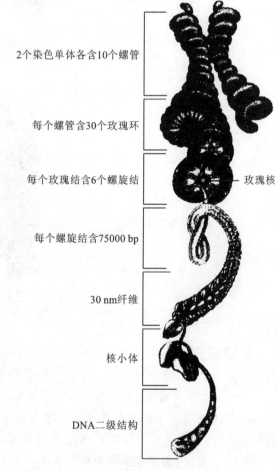

2个染色单体各含10个螺管

每个螺管含30个玫瑰环

每个玫瑰结含6个螺旋结 —— 玫瑰核

每个螺旋结含75000 bp

30 nm纤维

核小体

DNA二级结构

图 1-18　核小体折叠示意图

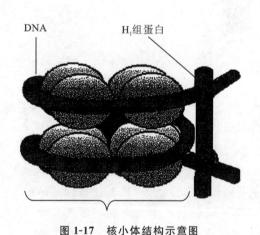

DNA　　H_1组蛋白

图 1-17　核小体结构示意图

三、RNA 的分子结构与功能

RNA 是由 AMP、GMP、CMP、UMP 等四种核苷酸组成的多聚核苷酸链,在有些 RNA 分子中尚含有少量的稀有碱基。RNA 的一级结构是指 RNA 链中核苷酸的排列顺序,也即碱基序列。RNA 相对分子质量较小,由数十个至数千个核苷酸组成,主要是以单链存在。RNA 的多核苷酸链可回折形成局部短的双螺旋结构,在双螺旋区 A 与 U,G 与 C 配对,不能配对的区域则形成突环,称为发夹结构,即 RNA 的二级结构,二级结构进一步折叠形成三级结构。RNA 依其结构和功能的不同可分为以下几类。

(一) 信使 RNA 的结构与功能

信使 RNA(messager RNA,mRNA)是细胞内含量最少、种类最多的 RNA。真核生物 mRNA 的 5′-末端有"帽子"结构,3′-末端多数带有 20～200 个腺苷酸的多聚腺苷酸尾(poly A)。目前认为 5′-末端帽子结构与 3′-末端 polyA 共同参与 mRNA 从细胞核向细胞质的转移,维持 mRNA 的稳定并参与翻译起始的调控。

原核生物 mRNA 一般为多顺反子,即每分子 mRNA 带有几条多肽链的遗传信息,一般不具备 5′-帽子和 3′- polyA 结构。mRNA 的 5′-末端帽子结构如图 1-19 所示。

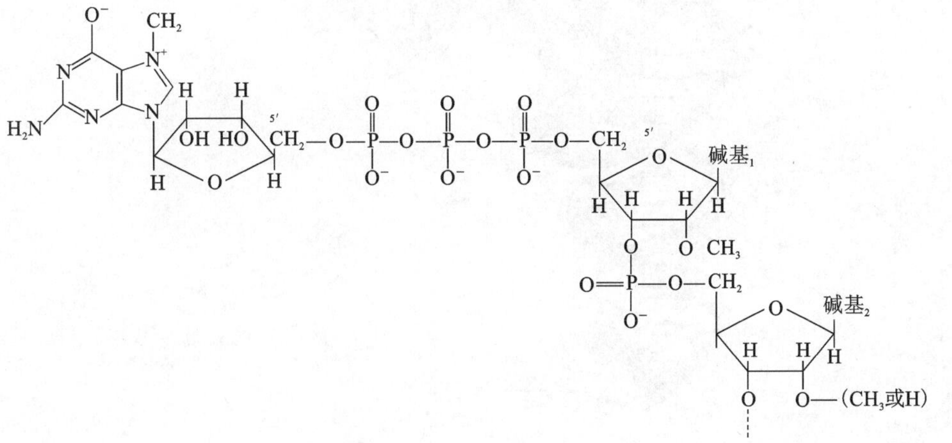

图 1-19 mRNA 的 5′-末端帽子结构

mRNA 的功能是作为蛋白质合成的直接模板。

(二) 转运 RNA 的结构与功能

所有 RNA 中研究最详尽的是转运 RNA(transfer RNA,tRNA)的结构。tRNA 是细胞内相对分子质量最小的一类核酸,已知的 tRNA 都是由 74～95 个核苷酸构成。tRNA 分子中含有 10%～20% 的稀有碱基,包括双氢尿嘧啶(DHU)、甲基化嘌呤(ᵐG、ᵐA、次黄嘌呤)和假尿嘧啶核苷(Ψ);3′-末端是 CCA 结构,5′-末端大都为 pG 结构。

tRNA 的二级结构为三叶草结构。组成 tRNA 的几十个核苷酸中存在一些能局部互补配对的区域,形成局部双链,呈茎状。不能配对的部分则膨出形成环状凸起,使 tRNA 分子形成了"四臂三环一叉"的二级结构,形似三叶草。从 5′-端起分别为 DHU 环、反密码子环及 TΨ 环。DHU 环以含有 DHU 为特征,反密码子环中间的三个碱基可与 mRNA 的三联体密码形成碱基配对,故称为反密码子,在蛋白质合成中解读 mRNA 的密码子,将正确的氨基酸引入合成位点,次黄嘌呤常出现在此环中。TΨ 环以含有胸腺核苷和假尿苷为特征。所有 tRNA 的 3′-端均有相同的 CCA—OH 结构,是 tRNA 转运氨基酸的结合位点,称为氨基酸臂。tRNA 二级结构见图 1-20。

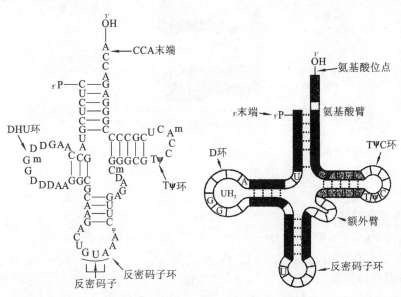

图 1-20 酵母 tRNA 的一级和二级结构

二级结构进一步折叠形成三级结构。所有 tRNA 的三级结构均呈倒 L 形,其反密码子环和氨基酸臂分别位于倒 L 的两端(图 1-21)。

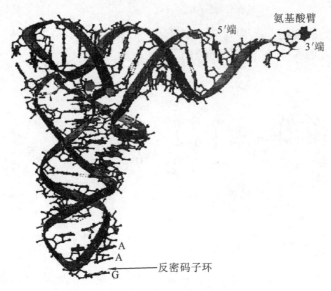

5′端
氨基酸臂
3′端

A
A
G ——反密码子环

图 1-21　tRNA 的三级结构

tRNA 的功能是在蛋白质合成中作为氨基酸的载体。

(三) 核糖体 RNA 结构与功能

核糖体(ribosomal RNA,rRNA)是细胞内含量最多的 RNA,占 RNA 总量的 80% 以上。rRNA 与多种蛋白质共同构成核糖体,原核生物和真核生物的核糖体均由大、小两个亚基组成(图 1-22)。

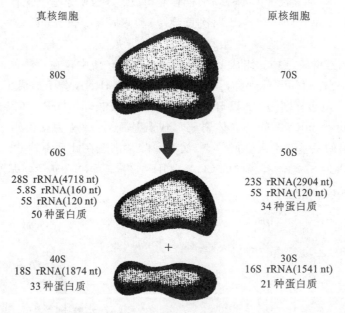

真核细胞　　　　　　　　　　　　　　原核细胞

80S　　　　　　　　　　　　　　　　70S

60S　　　　　　　　　　　　　　　　50S

28S rRNA(4718 nt)　　　　　　　　　23S rRNA(2904 nt)
5.8S rRNA(160 nt)　　　　　　　　　5S rRNA(120 nt)
5S rRNA(120 nt)　　　　　　　　　　34 种蛋白质
50 种蛋白质

+

40S　　　　　　　　　　　　　　　　30S
18S rRNA(1874 nt)　　　　　　　　　16S rRNA(1541 nt)
33 种蛋白质　　　　　　　　　　　　21 种蛋白质

图 1-22　真核生物和原核生物核糖体的组成

原核生物核糖体含三种 rRNA,分别是 5S、16S、23S(S 为沉降系数,可间接反应相对分子质量的大小)。由 16S rRNA 与 20 余种蛋白质构成核糖体的小亚基(30S),由 5SrRNA 及 23S rRNA 与 30 余种蛋白质构成大亚基(50S)。

真核生物核糖体含有四种 rRNA,分别是 5S、5.8S、18S、28S。由 18S rRNA 与 30 余种蛋白质构成核糖体的小亚基(40S),由 28S、5.8S、5S 三种 rRNA 与 50 余种蛋白质组成大亚基(60S)。

rRNA 的功能是与多种蛋白质组装成核蛋白体,作为蛋白质合成的场所。

2000 年,核糖体晶体结构研究取得重大成果,已在原子水平上解析了核糖体的空间结构。目前,各种 rRNA 测序工作已经完成,并综合推测出 rRNA 的二级结构和空间结构。真核生物 18S rRNA 的二级结构如图 1-23 所示。

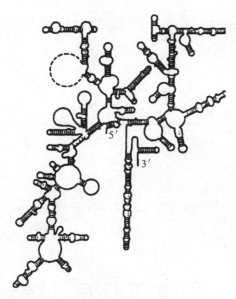

图 1-23 真核生物 18S rRNA 的二级结构

（四）其他小分子 RNA

动物细胞中还有一些其他种类和功能的小分子 RNA，称为非 mRNA 小 RNA（snmRNA）。随着 snmRNA 研究的深入和广泛，产生了 RNA 组学这一新的研究领域。RNA 组学的研究内容包括细胞中 snmRNA 的种类、结构和功能，同一生物体内不同种类的细胞或同一细胞在不同时空状态下 snmRNAs 表达谱的变化。snmRNAs 主要包括核内小 RNA（snRNA）、核仁小 RNA（snoRNA）、胞质小 RNA（scRNA/7SL-RNA）、催化性小 RNA（small catalytic RNA）、小干扰 RNA（siRNA）等。各类 RNA 的主要功能见表1-3。

表 1-3 各类 RNA 的主要功能

种 类	功 能
核糖体 RNA（rRNA）	蛋白质合成场所
信使 RNA（mRNA）	蛋白质合成模板
转运 RNA（tRNA）	转运氨基酸
不均一核 RNA（hnRNA）	成熟 mRNA 的前体
核内小 RNA（snRNA）	参与 hnRNA 的剪接和转运
核仁小 RNA（snoRNA）	参与 rRNA 的加工和修饰
胞质小 RNA（scRNA/7SL-RNA）	蛋白质内质网定位合成信号识别体组分
小干扰 RNA（siRNA）	参与转录后调控制

能力检测

1. 比较 DNA 和 RNA 在分子组成和分子结构上的异同点。
2. 简述各种 RNA 的生物学功能。
3. 描述 DNA 双螺旋结构的特点和意义。
4. 简述核酸分子杂交技术的原理及其应用。
5. 简述核苷酸在体内的生理功能。
6. 总结肿瘤化疗药物的种类和作用机理。
7. 叙述痛风的发病机理。
8. 比较合成嘌呤和嘧啶的原料。

（仲其军）

第二章 物 质 代 谢

 第一节 酶

一、概述

新陈代谢是生命活动的基本特征之一，它是通过一系列复杂的化学反应完成的，这些化学反应几乎都是在生物催化剂——酶（enzyme，E）的催化下进行的。酶是指由活细胞产生的能在生物体体内、体外起催化作用的物质。绝大多数酶的化学本质是蛋白质，也有少数核酸有催化作用，称为核酶。

（一）酶的分子组成

酶的化学本质是蛋白质，和其他蛋白质一样可分为两类：单纯酶和结合酶。

（1）单纯酶：只由氨基酸组成，如淀粉酶、某些蛋白酶、脂酶及核糖核酸酶等属于单纯酶。

（2）结合酶：由蛋白质部分和非蛋白质部分组成，生物体大部分酶是结合酶。其中蛋白质部分称为酶蛋白，非蛋白质部分称为辅助因子。辅助因子包括金属离子和小分子有机化合物。常见的金属离子有 K^+、Na^+、Zn^{2+}、Cu^{2+}（或 Cu^+）、Mg^{2+}、Fe^{3+}（或 Fe^{2+}）等，小分子有机化合物是一些化学性质稳定的小分子物质，为数不多，结构中常含有维生素和维生素类物质。酶蛋白与辅助因子组合成全酶。酶的辅助因子可分为辅酶和辅基。辅酶与酶蛋白结合疏松，以非共价键相连，可以用透析或超滤方法除去。辅基则与酶蛋白以共价键紧密结合，不能通过透析或超滤将其除去。

酶是蛋白质，也具有一、二、三级，甚至四级结构，根据酶蛋白分子结构特点，又可将酶分为单体酶、寡聚酶和多酶复合体三类。

（1）单体酶：一般由一条肽链组成。这类酶种类较少，如溶菌酶、羧肽酶 A。

（2）寡聚酶：由两个或两个以上相同或不同亚基组成的酶。亚基间以非共价键结合，彼此容易分开。如苹果酸脱氢酶、醛缩酶、琥珀酸脱氢酶等。

（3）多酶复合体：由几种酶靠非共价键彼此嵌合而成。多酶复合体的相对分子质量都很高，在几百万以上,如丙酮酸脱氢酶系、脂肪酸合成酶复合体等,具有多种酶活性。

（二）酶的结构与功能

1. 酶的活性中心与必需基团 在酶分子中,与酶活性相关的化学基团称为酶的必需基团。必需基团在空间结构上彼此靠近,从而形成一个具有一定空间结构的区域,能专一结合底物,并将底物转变成产物,这一区域称为酶的活性中心或活性部位(图 2-1)。如果活性中心的空间结构遭到破坏,酶就丧失了活性。辅基或辅酶参与了酶活性中心的组成。

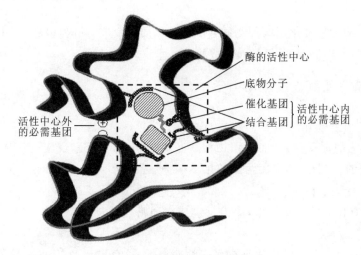

图 2-1 酶的活性中心示意图

2. 酶活性的调节

（1）变构调节。细胞内一些代谢物能与某些酶分子活性中心以外的某一部位以非共价键可逆结合,使酶构象发生改变并影响其催化活性,进而调节代谢反应速率,这种现象称为变构调节。结合部位称为变构部位。受变构调节的酶称为变构酶,使酶发生变构的物质称为变构效应剂。凡使酶活性增强的效应剂称为变构激活剂,凡使酶活性减弱的效应剂称为变构抑制剂。

（2）酶的共价修饰。酶分子肽链上的一些基团可与某种化学基团(如磷酸基、乙酰基等)进行可逆的共价结合,从而使酶发生无活性(低活性)与有活性(高活性)的互变,这种调节酶活性的方式称为化学修饰或共价修饰。常见的化学修饰包括磷酸化与脱磷酸化、甲基化与脱甲基化、乙酰化与脱乙酰化等,其中以磷酸化与脱磷酸化最常见。

（3）酶含量调节。酶合成和降解的相对速率控制着细胞内酶的含量。可通过诱导或阻遏基因表达调节酶的合成,酶也可被蛋白酶水解从而实现自我更新。

（4）酶原与酶原的激活。在细胞内合成或初分泌时,有些酶并没有催化活性。我们把这种没有活性的酶前体称为酶原。酶原在特定条件下转变为有活性酶的过程称为酶原的激活。酶原的激活实质是酶活性中心的形成或者暴露的过程。酶原形式的存在及酶原的激活有重要的生理意义。酶原只能在特定的部位、环境和合适的条件下被激活,才表现出酶的活性,不仅可保护分泌酶原的组织细胞自身不被水解破坏,而且可使酶在特定的部位和环境中发挥作用。如消化道蛋白酶以酶原形式分泌,避免了胰腺细胞和细胞外间质的蛋白质被蛋白酶水解而破坏。

3. 同工酶 同工酶是指催化相同的化学反应,但酶分子结构、理化性质及免疫学性质等不同的一组酶。同工酶不仅存在于同一个体的不同组织中,在同一细胞,甚至同一细胞的不同亚细胞结构中也存在。现已发现数百种同工酶,同工酶检测应用于某些临床疾病诊断中。

（三）酶的命名与分类

1. 酶的命名 多由发现者确定,或根据其催化的底物、反应的性质以及来源而定,这样比较混乱。因此国际上统一提出了系统命名法,并结合惯用名称选定一个简便实用的推荐名称。

2. 酶的分类 根据酶促反应的类型,将酶分为六大类。

（1）氧化还原酶类:催化底物发生氧化还原反应的酶类,通常参与电子、氢、氧的转移反应,以脱氢酶最多。

（2）转移酶类：催化底物分子间某些基团（如乙酰基、氨基、甲基等）转移或交换的酶类。如乙酰转移酶、谷丙转氨酶、甲基转移酶等。

（3）水解酶类：催化底物发生水解反应的酶类。如蛋白酶、淀粉酶等。

（4）裂解酶类：催化从底物分子中移去一个基团并形成双键的非水解性反应及其逆反应的酶类。如脱羧酶、醛缩酶、柠檬酸合酶等。

（5）异构酶类：催化各种同分异构体、几何异构体或光学异构体之间相互转化的酶类。如异构酶、变位酶、消旋酶等。

（6）连接酶类（合成酶类）：催化由两种物质合成一种物质的反应，同时偶联有三磷酸腺苷（ATP）磷酸键断裂释能的酶类。如 DNA 连接酶、谷氨酰胺合成酶等。

二、酶促反应的特点及酶促反应动力学

（一）酶促反应的特点

酶所催化的反应称为酶促反应，酶的作用物称为底物（substrate，S），反应的生成物称为产物（product，P）。酶具有一般催化剂的共同性质，但因为酶的化学本质是蛋白质，因此又具有不同于一般催化剂的特点，其显著特点有以下几点。

（1）高效性。酶具有很高的催化效率，酶促反应速率通常比非催化反应快 $10^8 \sim 10^{20}$ 倍，比一般催化剂快 $10^7 \sim 10^{13}$ 倍。

（2）高度特异性。酶对所催化的底物具有严格的选择性，这种特性称为酶的特异性或专一性。根据各种酶对其底物结构要求的程度不同，酶的特异性可大致分为以下三种类型。

① 绝对特异性：有的酶只能催化一种特定的底物，发生一定的反应并产生一定的产物，这种对底物的严格选择性称为酶的绝对特异性。

② 相对特异性：一种酶可催化一类化合物或一种化学键，这种对底物不太严格的选择性称为酶的相对专一性。

③ 立体异构特异性：一种酶只能对立体异构体中的一种起催化作用，这种选择性称为立体异构特异性。

（3）酶活性的不稳定性。酶的化学本质是蛋白质，易受一些理化因素的影响而使活性发生改变。

（4）酶催化活性的可调节性。

（二）酶促反应动力学

酶促反应动力学是研究酶促反应的速率及其影响因素的科学。酶促反应的速率受诸多因素的影响，这些因素包括酶浓度、底物浓度、温度、pH、激活剂和抑制剂等。研究某一因素对酶促反应速率的影响时，应保持其他因素不变。酶促反应速率一般用单位时间内底物的消耗量或产物的生成量表示。大多数采用测定单位时间内产物的生成量来表示。通常在研究酶促反应动力学时，必须保证以下两个前提：一是研究中所谓的速率应采用反应开始（初始底物浓度被消耗 5% 以内）时的初速率；二是底物浓度必须大大地高于酶浓度。

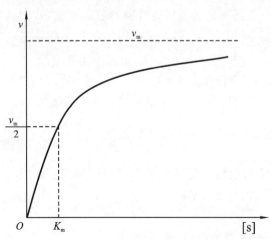

图 2-2 底物浓度对酶反应速度的影响

1. 底物浓度对酶促反应的影响 酶促反应中，在酶浓度及其他条件不变的情况下，底物浓度对酶促反应速率的影响呈矩形双曲线（图 2-2）。

从图上可以看出，在底物浓度［S］很低时，反应速率随［S］的增加而急剧上升，两者成正比例关系，反应速率取决于底物的浓度，表现为一级反应；随着［S］的继续增高，酶的活性中心逐渐被饱和，反应速率的增加和［S］不再成正比例关系，增加的幅度不断下降，表现为混合级反应；当［S］增大到一定限度时，所有酶的活性中心都已被饱和，酶促反应速率达到最大值，此时即使继续增加底物浓度，反应速率也不再升高，表现为零级反应。

解释上述现象的最合理理论是中间复合物学说：

$$E+S \underset{k_2}{\overset{k_1}{\rightleftharpoons}} ES \xrightarrow{k_3} E+P$$

1913年,德国化学家 Carmichael 和 Lament 根据中间复合物学说进行数学推导,得出了反应底物浓度和反应速率关系的米-曼方程:

$$v = \frac{v_m[S]}{K_m[S]}$$

式中:v 为反应速率;v_m 为最大反应速率;$[S]$ 为底物浓度;K_m 为米氏常数。当底物浓度很低时,即 $[S] \ll K_m$,$v \approx \frac{v_m}{K_m}[S]$ 时,v 和 $[S]$ 成正比;当底物浓度很大时,$v \approx v_m$,达到最大速率。

米氏常数的意义:①K_m 在数值上等于当酶促反应速率达到最大反应速率一半时的底物浓度,单位为 mol/L;②K_m 是酶的特征常数之一,只与酶的结构、底物和反应环境(如温度、pH、离子强度等)有关,而与酶浓度无关;③K_m 值可以近似地表示酶与底物的亲和力。K_m 值和酶与底物间的亲和力成反比。可以利用酶的这一特性来判断酶作用的最适底物,即一般认为 K_m 值最小的底物是该酶的最适底物。

v_m 是酶完全被底物饱和时的反应速率,与酶浓度成正比。

2. 酶浓度对反应速率的影响　在酶促反应中,当底物浓度足够大,使酶被底物饱和时,反应速率与酶浓度成正比。

3. 温度对酶促反应的影响　如图 2-3 所示,温度对酶促反应的作用具有双重影响。

(1) 在酶可耐受的温度范围内,随着温度升高,反应速率加快。温度每升高 10 ℃,反应速率增加到原来的 1~2 倍。

(2) 如果温度升高到超出酶的可耐受度,酶会逐步变性失活,酶促反应速率反而减慢。综合这两种因素,酶促反应速率最快时反应体系的温度称为酶的最适温度。温血动物组织中酶的最适温度大多在 30~40 ℃ 之间,而微生物中的酶最适温度差别较大,如聚合酶链反应(PCR)所需的热稳定 DNA 聚合酶可耐受近 100 ℃ 的高温。

4. pH 对酶反应速率的影响　酶在不同 pH 条件下解离状态不同,一种酶通常在某一 pH 时的解离状态最有利于酶的正确的空间构象的形成。酶催化活性最大时的环境 pH 称为酶促反应的最适 pH。最适 pH 不是酶的特征常数,它受底物

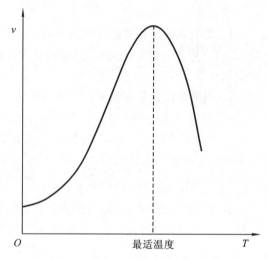

图 2-3　温度对酶促反应速率的影响

浓度、酶的纯度、缓冲溶液的种类和浓度等因素影响。虽然各种酶的最适 pH 不同,但动物体内大多数酶的最适 pH 在 6~8 之间,接近中性。但也有例外,如胃蛋白酶的最适 pH 为 1.9,肝中精氨酸酶的最适 pH 为 9.7。

5. 激活剂对酶促反应速率的影响　使酶由无活性变为有活性或使酶活性增加的物质称为酶的激活剂。激活剂大多为无机盐离子或简单的有机化合物,如 K^+、Na^+、Ca^{2+}、Mg^{2+}、Cl^-、胆汁酸盐等。酶的激活剂可分为两种:大多数金属离子对酶促反应是必需的,如缺乏金属离子则测不到酶的活性,这类激活剂称为必需激活剂;有些酶在激活剂不存在时,仍有一定活性,此种激活剂称为非必需激活剂。例如:Mg^{2+} 与 ATP 结合成复合物后方可作为底物参与己糖激酶的催化反应;Cl^- 为唾液淀粉酶的非必需激活剂。

6. 抑制剂对酶促反应速率的影响　凡能使酶活性下降但并不引起酶蛋白变性的物质称为酶的抑制剂。根据抑制剂与酶的结合方式不同,可把抑制作用分为不可逆抑制和可逆抑制两大类。

起不可逆抑制作用的抑制剂通常与酶活性中心的必需基团以共价键结合而使酶失活,这种抑制不能用透析、超滤等物理方法去除。有机磷农药中毒就是因为敌百虫、敌敌畏等农药中的有机磷化合物与机体内胆碱酯酶活性中心丝氨酸残基上的必需基团——羟基特异结合,使酶失活,进而引起乙酰胆碱的堆积而造成副交感神经兴奋,表现出恶心、呕吐、多汗、肌肉震颤、瞳孔缩小、惊厥等中毒症状。临床上可用解磷定解除其抑制作用。

抑制剂与酶和(或)酶底物复合物以非共价键结合,使酶活性降低或消失,用透析或超滤方法可将其除去,这类抑制是可逆抑制。可逆抑制可分为竞争性抑制、非竞争性抑制、反竞争性抑制。

（1）竞争性抑制：抑制剂与底物的结构相似，能与底物竞争酶的活性部位，阻碍了底物与酶的结合，使酶-底物复合物减少，降低了酶的活性，这种抑制作用称为竞争性抑制作用。丙二酸和琥珀酸结构相似，共同竞争琥珀酸脱氢酶的活性中心，而且丙二酸与琥珀酸脱氢酶的亲和力远大于琥珀酸与琥珀酸脱氢酶的亲和力，当丙二酸浓度仅为琥珀酸浓度的 1/50 时，酶活性便被抑制 50%，若增大琥珀酸浓度，此抑制作用可被减弱。

（2）非竞争性抑制：有些抑制剂并不结合在酶的活性中心，而是与酶活性中心外的部位可逆结合，这种结合不影响酶对底物的结合，也就是说，抑制剂和底物之间没有竞争性。但酶与抑制剂结合后，还可与底物结合，或者酶和底物结合后还可再与抑制剂结合，其结果是形成了酶-底物-抑制剂的三联复合物（ESI）。而 ESI 不能分解释放出产物（P），因此影响了反应速率。这种抑制作用称为非竞争性抑制作用。

（3）反竞争性抑制：抑制剂只与 ES 复合物结合生成 ESI 复合物，使中间产物 ES 量下降，终产物生成量减少而导致酶促反应速率降低，这种的现象称为反竞争性抑制。

三、酶在医学上的应用

（一）酶与疾病的发生

酶催化的化学反应是机体进行物质代谢及维持生命活动的必要前提。如酶和酶促反应异常，则机体的物质代谢异常，常可导致疾病的发生。

1. 酶先天性缺乏引起遗传性酶病　如酪氨酸酶缺乏引起白化病；因红细胞内缺乏 6-磷酸葡萄糖脱氢酶，常由食用蚕豆诱发溶血的蚕豆病；苯丙氨酸羟化酶缺乏引起体内苯丙酮酸及其代谢产物堆积，导致苯丙酮酸尿症等。

2. 酶活性改变引起疾病　一些酶活性升高或降低也可使机体代谢反应异常，导致疾病发生。如胰腺炎时，由于胰腺生成的蛋白水解酶在胰腺原地被激活，水解胰腺组织，导致胰腺组织出血坏死。一些疾病可引起某些酶产量及活性不足，这种异常又加重已有的病情，如严重肝病时由于肝合成凝血酶原及其他凝血因子不足而导致血液凝固障碍。

（二）酶与疾病的诊断

许多器官组织的疾病除与酶含量和活性异常有关外，有些疾病可使细胞内酶进入体液中，因此通过对血液、尿等体液中某些酶活性的测定，可以反映某些器官组织的疾病状况并有助于疾病的诊断（表 2-1）。

表 2-1　一些疾病时血清酶的改变

血清酶	酶水平的改变							其　他
	病毒性肝炎	胆管阻塞	肌营养障碍	急性心肌梗死	急性胰腺炎	肿瘤转移到		
						肝	骨	
CHE	↓↓	一或↓	—	—	—	↓↓	—	有机磷农药中毒
ALT	↑↑↑	↑	一或↑	一或↑	—	↑	—	
AST	↑↑↑	↑	↑	↑↑	—	↑↑	—	
ALP	↑	↑↑↑	—	—	—	↑↑	↑↑↑	骨疾病，骨折
ACP	—	—	—	—	—	—	一或↑	前列腺癌
LDH	↑	↑	↑↑	↑↑	—	↑↑↑	一或↑	巨幼红细胞性贫血
CK	—	—	↑↑↑	↑↑	—	—	—	
LPS	—	—	—	—	↑↑↑	—	—	小肠穿孔
AMY	—	—	—	—	↑↑↑	—	—	
γ-GY	↑	↑↑↑	—	—	—	↑↑	—	

（三）酶用于临床治疗疾病

临床上常应用某些酶作为替代治疗或对症治疗的药物，由于某些酶缺乏所引起的疾病，可补充此酶予以治疗。如消化腺分泌功能不良所致的消化不良,可服用胃蛋白酶、胰蛋白酶、胰脂肪酶、胰淀粉酶等。链激酶、尿激酶等用于治疗血凝、血栓疾病。

酶也可作为试剂用于临床检验和科学研究,如当前检验科中用得最广泛的酶联免疫测定(ELISA)。同时一些酶是抗菌、抗癌等药物设计的重要依据。氯霉素、红霉素通过抑制转肽酶活性,阻断菌体的蛋白质合成而起抑菌作用。青霉素则是阻断细菌细胞壁合成中糖肽转肽酶的活性而杀菌的。

能力检测

1. 酶促反应有什么特点?
2. 简述影响酶促反应的 6 个因素。
3. 简述底物浓度对酶促反应速率的影响,写出米-曼方程。
4. 试举一例:酶在医学中的应用。
5. 简述几种抑制作用的特点,举例说明竞争性抑制作用在临床上的应用。

(何　露)

第二节　维生素及其缺乏病

学 习 目 标

知识目标:

　　掌握:维生素的概念、分类、活性形式、主要生理功能及缺乏症。

　　熟悉:维生素的来源。

　　了解:维生素的化学性质。

能力目标:

　　能够运用本节所学知识解释常见的维生素缺乏的现象。

情感目标:

　　通过学习维生素的来源,倡导健康饮食、生活的观念。

维生素(vitamin)又叫维他命,是维持人体生理功能所必需的一组低分子有机化合物。人体不能合成或合成甚少,需要从食物中获取。虽然人体的需要量很小,但是必不可少,如果长期缺乏,会引起相应的缺乏症。按其溶解性不同,可将维生素分为脂溶性维生素和水溶性维生素两大类。

一、脂溶性维生素

脂溶性维生素包括维生素 A、D、E、K 四种,溶于脂质、脂溶剂;在肠道中与脂质一同吸收;储存于脂肪与肝中,故摄入过多时,可以体内蓄积引起中毒。

(一)维生素 A

1. 化学性质与来源　维生素 A 又叫抗干眼病维生素,包括维生素 A_1 和维生素 A_2 两种。化学性质活泼,在空气中易被氧化,受紫外线照射而破坏,故应避光保存。主要来源于动物性食物,如肝脏、鱼肝油、奶类、蛋类。植物性食品不含维生素 A,但含有称为维生素 A 原的胡萝卜素,其中以 β-胡萝卜素最重要。其在肠壁及肝中可转变为维生素 A。一些红色、橙色、深绿色的常见植物性食物中含有丰富的 β-胡萝卜素(如胡萝卜、菠菜、苋菜、红辣椒、黄玉米等)。

2. 生理功能及缺乏症

(1)维持上皮结构的完整与健全。维生素 A 缺乏,可引起上皮组织干燥、增生和角化等症状,主要以眼、呼吸道、消化道等黏膜上皮受影响最为显著。眼部表现为:泪腺上皮角化,泪液分泌受阻,以致角膜、结合膜干燥产生干眼病;皮肤的皮脂腺及汗腺角化时,皮肤干燥、毛囊周围角化过度,发生毛囊丘疹与毛发脱落。

(2)构成视觉细胞内感光物质视色素。维生素 A 是视紫红质的组成成分。视紫红质可保证视杆细胞持续感受弱光,出现暗视觉。维生素 A 缺乏时,可导致视杆细胞中视紫红质合成减少,感受弱光困难,使暗适应时间延长,严重时会出现夜盲症。

(3)增加细胞的上皮生长因子受体数目而促进生长、发育。儿童缺乏维生素 A 时,可出现生长停顿、骨骼成长不良和发育受阻,动物实验中还出现了生殖功能异常。

(4)防癌作用。β-胡萝卜素是强还原剂,在氧分压较低时,能直接消灭自由基(自由基与肿瘤和许多疾病密切相关)。

(二)维生素 D

1. 化学性质与来源　维生素 D 又叫抗佝偻病维生素或钙化醇,是类固醇类衍生物。重要的种类有维生素 D_2 和维生素 D_3。在动物的肝、蛋黄中主要是含维生素 D_3,植物中含有维生素 D_2。维生素 D 对热、碱、高温较稳定,故通常烹调方法不至于造成损失。紫外光及酸促进其异构化,因此含维生素 D 的药剂均应保存在棕色瓶中。人体可以合成维生素 D,皮肤细胞的 7-脱氢胆固醇(维生素 D_3 原)经紫外线照射转变成维生素 D_3(图 2-4),因此接受日光照射可以补充维生素 D。

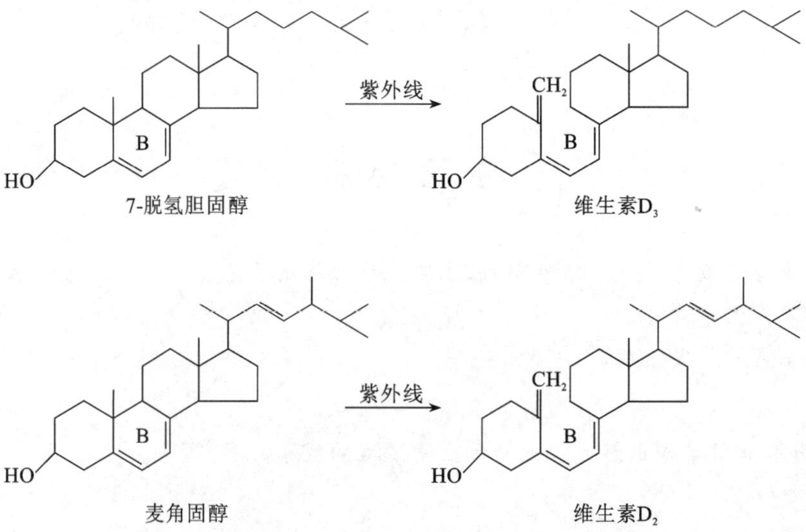

图 2-4　胆固醇在紫外线照射下转变为维生素 D

2. 生理功能及缺乏症　维生素 D_2 和维生素 D_3 本身没有活性,要经肝脏和肾脏相继羟化为 $1,25\text{-}(OH)_2\text{-}D_3$ 后才有活性;$1,25\text{-}(OH)_2\text{-}D_3$ 通过促进钙、磷吸收,调节钙磷代谢,维持血中钙和磷的正常含量,从而促进骨和牙齿的钙化。当缺乏维生素 D 时,儿童可发生佝偻病,成人则引起软骨病。

(三)维生素 E

1. 化学性质与来源　维生素 E 是苯并二氢吡喃的衍生物,包括生育酚和生育三烯酚两类,以 α-生育酚的生物活性最高。维生素 E 是微带黏性的油状物,无氧条件下化学性质较稳定,对热、酸稳定,对氧敏感,在空气中维生素 E 极易被氧化,易被紫外光破坏,因此要在棕色瓶中密闭保存。各种植物油、谷物的胚芽、油性种子、肉、奶油、蛋等都含有较高的维生素 E。机体内,主要存在于细胞膜、血浆脂蛋白和脂库中。

2. 生理功能及缺乏症

(1)抗氧化、抗衰老。维生素 E 是体内重要的抗氧化剂,对抗生物膜上产生的氧自由基,保护生物膜的结构和功能。缺乏时红细胞膜的不饱和脂肪酸被氧化破坏,容易发生溶血。临床上常用于防治心肌梗死、动脉硬化、巨幼红细胞性贫血等。

(2)与生殖机能有关。能促进性激素分泌,提高生育能力,预防流产,临床上常用来预防和辅助治疗不孕不育症、先兆流产及习惯性流产。

(3)促进血红素合成。可提高血红素合成过程中的关键酶活性。

（四）维生素 K

1. 化学性质与来源 又称凝血维生素,是 2-甲基-1,4-萘醌的衍生物。天然的有维生素 K_1 和维生素 K_2 两种。维生素 K_1 是黄色油状物,维生素 K_2 是淡黄色结晶,化学性质较稳定,不溶于水,能溶于醚等有机溶剂,耐热和酸,但易被紫外线和碱分解,故应在棕色瓶内避光保存。维生素 K_1 主要存在于深绿色蔬菜中;维生素 K_2 由肠道细菌合成;维生素 K_3 是人工合成的、水溶性的,便于口服和注射。

2. 生理功能及缺乏症 维生素 K 参与凝血作用,为形成活性凝血因子 Ⅱ、Ⅶ、Ⅸ 和 Ⅹ 所必需。可促进血液凝固,是目前常用止血剂之一。缺乏维生素 K 的主要症状是易出血。健康人成年人原发性维生素 K 缺乏不常见。缺乏的原因是消化系统疾病导致脂质吸收障碍(因脂质吸收障碍引发的首个维生素缺乏症就是维生素 K 缺乏),以及大剂量、长期使用抗生素,抑制了肠道细菌合成。新生儿初生时肠道为无菌状态,母乳中维生素 K 含量低,为避免因维生素 K 缺乏引起出血,一般常规给予补充。

二、水溶性维生素

水溶性维生素包括 B 族维生素和维生素 C,均溶于水。作用单一,主要是构成酶的辅助因子而影响酶的催化作用。其在体内的过剩部分可随尿排出,很少出现蓄积中毒,同时有必要经常性从食物中摄取补充。

（一）维生素 B_1

1. 化学性质与来源 维生素 B_1 又叫硫胺素,耐酸,遇碱分解,遇光和热效价下降。故应置于避光、阴凉处保存,不宜久储。在体内的活性形式为焦磷酸硫胺素(TPP,图 2-5)。含丰富维生素 B_1 的食物有粮谷类、豆类、干果、酵母、硬壳果类,特别是粮谷类的表皮含量更高,所以碾磨精度不宜过度。动物内脏、蛋类及绿叶菜中含量也较高。

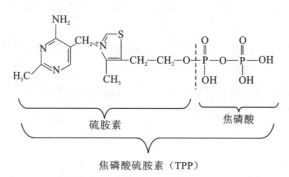

焦磷酸硫胺素（TPP）

图 2-5　焦磷酸硫胺素结构示意图

2. 生理功能及缺乏症

（1）作为 α-酮酸氧化脱羧酶的辅酶。TPP 是 α-酮酸氧化脱羧酶的辅酶,参与糖在体内的代谢。维生素 B_1 缺乏时,糖在组织内的氧化受到影响,首先影响神经组织的能量供应,并伴有丙酮酸及乳酸等在神经组织中的堆积,易出现手足麻木、四肢无力等多发性周围神经炎的症状。严重者引起心跳加快、心脏扩大和心力衰竭,临床上称为脚气病。此病多见于以大米为主食的地区。

（2）抑制胆碱酯酶的作用。乙酰胆碱合成原料乙酰辅酶 A 主要来自于丙酮酸的氧化脱羧,维生素 B_1 缺乏会导致乙酰辅酶 A 的生成量减少,影响乙酰胆碱的合成。同时维生素 B_1 缺乏时,胆碱酯酶活性增高,乙酰胆碱分解加快,神经传导受到影响,可造成胃肠道蠕动缓慢、消化道分泌减少、食欲不振、消化不良等障碍。

（二）维生素 B_2

1. 化学性质与来源 维生素 B_2(图 2-6)又叫核黄素,碱性条件受光照射时极易被破坏,故应在棕色瓶避光保存。在体内活性形式为黄素单核苷酸(FMN)和黄素腺嘌呤二核苷酸(FAD),动物性食物(如肝、心、肾)中含维生素 B_2 较多,奶、蛋类食品中含量也不少,在绿色蔬菜和豆类中含量较高。

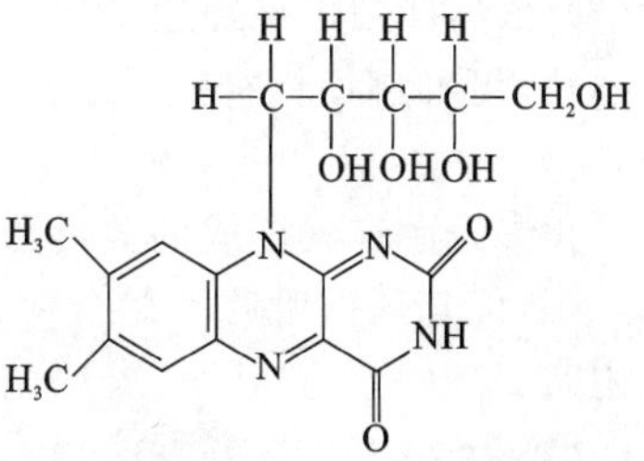

2. 生理功能及缺乏症

（1）构成各种黄素酶的辅基参与体内生物氧化过程。FMN 和 FAD 是体内氧化还原酶的辅基,是生物氧化呼吸链中重要的递氢体,

图 2-6　维生素 B_2(核黄素)结构式

对于促进蛋白质、脂肪与糖代谢有重要作用。

（2）促进生长发育，维持皮肤和黏膜的完整性。缺乏维生素 B_2 时，出现能量和物质代谢紊乱，表现为外生殖器、舌、唇、口角综合征，可出现舌炎、口角炎、脂溢性皮炎和阴囊炎、眼结膜炎等。

（三）维生素 PP

1. 化学性质与来源　维生素 PP 即抗癞皮病因子，包括尼克酸（烟酸）及尼克酰胺（烟酰胺），二者可相互转变，均为吡啶衍生物。活性形式是尼克酰胺腺嘌呤二核苷酸（NAD＋或辅酶Ⅰ）、尼克酰胺腺嘌呤二核苷酸磷酸（NADP＋或辅酶Ⅱ）（图 2-7）。维生素 PP 理化性质稳定，在动物肝脏、酵母、花生、豆类及肉类中含量丰富。

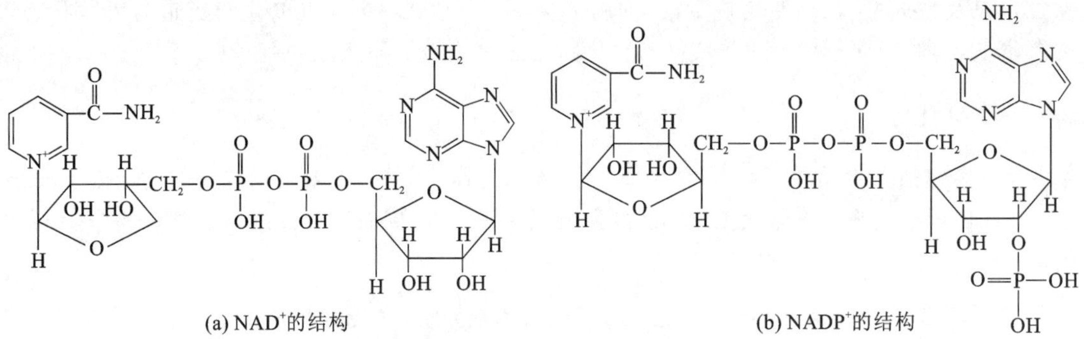

(a) NAD⁺的结构　　(b) NADP⁺的结构

图 2-7　维生素 PP 活性形式

2. 生理功能及缺乏症

（1）代谢过程中作为氢传递体。NAD^+、$NADP^+$ 是多种不需氧脱氢酶的辅酶，体内糖、蛋白质、脂肪的代谢中均需要此类辅酶参加。

（2）降血脂。尼克酸能抑制脂肪组织的脂肪分解，从而抑制游离脂肪酸的动员，可使肝中极低密度脂蛋白的合成量下降，而起到降胆固醇的作用。维生素 PP 缺乏时主要表现为癞皮病，其特征是体表暴露部分出现对称性皮炎。此外，还有消化不良、精神不安等症状，严重时可出现顽固性腹泻、痴呆和精神失常等。长期使用异烟肼时可能造成维生素 PP 的缺乏，需要注意。

（四）维生素 B_6

1. 化学性质与来源　维生素 B_6 包括吡哆醇、吡哆醛和吡哆胺（图 2-8）。它们可相互转变，活性形式是三种化合物的磷酸酯。维生素 B_6 易溶于水及乙醇、对酸稳定，遇光和碱易被破坏，不耐高温。维生素 B_6 广泛存在于肝、鱼、肉、黄豆和花生中。

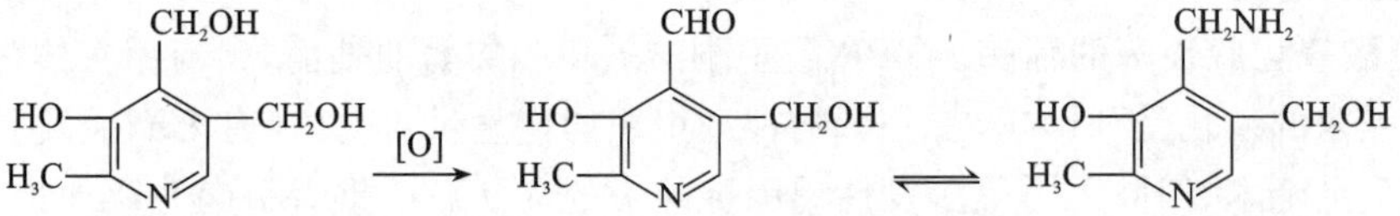

吡哆醇　　吡哆醛　　吡哆胺

图 2-8　维生素 B_6 活性形式

2. 生理功能及缺乏症

（1）参与体内氨基酸代谢。磷酸吡哆醛是转氨酶的辅酶，具有传递氨基的作用，对氨基酸代谢十分重要。

（2）影响抑制性神经递质形成。磷酸吡哆醛能促进谷氨酸脱羧，促进 γ-氨基丁酸的生成，后者是抑制性神经递质，可抑制中枢神经系统过度兴奋。如小儿高热惊厥、妇女妊娠呕吐、精神焦虑等临床上常用维生素 B_6 进行治疗。

（3）作为血红素合成的关键酶。缺乏时血红素合成发生障碍，造成贫血，称维生素 B_6 反应性贫血。另外，异烟肼能与磷酸吡哆醛结合使其失去辅酶的作用，可引起维生素 B_6 缺乏，故抗结核病治疗时，要注意补充维生素 B_6。

（五）泛酸

1. 化学性质与来源　泛酸又叫遍多酸，浅黄色黏稠油状物，能溶于水，对酸、碱和热都不稳定。泛酸在机体组织内是与巯基乙胺、焦磷酸及 2-磷酸腺苷结合成为辅酶 A 及酰基载体蛋白而发挥作用的。广泛存在于动植物中,来源广泛(因分布广而得名)。

2. 生理功能及缺乏症 构成酰基转移酶的辅酶,具有转移酰基的作用。糖、脂、蛋白质的代谢过程中都离不开辅酶 A 的参与。分布广泛,很少出现缺乏。泛酸缺乏时,可表现为消化不良、精神萎靡不振、抑郁、疲倦无力、四肢麻木及共济失调等。

(六)生物素

1. 化学性质与来源 生物素又称维生素 H、维生素 B_7、辅酶 R 等。其结构包括含硫的噻吩环、尿素及戊酸三部分。耐酸不耐碱,常温下稳定,高温和氧化剂可使其丧失活性。来源广泛,在肝、肾、酵母(啤酒)、牛乳中含量较多,人体肠道内细菌也能合成。

2. 生理功能及缺乏症 作为羧化酶的辅基,参与体内 CO_2 的固定和羧化过程,参与体内糖、脂肪代谢中的重要生化反应。来源广,难缺乏。缺乏症状有疲乏、恶心、呕吐、食欲不振、皮炎及脱屑性红皮病等。

(七)叶酸

1. 化学性质与来源 因绿叶蔬菜富含而得名。叶酸微溶于水,不耐酸碱,高温和紫外线可使它失活,也应避光保存。叶酸在体内活性形式是四氢叶酸。叶酸分布于蔬菜、酵母、水果、动物肝中,肠道细菌亦可合成。

2. 生理功能及缺乏症

(1)作为一碳单位转移酶的辅酶。四氢叶酸传递一碳单位,参与体内嘧啶、嘌呤、胆碱等多种物质的合成。叶酸缺乏时,DNA 合成受阻,同样骨髓幼红细胞内 DNA 合成量减少,细胞体积变大,造成巨幼红细胞性贫血。

(2)减少出生缺陷。叶酸应用减少胎儿脊柱裂和神经管畸形的风险,故推荐孕前和孕早期女性每天宜服用 0.4 mg 叶酸。另外,口服避孕药或抗惊厥药会干扰叶酸的吸收及代谢,如长期服用时应考虑补充叶酸。

(八)维生素 B_{12}

1. 化学性质与来源 维生素 B_{12} 又称钴胺素,是唯一含有金属元素的维生素。在弱酸中稳定,强酸、强碱下极易分解,日光、氧化剂及还原剂均易破坏维生素 B_{12},故应在棕色瓶中避光密闭保存。主要来源于动物性食物,而植物性食物中不含维生素 B_{12}。

2. 生理功能及缺乏症 作为甲基转移酶的辅基。将甲基四氢叶酸上的甲基转移给甲基受体,增加四氢叶酸的利用率,促进甲硫氨酸的生成与核酸的合成。缺乏则影响四氢叶酸的再生,出现巨幼红细胞性贫血(恶性贫血)。胃大部切除及萎缩性胃炎患者,维生素 B_{12} 经胃肠道吸收障碍,治疗维生素 B_{12} 缺乏应采用注射剂。

(九)维生素 C

1. 化学性质与来源 维生素 C 又叫抗坏血酸,呈酸性,化学性质活泼,易被氧化,遇热、碱和重金属容易分解。来源于新鲜蔬菜和水果,烹饪不当可引起大量丧失。

2. 生理功能及缺乏症

(1)作为体内重要的还原剂。①作为供氢体使巯基酶的—SH 保持还原状态;使氧化型谷胱甘肽(G—S—S—H)还原为还原型谷胱甘肽(G—SH);使叶酸转变为四氢叶酸;清除自由基,保护维生素 A、维生素 E、B 族维生素及不饱和脂肪酸免遭氧化,从而具有解毒、保护细胞和抗衰老的作用。②Fe^{3+} 还原为 Fe^{2+},促进肠道对铁的吸收,可用于缺铁性贫血治疗。③维生素 C 可阻断强致癌物质亚硝胺的形成,其抗自由基作用可防止细胞的变异。

(2)参与体内的羟化反应。维生素 C 参与许多物质的羟化反应过程。例如,类固醇的合成与转变、胶原的生成,以及许多非代谢物如有机药物或毒物的生物转化,从而维持相应的生理功能。

(3)提高机体免疫力。能促进抗体的产生及增强白细胞的杀菌作用。

能力检测

1. 简述维生素的概念及特点。

2. 按溶解性可将维生素分为哪两大类？各包含哪些维生素？

3. 长期服用异烟肼治疗肺结核的患者易出现哪些维生素缺乏？

4. 为什么推荐孕前及孕早期的女性每天服用 0.4 mg 叶酸？

5. 治疗恶性贫血时，为什么使用维生素 B_{12} 针剂？

（何　露）

第三节　生　物　氧　化

学 习 目 标

知识目标：

掌握：生物氧化的概念及其特点；底物磷酸化和氧化磷酸化的概念；呼吸链的概念、组成及其类型。

熟悉：ATP 的利用、储存及 ATP 生成方式；影响氧化磷酸化的因素。

了解：呼吸链的排列顺序；氧化磷酸化偶联部位；胞质中 NADH 的氧化。

能力目标：

能够运用本节所学知识解释生物体生命活动所需能量的来源及方式；能解释甲亢患者为何多食但仍易饿、消瘦的现象；能解释一氧化碳、氰化物等化学物质易使人中毒甚至致死的机理。

情感目标：

激发学生对营养物质氧化分解代谢的学习兴趣，增长学生对机体能量产生的方式及途径的专业知识，促使学生养成进一步探索的良好习惯。

糖、脂肪和蛋白质等营养物质在生物体内氧化分解最终生成二氧化碳和水，并逐步释放能量的过程称为生物氧化（图 2-9）。生物氧化在细胞的线粒体内和线粒体外均可进行，但它们过程不同。线粒体内的氧化产能伴有 ATP 的生成，主要表现为细胞内氧的消耗和二氧化碳的释放，因此又称为细胞呼吸。而在线粒体外如过氧化物酶体、微粒体等的氧化是不生成 ATP 的，其主要参与药物、毒物或代谢物等在体内的生物转化过程。生物氧化的意义在于部分能量（约 40%）储存在 ATP 分子中以供生命活动之需，而其他部分则以热能形式散失，以维持体温。

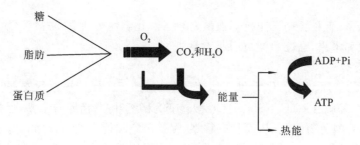

图 2-9　生物氧化示意图

一、生物氧化的方式及特点

（一）生物氧化的方式

生物体内物质氧化的方式主要有脱氢反应、加氧反应和脱电子反应。其中脱氢和脱电子是常见的氧化方式。

（1）脱氢反应：代谢物脱去两个氢原子而被氧化，如

$$R{-}OH \xrightarrow{-2H} R{-}CHO$$

（2）加氧反应：代谢物中直接加入一个氧原子或氧分子，如

$$R{-}CHO + 1/2O_2 \longrightarrow R{-}COOH$$

$$R + O_2 \longrightarrow RO_2$$

（3）脱电子反应：代谢物在反应中失去电子，如

$$Fe^{2+} \longrightarrow Fe^{3+} + e$$

（二）生物氧化的特点

生物氧化与物质体外氧化（或燃烧）的化学本质相同，即它们均需消耗氧，最终生成二氧化碳和水，释放出的总能量相等。但生物氧化在表现形式和氧化条件上，又有其自身的特点：①生物氧化是在活细胞温和的水环境中（温度约 37 ℃，pH 接近 7 的溶液）由酶催化逐步进行的；②反应逐步释放出能量；③最终产物 H_2O 由物质脱下的氢经电子传递链与氧结合而生成，而 CO_2 由有机酸的脱羧产生；④相当一部分能量（总能量的 40%）储存在高能化合物（主要是 ATP）中，以供生命活动之需；⑤其速率受体内各种因素的调控。

二、呼吸链

除 CO_2 外，生物氧化中另一终产物就是 H_2O。H_2O 由代谢物脱下的氢经过一系列酶和辅酶有序的传递最后传给氧而产生，并且逐步释放的能量使 ADP 磷酸化生成 ATP。此过程与细胞呼吸有关，因此称为呼吸链（respiratory chain）。呼吸链的功能是在有机物进行生物氧化的同时，伴随 ADP 磷酸化生成 ATP。在线粒体内膜上酶和辅酶按一定顺序排列，其中传递氢的酶或辅酶称为递氢体，传递电子的酶或辅酶称为电子传递体（递电子体）。实际上递氢体也起到传递电子的作用（2H ══ 2H$^+$ + 2e）。故将呼吸链也称为电子传递链（electron transfer chain）。在真核生物中，呼吸链存在于细胞线粒体内膜上，而原核生物的呼吸链存在于细胞膜上。

（一）呼吸链的组成

1. 尼克酰胺核苷酸　尼克酰胺腺嘌呤二核苷酸（NAD$^+$），又称辅酶Ⅰ；尼克酰胺腺嘌呤二核苷酸磷酸（NADP$^+$），也称辅酶Ⅱ。二者可分别与不同的酶蛋白组成不同的脱氢酶。NAD$^+$（NADP$^+$）分子中的氮能可逆地接受电子，而其对位的碳原子比较活泼，能可逆地加氢和脱氢，因此该类酶主要起传递氢的作用。NAD$^+$（NADP$^+$）可还原为 NADH ＋ H$^+$（或 NADPH ＋ H$^+$）形式（图 2-10）。

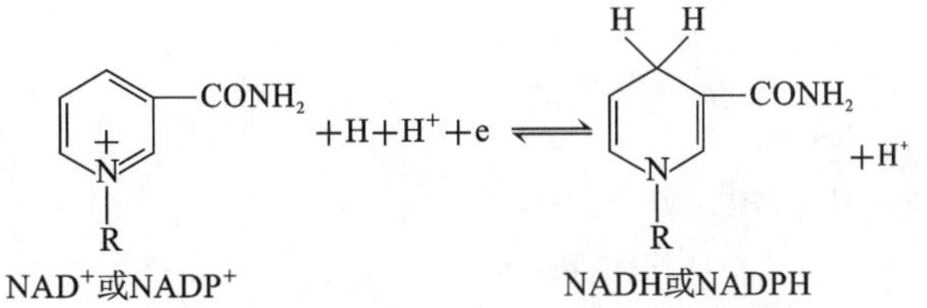

图 2-10　NAD$^+$（NADP$^+$）的还原反应

2. 黄素蛋白　黄素蛋白的辅基有两种，即黄素单核苷酸（FMN）和黄素腺嘌呤二核苷酸（FAD），二者都含有核黄素（维生素 B$_2$）。NADH 脱氢酶是黄素蛋白中的一种，其催化的反应是将氢由 NADH 传递给辅基 FMN，使 FMN 还原为 FMNH$_2$（图 2-11）。另外，琥珀酸脱氢酶、脂肪酰辅酶 A 脱氢酶等以 FAD 为辅基。

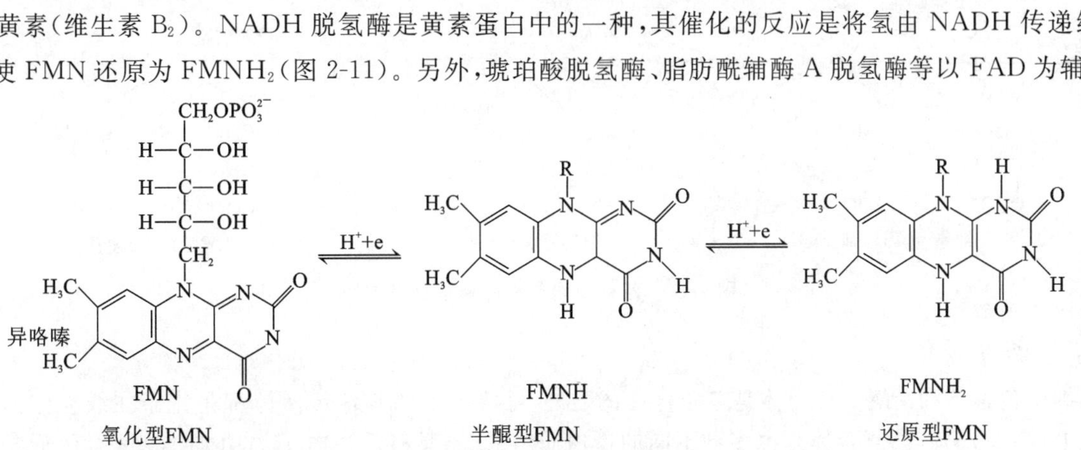

图 2-11　FMN 的还原反应

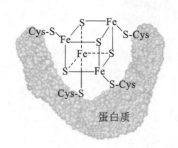

图 2-12 铁硫蛋白(4Fe-4S)结构示意图

3. 铁硫蛋白 铁硫蛋白因含有铁、硫原子而得名。铁硫蛋白由铁硫聚簇和蛋白质两部分结合而成。铁硫聚簇主要以 Fe-S、2Fe-2S 或 4Fe-4S 形式存在,如 4Fe-4S 由 4 个 Fe 原子与 4 个不稳定的 S 原子构成,Fe 与 S 相间排列在一个正方体的 8 个顶角上,与此同时,4 个 Fe 原子还各与铁硫蛋白中一个半胱氨酸残基上(Cys)的巯基(—SH)相连(图 2-12)。铁硫聚簇中铁原子能可逆地得失电子,即通过 $Fe^{3+} + e \rightleftharpoons Fe^{2+}$ 变化,将电子从 FMN(或 FAD)上脱下传给泛醌(CoQ),每次传递一个电子。

4. 泛醌 泛醌(Q)又称为辅酶 Q(CoQ),是一种小分子的脂溶性苯醌类化合物,广泛存在于生物界。其结构以异戊二烯为单位,在哺乳动物中 CoQ 由 10 个异戊二烯单位组成,常用 CoQ10 表示。在呼吸链传递过程中,氧化型泛醌先接受黄素蛋白与铁硫蛋白传递的 1 个电子和 1 个质子还原成半醌中间物,再接受 1 个电子和 1 个质子还原成二氢泛醌,之后将电子传递给细胞色素体系,而质子留在环境中(图 2-13),可见,它在呼吸链中作为电子和质子的传递体。

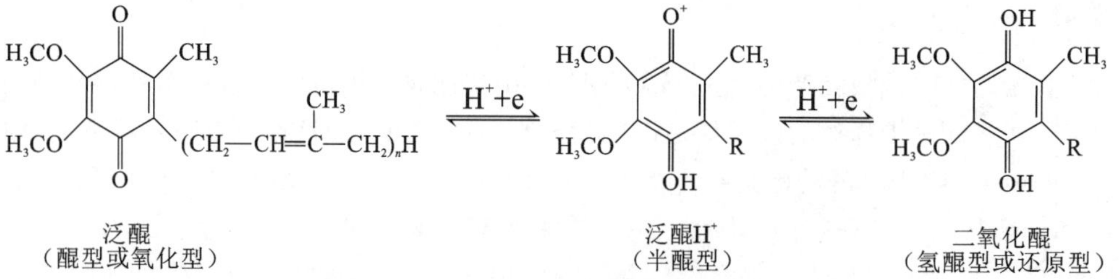

泛醌
(醌型或氧化型)

$\xrightarrow{H^+ + e}$

泛醌H^+
(半醌型)

$\xrightarrow{H^+ + e}$

二氧化醌
(氢醌型或还原型)

图 2-13 辅酶 Q(CoQ)传递氢的作用

5. 细胞色素 细胞色素(cytochromes,Cyt)是一类以铁卟啉(血红素)为辅基的结合酶,存在于生物细胞线粒体内膜上,因有颜色而得名。根据不同的吸收光谱,将其分为三类:细胞色素 a(Cyt a)、细胞色素 b(Cyt b)、细胞色素 c(Cyt c)。它们的辅基见图 2-14。每类细胞色素又可分为若干亚类,呼吸链中有五种。例如,Cyt a 分为 Cyt a、Cyt a_3 亚类,Cyt c 分为 Cyt c、Cyt c_1 亚类,由于 Cyt a、Cyt a_3 不易分离,统称为细胞色素 aa₃(Cyt aa₃)。Cyt aa₃ 是呼吸链中最后一个载体,能将电子直接传给氧,并激活氧(O^{2-})生成水,因此又称细胞色素氧化酶。通过细胞色素中铁化合价可逆的改变传递 1 个电子,即 $Fe^{3+} + e \rightleftharpoons Fe^{2+}$。

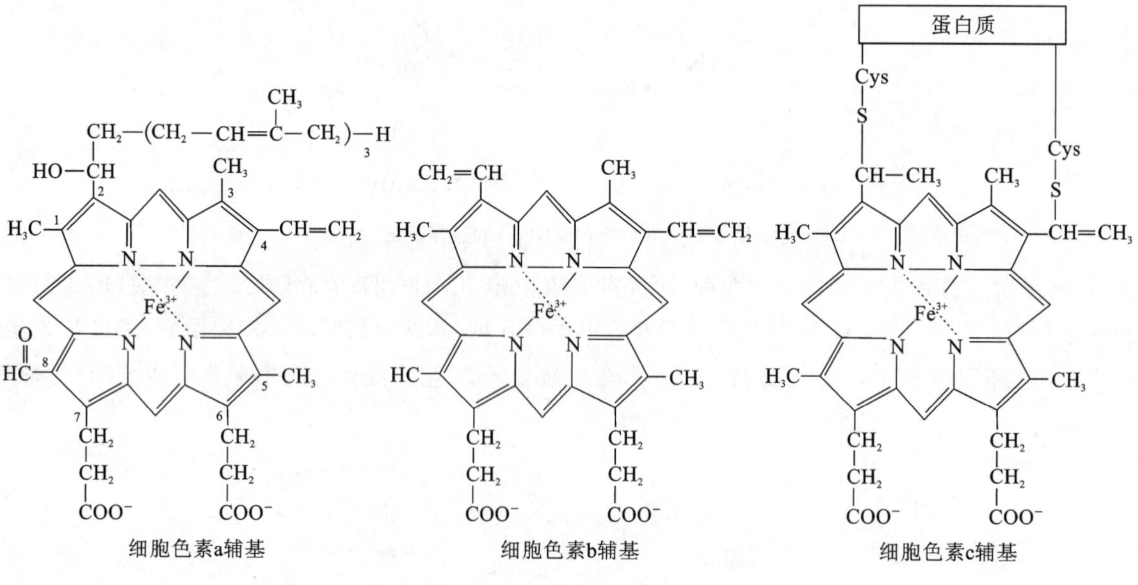

细胞色素a辅基

细胞色素b辅基

细胞色素c辅基

图 2-14 各种细胞色素的辅基分子结构

(二)酶复合体

除细胞色素 c 和泛醌等传递体是单独存在的之外,呼吸链上的其他传递体都是排布在线粒体内膜的酶复合体上(图 2-15)。酶复合体是由多种不同的蛋白质组成的,具有传递电子的功能。酶复合体通常可分为四种,分别简称为复合体Ⅰ、Ⅱ、Ⅲ、Ⅳ(表 2-2)。

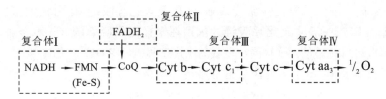

图 2-15　四种复合体在呼吸链中的排列位置示意图

表 2-2　线粒体呼吸链复合体

复合体	酶名称	组成成分
复合体Ⅰ	NADH-泛醌还原酶	FMN、Fe-S
复合体Ⅱ	琥珀酸-泛醌还原酶	FAD、Fe-S
复合体Ⅲ	泛醌-细胞色素 c 还原酶	Cyt b、Cyt c_1、Fe-S
复合体Ⅳ	细胞色素 c 氧化酶	Cyt aa_3、Cu

（1）复合体Ⅰ，NADH-泛醌还原酶复合体由 NADH 脱氢酶（以 FMN 为辅基的黄素蛋白）和一系列铁硫蛋白（Fe-S 中心）组成，且二者均具有催化功能。其作用是从 NADH 得到电子，经 FMN、Fe-S 传递给 CoQ。

（2）复合体Ⅱ，琥珀酸-泛醌还原酶复合体由琥珀酸脱氢酶（以 FAD 为辅基的黄素蛋白）和一种铁硫蛋白组成，其作用是从琥珀酸得到电子，经 FAD、Fe-S 传递给 CoQ。

（3）复合体Ⅲ，泛醌-细胞色素 c 还原酶复合体由细胞色素和铁硫蛋白组成，其作用是从泛醌得到电子依次经 Cyt b 和 Cyt c_1 传给 Cyt c。

（4）复合体Ⅳ，细胞色素氧化酶复合体的作用是将电子从 Cyt c 经 Cyt aa_3 传递给氧。

以上四种复合体在线粒体内膜的存在位置也不相同，其中复合体Ⅰ、复合体Ⅱ、复合体Ⅲ完全镶嵌在内膜上，而复合体Ⅱ只镶嵌在内膜的基质一侧（图 2-16）。

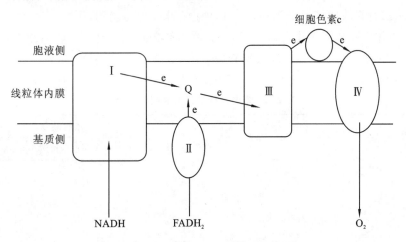

图 2-16　呼吸链各复合体的位置示意图

（三）主要的呼吸链

根据呼吸链四个复合体的传递顺序，线粒体内存在两条主要的呼吸链，即 NADH 氧化呼吸链和琥珀酸氧化呼吸链（$FADH_2$ 氧化呼吸链）。

1. NADH 氧化呼吸链　NADH 氧化呼吸链是由 NADH、黄素蛋白、铁硫蛋白、CoQ 和细胞色素组成。体内多种代谢底物如苹果酸、乳酸脱下的氢，均是经过 NADH 氧化呼吸链传递给氧生成 H_2O 的。NADH 氧化呼吸链是细胞内最为重要的一条呼吸链。底物脱下的 2H 与 NAD^+ 结合生成 $NADH+H^+$，后者又在 NADH 脱氢酶复合体的催化下脱下 2H，之后 2H 经过 FMN 和 Fe-S 传递给泛醌（CoQ），生成的 $CoQH_2$ 再脱下 $2H^+$ 和 2e，其中 $2H^+$ 留在介质中，而 2e 与 2Cyt b 的 Fe^{3+} 结合，生成 $2Fe^{2+}$，之后电子传给 Cyt c_1，按照 Cyt c→Cyt aa_3→O_2 的顺序传递，最终与 2e 结合的氧原子被激活（O^{2-}），进而 O^{2-} 与留在介质中的 $2H^+$ 结合生成 H_2O。

2. 琥珀酸氧化呼吸链 琥珀酸氧化呼吸链又称 $FADH_2$ 氧化呼吸链,是由黄素蛋白(以 FAD 为辅基)、CoQ 和细胞色素组成。其与 NADH 氧化呼吸链的区别在于代谢物脱下的 2H 不经过 NAD^+,而是直接由 FAD 接受生成 $FADH_2$,然后传递给 CoQ,再往下传递,其过程与 NADH 氧化呼吸链相同。此呼吸链的作用不如 NADH 氧化呼吸链普遍,属于体内次要的呼吸链。两条呼吸链中各电子传递体的排列顺序如图2-17 所示。

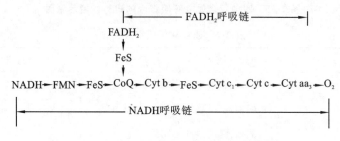

图 2-17 两条呼吸链中各电子传递体的排列顺序

综上所述,两条呼吸链的相同之处为:①均将 H 传递给 O_2 生成 H_2O;②两种呼吸链的汇合点是 CoQ;③除消耗 2H 和 O_2 外,其他物质均可循环使用。而二者的不同之处为:①NADH 氧化呼吸链较 $FADH_2$ 氧化呼吸链普遍;②起始物质分别为 NADH 和 $FADH_2$;③代谢物在线粒体脱 2H 经 NADH 氧化呼吸链产生 2.5 分子 ATP,经 $FADH_2$ 氧化呼吸链产生 1.5 分子 ATP。

三、生物氧化过程中 ATP 的生成

(一) 高能化合物和高能磷酸化合物

糖、脂肪和蛋白质等代谢物的分子结构中蕴藏着大量的化学能,在细胞代谢中,这些物质逐渐分解,经生物氧化逐步释放能量,其中约 60% 的能量以热能的形式散发,用以维持体温;其余约 40% 的能量以化学能的形式储存于高能化合物中,作为生物体进行各种生理活动可利用的能源。

生物化学中把水解时释放能量大于 21 kJ/mol 的化学键称为高能键,用"～"表示。含有高能键的化合物称为高能化合物,人体内主要高能化合物见表 2-3。体内的高能键主要是高能磷酸键,用"～P"表示,含有 ～P 的化合物称为高能磷酸化合物,如三磷酸腺苷(ATP)、二磷酸腺苷(ADP)、1,2-二磷酸甘油酸、磷酸烯醇式丙酮酸和磷酸肌酸等。其中,ATP 最为重要,它是生物界最普遍、最直接的供能物质。

表 2-3 体内几种常见的高能化合物

通 式	举 例	释放能量(pH 7.0,25 ℃) kJ/mol(kcal/mol)
$\overset{NH}{\underset{H}{R-C-N} \sim PO_3H_2}$	磷酸肌酸	−43.9(−10.5)
$\overset{CH}{RC-O \sim PO_3H_2}$	磷酸烯醇式丙酮酸	−61.9(−14.8)
$\overset{O}{RC-O \sim PO_3H_2}$	乙酰磷酸	−41.8(−10.1)
$\overset{O \quad O}{\underset{OH \quad OH}{-P-O \sim P-OH}}$	ATP、GTP、UTP、CTP	−30.5(−7.3)
$\overset{O}{RC \sim SCoA}$	乙酰辅酶 A(乙酰 CoA)	−31.4(−7.5)

除高能磷酸化合物外,生物体还有一类高能化合物是由酰基和硫醇基构成,称为高能硫酯化合物,如乙酰辅酶 A(乙酰 CoA)、脂酰辅酶 A(脂酰 CoA)、琥珀酰辅酶 A(琥珀酰 CoA)等。

(二)ATP 的生成

ATP 是通用的"能量货币"。ATP 含有三个磷酸和两个高能磷酸键(γ、β),其中 γ-磷酸酯键、β-磷酸酯键均可以发生水解提供能量。体内 ATP 的生成主要有两种方式:底物水平磷酸化(substrata level phosphorylation)和氧化磷酸化(oxidative phosphorylation)。

1. 底物水平磷酸化 在物质氧化分解的过程中,底物分子上先形成高能键,然后将此高能键转移给 ADP(或 GDP)生成 ATP(或 GTP),这种生成 ATP 的方式称为底物水平磷酸化。底物水平磷酸化的通式可表示为:底物$\sim$P+ADP $\longrightarrow$ 产物+ATP。可见,此磷酸化过程与电子传递无关。底物水平磷酸化生成的 ATP 不到 ATP 总量的 5%,此方式不是 ATP 生成的主要方式。例如:

$$\text{磷酸烯醇式丙酮酸+ADP} \xrightarrow{\text{丙酮酸激酶}} \text{烯醇式丙酮酸+ATP}$$

$$\text{1,3-二磷酸甘油酸+ADP} \xrightarrow{\text{3-磷酸甘油酸激酶}} \text{3-磷酸甘油酸+ATP}$$

$$\text{琥珀酰辅酶 A+H}_3\text{PO}_4\text{+GDP} \xrightarrow{\text{琥珀酸硫激酶}} \text{琥珀酸+辅酶 A+GTP}$$

2. 氧化磷酸化 在生物氧化过程中,底物脱下的氢经呼吸链(NADH 或 FADH$_2$ 型)传递给氧生成水的同时,释放能量用以使 ADP 磷酸化生成 ATP,这种氧化反应与磷酸化反应的偶联作用称为氧化磷酸化(也称偶联磷酸化)。氧化磷酸化是 ATP 生成的主要方式,生物体内 95% 以上的 ATP 来自这种生成方式。

呼吸链中氧化磷酸化的偶联部位主要是根据实验测得的 P/O 大致确定的。P/O 是指物质氧化时每消耗 1 mol 氧原子的同时所消耗的无机磷的物质的量,因消耗无机磷的同时会伴随 ATP 的生成,故通常 P/O 用生成 ATP 的物质的量表示。近来线粒体离体实验表明(表 2-4),氧化磷酸化存在三个偶联部位:β-羟丁酸和琥珀酸的 P/O 的测定表明在 NADH 至 CoQ 之间存在第一个偶联部位;抗坏血酸和还原型细胞色素 c 的 P/O 的测定表明第二个偶联部位在 Cyt b 与 Cyt c 之间,第三个偶联部位在 Cyt aa$_3$ 与 O$_2$ 之间(图 2-18)。

表 2-4 线粒体离体实验测得的 P/O

底物	呼吸链组成	P/O	ATP 数量/mol
β-羟丁酸	NAD$^+$→FMN→CoQ→Cyt→O$_2$	2.4～2.8	2.5
琥珀酸	FAD→CoQ →Cyt→O$_2$	1.7	1.5
抗坏血酸	Cyt c→Cyt aa$_3$→O$_2$	0.88	1
细胞色素 c	Cyt aa$_3$→O$_2$	0.61～0.68	1

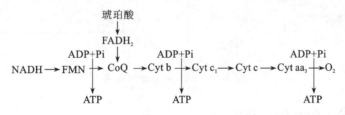

图 2-18 氧化磷酸化偶联部位

3. 影响氧化磷酸化的因素

(1)[ADP]/[ATP]值的调节作用:[ADP]/[ATP]值是影响氧化磷酸化速率的主要因素。当机体利用 ATP 较多,线粒体中 ADP 和 Pi 的浓度升高时,[ADP]/[ATP]值升高,氧化磷酸化的速率加快。反之,当线粒体中 ADP 不足时,[ADP]/[ATP]值下降,氧化磷酸化的速率减慢。这种调节作用有利于能量适应机体生理需要,保证能量合理利用以减少能耗。

(2)甲状腺激素的调节作用:甲状腺素是调节氧化磷酸化的重要激素。它可诱导细胞膜 Na$^+$,K$^+$-ATP

酶的合成,加速细胞内 ATP 的水解,引起 ADP 水平升高,从而促使氧化磷酸化增强,加快生物氧化进程,导致耗氧量和产热量均增加。因此,甲状腺功能亢进(甲亢)的患者常会出现基础代谢率增高、怕热、易出汗等症状,而甲状腺功能低下(甲减)的患者常会有体温降低等症状。

(3) 抑制剂的作用:根据作用机制不同,可将抑制剂分为三类:①呼吸链抑制剂,如阿米妥、鱼藤酮、抗霉素 A、氰化物和一氧化碳等,其作用主要是抑制氢或电子的传递;②解偶联剂,如 2,4-二硝基苯酚、胆红素、水杨酸等,这类物质可解除呼吸链中氧化和磷酸化的偶联作用,即氧化反应可以继续进行,而 ADP 不能磷酸化生成 ATP;③氧化磷酸化抑制剂,如寡霉素,既可抑制电子传递,又可抑制 ADP 磷酸化为 ATP。

(三) ATP 的利用与储存

虽然 ATP 是生物界最普遍、最直接的供能物质,但是有些物质合成还需要其他高能磷酸化合物参与。如糖原合成过程需要 UTP 的参与,磷脂合成需要 CTP 参与,糖异生和蛋白质合成过程需要 GTP 等。然而 UTP、CTP、GTP 不是在物质氧化中直接生成的,而是需要 ATP 的生成和补充。通常是由相应二磷酸核苷(UDP、CDP、GDP)从 ATP 中获得高能磷酸键(~P)而生成的。具体反应如下:

$$ATP+UDP \rightleftharpoons ADP+UTP$$
$$ATP+CDP \rightleftharpoons ADP+CTP$$
$$ATP+GDP \rightleftharpoons ADP+GTP$$

ATP 是体内能量的携带者和转运者,但不是能量的储存者。由于 ATP 在细胞中的含量很低,其含量只能满足机体短暂的能量消耗,因此,体内存在着另一类储存能量的化合物——磷酸肌酸(creatine phosphate,CP),特别是在肌肉和大脑组织中。当机体 ATP 充足时,ATP 将高能磷酸键(~P)转移给肌酸,生成磷酸肌酸储存。当机体 ATP 缺乏时,磷酸肌酸中的高能磷酸键(~P)转移给 ADP,再生成 ATP 供生理活动所需能量。ATP 和磷酸肌酸的转换如图 2-19 所示。

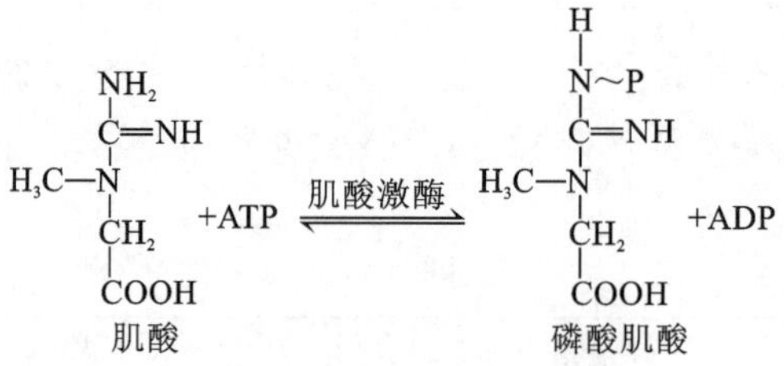

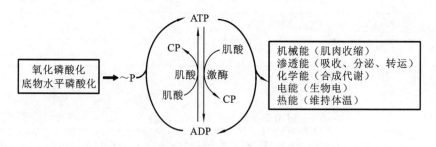

图 2-19 ATP 与磷酸肌酸的生成

ATP 在体内生成、利用和储存的关系可总结为图 2-20。

图 2-20 ATP 的生成和利用

四、线粒体外 NADH 的氧化磷酸化

线粒体内代谢物氧化脱下的氢(NADH)可顺利进入 NADH 呼吸链生成 H_2O 并将能量储存在 ATP 中。但是在线粒体外生成的 NADH 不能直接发生氧化磷酸化,而需要通过线粒体内膜进入线粒体后才能被氧化。NADH 通过线粒体内膜的转运机制有两种:α-磷酸甘油穿梭和苹果酸-天冬氨酸穿梭。

(一) α-磷酸甘油穿梭

在磷酸甘油脱氢酶的催化下,胞液中的 NADH 将磷酸二羟丙酮还原为 α-磷酸甘油,后者可顺利穿过线粒体膜,在线粒体内磷酸甘油脱氢酶(以 FAD 为辅基)又将 α-磷酸甘油氧化,重新生成磷酸二羟丙酮,后者

又返回胞液中与 NADH 反应,继续参与穿梭;而在线粒体内生成的 $FADH_2$ 进入 $FADH_2$ 氧化呼吸链,生成 1.5 分子 ATP(图 2-21)。此穿梭作用主要在脑、骨骼肌存在。

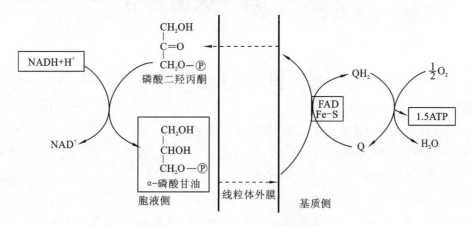

图 2-21 α-磷酸甘油穿梭机制示意图

(二)苹果酸-天冬氨酸穿梭

在苹果酸脱氢酶(NAD$^+$ 为辅酶)的催化下,胞液中的 NADH 将草酰乙酸还原生成苹果酸,后者借助线粒体内膜转位酶的作用可顺利进入线粒体,在基质内苹果酸又在其脱氢酶的催化下生成 NADH 和草酰乙酸。NADH 进入呼吸链发生氧化磷酸化,最终生成 2.5 分子 ATP,而基质中的草酰乙酸自身不能返回胞液,它可与谷氨酸在天冬氨酸转氨酶催化下生成天冬氨酸和 α-酮戊二酸,二者均借助转位酶的作用,返回胞液并重新变为草酰乙酸,继续参与穿梭(图 2-22)。此穿梭机制主要在肝、心肌中存在。

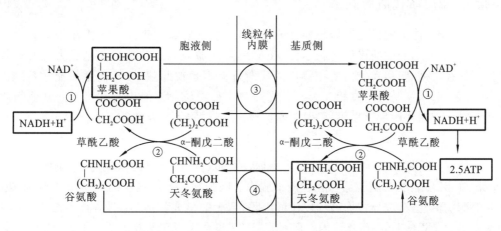

图 2-22 苹果酸-天冬氨酸穿梭机制示意图

能力检测

1. 名词解释:生物氧化、氧化磷酸化、P/O。
2. 简述生物氧化与体外氧化的主要异同点。
3. 简述体内生成 ATP 的方式,并比较其不同点。
4. 影响氧化磷酸化的因素有哪些?

(谌 蓉)

第四节 物质代谢调节

学习目标

知识目标：

掌握：糖、脂类和蛋白质代谢的联系、酶活性的调节。

熟悉：饥饿时的代谢调节。

了解：应激时的代谢调节。

能力目标：

对机体内糖、脂类、蛋白质代谢的联系有整体认识，能解释糖尿病、长期和短期饥饿及应激情况下时机体内物质代谢的调节。

情感目标：

增长学生关于代谢调节的专业知识，激发学生对医学基础学科的学习兴趣，诱导学生对物质代谢调节的进一步探索。提高学生对机体内功能活动的整体认识，初步使学生形成整体和联系的观念。

一、糖、脂类、蛋白质代谢的联系

糖、脂类及蛋白质是体内的三大营养物质，均可作为能源物质氧化供能。它们在体内氧化分解的途径虽然各不相同，但具有共同的中间代谢产物乙酰 CoA，三羧酸循环和氧化磷酸化则成为三大营养物质最终分解的共同代谢途径。糖、脂类及蛋白质在体内的代谢过程不是彼此独立的，而是相互联系的。三者之间可相互转变、相互依存、相互制约以及相互影响。当其中一种物质代谢障碍时常可引起其他物质的代谢紊乱。例如糖尿病时由于糖代谢发生障碍，可引起脂类代谢、蛋白质代谢异常甚至水盐代谢的紊乱。

（一）糖与脂类代谢的联系

葡萄糖是机体主要的供能物质。当机体摄入高糖饮食超过体内能量的消耗时，过量的糖除合成糖原储存在肝脏及肌肉外，还可转变为脂肪储存在脂肪细胞中。因为糖代谢加强使细胞内的 ATP 生成增多，抑制了异柠檬酸脱氢酶的活性，造成异柠檬酸和柠檬酸堆积，两者透出线粒体后，别构激活乙酰 CoA 羧化酶，从而使糖代谢产生的大量乙酰 CoA 羧化为丙二酰 CoA，进一步合成脂肪酸及脂肪。因此，糖可以转变成脂肪。此外，糖代谢产物还可作为磷脂和胆固醇等类脂合成的原料。然而，脂肪在体内基本上不能转变成糖。其原因是脂肪动员生成脂肪酸和甘油后，脂肪酸继续分解产生的乙酰 CoA 不能转变成丙酮酸，因而不能进入糖异生途径转变为糖，仅甘油部分可以在肝、肾、肠等组织中甘油激酶的作用下，磷酸化成磷酸甘油，进而经糖异生途径生成糖。由于甘油在脂肪分子中所占比例较少，所以生成糖的量是有限的。

此外，脂肪分解代谢的强度与糖代谢的正常进行密不可分。例如，当严重饥饿、高脂低糖膳食或糖尿病等糖利用障碍时，引起脂肪大量动员，生成的脂肪酸经 β-氧化产生大量乙酰 CoA，由于糖供不足及肝糖异生作用的加强，致使肝细胞线粒体中草酰乙酸浓度非常低，乙酰 CoA 进入三羧酸循环的量也随之减少，转而生成大量的酮体。当酮体的生成超过肝外组织的利用能力时，引起血中酮体升高，血液 pH 降低，产生高酮血症，并可随尿排出产生酮尿，严重者可导致昏迷，甚至死亡。

（二）糖与氨基酸代谢的联系

组成人体蛋白质的 20 种氨基酸，除了两种生酮氨基酸（亮氨酸、赖氨酸）外，其余均可经过脱氨基作用生成相应的 α-酮酸。这些 α-酮酸既可以通过三羧酸循环和生物氧化生成 CO_2 和 H_2O，并释放能量，也可以转变为某些糖代谢的中间产物，如丙酮酸、α-酮戊二酸、琥珀酰 CoA、延胡索酸及草酰乙酸等，然后循糖异生途径转变成糖。例如丝氨酸、半胱氨酸、苏氨酸及甘氨酸均可代谢转变为丙酮酸，再异生成葡萄糖。同时，糖也可以为体内大部分氨基酸提供碳链骨架。糖代谢的中间产物，如丙酮酸、α-酮戊二酸、草酰乙酸等，经氨基化分别生成丙氨酸、谷氨酸及天冬氨酸。但体内的 8 种营养必需氨基酸的碳链骨架不能由糖代谢的中间产物转变而来。糖转变为氨基酸并不能增加体内氨基酸的总量,只能调整某些氨基酸之间的比例。

（三）脂类与氨基酸代谢的联系

无论是生糖氨基酸、生酮氨基酸还是生糖兼生酮氨基酸在体内进行分解代谢时均可生成乙酰 CoA,后者通过还原缩合反应生成脂肪酸,进一步与甘油结合成脂肪。乙酰 CoA 也能合成胆固醇以供机体利用。此外,某些氨基酸还可作为合成磷脂的原料。例如丝氨酸脱羧生成胆胺,后者从 SAM 获得甲基即转变成胆碱。丝氨酸、胆胺及胆碱分别是合成磷脂酰丝氨酸、脑磷脂和卵磷脂的原料。因此,蛋白质可以转变成多种脂类物质。但是脂肪基本不能转变为氨基酸,仅脂肪的甘油部分可通过转变为磷酸甘油醛,经糖异生途径生成糖,然后转变成某些营养非必需氨基酸。由于甘油在脂肪分子中所占比例较少,所以生成氨基酸的量是有限的。脂肪酸氧化生成的乙酰 CoA 不能逆转为丙酮酸,从而不能生成氨基酸。

糖、脂类及氨基酸代谢途径间的相互关系见图 2-23。

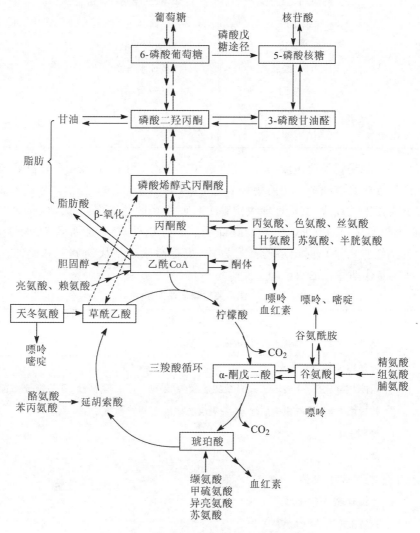

图 2-23　糖、脂肪、氨基酸的代谢相互联系

注:▢为枢纽性中间代谢物。

二、代谢调节

在正常情况下,为适应不断变化的内、外环境,使物质代谢有条不紊地进行,生物体对其代谢具有精细的调节机制,不断调节各种物质代谢的强度、方向和速率。代谢调节分三个水平进行:细胞水平代谢调节,通过细胞内代谢物浓度的变化,对酶的活性及含量进行调节;激素水平调节,内分泌细胞及内分泌器官通过分泌激素,发挥代谢调节作用;整体水平调节,在中枢神经系统控制下,多种激素相互协调,对机体代谢进行综合调节。三种代谢调节中,细胞水平代谢调节是基础,激素及神经对代谢的调节需通过细胞水平代谢调节实现。

（一）细胞水平代谢调节

生物体结构与功能的基本单位是细胞。生命活动过程中绝大部分生物化学反应是在细胞内进行的。原核细胞无细胞核,原核细胞完成代谢所需要的各种酶类,如参与糖酵解、氧化磷酸化的酶,磷脂及脂肪酸生物合成的酶都连接在细胞的质膜上。真核细胞中酶的分布与原核细胞不同,因具有多种内膜系统,可形成不同胞内区域,从而导致真核细胞中酶的分布的区域化(compartmentation),即酶有一定的布局和定位。各种代谢途径的酶都集中并分布于具有一定结构的亚细胞或存在于细胞质的可溶部分(表 2-5)。这样不仅避免各种代谢途径的酶互相干扰,而且有利于它们协调地发挥作用。

表 2-5　主要代谢途径(多酶体系)在细胞内的分布

多酶体系	分布	多酶体系	分布
DNA、RNA 合成	细胞核	糖酵解	细胞质
蛋白质合成	内质网、细胞质	磷酸戊糖途径	细胞质
糖原合成	细胞质	糖异生	细胞质
脂肪酸合成	细胞质	脂肪酸 β-氧化	线粒体
胆固醇合成	内质网、细胞质	多种水解酶	溶酶体
磷脂合成	内质网	三羧酸循环	线粒体
血红素合成	细胞质、线粒体	氧化磷酸化	线粒体
尿素合成	细胞质、线粒体		

每条代谢途径由一系列酶促反应组成,其反应速率和方向由其中一个或几个具有调节作用的关键酶活性决定。这些在代谢过程中具有调节作用的酶称为关键酶(key enzyme),特点包括:①常常催化一条代谢途径的第一步反应或分支点上的反应,其活性能决定整个代谢途径的总速率。②常催化单向反应或非平衡反应,其活性能决定整个代谢途径的方向。③酶活性除受底物控制外,还受多种代谢物或效应剂调节。改变关键酶或调节酶活性是细胞水平代谢调节的基本方式,也是激素水平代谢调节和整体代谢调节的重要环节。表 2-6 列出一些重要代谢途径的限速酶。

表 2-6　一些重要代谢途径的限速酶

代谢途径	限速酶
糖酵解	己糖激酶、磷酸果糖激酶-1、丙酮酸激酶
磷酸戊糖途径	葡萄糖-6-磷酸脱氢酶
糖异生	丙酮酸羧化酶、磷酸烯醇式丙酮酸羧激酶、果糖-1,6-二磷酸酶、葡萄糖-6-磷酸酶
三羧酸循环	柠檬酸合酶、异柠檬酸脱氢酶、α-酮戊二酸脱氢酶复合体
糖原合成	糖原合酶
糖原分解	磷酸化酶
脂肪分解	甘油三酯脂肪酶
脂酸合成	乙酰辅酶 A 羧化酶
胆固醇合成	HMG 辅酶 A 还原酶
尿素合成	精氨酸代琥珀酸合酶
血红素合成	ALA 合酶

代谢调节可分为快速调节和迟缓调节。前者通过改变酶的分子结构改变酶活性,进而改变酶促反应速率,在数秒或数分钟内发挥调节作用。快速调节又分为别构调节和共价修饰调节。迟缓调节通过改变酶蛋白分子的合成或降解速率改变细胞内酶的含量,进而改变酶促反应速率,一般需数小时甚至数天才能发挥调节作用。

1. 酶活性的调节

（1）酶的别构调节　某些小分子化合物能与酶分子上的活性中心之外的部位特异地、非共价可逆结合,引起酶蛋白的分子构象发生改变,从而改变酶的活性,这种现象称为酶的别构调节。受别构调节的酶称为别构酶,使酶发生别构效应的物质称为别构效应剂;别构后引起酶活性的增强,则此效应剂称为别构激活剂;反之则称为别构抑制剂。别构调节在生物界普遍存在,它是人体内快速调节酶活性的一种重要方式。表 2-7 列举出某些别构酶的别构效应剂(表 2-7)。

表 2-7 一些代谢途径中的别构酶及其效应剂

代谢途径	别 构 酶	别构激活剂	别构抑制剂
糖酵解	己糖激酶	AMP、ADP、FDP、Pi	葡萄糖-6-磷酸
	磷酸果糖激酶-1	FDP	柠檬酸
	丙酮酸激酶		ATP、乙酰 CoA
三羧酸循环	柠檬酸合酶	AMP	ATP、长链脂酰 CoA
	异柠檬酸脱氢酶	AMP、ADP	ATP
糖异生	丙酮酸羧化酶	乙酰 CoA、ATP	AMP
糖原分解	磷酸化酶 b	AMP、G-1-P、Pi	ATP、葡萄糖-6-磷酸
脂肪酸合成	乙酰辅酶 A 羧化酶	柠檬酸、异柠檬酸	长链脂酰 CoA
氨基酸代谢	谷氨酸脱氢酶	ADP、亮氨酸、蛋氨酸	GTP、ATP、NADH
嘌呤合成	谷氨酰胺 PRPP 酰胺转移酶		AMP、GMP
嘧啶合成	天冬氨酸转甲酰酶		CTP、UTP
核酸合成	脱氧胸苷激酶	dCTP、dATP	dTTP

(2)酶的共价修饰调节　有些酶分子肽链上的某些氨基酸残基可在其他酶的催化下发生可逆的共价修饰,或通过可逆的氧化还原互变使酶分子的局部结构或构象改变,从而引起酶活性的改变。这个过程称为酶的共价修饰。如磷酸化和脱磷酸、乙酰化和去乙酰化、腺苷化和去腺苷化、甲基化和去甲基化等,其中磷酸化和脱磷酸作用在物质代谢调节中最为常见(表 2-8)。

表 2-8 磷酸化/脱磷酸化修饰对酶活性的调节

酶	化学修饰类型	酶活性改变
糖原磷酸化酶	磷酸化/脱磷酸化	激活/抑制
磷酸化酶 b 激酶	磷酸化/脱磷酸化	激活/抑制
糖原合酶	磷酸化/脱磷酸化	抑制/激活
丙酮酸脱羧酶	磷酸化/脱磷酸化	抑制/激活
磷酸果糖激酶	磷酸化/脱磷酸化	抑制/激活
丙酮酸脱氢酶	磷酸化/脱磷酸化	抑制/激活
HMG-CoA 还原酶	磷酸化/脱磷酸化	抑制/激活
HMG-CoA 还原酶激酶	磷酸化/脱磷酸化	激活/抑制
乙酰辅酶 A 羧化酶	磷酸化/脱磷酸化	抑制/激活
脂肪细胞甘油三酯脂肪酶	磷酸化/脱磷酸化	激活/抑制

2. 酶含量的调节　生物体除通过改变酶分子的结构来调节细胞内原有酶的活性,快速适应需要外,还可通过改变酶的合成或降解速率以控制酶的绝对含量来调节代谢。从最简单到最复杂的各种有机体都可根据对酶需要的情况开启或关闭合成酶蛋白的基因,同时控制酶降解的速率。此过程耗能,所需时间较长,因此酶含量的调节属迟缓调节。

酶的化学本质是蛋白质,酶的合成也就是蛋白质的合成。酶的底物或产物、药物以及激素等都可以影响酶蛋白的合成。一般将增加酶蛋白合成的化合物称为诱导剂(inducer),减少酶蛋白合成的化合物称为阻遏剂(repressor)。诱导剂和阻遏剂影响酶蛋白合成可发生在转录水平或翻译水平,以转录水平较常见。这种调节作用需通过蛋白质生物合成的各个环节,故需一定时间才出现相应效应。但一旦酶蛋白被诱导合成,即使除去诱导剂,酶仍能保持活性,直至酶蛋白被完全降解。因此,这种调节效应出现迟缓但持续时间较长。

改变酶蛋白的降解速率也能调节胞内酶的含量,从而达到调节酶活性的作用。溶酶体的蛋白水解酶可催化酶蛋白的降解。因此,凡能改变蛋白水解酶活性或蛋白水解酶在溶酶体内分布的因素,都可间接地影响酶蛋白的降解速率。除溶酶体外,细胞内还存在蛋白酶体,由多种蛋白水解酶组成,当待降解的酶蛋白与泛素结合而被泛素化即可使该酶蛋白迅速降解。目前认为,通过酶蛋白的降解来调节酶含量远不如酶蛋白合成的诱导和阻遏重要。

（二）激素水平调节

激素是一类由特定的细胞合成并分泌的化学物质,它随血液循环至全身,作用于特定的靶组织或靶细胞(target cell),引起细胞物质代谢沿着一定的方向进行而产生特定生物学效应。不同激素作用于不同的组织或细胞,产生不同的生物学效应,也可产生部分相同的生物学效应。同一激素可以使某些代谢反应加强,而使另一些代谢反应减弱,从而适应整体的需要。对于每一个细胞来说,激素是外源性调控信号,而对于机体整体而言,它仍然属于内环境的一部分。通过激素来控制物质代谢是高等动物体内代谢调节的一种重要方式。

激素能对特定的组织或细胞发挥作用,是由于该组织或细胞具有能特异识别和结合相应激素的受体(receptor)。按激素受体在细胞的部位不同,可将激素分为膜受体和细胞内受体激素。激素与受体结合后,通过一定的信号途径最终调节机体的物质和能量代谢。

（三）整体水平的代谢调节

人类生活在变化的环境中,为了适应外界环境的变化,机体可通过神经-体液途径对其物质代谢进行调节,以满足能量的需要并维持内环境的恒定。

1. 激素协调体内的物质代谢　膳食成分不同,进食后营养物质在体内"流通"不同。进食混合膳食后,体内胰岛素水平中度升高。在胰岛素作用下,由小肠吸收的部分葡萄糖在肝合成糖原、生成丙酮酸,其余大部分输送到脑、骨骼肌、脂肪等肝外组织。吸收的氨基酸部分经肝输送到肝外组织,部分在肝内转换为丙酮酸、乙酰CoA,合成甘油三酯,以VLDL形式输送至脂肪、骨骼肌等组织。吸收的甘油三酯(乳糜微滴)部分经肝转换内源性甘油三酯,大部分输送到脂肪组织、骨骼肌等转换/储存或利用。

进食高糖膳食后,体内胰岛素水平明显升高,胰高血糖素降低。在胰岛素作用下,小肠吸收的葡萄糖部分在肝合成糖原和甘油三酯,输送至脂肪组织和肌肉;大部分葡萄糖直接被输送到脂肪组织、骨骼肌、脑等组织转换、储存或利用。

进食高蛋白膳食后,体内胰岛素水平中度升高,胰高血糖素水平升高。在两者协同作用下,肝糖原分解补充血糖、供应脑组织等。此时,由小肠吸收的氨基酸主要在肝通过丙酮酸异生为葡萄糖,供应脑组织及其他肝外组织;部分氨基酸转化为乙酰CoA,合成甘油三酯,供应脂肪组织等肝外组织(脂肪组织利用其进行更新);还有部分氨基酸直接输送到骨骼肌。

进食高脂膳食后,体内胰岛素水平降低,胰高血糖素水平升高。在胰高血糖素作用下,肝糖原分解补充血糖、供给脑组织等。肌组织氨基酸分解,转化为丙酮酸,输送至肝异生为葡萄糖,供应血糖及肝外组织。由小肠吸收的甘油三酯主要输送到脂肪、肌组织等。脂肪组织在接受吸收的甘油三酯的同时,也在部分分解脂肪成脂肪酸,输送到其他组织。肝内氧化脂肪酸,产生酮体,供应脑等肝外组织。

2. 饥饿时的代谢调节　在某些生理(如食物短缺、绝食等)和病理(食道、幽门梗阻和昏迷等)情况下,未进食或不能进食时,若不能及时补充葡萄糖和得到应有的治疗,则体内在神经体液系统的影响下会发生一系列的代谢变化。

(1) 短期饥饿　在不能进食1~3天后,肝糖原显著减少,血糖降低,引起胰岛素分泌减少和胰高血糖素分泌增加,同时也引起糖皮质激素分泌增加,这些激素的增减可引起一系列的代谢变化,主要表现如下。

①肌肉释放氨基酸加速:激素之间的平衡改变致使骨骼肌的蛋白质分解加速,分解出的氨基酸大部分转变为丙氨酸和谷氨酰胺,释放入血,成为饥饿时肌肉释放的主要氨基酸。

②糖异生作用增强:饥饿2天后,肝糖异生明显增强。饥饿初期糖异生的主要场所是肝(约占80%),小部分在肾皮质(20%)中进行。每天约生成150 g葡萄糖,其中30%来自乳酸,10%来自甘油,40%来自氨

基酸。

③脂肪动员加强，酮体生成增多：脂肪组织动员和分解加速，血浆甘油和游离脂肪酸含量升高，分解出的脂肪酸约 25% 在肝中生成酮体。此时脂肪酸和酮体成为心肌、骨骼肌和肾皮质的重要能源，一部分酮体可被大脑利用。

④组织对葡萄糖的利用降低：饥饿时脑对葡萄糖的利用也有所减少，但饥饿初期大脑仍以葡萄糖为主要能源。由于心、骨骼肌、肾皮质摄取和氧化脂肪酸及酮体增加，因而这些组织对葡萄糖的摄取及利用减少。

总之，饥饿时能量来源主要是储存的蛋白质和脂肪，其中脂肪约占能量来源的 85% 以上。此时若输入葡萄糖，不但可减少酮体的生成，降低酸中毒的发生率，还可防止体内蛋白质的消耗（每输入 100 g 葡萄糖可减少约 50 g 蛋白质的消耗）。

（2）长期饥饿 如特殊原因长期不能进食，体内的能量代谢将发生进一步变化，此时代谢的变化与短期饥饿不同之处在于以下几个方面。

①脂肪动员进一步加速，酮体在肝细胞中大量生成，脑组织利用酮体的比例增多，甚至超过葡萄糖，可占总耗氧的 60%，这对减少糖的利用、维持血糖以及减少氨基酸的糖异生作用，从而减少体内蛋白质的分解有一定意义。

②肌肉优先利用脂肪酸作为能源，以保证脑组织的酮体供应。血中酮体增高直接作用于肌肉，减少肌肉蛋白质的分解，此时肌肉释放氨基酸减少，而乳酸和丙酮酸成为肝中糖异生的主要物质。肾糖异生的作用明显增强，每天约生成 40 g 葡萄糖，占饥饿晚期糖异生总量的一半，几乎和肝糖异生作用相等。

③肌肉蛋白质分解减少，负氮平衡有所改善，此时尿中排出尿素减少而尿氨增加。其原因是谷氨酰胺脱下的酰胺氮和氨基氮，能以氨的形式排入管腔，有利于促进体内 H^+ 的排出，从而改善酮症引起的酸中毒。

3. 应激时的代谢调节 应激(stress)是人体受到一些诸如创伤、剧痛、冻伤、缺氧、中毒、感染，以及剧烈情绪激动等异乎寻常的刺激所做出一系列反应的"紧张状态"。应激伴有一系列神经体液的改变，包括交感神经兴奋、肾上腺髓质和皮质激素分泌增加，血浆胰高血糖素和生长激素水平升高、胰岛素水平降低等。引起糖、脂肪和蛋白质等物质代谢发生相应变化，总的特点是分解增加，合成减少。

（1）糖代谢的变化 应激时，糖代谢变化的主要表现为高血糖。空腹血糖常为 6.72～7.84 mmol/L，应激时由于儿茶酚胺、胰高血糖素、生长激素、肾上腺激素分泌增加和胰岛素的相对不足导致糖原分解和糖异生增强，使得血糖浓度升高，甚至可超过葡萄糖的肾阈 8.96 mmol/L 而出现糖尿，这种现象被称为应激性高血糖或应激性糖尿。肝糖原和肌糖原在应激的开始阶段有短暂的减少，随后由于糖的异生作用加强而得到补充。组织对葡萄糖的利用减少（但脑组织不受影响）。这些变化与应激的强度相平行，在严重创伤和烧伤时，这些变化可持续数周。血糖升高有利于保证脑和红细胞的能源供应。

（2）脂肪代谢的变化 应激时，脂肪代谢变化的主要表现为脂肪动员增加。由于肾上腺素、去甲肾上腺素、胰高血糖素等脂解激素增多，脂肪的动员和分解加强，因此血中游离脂肪酸和酮体有不同程度的增加。同时组织对脂肪酸的利用增加。如严重创伤后，机体所消耗的能量有 75%～95% 来自脂肪的氧化。

（3）蛋白质代谢的变化 应激时，蛋白质代谢的主要表现是蛋白质分解加强。由于肌肉组织蛋白质分解，丙氨酸等氨基酸的释放增加，为肝细胞糖异生提供原料，同时尿素合成增加，出现负氮平衡。应激患者的蛋白质代谢既有破坏和分解的加强，也有合成的减弱。直至恢复期才逐渐恢复氮平衡。

上述这些代谢变化的防御意义在于为机体应付"紧急情况"提供足够的能量。但若应激状态持续时间长，则患者可因消耗过多而致体重减轻。因此，在严重创伤或大手术后，给患者输入一定比例的胰岛素葡萄糖氯化钾溶液，可减少体内蛋白质的分解，防止负氮平衡。

能力检测

1. 简述糖、脂肪和蛋白质代谢的联系。
2. 简述细胞水平的代谢调节。

（阳泽华）

第五节　能量代谢和体温

学习目标

知识目标：

掌握：能量代谢的概念、影响能量代谢的因素、基础代谢、人体产热和散热。

熟悉：能量代谢测定的相关概念、能量的来源和去路、正常体温及其波动。

了解：体温调定点学说。

能力目标：

能运用机体产热和散热的知识指导降低高热患者的体温,能运用体温调定点学说解释患者发热的临床表现。

情感目标：

增长学生关于能量代谢和体温调节的专业知识。提高学生理论联系临床的能力。

一、能量代谢

新陈代谢(metabolism)是机体生命活动的基本特征之一,包括合成代谢和分解代谢。合成代谢是指机体不断地从外界摄取营养物质来构筑和更新自身,并储存能量;分解代谢是指机体不断分解体内物质为各种生命活动提供能量。可见体内物质的分解与合成都伴有能量的转移。通常把物质代谢过程中所伴随的能量的释放、转移、储存和利用称为能量代谢(energy metabolism)。

（一）机体能量的来源和转移

1. 能量的来源　自然界存在多种能量形式,但人体只能利用食物中蕴藏的化学能。其中糖、脂肪和蛋白质是机体主要的能量来源(图 2-24)。

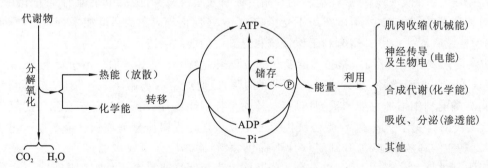

图 2-24　体内能量的释放、转移、储存和利用

糖(carbohydrate)的主要生理功能是供给机体生命活动所需的能量。按我国膳食结构,机体所需能量的 70％左右由糖类物质分解提供。

脂肪(fat)是机体重要的储能和供能物质。因为体内糖的储备较少,所以短期饥饿的情况下,由于糖原的大量消耗,脂肪则成为主要的供能物质。脂肪氧化释放出的能量,是同等重量糖或蛋白质氧化释放能量的 2 倍。

蛋白质(protein)主要由小肠吸收的氨基酸合成,是构成机体组织成分的重要物质。只有在某些特殊情况下,如长期不能进食或极度消耗时,机体所需的能源物质供应不足,才会依靠由组织蛋白质分解产生的氨基酸供能,以维持基本的生理功能。

2. 能量的转移和利用　机体能利用的能量来源于食物,但机体组织细胞在进行各种生理活动时并不能直接利用食物中蕴含的化学能。能量的直接提供者是三磷酸腺苷(adenosine triphosphate,ATP)。ATP 是广泛存在于人体细胞内的一种高能化合物,其能量储存在它的高能磷酸键中。因此 ATP 既是机体的重要储能物质,又是直接的供能物质。

除 ATP 外,体内含有高能磷酸键的化合物还有磷酸肌酸(creatine phosphate,CP)。CP 是由肌酸和磷酸合成的,在细胞中的含量较大,为 ATP 的 3~8 倍,主要存在于肌肉和脑组织中。当体内物质分解释放的能量过剩,ATP 会将高能磷酸键转移给肌酸,通过合成 CP 而将能量储存起来;反之,当组织耗能增加,ATP 浓度降低时,CP 可将所储存的能量再转移给 ADP,生成新的 ATP,以补充 ATP 的消耗。因此,CP 常被看作是 ATP 的储存库,而不是机体直接的供能物质。

（二）能量代谢的测定

1. 与能量代谢测定有关的几个概念

（1）食物的热价　1 g 食物氧化(或在体外燃烧)时所释放的热量,称为该种食物的热价(thermal equivalent of food)。热价分为物理热价和生物热价,前者是指食物在体外燃烧时释放的热量,后者是指食物在体内氧化所产生的热量。食物的热价是间接测量能量代谢的基础,而且为合理配置饮食提供科学依据。

（2）食物的氧热价　通常把某种食物氧化时消耗 1 L 氧所产生的热量称为该食物的氧热价(thermal equivalent of oxygen)。氧热价在能量代谢的测量方面有着重要意义,即可根据机体在一定时间内耗氧量计算出能量代谢率。糖、蛋白质、脂肪的氧热价见表 2-9。

表 2-9　糖、蛋白质、脂肪的氧热价

营养	产热量/(kJ/g)		耗 O_2 量/(L/g)	CO_2 产量/(L/g)	氧热价/(kJ/L)	呼吸熵(RQ)
	物理热价	生物热价				
糖	17.15	17.15	0.83	0.83	20.66	1.00
蛋白质	23.43	17.99	0.95	0.76	18.93	0.80
脂肪	39.75	39.75	2.03	1.43	19.58	0.71

（3）呼吸熵　各种营养物质在体内氧化分解的过程中,需要消耗 O_2,并产生 CO_2。通常将一定时间内机体呼出的 CO_2 量与吸入的 O_2 量的比值,称为呼吸熵(respiratory quotient,RQ)。

各种营养物质氧化过程中,糖的呼吸熵为 1.00,脂肪的呼吸熵为 0.71,蛋白质的呼吸熵为 0.80。可以根据呼吸熵的数值来推测出机体能量的主要来源。若某人的呼吸熵接近于 1.00,可以推测其能量主要来自糖的氧化;糖尿病患者,主要依靠脂肪供能,则呼吸熵偏低,接近于 0.71;长期饥饿时,人体的能量主要来自自身蛋白质的分解,其呼吸熵接近于 0.80。生理情况下,人体进食混合食物,呼吸熵一般在 0.85 左右。

一般情况下,体内能量主要来自糖和脂肪的氧化,蛋白质的影响因素可忽略不计。为了计算方便,测量一定时间内糖和脂肪氧化所产生的 CO_2 量与消耗 O_2 的量的比值,称为非蛋白呼吸熵(non-protein respiratory quotient,NPRQ)。根据糖和脂肪按不同比例混合氧化所产生的 CO_2 量与消耗 O_2 的量计算出相应的 NPRQ 值,再由 NPRQ 值可从表 2-10 中查出氧化的糖和脂肪的量以及相应的氧热价。利用这些数据和公式:产热量＝氧热价(kJ/L)×耗 O_2 量(L),可进行能量代谢的测量。

表 2-10　非蛋白呼吸熵和氧热价

非蛋白呼吸熵	氧化的		氧热价/(kJ/L)	非蛋白呼吸熵	氧化的		氧热价/(kJ/L)
	糖/(%)	脂肪/(%)			糖/(%)	脂肪/(%)	
0.707	0.00	100.0	19.62	0.86	54.1	45.9	20.41
0.71	1.01	98.9	19.64	0.87	57.5	42.5	20.46
0.72	4.76	95.2	19.69	0.88	60.8	39.2	20.51
0.73	8.40	91.6	19.74	0.89	64.2	35.8	20.56
0.74	12.0	88.0	19.79	0.90	67.5	32.5	20.61
0.75	15.6	84.4	19.84	0.91	70.8	29.2	20.67
0.76	19.2	80.8	19.89	0.92	74.1	25.9	20.71
0.77	22.8	77.2	19.95	0.93	77.4	22.6	20.77
0.78	26.3	73.7	19.99	0.94	80.7	19.3	20.82
0.79	29.9	70.1	20.05	0.95	84.0	16.0	20.87

续表

非蛋白呼吸熵	氧化的		氧热价/(kJ/L)	非蛋白呼吸熵	氧化的		氧热价/(kJ/L)
	糖/(%)	脂肪/(%)			糖/(%)	脂肪/(%)	
0.80	33.4	66.6	20.10	0.96	87.2	12.8	20.93
0.81	36.9	63.1	20.15	0.97	90.4	9.58	20.98
0.82	40.3	59.7	20.20	0.98	93.6	6.37	21.03
0.83	43.8	56.2	20.26	0.99	96.8	3.18	21.08
0.84	47.2	52.8	20.31	1.00	100.0	0.0	21.13
0.85	50.7	49.3	20.36				

2. 能量代谢的测定方法　测定机体在单位时间内能量代谢的水平，有两类方法：直接测热法和间接测热法。

（1）直接测热法（direct calorimetry）：将受试者置于一特殊检测环境中，收集其在安静状态下，一定时间内发散出来的总热量，再换算成能量代谢率。直接测热法测定原理简单，测得的数据精确，但所需的测试装置复杂，操作繁琐，主要用于科学研究。

（2）间接测热法（indirect calorimetry）：在一般化学反应中，反应物的量与产物的量之间成一定的比例关系，此为定比定律。同一种化学反应不论经过什么样的中间步骤，也不管反应条件差异多大，这种定比关系保持不变。例如，氧化 1 mol 葡萄糖，需要 6 mol O_2，同时产生 6 mol CO_2 和 6 mol H_2O，并释放一定的能量（ΔH）。其反应式如下

$$C_6H_{12}O_6 + 6O_2 = 6CO_2 + 6H_2O + \Delta H$$

间接测热法就是利用这种定比关系，测出机体在一定时间内的消耗 O_2 的量及产生的 CO_2 量，间接推算出同一时间内机体糖、脂肪、蛋白质的氧化量和产热量，从而计算出能量代谢率，用公式表示，即

$$产热量＝氧热价×耗氧量$$

（三）影响能量代谢的因素

影响能量代谢的主要因素有肌肉活动、精神活动、食物的特殊动力效应以及环境温度等。

1. 肌肉活动　肌肉活动对能量代谢的影响最为显著。机体任何轻微的活动都可提高代谢率。机体消耗 O_2 的量同肌肉活动的强度成正比，消耗 O_2 的量较多时可达安静时的10～20倍。即使没有明显的躯体活动发生，在维持肌肉紧张和保持姿势的同时也需要消耗能量。

2. 精神活动　精神活动主要是通过肌紧张及激素的作用增加产热量。在精神处于紧张状态，如烦恼、恐惧或精神激动时，由于随之而出现的肌紧张增强以及刺激代谢的激素（如甲状腺激素、肾上腺素、去甲肾上腺素）释放增多等原因，机体产热量明显增多。因此，在测定基础代谢率时，受试者必须避免精神紧张的影响。

3. 食物的特殊动力效应　人在进食后的一段时间内，由食物引起机体额外增加产热量的现象，称为食物的特殊动力效应（specific dynamic effect）。三种营养物质的食物的特殊动力效应以蛋白质最为显著，其次是脂肪，糖类最弱。蛋白质可额外增加30%的产热量；糖和脂肪的额外产热量在4%～6%；混合性食物约为10%。食物特殊动力效应的产生机制，尚不十分清楚。

4. 环境温度　人在安静状态时的能量代谢率，在20～30 ℃的环境中最为稳定。无论环境温度的过低或过高，机体的能量代谢率均会升高。当环境温度低于20 ℃时，代谢率的增加主要是由于寒冷刺激反射性地引起寒战、肌肉紧张度增强所致。当环境温度超过30 ℃时，代谢率又会逐渐增加，这与体内化学反应加快，发汗功能旺盛及呼吸、循环功能增强等因素有关。

（四）基础代谢

基础代谢（basal metabolism）是基础状态下的能量代谢。基础状态是指人体在清晨、清醒、静卧，无肌肉活动和精神紧张，禁食（空腹）12 h 以上，室温保持在20～25 ℃的状态。在这种状态下，体内的能量消耗只用于维持基本的生命活动，能量代谢比较稳定。

在生理学中，把基础状态下单位时间内的能量代谢称为基础代谢率（basal metabolism rate，BMR）。

研究表明，能量代谢率与体重并不成比例关系，而与体表面积成正比。产热量也与体表面积成正比，因

此,为了比较个体间的差异,一般用体表面积来衡量基础代谢率。人们在测量或计算体表面积时经常采用下列 Stevenson 公式:

$$体表面积(m^2)=0.0061\times 身高(cm)+0.0128\times 体重(kg)-0.1529$$

在实际应用中,体表面积还可从 Stevenson 体表面积测算图(图 2-25)中直接连线读出。即将受试者的身高和体重在相应两条列线上的两点连成一直线,此直线与中间体表面积列线的交点就是该受试者的体表面积(图 2-25)。

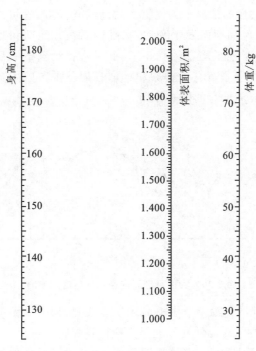

图 2-25 体表面积测算用图

实验证明,BMR 随性别、年龄等不同而有生理变动(表 2-11)。当其他情况相同时,男性的 BMR 平均值比女性高;幼年比成年高;年龄越大,代谢率越低。

表 2-11 我国人正常基础代谢率平均值/(kJ/(m²·h))

年龄/岁	11～15	16～17	18～19	20～30	31～40	41～50	51 以上
男性	195.5	193.4	166.2	157.8	158.6	154.0	149.0
女性	172.5	181.7	154.0	146.5	146.9	142.4	138.6

一般说来,BMR 的实际数值同上述正常平均值比较,相差在±15%之内,都属于正常,差值超过±20%时,才有可能是病理变化。很多疾病都伴有 BMR 的改变。甲状腺功能低下时,BMR 可比正常值低 20%～40%;甲状腺功能亢进时,BMR 可比正常值高 25%～80%。其他如糖尿病、红细胞增多症、白血病以及伴有呼吸困难的心脏病等,常出现 BMR 升高;阿狄森病、肾病综合征、病理性饥饿、肾上腺皮质和脑垂体功能低下等,BMR 可降低。此外,当人体发热时,BMR 也会升高。一般来说,体温每升高 1 ℃,BMR 将升高 13%左右。

二、体温及其调节

机体的温度可分为体表温度和体核温度。体表温度低于体核温度,且由表及里存在着比较明显的温度梯度。医学上所谓的体温是指身体深部的平均温度,即体核温度。人体的新陈代谢是以酶促反应为基础的,而酶必须在适宜温度下才具备较高活性。温度过高或过低都会影响酶的活性。当体温低于 34 ℃时,意识将丧失,低于 25 ℃呼吸、循环将停止;反之,温度过高,酶的活性降低,当体温高于 41 ℃时,可出现神经系统功能障碍,甚至永久性脑损伤,超过 43 ℃则会有生命危险。因此,保持正常的体温是机体进行新陈代谢和生命活动的必要条件。

(一)正常体温及其生理变动

由于体核温度不易测定,在临床实际工作中,常采用测定直肠、口腔或腋窝等处的温度来代表体温。测量直肠温度时,如果将温度计插入直肠 6 cm 以上,所测得的温度值就接近体核温度,其正常值为 36.9～

37.9 ℃。口腔温度是在闭口的情况下从舌下测得的温度,正常值为 36.7～37.7 ℃。腋窝温度是在腋窝皮肤测得的温度,正常值为 36.0～37.4 ℃。由于腋窝皮肤表面温度较低,故测量腋窝温度时一般需要10 min,且腋窝处还应保持干燥。测量腋窝温度不易发生交叉感染,是测量体温最常用的方法。

体温的恒定是相对的,生理情况下,体温可随昼夜、性别、年龄、肌肉活动等因素而有所波动。

1. 体温的昼夜波动 体温在一昼夜之中呈周期性波动:清晨 2:00～6:00 体温最低,午后 1:00～6:00 体温最高(波动幅度不超过 1 ℃)。这种昼夜周期性波动称为昼夜节律或日节律(circadian rhythm)。

2. 体温的性别差异 成年女性的体温平均比男性的高约 0.3 ℃,这可能与女性皮下脂肪较多,散热较慢有关。育龄女性基础体温随月经周期而发生变动:基础体温在月经期和月经后的前半期较低,排卵日最低,排卵后期又升高,后半期比前半期平均高约 0.5 ℃,并一直持续到下一月经期开始(图 2-26)。因此,连续测定成年女性的基础体温,有助于了解有无排卵和排卵日期。排卵后体温的升高,是因为女性在排卵后体内孕激素水平较高,而孕激素具有明显的产热作用。

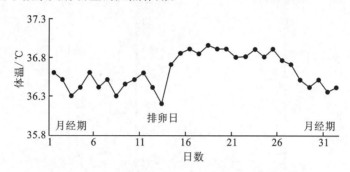

图 2-26 女性月经周期中基础体温的波动

3. 体温的年龄差异 新生儿的体温调节中枢尚未发育成熟,调节体温的能力差,体温易受环境温度的影响而变动。老年人体温低。因此,对婴幼儿和老年人应注意保暖。

4. 肌肉活动 肌肉活动时,代谢增强,产热量因而增加,结果可导致体温升高,所以临床上应该让患者安静一段时间后再测体温。测定小儿体温时应防止哭闹,以排除肌肉活动对体温的影响。

(二) 人体的产热与散热

恒温动物之所以能维持体温的相对恒定,是由于在体温调节机构的作用下,机体的产热(heatproduction)和散热(heatloss)两个生理过程取得动态平衡的结果。

1. 产热

(1) 主要产热器官 人体的热量来源于三大营养物质在各组织器官所进行的代谢分解。人体产热的多少,取决于代谢水平的高低。人体主要的产热器官是肝脏和骨骼肌。机体在安静时主要由内脏产热,其中肝脏的代谢最旺盛,产热量最大,其次是肾。由于骨骼肌的总重量占体重的比例较大(40%左右),有巨大的产热潜力,剧烈运动时其产热量可增加 10～20 倍,因此,骨骼肌是机体运动时的主要产热器官。

(2) 产热的形式 寒冷环境中,由于散热量显著增加,机体将通过寒战产热(shivering thermogenesis)和非寒战产热(non-shivering thermogenesis)的方式增加产热量,从而维持体温的相对稳定。

寒战产热:寒战是指寒冷环境中骨骼肌发生不随意的节律性收缩,其节律为每分钟 9～11 次。其特点是屈肌和伸肌同时进行而不对外做功,所消耗的能量全部转化为热量。发生寒战时,机体的代谢率可增加 4～5 倍,有利于维持机体在寒冷环境中的体热平衡。实际上,机体在寒冷环境中,通常在发生寒战之前先出现寒冷性肌紧张(thermal muscle tone),此时代谢率就有所增加。

非寒战产热:又称代谢产热,是机体通过提高代谢率而增加产热的现象。体内以褐色脂肪组织的代谢产热量最大,占非寒战产热总量的 70% 左右。褐色脂肪组织在出生后出现,分布于人体腹股沟、腋窝、肩胛区和颈部大血管周围等处,褐色脂肪细胞内富含线粒体,其线粒体中的氧化磷酸化过程主要以"脱耦联"形式进行,所以,其在代谢增强后经氧化分解所释放的能量几乎不产生 ATP,而全部转化为热能。由于新生儿不能发生寒战,所以非寒战产热对新生儿具有重要的生理意义。

(3) 产热活动的调节 机体产热活动受体液和神经因素的调节。

体液调节:甲状腺激素是调节产热活动最重要的体液因素。寒冷刺激引起机体分泌大量的甲状腺激素,使代谢率增加 20%～30%。此外,肾上腺素和去甲肾上腺素以及生长激素也可刺激机体产热。

神经调节:寒冷刺激引起体内交感神经兴奋,通过增强肾上腺髓质活动,促进肾上腺素和去甲肾上腺素的释放增加,使机体产热增加。

2. 散热 机体内部的热量主要通过血液循环和热传导的方式转移到皮肤,再由皮肤散发到周围的环境中。当环境温度低于人的表层体温时,大部分体热(约85%)可通过皮肤的辐射、传导和对流等方式向外发散,因此,皮肤是人体的主要散热部位。少部分体热通过呼吸、尿、粪便等排泄物散失。

(1)散热方式 辐射散热(thermal radiation):机体以热射线的形式将体热传给外界的散热方式。辐射散热量的多少主要取决于皮肤与周围环境的温度差和有效散热面积。温度差越大,有效散热面积越多,散热量越多。在一般温和的气候条件下,安静时的辐射散热所占比例约为总散热量的60%。

传导散热(thermal conduction):机体的热量直接传给与其接触的较冷物体的散热方式。传导散热的量取决于皮肤与接触物表面之间的温度差、接触面积和接触物的热导率等。温度差越大、接触面积越大、接触物的热导率越大,则散热量越多。水和冰的热导率较高,临床上可用冰帽、冰袋给高热患者降温。

对流散热(thermal convection):机体通过气体流动来交换热量的散热方式。对流散热是传导散热的一种特殊形式。体热传给与皮肤表面接触的空气,受热的空气不断流走,周围较冷的空气又来补充,如此反复循环,形成空气对流并实现散热。对流散热的量受风速影响很大。一般而言,风速大,对流散热多;风速小,对流散热少。

蒸发散热(evaporation):机体通过体表水分的蒸发来散失体热的方式。当环境温度接近或高于皮肤温度时,辐射、传导和对流对机体不再有散热作用,蒸发便成为唯一有效的散热方式。蒸发散热分为不感蒸发(insensible evaporation)和发汗(sweating)两种形式。不感蒸发是指水分从皮肤和黏膜(主要是呼吸道黏膜)表面渗出而被汽化,也称不显汗。人体每日经皮肤蒸发水分600~800 mL,通过呼吸道黏膜蒸发水分200~400 mL。汗腺分泌汗液的活动称为发汗。机体通过汗液的蒸发而散热。发汗可被感觉到,因此汗液的蒸发又称为可感蒸发(sensible evaporation)。汗液必须在皮肤表面汽化即蒸发,才具有散热作用,如果被擦掉或流失,则不能起散热作用。

汗液中水分占99%,固体成分不到1%。在固体成分中,大部分为NaCl,还有KCl、尿素、乳酸等。因此,大量出汗时,机体丢失大量水分的同时,也丢失了部分NaCl,应注意在补充水分的同时补充NaCl,以免引起水和电解质紊乱。

(2)散热的调节 循环系统在散热反应中的作用:机体散热量的多少,取决于皮肤和环境之间的温度差,而皮肤温度则主要取决于皮肤血流量,皮肤血管的功能状态受交感神经调控。

炎热环境中机体主要通过增加皮肤血流量和发汗量来增加散热,取得体热平衡。寒冷环境中,交感神经紧张度增强,皮肤血管收缩,皮肤血流量减少,散热量因此大大减少。

汗腺与汗腺活动的调节:人体除唇、龟头和甲皱以外,其余各处均有汗腺分布。温热刺激使全身小汗腺分泌汗液,称为温热性发汗,主要参与体温调节。精神紧张引起的发汗称为精神性发汗,主要见于手掌、足跖和前额部位,与体温调节关系不大。

(三)体温调节

人体体温的相对恒定是通过自主性体温调节(autonomic thermoregulation)和行为性体温调节(behavioral thermoregulation)两种方式实现的。机体在体温调节中枢的作用下,通过发动与产热和散热有关的生理反应如寒战、发汗等进行的体温调节,即自主性体温调节。机体有意识地通过改变行为活动而调节产热和散热的方式称为行为性体温调节。如根据环境温度增减衣物,使用空调等。行为性体温调节是以自主性体温调节为基础,是对自主性体温调节反应的补充。生理学主要讨论自主性体温调节。

自主性体温调节的机制复杂,是由神经、体液和自身调节共同来完成的。温度感受器首先感受温度的变化,通过神经传导通路把温度变化的信息传输到体温调节中枢,中枢经过信息整合,再支配自主神经系统和躯体运动神经调节效应器(如皮肤的血流量、竖毛肌、汗腺和骨骼肌等)的活动,以及通过内分泌系统调节机体的代谢活动,从而调节机体的产热和散热过程,维持体温的相对恒定。

1. 温度感受器 感受机体温度变化的特殊结构称为温度感受器。根据分布部位的不同,可将其分为外周温度感受器和中枢温度感受器两大类。

(1)外周温度感受器 是指存在于皮肤、黏膜、内脏和肌肉的温度感受器,分为冷感受器和热感受器,它们都是神经末梢,分别对相应部位的温度降低和温度升高敏感。此外,皮肤的温度感受器对温度的变化速率更为敏感。

(2) 中枢温度感受器　是指位于中枢神经系统内的对温度变化敏感的神经元。包括热敏神经元(局部温度升高时放电频率增加)和冷敏神经元(局部温度降低时放电频率增加)。中枢温度感受器主要位于下丘脑、脑干网状结构和脊髓等部位。动物实验表明,在脑干网状结构和下丘脑弓状核中以冷敏神经元居多,而在视前区-下丘脑前部(PO/AH)中热敏神经元较多。

2. 体温调节中枢　动物实验表明,调节体温的重要中枢位于下丘脑。破坏视前区-下丘脑前部(PO/AH)区,动物体温调节能力明显减弱或消失;PO/AH 区温度敏感神经元除了具有温度感受器的作用外,还具有整合其他部位传入的温度信息的作用。此外,它们还能接受致热原等物质的直接作用,进而引起体温的变化。由此可见,PO/AH 是体温调节的基本中枢。在这些对温度敏感的神经元中,当体温升高时,热敏神经元兴奋,散热增多,产热减少;体温降低时,冷敏神经元兴奋,产热增多,散热减少。

3. 体温调定点学说　关于体温调节中枢的作用机制,大多数学者用体温调定点学说来解释。该学说认为,体温调节类似于恒温器的调节,机体根据在 PO/AH 设定的温度值,对产热和散热过程进行调节,使体温相对稳定在该温度值,这个温度值称为体温调节的调定点,如 37 ℃。该学说较好地解释了临床上的一些发热现象。例如细菌感染,致热原的作用导致 PO/AH 热敏神经元的温度反应阈值升高,而冷敏神经元的阈值下降,调定点因而上移(如上移到 39 ℃,参见图 2-27)。

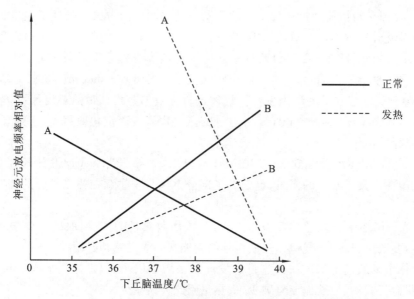

图 2-27　下丘脑温度变化与温度敏感神经元放电频率的关系
注:A 为冷敏神经元,B 为热敏神经元。

因此,当实际体温为 38 ℃时,仍然是冷敏神经元兴奋,引起机体的产热反应,使体温继续升高。在体温未到达 39 ℃以前,患者虽发热,但仍出现畏寒甚至寒战的产热反应,直到体温升高到 39 ℃以上,兴奋热敏神经元,才出现散热反应。只要致热因素不消除,产热和散热过程就会依据新的调定点水平维持动态平衡。阿司匹林可使调定点重新恢复到正常,但并不影响正常人的体温。可见,发热时体温调节功能并无障碍,只是由于调定点上移,体温才会升高的。当机体中暑时,体温的升高则是由体温调节功能失调引起的。在全身麻醉时,体温调节中枢的活动被抑制,若没有适当的保温措施,可引起体温的降低。

能力检测

1. 简述影响能量代谢的因素。
2. 什么叫体温? 简述体温的生理波动。
3. 简述人体的散热方式,如何利用散热知识降低高热患者的体温。

(阳泽华)

第三章 生命的基本单位——细胞

学习目标

知识目标：

掌握：细胞核的结构和基本功能；细胞内膜系统的组成和基本功能；细胞的骨架系统基本功能；细胞的跨膜物质转运方式。

熟悉：染色体的基本结构和组装过程；细胞表面的物质构成；细胞骨架系统的结构。

了解：细胞的发现和研究进展；细胞的演化过程；细胞学的相关检测技术；细胞的生物电现象。

能力目标：

学会正确使用显微镜，能在光学显微镜下观察细胞的基本结构。

情感目标：

能够初步了解一些临床疾病是由细胞膜、细胞骨架等病变所引起的。

 问题导读

自然界中分布有成千上万种生物，小至细菌，大到花草树木、虫鱼鸟兽至人类，肉眼上很难找到它们结构上的相似之处，它们究竟由什么结构单位所构成？为什么能形成这千姿百态的世界？它们的功能结构有什么样的异同？

 案例引导

男性，患者，50 岁。乏力、心慌 40 天。

1 个半月前开始逐渐心慌、乏力，上楼无力，家人发现面色不如以前红润，但未到医院检查。病后进食正常，不挑食，大便每日 1 次，成形，不黑，小便正常，睡眠可，体重似略减轻（未量体重）。既往无胃病史。

查体：T 36.5 ℃，P 96 次/分，R 18 次/分，BP 130/70 mmHg。贫血貌，皮肤无出血点和皮疹，浅表淋巴结不大，巩膜无黄染，舌乳头正常，甲状腺不大，肺无异常，心界不大，心率 96 次/分，律齐，心尖部 2/6 级收缩期吹风样杂音。腹平软，无压痛，肝脾肋下未及，双下肢不肿。

辅助检查：Hb 75 g/L，RBC 3.08×10^{12}/L，WBC 8.0×10^9/L，MCV 76 fL，MCH 24 pg，MCHC 26%，网织红细胞 1.2%。分类：中性分叶细胞 69%，嗜酸性粒细胞 3%，淋巴细胞 25%，单核细胞 3%，PLT 136×10^9/L，粪便隐血（＋），尿常规（－），血清铁蛋白 6 μg/L，血清铁 50 μg/L，总铁结合力 450 μg/L。

要求：请根据以上病史摘要，分析诊断依据、鉴别诊断、进一步检查与治疗原则等。

参考答案

一、诊断及诊断依据

（一）诊断

（1）缺铁性贫血。

（2）消化道肿瘤（?）。

（二）诊断依据

（1）贫血症状：心慌、乏力；小细胞低色素性贫血；有关铁的化验支持诊断。

（2）病因考虑消化道肿瘤：中年以上男性患者，逐渐发生贫血，粪便隐血（＋），体重减轻。

二、鉴别诊断

（1）慢性疾病性贫血。

（2）其他原因贫血。

（3）铁幼粒细胞性贫血。

（4）消化性溃疡或其他消化系统疾病。

三、进一步检查

（1）骨髓检查和铁染色。

（2）腹部 B 超。

（3）血清癌胚抗原（CEA）。

（4）消化道内镜或造影检查。

四、治疗原则

（1）去除病因，若为消化道肿瘤应尽快手术。

（2）补充铁剂。

（3）若手术前贫血仍重，可输浓缩红细胞。

恩格斯说："在整个有机界里，所看到的最简单的类型是细胞；它确实是高级有机体的基础。"因此要了解有机体生命活动的规律，就必须从它的基础——细胞入手。

第一节　细胞的发现与研究

一、细胞的发现

细胞最早于 1665 年由英国科学家胡克（R. Hook）发现，是组成人类和所有生物体的形态结构和功能的基本单位（非细胞形态的病毒除外）。单细胞生物，如细菌，本身就是一个生命体；多细胞生物个体由一个前体细胞（如高等动物的受精卵）通过高度有序的分裂、增殖、分化和发育而成。因此，生物体的一切生理活动、生命的基本特征及各种生命现象都以细胞为基本单位。

细胞的发现与显微镜的发明是密不可分的。第一台显微镜是荷兰眼镜匠 H. Jansen 和 Z. Jansen 兄弟于 1509 年试制的。1665 年，英国人胡克应用自制的放大倍数不太高的显微镜，在观察植物软木组织时，发现了蜂窝状排列的小室并将其称为"细胞"（cell，小室之意）。当时他看到的细胞只是植物死细胞的细胞壁。1673 年和 1677 年荷兰科学家 A. Van Leeuwenhoek 使用能放大 300 倍的显微镜，观察到了池塘中的原生动物纤毛虫、细菌、人和哺乳动物的精子，后来又观察到鲑鱼红细胞（1695 年）。1827 年，K. E. V. Bear 在蛙的卵中看到了细胞核。1831 年，R. Brown 在植物叶片细胞中也看到了细胞核。1835 年，E. Duiardin 在根足虫和多孔虫细胞内观察到胶液中物质，称为肉样质。1839 年，J. Purkinje 将动物神经细胞中的胶状液描述为原生质，至此，细胞的一些主要结构被发现。

二、细胞演化

产生一定结构和功能的活细胞，是自然界进化发展的必然结果。地球上由非生命物质进化为原始的单核细胞所经历的时间大概是 10 亿年。如果地球的年龄为 50 亿年，那么细胞出现大概是 30 亿年前，这是生命进化过程中的一次最重要的、质的飞跃。目前认为，地球上所有的生物细胞都是从一个共同的祖先细胞进化而来的，最初细胞的形成经过了漫长的过程，并逐渐演化为真核细胞及多细胞生物。

（一）原始细胞的形成

1. 地球上原始生命的诞生　一般认为，原始生命是由地球上的非生命物质通过化学作用，经过漫长的自然演化过程逐步形成的。这个过程大致上可以分为四个阶段，分别是①从无机小分子物质生成有机小分子物质；②从有机小分子物质生成生物大分子物质；③从生物大分子物质组成多分子体系；④从多分子体系

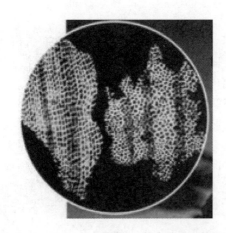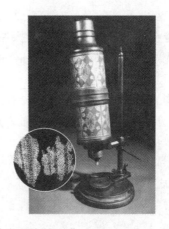

图 3-1 胡克的显微镜和他发现的"细胞"

演变为原始的生命。

2. 原始细胞的形成 核苷酸和氨基酸能各自形成大的多聚体,多聚体的形成是原始细胞形成的关键步骤。随着进化的演化,随机产生的某些氨基酸多聚体可能具备了某些酶的特性,它们可以作为催化剂催化RNA的复制,而RNA多聚体可以通过自身核苷酸顺序指导原始蛋白质的合成。因此,在生命演化的过程中,核苷酸和氨基酸多聚体是相互依存、相互作用的。

多聚体获得生物膜,就标志着进入了生命的新阶段,即真正的细胞形式。这层生物膜(细胞膜)具有能够控制物质的进出、辨别环境、接受信息、防御等生命功能,使细胞得到相对稳定的内环境,机能完善了,这些远不是多聚体分子所能比拟的。原始细胞形成之后,在后续的原始细胞的进化过程中,在蛋白质的帮助下,由RNA指导形成双螺旋DNA,以DNA方式储存遗传信息更加稳定,而且双链形式还可以提供修补的机会。

(二)原核细胞向真核细胞的演化

真核细胞的起源与进化是生物学的重大问题之一,至今还没有完全一致的看法。一般认为,真核细胞是由原核细胞演化而来的,原始真核细胞大约在15亿年前在地球上出现。概括起来有两种学说:①分化起源说:该学说认为,原核生物在长期的演化过程中,通过内部结构的分化和自然选择,形成了细胞的内膜系统、胞核系统和能量转化系统等,使其结构更加精细,功能日趋完备的真核细胞最终形成真核生物。在进化过程中,争论的焦点是关于线粒体、质体、核膜、鞭毛等细胞器的起源问题。②内共生学说。1970年,马古里斯(L. Margulis)提出内共生假说,也称为捕获说。认为真核生物是不同类型的原核生物通过细胞内共生起源的。

(三)单细胞向多细胞生物的进化

生命进化的另一个重要的步骤是由单细胞进化出现了多细胞生物。早期的真核生物都是单细胞生物,到若干亿年后,才出现了多细胞生物,然后分化成各种各样的植物和动物,最后人类从动物界分化出来。最早的多细胞生物化石距今已有近7亿年。

三、细胞学检测技术

细胞,特别是哺乳动物的细胞,体积微小而结构异常的复杂,因而对细胞以及细胞内部的结构、细胞组分的功能及其相互关系的了解程度主要取决于所使用的研究手段和手法,本节将从细胞的形态结构研究、细胞的分离和培养、细胞组分的分离和纯化、细胞和亚细胞组分的测定以及基因和蛋白质的研究等方面做简要介绍。

(一)细胞的形态结构研究

光学显微镜和电子显微镜是进行细胞形态结构观察和研究的主要工具,它们分别用于细胞显微和亚显微结构层次的研究。

对细胞显微结构的观察,根据目的的不同可采用不同的显微镜,如能在光学显微镜下观察到用染料染色的细胞内的细胞器组分;荧光显微镜可以呈现强反差的彩色图像;而相差显微镜可以用来观察活细胞;暗视野显微镜则是通过散射光成像,适合观察活细胞内的细胞核、线粒体、液体介质中的细菌和真菌;共聚焦

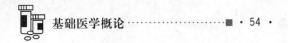

激光扫描显微镜可以提供清晰的彩色三维图像。

光学显微镜的分辨率受照明光源波长的限制，无法分辨小于 $0.2~\mu m$ 的微细结构，电子显微镜应运而生。它的分辨率是光学显微镜分辨率的 100 倍，这种在电子显微镜下观察到的细胞结构称为超微结构。如，透射电子显微镜可以观察到细胞的超微结构；扫描电子显微镜观察生物样品表面的立体结构；透射电子显微镜借助于金属投影、冰冻断裂及冰冻蚀刻技术获取三维图像。

细胞的超微（大分子）结构观察，则可以通过扫描隧道显微镜。此显微镜可以用于观察和研究 DNA 分子的双螺旋结构、tRNA 结构及其细胞表面结构；原子力显微镜是在扫描隧道显微镜的基础上发展起来的一种扫描探针显微镜，目前主要用于细胞表面的观察，DNA 和蛋白质等生物大分子的表面立体结构和晶体结构的观察，生物分子之间力谱曲线的观测等；研究生物大分子中的原子排列是高分辨率电镜所不能做到的，而用 X 射线衍射技术，应用此技术已测定了许多蛋白质、小分子 RNA 和 DNA 的分子结构。

（二）细胞的分离和培养

几乎所有的高等生物（包括动物和人）的组织都是由许多种不同类型的细胞所构成的，为了解某一种细胞的生命活动过程，常需要大量的同一种细胞，这就需要从组织中分离和纯化目的细胞，并能够在体外进行培养。

1. 不同类型细胞的分离　从组织中分离细胞的第一步是将组织制备成游离的细胞悬液，通常是将组织切割成小块，用胰蛋白酶、胶原酶消除细胞间的连接和细胞外基质，用金属离子螯合剂乙二胺四乙酸（EDTA）除去细胞黏着所依赖的钙离子。细胞的分离需要根据细胞的不同特征采取不同的方法，如差速离心或密度梯度离心；用于从多细胞中分离目的细胞的流式细胞技术；分离细胞用于生化或基因组分析的激光捕获纤维切割技术。

2. 细胞培养　细胞培养是指细胞在体外的培养技术，即在无菌条件下，从机体中取出组织或细胞，模拟体内正常生理状态下生存的基本条件，让细胞或组织在培养皿中继续生存、生长、繁殖的方法。通过细胞培养，在体外可以获得大量的、性状相同的细胞，以便于研究细胞的形态结构、化学组成、功能及机制。

（1）细胞培养的条件　细胞培养的全过程必须在无菌的环境下进行。为避免环境中的微生物及其他有害物质的影响，需要特殊的无菌室。无菌室包括操作间和缓冲间两部分。操作间要求有无菌操作的超净工作台、观察培养细胞的倒置显微镜、离心细胞的小型离心机及复苏细胞和预热培养基的水浴锅等。培养细胞的氧和二氧化碳由接有二氧化碳钢瓶的培养箱提供。还需要培养细胞所需要的培养基。细胞种类不同，所需要的培养基也存在差异性。有的细胞生长还需要在培养基中添加血清，血清中含有许多生长因子，可以促进细胞贴壁和增殖。

（2）原代培养与传代培养　体外培养的细胞可分为原代培养细胞和传代培养细胞。直接从体内获取组织或细胞进行首次培养称为原代培养；当原代细胞增殖到达到一定密度后，将细胞打散，从一个培养器以一定比例移到另一个或几个容器中的扩大培养，称为传代培养。传一次，习惯上称为传一代。用这种方法可以重复传代数周、数月甚至数年。但是反复传代，不仅消耗培养基和培养瓶，消耗大量的人力，而且传代次数越多，细胞在体外长时间的生长会引起细胞特性的改变，因此需要将培养的细胞及时冻存，并在 $-196~℃$ 的液氮中长期保存，在需要的时候可以进行复苏培养。

（3）来源于体内的细胞可以在体外建系　多数原代培养的脊椎动物细胞在体外经过有限次数传代后就会死亡。来源于人和动物正常组织细胞，在体外的传代次数不超过 50 代。例如从人肺组织的成纤维细胞只能传 20 余代。通常来源于恶性肿瘤组织的细胞能够在体外无限繁殖、传代，称为细胞系。如来源于宫颈癌组织的 HeLa 细胞于 1951 年建立，至今仍在世界各地的实验室应用，称为永生细胞。正常培养的组织细胞在某些特殊条件下，如放射线照射、化学致癌物质处理或癌基因转染等，也能形成不死的变异细胞，称为具有肿瘤细胞性质的细胞。在细胞建系的过程中，无论是来自肿瘤组织中分离的细胞，还是正常组织细胞经特殊诱导后产生的不死细胞，均需要对其生物学特性加以鉴定。还可以用细胞克隆的方法进一步改善细胞系的均一性，即分离出单个细胞使之增殖形成细胞群，由此产生的细胞群称为细胞株。

迄今世界上所建立的各种能连续传达的细胞系和细胞株已达 5000 余种。许多国家的研究机构均设有细胞库，随时可以供研究者使用。

（三）细胞组分的分离和纯化

1. 细胞组分的分级分离　细胞内各种结构的比重和大小都不同，在同一离心场内的沉降速率也不同。

根据这一原理,常用不同介质和不同转速的离心,将细胞内各组分分级分离出来。这是现代研究亚细胞组分的化学组成、理化特性及功能的重要方法。此方法通过组织匀浆、分级分离和分析三个步骤;常用的分级分离法有两种,差速离心和密度梯度离心。

2. 蛋白质的层析法分离 研究细胞组分如某一蛋白质的生物学特性,首先需要对其进行纯化。层析法,又称色谱分析法,其原理是利用蛋白质分子的大小、形状、所带电荷等差异,使各种蛋白质以不同程度分布在固定相和流动相两相中,由于各组分随流动相前进的速度不同,从而把它们分离开来。所用的层析法,有柱层析和高压液相层析等。

3. 蛋白质电泳 蛋白质通常带有净正电荷或净负电荷,当向含有蛋白质的溶液中加入电场时,蛋白质分子就会向着与自身带有相反电荷的电极移动,这就是蛋白质电泳。蛋白质电泳是应用非常广泛的蛋白质分离技术,在生物医学中常用的有 SDS 聚丙烯酰胺凝胶电泳、等电聚焦电泳、双向电泳等。

（四）细胞和亚细胞组分的测定

形态与功能相结合是细胞生物学研究的突出热点,显示细胞内大分子、小分子甚至是无机离子在细胞内分布的分子示踪技术对细胞生物学的研究尤为重要。目前实验室普遍采用的分子示踪技术是基于电镜和光镜细胞化学技术。细胞化学技术是在保持细胞结构的基础上,利用某些化学物质可与细胞内某些特定成分发生化学反应,而在局部范围形成有色沉淀物的原理,对细胞的化学成分进行定性、定位和定量的研究。目的是联系形态、化学成分和功能以了解细胞代谢的变化。

常用的细胞化学技术,包括酶细胞化学技术、免疫细胞化学技术、原位杂交技术和放射自显影技术。

（五）基因和蛋白质的研究

现代细胞生物学强调在基因与蛋白质等分子水平上理解细胞的功能。近年来,有关分子水平的操作技术获得了长足发展,将影响我们对细胞结构和功能的认识。

在细胞生物学中常用的分子技术有 PCR 技术、核酸分子杂交技术、基因克隆与表达技术、小 RNA 干扰技术、基因芯片技术、Western 免疫印迹技术、蛋白质相互作用的研究技术(如免疫沉淀、荧光共振能量转移技术、酵母双杂交技术等)和蛋白质组研究技术(如电喷雾电离质谱和基质辅助激光解吸/电离飞行时间质谱等)。

第二节 细胞的基本结构

一、细胞表面

细胞膜,即质膜并不是细胞的最外边界,各类细胞在质膜外还附有一些物质和结构,这是细胞在长期进化的过程中形成的。细胞表面(cell surface)就是指包围在细胞质外层的一个复合的结构体系和多功能体系,是细胞与细胞或细胞与外环境相互作用并产生各种复杂功能的部位。不同生物的细胞外被是存在差异性的,这个可能与细胞所执行的特定功能有关。细胞外被结构是以质膜为核心,包括质膜外的细胞外被(cell coat)和质膜内的溶胶(cytosol)。广义的细胞表面还包括细胞连接以及表面所形成的一些特化结构。

1. 细胞外被 广义上说所有细胞表面的覆盖物都可以看作是细胞外被,植物细胞和绝大多数细菌的细胞壁及细菌的荚膜、一些动物的卵膜和透明带、小肠上皮细胞游离面的黏性分泌物等。因它们都含有糖类物质,过去被称为糖萼(glycocalyx)。现在糖萼一般是指与质膜相连的糖类物质,指的是细胞外被,而把不与质膜相连的细胞外覆盖物称为细胞外物质或胞外结构。细胞外被位于细胞的最外侧,它并不是一个独立的结构,而是质膜中的糖蛋白和糖脂向外表面延伸的寡糖链部分,因此细胞外被实际上是质膜结构的一部分,这些糖链由于种类、数目、排列顺序和结合部位的差异性,而储存着巨大的信息,近年的研究资料显示,细胞外被在细胞的生命活动中具有重要的作用。它具有保护作用,参与细胞的物质转运,决定细胞识别、形态形成和分化时的选择性,通信联络、免疫应答等的分子基础。

2. 细胞溶胶 在质膜下面有一厚 $100\sim200$ nm 的较黏滞、无结构的液体物质,称为溶胶层。其中含有高浓度的蛋白质,因此具有黏滞性,分布着较多微管、微丝,但缺少其他的细胞器。微管、微丝与膜蛋白直接或间接相连,在结构和功能上可视为一个整体。这部分具有较高的抗张强度,与维持细胞的极性、形态及调节细胞的形态和运动都有密切的关系。

3. 细胞表面特化结构 细胞表面并不是平整光滑的,常因各种细胞的功能和生理状态不同而带有各种各样的特化的附属结构。最为明显的特化结构有微绒毛、纤毛、鞭毛、内褶等。而且,有时还可以看到一些暂时性的结构,如皱褶等。微绒毛是消化道上皮细胞管腔面的细胞膜向管腔形成的指状突起,其作用主要是扩大细胞的表面积,以利于物质的吸收,如小肠是人体最主要的吸收场所与其表面积微绒毛的形成是密不可分的;鞭毛和纤毛都是细胞表面向外伸出的细长突起,表面围以细胞膜,内部由微管构成复杂的结构。它们是细胞表面特化的结构,细胞依靠纤毛和鞭毛的运动而在液体中穿行。例如,原生动物和高等动物的精子等。纤毛短而多,常分布于管腔上皮细胞的游离面,它们向一个方向有节律地摆动,形成一定方向的波浪式运动,推动细胞表面的液体或颗粒物质前进,以便清除呼吸过程中的分泌物与异物。输卵管的上皮借助纤毛的摆动可将卵运至子宫。

二、细胞核

细胞核(nuclear)是真核细胞中最大、最重要的细胞器,它是由双层膜包围而成的多态性结构,是细胞遗传、代谢、生长和繁殖的控制中心。细胞核的出现在生物进化史上是极其重要的转折点,是原核细胞进化为真核细胞的标志。人体绝大多数细胞失去细胞核后便会很快死亡,但是红细胞失去细胞核后仍能存活并执行功能120天。

细胞核的形态、大小、数量及在细胞质中存在的位置,随细胞类型的不同存在很大的差异性。细胞核的形态、大小都与细胞的形状相适应,但也可以无规则。等直径的细胞,如球形、立方形、多角形细胞,细胞核一般是球形;柱状细胞或椭圆形细胞的细胞核一般是卵圆形;梭形细胞的细胞核一般呈杆状;中性粒细胞的细胞核呈分叶状。细胞核一般都位于细胞的中央;在有极性的细胞中,如单层柱状上皮细胞中,细胞核则位于细胞基底面一侧。脂肪细胞的细胞核因为细胞内脂肪滴的存在往往被挤到靠近细胞膜的边缘。细胞核见图3-2所示。

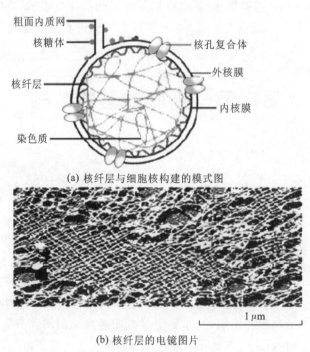

(a) 核纤层与细胞核构建的模式图

1 μm

(b) 核纤层的电镜图片

图 3-2　细胞核

细胞的形态多种多样,但基本构成是一样的。在透射电镜下可以看到间期细胞核是由核膜、核仁、核基质、染色质等四部分组成,各部分相互联系和依存成为完整、统一的细胞核。

(一)核膜

核膜又称核被膜,在电镜下,可以观察到,核膜由两层单位膜构成,分别称为外核膜和内核膜,内、外核膜之间的间隙称为核周隙。核周隙与粗面内质网腔相通,内充满液态不定形物质,含多种蛋白质和酶,它是核质之间活跃的物质交换渠道;外核膜向外与粗面内质网相连,上面有核糖体附着,可以进行蛋白质的合成;内核膜与外核膜平行,没有核糖体的附着,表面光滑,紧贴内表面的是由酸性蛋白分子聚合而成的纤维网络,称为核纤层;核膜的内、外层彼此融合,形成的原型空洞称为核孔。核孔的数量随细胞的种类和细胞功能状态的不同而不同,是核质之间物质交换的重要通道。

(二)核仁

核仁是细胞核的一个重要组成部分,也是真核细胞间期细胞核中最明显的结构,呈球形,一般1~2个,也有3~5个的。在光镜下,核仁是一个强遮光性的球状体。核仁的数目、形状、大小、位置随细胞种类和细胞所处的功能状态的不同而不同。在蛋白合成旺盛,生长活跃的细胞中,如分泌细胞、卵母细胞,核仁较大,并多趋向于核的边缘靠近核膜。没有蛋白质合成能力的细胞,核仁很小,甚至没有核仁。在电镜下,核仁由4部分构成,分别是核仁相随染色质、纤维中心和密集纤维成分、颗粒成分和核仁基质。

核仁的主要功能是合成 rRNA 和装配核糖体大、小亚基,控制蛋白质的合成速率。

(三)染色质和染色体

染色质和染色体是细胞易被碱性染料着色的物质,它们是同一种物质在细胞分裂不同时期两种不同的表现形式,是遗传信息的载体,载有全部基因组。在电镜下,间期细胞核中,染色质是一种串珠状的细微纤丝;当细胞进入有丝分裂时,染色质高度螺旋变短变粗形成棒状或条状的特殊形态,称为染色体。

染色质的主要化学成分是 DNA、组蛋白,另外还有非组蛋白、RNA。DNA 和组蛋白是染色质的稳定成分,而非组蛋白和 RNA 则随着细胞生理状态的不同而发生变化。染色质的基本结构单位是核小体。核小体由5种组蛋白和200 bp左右的DNA分子组成。核小体见图由染色质过渡到染色体的过程,经历核小体、螺线管、超级螺线管、染色单体四个阶段;从 DNA 分子到形成染色体经历了四级包装及压缩过程,其长度压缩到原来的1/10000~1/8400。染色质组装的多级螺旋化模型见图3-4。

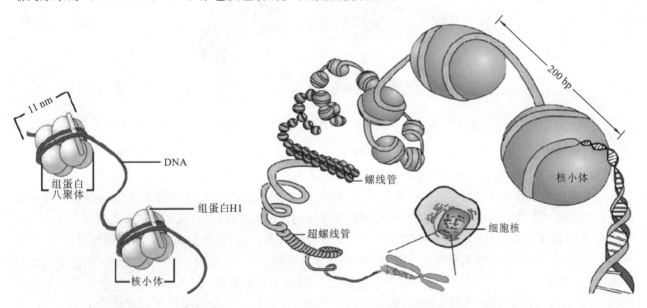

图 3-3 核小体结构示意图   图 3-4 染色质组装的多级螺旋化模型

间期核内染色质根据形态和功能的不同可以分为常染色质和异染色质两种类型。常染色质对碱性染料着色浅,螺旋化程度低,是有功能的染色质,通常位于细胞核的中央,能活跃地复制和转录,积极参与 RNA 和蛋白质的合成,控制着细胞的生命活动;异染色质对碱性染料着色深、螺旋化程度高,通常位于核的边缘,功能上很不活跃,很少进行转录。异染色质和常染色质见图3-5所示。

不同物种的染色体数目不同,同一物种染色体数目恒定。人类体细胞中含有23对染色体,称为双倍体;在生殖细胞中,染色体为单倍体,表示为 $n=23$,数目是体细胞的一半。恒定的染色体数目对维持物种的遗传学稳定具有重要的意义。因此,在有性生殖细胞的形成中,进行的是

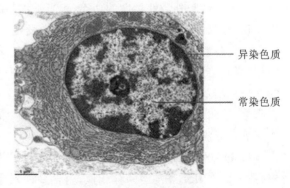

图 3-5 异染色质和常染色质

减数分裂,这样才能保证在合子形成后染色体数目保持不变,保持物种稳定。

（四）核基质

以前人们把细胞核中除核膜、染色质、核仁以外的不着色或着色较浅的部分统称为核基质。它是由粗细不一的蛋白纤维和一些颗粒状结构组成,含有十多种蛋白质,主要成分是非组蛋白性的纤维蛋白,相当一部分含有硫蛋白。它是真核细胞核内除核被膜、染色质、核纤层以外的一个以纤维蛋白成分为主的网架结构体系,它的基本成分与细胞质中骨架成分相似,因此又称为核骨架。

核基质的功能是维持细胞核的形态,参与 DNA 的复制、RNA 的转录和染色体的构建。

三、细胞内膜系统

原核细胞结构简单,胞内物质由唯一的细胞膜包裹,无成形的细胞核,而真核细胞除细胞膜之外,还存在由细胞膜演化而形成的内膜系统。内膜系统是指在真核细胞细胞质中那些在结构、功能、发生上相互密切关联的膜性结构的总称。其主要包括内质网、高尔基复合体、溶酶体、过氧化物酶体、各种转运小泡以及核膜等结构。内膜系统中的各种细胞器是相互分割的封闭性的区室,每个区室各具一套独立的酶系,使细胞内的生理生化反应过程得以彼此独立、互不干扰地进行和完成,并有效地增加了细胞内的空间表面积,从而极大地提高了细胞整体的代谢水平和功能效率。内膜系统的主要功能是完成蛋白质的合成、加工和运输。

1. 内质网　内质网是由管状、泡状和扁囊结构构成的三维网状膜系统,有粗面内质网和滑面内质网两种类型,其结构模式图见图 3-6。前者因表面附着有核糖体而得名,后者无核糖体附着。

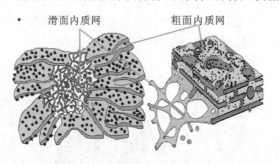

图 3-6　滑面内质网和粗面内质网结构模式图

粗面内质网的功能是合成分泌蛋白和各种膜蛋白。在分泌细胞和分泌抗体的浆细胞中,粗面内质网非常发达;在一些未分化的细胞如干细胞和肿瘤细胞中则不发达。

滑面内质网主要负责脂类物质的合成与代谢、糖原的合成与分解、胃酸和胆汁的合成与分泌以及细胞的解毒作用等。在肾上腺皮质、睾丸间质细胞中存在大量的滑面内质网,与合成激素类物质有关。

2. 高尔基复合体　高尔基复合体是由单层生物膜包被的小囊泡、扁平囊和大囊泡组成的复合体,常位于细胞核附近。扁平囊中的物质逐渐积累、加工,其边缘部分膨大为囊泡,大囊泡带着加工成熟的物质形成分泌泡离开高尔基复合体,由此可见高尔基复合体是一种动态的结构,它的大、小囊泡和分泌泡是不断形成、不断更新的。高尔基复合体的主要功能是将内质网中合成并转运过来分泌性蛋白质进行加工、修饰、浓缩、分选,运输出胞。

3. 溶酶体　溶酶体是一种膜性细胞器,这是一种由包膜包裹的微小颗粒,内含多种酸性水解酶,具有分解各种内源性和外源性物质的功能,相当于细胞的消化器官(图 3-7)。溶酶体广泛分布于真核细胞中(除哺乳动物的红细胞外),但在原核细胞中尚未发现。

一旦溶酶体膜破裂,水解酶释放,即分解自身的组织,称为自溶。溶酶体的主要功能是参与细胞的各种消化活动,溶酶体含 60 余种水解酶,具有对几乎所有生物分子强大的消化分解能力。溶酶体能够分解胞内的外来物质及清除衰老、残损的细胞器;溶酶体具有物质消化与细胞营养功能;溶酶体是防御保护功能的组成部分;溶酶体参与激素的分泌和浓度的调节,如储存在甲状腺腺体腔中的甲状腺球蛋白,首先要通过吞噬作用进入分泌细胞,在溶酶体中水解为甲状腺素,然后才被分泌到细胞外。

4. 过氧化物酶体　过氧化物酶体是一种较为独特的膜性小体,又称微体,微体普遍存在于动植物细胞中(图 3-8)。其形态与溶酶体相似,内含多种氧化酶和过氧化氢酶。过氧化物酶体中的过氧化氢酶能有效清除细胞代谢过程中产生的过氧化氢(H_2O_2),可以氧化分解肝、肾细胞中的毒性物质,起到解毒作用;能有

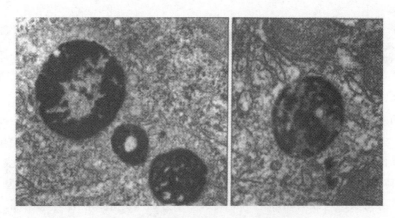

图 3-7　溶酶体形态结构的透射电镜照片

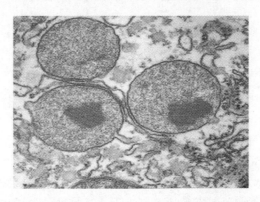

图 3-8　鼠干细胞超薄切片所示的过氧化物酶体(电镜照片)

效调节细胞氧张力;过氧化物酶体能对脂肪进行 β-氧化,可以将细胞内脂肪酸等高分子物质进行分解转化。

四、细胞骨架系统

细胞骨架是真核细胞特有的非模相立体网架结构,由蛋白纤维交织而成,充满整个细胞质,是细胞重要的细胞器。它由微管、微丝和中间纤维组成,近年来又发现在真核细胞的细胞核中存在另一类骨架系统,称为核骨架。它们与中间纤维在结构上互相连接,形成贯穿于细胞核和细胞质的统一网络体系。细胞骨架对维持细胞形态、细胞运动、细胞内物质运输、细胞分裂等方面起到了重要的作用。

1. 微管　微管是真核细胞普遍存在的结构。大多数的微管见于细胞质,同时,它们又是纤毛、鞭毛和中心粒的组成部分。微管是中空的圆柱状结构,由微管蛋白构成。微管的主要功能是支持和维持细胞的形态;参与细胞收缩和变形运动;参与细胞内大分子物质和颗粒性物质的跨膜转运;参与细胞信号转导;与中心粒、纤毛、鞭毛的形成有关;构成细胞的支架,固定和维持细胞器的位置。

2. 微丝　微丝是普遍存在于真核细胞中的纤维网状结构(图 3-9)。微丝的主要成分是肌动蛋白,另外控制微丝结构和功能的微丝结合蛋白对微丝功能的执行具有重要的作用。微丝的主要功能是与微管共同构成细胞的支架,维持细胞的形态;参与细胞的运动;作为肌纤维的成分,参与肌肉的收缩;参与细胞分裂和细胞的信号传递。

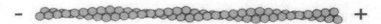

图 3-9　微丝纤维结构模式图

3. 中间纤维　中间纤维又称中等纤维或中丝,其直径介于微管和微丝之间,因而得名。中间纤维存在于绝大多数动物细胞中,在核膜下形成核纤层。

中间纤维的功能是在细胞质中形成网状支架;为细胞提供机械强度的支持;参与细胞连接和物质运输以及信号传递;参与细胞分化和维持核膜稳定等。

细胞骨架是细胞生命活动不可或缺的结构,如果出现异常,可引起肿瘤、神经系统疾病和遗传性疾病等,如幼稚性脊柱肌肉萎缩症、镰形红细胞贫血症等。

第三节　细胞的基本功能

细胞作为生命活动的基本结构和功能单位,其中细胞膜是细胞与外环境之间的半透膜屏障,对物质具有选择性和调节性功能,保证细胞吸收营养、排出代谢物、维持细胞内外离子平衡等。细胞膜上的受体,能识别内外各种信号,调控细胞的应激性,协调细胞各部分的活动。生物电现象是基本的生命活动之一。生物体一旦停止了新陈代谢,生物电现象和生命活动也就终结了。与生命体的正常生理活动相伴的是正常的生物电分布,当生物体发生病变时,生物体的电现象也发生相应的病理性改变,这就是医学进行诊断和治疗的依据。下面我们将从物质的跨膜转运和生物电现象两个方面来介绍细胞的基本功能。

一、物质的跨膜转运

细胞膜的物质运输,根据被运输物质的分子大小可分为两大类:一是小分子和离子的跨膜运输;二是大分子和颗粒物质的膜泡运输。

(一) 小分子和离子的跨膜运输

跨膜运输根据是否消耗能量分为被动运输和主动运输两种方式。

1. 被动运输(passive transport)　不需要消耗代谢能,物质由高浓度的一侧经过细胞膜向低浓度一侧运输的过程。被动运输包括单纯扩散和异化扩散。

(1) 单纯扩散(simple diffusion)(又称简单扩散):既不需要消耗代谢能,也不需要蛋白的协助,物质通过细胞膜从高浓度一侧转运到低浓度一侧的运输过程。单纯扩散是一种最简单的运输方式,只要物质在两侧保持一定的浓度差,即可进行。单纯扩散的速率取决于通透物质的分子大小及对脂类的相对可溶性。一般来说,分子越小,脂溶性越小,通过脂质双层的速率就越快。脂溶性的物质如苯、醇、甾体激素和非极性的小分子 O_2、CO_2、N_2 以及一些极性小分子(不带电)H_2O、尿素、甘油等都是以单纯扩散的方式穿过脂质双层。

(2) 异化扩散(facilitated diffusion)(又称协助扩散):指不需要消耗能量,但需要借助于膜蛋白的帮助顺浓度梯度运输物质的方式。许多极性较大或带电的物质及一些无机离子,如葡萄糖、氨基酸、核苷酸及各种离子等,由高浓度向低浓度移动时不能以单纯扩散的方式通过细胞膜,必须借助于细胞膜上特异性的蛋白的帮助才能实现。这种协助物质转运的蛋白称为膜转运蛋白。膜转运蛋白有两种:通道蛋白和载体蛋白。

通道蛋白是一类贯穿脂质双层、中央带有亲水性通孔道的膜蛋白,既可以开放,也可以关闭。开放时中心有对离子有高度亲和力的亲水性通道,允许适当大小的离子顺浓度梯度通过,称为离子通道。如 Na^+ 通道、K^+ 通道和 Ca^{2+} 通道等。通道蛋白介导物质运输时是不消耗能量的,因此属于被动运输。

载体蛋白是一类能够与特定分子如葡萄糖、氨基酸等结合的膜镶嵌蛋白。载体蛋白与被运输物质发生结合时,通过其构象变化把物质顺浓度梯度带入细胞或运出细胞。运输完成后,载体与物质分离,载体蛋白恢复到原有的构象。这种运输过程是利用物质的浓度势能差,而不是消耗代谢能来实现的,所以也属于被动运输。

2. 主动运输(active transport)　物质消耗借助载体蛋白、利用细胞代谢能、逆浓度梯度(从低浓度一侧向高浓度一侧)通过细胞膜的一种运输方式。

一般情况下,细胞内 K^+ 的浓度是细胞外 K^+ 浓度的 $10\sim20$ 倍,而细胞外 Na^+ 的浓度比细胞内 Na^+ 的浓度高 10 多倍。这些现象是产生和维持细胞膜主动运输的主要结构。主动运输的过程是靠"泵"即酶的作用来完成的。例如 Na^+-K^+ 泵,即 Na^+-K^+-ATP 酶,在能量的作用下,逆电化学梯度把 Na^+ 泵出细胞外,同时把 K^+ 摄入到细胞内,以维持细胞膜的电位,并且在维持渗透压平衡、保持细胞体积恒定方面起到重要的作用。细胞膜上的泵除 Na^+-K^+ 泵之外,在细胞内的肌浆网上还存在有 Ca^{2+} 泵,甲状腺细胞膜上分布有 I 泵等。

(二) 大分子和颗粒物质的膜泡运输

大分子物质进出细胞时,不能直接穿过细胞膜,必须通过质膜形成膜泡,才能完成转运过程,因此称为膜泡运输,膜泡运输需要消耗代谢能,因此属于主动运输。我们根据物质转运方向的不同,可以将膜泡运输分为两种,即出胞和入胞。出胞是大分子物质或物质团块由细胞排出的过程,如内分泌细胞分泌激素等。

入胞是细胞外的物质进入细胞的过程,如白细胞吞噬病原菌的过程。根据入胞物质的不同大小,以及入胞机制的不同可将内吞作用分为三种类型(图3-10):吞噬作用、吞饮作用、受体介导的内吞作用。

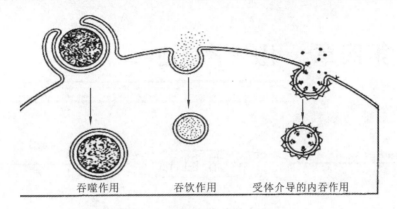

吞噬作用　　　　　吞饮作用　　　受体介导的内吞作用

图 3-10　内吞作用的三种类型

二、细胞的生物电现象

生物机体所发生的电活动称为生物电。生物电是以细胞为单位发生的。生物电是一种普遍存在的生命现象,是活细胞所共有的特性。细胞水平的生物电现象主要有两种表现形式:一种是在安静时所具有的静息电位,另一种是受到刺激时产生的动作电位。

1. 静息电位　细胞在未受刺激时存在于细胞膜两侧的电位差,又称跨膜静息电位。静息电位都表现为膜内较膜外为负,如规定膜外电位为0,则膜内电位大都在$-10 \sim -100$ mV 之间。不同组织的静息电位存在差异性,如神经细胞约为-70 mV,心室肌细胞约为-90 mV。

细胞在安静(未受刺激)时,膜两侧所保持的内负外正的状态称为膜的极化;静息电位的数值向膜内负值增大的方向变化,称为超极化;相反,使静息电位的数值向膜内负值减小的方向变化,称为去极化或除极化;细胞受刺激后,细胞膜先发生去极化,然后向正常安静时膜内所处的负值恢复,称为复极化。

2. 动作电位　细胞受到刺激而兴奋时,细胞膜在原来静息电位的基础上发生的一次迅速而短暂的,可向周围扩布的电位波动。在神经纤维上,它一般在$0.5 \sim 2.0$ ms 的时间内完成,这使它在描记的图形上表现为一次短暂而尖锐的脉冲样变化,称为锋电位。

动作电位的产生过程:神经纤维和肌细胞在安静状态时,其膜的静息电位为$-70 \sim -90$ mV,当它们受到一次阈刺激(或阈上刺激)时,膜内原来存在的负电位将迅速消失,并进而变成正电位,即膜内电位由原来的$-70 \sim -90$ mV 变为$20 \sim 40$ mV 的水平,由原来的内负外正变为内正外负。这样整个膜内外电位变化的幅度为$90 \sim 130$ mV,构成了动作电位的上升支。上升支中零位线以上的部分,称为超射。但是,由刺激引起的这种膜内外电位的倒转只是暂时的,很快就出现了膜内电位的下降,由正值的减小发展到膜内出现刺激前原有的负电位状态,这就构成了动作电位的下降支。

动作电位的特点:①有"全或无"现象。单一神经或肌细胞动作电位的一个重要特点就是刺激若达不到阈值,不会产生动作电位。刺激一旦达到阈值,就会爆发动作电位。动作电位一旦产生,其大小和形状不再随着刺激的强弱和传导距离的远近而改变;②有不应期。由于绝对不应期的存在,动作电位不可能发生融合。

动作电位的产生是细胞兴奋的标志。

能力检测

1. 简述细胞的结构和功能。
2. 简述内质网、高尔基复合体的结构和功能。
3. 简述细胞的跨膜物质转运方式。
4. 简述细胞核的结构和功能。

(唐　静)

第四章　组织学概述

学习目标

知识目标：

掌握：基本组织的形态；各器官系统的组织构成，微细结构特点。

熟悉：基本组织是如何构成各器官系统的；各器官系统的细胞的组织形态与基本功能的联系。

了解：基本组织的特点与分布规律；各器官系统的正常组织与异常组织之间的关系。

能力目标：

能够应用细胞组织学相关知识，分析器官系统的功能和常见疾病的病理变化特点，进行临床案例的分析。

情感目标：

培养学生团队合作、救死扶伤的情感态度。

问题导读

人体的基本结构单位是细胞，细胞有成百上千种类型。细胞间质是由细胞产生的，包括纤维、基质和不断流动的体液（血浆、淋巴、组织液等），它们参与构成细胞生存的微环境（microenvironment），起支持、联系、营养和保护细胞的作用，对细胞的分化、运动、信息沟通也有重要影响。组织（tissue）是由细胞和细胞间质组成，组织有多种类型，每种组织具有某些共同的形态结构特点和相关的功能。一般将组织分为四种，即上皮组织、结缔组织、肌组织和神经组织，称为四大基本组织。几种组织相互结合，组成器官（organ）和系统（system）。人体包括神经、内分泌、免疫、循环、皮肤、感官、消化、呼吸、泌尿、生殖等系统。组织学是应用显微镜观察机体的微细结构及其形态演变的学科。一般光学显微镜下所见的结构，称为光镜结构；电子显微镜下显示的结构，称为超微结构。HE 染色又称为苏木精伊红染色，是组织学常用的染色方法，苏木精能把细胞核染成紫蓝色，伊红能把细胞质染成粉红色。胚胎学是研究胚胎的发生、发育的过程及其规律，即从受精卵发育为新生个体的过程及其机理。还可包括部分畸形学内容。学习医学必须首先熟悉人体的结构、组成及其基本生命现象，组织胚胎学从微观水平阐明机体的结构、相关功能，无疑是医学教育的重要入门课程之一。

第一节　上皮组织

一、上皮组织的基本特征

细胞多，排列紧密，细胞外基质少；细胞有极性，分游离面（接触外界）和基底面（与基膜或 CT 相连）；上皮组织内大都无血管，细胞所需营养由其深部结缔组织中的血管渗出来供应；有基膜。上皮组织具有保护、分泌、吸收、排泄、感觉等功能。

二、上皮组织的分类和分布

根据功能一般将上皮组织分为三类：被覆上皮(covering epithelium)：分布于体表或衬于管、腔、囊脏器内表面的上皮。以保护、吸收、排泄功能为主。腺上皮(glandular epithelium)：组成腺体的上皮。以分泌功能为主。感觉上皮(sensory epithelium)：可以感受各种刺激的上皮。以感觉功能为主。以下重点叙述被覆上皮。

三、被覆上皮的分类及主要分布

被覆上皮的分类及主要分布见图 4-1。

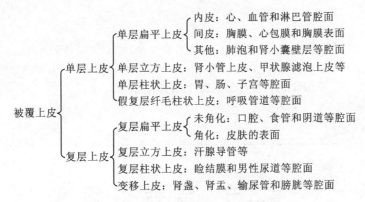

图 4-1 被覆上皮的分类及主要分布

四、被覆上皮的形态特点

被覆上皮的形态特点见表 4-1。

表 4-1 被覆上皮的形态特点

上 皮 名 称	形 态 特 点	功 能
单层扁平上皮	由一层扁平细胞组成。 表面观：为多边形或不规则形，边缘呈锯齿状或波浪状与相邻细胞互相嵌合。核圆形或椭圆形，居中。侧面观：细胞扁平，中央有核处较厚，余部胞质薄	光滑 通透性强
单层立方上皮	由一层立方形细胞组成。 表面观：细胞呈六角形。 侧面观：细胞立方形，核圆形，居中	吸收 分泌
单层柱状上皮	由一层柱状细胞组成。 表面观：细胞呈六角形。 侧面观：细胞呈柱状，核长圆形，靠近基底部。可有大量微绒毛组成的纹状缘	吸收 分泌
假复层纤毛柱状上皮	由多种细胞在基底膜上呈单层排列而成。柱状细胞：较高，核椭圆、位置高，表面有纤毛。锥体形细胞：即基底细胞，锥体形，紧贴基膜，核位置低。梭形细胞：位于上述两者之间，核居中。杯形细胞：夹于细胞之间，富含黏液，核三角形	保护 分泌自净

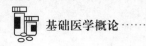

续表

上 皮 名 称	形 态 特 点	功 能
复层扁平上皮	由多层扁平细胞组成，又称复层鳞状上皮。 表层为扁平细胞，中间层为多边形细胞，基底层为矮柱状的基底细胞。核圆形。可见基膜和结缔组织乳头	机械性保护
变移上皮 (a) (b)	上皮的层次和细胞形态可随所在器官的舒缩状态而改变。表层细胞：较大，立方形，核1~2个。中间层细胞：多边形。基底层细胞：立方形。图(a)为膀胱空虚时，图(b)为膀胱充盈时	变形

第二节 结 缔 组 织

一、结缔组织的基本特征

细胞少，种类多，细胞外基质多；细胞无极性，散在于细胞外基质中；不直接与外界相接触；起源于胚胎时期中胚层的间充质。

疏松结缔组织又称为蜂窝组织，特点是基质多、纤维少、结构疏松。广泛分布于器官之间、组织之间或细胞之间。临床上的蜂窝织炎就是这里的炎症。

二、疏松结缔组织的细胞

疏松结缔组织细胞的名称、主要分布、形态结构和主要功能见表 4-2。

表 4-2　疏松结缔组织细胞的名称、主要分布、形态结构和主要功能

细胞名称	主 要 分 布	形 态 结 构	主 要 功 能
成纤维细胞	常附着在胶原纤维上	胞体大，扁平多突。胞质呈弱嗜碱性，核卵圆形，核仁明显	形成三种纤维和形成基质
巨噬细胞 吞噬体 伪足 吞噬溶酶体 溶酶体 吞噬体	来源于血液中的单核细胞，体内广泛存在的一种免疫细胞	圆形或不规则形。 核小、着色深，胞质丰富、嗜酸性，大量溶酶体、吞噬体	变形运动和趋化性；分泌功能；识别、黏附和吞噬功能；参与免疫应答

续表

细胞名称	主要分布	形态结构	主要功能
浆细胞	来源于 B 细胞,在病原微生物易于侵入的部位	圆形或卵圆形。核小、偏位,核染色质呈车轮状;胞质嗜碱性	分泌免疫球蛋白,参与体液免疫
肥大细胞	常沿小血管分布,在身体与外界接触的部位	圆形或卵圆形。粗大的嗜碱性颗粒	引起过敏反应

三、疏松结缔组织的纤维与基质

1. 纤维

（1）胶原纤维（白纤维）:数量最多,嗜酸性,HE 染色呈粉红带状,波浪状走行,可有分支。电镜下,由更细的胶原原纤维组成。特点:韧性大,抗拉力强,弹性较差。

（2）弹性纤维（黄纤维）:由弹性蛋白和微原纤维组成,HE 染色呈淡红色,折光性强。弹性纤维较细,分支交织成网,末端常卷曲,染成紫色（醛复红染色）。

特点:韧性差,弹性好。

（3）网状纤维（嗜银纤维）:细,HE 染色不显色,用银法染成黑色。主要分布于结缔组织与其他组织交界处,如上皮的基膜。在造血器官、淋巴组织也有分布。

疏松结缔组织结构模式见图 4-2。

疏松结缔组织光镜 HE 染色见图 4-3。

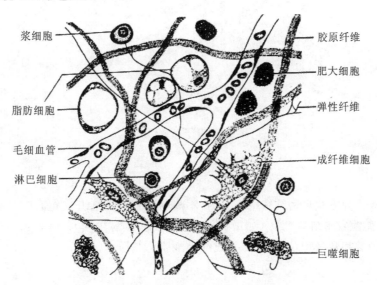

图 4-2 疏松结缔组织结构模式

2. 基质 由生物大分子构成的胶状物,具有一定的黏性。透明质酸是一种曲折盘绕的长链大分子,由其构成蛋白多糖复合物的主干,其他糖胺多糖则与核心蛋白相连,构成蛋白多糖亚单位,通过连接蛋白与透明质酸结合在一起。由此构成的蛋白多糖聚合体曲折盘绕,形成多微孔的筛状结构,称为分子筛（图 4-4）。分子筛只允许小于其孔隙的水和溶于水的营养物、代谢产物、激素、气体分子等通过,便于血液与细胞间物

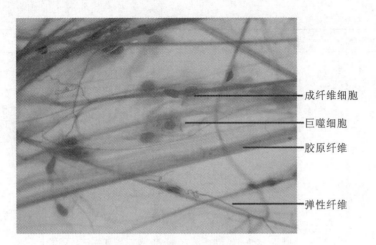

图 4-3　疏松结缔组织光镜 HE 染色

质交换,对大于其孔隙的大分子物质如细菌等则具有屏障作用。溶血性链球菌和癌细胞能产生透明质酸酶,破坏机制防御屏障,致使感染和肿瘤浸润扩散。组织液:从毛细血管动脉端渗出的液体,由水和一些小分子物质(氨基酸、葡萄糖、气体分子、电解质等)组成。

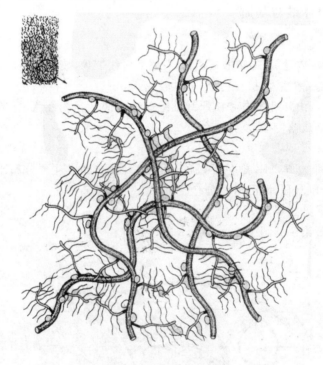

图 4-4　分子筛结构图

四、致密结缔组织

按照纤维的性质和排列方式致密结缔组织分为:不规则致密结缔组织(如真皮、硬脑膜)、规则致密结缔组织(如肌腱、韧带)、弹性致密结缔组织(如项韧带、黄韧带、主动脉中膜)。特点:以纤维成分为主,纤维粗大,排列紧密,细胞的种类和数量均较小,主要为成纤维细胞。基质少。

 # 第三节　软骨、骨与血液

一、软骨

软骨细胞及其间质组成软骨组织。间质由胶原纤维和弹性纤维,蛋白多糖和水组成。软骨表面有软骨膜覆盖,其成分是致密结缔组织。软骨内无血管、淋巴管及神经。

二、软骨的分类

软骨的分类见表 4-3。

表 4-3　软骨的分类

软骨名称	结构特征	分布
透明软骨 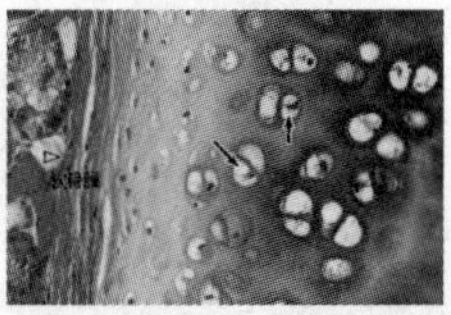 	间质中有大量的胶原纤维。基质嗜碱性(硫酸软骨素 A)	鼻、喉、气管、关节软骨、肋软骨等
弹性软骨 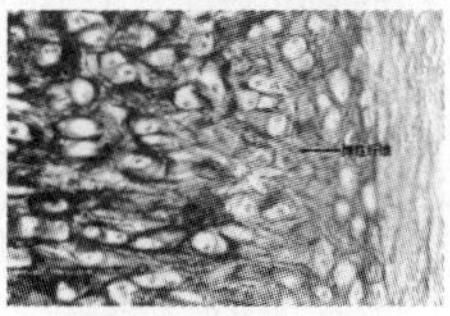 	间质中有大量交织的弹性纤维,富于弹性	耳廓、会厌等处
纤维软骨 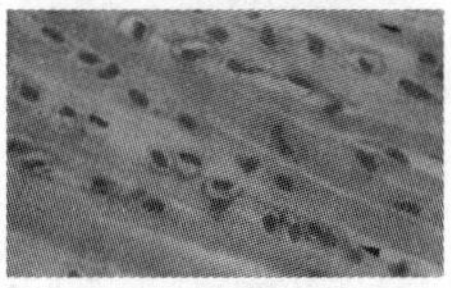 	间质内有大量的平行或交叉排列的胶原纤维。细胞少,位于纤维束间,基质嗜酸性	椎间盘、耻骨联合

三、骨的各种细胞

骨的各种细胞见图 4-5。

骨的各种细胞结构特点和功能见表 4-4。

表 4-4　骨的各种细胞结构特点和功能

细胞名称	结构特点	功能
骨祖细胞	胞体小,梭形,胞质弱嗜碱性	骨组织的干细胞,能分裂分化为成骨细胞
成骨细胞	矮柱状或椭圆形,有突起,核圆,核仁清楚;胞质嗜碱性,碱性磷酸酶丰富	合成和分泌纤维、基质和类骨质,调节骨组织的形成和吸收,促进骨组织的钙化
骨细胞	胞体扁圆形,多突起;胞质弱嗜碱性,突起之间有缝隙连接位置,胞体位于骨陷窝中,突起位于骨小管中	对骨质的更新与维持具有重要作用,轻度溶骨,升高血钙
破骨细胞	由多个单核细胞融合而成,体积大,多核,胞质嗜酸性	溶解和吸收骨质,参与骨组织的重建和维持血钙平衡

四、长骨的结构

长骨由骨松质、骨密质、骨膜、关节软骨及血管、神经等组成。骨密质内骨板的排列方式有三种:环骨板、骨单位、间骨板(图 4-6)。

1. 环骨板 环绕骨干的内、外表面,分别称为外环骨板和内环骨板。外环骨板较厚,分布于长骨骨干外侧面,环绕骨干排列,10～40 层。内环骨板较薄,分布于长骨骨干内侧面。排列不甚规则。穿通管是穿过内、外环骨板并与中央管相通的横行管道,它把血管、神经、组织液输送到中央管。

2. 骨单位 又称为哈弗系统。呈筒状,纵向排列于内、外环骨板之间,由哈氏骨板及中央管构成,中央管又称哈氏管。哈氏骨板有 10～20 层,围绕中央管呈同心圆排列。中央管内含组织液、血管、神经。

3. 间骨板 位于骨单位间,是骨单位破坏吸收后的残留部分。

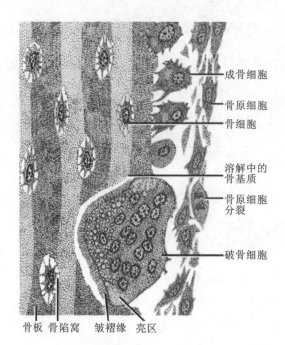

图 4-5　骨的各种细胞

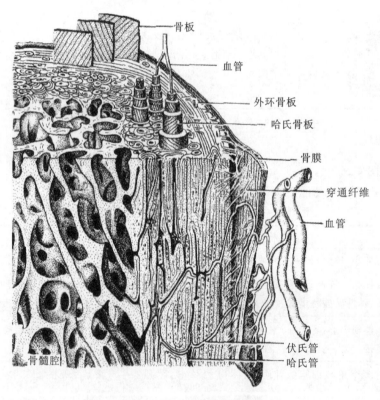

图 4-6　长骨结构模式图

五、骨的生长方式

骨来源于胚胎时期的间充质。发生的方式有两种:膜内成骨和软骨内成骨。

1. 膜内成骨　在要形成骨的部位,间充质细胞分化为骨祖细胞,后者分化为成骨细胞;成骨细胞分泌类骨质并将自身包埋其中,类骨质钙化后,形成最早出现的骨组织;最早形成骨组织的部位称为骨化中心。随后,成骨细胞和骨祖细胞不断向周围组织迁移,形成初级骨小梁,进一步构成初级骨松质;初级骨松质周围的间充质转变为骨膜。此后便进入生长和改建阶段。如:顶骨、额骨、枕骨、锁骨。

2. 软骨内成骨　人体的四肢骨、躯干骨、肢体骨及部分颅底骨等大多数骨,均以软骨内成骨的方式发生。软骨内成骨是先形成软骨雏形,然后软骨逐渐被替换成骨。骺板是在长骨生长发育时期,骨骺与骨干之间的一层透明软骨。骺板是长骨生长的结构基础。骺板的软骨细胞不断分裂增殖,生成新的软骨,并不断形成骨组织,使骨不断加长。到成年时,骺板停止生长并被骨组织代替,在骨干和骨骺之间留下一条线样痕迹,称为骺线。长骨因而不再增长。

3. 骨的加长和增粗 骨的加长(软骨储备区、软骨增生区、软骨钙化区、成骨区)是通过骺板的不断生长和不断骨化而实现的,骨的增粗是由外膜中的骨祖细胞分化为成骨细胞后在骨干表面添加骨组织实现的。

六、血液

1. 血细胞的分类、计数正常值及特征、功能 血细胞的分类、计数正常值和功能见表 4-5。

表 4-5 血细胞的分类、计数正常值及特征、功能

血细胞	计数正常值及特征	功 能
红细胞 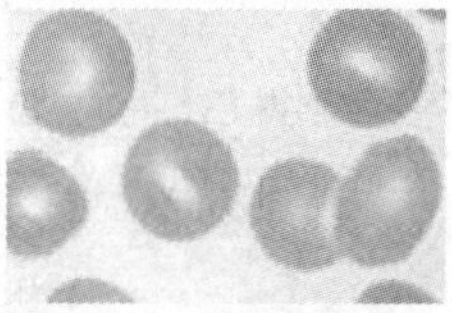	$(3.5\sim5.5)\times10^{12}$/L,双凹圆盘状,直径 $7\sim8.5$ μm,中央较薄,色浅,周缘较厚,色深。成熟红细胞无细胞核和细胞器,胞质内充满血红蛋白	结合运输氧气和二氧化碳
白细胞 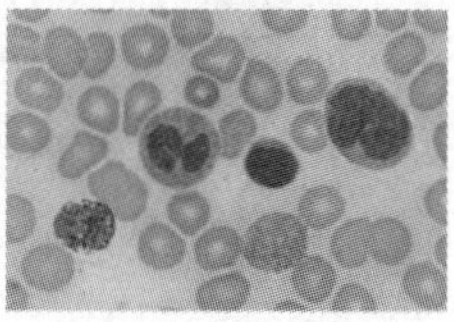	$(4.0\sim10)\times10^9$/L,根据胞质内有无特殊颗粒分为有粒白细胞和无粒白细胞	在血管外发挥发育和免疫功能
血小板 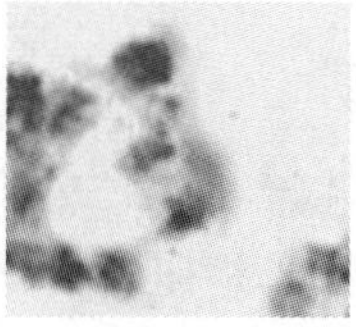	$(100\sim300)\times10^9$/L,双凸扁盘状,是巨核细胞脱落的碎片,有膜包被,无核	参与止血与凝血

2. 白细胞 根据胞质内有无特殊颗粒分为有粒白细胞和无粒白细胞(表 4-6)。

表 4-6 有粒白细胞和无粒白细胞

细胞名称		形 态	功 能
有粒白细胞	中性粒细胞 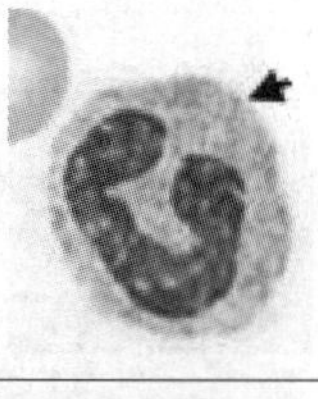	球形,胞质淡粉红色,含细小的浅紫红色特殊颗粒和较大的浅紫色的嗜天青颗粒。成熟中性粒细胞的核多为分叶状,一般可分 $2\sim5$ 叶,常见 3 叶,幼稚的胞核呈杆状。在血中停留 $6\sim7$ h,进入组织中存活 $1\sim3$ 天	趋化性和活跃的变形运动。具有很强的吞噬功能。也可释放某些杀菌物质。吞噬分解大量细菌后自身死亡成为脓细胞
	嗜酸性粒细胞 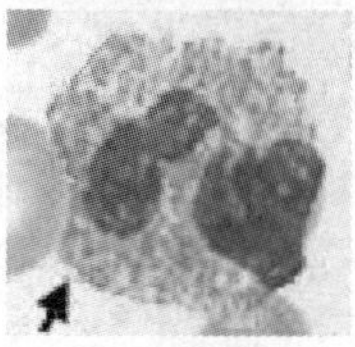	球形,核分叶状(常分 2 叶),胞质充满粗大的橘红色嗜酸性颗粒。在血中停留 $6\sim8$ h,进入组织中活 $8\sim12$ 天 嗜酸性颗粒内含酸性磷酸酶、芳基硫酸酯酶、过氧化物酶、组胺酶,是一种溶酶体	具有一定的趋化性和吞噬能力,释放组胺酶,灭活组织胺,减轻过敏反应。过敏性疾病和寄生虫病时,数量增多
	嗜碱性粒细胞 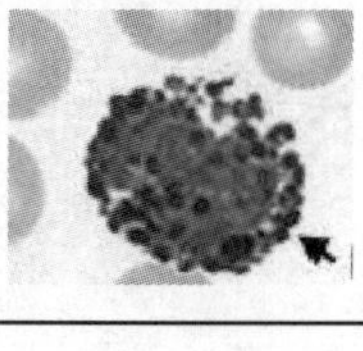	球形,核分叶或呈 S 形,胞质内含有蓝紫色的嗜碱性颗粒,大小不等,分布不均,可覆盖在核上。颗粒的内容物为肝素、组织胺,胞质内含有白三烯	与肥大细胞功能相似,参与过敏反应

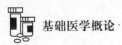

续表

细胞名称		形 态	功 能
无粒白细胞	单核细胞	胞体大,呈圆形或椭圆形。核呈卵圆形、肾形或马蹄形,常偏位;染色质颗粒细而松散,着色浅;胞质较多,呈弱嗜碱性,常染成蓝色,内含许多细小的嗜天青颗粒(溶酶体)。在电子显微镜下,表面有微绒毛和皱褶,有较多的吞噬泡、线粒体、溶酶体	活跃的变形运动能力和趋化性。能吞噬细菌、衰老细胞和异物。血流中停留1~5天,进入组织后可分化成巨噬细胞,吞噬能力大大提高
	淋巴细胞	呈圆形或卵圆形,大小不等。有大、中、小之分,血中多为小淋巴细胞。胞质少,环绕核周围呈一窄带,嗜碱性,含少量嗜天青颗粒。核圆形,染色深,一侧可有浅凹	

第四节 肌 组 织

一、骨骼肌

骨骼肌呈长圆柱状。核椭圆形,数量多,位于细胞周缘。有基膜。肌质内有大量与细胞长轴平行的肌原纤维。肌原纤维表面有明暗相间的横纹(即明带与暗带),故称为横纹肌。电镜:肌节是肌原纤维的结构与功能单位。肌原纤维由粗、细两种肌丝规则排列组成,是肌纤维收缩的主要物质基础。横小管是肌膜向肌浆内凹陷形成的小管网,可将肌膜的兴奋迅速同步地传导至肌纤维内部(图4-7)。

二、心肌

心肌短柱状,有分支,相邻分支连接处可见横形或阶梯形闰盘。核呈卵圆形,1~2个,居中,胞质内糖原丰富,有横纹。肌原纤维不如骨骼肌规则和明显,横小管较粗。闰盘结构:纵位部分有缝隙连接,能快速传递信息,使心肌纤维同步收缩和舒张(图4-8)。

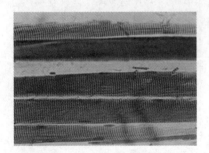 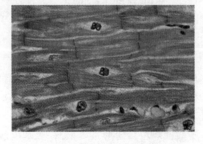 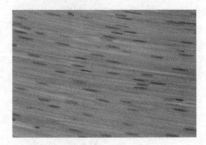

图4-7 骨骼肌光镜图　　　　　图4-8 心肌光镜图　　　　　图4-9 平滑肌光镜图

三、平滑肌

平滑肌肌纤维呈梭形。核1个,位于中央,肌舒张时呈长椭圆形,收缩时呈螺旋形,无横纹。肌膜内陷形成小凹,肌质内有特化的细胞骨架系统和收缩系统(图4-9)。

第五节 神 经 组 织

神经细胞是神经系统结构和功能的基本单位,又称神经元。神经元具有接受刺激、传导冲动、整合信息的作用。

一、神经元

神经组织是由神经细胞和神经胶质细胞组成的,它们都是有突起的细胞。神经元分为胞体、树突和轴突。神经元胞体为尼氏体。尼氏体呈嗜碱性颗粒或小块,分布于胞体和树突的细胞质中,轴突内无尼氏体。电镜下可见尼氏体是由发达的粗面内质网和游离核糖体组成。尼氏体是神经元合成蛋白质的场所,主要合成更新细胞器所需的结构蛋白、合成神经递质所需的酶类以及肽类的神经调质。神经元胞体、突起都有神经原纤维。光镜下:在银染切片中,神经丝与微管呈棕黑色细丝,称为神经原纤维。电镜下:神经丝与微管常交叉排列成网,并伸入树突和轴突内。神经原纤维构成神经元的细胞骨架,参与物质运输。

突触是神经元与神经元之间的一种特化的细胞连接。最常见的是一个神经元的轴突终末与另一个神经元的树突、树突棘或胞体连接,分别构成轴-树、轴-棘和轴-体突触。突触由突触前成分、突触间隙和突触后成分构成。突触前成分和突出后成分的细胞膜分别称为突触前膜和突触后膜,两者之间的狭窄间隙称为突触间隙。突触前成分通常是神经元的轴突终末,内含许多突触小泡,突触小泡内含神经递质或神经调质。突触是神经元之间,神经元与效应细胞之间传递信息的部位。根据突触形成时的接触部位分为:轴-树突触;轴-棘突触;轴-体突触等。根据神经冲动的传递形式分为:化学突触与电突触。化学突触:以神经递质作为传递信息的媒介。

二、神经胶质细胞

1. 神经胶质细胞的功能 支持、保护、绝缘、营养防御、修复等。特点:体积小、数目多、形态各异;有突起,但不分树突、轴突;不形成突触、不传导冲动;有增殖能力。

2. 神经胶质细胞的种类

(1) 中枢神经系统胶质细胞:星形胶质细胞、少突胶质细胞、小胶质细胞、室管膜细胞。

(2) 周围神经系统胶质细胞:施万细胞、卫星细胞。

三、神经纤维和神经

神经纤维由神经元的长轴突和外包的胶质细胞组成。包裹中枢神经纤维轴突的是少突胶质细胞;包裹周围神经纤维轴突的是施万细胞。

根据包裹的胶质细胞是否形成髓鞘,神经纤维可分为有髓神经纤维和无髓神经纤维。

四、神经末梢

神经末梢按功能分为感觉神经末梢和运动神经末梢。运动神经末梢:运动神经元的长轴突分布于肌组织和腺内的终末结构,支配肌纤维的收缩和腺的分泌,也称为效应器。感觉神经末梢:游离神经末梢感受冷热、疼痛和轻触的刺激;触觉小体感受应力刺激,产生精细触觉;环层小体感受较强的应力刺激,参与产生压觉和振动觉;肌梭本体感受器,主要感受肌纤维的伸缩变化,调节骨骼肌的活动。

五、血脑屏障

血脑屏障:毛细血管内皮(连续型,有紧密连接),完整的基膜,周细胞,胶质膜(星形胶质细胞的脚板)组成。功能:防止有害物质进入脑内,维持内环境相对恒定。

能力检测

一、单项选择题

1. 下列选项中不属于上皮组织的基本特点的是(　　)。
　　A. 细胞排列紧密　　　　　　　　B. 细胞有明显极性　　　　　　C. 有丰富的毛细血管
　　D. 细胞形态比较规则　　　　　　E. 极少的细胞间质

2. 具有合成和分泌抗体功能的细胞是(　　)。
　　A. 肥大细胞　　　B. 浆细胞　　　C. 成纤维细胞　　D. 巨噬细胞　　　E. 脂肪细胞

3. 肿瘤细胞等可产生下列哪种物质破坏基质的防御屏障?(　　)
　　A. 明质酸酶　　　B. 胶原蛋白酶　　C. 碱性磷酸酶　　D. 酸性磷酸酶　　E. 溶菌酶

4. 关于红细胞的描述,哪项不正确?(　　)
　　A. 细胞膜上有 ABO 血型抗原　　　　　　B. 细胞呈双凹圆盘状,中央较薄,周缘较厚
　　C. 成熟红细胞有细胞核　　　　　　　　D. 胞质内充满血红蛋白
　　E. 红细胞具有一定的弹性和可塑性

5. 血液中数量最多和最少的白细胞是(　　)。
　　A. 中性粒细胞和单核细胞　　　　　　　B. 淋巴细胞和嗜碱性粒细胞
　　C. 中性粒细胞和嗜碱性粒细胞　　　　　D. 淋巴细胞和单核细胞
　　E. 中性粒细胞和嗜酸性粒细胞

6. 有关破骨细胞的结构和功能,哪一点是错误的?(　　)
　　A. 细胞大,胞质嗜酸性　　　　　　　　B. 含有一个巨大的细胞核
　　C. 胞质含许多溶酶体和吞噬泡　　　　　D. 接触骨基质的细胞表面有皱褶缘
　　E. 属于单核-巨噬细胞系统

7. 心肌闰盘处有(　　)。
　　A. 中间连接、桥粒和紧密连接　　　　　B. 中间连接、桥粒和缝隙连接
　　C. 紧密连接、桥粒和缝隙连接　　　　　D. 桥粒、半桥粒和缝隙连接
　　E. 桥粒、半桥粒和紧密连接

8. 神经元都有(　　)。
　　A. 一条树突和一条轴突　　　　　　　　B. 多条树突和一条轴突
　　C. 多条树突和多条轴突　　　　　　　　D. 一条或多条树突和一条轴突
　　E. 一条树突和多条轴突

9. 与动脉相比,静脉不具有的特点是(　　)。
　　A. 三层膜分界明显　　　　　　　　　　B. 血容量比动脉大
　　C. 管壁较薄,结缔组织成分较多　　　　D. 管壁结构差异较大
　　E. 管壁含平滑肌和弹性组织较少

10. 心脏是心血管系统的泵器官,其管壁结构分为(　　)。
　　A. 心内膜、心中膜、心外膜和心瓣膜
　　B. 心内皮、内皮下层、内弹性膜、心中膜和心外膜
　　C. 心内膜、心肌膜和心外膜
　　D. 心内皮、内皮下层、心肌膜和心外膜
　　E. 心内膜、心内膜下层、心肌层和心外膜

(李润琴)

第五章　遗传与遗传病

学习目标

知识目标：

　　掌握：遗传、遗传病的概念及分类；人类染色体的形态、分组特征；核型分析；常见遗传病的遗传基础和特点；染色体畸变的类型。

　　熟悉：遗传病的特征；常见遗传病的临床表现。

　　了解：人类性别决定；遗传病的预防。

能力目标：

　　能够运用本章所学知识解释遗传病的发生，通过了解遗传病的特征和危害，关注遗传病的预防，培养学生运用所学知识分析常见遗传病的能力。

情感目标：

　　通过常见遗传病的学习，认识到遗传病发生的原因，培养学生尊重生命和热爱生活的情感。

　　生物体子代和亲代相似的现象称为遗传，子代与亲代及子代个体之间的差异称为变异。遗传与变异是生命的基本特征之一。

第一节　遗传病概述

一、遗传病的概念和特征

　　1. 遗传病的概念　遗传病(genetic disorder)是指因遗传物质结构和功能异常而引起的疾病，这种异常既可以发生在生殖细胞，也可以发生在体细胞。

　　2. 遗传病的特征　遗传病通常具有遗传性、家族性、先天性等特征。

　　(1) 遗传性　遗传性可理解为某种性状在上、下代之间或同一个体上、下代细胞之间的垂直传递。这是遗传病区别于其他疾病的突出特点。

　　(2) 家族性　家族性疾病是指表现出家族聚集现象的疾病，即一个家庭中有 2 个以上的成员患同一种疾病。大多数遗传病具有家族性，但也有的表现为散发性。

　　(3) 先天性　先天性是指婴儿出生时即表现出症状，大多数遗传病具有先天性。但并非所有的遗传病都具有先天性。

　　遗传病可通过采用积极的措施改善症状或改变疾病的表型特征，但目前所采用的治疗方法尚不能修复或改变发生突变的遗传物质而彻底根治遗传病。

二、遗传病的分类

　　根据遗传物质改变的方式不同，可将人类遗传病分为下列五大类。

　　1. 染色体病　染色体的数目或染色体节段结构出现异常。每条染色体上都存在数量不等的基因，染色体病往往涉及许多基因，所以常表现为复杂的综合征。

2. 单基因病 主要由单个基因异常引起的疾病。单基因病通常呈现特征性的家系传递。单基因病通常较为少见,但由于发现的病种越来越多,总体而言危害性很大。

3. 多基因病 多对基因和环境因素相互作用而形成的复杂疾病,包括一些先天性发育异常及人类常见病,如高血压、哮喘、精神分裂症等。这类疾病都是些常见病,有家族聚集现象,但没有单基因病那么明确。

4. 线粒体遗传病 线粒体 DNA 突变引起的疾病。线粒体遗传病随同线粒体传递,呈细胞质遗传。已知人类有的神经系统疾病和神经肌肉疾病与线粒体 DNA 突变有关,如 Leber 遗传型视神经病。

5. 体细胞遗传病 由于体细胞中遗传物质改变所引起的疾病。这类遗传病一般不向后代进行传递,但是会随着细胞的分裂,产生与亲代细胞同样遗传物质改变的子细胞,如肿瘤。

第二节 人类染色体

染色体(chromsome)是遗传物质基因的载体。真核细胞的基因大部分存在于细胞核内的染色体上。在同一物种中,染色体的形态结构、数目是恒定的。在真核生物中,一个正常生殖细胞(配子)所含的全部染色体称为一个染色体组,具有一个染色体组的细胞称为单倍体,以 n 表示。具有两个染色体组的细胞称为二倍体,以 $2n$ 表示。人类正常体细胞染色体数目是 46,即 $2n=46$ 条。正常配子(精子或卵子)中染色体为 23 条,即 $n=23$ 条。在人类的体细胞中的 23 对染色体,其中 22 对染色体与性别无直接关系,称为常染色体。而另外一对与性别的决定有明显而直接关系的染色体,X 染色体和 Y 染色体,称为性染色体。女性有 22 对常染色体,2 个 X 染色体;男性有 22 对常染色体,1 个 X 染色体,1 个 Y 染色体。

1. 染色质和染色体 染色质是指间期细胞核内易被碱性染料染色的物质,它是遗传物质在细胞间期存在的形式。当细胞有丝分裂时,染色质逐渐螺旋化,拆叠成棒状的染色体。染色质和染色体是同一物质在细胞周期可以相互转化的形态表现。它们的主要成分是 DNA、蛋白质和少量的 RNA。

2. 染色体的形态结构 在细胞周期中的不同时期,染色体的形态不断变化着。细胞分裂时,染色质组装成染色体。其中有丝分裂中期,染色体的形态最清晰典型,可在光学显微镜下观察得到。

每条中期染色体都有两条染色单体,由一个着丝粒相连,称为姐妹染色单体,各含有一个同样序列的 DNA 分子。着丝粒将染色体沿纵轴分为长臂(q)和短臂(p)两部分,长臂和短臂的末端均有端粒,端粒维持着染色体形态结构的完整和稳定。着丝粒区向内缢缩亦称主缢痕。染色体的臂上某些区段出现狭窄,则称为次缢痕。某些染色体短臂的末端有球状小体,称为随体,通过随体柄与短臂相连,随体柄与核仁的形成有关。

根据着丝粒在染色体纵轴上的位置不同,将人类的染色体分为三种类型:①中央着丝粒染色体,着丝粒位于或靠近染色体中央。若将染色体全长分为 8 等分,则着丝粒位于染色体纵轴的 1/2～5/8 之间。②亚中着丝粒染色体,着丝粒位于染色体纵轴的 5/8～7/8 之间。③近端着丝粒染色体,着丝粒靠近一端,位于染色体纵轴的 7/8 至末端之间,短臂很短。见图 5-1。

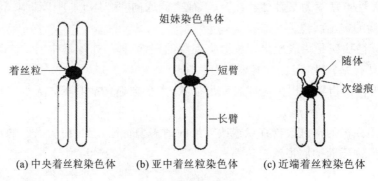

图 5-1 染色体形态结构

根据丹佛体制,将人类体细胞中 46 条染色体分为 23 对,7 个组(A～G),X 染色体在 C 组,Y 染色体在 G 组。其中 1～22 对为常染色体,编为 1～22 号,性染色体不编号。见表 5-1。

表 5-1　人类染色体分组及非显带特征

组号	染色体编号	大小	着丝粒位置	次缢痕	随体
A	1～3	最大	中央(1、3 号),亚中(2 号)	1 号常见	—
B	4～5	大	亚中	—	—
C	6～12,X	中等	亚中	9 号常见	—
D	13～15	中等	近端	—	有
E	16～18	较小	中央(16 号),亚中(17、18 号)	—	—
F	19～20	小	中央	—	—
G	21～22,Y	最小	近端	—	21、22 有

一、人类染色体核型分析

(一)非显带染色体核型分析

按常规的方法染色得到的染色体标本称为非显带染色体,一般用 Giemsa 染色。特点:染色体(除着丝粒次缢痕外)都均匀着色。

核型是指按丹佛体制,将体细胞中的全部染色体按大小、形态顺序排列分组所构成的图形。而对此图形进行分析,确定正常与否的过程则称为核型分析。因此核型分析是临床上诊断染色体病的主要方法。正常男性和女性非显带染色体核型图分别见图 5-2 和图 5-3。

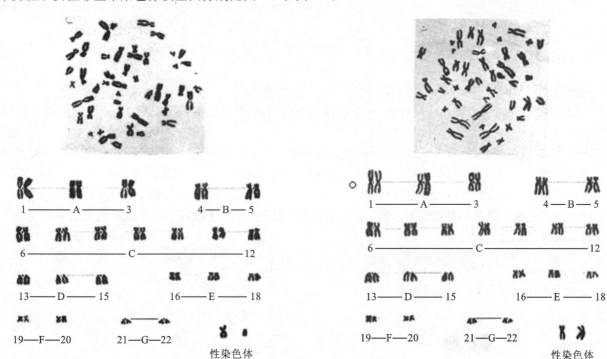

图 5-2　正常男性非显带染色体核型图　　　图 5-3　正常女性非显带染色体核型图

描述一个核型,主要有两项内容,一是染色体总数,二是性染色体的组成,两者之间用","分隔。因此正常女性核型描述为 46,XX,正常男性核型描述为 46,XY。

(二)显带染色体核型分析

非显带染色体只能对染色体进行简单识别,涉及染色体细微结构改变不能检出。20 世纪 70 年代以来建立了染色体显带方法,使人类的 24 种染色体沿其长轴显示出一条条宽窄不同,明、暗度(或深、浅)不同的横纹——带。各条染色体都有其特异的带纹(包括带纹数多少,带纹宽窄、着色深浅的差异),即各有不同的带型。因此,不仅可以明确区分和识别出每条染色体,而且,根据每条染色体特异的带型特点可以发现和检出染色体的各种结构畸变,从而使人类染色体病的诊断获得了迅速发展。常用的染色体显带技术有 Q、G、R、C、N 显带以及高分辨 G 显带技术,目前使用最为广泛的技术是 G 显带技术。

在显带染色体标本上,染色体被着丝粒分隔的短臂(p)和长臂(q)上均有一系列连续的的带,没有非带区。界标是识别染色体的重要特征,并具有显著而恒定的形态学特征。它包括染色体两臂的端粒、着丝粒和某些明显的深染带或浅染带;区为两个相邻界之间的染色体区域。

在标示特定的带时,需要包括四项:①染色体号;②臂的符号;③区号;④带号。这些项目依次列出,例如 3p25 表示 3 号染色体短臂的 2 区 5 带。随着染色体高分辨技术的建立,原来的 1 个带可以再分为几个亚带,1 个亚带又可以分为几个次亚带,在描述时,在原来的带名后加一圆点,例如 3p25.33 表示为 3 号染色体短臂的 2 区 5 带 3 亚带 3 次亚带。

二、人类性别的决定

人类性别的决定,目前被广泛接受的是性染色体学说,即性别主要由性染色体 X 染色体和 Y 染色体决定。女性性染色体组成是 XX,男性性染色体组成是 XY。因此生殖过程中女性只产生一种含有 X 染色体的卵子,而男性可以产生 X 型精子和 Y 型精子。X 型精子与卵子结合正常情况下发育为女性个体,Y 型精子与卵子结合发育为男性个体。性别主要取决于 Y 染色体,目前将性别主要决定基因定位在 Y 染色体短臂上的一个与睾丸分化有关的基因,称为睾丸决定因子(testis-determining factor,TDF),认为在 Yp11.2 上的性别决定区(sex- determining region of Y chromosome,SRY)是 TDF 的最佳候选基因。需要注意的是在性别的决定中,除了 SRY 外,应该还有其他基因的作用。

第三节　常见的遗传病

一、单基因遗传病

受一对等位基因控制的疾病,它们的传递遵循孟德尔分离定律,也称为孟德尔式遗传病。单基因遗传病又分为以下几类:常染色体显性遗传病、常染色体隐性遗传病、X 连锁显性遗传病、X 连锁隐性遗传病、Y 连锁遗传病。

研究人类遗传病的遗传方式,最常用的是系谱分析法。系谱是指从先证者(某家族中最先被确诊为患某种遗传病的人)入手,在详细调查了解其家庭成员的发病情况后,按规定的符号(图 5-4)、方式绘制成的图谱。系谱中不仅包括患病个体,也包括全部健康的家庭成员。根据系谱进行回顾性分析,来确定所发现的某一特定性状或疾病是否具有遗传因素的影响及其可能的遗传方式,从而对家系中其他成员的发病情况作出预测,这就称为系谱分析。

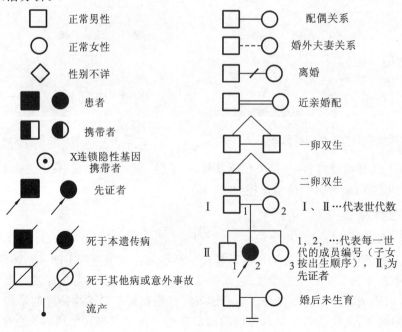

图 5-4　系谱中常用符号

（一）常染色体显性遗传病

由常染色体上显性致病基因引起的疾病称为常染色体显性遗传病。其遗传方式称为常染色体显性遗传（AD）。在常染色体显性遗传中，如用 A 表示显性致病基因，a 表示隐性正常基因，则基因型 AA 和 Aa（杂合体）的个体患病，基因型 aa 为正常个体。但由于基因表达受多种复杂因素的影响，杂合体有可能出现完全显性遗传、不完全显性遗传、不规则显性遗传、共显性遗传、延迟显性遗传的表现形式（表 5-2）。

表 5-2　常染色体显性遗传的几种类型

类 型	特 点	性状或疾病
完全显性遗传	Aa 与 AA 个体表型无差别	齿质形成不全症、短指（趾）症
不完全显性遗传	Aa 表型介于正常与 AA 之间，表现为疾病的轻型	β-地中海贫血症、软骨发育不全
不规则显性遗传	Aa 不发病或是表现程度差异	多指（趾）症
共显性遗传	等位基因杂合状态下共同表达	人类 ABO 血型的 AB 型
延迟显性遗传	Aa 中致病基因生命早期不表达，一定年龄后才表达	Huntington 舞蹈症

齿质形成不全症是常染色体完全显性遗传的典型例子。它的主要症状是患者牙质有明显缺陷。牙齿上常出现灰色或蓝色的乳光，牙釉质很早就从牙本质表面分离脱落，使牙本质暴露，牙齿容易被磨损。

常染色体显性遗传病的系谱（图 5-5）有以下特点。

（1）连续遗传。即系谱中代代都出现患者。

（2）男女发病机会均等。由于致病基因位于常染色体上，发病与性别无关，故系谱中男女发病机会均等。

（3）患者的基因型绝大多数为杂合体，患者的双亲中必有一方为患者，患者的同胞约有 1/2 为患者。

（4）双亲无病时，子女一般不会发病（除非发生新的基因突变）。

临床上可根据上述特点对常染色体显性遗传病进行发病风险的估计。

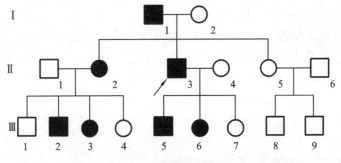

图 5-5　常染色体显性遗传病典型系谱

（二）常染色体隐性遗传病

由常染色体上隐性致病基因引起的疾病称为常染色体隐性遗传病。其遗传方式称为常染色体隐性遗传（AR）。在常染色体隐性遗传中，假定用 a 表示隐性致病基因，A 表示显性正常基因，则基因型 AA 和 Aa 的个体表型正常，基因型 aa 的个体患病。杂合体（Aa）不发病，但是可将携带的致病基因向后代传递。这种带有致病基因但表现型正常的个体称为携带者。临床上所见的常染色体隐性遗传病患者（aa）往往是两个携带者（Aa）婚配的子女。

白化病、镰状细胞贫血症、苯丙酮尿症、肝豆状核变性等都属于常染色体隐性遗传病。白化病是一种以皮肤、毛发、眼睛缺乏黑色素为特征的常染色体隐性遗传病。致病基因定位于 11q14～q21，该病发病率为 1/12000～1/10000。在正常人皮肤、毛发、眼睛等组织的黑色素细胞内有酪氨酸酶，催化生化反应形成黑色素蛋白，使组织具有相应的颜色。白化病 I 型患者组织中黑色素细胞内缺乏酪氨酸酶，因而不能形成黑色素。患者皮肤呈白色或淡红色，毛发很白或为淡黄色，虹膜及瞳孔呈浅红色，怕光。部分患者有屈光不正、斜视和眼球震颤等症状。少数白化症患者智力低下，体格发育不良。患者皮肤不耐日晒，可因日晒而出现灼伤，暴露的皮肤可发生恶性黑色素瘤。

常染色体隐性遗传病的系谱（图 5-6）有如下特点。

（1）不连续遗传，常为散发病例，有时系谱中只有先证者一个患者。

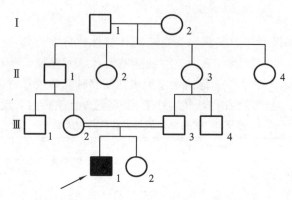

图 5-6　常染色体隐性遗传病系谱

（2）男女发病机会均等。

（3）患者的双亲往往表型正常，但都是致病基因的携带者。患者的同胞中约 1/4 为患者，约 3/4 正常，在患者表型正常的同胞中有 2/3 的可能性为携带者。

（4）近亲婚配时，子女中隐性遗传病的发病率要比非近亲婚配者高得多。

（三）X 连锁显性遗传病

由 X 染色体上显性致病基因引起的疾病称为 X 连锁显性遗传病。其遗传方式称为 X 连锁显性遗传（XD）。X 染色体是性染色体，当基因位于 X 染色体上，性状的表达必然与性别有密切的关系，因此 X 连锁遗传病的发病率会有男女差异。

在 XD 中，如用 A 表示显性致病基因，a 表示隐性正常基因，女性患者基因型记录为 X^AX^A、X^AX^a，男性患者记录为 X^AY。正常女性基因型为 X^aX^a，正常男性为 X^aY。在男性细胞中只有一条 X 染色体，Y 染色体缺少相应的等位基因，男性 X 染色体上只有成对基因中的一个，称为半合子。同时，男性患者的致病基因只能从母亲传来，将来只能传给女儿，不存在从男性向男性的传递，称为交叉遗传。抗维生素 D 佝偻病、色素失调症、遗传性肾炎均属于 X 连锁显性遗传病。

抗维生素 D 佝偻病又称低磷酸盐血症，是一种以低磷酸盐血症导致骨发育障碍为特征的疾病。患者由于肾小管对磷酸盐重吸收障碍，导致血磷下降、尿磷增多，肠道对磷、钙的吸收不良而影响骨质钙化，形成佝偻病。患儿多于 1 周岁左右发病，最先出现的症状为 O 形腿，严重的可出现进行性骨发育畸形、多发性骨折、骨痛、不能行走、生长发育缓慢等症状。该病基因已知定位于 Xp22.2～22.1。

由以上系谱分析可知，X 连锁显性遗传病的系谱（图 5-7）有以下特点。

（1）有连续遗传的现象。

（2）人群中女性患者多于男性患者，但女性病情较轻。

（3）男性患者的女儿均为患者，儿子均正常。

（4）女性患者的后代中，女儿和儿子各有 50% 的发病风险。

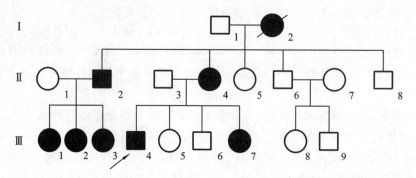

图 5-7　X 连锁显性遗传病系谱

（四）X 连锁隐性遗传病

由 X 染色体上隐性致病基因引起的疾病称为 X 连锁隐性遗传病。其遗传方式称为 X 连锁隐性遗传（XR）。在 XR 中，如用 a 表示隐性致病基因，A 表示显性正常基因，女性患者基因型记录为 X^aX^a，男性患者

记录为 X^aY。正常女性基因型 X^AX^A、X^AX^a（携带者），正常男性为 X^AY。红绿色盲、甲型血友病、假肥大型肌营养不良为 X 连锁隐性遗传病。

人类的红绿色盲就是 X 连锁隐性遗传的典型例子，患者对红色和绿色辨别力下降。

由以上系谱分析可知，X 连锁隐性遗传病的系谱（图 5-8）有以下特点。

（1）人群中男性患者远多于女性患者，系谱中往往只有男性患者。

（2）双亲无病时，儿子可能发病，女儿则不会发病。

（3）如果女性是患者，其父亲一定是患者，母亲是携带者或患者。

（4）男性患者的兄弟、外祖父、舅父、姨表兄弟、外孙、外甥等可能是患者，其他亲属则不可能患病。

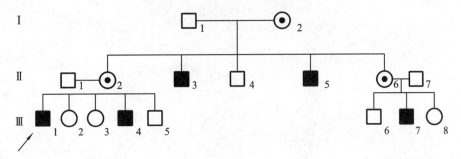

图 5-8　X 连锁隐性遗传病系谱

单基因遗传病中除以上几种外还有 Y 连锁遗传病，Y 染色体上基因数目少，现在所知的 Y 连锁遗传病也比较少，如外耳道多毛症。因只有男性有 Y 染色体，因此 Y 连锁遗传病只有男性患者，故 Y 连锁遗传又称为全男性遗传。

二、多基因遗传病

人类的一些遗传性状或遗传病受若干对基因控制，这种性状或疾病的遗传方式称为多基因遗传（polygenic inheritance）。在多基因遗传中每一对基因之间呈共显性且对遗传性状或遗传病形成的作用是微小的，故称为微效基因（minor gene）。这若干对基因的作用累加起来，形成明显的表型效应，同时这些遗传性状或遗传病的发生还受到环境因素的影响，因此这类遗传病称为多基因遗传病（polygenic disorders）。

多基因遗传病是一类发病率较高、发病机制较为复杂的疾病。多基因遗传病的发生过程中需要知道几个概念。①易感性：由遗传因素决定一个个体患病的风险，仅代表个体所含有的遗传因素。②易患性：由遗传因素和环境因素共同作用并决定一个个体患某种遗传病的可能性。易患性是多基因遗传中使用的一个特定概念，易患性高，患病的可能性就大；易患性低，患病的可能性就小。③发病阈值：当个体的易患性达到或超过一定限度时就可能患病。这种由易患性所导致的多基因遗传病发病最低限度称为发病阈值。④遗传度（或遗传率）：多基因病的发病中，遗传因素所起作用的大小。遗传度一般用百分率（%）来表示（表5-3）。

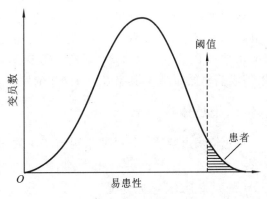

图 5-9　群体易患性变异分布图

表 5-3　常见多基因病的群体发病率、先证者一级亲属发病率和遗传度

疾 病 名 称	群体发病率/（%）	先证者一级亲属发病率/（%）	遗传度/（%）
哮喘	4.0	20	80
精神分裂症	1.0	16	80
原发性高血压	4～8	20～30	62
消化性溃疡	4.0	8	37
强直性脊椎炎	0.2	7（男性先证者）	70
		2（女性先证者）	

续表

疾 病 名 称	群体发病率/(%)	先证者一级亲属发病率/(%)	遗传度/(%)
Ⅰ型糖尿病	0.2	2～5	75
Ⅱ型糖尿病	2～3	10～15	35
冠心病	2.5	7	65
先天性幽门狭窄	0.3	2(男性先证者)	75
		10(女性先证者)	
先天性髋关节脱位	0.07	4	70
先天性畸形足	0.1	3	68
先天性巨结肠	0.02	2(男性先证者)	80
		8(女性先证者)	
无脑畸形	0.5	2	60
脊柱裂	0.3	4	60
唇裂和(或)腭裂	0.17	4	76
腭裂	0.04	2	76

表 5-3 为常见的多基因遗传病,根据对这些多基因遗传病的研究,分析归纳出了多基因遗传病的遗传特点:①有明显的家族聚集倾向。患者的亲属发病率高于群体发病率,但与单基因遗传有明显差别。②随着亲属级别的降低,患者亲属发病风险明显下降。③近亲婚配时,子女的患病风险也增高,但不如单基因遗传中的常染色体隐性遗传病那样显著。④病情越重,再发风险越大,表明遗传因素起着重要作用。

多基因遗传病再发风险估计:①群体发病率和遗传率与患者一级亲属的再发风险的关系。群体的发病率(P)在 0.1%～1%,遗传度为 70%～80%,患者一级亲属的发病率(f)约近于群体发病率的平方根。即可用公式 $f=\sqrt{P}$ 来计算。例如,在我国唇裂±腭裂的群体发病率为 0.17%,其遗传度为 76%,患者一级亲属的发病率(f)$=\sqrt{0.0017}\approx4\%$。如果某种多基因病的遗传度高于 80% 或群体发病率高于 1%,则患者一级亲属发病率将高于群体发病率的平方根($\sqrt{P}$);如果多基因病的遗传度低于 70% 或群体发病率低于 0.1%,则患者一级亲属发病率低于群体发病率的平方根($\sqrt{P}$)。②家庭中的多基因患者成员越多,亲属患病危险率越高。一个家庭中的患者越多,说明该家庭带有较多的易感性基因,则再发风险越大。③多基因遗传病患者病情越严重,亲属再病风险率越高。④多基因遗传病的患病率与性别的关联。若多基因的发病率有性别差异,发病率低的性别,其患者一级亲属的发病率高;发病率高的性别,其患者一级亲属的发病率低。

三、染色体病

染色体病由染色体数目或结构畸变所致。染色体畸变是指体细胞或生殖细胞内染色体发生异常的改变。

(一)染色体畸变类型

1. 数目畸变

(1)整倍体改变　如果染色体的数目变化以单倍体(n)为基数,整倍地增加或减少,则称为整倍体,超过二倍体的整倍体称为多倍体。在 $2n$ 的基础上,如果增加 1 个染色体组,也就是增加一个 n,则为 $3n$,三倍体以上的又统称为多倍体。如果在 $2n$ 的基础上减少一个染色体组,则称为单倍体。

(2)非整倍体改变　一个体细胞的染色体数目增加或减少了一条或数条,称为非整倍体。这是临床上最常见的染色体畸变类型。发生非整倍体改变后,会产生亚二倍体、超二倍体。亚二倍体即在 $2n$ 的基础上,减少了一条或几条染色体,超二倍体即在 $2n$ 的基础上,增加了一条或几条染色体。若某对染色体多了一条($2n+1$),细胞内染色体数目为 47,即构成三体型。这是人类染色体最常见、种类最多的一类畸变。若某对染色体少了一条($2n-1$),则构成单体型。

另外,还有嵌合体,一个个体内同时存在两种或两种以上核型的细胞系,这种个体称为嵌合体(mosaic),如 46,XX/47,XXY。

按照 ISCN(1978)规定,非整倍体的描述方法为"染色体总数,性染色体组成,+(一)畸变染色体序号"。例如,某一核型中的 21 号染色体多了一条,可描述为(47,XX(XY),+21),少了一条 21 号染色体则描述为(45,XX(XY),−21);若是少了一条 X 染色体,可描述为(45,X)或(45,XO)。

2. 染色体结构畸变 染色体结构畸变的类型主要有缺失、重复、倒位和易位。

(1)缺失是指染色体部分片段丢失,可分为末端缺失和中间缺失两种类型。

(2)一条染色体两处同时发生断裂,中间断片倒转 180°重接,从而造成染色体上的基因排列顺序被颠倒,这种现象称为倒位。

(3)同一染色体某一片段含有两份或两份以上者称为重复。

(4)染色体断裂产生的断片连接到另一条染色体(非同源染色体)上,称为易位。其主要类型有相互易位和罗伯逊易位。

相互易位:两条染色体同时发生断裂,相互交换断片后重接,形成两条结构上重排的染色体。这种易位未造成遗传物质的丢失,对人体一般不产生严重的影响,这种个体称为平衡易位携带者。

罗伯逊易位:又称着丝粒融合。通常由两条近端着丝粒染色体在着丝粒或靠近着丝粒部位发生断裂后,两者长臂重接形成一条染色体。两者的短臂也可重接形成一条小染色体,但一般在随后的细胞分裂中丢失。

染色体结构畸变可用简式和详式两种方法进行描述。在简式中,染色体结构改变只需用断裂点表示,需要描述的内容如下:①染色体总数;②性染色体组成;③畸变类型符号;④受累染色体序号;⑤断裂点的区带号。例如(46,XX),del(2)(q23)。如果用详式表示,简式中前四项内容相同,第 5 项内容增加描述畸变染色体带的组成,如上例详式应为:(46,XX),del(2)(pter→q23:),冒号(:)表示 2 号染色体长臂的 2 区 3 带发生断裂,其远侧端(q23→qter)已丢失。核型分析常用符号及其意义见表5-4。

表 5-4　核型分析常用符号及其意义

符 号 术 语	意 义	符 号 术 语	意 义
p	短臂	del	缺失
q	长臂	dup	重复
cen	着丝粒	inv	倒位
ter	末端	t	易位
+/−	增加/减少	rcp	相互易位
:	断裂	rop	罗伯逊易位
::	断裂后重接	ins	插入
( )	内为异常断点	→	从……到……
;	分开染色体	der	衍生染色体

（二）常见染色体遗传病

由于染色体异常涉及许多基因,患者有较严重或明显的临床症状,故又称染色体异常综合征。因此,染色体遗传病一般具有以下临床特征:①先天性多发畸形,智力低下和生长发育迟缓,有的还有特殊的皮肤纹理改变。②性染色体异常患者,除有上述特征外,还有内外生殖器异常或畸形,如性腺发育不良,副性征不发育等。

1. 常染色体病 常染色体病(autosomal disease)是由常染色体数目或结构异常引起的疾病。常染色体病约占染色体遗传病的 2/3。

(1)21-三体综合征。又称先天愚型,是发现最早、发病率最高的一种染色体遗传病。英国医生 Langdon Down 在 1866 年首次报道,故又命名为 Down 综合征(图 5-10)。

发病率:在新生儿中发病率为 1/800～1/600,男性患儿多于女性患儿。发病率随母亲生育年龄的增高而增高,尤其是当母亲年龄大于 35 岁时,发病率明显增高。

临床表现:患者主要表现为智力低下,发育不良及特殊面容。IQ 通常在 25～50 之间,抽象思维能力缺乏;眼间距宽、眼裂小;头颅小而圆,枕部扁平;耳廓小及低位,鼻扁平;舌头大、外伸,所以此病又称为伸舌样痴呆;软骨发育差,四肢较短,约 50%患者具有通贯手,atd 角增大;约 50%患者有先天性心脏病,以房间隔缺损与房室畸形常见。男性患者常有隐睾,一般不育;女性患者常无月经,少数能生育,但将此病遗传给后代

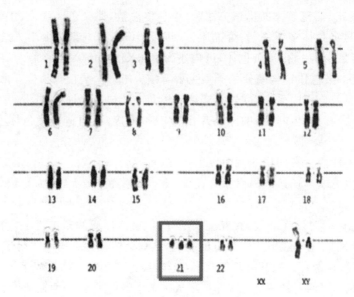

图 5-10　Down 综合征核型（男性）

的风险较高。

核型：主要有游离型、嵌合型和易位型三种类型。

游离型：核型为(47,XX(XY)，+21)，是 21-三体综合征的典型核型，约占病例数的 95%。患者所有体细胞均多了一条 21 号染色体。

嵌合型：核型为(46,XX(XY))/(47,XX(XY))，+21，占全部病例的 1%～2%。患者临床症状主要取决于患者体内 21-三体型细胞所占的比例。21-三体型细胞所占的比例越大，其症状越严重，但一般轻于游离型。

易位型：占先天愚型患者的 3%～4%，常见核型为(46,XX(XY)，−14，+t(14q21q))。即患者体细胞内缺少了一条 14 号染色体，多了一条由 14 号染色体和 21 号染色体发生易位后形成的罗伯逊易位的异常染色体。

（2）5p-综合征　1963 年 Lejeune 等首先报道。因患儿哭声似猫叫，所以又称为猫叫综合征。此病是最常见的染色体结构缺失综合征。

发病率：发病率约为 1/50000，受累个体女性多于男性。

临床表现：最主要的临床症状是多数患儿在 2 岁以内特有的类似猫叫的哭声，但随着年龄增长，猫叫样的哭声会逐渐消失。其次是小头，婴儿满月脸，眼间距宽，耳位低，生长发育迟缓，智力严重低下，常伴有先天性心脏病。

核型：核型为(46,XX(XY)，5p-)。患者 5 号染色体短臂 5p14 或 5p15 缺失是引发该综合征的关键因素。

2. 性染色体病

（1）先天性睾丸发育不全症　1942 年 Klinefelter 等首先报道而命名，所以又称为 Klinefelter 综合征。1959 年 Jacob 等证实患者比正常男性多了一条 X 染色体，所以本病也常称为 XXY 综合征。

发病率：发病率相当高，在男性新生儿中占 1/1000～2/1000，在身高 180 cm 以上的男性中约占 1/260，在不育男性中占 1/10。

临床表现：外观男性，从青春期开始出现临床症状。身材高大，睾丸小且不发育，不能产生精子而无生育能力；第二性征发育不良，胡须、阴毛稀少，喉结不明显；部分患者乳房可发育，皮肤细嫩；少数患者伴有先天性心脏病。智力正常或轻度低下，部分患者有精神异常或精神分裂症倾向。X 染色体数目越多，病情越严重。另外，个别嵌合型患者能够生育。

核型：80%～90%的患者核型为 47,XXY；10%～15%患者为嵌合型，常见核型为 46,XY/47,XXY 和 46,XY/48,XXXY。

（2）先天性卵巢发育不全综合征　也称为先天性性腺发育不全症。1938 年美国内分泌专家 Henry Turner 首先报道并命名，所以又称为 Turner 综合征。

发病率：在新生女婴中为 1/5000～1/3500。

临床表现：以性器官幼稚、身材矮小（大多数在 150 cm 以下）、肘关节外翻为主要特征。外观女性，原发性闭经,乳房发育差,乳头发育不全,性腺为纤维条索状,无滤泡,子宫、外生殖器幼稚型。后发际低,约50%患者有蹼颈,小颌。此外,约1/2患者有主动脉狭窄和马蹄肾等畸形。智力正常或轻度低下。

核型:约55%的患者核型为45,X。另外,还有嵌合型和结构异常核型患者,最常见的嵌合型核型为45,X/46,XX,临床表现较轻,轻者可能有生育能力。

四、遗传病的预防

遗传病的比例上升,且目前多无有效的治疗方法,遗传病预防的问题显得非常重要。主要从遗传咨询、产前诊断及遗传筛查、做好环境保护相结合的方法,有效地降低了各种常见遗传病的发病率。

1. 遗传咨询 临床医师和遗传学工作者解答遗传病患者及其亲属提出的有关遗传病的病因、遗传方式、诊断、治疗及预防等问题,估计患者的子女再发病的概率,并提出建议及指导,以供患者及其亲属参考。

遗传咨询的对象:①一对夫妇生了有遗传病的患儿,询问再发风险者;②夫妇一方患有某种遗传病,需要给予生育指导;③一对夫妇婚后多年不育或妻子出现不明原因的习惯性流产;④家族中有遗传病患者,担心子代是否也会患此遗传病;⑤近亲婚配的夫妇,要求给予生育指导;⑥家庭成员中得了病因不明的疑难杂症,要求肯定或排除遗传病的可能性;⑦有过致畸因素接触史的人员。

2. 遗传筛查 对某群体各成员某一位点基因的一项普查。通过筛查,可及早发现有致病基因的个体。遗传筛查包括出生前筛查、新生儿筛查、携带者筛查几个方面。

(1)出生前筛查 诊断胎儿有无遗传性疾病。目前除染色体病外,还有100多种遗传病可作出生前筛查。在遗传咨询的基础上,对有高风险的妊娠经产前诊断判断胎儿患病时,可终止妊娠,防止患儿的出生,这是预防严重遗传病患儿出生的有效手段。

(2)新生儿筛查 指在新生儿阶段明确该种疾病的诊断。因有一些遗传病已有有效疗法,若能在患儿出现不可逆的损伤前得到治疗则可防止临床症状的出现。

新生儿筛查选择的病种应考虑下列条件:发病率较高,有致死、致残、致愚的严重后果;有较准确而实用的筛查方法;筛出的疾病有办法防治;符合经济效益。

我国列入筛查的疾病有苯丙酮尿症、先天性甲状腺功能低下、G-6PD缺乏症(南方)。

(3)携带者筛查 遗传携带者指表型正常,但带有致病遗传物质(致病基因或染色体畸变),能传递给后代使之患病的个体。筛出携带者后则进行婚育指导,避免两个致病物质相同携带者婚配,对遗传病的预防具有积极意义。

3. 产前诊断 产前诊断又称宫内诊断,指采用各种特殊方法对胚胎或胎儿出生前是否患有某种遗传病或先天畸形等缺陷作出准确的判断,以便进行选择性流产或宫内治疗,防止缺陷儿出生,从而保证下一代的健康成长。主要适应于:①35岁以上的高龄孕妇;②有不良孕产史,如有3次以上不良孕产史,包括流产、早产、死胎、死产等;③生过染色体异常儿、神经管发育缺陷儿、先天性代谢病儿等;④夫妇一方或双方有染色体平衡易位者;⑤有遗传病家族史者;⑥夫妇一方或双方为可疑或已知的致病基因携带者或患者;⑦羊水过多或过少者;⑧孕早期有接触明显致畸因素者;⑨近亲婚配者。目前可采用的产前诊断技术主要有B超检查、羊膜腔穿刺、绒毛活检法、胎儿镜检查、羊膜腔造影和胎儿造影术、细胞遗传学检查、生物化学检测、分子细胞学检查等。

4. 环境保护 环境中的一些物理或化学因素,如电离辐射、化学品等环境污染可对人类的遗传物质造成损害,影响健康。因此,保护好环境,也是遗传病预防的重要环节之一。

能力检测

1.简述遗传病的概念和分类。
2.试述人类染色体的分组和特征。
3.简述常染色体显性遗传病的系谱特点。
4.简述多基因遗传病的特点。
5.试述遗传病预防的几个方面。

(何 露)

第六章 病原生物学

学习目标

知识目标:

掌握:各类病原生物的生物学性状、感染免疫以及临床常见病原微生物的致病性。

熟悉:各类病原生物的形态结构和微生物学检查方法。

了解:各类病原生物的防治原则。

能力目标:

1. 通过对病原生物学的学习,培养学生提出问题、解决问题的能力,以及归纳、总结知识点的能力。

2. 通过对病原生物引起临床常见疾病的学习,培养学生分析病例,解决临床实际问题的能力。

情感目标:

通过对病原生物学的学习,让学生认识到在临床上无菌操作的重要性,针对不同病原微生物的感染途径,养成良好的卫生习惯和自我保健意识。

第一节 细 菌 学

一、细菌的形态与结构

细菌是原核生物界的一种单细胞微生物。广义上泛指各类原核细胞型微生物,包括细菌、放线菌、支原体、衣原体、立克次体、螺旋体。狭义上则专指具有典型代表性的细菌,是本章讨论的对象。它们形体微小,结构简单,具有细胞壁和原始核质,无核仁和核膜,除核糖体外无其他细胞器。

（一）细菌的形态

1. 细菌的大小 细菌通常以微米（μm）作为测量单位。须用显微镜放大数百至上千倍才能看到。各种细菌大小不一。球菌的直径多数为 $1.0~\mu$m 左右,杆菌长为 $2.0\sim3.0~\mu$m,宽为 $0.3\sim0.5~\mu$m。

2. 细菌的形态 按其基本形态细菌分为球菌、杆菌和螺形菌三大类（图 6-1）。

（1）球菌 呈球形或近似球形,直径 $0.8\sim1.2~\mu$m。由于细菌繁殖时分裂方向和排列方式不同可分为双球菌、链球菌、葡萄球菌、四联球菌、八叠球菌等。

（2）杆菌 一般为直杆状,有的细长或稍有弯曲,有的粗短近似卵圆形（球杆菌）。分为大杆菌、中等的杆菌、小杆菌等。

（3）螺形菌 菌体弯曲或扭转,可分为弧菌和螺菌两类。

（二）细菌的结构

各种细菌所共有的结构称为基本结构（包括细胞壁、细胞膜、细胞质、核质、核蛋白体等）,而在一定条件下所特有的结构称为特殊结构（包括荚膜、鞭毛、菌毛、芽胞等）（图 6-2）。

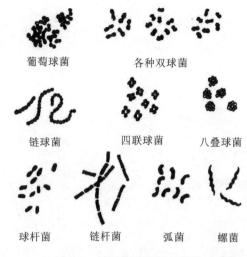

葡萄球菌　　　各种双球菌

链球菌　　　四联球菌　　　八叠球菌

球杆菌　　链杆菌　　弧菌　　螺菌

图 6-1　细菌细胞的基本形态

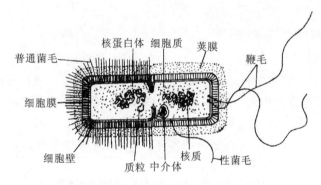

图 6-2　细菌细胞结构模式图

1. 细菌的基本结构

1）细胞壁　细胞壁是包被于细胞膜外的坚韧而富有弹性的膜状结构。主要功能是维持菌体固有形态，并保护细胞抵抗低渗环境。由于细胞壁的保护作用，使细菌能承受内部巨大的渗透压而不会破裂，并能在相对的低渗条件下生存。细胞壁上有许多微孔，与细胞膜共同完成胞内外物质的交换，细胞壁上还带有多种抗原决定簇，决定了细菌的抗原性。细胞壁的主要组分是肽聚糖，革兰阳性菌和阴性菌尚各有特殊组分。肽聚糖又称黏肽、糖肽或胞壁质，为原核细胞所特有。它由聚糖骨架、四肽侧链和五肽交联桥三部分组成（革兰阴性菌者无五肽交联桥）。

（1）聚糖骨架　由 N-乙酰葡糖胺和 N-乙酰胞壁酸两种氨基糖交替间隔排列，经 β-1,4-糖苷键连接而成。各种细菌细胞壁的聚糖骨架均相同。

（2）四肽侧链　连接于聚糖骨架 N-乙酰胞壁酸分子上。肽侧链上氨基酸的数量、种类和连接方式随菌种不同而异。

（3）五肽交联桥　由五个甘氨酸组成的多肽，两端分别连接相邻两条四肽侧链上的 L-赖氨酸和 D-丙氨酸，从而构成机械强度十分坚韧的三维结构（图 6-3）。革兰阴性菌没有五肽交联桥，如大肠埃希菌的四肽侧链中，第三位氨基酸是二氨基庚二酸（DAP），并由 DAP 与相邻四肽侧链末端的 D-丙氨酸直接连接，因而只形成单层平面网络的二维结构（图 6-4）。肽聚糖是细菌细胞壁的主要成分。凡能破坏肽聚糖结构或抑制其合成的物质，都有抑制或杀菌作用。例如溶菌酶能水解聚糖支架中的 β-1,4-糖苷键，破坏胞内抗高渗屏障，导致菌体膨胀、崩解。青霉素干扰甘氨酸交联桥与四肽侧链上 D-丙氨酸之间的连接，使细菌不能合成完整的细胞壁。

（4）革兰阳性菌细胞壁特殊组分　革兰阳性菌的细胞壁较厚，除含有 15～50 层肽聚糖结构外，尚有大量特殊组分磷壁酸（图 6-5）。按其结合部位不同，分壁磷壁酸和膜磷壁酸两种。前者的一端通过磷脂与肽聚糖上的胞壁酸共价结合，后者又称脂磷壁酸（LTA），其长链末端糖脂与细胞膜外层糖脂共价结合，两者的另一端均伸出肽聚糖层游离于外。磷壁酸有很强的抗原性，是革兰阳性菌的重要表面抗原。

（5）革兰阴性菌细胞壁特殊组分　革兰阴性菌细胞壁较薄，除含有 1～2 层的肽聚糖结构外，尚有其特

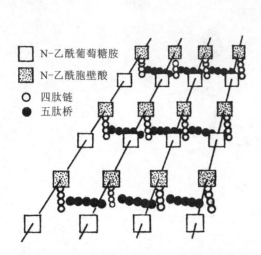

图 6-3　金黄色葡萄球菌细胞壁的肽聚糖结构

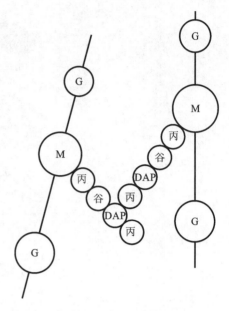

图 6-4　大肠埃希菌细胞壁的肽聚糖

殊组分外膜(图 6-5)。外膜是革兰阴性菌细胞壁的主要结构,由脂质双层、脂蛋白和脂多糖三部分组成。脂质双层的结构类似细胞膜,可允许水溶性小分子通过。脂蛋白使脂质双层联结在肽聚糖层上。由脂质双层向细胞外伸出的是脂多糖。脂多糖包括脂质 A、核心多糖和特异多糖三个组成部分,其中脂质 A 耐热,是内毒素的生物学活性主要组分,与细菌致病性有关,无种属特异性。核心多糖位于脂质 A 的外层,有属特异性。特异多糖是脂多糖的最外层,是革兰阴性菌的菌体抗原,具有种特异性。革兰阳性菌和革兰阴性菌的细胞壁结构的比较见表 6-1。

表 6-1　革兰阳性菌与革兰阴性菌细胞壁结构比较

细胞壁结构	革兰阳性菌	革兰阴性菌
强度	较坚韧	较疏松
厚度	厚,20～80 nm	薄,10～15 nm
肽聚糖层数	多,可达 50 层	少,1～3 层
磷壁酸	+	-
外膜	-	+
脂蛋白	-	+
脂多糖	-	+

(6)细菌细胞壁缺陷型　细菌细胞壁受到理化或药物因素作用时,细胞壁产生缺损,细菌在普通环境中不能耐受菌体内部的高渗透压而将胀裂死亡,但在高渗环境下,它们仍可存活而成为细胞壁缺陷型细菌,亦称细菌 L 型(图 6-6)。细菌 L 型因缺失细胞壁而呈高度多形性。

2)细胞膜　细胞膜是位于细胞壁内侧,紧包在细胞质外面的一层柔软有弹性、具有半渗透性的生物膜。其基本结构是脂质双层并镶嵌有多种蛋白质,这些蛋白质是具有特殊作用的酶和载体蛋白。膜不含胆固醇是与真核细胞的区别点。

3)细胞质　细胞质是由细胞膜包裹着的溶胶性物质,基本成分是水、蛋白质、脂类、核酸及少量的糖和无机盐。

(1)质粒　位于细菌细胞质中,是染色体外的遗传物质。是环状闭合的双链 DNA 分子,可以自我复制,传给子代。质粒控制的遗传性状并非细菌生命活动所必需,失去质粒的细菌仍能正常生活。

(2)核糖体　化学成分为 RNA 和蛋白质,为合成蛋白质的场所。细菌核蛋白体沉降系数为 70S,由 50S 和 30S 两个亚基组成;真核细胞的核蛋白体为 80S,由 60S 和 40S 两个亚基组成。链霉素能与细菌核蛋白体的 30S 亚基结合,红霉素能与 50S 亚基结合,从而干扰蛋白质的合成而导致细菌死亡,但对人体细胞则无影

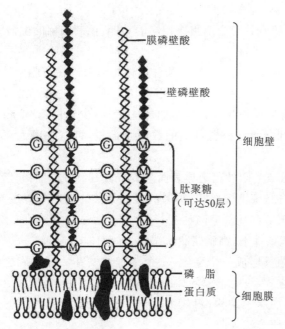

革兰阳性菌

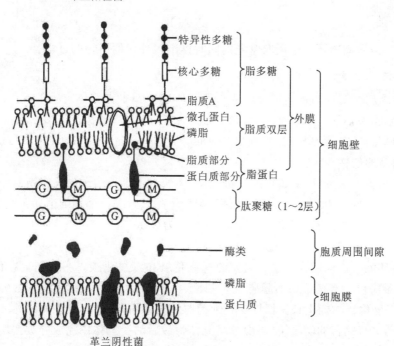

革兰阴性菌

图 6-5　细菌细胞壁结构模式图

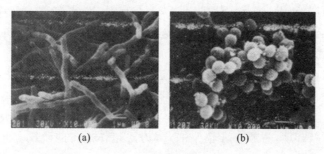

(a)　　　　　　　　(b)

图 6-6　葡萄球菌 L 型

注：(a)临床标本分离出的丝状 L 型菌落(扫描电镜×10000)；(b)丝状 L 型菌落回复后(扫描电镜×10000)。

响。此外，还有胞质颗粒，其中较为常见的是异染颗粒，多见于白喉棒状杆菌、鼠疫耶尔森菌、结核分枝杆菌等。

4）核质　细菌是原核型细胞,没有典型的细胞核,无核膜和核仁。其DNA疏松地分布在胞浆中的某一区域,称之为核质,又称拟核或核区。核质具有与细胞核相同的功能,控制细菌的生命活动。

2. 细菌的特殊结构

1）荚膜　某些细菌在其生长过程中,合成并分泌一层黏液性物质包围在细胞壁外,具有一定外形、界限清晰、性质稳定,称为荚膜。细菌荚膜有黏附、抗吞噬的作用,同时荚膜具有抗原性。

2）鞭毛　鞭毛是某些菌体上附有的细长并呈波状弯曲的丝状物,少者仅1～2根,多者达数百根,为细菌的运动器官,可作为鉴别细菌的指标之一。根据鞭毛的数量和部位,可将有鞭毛菌分成单毛菌、双毛菌、丛毛菌、周毛菌。

3）菌毛　许多革兰阴性菌和少数革兰阳性菌菌体表面附着有极其纤细的蛋白性丝状物,称为菌毛。菌毛比鞭毛更细、更短而直。其化学组分是菌毛蛋白,与细菌的运动无关。菌毛在普通光学显微镜下看不到,必须用电子显微镜观察,菌毛分普通菌毛和性菌毛两种。

4）芽胞　某些细菌在一定的环境条件下,细胞浆脱水浓缩,在菌体内部形成一个圆形或卵圆形小体,称为芽胞,是细菌的休眠状态。一个细菌只形成一个芽胞,一个芽胞经发芽后也只能生成一个具有繁殖能力的细菌体,因而芽胞不是细菌的繁殖方式,只是细菌的休眠状态。芽胞的大小、形状、位置等随菌种而异,有重要的鉴别价值。成熟的芽胞具有多层厚膜结构,对热力、干燥、辐射、化学消毒剂等理化因素均有强大的抵抗力。杀灭芽胞最可靠的方法是高压蒸汽灭菌。

二、细菌的生理

细菌的新陈代谢是从周围环境中摄取营养的同时排出多种代谢产物的过程。

（一）细菌的生长繁殖

1. 细菌的化学组成　细菌的化学组成包括水和固体成分。水占菌体重量的80%,固体成分仅占15%～20%。固体成分包括蛋白质、糖类、脂类、核酸、无机盐等,以蛋白质含量最多。此外,细菌还有一些特殊的物质,如肽聚糖、磷壁酸、二氨基庚二酸、吡啶二羧酸等。

2. 细菌生长繁殖的条件

1）充足的营养物质　水分、碳源、氮源、无机盐类、生长因子等是细菌生长繁殖需要的营养物质。

2）适宜的酸碱度（pH）　大多数病原菌的最适pH为7.2～7.6。个别细菌如霍乱弧菌在pH 8.4～9.2的碱性条件下生长最好。结核分枝杆菌在pH 6.5～6.8为最适宜。

3）合适的温度　大多数病原菌生长最适温度为37 ℃。

4）必要的气体环境　病原菌生长繁殖需要的气体是氧和二氧化碳。一般细菌在代谢过程中自身产生的二氧化碳即可满足需要。有些细菌如脑膜炎奈瑟菌、淋病奈瑟菌、牛布鲁菌等,在初次人工培养时,需要提供5%～10%的二氧化碳才能生长。根据各种细菌对氧气的需要不同,可分为四类。

（1）专性需氧菌　有完善的酶系统,需要分子氧作为最后的受氢体以完成呼吸作用,在无游离氧的环境中不能生长,如结核分枝杆菌。

（2）微需氧菌　在低氧压下生长良好,高氧压对其有抑制作用,如空肠弯曲菌。

（3）兼性厌氧菌　在有氧和无氧环境中均能生长,但在有氧时生长较好,大多数病原菌属此类。

（4）专性厌氧菌　缺乏完善的呼吸酶系统,只能进行无氧发酵,它们不能利用分子氧,而且游离氧对其有毒性作用,如破伤风梭菌。

3. 细菌繁殖的方式与速度　细菌以二分裂方式进行无性繁殖,在适宜条件下,多数细菌只需20～30 min即可分裂一次,称为一代（个别细菌分裂缓慢,如结核分枝杆菌繁殖一代需12～24 h）。但细菌的繁殖是有一定的规律的（图6-7）。细菌生长繁殖分四个时期。

（1）迟缓期:细胞适应新环境,为最初培养1～3 h,为繁殖作准备的阶段。此时细菌代谢活跃,体积增大,但不分裂,菌数不增加。

（2）对数期:细菌生长繁殖迅速,为培养至8～18 h,菌数按几何级数增长,细菌数目呈对数增长。此期中细菌的形态、大小、染色性典型,对抗生素敏感。研究细菌最好选用该时期的细菌。

（3）稳定期:培养环境中营养物质由于大量消耗,同时代谢产物积累、pH改变,细菌生长繁殖速度下降,繁殖数与死亡数趋于平衡。细菌的代谢产物、抗生素及芽胞等多在此期产生。

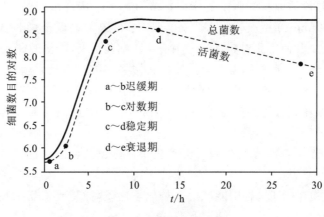

图 6-7　细菌的生长曲线

（4）衰退期：细菌繁殖减慢或停止，死菌数迅速超过活菌数。

（二）细菌的人工培养

1. 培养基　将细菌需要的各种营养物质配制而成的营养基质。培养基含有碳源、氮源、无机盐、生长因子、水等物质，pH 调节为 7.2～7.6，经灭菌后即可使用。

1）基础培养基　包括细菌所需的基本营养成分，能满足一般细菌生长繁殖的需要。

2）营养培养基　在基础培养基中加葡萄糖、血清、血液、酵母浸膏等物质，供营养要求较高或有特殊需求的细菌生长。

3）选择培养基　不同细菌对某些化学物质敏感性，在培养基中加入一定量的化学物质，抑制某些细菌的生长，以利于另一些细菌的繁殖，进而将目的菌筛选出来，这类培养基称为选择培养基。如 SS 培养基。

4）鉴别培养基　在培养基中加入作用底物和指示剂，不同细菌分解不同底物产生不同物质，从而导致指示剂颜色变化，从而鉴别不同细菌。如糖发酵管。

5）厌氧培养基　用于培养专性厌氧菌。

2. 细菌在培养基中的生长现象　将细菌接种到培养基中，置于 37 ℃培养箱中孵育 18～24 h 后可观察生长现象。对于生长缓慢的细菌，培养时间可延长至数日或数周。

1）细菌在固体培养基上的生长现象　将细菌用划线分离法接种在琼脂平板培养基上，经培养后可见由单个细菌繁殖形成的肉眼可见的细菌集团，称为菌落。一个菌落是由一个细菌繁殖而来的，可用于纯种的分离。菌落的形状、大小、边缘、色泽、透明度、湿润度和溶血现象等可因细菌的种类和所用的培养基不同而有区别。菌落的特征是鉴别细菌的重要依据之一。

2）细菌在液体培养基中的生长现象　大多数细菌中呈均匀混浊生长；专性需氧菌会在液面形成菌膜，少数细菌在液体底部生长形成絮状沉淀物，如链球菌。

3）细菌在半固体培养基中的生长现象　有鞭毛的细菌可沿穿刺线生长并向四周扩散，从而使穿刺线变得模糊，培养基混浊不清。无鞭毛的细菌只沿穿刺线生长，而周围培养基仍保持澄清。因此半固体培养基通常用于检查细菌有无动力。

（三）细菌的代谢产物及意义

细菌的代谢包括分解代谢和合成代谢两方面。

1. 细菌的分解代谢产物及生化反应

1）糖类分解产物　绝大多数细菌都能利用糖类生成丙酮酸，进一步因细菌的酶及环境不同，生成的中间及终末产物各异，有的产酸或产气，有的生成醇类。鉴别试验主要有糖发酵试验、甲基红试验等。

2）蛋白质分解产物　鉴别试验主要有吲哚（靛基质）试验、硫化氢试验、尿素酶试验、枸橼酸盐利用试验，细菌的生化反应对鉴别细菌有重要作用。吲哚（I）、甲基红（M）、VP（V）、枸橼酸盐利用（C）四种试验常用于鉴定肠道杆菌，合称为 IMViC 试验。对这四种试验的结果：大肠埃希菌是＋＋－－，而产气杆菌则为－－＋＋。

2. 细菌的合成代谢产物

1）热原质　一些革兰阳性菌和许多革兰阴性菌能合成一种物质，注入人体或动物体能引起发热反应，故名热原质。革兰阴性菌热原质即其细胞壁的脂多糖成分。革兰阳性菌则是一种致热多糖。热原质耐高温,加压蒸汽 121 ℃灭菌 20 min 亦不被破坏。玻璃器皿需在 250 ℃高温干烤 30 min 或 180 ℃干烤 2 h,才能破坏热原质。因此,在制备和使用注射药剂过程中应防止细菌污染,严格遵守无菌操作。

2) 毒素和侵袭性酶　分为外毒素和内毒素。外毒素主要在细菌生长繁殖过程中释出,成分为蛋白质;产毒菌大多为革兰阳性菌。内毒素存在于革兰阴性菌的胞壁中,即脂多糖,当菌体死亡崩解后才游离出来。外毒素毒性强于内毒素。某些细菌还能产生具有侵袭性的酶,可促进细菌的侵袭、扩散。例如链球菌的透明质酸酶。

3) 色素　某些细菌在营养丰富、条件适宜时能产生不同颜色的色素。色素分为水溶性和脂溶性两种,用于鉴别细菌。

4) 抗生素　某些微生物在代谢过程中能产生一类化学物质,抑制或杀死某些病原微生物和肿瘤细胞。抗生素大多由放线菌和真菌产生。

5) 维生素　细菌能合成某些维生素除供自身所需外,还能分泌至周围环境中。例如人体肠道内大肠埃希菌合成的维生素 B_6、B_{12}、K_2 等,人体可吸收利用。

（四）消毒与灭菌

1. 消毒　消毒是指杀死物体上病原微生物,但不一定能杀死含芽胞的细菌和非病原微生物的方法。

2. 灭菌　灭菌是指杀灭物体上所有微生物,包括病原微生物和非病原微生物、细菌的繁殖体和芽胞。高压蒸汽灭菌法是最有效的灭菌方法,通常在 1.05 kg/cm^2 的蒸汽压力下,温度达 121.3 ℃,维持 15～30 min 后,可杀灭一切细菌芽胞和微生物。凡是耐高温又不怕潮湿的物品,如敷料、手术衣、生理盐水和一般培养基,均可用此法灭菌。

3. 防腐　防腐是指防止或抑制微生物生长繁殖的方法,细菌一般不死亡。同一种化学药品在高浓度时为消毒剂,低浓度时为防腐剂。

4. 无菌　不含活菌的意思。防止细菌进入人体或其他物品的操作技术,称为无菌操作。进行微生物学实验、外科手术、医疗操作等过程,均需要严格的无菌操作。

三、细菌的遗传与变异

细菌的形态结构等性状相对稳定,子代与亲代表现为相似性,这种现象称为遗传;若子代与亲代之间存在不同程度的差异时,这种现象称为变异。遗传使菌体的生物学性状保持相对稳定,变异性有利于细菌的进化。

（一）细菌遗传变异的物质基础

1. 细菌染色体　细菌染色体是一个环状双螺旋 DNA 长链,在细菌内呈超螺旋形式缠绕成团。

2. 质粒　质粒存在于胞质中,是细菌内染色体外的遗传物质,也是双股、闭合环状双螺旋 DNA,可自行复制。质粒不是细菌生命活动所必需的,可以自行丢失,也可在菌体间进行转移。医学上主要的质粒有致育性质粒或 F 质粒、R 质粒或耐药性质粒、毒力质粒或 Vi 质粒和代谢质粒等。

3. 转位因子　转位因子是细菌基因组中能改变自身位置的一段 DNA 序列。按结构与功能的不同分为插入序列和转座子两类。

（二）细菌的变异现象

1. 形态结构的变异　包括细菌的 L 型变异、荚膜变异、芽胞变异和鞭毛变异等。

2. 生理特性的变异　包括毒力变异、耐药性变异、菌落性状变异和酶活性变异等。

（三）细菌变异的发生机制

1. 基因突变　突变包括基因突变和染色体突变两种。基因突变是由于个别碱基的置换、插入或缺失引起的,影响到一个或几个基因的改变,又称为点突变。染色体突变是由于大段的转位因子的转位,同时涉及许多基因的改变,经常导致细菌的死亡。

2. 细菌基因的转移和重组　基因转移和重组的方式有转化、接合、转导、溶源性转换和原生质融合等方式。

1) 转化　供体菌游离的 DNA 片段直接进入受体菌,使受体菌获得新性状的过程。诱导转化的 DNA

可以是细菌溶解后释放的,也可以是用人工方法提取而获得的。细菌转化需要一定条件,首先供体菌与受体菌的 DNA 应具有同源性,此外受体菌应处于感受态,容易吸收供体菌的 DNA 而发生转化。

2) 接合 供体菌通过性菌毛相互沟通,将供体菌的遗传物质(质粒或染色体)转移给受体菌。质粒有接合性质粒和非接合性质粒。接合性质粒有 F 质粒、R 质粒、Col 质粒、毒力质粒等。

(1) F 质粒的接合 F 质粒编码性菌毛。当 F^+ 菌与 F^- 菌接触时,F^+ 菌的性菌毛末端与 F^- 菌表面受体结合,菌毛缩短使两菌紧靠并沟通,F^+ 菌中 F 质粒的一条 DNA 进入 F^- 菌体内,从而使 F^- 菌获得 F^+ 菌的性状,长出性菌毛,而原来的 F^+ 菌仍为 F^+ 菌。

(2) R 质粒的接合 R 质粒上可含有一种或多种耐药性基因。R 质粒的结构分两部分,即耐药传递因子(RTF)和耐药决定因子(γ 决定因子)。耐药传递因子编码性菌毛,功能与 F 质粒相似。耐药决定因子编码对抗菌药物的耐药性。

3) 转导 转导是以温和噬菌体为媒介,将供体菌的遗传物质转移到受体菌中,使受体菌获得供体菌部分遗传性状的过程。根据噬菌体转导的性状范围,可分为普遍性转导和局限性转导。

(1) 普遍性转导 与温和噬菌体的裂解期有关,指通过进入裂解期的温和噬菌体为媒介,将供体菌染色体上任何 DNA 片段装入噬菌体外壳中,转导给受体菌的过程。由于这种错误包装是随机的,故称为普遍性转导。

(2) 局限性转导 与温和噬菌体的溶源期有关。当温和噬菌体进入溶源期时,以前噬菌体形式整合在细菌染色体的某一位置,当其终止溶源状态时,前噬菌体脱离细菌染色体,携带出与它紧密连锁的细菌 DNA 片段,并转移整合到受体菌中,使受体菌获得供体菌的某种遗传性状。由于所转移的只限于供体菌 DNA 上的特定基因,所以称为局限性转导。

4) 溶源性转换 侵入细菌的噬菌体在溶源期可以以前噬菌体形式在细菌内与细菌的染色体发生重组,导致细菌的基因型发生改变而获得新的性状。

5) 原生质融合 将两种不同的细菌经溶菌酶或青霉素处理失去细胞壁而变为原生质体后进行融合。

(四)细菌变异在医学中的应用

1. 诊断方面 在临床微生物学检验过程中,可能出现一些变异菌株,给细菌鉴定带来一定困难。

2. 治疗方面 抗菌药物的广泛使用使耐药菌株日益增多,为了提高抗菌药物的疗效,在治疗前应从患者体内分离致病菌,及时做药敏试验,根据试验结果选用敏感药物,并达到足够剂量,才能收到满意的治疗效果。对于慢性传染病需长期给药者,应考虑药物联合治疗。

3. 基因工程方面 根据遗传变异中细菌基因可转移和重组而获得新性状的原理,从供体细胞 DNA 上剪切所需目的基因,结合到载体上,再将重组体转移到受体细菌内,通过细菌表达得到大量目的基因产物。

四、细菌的感染与免疫

细菌侵入宿主后与宿主防御功能相互作用引起不同程度的病理过程,称为细菌感染。能使宿主致病的为病原菌。

(一)细菌的致病性

细菌对宿主能引起疾病的能力称为致病性。病原菌致病力的强弱程度由毒力决定。毒力通常用半数致死量或半数感染量表示。即在一定时间内,通过一定接种途径,能使一定体重或年龄的某种动物半数死亡或感染需要的最小细菌数或毒素量。病原菌的致病作用与其毒力、侵入机体的数量以及侵入途径有关。

1. 侵袭力 病原微生物突破宿主的防御功能,进入机体并定居、繁殖和扩散的能力。

1) 菌体表面结构

(1) 黏附因子 具有黏附作用的细菌结构称为黏附因子或黏附素。革兰阳性菌的黏附因子为菌体表面的毛发样突出物,革兰阴性菌一般为菌毛。

(2) 荚膜 荚膜具有抵抗吞噬和体液中杀菌物质的作用,使病原菌能留在宿主体内迅速繁殖。

2) 侵袭性酶类

(1) 透明质酸酶 可溶解结缔组织中起黏合作用的透明质酸,使细胞间隙扩大,有利于细菌及其毒素的扩散。如溶血性链球菌能产生此酶。

(2) 链激酶 能激活血浆中的溶纤维蛋白酶原,转变为溶纤维蛋白酶溶解纤维蛋白凝块,促使链球菌及其毒素产物进一步扩散。

（3）胶原酶　可分解结缔组织中的胶原纤维，促进病原菌在组织内扩散。

（4）SIgA 酶　有些病原菌能分泌 SIgA 酶，破坏 SIgA 对黏膜的免疫保护作用。

（5）血浆凝固酶　可使血浆中的纤维蛋白原转变为纤维蛋白，使血浆发生凝固，凝固物沉积在病灶周围，从而保护细菌不被吞噬和杀灭。

2. 毒素　细菌毒素按其来源、性质和作用等分为外毒素和内毒素两类。

1）外毒素

（1）来源　细菌生长繁殖过程中产生并分泌到菌体外的毒性物质。许多革兰阳性菌和部分革兰阴性菌均能产生。

（2）化学成分与抗原性　化学成分是蛋白质，性质不稳定，不耐热，易被热、酸碱、蛋白酶破坏。外毒素经 0.3%～0.4%甲醛脱毒后，可成为失去毒性而仍保留抗原性的类毒素。外毒素与类毒素抗原性强，可刺激机体产生抗毒素。抗毒素可中和游离的外毒素。

（3）毒性与致病作用　外毒素毒性极强，极微量即可使易感动物死亡。而且外毒素对组织器官有高度选择性，只能与特定的组织受体结合，引起特有的临床症状。大部分外毒素由 A 亚单位和 B 亚单位组成，A 亚单位是毒素的活性部分，B 亚单位无毒性，但能与敏感细胞膜上特异性受体结合，决定毒素对组织细胞的选择亲和性。根据外毒素对细胞的亲和性及作用机理，可分为细胞毒、神经毒、肠毒素三大类。

2）内毒素

（1）来源　内毒素是革兰阴性菌细胞壁的外层结构成分，只有当细菌死亡裂解或用人工方法裂解菌体后，才能游离释放出来。

（2）化学成分与特性　主要化学成分是脂多糖。内毒素耐热，加热 100 ℃ 1 h 不能破坏，必须经 160 ℃ 2～4 h 才能灭活。不能用甲醛脱毒成为类毒素。

（3）致病作用　各种内毒素引起的病理变化及临床症状基本相似，一般情况下引起发热及白细胞反应，严重感染时可发展为内毒素中毒性休克、弥散性血管内凝血（DIC）等。细菌外毒素与内毒素的区别见表 6-2。

表 6-2　细菌外毒素与内毒素的区别

区别要点	外 毒 素	内 毒 素
来源	革兰阳性菌及部分革兰阴性菌分泌或溶解后释放出	革兰阴性菌细胞壁组成成分，菌体裂解后释放出
化学成分	蛋白质	脂多糖
稳定性	60～80 ℃加热 30 min 被破坏	160 ℃加热 2～4 h 被破坏
抗原性	强，易刺激机体产生抗毒素。甲醛处理后脱毒形成类毒素	较弱，能刺激机体产生抗体，不能制成类毒素
生物学活性	毒性强，各种细菌外毒素对组织器官有选择性毒害作用，引起特殊临床症状	毒性较弱，各种细菌毒性反应大致相似，引起发热、白细胞变化、微循环障碍、休克、DIC 等

此外，病原菌的致病作用还与细菌侵入机体的数量以及侵入途径有关。

（二）机体的抗菌免疫

机体抗菌免疫可分为非特异性免疫和特异性免疫。

1. 非特异性免疫

（1）屏障结构　主要包括皮肤与黏膜的屏障、血脑屏障和血胎屏障。

（2）吞噬细胞　分小吞噬细胞和大吞噬细胞。

（3）体液中抗微生物物质　包括补体、溶菌酶、乙型溶素、干扰素等。

2. 特异性免疫

1）胞外菌感染的免疫　指机体发生感染时，病原菌主要停留在血液、淋巴液和组织液中。其免疫过程主要为特异性抗体、补体及巨噬细胞的协同作用。

2）胞内菌感染的免疫　病原菌侵入机体后，进入宿主细胞内生长繁殖引起的感染称胞内菌感染。体液免疫对这类菌作用不大,因抗体不能进入细胞内,对这类菌的清除杀灭主要靠细胞免疫。胞内菌侵入机体,虽然可被吞噬细胞吞噬,但不能将其杀死消化。这种不完全吞噬反而有助于病原菌的扩散,只有当机体产生了针对被病原菌感染的细胞时,特异性免疫才能杀死细胞内寄生菌。

五、细菌感染的诊断与防治原则

(一) 细菌学诊断

1. 标本采集与送检过程的注意事项

(1) 采集标本时应注意无菌操作。

(2) 根据病原菌在体内分布和排出部位不同采取标本。

(3) 尽量在使用抗菌药物之前采集标本。

(4) 标本采集后尽快送检。

2. 致病菌的检验程序

(1) 直接涂片检查 直接涂片染色后镜检有助于初步诊断。

(2) 分离培养 血液、脑脊液标本可直接接种至营养丰富的培养基,从正常菌群存在部位采取的标本应接种至选择或鉴别培养基。37 ℃孵育 16~20 h 可形成菌落进行观察。

(3) 生化试验 现已有多种微量、快速、半自动或自动的细菌生化反应试剂条和检测仪器用于检测。

(4) 血清学试验 常用方法是玻片凝集试验,此外,免疫荧光、协同凝集、乳胶凝集等试验可快速、灵敏地检测标本中的特异性抗原。

(5) 动物试验 主要用于测定菌株产毒性等。常用试验动物有小鼠、豚鼠和家兔等。

(6) 药物敏感试验 主要有单片纸碟法和试管稀释法,药敏试验对指导临床选择用药,及时控制感染有重要意义。

(7) 分子生物学技术 近年来核酸杂交技术、PCR 技术等逐渐用于临床诊断。

(二) 血清学诊断

人体受致病菌感染后,其免疫系统发生免疫应答而产生特异性抗体。抗体的量常随感染过程而增多,表现为效价(或称滴度)的升高。因此用已知的细菌或其特异性抗原检测患者体液中有无相应特异性抗体和其效价的动态变化,可作为某些传染病的辅助诊断。一般采取患者的血清进行试验,称为血清学诊断。

机体血清中出现某种抗体,除患与该抗体相应的疾病外,亦可因曾受该菌隐性感染或近期预防接种所致。因此抗体效价必须明显高于正常人的水平或随病程递增才有诊断价值。血清学诊断试验最好取患者急性期和恢复期双份血清标本,当后者的抗体效价比前者升高≥4 倍者方有意义。

(三) 细菌感染的防治原则

1. 人工主动免疫 人工主动免疫是将疫苗或类毒素接种于人体,使机体产生获得性免疫力的一种防治微生物感染的措施,主要用于预防。主要分为死疫苗、活疫苗、亚单位疫苗、DNA 重组疫苗等。

2. 人工被动免疫 人工被动免疫是注射含有特异性抗体的免疫血清、纯化免疫球蛋白抗体或细胞因子等细胞免疫制剂,使机体即刻获得特异性免疫,但这些免疫物质维持时间短。人工被动免疫主要用于治疗或紧急预防。主要有抗毒素、胎盘球蛋白、丙种球蛋白、细胞免疫制剂等。

第二节 病 毒 学

病毒是一种结构最简单、体积最微小的非细胞型微生物。完整、成熟的病毒颗粒称为病毒体,它是病毒在宿主细胞外的结构形式,具有典型的形态、结构和感染性。

病毒的基本特点:①体积微小:病毒大小以 nm 计算,能通过滤菌器,需用电子显微镜才能观察到。②结构简单:病毒缺乏细胞结构,只含一种类型核酸(RNA 或 DNA)。③严格的活细胞内寄生。④对抗生素不敏感,对干扰素敏感。

一、病毒的生物学性状

（一）病毒的大小与形态

病毒极微小，能通过滤菌器，最大的病毒如痘类病毒直径约 300 nm，在光学显微镜下勉强可见，小的病毒如脊髓灰质炎病毒直径约 30 nm。绝大多数病毒的直径均小于 150 nm，在光学显微镜下不能看到，必须用电子显微镜来观察。病毒与其他微生物大小的比较见图 6-8。病毒的形态多种多样，多数病毒是球形或近似球形的，少数呈杆状、丝状、弹状、砖块状和蝌蚪状等。病毒大小的测量方法有滤过法、超速离心沉淀法、电子显微镜检测法等，其中以电子显微镜检测法最可靠。

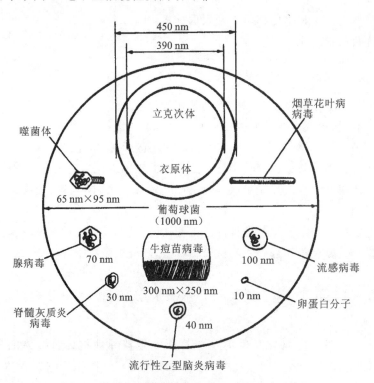

图 6-8　病毒与其他微生物大小的比较

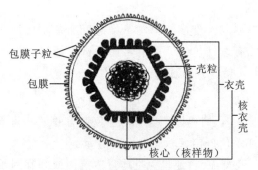

图 6-9　病毒结构模式图

（二）病毒的结构与化学组成

1. 病毒的结构　病毒的基本结构由核心和衣壳两部分组成（图 6-9），构成核衣壳。无包膜病毒即由核衣壳组成，包膜病毒则在核衣壳之外还包裹了一层包膜。

（1）核心　位于病毒体的最里层，主要成分是核酸，携带了病毒全部的遗传信息。病毒的核心只含有 DNA 或 RNA 中的一种核酸。

（2）衣壳　包绕在病毒核心之外的一层蛋白质，由一定数量的壳粒组成。不同的病毒体，衣壳所含的壳粒数目不同，可作为鉴别和分类的依据。根据壳粒数目和排列不同，病毒结构有螺旋对称型、二十面体立体对称型和复合对称型等。衣壳的生物学意义：保护病毒核酸不受核酸酶的破坏；和易感细胞表面的受体结合，决定病毒感染细胞的种类；具有抗原性，可引起宿主产生抗病毒免疫或超敏反应；不同种类的病毒体，其衣壳所含壳粒的数目及排列方式各不相同，可作为病毒鉴别与分类的依据之一。

（3）包膜　包膜病毒的最外层结构，是某些病毒在成熟过程中以出芽方式向细胞外释放，穿过宿主细胞膜时获得，即包膜来源于宿主细胞。既含有宿主细胞膜的成分，又含病毒基因编码的糖蛋白成分，有助于病毒的感染。有些病毒的包膜表面常有不同形状的突起，称为包膜子粒或刺突，是由病毒基因编码的糖蛋白。刺突的主要作用为特异性地吸附易感细胞表面的受体，增强病毒的感染性；而且具有很好的抗原性，可刺激宿主产生保护性抗体或引起病理性免疫；可作为区分病毒的种、型和亚型的依据，并应用于病毒性疾病的特异性诊断。

2. 病毒的化学组成

（1）核酸 病毒核酸为 DNA 或 RNA,位于病毒体的核心,构成病毒的基因组。根据核酸类型可将病毒分为 DNA 病毒和 RNA 病毒两大类。病毒核酸有双股和单股形式。DNA 病毒大多数为双股形式,RNA 病毒大多数为单股形式。双股形式由正链和负链组成,单股形式有正链的也有负链的。大多数病毒的核酸是完整的,有的病毒核酸是分节段的,如流感病毒。

（2）蛋白质 蛋白质是病毒的主要成分。蛋白质构成病毒衣壳的全部成分和包膜的主要成分。病毒蛋白质的功能:①保护病毒核酸,使其免受核酸酶或其他理化因素(紫外线、放射线等)的破坏。②构成病毒体表面的可与宿主细胞膜上相应受体结合的特异蛋白,参与病毒感染细胞的过程。③病毒体表面的蛋白质具有抗原性,能诱发机体的免疫应答,产生特异性抗体和致敏淋巴细胞。④构成病毒体的酶类。如流感病毒的神经氨酸酶,乙型肝炎病毒的 DNA 聚合酶,逆转录病毒的逆转录酶等。这些酶类对于病毒从感染细胞释放、病毒核酸复制以及对宿主细胞的转化均有重要意义。

（3）脂类和糖类 病毒体的脂类主要存在于包膜中,有些病毒含有少量糖类,以糖蛋白的形式存在,并作为包膜的表面成分之一,与包膜病毒吸附和穿入宿主细胞的作用有关。脂溶剂可以破坏包膜,从而使病毒体丧失吸附和穿入宿主细胞的能力。

二、病毒的增殖

（一）病毒的增殖周期

病毒在活细胞中以复制的方式增殖。从病毒体侵入细胞到子代病毒体生成释放,称为一个复制周期。病毒复制是一个连续过程,人和动物病毒的复制周期主要包括吸附、穿入、脱壳、生物合成、组装与释放五个阶段(图 6-10)。

1. 吸附 一般病毒的增殖,必须首先吸附在易感细胞上。吸附包括非特异吸附和特异吸附,后者主要是病毒体依靠其表面结构与易感细胞膜上相应受体特异性结合而黏附在细胞膜表面。即病毒对带有相应受体的细胞具有亲嗜性。

2. 穿入 无包膜病毒一般是经细胞膜吞入,称为病毒胞饮,如腺病毒。有包膜病毒则通过包膜与宿主细胞膜融合,病毒的核衣壳直接进入细胞质内,如正黏病毒。有的病毒体表面位点与细胞受体结合后,由细胞表面的酶类协助病毒脱壳,使病毒核酸直接进入宿主细胞内,如噬菌体。

3. 脱壳 病毒脱去蛋白质衣壳的过程称为脱壳,病毒脱壳需要酶的参与。

4. 生物合成 病毒脱壳后,核酸进入宿主细胞内,依赖宿主细胞提供的低分子物质和能量开始一系列生物合成反应,复制出子代病毒核酸,并合成病毒蛋白质,此过程称为生物合成。这一阶段宿主细胞内找不到完整的病毒体,称为隐蔽期,根据病毒核酸类型的不同,其生物合成的方式并不相同。

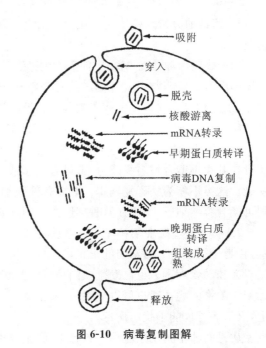

图 6-10 病毒复制图解

（1）DNA 病毒 人和动物 DNA 病毒大多数为双链 DNA(dsDNA),它们在细胞核内以病毒 DNA 为模板,利用细胞核内的 RNA 聚合酶,转录出早期 mRNA,再转移到胞质内翻译出早期的功能性蛋白质,主要为合成病毒子代 DNA 所需的酶。然后以亲代病毒 DNA 为模板,以半保留复制形式合成大量子代病毒的核酸,并以此核酸为模板,转录出大量晚期 mRNA,进而合成大量晚期蛋白质,即病毒的结构蛋白。单链 DNA 病毒(ssDNA)则以亲代 DNA 为模板合成互补链,并结合在一起作为复制中间型,然后再解链,以新合成的互补链作为模板复制出子代 ssDNA,并转录 mRNA 合成病毒蛋白质。绝大多数 DNA 病毒是在细胞核内合成 DNA,在细胞质内合成病毒蛋白质。

（2）RNA 病毒 包括单正链 RNA 病毒(＋ssRNA)、单负链 RNA 病毒(－ssRNA)和双链 RNA 病毒

(dsRNA)。单正链 RNA 病毒的核酸本身具有 mRNA 功能,可以直接转译出早期蛋白(主要是依赖 RNA 的 RNA 聚合酶),然后以病毒 RNA 为模板,依靠早期蛋白复制出子代病毒核酸。单负链 RNA 病毒的核酸本身不具有 mRNA 功能,但这些病毒含有 RNA 聚合酶,依靠这些酶首先复制出互补的正链 RNA 作为 mRNA,再转译出早期蛋白,继而复制子代病毒核酸及蛋白质。双链 RNA 病毒则依赖 RNA 的 RNA 聚合酶转录 mRNA,翻译出蛋白质;并以负链 RNA 为模板合成正链 RNA,再由此正链 RNA 合成新负链 RNA,作为子代病毒的核酸。

(3) 逆转录病毒 此类病毒的基因组非常独特,是单股正链 RNA,含有逆转录酶。病毒在逆转录酶的作用下,以病毒 RNA 为模板合成互补负链 DNA,然后经 RNA 酶 H 作用,去除 RNA 和 DNA 杂交中间体中的 RNA,以单链 DNA 为模板复制成双链 DNA。这种双链 DNA 可整合于宿主细胞的染色体中,成为前病毒,再由其转录出子代 RNA 及经剪接的 mRNA,这些 mRNA 可翻译出子代病毒蛋白。

5. 组装与释放 新合成的子代病毒核酸和病毒蛋白质在宿主细胞内组合成病毒体的过程称为组装。

不同种类的病毒在宿主细胞内组装的部位不同,有的在胞核内如腺病毒,有的在胞质内如脊髓灰质炎病毒,有的在核膜及胞质膜上如疱疹病毒,有的在胞质膜上如流感病毒。组装的方式也不相同,有的病毒以核酸为支架,将壳粒结构亚单位集聚在上面,按立体对称或螺旋对称进行排列,核酸包埋在其中,互相连接构成核衣壳;有的病毒先形成衣壳,病毒核酸通过衣壳上留有的裂缝进入壳内,最后封闭裂口而构成核衣壳。无包膜病毒组装成核衣壳即为成熟的病毒体;有包膜病毒,组装成核衣壳后以出芽方式释放时包上核膜或浆膜而成为成熟的病毒体(如疱疹病毒)。

成熟病毒从宿主细胞游离出来的过程称为释放。病毒释放主要有两种:①病毒在宿主细胞内复制增殖,引起细胞裂解后一次性大量释放病毒。②病毒在宿主细胞内复制增殖,不引起细胞破坏,而是组装完成后,通过细胞膜(或核膜)以出芽方式释放,宿主细胞膜在病毒出芽后可被修复。

(二)病毒的异常增殖和干扰现象

1. 病毒的异常增殖 病毒在宿主细胞内复制时并非所有的成分都组装成完整的病毒体,尚有异常增殖情况。

(1) 缺陷病毒 病毒基因组不完整或发生改变,不能复制出完整的有感染性的子代病毒体,这种病毒称为缺陷病毒。但当与另一种病毒共同培养时,若后者能弥补缺陷病毒的不足,使缺陷病毒增殖出完整的病毒体,则这种有辅助作用的病毒被称为辅助病毒。如丁型肝炎病毒(HDV)是缺陷病毒,只有与乙型肝炎病毒(HBV)共存时,HDV 才能复制,此时的 HBV 是 HDV 的辅助病毒。

(2) 顿挫感染 病毒进入宿主细胞后,若细胞缺乏病毒复制所需的酶、能量或原料等必要条件,致使该病毒在其中不能合成自身成分,或虽合成了成分却不能组装、释放出完整、有感染性的病毒颗粒,称为顿挫感染。这类不能为病毒复制提供必要条件的细胞称为非容纳细胞。对某种病毒是非容纳细胞,对其他病毒则可能为容纳细胞;病毒在这种细胞内是顿挫感染,而在另一种细胞内则可能正常感染。

2. 病毒的干扰现象 两种病毒感染同一机体或细胞时,常发生一种病毒抑制另一种病毒复制增殖的现象,称为干扰现象。病毒间的干扰可发生于不同种病毒(人和动物病毒、植物病毒和细菌病毒)之间,尤其多见于人和动物病毒。也可发生在同种、同型以及同株的病毒间,后者如流感病毒的自身干扰。异种病毒和无亲缘关系的病毒间也可以干扰,且较常见。多数病毒间都会出现干扰现象。干扰现象不仅在活病毒间发生,灭活病毒也能干扰活病毒。

病毒间的干扰现象能够中止感染,阻止或中断发病,导致宿主康复。所以,干扰现象是机体非特异性免疫的一个重要组成部分。另一方面,由于病毒存在自身干扰或同型间的干扰,因而使用病毒疫苗后,应注意由于疫苗病毒间的干扰或疫苗病毒被野毒株干扰而影响疫苗的免疫效果,有时减毒活疫苗也可被体内原有的病毒所干扰。

(三)理化因素对病毒的影响

病毒受理化因素作用而失去感染性,称为灭活。灭活的病毒仍能保留其他特性,如抗原性、红细胞吸附、血凝及细胞融合等。

1. 物理因素

(1) 温度 大多数病毒耐冷不耐热。在 $-70\ ℃$ 以下,或在液氮温度($-196\ ℃$)下,可长期保持病毒的活性,用这种方法可以长期保存病毒毒种。大多数病毒在 $56\ ℃$ 作用 $30\ min$ 可被灭活,但是乙型肝炎病毒需要在100 ℃作用10 min才能被灭活。

（2）pH　大多数病毒在pH 5～9的范围内比较稳定,而pH 5以下或pH 9以上很快被灭活,但不同病毒对于pH的耐受能力有不同。

（3）辐射　X射线、γ射线和紫外线都能使病毒灭活。射线引起病毒核苷酸链发生致死性断裂,而紫外线可使病毒核苷酸形成二聚体,从而抑制病毒核酸的复制,灭活病毒。

2. 化学因素

（1）脂溶剂　有包膜病毒的包膜含有脂类成分,可以被乙醚、氯仿、去氧胆酸等脂溶剂溶解,从而使病毒失活。借此可以鉴别包膜病毒和无包膜病毒。

（2）消毒剂　病毒对各种氧化剂、酚类等消毒剂敏感,过氧化氢、过氧乙酸、高锰酸钾、甲醛、苯酚等均可灭活病毒。

（3）抗生素　抗生素对病毒无抑制作用,但一些中药如板蓝根、大青叶、大黄等对某些病毒有一定的抑制作用。

三、病毒的遗传与变异

（一）基因突变

病毒的基因组由于碱基序列改变而发生的遗传变异称为基因突变。病毒在增殖过程中常发生自发突变,其突变频率与细菌大致相同,为$10^{-8}\sim10^{-4}$。突变也能经诱导而出现,物理因素和化学药物都有诱导作用。在一般情况下,环境只能对突变起选择作用而不是起直接诱导作用。病毒基因突变主要有点突变与缺失突变两种类型。前者为单一核苷酸的碱基发生了变化,而后者为核苷酸缺失了一段序列。在病毒遗传研究中应用最广泛的是温度敏感突变株,其在28～35 ℃能够增殖,在37～40 ℃不能增殖,而野毒株在两种温度下均能增殖。这种变异是基因型或遗传型的变异,所以是稳定的。ts变异株通常是减毒株,可用来制备疫苗。如脊髓灰质炎减毒活疫苗就是这种稳定的突变株。疫苗病毒在机体内增殖,其子代病毒有可能发生遗传返祖现象,使毒力回升。

（二）基因重组

两种有亲缘关系但性状不同的病毒感染同一细胞时,病毒之间交换核酸片段而引起的变异为基因重组。基因组分节段和不分节段的病毒重组的机制不同,后者是由于两种病毒核酸分子发生断裂并交叉连接、内部顺序重新排列的结果,如脊髓灰质炎病毒。而前者是由不同亲代病毒产生的子代核酸各个分子间的交换,由于这些病毒的每一节段相当于一组基因,能独立复制、组装而纳入衣壳中,当两株病毒在同一细胞内复制时,它们的核酸节段就可能随机分配而构成重组的子代病毒,如流感病毒。这种基因重组的发生频率明显高于其他病毒。

（三）病毒的分类

病毒的分类方法有多种,国际病毒分类委员会将已知的4000多种病毒分为73个科,11个亚科,289个属。根据病毒寄生的宿主种类不同,可分为动物病毒、植物病毒、昆虫病毒和细菌病毒等。根据病毒核酸种类不同,可分为DNA病毒、RNA病毒、逆转录病毒三大类,并根据其他特性进一步分为不同的科、属。

在临床上,常根据病毒的感染途径、与宿主的关系及临床特征分类。主要分为呼吸道病毒、肠道病毒、急性胃肠炎病毒、肝炎病毒、虫媒病毒、出血热病毒、皮肤黏膜感染病毒、肿瘤病毒等。

亚病毒是一类比病毒更小、更简单的非典型病毒,又称为非寻常病毒。包括类病毒、卫星病毒和朊粒。

四、病毒的感染与免疫

病毒进入宿主细胞并在其中复制增殖,与机体发生相互作用的过程称为病毒感染。病毒感染可以诱发机体的免疫应答,免疫应答的结果可以表现为免疫保护作用,也可以表现为免疫损伤作用,即免疫病理作用。

（一）病毒的感染方式

病毒感染是由侵入宿主开始的。皮肤和呼吸道、消化道的黏膜是病毒侵入机体的三大重要门户。病毒的传播方式有水平传播和垂直传播。

1. 水平传播

（1）通过黏膜表面传播　多数病毒从呼吸道、消化道侵入机体。例如，流行性感冒病毒侵入呼吸道后，就在纤毛柱状上皮细胞内增殖，沿细胞扩散，病毒不进入血流。脊髓灰质炎病毒通过粪口途径侵入机体，还有些病毒可以通过接触传播。

（2）通过皮肤传播　有些病毒通过昆虫叮咬或动物咬伤从皮肤侵入机体而致病。如流行性乙型脑炎病毒、狂犬病病毒。也有经注射方式进入机体的，如乙型肝炎病毒，人类免疫缺陷病毒。

2. 垂直传播　垂直传播是病毒感染的特点之一，这种方式在其他微生物很少见。现已知有十余种病毒可通过胎盘传播，如疱疹病毒、腮腺炎病毒、脊髓灰质炎病毒、柯萨奇病毒、风疹病毒、麻疹病毒、水痘病毒、痘苗病毒、EB 病毒、巨细胞病毒、乙型肝炎病毒以及人类免疫缺陷病毒（HIV）等。其中以乙型肝炎病毒、风疹病毒、巨细胞病毒以及 HIV 为多见，可引起死胎、早产或先天畸形。

（二）病毒的致病机制

1. 病毒感染对宿主细胞的致病作用

（1）杀细胞效应　病毒在细胞内增殖引起宿主细胞裂解死亡的作用，称为杀细胞效应。病毒在细胞内复制成熟，并在短时间内大量增殖，引起细胞裂解，一次性释放出大量病毒，在普通显微镜下可见到明显的细胞病变，表现为细胞变圆、肿胀、坏死、脱落等。

（2）稳定状态感染　有些非杀细胞性病毒在宿主细胞内增殖过程中，不阻碍细胞本身的代谢，也不改变溶酶体膜的通透性，一般不造成细胞溶解死亡，称为稳定状态感染。病毒复制后形成的子代病毒多以出芽方式从宿主细胞中逐个释放出来，受染细胞一般不被破坏，还可繁殖，但细胞多次经病毒增殖释放后就会造成细胞膜损伤和破坏，导致感染细胞与邻近的细胞融合，形成多核巨细胞，有利于病毒的扩散。此外，此类病毒常在其增殖过程中引起细胞膜抗原性的改变，诱发自身免疫应答，使宿主细胞破坏。发生稳定状态感染的病毒多为有包膜病毒。

（3）细胞凋亡　细胞凋亡是一种由基因控制的程序性细胞死亡，是正常的生物学现象。某些病毒感染可使宿主细胞发生凋亡，这一过程使病毒从细胞中释放出来，同时由于感染病毒细胞的死亡，病毒在细胞内复制的数量减少。

（4）整合感染　某些 DNA 病毒和逆转录病毒在感染中可将基因整合于宿主细胞基因组中，称为整合感染。整合后病毒核酸随宿主细胞的分裂而传给子代，此时宿主细胞遗传性状发生了改变，但病毒并不在细胞内复制，细胞也不被破坏，而是发生转化，增殖变快，失去细胞间的接触抑制。

（5）包涵体形成　某些病毒感染的细胞，在普通光学显微镜下可见与正常细胞结构着色不同的圆形或椭圆形的斑块结构，称为包涵体。可作为某些病毒感染的诊断依据。

2. 病毒感染的免疫病理作用

（1）体液免疫的损伤作用　病毒特异性抗体与出现在细胞膜上的病毒抗原结合，激活补体引起细胞破坏溶解，这种作用称为补体依赖性细胞毒作用。与细胞膜上病毒抗原结合的抗体，通过其 Fc 段架桥可引起抗体依赖细胞介导的细胞毒作用。某些病毒感染时，机体的体液免疫病理作用可成为发病的主要原因。

（2）循环免疫复合物引起的损伤　血流中的病毒抗原抗体复合物在一定条件下发生沉积，激活补体引起Ⅲ型变态反应。如肾小球肾炎、关节炎、荨麻疹等。

（3）细胞免疫的损伤作用　致敏细胞毒性 T 细胞和迟发型变态反应 T 细胞（T_D）与细胞膜上的病毒抗原结合，通过直接的细胞毒作用或释放淋巴因子引起组织损伤。

（4）自身免疫应答引起的损伤　病毒感染可以引起宿主细胞表面成分的改变，出现自身抗原。自身抗原诱导机体产生自身抗体或致敏淋巴细胞，通过自身免疫应答造成组织细胞损伤。

（三）病毒感染的类型

病毒侵入宿主后，因病毒种类、毒力和机体免疫状态等不同，可表现出不同的感染类型。根据临床症状有无，分为隐性感染和显性感染；按病毒在机体内滞留的时间，分为急性感染和持续性感染，后者又分慢性感染、潜伏感染和慢发病毒感染。

1. 隐性感染　病毒进入机体后，在宿主细胞内增殖但不引起临床症状者称为隐性感染，又称非显性感染或亚临床感染。发生隐性感染的原因可能是病毒毒力弱或数量不多，机体防御能力较强，使病毒不能大量增殖，不致造成入侵的组织细胞的严重损伤；也可能因病毒不能到达靶细胞，故不出现或极少出现临床症状。隐性感染的机体仍有向外界散播病毒而成为传染源的可能,所以隐性感染在流行病学上具有十分重要的意义。

2. 显性感染　病毒侵入机体后,在宿主细胞内大量增殖引起细胞破坏、组织损伤,机体出现明显的临床症状者称为显性感染,显性感染分为急性感染与持续性感染。

1)急性感染　一般潜伏期短,发病急,病程数日至数周。恢复后机体内不再存在病毒。例如普通感冒、流行性感冒、急性病毒性肝炎等。

2)持续性感染　病毒可在机体内较长时间滞留,数月至数年,甚至数十年。可出现症状,也可不出现症状而长期带毒,成为重要的传染源。持续性病毒感染分为三大类。

(1)慢性感染　显性或隐性感染后,病毒并未完全清除,可持续存在于血液或组织中并不断排出体外,或经输血、注射等而传染他人。病程长达数月至数十年,患者临床表现不典型或无临床症状。如 HBV、巨细胞病毒、EB 病毒等常有慢性感染。

(2)潜伏感染　原发感染后,病毒长期存在特定组织或细胞中,但并不复制出感染性病毒,也无临床症状,在某些条件下潜伏病毒可被激活而发生增殖,产生病毒颗粒,引起急性发作,此时实验室检查才能检出病毒,称为潜伏感染。

(3)慢发病毒感染　或称迟发感染。病毒感染后,有很长的潜伏期,达数月、数年甚至数十年之久;一旦发病出现症状,多为亚急性、进行性,直至致死性感染,称为慢发病毒感染。如麻疹病毒引起的亚急性硬化性全脑炎。

(四)抗病毒免疫

1. 非特异性免疫　非特异性免疫分先天的和获得的两类。前者与机体的遗传特性密切相关,后者主要是干扰素。

干扰素是个体出生后,机体受到病毒或其他干扰素诱生剂刺激巨噬细胞、淋巴细胞以及体细胞等多种细胞所产生的一种糖蛋白。干扰素具有广谱抗病毒作用,它在控制病毒感染、阻止病毒在机体内的扩散以及促进病毒疾病的痊愈等方面都起重要作用。另外,干扰素也有调节免疫功能和抑制肿瘤细胞生长的作用。

由人类细胞诱生的干扰素,根据其不同抗原性可分为 α、β 和 γ 三种。干扰素相对分子质量小,对热比较稳定,4 ℃可保存很长时间,56 ℃则被灭活。干扰素作用机制不是直接作用于病毒,而是作用于宿主细胞的基因,使之合成抗病毒蛋白,抗病毒蛋白可控制病毒蛋白质的合成,因而病毒不能增殖,起到抗病毒感染的作用。受病毒感染的细胞在病毒复制的同时即形成或释放干扰素,干扰素很快能渗入邻近细胞产生抗病毒蛋白。因此,干扰素既能中断受染细胞的病毒感染又能限制病毒的扩散。

2. 特异性免疫

1)体液免疫　机体受病毒感染后,体液中出现相应的特异性抗体。在病毒免疫中起主要作用的是 IgG、IgM 和 IgA 三大类免疫球蛋白。

(1)中和抗体　这种抗体能与病毒结合后消除病毒的感染能力,故在杀灭细胞外的游离病毒中起主要作用。IgG、IgM、IgA 三类免疫球蛋白都有中和抗体的活性,但特性不同。

(2)血凝抑制抗体　表面含有血凝素的病毒感染后,体液中含有抑制血凝现象的抗体。IgM、IgG 均有血凝抑制抗体的活性,IgA 则无此活性。

(3)补体结合抗体　这种抗体由病毒内部抗原或病毒表面非中和抗原所诱发,不能中和病毒,但可发挥调理作用,增强巨噬细胞的吞噬功能。检测补体结合抗体可协助诊断病毒性疾病。

2)细胞免疫　病毒进入宿主细胞后,体液免疫的抗体分子因不能进入细胞而使其作用受到限制,这时主要依赖细胞免疫发挥作用。涉及的免疫细胞有 CTL 及 T_D 淋巴细胞,以及巨噬细胞和 NK 细胞。

五、病毒感染的检查方法及防治原则

(一)病毒性感染的检查方法

1. 标本的采集与送检

(1)采集标本　应根据临床诊断及病期采集不同的标本。作病毒分离或病毒抗原检查的标本,应在发病初期或急性期采集。血清学检查的标本应采取双份血清送检,当恢复期抗体滴度有 4 倍以上升高才有诊断意义。

（2）标本处理　标本采集必须严格无菌操作。对于本身就带有杂菌的标本,应加入高浓度青霉素、链霉素、庆大霉素处理,以抑制细菌或真菌的生长繁殖。

（3）冷藏速送　病毒在室温下很快灭活,标本采集后应立即送到病毒实验室,暂时不能检查或分离培养时,应将标本存放在－70 ℃低温冰箱内保存。

2. 病毒感染的快速诊断

1）光学显微镜检查　仅用于大病毒颗粒(痘类病毒)和病毒包涵体的检查。

2）电子显微镜检查　电镜直接检查法:用于疱疹液、粪便或血清等含有高浓度病毒颗粒的标本,直接检查疱疹病毒、甲型肝炎病毒、乙型肝炎病毒颗粒等。免疫电镜检查法:将病毒标本制成悬液,加入特异性抗体,混匀,使标本中的病毒颗粒凝集成团,再用电镜观察,可提高病毒的检出率。本法比电镜直接检查法更特异,更敏感。

3）免疫学检查法　免疫荧光技术、酶免疫技术、放射免疫技术、红细胞凝集试验、红细胞凝集抑制试验、补体结合试验、中和试验等,均可用于检测病毒抗原或抗体,辅助病毒性感染的诊断。免疫荧光检测法和酶联免疫吸附试验(ELISA)已广泛用于各类临床标本中的病毒抗原或特异性抗体的检测。

4）病毒核酸检测

（1）核酸杂交技术　目前常用的核酸杂交技术有斑点杂交法、DNA 印迹杂交法、RNA 印迹杂交法和原位杂交法等。

（2）聚合酶链式反应(PCR)　用该方法检测病毒基因组可测出极微量的病毒核酸。

（3）基因芯片技术　该技术在病毒诊断和流行病学调查方面应用广泛。

（4）基因测序　将所检测的病毒的特征性序列与已建立的病毒基因库中的标准序列进行比较,以确定所感染的病毒的种类。

3. 病毒的分离培养

（1）动物接种　这是最早的病毒培养方法。现在已很少用于临床实验室。

（2）鸡胚培养　一般采用孵化 9～12 天的鸡胚,根据病毒的特性将病毒标本接种于鸡胚的不同部位。例如疱疹病毒接种于绒毛尿囊膜上,流感病毒初次分离接种于羊膜腔,传代培养则接种于尿囊腔内。

（3）组织培养　人或动物细胞在一定条件下可以在实验室的培养瓶内生长,在此过程中多数病毒在适宜条件下能够在其中复制增殖。常用的组织培养细胞有人胚肾细胞、猴肾细胞、人羊膜细胞、Vero 细胞、HeLa 细胞等。

4. 病毒在细胞中增殖的鉴定

1）病毒在细胞内增殖的检测指标

（1）细胞病变效应　多数病毒在细胞内增殖,可引起细胞形态学改变,称为细胞病变效应。常见病变有细胞变圆、坏死、溶解、脱落,如脊髓灰质炎病毒。有的则表现为细胞融合,形成多核巨细胞,如麻疹病毒。有的细胞内出现包涵体,如狂犬病病毒。

（2）红细胞凝集试验　又称血凝试验。某些病毒(正黏病毒、副黏病毒等)能使脊椎动物的红细胞发生凝集现象。

（3）细胞代谢改变　病毒感染细胞的结果,可使培养液的 pH 改变,也可作为判断病毒增殖的参考。

（4）干扰现象　某些病毒感染细胞后,不一定能引起形态学或其他易于测出的变化,但能干扰以后进入病毒的增殖。

（5）免疫荧光法检测　将感染标本的细胞刮下,固定在玻片上,加特异性免疫血清后,再将标记荧光素的抗体染色,置于荧光显微镜下观察。若发现细胞内呈现荧光则可证明病毒在细胞内增殖,同时也可确定病毒的种型。

2）病毒数量与感染性的测定　根据病毒在易感细胞中能引起细胞病变或其他变化,藉以测定病毒感染性的强弱或病毒的数量。可用空斑形成法、50％组织细胞感染量等方法测定。

（二）病毒感染的防治原则

1. 病毒感染的特异性预防　大多数人患过某种病毒性传染病或隐性感染后,都能获得免疫力,故可应用疫苗作人工主动免疫。

1）人工主动免疫常用生物制品

（1）灭活疫苗　常用的有流行性乙型脑炎、狂犬病、甲型肝炎、流感等灭活疫苗。

（2）减毒活疫苗　通常选用对人毒力低的变异株病毒。常用的有脊髓灰质炎、麻疹、流感、流行性腮腺炎、风疹、黄热病以及一些联合疫苗（如麻疹、腮腺炎、风疹联合疫苗）等。

（3）亚单位疫苗　用化学试剂裂解病毒，提取其包膜或衣壳上的亚单位而制成的疫苗，称亚单位疫苗。如提取具有免疫原性的血凝素和神经氨酸酶制备流感亚单位疫苗。

（4）基因工程疫苗　又称重组疫苗。目前应用广泛的是重组乙肝疫苗。

2）人工被动免疫常用生物制品　常用的人工被动免疫制剂有免疫血清、胎盘球蛋白、丙种球蛋白、干扰素、白细胞介素、肿瘤坏死因子等。注射人免疫球蛋白可用于甲型肝炎、麻疹、脊髓灰质炎等感染的紧急预防。

2. 病毒感染的药物防治

（1）核苷类药物　这类药物是最早用于临床的抗病毒药物。如阿昔洛韦广泛用于抗疱疹病毒，阿糖腺苷用于治疗疱疹病毒、巨细胞病毒、乙型肝炎病毒感染等。

（2）病毒蛋白酶抑制剂　这类药物以病毒的酶蛋白作为靶分子，有利于减少药物的副作用，增加药物特异性和效力。如赛科纳瓦可抑制 HIV 复制周期中晚期蛋白酶的活性，从而影响病毒结构蛋白的合成。

（3）干扰素和干扰素诱生剂　干扰素具有抗病毒、调节免疫功能以及治疗肿瘤的作用。干扰素可预防和治疗呼吸道病毒感染、慢性乙型肝炎等。干扰素诱生剂具有广谱抗病毒、诱生干扰素和免疫促进作用。

（4）中草药　板蓝根、大青叶能够抑制多种病毒的增殖。中草药抗病毒作用机制有待深入研究。

（5）基因治疗　主要有反义寡核苷酸，干扰 RNA，核酶等。

第三节　真　菌　学

一、真菌学总论

真菌是一类真核细胞型微生物。细胞结构比较完整，有细胞壁与完整的细胞核，不含叶绿素，无根、茎、叶的分化。少数为单细胞，大多数为多细胞。真菌种类繁多，有 10 万种以上，大多数对人类有益无害，引起人类疾病的真菌仅有 300 余种。

（一）生物学性状

1. 形态结构　真菌比细菌大几倍甚至几十倍。结构比细菌复杂，按形态可分为单细胞真菌和多细胞真菌两大类。单细胞真菌呈圆形或卵圆形，常见于酵母菌或类酵母菌。对人致病的主要有新生隐球菌和白假丝酵母菌。多细胞真菌有菌丝和孢子，且相互交织成团，称丝状菌，又称霉菌。多细胞真菌的菌丝和孢子，随真菌种类不同而异，是鉴别真菌的重要依据。

菌丝是由真菌的孢子在基质上萌发产出的芽管进一步延长而形成的，许多菌丝交织成团，称菌丝体。菌丝按功能可分为营养菌丝、气生菌丝和生殖菌丝。按结构可分为无隔菌丝和有隔菌丝。菌丝有多种形态，网状、螺旋状、球拍状、鹿角状和梳状等。不同种类的真菌有不同形态结构的菌丝，有助于真菌的鉴别。

孢子是真菌的繁殖器官，一条菌丝可长出多个孢子。在适宜条件下孢子可发芽并发育成菌丝。孢子与细菌的芽胞不同。它的抵抗力不强，加热 60～70 ℃ 短时间即死亡。真菌孢子分无性孢子和有性孢子两大类。致病性真菌多为无性孢子。

2. 培养特性　真菌的营养要求不高，常用沙保弱培养基培养。最适 pH 为 4.0～5.0，最适温度为 22～28 ℃，但深部感染真菌最适宜温度为 37 ℃。多数病原性真菌生长缓慢，特别是皮肤癣菌，需培养 1～4 周。真菌菌落有两大类。

（1）酵母型菌落　为单细胞真菌菌落，形态与一般细菌相似，菌落光滑湿润，柔软而致密。镜下可见卵圆形单细胞酵母菌以出芽方式繁殖，如新生隐球菌菌落。有的单细胞真菌在出芽后，芽管延长不与母细胞脱离形成假菌丝。假菌丝向培养基内部生长，这种菌落称类酵母型菌落，如白假丝酵母菌菌落。

（2）丝状菌落　多细胞真菌菌落，由许多疏松菌丝体构成。菌落呈絮状、绒毛状或粉末状，菌落的正背两面可显出各种不同的颜色。丝状菌落的这些特征，可作为鉴别真菌的依据。

3. 抵抗力　真菌对干燥、日光、紫外线及一般消毒剂均有较强的抵抗力、但不耐热。60 ℃作用 1 h 可被杀死。对 1%～2%石炭酸、2.5%碘酊、0.1%升汞等较敏感。对常用抗生素不敏感,灰黄霉素、制霉菌素、二性霉素 B、克霉唑、酮康唑等对某些真菌有抑制作用。

（二）致病性与免疫性

不同的真菌可以通过不同方式致病,引起的疾病有致病性真菌感染、条件致病性真菌感染、真菌过敏、真菌中毒和真菌毒素致癌作用。

真菌感染与机体的非特异免疫和特异性免疫有关。儿童易患头癣,成人手足癣多见。主要原因是儿童头皮脂肪酸分泌量比成人少,故易患头癣;而成人手、足汗较多,且掌部缺乏皮脂腺,易促进真菌生长,故易患手足癣。长期使用广谱抗生素引起的菌群失调,或因恶性肿瘤长期应用化学及放射治疗、免疫抑制剂,使机体免疫力下降,均可继发真菌感染。

抗真菌免疫以细胞免疫为主。深部真菌感染可出现多种抗体,但其作用不大。黏膜表面的 SIgA 对真菌的局部感染有一定的保护作用。另外,真菌感染还可引起迟发型变态反应,如癣菌疹。

（三）微生物学检查

浅部真菌感染取病变部位的皮屑、毛发、指(趾)甲屑等标本检查。深部真菌感染可根据病情取痰、脑脊液等标本检查。

取标本先用 10%KOH 溶液微加热处理后不染色直接镜检,如看到菌丝和孢子,可初步诊断为真菌病。如疑为新生隐球菌感染则取脑脊液做负染色后观察。直接镜检不能确诊时应做真菌培养。一般常用含抗生素的沙保弱培养基经 37 ℃培养 2 天后转 25 ℃继续培养 2～4 周,观察镜下特征,再做玻片小培养,于镜下观察菌丝和孢子的特征,进行鉴定。血清学检测可用 ELISA 夹心法、对流免疫电泳、放射免疫法等检查患者血清中真菌抗原或抗体。

（四）防治原则

无特异性预防方法。主要是避免与患者直接或间接接触。治疗可用灰黄霉素、克霉唑等抗真菌药物。对深部真菌病的预防主要是提高机体免疫力。治疗用二性霉素 B、克霉唑、酮康唑等抗真菌药物。

二、常见病原性真菌

（一）浅部真菌

浅部真菌是指寄生或腐生于角蛋白组织的真菌,具有嗜角质蛋白的特征,侵犯部位仅限于皮肤角质层、毛发和指(趾)甲,引起浅部真菌病。皮肤癣真菌分为毛癣菌、表皮癣菌、小孢子癣菌三个属。

（二）皮下组织感染真菌

引起皮下组织感染的真菌有着色真菌与孢子丝菌。一般经外伤感染,在局部皮下组织中繁殖,也可缓慢扩散至周围组织,或经淋巴、血液向全身扩散。

（三）深部感染真菌

引起深部感染的真菌包括两大类:致病性真菌与条件致病性真菌。

1. 白假丝酵母菌　白假丝酵母菌,又称白色念珠菌,通常存在于人体表和腔道中,一般不致病,当正常菌群失调或免疫力下降时,引起深部组织感染。

1）生物学性状　菌体为卵圆形（2 μm×4 μm）,革兰染色阳性(图 6-11)。以出芽方式繁殖。孢子伸长形成芽管,不与母体菌脱离,形成较长的假菌丝。

白假丝酵母菌在沙保弱培养基、普通培养基、血平板均可生长良好。在室温或 37 ℃中培养 2～3 天,可形成类酵母型菌落。在玉米培养基上可长出厚膜孢子,白假丝酵母菌的芽生孢子伸长成假菌丝和厚膜孢子有助于鉴定。

2）致病性与免疫性　白假丝酵母菌可侵犯人体许多部位,如皮肤、黏膜、肺、肠、肾和脑,引起病变。近年来,随着广谱抗生素、激素和免疫抑制剂的广泛应用,白假丝酵母菌感染日益增多。

（1）皮肤黏膜感染　皮肤假丝酵母菌感染好发于皮肤皱褶处,如腋窝、腹股沟、臀沟、会阴部、乳房下和指(趾)间。皮损特点为界限清楚的糜烂面。黏膜感染有鹅口疮、口角炎、阴道炎、龟头炎等,其中以鹅口疮最多,好发于新生儿。本菌还可侵犯指(趾)甲,引起甲真菌病。

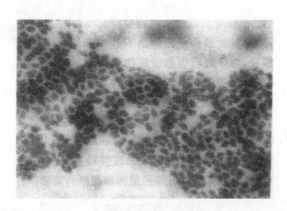

图 6-11 白假丝酵母菌(革兰染色)

（2）内脏感染　主要有肺炎、支气管炎、食管炎、肠炎、膀胱炎和肾盂肾炎等,偶可引起败血症。

（3）中枢神经系统感染　主要有脑膜炎、脑膜脑炎、脑脓肿等。对假丝酵母菌过敏者可引起变应性假丝酵母菌疹、哮喘等。抗感染以细胞免疫为主。SIgA 在抗本菌感染中有一定的作用。

3）微生物学检查

（1）直接镜检　脓、痰等标本可直接涂片革兰染色后镜检,皮肤、指(趾)甲先用 10％KOH 溶液处理后镜检。镜检必须同时看到有出芽的酵母菌和假菌丝才能说明白假丝酵母菌在组织中定居。

（2）培养　必要时可将标本接种于沙保弱培养基培养,并观察玉米培养基中形成厚膜孢子。

（3）分子生物学方法　特异性 DNA 探针、PCR 等。

4）治疗　局部可涂 2％甲紫、制霉菌素、克霉唑等软膏或益康唑霜。对内脏假丝酵母菌病可用二性霉素 B、5-氟胞嘧啶、酮康唑等抗真菌药物治疗。

2. 新生隐球菌　广泛分布于自然界,在鸽粪中最多,正常人体内也可分离到此菌。

（1）生物学性状　新生隐球菌为圆球形的酵母菌,直径为 4~20 μm,外周有宽大的荚膜(3~5 μm),用墨汁负染后镜检可见,荚膜比菌体大 1~3 倍。菌体常有出芽,但无假菌丝。

（2）致病性　新生隐球菌主要经呼吸道侵入至肺引起肺部感染,并不引起症状,但可以从肺播散到全身其他部位如中枢神经系统、皮肤、骨、心脏等,而最易侵犯的是中枢神经系统,引起慢性脑膜炎,临床表现类似结核性脑膜炎,预后不良。近年来,抗生素、激素和免疫抑制剂的广泛使用,也是新生隐球菌病增多的原因。

（3）微生物学检查　标本加墨汁,在玻片上作负染后镜检,如有出芽的菌体和宽大透明的荚膜,可以鉴定。必要时做分离培养或动物实验。

血清学诊断具有高度特异性和敏感性。通常用 ELISA 法与胶乳凝集试验测定患者脑脊液或血清中的荚膜多糖抗原。可用 PCR 法检测 DNA。

（4）治疗　采用二性霉素 B、5-氟胞嘧啶等药物治疗。

能力检测

1. 简述细菌的基本结构、特殊结构及其功能。
2. 简述细菌生长繁殖的条件。
3. 简述细菌的遗传性变异的方式。
4. 何谓细菌的毒力?试述决定细菌毒力的物质基础。
5. 病毒的基本结构、化学组成及其主要功能是什么?
6. 病毒复制周期包括哪些阶段?各阶段的主要特点是什么?
7. 病毒感染的类型有哪些?病毒的致病机制和细菌有何不同?
8. 简述真菌性疾病的几种形式。

（牛莉娜）

第七章 免疫学

第一节　免疫的概念与功能

一、免疫的概念

免疫是指机体识别和清除抗原性异物的功能。最初对免疫的认识仅局限于免除瘟疫、抵抗传染的能力。随着免疫学的进展，免疫的概念亦逐渐完善。

二、机体的免疫功能

机体的免疫系统主要有三种功能。

1. 免疫防御（immune defense）　防止外界病原体的入侵及清除已入侵病原体及其他有害物质。该功能发生异常可对机体产生不利影响：如应答过高，机体在清除抗原的同时，造成组织损伤和生理功能障碍，即超敏反应；如应答过低或缺如，可发生免疫缺陷病，主要表现为抗感染能力降低，易发生严重的反复感染。

2. 免疫监视（immune surveillance）　机体识别和清除突变细胞的能力。由于机体正常组织细胞含有原癌基因，在一定条件下，可以发生突变，机体通过免疫监视功能去除突变细胞，该功能发生异常，可能导致肿瘤或持续性病毒感染。

3. 免疫自稳（immune homeostasis）　通过自身免疫耐受和免疫调节两种主要的机制来达到自身内环境

的稳定。一般情况下,免疫系统对正常的自身组织细胞不应答,称为免疫耐受。一旦免疫耐受被打破,免疫调节功能紊乱,会导致自身免疫性疾病的发生。此外,免疫系统与神经系统和内分泌系统一起组成了神经-内分泌-免疫网络,在维护机体内环境稳定中发挥重要作用。

三、抗原

(一)抗原的概念

抗原(antigen,Ag)是一类能刺激机体免疫系统使之产生特异性免疫应答,并能与相应的免疫应答产物在体内或体外发生特异性结合的物质。抗原一般具有两种基本特性:①免疫原性,即抗原能刺激特定的免疫细胞,使之活化、增殖产生免疫效应物质;②抗原性,即抗原与相应的效应物质发生特异性结合的性质。同时具有免疫原性和抗原性的物质称为完全抗原,只具有抗原性而无免疫原性的物质称为不完全抗原亦称半抗原。

在不同的情况下,常赋予抗原不同的名称,如免疫原、抗原、变应原、耐受原等。

(二)抗原的性质

某一物质能否成为抗原,对机体是否具有免疫原性,由物质本身所具有的条件决定。

1. 异物性是抗原的重要性质 机体的免疫系统精确识别自身物质与非自身物质的能力,对自身物质或组织细胞一般不产生免疫应答。

2. 理化状态 抗原物质本身的理化性质也可以影响机体对抗原免疫应答的类型及强度,包括其化学性质、相对分子质量、结构的复杂性和易接近性以及物理性状等因素。一般而言,抗原的相对分子质量越大、结构越复杂,免疫原性越强。

此外,宿主遗传因素、机体因素以及抗原免疫的途径和剂量等也会影响抗原的免疫原性。

3. 抗原的特异性 抗原能刺激机体产生特异性的抗体或致敏淋巴细胞,并且又可在体内或体外与这些相应的抗体或致敏淋巴细胞特异性结合的特性。所以,抗原的特异性既表现在免疫原性上,又表现在抗原性上。

1) 抗原表位 又称为抗原决定簇,是抗原分子中决定抗原特异性的某些特殊的化学基团,是与 T 细胞抗原受体(TCR)、B 细胞抗原受体(BCR)或者抗体特异性结合的基本结构单位,是抗原能否被免疫细胞识别的标志。所以抗原表位是免疫反应具有特异性的物质基础,其性质、数目和空间构象决定着抗原的特异性。

2) 抗原表位的类型

(1) 功能性表位和隐蔽性表位 位于抗原表面的表位容易与相应的 B 细胞相接触并被识别,从而启动免疫应答,故称为功能性表位;抗原分子内部存在的表位在一般情况下不能触发免疫应答而被称为隐蔽性表位。但在某些理化因素的影响下,原有的抗原立体结构被破坏,隐蔽性表位可能暴露出来而表现出新的抗原特异性。

(2) 线性表位和构象性表位 线性表位是由肽链上序列连续的氨基酸残基所形成的表位,又称为序列表位;构象性表位是由序列上相连或不相连但在空间上相临近的短肽或多糖残基构成的特定构象。

(3) T 细胞表位和 B 细胞表位 根据 T 细胞、B 细胞所识别的抗原表位的不同,分为 T 细胞表位和 B 细胞表位。B 细胞表位一般位于抗原分子表面,呈三级结构的构象性表位,可直接和 BCR 结合,无需加工变性。也无需与主要组织相容性复合体(major histocompatibility complex,MHC)分子结合。T 细胞表位可位于分子内部或分子表面,通常为由 8~20 个氨基酸残基组成的线性结构,需要经过抗原提呈细胞(antigen presenting cell,APC)加工处理并与其表面的 MHC 分子结合成复合物才显示出来(图7-1)。

(4) 载体表位和半抗原表位 半抗原为简单的有机化学分子,只具有单一抗原表位,单独存在时无免疫原性,当其与蛋白质载体偶联后,可诱导出抗半抗原的特异性抗体,此即载体效应。

3) 共同抗原与交叉反应 两种不同的抗原分子有可能带有相同或相似的抗原表位,这种抗原称为共同抗原或交叉反应抗原。抗体或致敏淋巴细胞对具有相同或者相似表位的不同抗原的反应称为交叉反应。

(三)抗原的分类与医学上的重要抗原

1. 根据抗原与集体的亲缘关系分类

(1) 异种抗原指来自另一物种的抗原物质,如病原微生物及其代谢产物,具有强免疫原性,能刺激机体产生相应的抗体,故能脱毒制成疫苗以预防疾病。

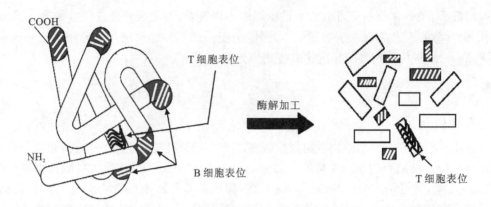

图 7-1 抗原分子中的 T、B 细胞表位

（2）同种异型抗原在同一种属不同个体间，由于遗传基因的不同而产生的不同抗原称为同种异型抗原。临床上重要的此类抗原有血型抗原系统和主要组织相容性抗原系统，如 ABO 血型系统、Rh 血型系统等。

（3）自身抗原指能引起自身免疫应答的自身组织成分，如晶体蛋白、精子、甲状腺球蛋白等。

（4）异嗜性抗原是一类与种属无关的存在于人、动物、植物和微生物之间的共同抗原。如乙型溶血性链球菌的多糖抗原和蛋白质抗原与人体心肌、心瓣膜或肾小球基底膜之间有异嗜性抗原存在，当机体感染此链球菌产生相应的抗体时，抗该菌的抗体可与上述组织结合导致超敏反应引起组织损伤。

2. 根据抗原刺激机体产生免疫应答的性能分类

（1）胸腺依赖性抗原（thymus dependent antigen，TD-Ag）　此类抗原刺激 B 细胞产生抗体需要有 T 细胞辅助和 APC 参与。绝大多数的天然抗原（如细胞、病原微生物、动物血清蛋白等）为 TD-Ag。

（2）非胸腺依赖性抗原（thymus independent antigen，TI-Ag）　此类抗原刺激 B 细胞产生抗体不需要 T 细胞的辅助。这类抗原在自然界中存在较少，主要有细菌脂多糖、荚膜多糖、聚合鞭毛素等。

3. 根据抗原与 APC 的关系分类

（1）内源性抗原是指由 APC 在其胞内合成的抗原。如被病毒感染细胞合成的病毒蛋白、肿瘤细胞合成的肿瘤抗原等。内源性抗原被加工处理为抗原肽后与 MHC I 类分子结合，被 CD8+ T 细胞识别。

（2）外源性抗原是指来源于 APC 之外、不由其合成的抗原。如被 APC 吞噬的细胞或细菌等。外源性抗原被 APC 摄取、加工为抗原肽后与 MHC II 类分子结合，被 CD4+ T 细胞识别。

 # 第二节　免疫系统

免疫系统（immune system）是机体执行免疫应答及其他免疫相关功能的一个重要系统。免疫系统由免疫器官和组织、免疫细胞及免疫分子组成。

一、免疫器官

免疫器官按功能不同，可分为中枢免疫器官（central immune organ）和外周免疫器官（peripheral immune organ），两者通过血液循环及淋巴循环相互联系。

（一）中枢免疫器官

中枢免疫器官是免疫细胞发生、分化、成熟的场所，在人类包括胸腺和骨髓。

1. 胸腺　位于胸骨后，甲状腺下方，心包上方，分左右两叶。新生儿期胸腺重 15～20 g，逐渐增长，青春期可达 30～40 g，之后胸腺逐渐萎缩退变，到老年期明显缩小，被脂肪组织代替，细胞免疫力下降，导致老年个体免疫功能衰退。

胸腺表面覆盖一层结缔组织被膜，深入到胸腺实质，将实质分隔成许多胸腺小叶，每个胸腺小叶有皮质和髓质。胸腺内细胞主要由胸腺基质细胞和不同分化阶段的胸腺细胞组成。胸腺基质细胞包括胸腺上皮细胞、巨噬细胞、树突状细胞及成纤维细胞等。骨髓中淋巴样前体细胞经血液循环进入胸腺，即成为胸腺细胞。浅皮质区内胸腺细胞多而密集，且为不成熟细胞。深皮质区主要为较成熟的胸腺细胞。髓质内含大量胸腺上皮细胞和一些散在分布的胸腺细胞及巨噬细胞。

胸腺微环境是决定 T 细胞分化、增殖和选择性发育的重要条件,由胸腺基质细胞、细胞外基质及局部活性物质组成。胸腺基质细胞能产生多种细胞因子,调节胸腺细胞的发育和细胞间相互作用。胸腺上皮细胞分泌胸腺素、胸腺肽等促进胸腺细胞增殖、分化和发育等。细胞外基质包括多种胶原、网状纤维蛋白等,它们可促进上皮细胞与胸腺细胞接触,并促进胸腺细胞在胸腺内移行和成熟。

胸腺的功能:胸腺是 T 细胞分化成熟的场所。胸腺基质细胞、细胞因子及活性物质构成胸腺内的微环境,其中胸腺上皮细胞可分泌胸腺素和胸腺生成素,诱导胸腺细胞分化;还可分泌多种细胞因子,参与胸腺细胞分化和迁移;表达 MHC 分子,介导对胸腺细胞的阳性选择和阴性选择,对胸腺细胞的发生及成熟起重要作用。

2. 骨髓 各类血细胞和免疫细胞产生的场所,也是 B 细胞分化成熟的场所。骨髓的微血管系统、基质细胞、细胞外基质及其分泌的多种细胞因子,形成造血干细胞分化的微环境。另外,骨髓也是 B 细胞发生应答的场所,特别是在再次免疫应答中,可缓慢、持久地产生大量抗体,成为血清抗体的主要来源。

(二)外周免疫器官

外周免疫器官包括淋巴结、脾及皮肤黏膜淋巴相关组织等。其是免疫细胞定居和增殖的场所,也是免疫细胞接受抗原刺激产生特异性抗体和致敏淋巴细胞等免疫应答的场所。

1. 淋巴结 人体淋巴结成群分布于肠系膜、肺门、腹股沟、颈部以及腋窝等部位,是滤过淋巴和进行免疫应答的重要场所。全身淋巴结总计 300~600 个。

淋巴结多呈扁平豆形或卵圆形,实质分为皮质区和髓质区。皮质区位于被膜下,分为浅层皮质区和深层皮质区,浅层皮质区又称为非胸腺依赖区,主要含有淋巴小结,是 B 细胞定居的场所。受抗原刺激后,B 细胞增殖分化为 B 淋巴母细胞,转移至髓质,分化为浆细胞并产生抗体。深皮质区又称为副皮质区,是 T 细胞定居的场所。该区含有许多由立方或矮柱状内皮构成的毛细血管,称为毛细血管后微静脉,是淋巴细胞由血液进入淋巴组织的重要通道。

淋巴结功能:①成熟 T 细胞和 B 细胞的主要定居部位;②参与机体的免疫应答;③滤过淋巴。

2. 脾 人体最大的免疫器官。脾实质可分为白髓、红髓和边缘区。白髓在新鲜的切面上呈散在的白色点状,由密集的淋巴细胞组成,沿中央动脉周围分布。白髓分为动脉周围淋巴鞘和淋巴小结,动脉周围淋巴鞘是环绕在中央动脉周围的淋巴组织,主要由 T 细胞构成;淋巴小结又称为脾小体,主要由 B 细胞构成。红髓位于被膜下及白髓之间,因含大量血细胞故在新鲜脾切面上呈红色。红髓分为脾索和脾窦两部分。边缘区位于白髓和红髓的交界处,是淋巴细胞从血液进入淋巴组织的重要通道。

二、免疫细胞

免疫细胞指所有参与免疫应答或与免疫应答有关的细胞及其前体细胞,主要包括造血干细胞、淋巴细胞、单核-巨噬细胞等。

(一)造血干细胞

造血干细胞是机体各种血细胞的共同来源,具有自我更新和分化两种重要潜能。人造血干细胞在胚胎 2 周时出现于卵黄囊,4 周时开始转移至肝脏,5 个月时骨髓开始造血。出生后骨髓成为造血干细胞的主要来源。成年人造血干细胞主要分布在红骨髓、脾脏和淋巴结。

骨髓造血干细胞首先分化为髓样干细胞和淋巴样干细胞。髓样干细胞可分化为粒细胞-单核样细胞系干细胞、红系干细胞、巨核干细胞,最终分化成熟为粒细胞、单核细胞、红细胞和血小板。淋巴样干细胞分化为前体 B 细胞和前体 T 细胞,它们分别在骨髓和胸腺内发育为成熟 B 细胞和 T 细胞。骨髓、胸腺造血微环境是造血干细胞发育分化的必要条件。

造血干细胞的生物学特性:①有自我复制能力:即细胞进行不对称性有丝分裂产生两个子代细胞,其中一个分化为造血系干细胞,而另一个仍保持干细胞的全部特征不变,故造血干细胞可终生保持恒定的数量。②有很强的增殖潜能:正常生理状态下,多数造血干细胞处于 G_0 期静止状态,一旦机体需要,细胞可以反复分裂,大量增殖。③有多向分化能力:在一些因素的作用下能分化形成各系造血干细胞,此外,造血干细胞还可分化成某些非造血细胞,如树突状细胞系、内皮细胞等。

（二）淋巴细胞

淋巴细胞是构成免疫系统的主要细胞类型,白细胞中有 20%～40% 都是淋巴细胞。淋巴细胞可分为 T 细胞和 B 细胞。

1. T 细胞　在胸腺内分化成熟,全称为胸腺依赖性淋巴细胞,T 细胞主要参与细胞免疫。T 细胞能特异性识别抗原呈递细胞所呈递的特异性抗原肽,这种特异性识别功能依赖于 T 细胞表面的 T 细胞抗原受体,T 细胞抗原受体是 T 细胞发挥免疫功能和鉴定 T 细胞的重要表面标志。

2. B 细胞　在骨髓中分化成熟,全称为骨髓依赖性淋巴细胞,成熟 B 细胞经抗原诱导活化成浆细胞后产生抗体,从而介导体液免疫。B 细胞能特异性、直接识别抗原,这种特异性识别功能依赖于 B 细胞表面的 B 细胞抗原受体,B 细胞抗原受体是 B 细胞发挥免疫功能和鉴定 B 细胞的重要表面标志。

（三）单核-巨噬细胞

单核-巨噬细胞来源于骨髓多能干细胞,并在骨髓内分化为单核细胞。单核细胞进入血液循环,短暂停留,然后随血流分布于全身各组织器官,分化成熟为巨噬细胞。巨噬细胞具有吞噬杀伤和清除多种病原体、抗原提呈和分泌多种细胞因子和炎性介质的生物学功能。

（四）其他免疫相关细胞

1. 自然杀伤细胞(natural killer cell,NK 细胞)　一类没有抗原识别受体、无吞噬功能、不需要抗原预先激活就可直接非特异性杀伤靶细胞的淋巴细胞。自然杀伤细胞在机体早期抗感染免疫和免疫监视中起重要作用。在感染发生后,自然杀伤细胞可在特异性免疫应答建立之前发挥抗感染作用。自然杀伤细胞具有广谱抗肿瘤作用,可通过自然杀伤、启动肿瘤细胞凋亡等方式杀伤肿瘤细胞,从而发挥免疫监视功能。

2. 中性粒细胞　中性粒细胞是存在于血液中的小吞噬细胞,其寿命较短。中性粒细胞具有强大的吞噬、杀菌能力,是机体非特异性免疫的重要组成部分。在感染急性期,中性粒细胞可迅速从血管移出,到达感染部位,吞噬病原体,其死亡后就成为脓液里的脓细胞。

三、免疫分子

免疫分子包括抗体、补体和细胞因子等分泌型分子和 T 细胞受体、B 细胞受体、MHC 分子、CD 抗原、黏附分子和细胞因子受体等。

（一）抗体

抗体(antibody,Ab)是 B 细胞接受抗原刺激后增殖分化为浆细胞所产生的能与相应抗原特异性结合的球蛋白。抗体主要存在于血液等体液中,通过与相应抗原特异性地结合,发挥体液免疫功能。免疫球蛋白(immune globulin,Ig)是指具有抗体活性或化学结构与抗体相似的球蛋白。通常提及的免疫球蛋白实际上指抗体。

1. 免疫球蛋白的结构　免疫球蛋白的分子结构是由两条完全相同的重链(H 链)和两条完全相同的轻链(L 链)以二硫键连接形成的"Y"形结构(图 7-2)。根据重链的组成、结构及免疫原性不同,将重链分为五类,分别以希腊字母 γ、α、μ、δ、ϵ 表示,分别对应 IgG、IgA、IgM、IgD 及 IgE 五大类免疫球蛋白。

整个免疫球蛋白分子可分为恒定区(C 区)和可变区(V 区)两部分。在特定的物种中,不同抗体分子的恒定区都具有相同的或几乎相同的氨基酸序列;可变区位于"Y"的两臂末端,其氨基酸的组成和排列顺序因抗体特异性不同而变化较大,该区内存在特别易变的高变区,位于分子表面,是抗体特异性结合抗原的部位。一个抗体分子的两个抗原结合部位是相同的,位于"Y"的两臂末端,其所在片段称为抗原结合片段,其功能为特异性结合抗原表位。"Y"的柄部称为可结晶片段,可结晶片段不能结合抗原,但具有通过胎盘、激活补体、结合细胞以及介导重链免疫原性等功能。

2. 免疫球蛋白的功能

(1) IgG　单体免疫球蛋白;IgG 占血清 Ig 总量的 75%～80%,是含量最多的免疫球蛋白。IgG 是唯一能够通过胎盘进入胎儿血流中的免疫球蛋白,使胎儿形成自然被动免疫。IgG 在体内半衰期最长,平均约 23 天,是体内维持时间最久的免疫球蛋白。IgG 是抗感染的主要抗体,抗毒素及大多数抗细菌、抗病毒抗体均属 IgG。

(2) IgM　血清中 IgM 是五聚体,是相对分子质量最大的 Ig,故称为巨球蛋白;B 细胞表面存在单体的

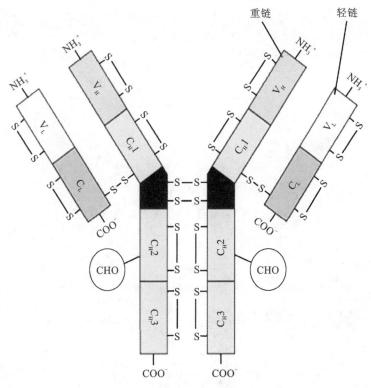

图 7-2 IgG 结构模式图

IgM,即膜表面 Ig,为其识别抗原的受体。IgM 是个体发育中合成最早的 Ig,在胎儿晚期就可由胎儿自己合成。机体受抗原刺激后,最先产生的是 IgM,再产生 IgG 等抗体。但 IgM 半衰期约为 5 天,维持时间短,消失快。因此血清特异性 IgM 检测有助于感染的早期诊断。

(3)IgA 包括血清型 IgA 和分泌型 IgA 两种形式,其中血清型 IgA 为单体,在血清中无重要免疫作用;分泌型 IgA 为二聚体,可分泌至消化道及呼吸道黏膜表面,是黏膜局部抗感染免疫的主要因素。分泌型 IgA 主要存在于呼吸道、消化道、泌尿生殖道等分泌液中,通过与相应病原体及产物结合,可阻止病原体黏附到易感细胞表面或中和外毒素毒性。

(4)IgE 单体 Ig,血清中含量极低。IgE 可结晶片段具有与肥大细胞、嗜酸性粒细胞表面受体结合的特性,故又被称为亲细胞性抗体,与 I 型超敏反应的发生有关。此外,IgE 也参与抗寄生虫感染,在寄生虫感染者体内,IgE 通常是升高的。

(5)IgD 单体 Ig,血清中含量较少,而通常存在于 B 细胞膜表面,是成熟 B 细胞表面除膜表面 IgM 以外的另一种膜表面分子,参与 B 细胞对抗原的识别。

(二)补体

补体(complement)是人或动物体液中存在的一组与免疫有关、经活化后具有酶活性的球蛋白。因其能补充协助抗体溶解细菌或细胞,故命名为补体。补体系统包括补体成分以及多种参与补体激活和调控的因子,补体成分按其被发现的先后顺序命名为 C1、C2、……。

补体成分约占血清球蛋白总量的 10%,大多为球蛋白。补体通常以无活性的酶前体形式存在,受某种激活因素作用后才表现出生物活性。补体性质很不稳定,对热特别敏感,56 ℃保持 30 min 可使补体丧失活性。

在生理情况下,体液中大多数补体成分均以无活性的酶前体形式存在,只有在某些激活物的作用下或在某些细胞、细菌等特定的固相表面,补体系统的各组分才依次被激活。补体激活过程依据其起始和顺序不同,可分为三条途径。

(1)由抗原-抗体复合物结合 C1q 启动激活的途径,该激活途径最先被人们所认识,故称为补体经典激活途径或传统途径(图 7-3)。

(2)由甘露聚糖结合凝集素结合至病原体启动激活的途径,称为补体 MBL 激活途径(图 7-4)。

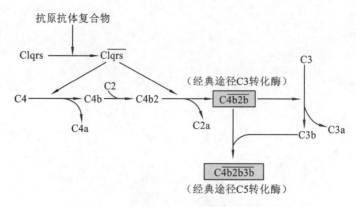

图 7-3　补体经典激活途径示意图

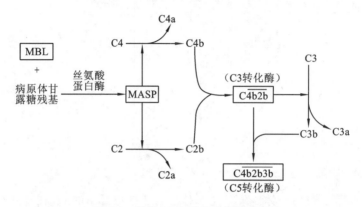

图 7-4　补体 MBL 激活途径示意图

（3）由病原体等直接提供补体活化的接触表面，不依赖抗体，从 C3 开始激活的途径称为补体旁路激活途径或替代途径（图 7-5）。

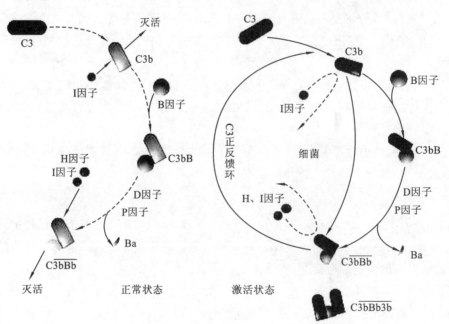

图 7-5　补体旁路激活途径示意图

上述三条激活途径均具有共同的末端通路，即通过形成膜攻击复合物发挥溶菌或溶细胞效应。

（三）细胞因子

细胞因子是由活化的免疫细胞或间质细胞所合成、分泌的，具有调节细胞生长和分化成熟、调节免疫应答、参与炎症反应、促进创伤愈合和参与肿瘤消长等多种生物效应的小分子多肽或糖蛋白。

1. 细胞因子的分类　根据结构与功能，可将细胞因子分为白细胞介素（interleukin，IL）、干扰素

(interferon,IFN)、肿瘤坏死因子(tumor necrosis factor,TNF)、集落刺激因子(colony stimulating factor, CSF)、生长因子(growth factor,GF)和趋化因子(chemokine)。

2. 细胞因子的共同特点

(1) 作用多样性:一种细胞因子可作用于多种细胞而产生多方面的生物学效应。

(2) 作用的高效性:体内极微量的细胞因子就能产生明显的生物学效应,细胞因子需与靶细胞表面相应受体结合才能发挥生物学效应。

(3) 作用的局部性:细胞因子通常以自分泌和旁分泌两种方式作用于细胞自身或其邻近的细胞。仅少数细胞因子在一定条件下可以内分泌形式作用于全身。

(4) 作用的短暂性:细胞因子的合成和分泌是一个短暂、自我调控的过程。刺激消失,细胞因子的合成亦随之停止,且细胞因子的半衰期十分短暂。

(5) 作用的复杂性:细胞因子的作用极为复杂,除上述的多样性外还有重叠性、双向性、网络性等特性。

3. 细胞因子的功能 细胞因子具多种生物学功能:①介导天然免疫、参与抗肿瘤和抗感染;②介导和调节特异性免疫应答;③诱导凋亡;④刺激造血细胞增殖和分化;⑤促进血管的生成;⑥介导炎症反应。

（四）MHC 分子

MHC 分子又称为主要组织相容性复合体(MHC)。

1. MHC 分子的结构 MHC 基因按其功能可分类为如下两种。

(1) 经典的Ⅰ类基因和经典的Ⅱ类基因。

(2) 免疫功能相关基因,包括编码部分补体成分的基因、抗原加工递呈相关基因及炎症相关基因。

2. MHC 分子 经典的 MHC Ⅰ类基因编码的称 MHC Ⅰ类分子,分布于所有有核细胞表面;经典 MHC Ⅱ类基因编码的称 MHC Ⅱ类分子,分布于专职抗原提呈细胞、胸腺上皮细胞和活化的 T 细胞等表面(图 7-6)。

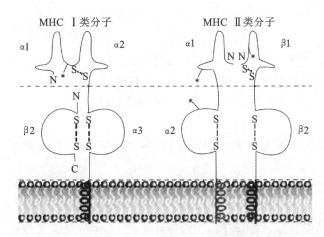

图 7-6　MHC Ⅰ类和 MHC Ⅱ类分子结构示意图

3. MHC 的生物学功能 ①参与淋巴细胞的分化成熟;②参与对抗原的加工提呈;③约束免疫细胞相互作用;④辅助 T 细胞的活化;⑤参与对免疫应答的遗传控制;⑥在移植排斥反应中起作用。

（五）黏附分子

黏附分子(adhesion molecule,AM)是众多介导细胞间或细胞与细胞外基质间接触和结合分子的统称。黏附分子以受体-配体结合的形式发挥作用,使细胞与细胞间或细胞与基质间发生黏附,参与细胞的识别、细胞的活化和信号转导、细胞的增殖与分化、细胞的伸展与移动,是免疫应答、炎症发生、凝血、肿瘤转移,以及创伤愈合等一系列重要生理和病理过程的分子基础。

黏附分子的功能:①参与免疫细胞的发育和分化;②免疫细胞识别中的辅助受体和协同刺激或抑制信号;③介导炎症过程中白细胞与血管内皮细胞黏附;④参与淋巴细胞再循环;⑤参与调节炎症细胞的凋亡。

第三节 固有免疫和适应性免疫

一、免疫应答的种类及其特点

免疫应答(immune response)是指免疫系统识别和清除抗原的整个过程。根据免疫应答识别的特点、获得形式以及效应机制,可分为固有免疫(innate immunity)和适应性免疫(adaptive immunity)两种类型(表7-1)。

表7-1　固有免疫和适应性免疫的比较

比较项目	固 有 免 疫	适应性免疫
获得形式	固有性,无需抗原激发	获得性,需接触抗原
发挥作用时相	早期、快速(数分钟至4天)	4～5天后发挥效应
免疫原识别受体	模式识别受体	特异性抗原识别受体
免疫记忆	无	有,产生记忆细胞
参与成分	补体、炎症因子、吞噬细胞、NK细胞、NKT细胞	T细胞、B细胞

(一)固有免疫

固有免疫亦称非特异性免疫(non-specific immunity)或天然免疫(natural immunity),是生物体在生长和长期进化过程中形成的,为机体抗感染免疫的第一道防线。参与固有免疫的细胞如单核-巨噬细胞、树突状细胞、粒细胞、NK细胞等,其识别免疫原虽然不像T细胞和B细胞那样具有高度特异性,却可以通过模式识别受体去识别病原体表达的称为病原体相关模式分子的结构。

(二)适应性免疫

适应性免疫亦称特异性免疫(specific immunity)或获得性免疫(acquired immunity),是在个体发育过程中,由于受到抗原刺激产生的,其作用是针对特定抗原,具有高度的特异性,作用强。T细胞和B细胞及某些免疫分子(抗体、细胞因子、黏附因子、MHC分子等)参与特异性免疫应答。特异性免疫具有特异性、耐受性和记忆性的特点。

固有免疫系统与适应性免疫系统通过直接的细胞接触及化学介质、细胞因子、趋化因子的相互作用,共同完成免疫效应。

二、固有免疫

固有免疫是个体出生时即具备,作用范围广,无特异性,在集体抗感染免疫过程中具有重要意义。机体的固有免疫和适应性免疫有机结合的研究表明,针对外来病原微生物的免疫防护,固有免疫不仅具有快速反应的能力,而且对随即发生的适应性免疫应答反应类型起决定性作用。参与固有免疫应答的物质包括:组织屏障,固有免疫细胞,固有免疫分子如补体、细胞因子及具有抗菌作用的多肽、蛋白质和酶类物质等。

(一)固有免疫应答的组织屏障及作用

1. 皮肤黏膜屏障　由致密上皮细胞组成的体表皮肤及与外界相通的腔道内被覆的黏膜共同构成皮肤黏膜屏障,可阻挡病原微生物侵入体内,成为机体抵御微生物侵袭的第一道防线。皮肤黏膜屏障的功能如下。

(1)物理屏障作用:皮肤表面覆盖多层鳞状上皮细胞,构成阻挡微生物的有效屏障;黏膜上皮细胞的增长作用较弱,但肠蠕动、呼吸道上皮纤毛的定向摆动,某些分泌液和尿液的冲洗作用等均有助于排出入侵黏膜表面的病原体。

(2)化学屏障作用:黏膜和皮肤的附属器可产生分泌液,其内含有多种杀菌和抑菌物质。如胃液中的胃酸、唾液、泪液,呼吸道和消化道分泌的黏液中含有溶菌酶、抗菌肽、天然抗体等抗菌物质,是皮肤黏膜抗感染的重要化学屏障。

（3）微生物屏障作用：寄居在黏膜和皮肤的众多微生物，通过与病原微生物竞争结合上皮细胞和营养物质或分泌某些杀菌、抑菌物质也发挥重要的屏障作用。如口腔中链球菌可产生过氧化氢，能杀白喉棒状杆菌、脑膜炎奈瑟菌等；肠道中的大肠埃希菌能分泌细菌素，抑制、杀伤某些厌氧菌和革兰阳性菌。因此，若临床不适当地长期大量应用广谱抗生素，可抑制或杀死大部分正常菌群，导致耐药性葡萄球菌性肠炎、口腔或肺部真菌感染等。

2. 体内屏障

（1）血脑脊液屏障：由软脑膜、脉络丛的脑部毛细血管壁和包在壁外的星状胶质细胞形成的胶质膜所组成。其组织结构致密，能阻挡血液中病原微生物及其他大分子物质进入脑组织及脑室，从而对中枢神经系统起保护作用。婴幼儿血脑屏障尚未发育完善，易发生中枢神经系统感染。

（2）胎盘屏障：由母体子宫内膜的基蜕膜和胎儿的绒毛膜滋养层细胞共同构成。此屏障可阻挡母体内的病原微生物进入胎儿体内，防止胎儿感染。妊娠前 3 个月内此屏障发育尚不完善，此时孕妇若感染某些病毒可致胎儿畸形或流产。

（二）参与固有免疫应答的免疫细胞及作用

1. 吞噬细胞 吞噬细胞包括中性粒细胞和单核-巨噬细胞，在固有免疫中发挥极重要的作用，是清除病原微生物的重要效应细胞。两类吞噬细胞对入侵体内的微生物的应答均极为快速，是参与固有免疫应答的主要效应细胞。微生物及其产物被吞噬细胞表面受体识别、结合，通过内在化被摄入细胞内，形成吞噬体，继而与胞质中的溶酶体融合为吞噬溶酶体。在吞噬溶酶体内，微生物通过过氧依赖性或氧非依赖性途径被杀伤。

2. NK 细胞 NK 细胞主要发挥下列两种生物学效应。

（1）胞毒效应：NK 细胞主要杀伤胞内寄生微生物感染的靶细胞，早于特异性 CTL 发挥效应。炎症细胞和 NK 细胞自身产生的细胞因子可促进 NK 细胞的胞毒作用，增强其感染效应。NK 细胞胞毒效应通过抗体依赖细胞介导的细胞毒作用（antibody dependent cell mediated cytotoxicity，ADCC）和分泌穿孔素、颗粒酶等对病原微生物进行杀伤。

（2）产生细胞因子：活化的 NK 细胞可产生多种细胞因子，从而在非特异性免疫中发挥重要作用。NK 细胞可被 IL-12 和 TNF 等细胞因子激活，活化的 NK 细胞不但细胞毒作用显著增强，而且还可以分泌大量 IFN、TNF、IL-2 等细胞因子发挥免疫调节作用。另外，IFN 和 IL-12 协同作用可明显增强 NK 细胞杀伤活性。

3. γδT 细胞 主要分布于黏膜、上皮组织，是执行非特异性免疫作用的 T 细胞。由于其细胞表面抗原受体缺乏多样性，识别的抗原种类较少，主要针对感染后产生或表达于细胞表面的热休克蛋白、CD1 提呈的脂类抗原、某些磷酸化抗原以及病毒蛋白质抗原等。它们可以直接识别完整的多肽抗原，且不受 MHC 限制。γδT 细胞参与皮肤黏膜表面的免疫防御，为机体抵御胞内菌和病毒感染的重要效应细胞，对肿瘤细胞也有一定杀伤作用。

4. B1 细胞 B1 细胞主要定居在腹腔、胸腔以及肠壁固有层，为表面具有 CD5 和单体 IgM 分子的 B 细胞。B1 细胞抗原受体缺乏多样性，抗原识别谱较窄，主要识别某些细菌的荚膜多糖和脂多糖抗原。B1 细胞主要承担腹腔、胸腔部位的非特异性免疫防御功能。

5. 其他细胞 除上述细胞外，树突状细胞、肥大细胞、NK 细胞、T 细胞、嗜酸性粒细胞、嗜碱性粒细胞、上皮细胞等在非特异性免疫中发挥较大作用。

（三）体液中参与固有免疫应答的抗菌物质

正常体液中含有多种杀菌或者抑菌物质，包括补体、细胞因子、溶菌酶、乙型溶素、吞噬细胞杀菌素、组蛋白等。

1. 补体系统 补体系统是参与抗菌免疫十分重要的一组具酶活性的蛋白质。多种病原微生物逾越免疫组织屏障后，可通过旁路途径和 MBL 途径迅速激活补体系统，发挥溶解细菌或病毒作用。

2. 细胞因子 病原体感染机体后，可刺激免疫细胞和感染的组织细胞产生多种细胞因子，参与多种免疫功能。诱导产生抗病毒作用的细胞因子，如干扰素；诱导和促进炎症反应的细胞因子如 IL-1、IL-6、TNF 以及趋化性细胞因子 IL-8、MCP-1 等，是促进抗菌性炎症反应的主要细胞因子。

3. 防御素 防御素是一类富含精氨酸的小分子多肽，目前发现有四种，对胞外感染如细菌、真菌和某些包膜病毒具有直接杀伤作用。

4. 溶菌酶 溶菌酶是一种低分子碱性蛋白质,广泛存在于各种体液、外分泌液和吞噬细胞溶酶体中。溶菌酶能够裂解革兰阳性菌细胞壁中的肽聚糖,导致细胞溶解破坏。革兰阴性菌的细胞壁除肽聚糖外还有脂多糖和脂蛋白等包裹,所以溶菌酶不能单独对其产生抗菌作用。若同时存在相应抗体和补体,革兰阴性菌则也可被溶菌酶溶解破坏。

5. 乙型溶素 乙型溶素主要来源于血小板,是一种对热较稳定的碱性多肽,在血液凝固时由血小板释放。乙型溶素在血清中含量高,作用于革兰阳性菌的细胞膜,产生非酶性破坏效应,但对革兰阴性菌无效。

(四)固有免疫应答的过程和特点

固有免疫应答是指体内固有免疫细胞与固有免疫分子识别病原体及其产物后,被迅速活化,将病原体等抗原性异物杀伤和清除的过程。它在机体非特异性抗感染免疫过程中具有重要作用,在特异性免疫应答的启动、调节和效应阶段也起重要作用。

1. 固有免疫应答的不同阶段

(1)瞬时固有免疫应答阶段:发生在感染0~4 h之内。皮肤黏膜及其分泌液中的抗菌物质和正常菌群作为物理、化学和微生物屏障,进入皮肤或黏膜下组织后,可被局部存在的巨噬细胞迅速吞噬清除。此外,活化的中性粒细胞可穿过血管内皮细胞到达感染部位,发挥吞噬杀菌作用,通常绝大多数病原体感染终止于此时相。

(2)早期固有免疫应答阶段:发生于感染后4~96 h之内。在某些细菌成分如脂多糖和感染部位组织细胞产生的IFN-γ等细胞因子作用下,感染附近组织中的巨噬细胞被吸引到炎症反应部位,增强抗感染免疫应答能力。并且,巨噬细胞产生大量促炎细胞因子和其他低相对分子质量炎性介质如白三烯、前列腺素和血小板活化因子等,可进一步增强固有免疫应答能力和炎症反应,在早期抗感染免疫过程中发挥重要作用。

(3)适应性免疫应答诱导阶段:发生于感染96 h之后。活化巨噬细胞和树突状细胞作为专职APC,可将摄入的病原体等外源性抗原或内源性抗原加工处理为具有免疫原性的小分子多肽,诱导产生特异性免疫应答。

2. 固有免疫应答的特点 固有免疫应答的主要特点是非特异性免疫细胞识别多种"非己"异物共同表达的分子,而不是抗原表位,因而,对多种病原微生物或其产物均可应答,并迅速产生免疫效应,但在病原微生物的应答过程中不产生免疫记忆,通常也不会形成免疫耐受。表面模式识别受体(pattern recognition receptor,PRR)是指存在于固有免疫细胞表面的一类能够直接识别结合病原微生物或宿主凋亡细胞表面某些共有的特定分子结构的受体。病原相关分子模式(pathogen associated molecular pattern,PAMP)是指PRR识别结合的配体分子,主要是指病原微生物表面某些共有的高度保守的分子结构,也包括宿主凋亡细胞表面某些共有的特定分子结构。聚集在感染部位的吞噬细胞等固有免疫细胞可通过细胞表面PRR直接与病原微生物或宿主凋亡细胞表面的PAMP结合而被激活。活化固有免疫细胞可迅速产生免疫效应,随即吞噬并杀灭病原微生物。另外,固有免疫细胞寿命较短,在对病原微生物的应答过程中不产生免疫记忆,通常也不会形成免疫耐受。

3. 固有免疫应答与适应性免疫应答的关系

(1)固有免疫应答可启动适应性免疫应答。巨噬细胞在吞噬和杀伤清除病原微生物等异物时,将抗原异物降解为小分子肽段,并以抗原肽-MHC复合物的形式表达于细胞表面,供T细胞识别,从而产生T细胞活化第一信号。与此同时,巨噬细胞识别结合病原微生物后,其表面协同刺激分子表达增加,并结合T细胞表面的协同刺激分子,为T细胞活化提供第二信号。在上述两种信号作用下,T细胞被活化并启动特异性免疫应答。单核细胞也可分化为树突状细胞,提呈抗原启动T细胞应答。

(2)固有免疫应答影响特异性免疫应答的类型。固有免疫细胞可启动不同类型的适应性免疫应答。不同的固有免疫细胞接受不同的配体分子刺激后,可产生不同的细胞因子。这些不同的细胞因子可调节特异性免疫细胞的分化方向,从而决定了适应性免疫应答的类型。

(3)固有免疫应答协助适应性免疫应答发挥免疫效应。体液免疫产生的抗体没有直接杀菌和清除病原体的作用,只有在固有免疫细胞和固有免疫分子参与下,通过调理吞噬、ADCC等机制,才能有效杀伤清除病原体等异物。此外,机体细胞多数是通过细胞因子活化吞噬细胞和NK细胞,使其吞噬杀伤功能增强,从而有效清除入侵的病原体。

三、适应性免疫

抗原经过血液循环进入脾或者经淋巴循环进入淋巴结后,可被脾中的巨噬细胞和淋巴结中的树突状细胞等抗原提呈细胞捕获,经加工、处理后表达在这些细胞表面,供相应免疫细胞识别结合。相应区域的免疫细胞被抗原激活后,在细胞因子的作用下增殖、分化,最终 B 细胞分化为浆细胞,通过产生抗体发挥体液免疫效应;T 细胞分化为效应 T 细胞发挥细胞免疫效应。

(一)B 细胞介导的体液免疫应答

体液免疫应答是 B 细胞特异性识别结合抗原后,B 细胞的激活信号被启动,转化成浆细胞,分泌抗体并发挥特异性免疫效应的过程。B 细胞识别的抗原有 TD 抗原和 TI 抗原。B 细胞对 TD 抗原的应答需要 Th 细胞的辅助,而 TI 抗原引起的体液免疫无需 APC 和 Th 细胞参与。其免疫应答的机制不同。

1. B 细胞对 TD 抗原的免疫应答 TD 抗原诱导 B 细胞产生抗体依赖 T 细胞、APC 等多种细胞的辅助,B 细胞增殖分化为浆细胞,产生抗体,发挥免疫效应。在免疫应答过程中,主要涉及 APC 与 Th 细胞的相互作用、Th 细胞与 B 细胞的相互作用以及 B 细胞的分化成熟等过程。

1)B 细胞对 TD 抗原的识别 BCR 是 B 细胞识别特异性抗原的受体,它既能识别蛋白质抗原、肽、核酸、多聚糖、脂类及小分子化学物质,还能特异性识别完整蛋白质抗原的天然构象,并且不受 MHC 限制。BCR 识别抗原对 B 细胞活化有两个关键的作用:BCR 可变区与抗原特异结合,产生活化第一信号。B 细胞加工处理与其 BCR 结合的抗原后,形成抗原肽-MHC 分子复合物,提呈给抗原特异性 Th 细胞识别;而活化的 Th 细胞通过表达 CD40L 与 B 细胞上的 CD40 相互作用,提供 B 细胞活化第二信号(图 7-7)。

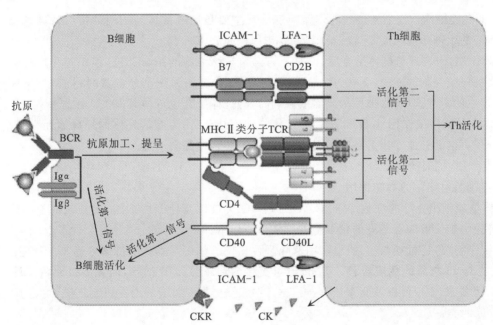

图 7-7 B 细胞对 TD 抗原的双信号识别

2)Th 细胞及 B 细胞的活化、增殖与分化 Th 细胞和 B 细胞识别后,自身活化、增殖与分化成为效应细胞和浆细胞。

(1)Th 细胞的活化、增殖和分化:大多数蛋白质为 TD 抗原,其抗体的产生必须有 Th 细胞参与,但 Th 细胞必须活化后才具有辅助 B 细胞产生抗体的能力。如前所述,Th 细胞在双信号的刺激下,开始增殖、分化,表达 IL-2、IL-4、IL-12 等多种细胞因子受体,分泌的细胞因子与之结合,为 B 细胞增殖分化做好了物质准备。再次应答过程中,部分 Th 细胞停止分化,保留对特异性抗原的长期记忆,当再次接触相同抗原时,不需经过上述诱导过程可直接活化,产生免疫应答。如果只有第一信号,Th 细胞虽然表达 IL-2R,但不增殖,也不合成细胞因子,进入免疫耐受状态。

(2)B 细胞的活化、增殖和分化:活化的 Th 细胞表达 CD40L,与 B 细胞表面的 CD40 受体结合,为 B 细胞提供第二信号,促使 B 细胞活化。T 细胞与 B 细胞相互作用,能使 T 细胞表达膜分子和分泌多种必需的细胞因子;也使 B 细胞表达高亲和力的 BCR 和丰富的 MHC-Ⅱ类分子,前者能结合足够的抗原使之内吞,后者可结合大量抗原肽提呈给更多的致敏 T 细胞以加强免疫应答。效应 Th 细胞可分泌多种细胞因子,包括 IL-2、IFN、IL-4、IL-5、IL-6 等,B 细胞在这些细胞因子的诱导下活化、增殖、分化为抗体形成细胞即浆细胞,并迅速扩大免疫效应,产生多种免疫球蛋白。同时 CD40 分子与 CD40L 的结合,对 B 细胞合成 IgG、IgA 的转换和记忆细胞的形成具有重要作用。在此过程中,部分 B 细胞恢复静止状态,但保留对特异性抗原的长期记忆即成为记忆细胞,当再次接触相同抗原时,不需经上述诱导过程可直接活化,产生效应(图 7-8)。

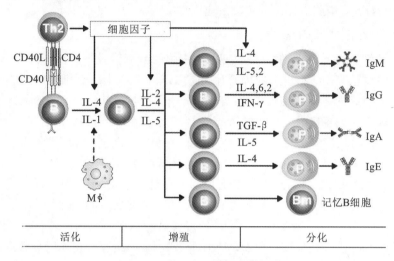

图 7-8　B 细胞应答活化过程

3)抗体的免疫效应　B 细胞接到的体液免疫应答主要是通过抗体与相应的抗原特异性结合发挥生物学效应的,最终的生理功能主要是抗感染,其主要作用机制如下。

(1)中和作用:当病毒与抗体结合后,掩盖了病毒与易感细胞的结合部位,组织阻止病毒吸附感染易感细胞,使其失去侵袭细胞的能力,无法进入宿主细胞增殖;当抗原为细菌外毒素时,抗原与抗体的结合可中和外毒素对宿主的毒性作用;当抗原为激素或者酶时,与抗体结合也可使其失去活性。

(2)补体介导的溶菌作用:IgG 和 IgM 类抗体与细菌结合后,可激活补体的经典途径引起溶菌等效应。因此,抗体分子可借助补体作用溶解细菌,被溶解细胞则被吞噬细胞清除。

(3)调理作用:抗细菌抗体与细菌结合后,虽不具有直接杀伤作用,但可作为免疫调理素,通过调理吞噬作用增强吞噬细胞对细菌的吞噬作用。

(4)抗体依赖细胞介导的细胞毒作用(ADCC):IgG 类抗体介导 NK 细胞、中性粒细胞和巨噬细胞等免疫细胞,对肿瘤细胞或被病毒感染的靶细胞进行杀伤的作用。

某些情况下,抗体还可参与超敏反应,引起病理性损伤。如果产生自身抗体可造成自身免疫性疾病。

2. B 细胞对 TI 抗原的免疫应答　TI 抗原可直接激活未致敏 B 细胞,而无需抗原特异性 T 细胞的辅助,如某些细菌多糖、多聚蛋白及脂多糖等。根据 TI 抗原激活 B 细胞的内在机制不同,可将其分为 TI-1 抗原和 TI-2 抗原两类。

TI-1 抗原又称为 B 细胞丝裂原,如细菌脂多糖、绝活鞭毛素等。其浓度高时,可诱导 B 细胞增殖和分化;浓度低时,只有 BCR 能结合 TI-1 抗原的 B 细胞,才能使足够的 TI-1 抗原浓缩在 B 细胞表面,从而被激活。在机体感染病原体时,TI-1 抗原的浓度很低,因此只有抗原特异的 B 细胞才能被激活,并产生抗该抗原的抗体。因无需 Th 细胞预先致敏与克隆性扩增,B 细胞对 TI-1 抗原的应答比 TD 抗原的应答出现早,故在机体抵抗某些胞外病原体感染时发挥重要作用。但 TI-1 抗原单独不足以诱导抗体类别的转换、抗体亲和力增强和记忆 B 细胞的形成,这些均需特异 T 细胞辅助。

由于 TI-2 抗原多为细菌胞壁与荚膜多糖成分,其分子结构中具有大量相同抗原决定簇的重复排列,可使成熟 B 细胞的 mIg 发生适度交联从而被激活。TI-2 抗原只能激活成熟 B 细胞。婴幼儿中 B 细胞多为不成熟 B 细胞,故不能有效产生抗多糖抗原的抗体。大多数胞外菌有胞壁多糖,它能使细菌抵抗吞噬细胞的吞噬消化,逃避吞噬细胞的直接吞杀。TI-2 抗原可直接激活 B 细胞并迅速产生荚膜多糖抗体,在没有抗原特异 T 细胞辅助下,迅速产生的抗荚膜多糖抗体能包被有荚膜的化脓菌,使之易被吞噬消化。

3. 抗体产生的一般规律及其意义　在抗体诱导下,B 细胞活化、增殖、分化为浆细胞,并产生特异抗体,血液中抗体的性质及浓度可随应答时间发生变化(图 7-9)。该变化因机体初次或再次接触抗原有所不同，在初次接受抗原刺激时，机体发生初次应答；再次接受相同抗原刺激，机体产生再次应答。

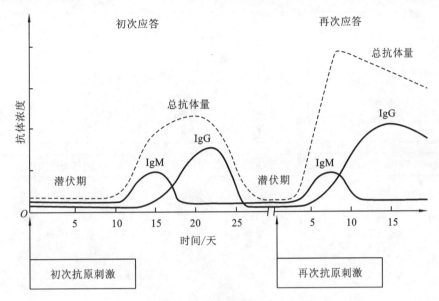

图 7-9 抗体产生的一般规律

1) 初次应答 抗原第一次进入机体，经 1～2 周的潜伏期才在血液中出现相应抗体，称为初次应答。其特点：潜伏期相对较长；最早出现 IgM，随后出现 IgG 或 IgA，但抗体效价较低；维持时间较短；因为初次应答过程中大都是带低亲和力受体的 B 细胞与抗原结合，故抗体的平均亲和力较低，产生的抗体以 IgM 为主。

2) 再次应答 又称为回忆应答，是机体再次接触相同抗原刺激时的应答。其特点与初次应答不同。

(1) 潜伏期短：再次应答产生抗体的潜伏期一般为 1～2 天，有时甚至数小时即可有抗体产生。

(2) 抗体效价高：再次应答产生的抗体浓度为初次应答的几倍到几十倍。

(3) 抗体亲和力高：再次应答产生的抗体亲和力高，且较均一。

(4) 主要抗体类型：再次应答抗体类型以 IgG 为主。

(5) 维持时间长：再次应答抗体下降期持久，因为机体会长时间合成抗体，抗体维持时间长。

(二) T 细胞介导的细胞免疫应答

细胞免疫应答是指 T 细胞在 TD 抗原刺激下，在多种免疫细胞协同下活化、增殖、分化成能够清除抗原的效应 T 细胞，并发挥效应作用的过程。细胞免疫应答是细胞内寄生物的最有效的防御反应，也是排斥同种移植物或肿瘤细胞的有效手段。细胞免疫应答分为以下三个阶段：①T 细胞对抗原的识别阶段；②T 细胞活化、增殖与分化阶段；③效应阶段(图 7-10)。

1. T 细胞对抗原的识别 初始 T 细胞表面抗原识别的受体 TCR 只能特异性识别表达在 APC 表面的抗原肽-MHC 分子复合物，这种特异结合称为抗原识别，这样保证了 TCR 识别抗原的特异性。TCR 在特异性识别 APC 所提呈的抗原多肽过程中，必须同时识别与抗原多肽形成复合物的 MHC 分子，这种特性称为 MHC 限制性，这种限制决定了 T 细胞只能够识别由同一个体 APC 表面的 MHC 分子提呈的抗原(图 7-11)。

1) 抗原提呈 抗原提呈是 APC 向 Th 细胞展示抗原和 MHC 类分子复合物，并使之与 TCR 结合的过程。蛋白质抗原可分为外源性抗原和内源性抗原，两者的提呈过程和机制不同。外源性抗原以抗原肽-MHC II 类分子复合物的形式表达于 APC 表面，再将抗原有效地提呈给 CD4+ Th 细胞识别。病毒感染细胞所合成的病毒蛋白和肿瘤细胞所合成的肿瘤抗原等内源性抗原，主要以抗原肽-MHC I 类分子复合物的形式表达于细胞表面，供特异性 CD8+ T 细胞识别。

2) APC 与 T 细胞的相互作用

(1) T 细胞与 APC 的非特异结合：初始 T 细胞利用细胞表面的黏附分子与 APC 表面相应配基结合，T 细胞可从 APC 表面大量抗原肽-MHC 分子复合物中筛选相应的特异性抗原肽。这种结合是非特异和短暂的，未能识别相应的特异性抗原肽的 T 细胞随即与 APC 分离，并再次进入淋巴细胞循环。

(2) T 细胞与 APC 的特异性结合：在 T 细胞与 APC 的非特异性结合过程中，如果 TCR 识别相应的特

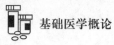

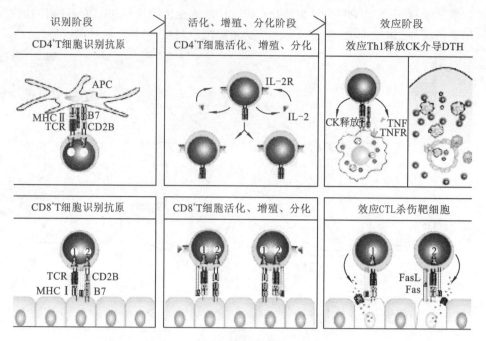

图 7-10　T 细胞免疫应答的三个阶段

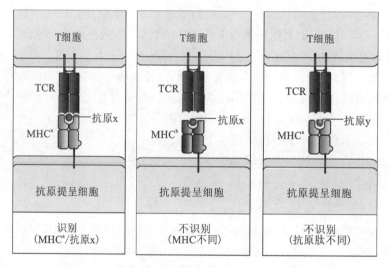

图 7-11　APC 细胞与 T 细胞相互作用的 MHC 限制性

异性抗原肽-MHC 复合物后,则 T 细胞可与 APC 发生特异性结合,细胞间亲和力增强,从而延长两者间结合的时间,可有效地诱导抗原特异性 T 细胞激活和增强。增殖的子代 T 细胞仍能与 APC 黏附,直至分化为效应细胞。

2. T 细胞介导的免疫应答

1) T 细胞的免疫活化剂　多种物质可活化 T 细胞,如 TD 抗原、丝裂原。此外,T 细胞的充分活化还有赖于许多细胞因子的参与,如 IL-1、IL-2、IL-6、IL-12 等多种细胞因子,它们在 T 细胞激活中发挥重要作用。在众多 T 细胞活化剂中,只有 TD 抗原才能刺激 T 细胞产生特异性免疫应答,其他物质均为 T 细胞的多克隆活化剂。

2) T 细胞活化需要双信号刺激　在诱导 T 细胞活化、增殖形成效应细胞的过程中,需要两个信号刺激,即淋巴细胞活化的双信号作用(图 7-12)。

(1) T 细胞活化的第一信号:APC 将抗原肽-MHC 复合物提呈给 T 细胞,TCR 特异性识别结合在 MHC 分子槽中的抗原肽,启动了 T 细胞活化的第一信号,并通过 CD3 传递活化信号;CD4 或 CD8 分子作为共受体分别与 APC 表面的 MHC Ⅱ 或 MHC Ⅰ 类分子接合,从而增强 T 细胞与 APC 黏附作用,并且参与第一信号的启动和传导。

(2) T 细胞活化的第二信号:T 细胞与 APC 细胞表面的多对协同刺激因子相互作用产生 T 细胞活化的

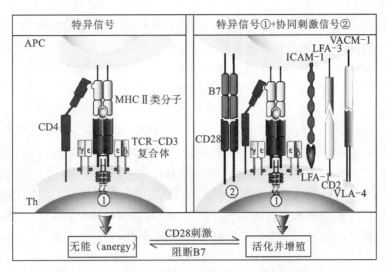

图 7-12 T细胞的双重识别和双信号

第二信号。T细胞活化的第二信号又称为协同刺激信号,是由 APC 表面黏附分子的相互作用所提供的,这些黏附分子也成为了协同刺激分子。在参与 T 细胞活化的协同分子中,最重要的是免疫球蛋白超家族的 B7/CD28、B7/CTL-4、LTA-1/ICAM-1 或 ICAM-2、CD2/LFA-3,以及 TNF/TNF 家族的 CD40/CD40L 等。其中 B7/CD28 主要作用是促进 IL-2 基因转录和稳定 IL-2 mRNA,从而明显促进 IL-2 合成,而 IL-2 可进一步促进 T 细胞的分化和增殖。

若 T 细胞在特异性识别并结合抗原肽的过程中缺乏协同刺激信号,则不能有效激活特异性 T 细胞,反而导致 T 细胞无能。缺乏协同刺激信号可使自身反应性 T 细胞处于无能状态,从而有利于维持自身耐受。除了正向激活 T 细胞的协同刺激分子外,还有一些协同刺激分子可向 T 细胞发出抑制信号,使活化的 T 细胞及其子代细胞降低对抗原的敏感性,从而将 T 细胞应答强度限制在一定范围。

3)活化 T 细胞的增殖分化　初始 T 细胞在双重识别的基础上,接受双信号刺激后,可发生活化而迅速进入细胞周期,通过有丝分裂而大量增殖,并进一步分化为效应细胞,到达特异性抗原聚集部位。活化的 T 细胞可表达多种细胞因子及其受体,在 T 细胞增殖和分化中发挥重要作用。其中最重要的是 IL-2,可与活化 T 细胞表面的 IL-2 受体结合,通过自分泌和旁分泌作用,介导经抗原活化的 T 细胞大量增殖,并定向分化为效应性 T 细胞,发挥细胞免疫效应。在免疫应答晚期随着抗原性异物被清除,效应性 T 细胞则发生凋亡,仅留少数长寿的记忆淋巴细胞进行再循环。当再次遇到相同抗原时,记忆细胞可迅速被激活而产生应答(图 7-13)。

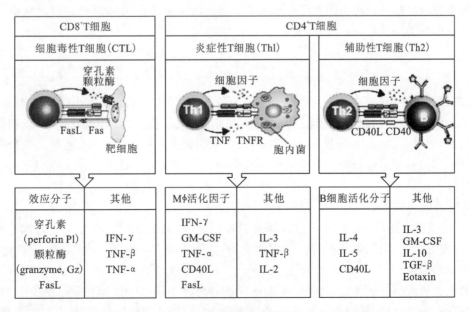

图 7-13　Th1、Th2 和 Tc 细胞的作用和产生的效应分子

（1）Th细胞的增殖分化与免疫效应：初始CD4$^+$T细胞被活化后增殖和分化，通过释放IL-2、IL-12等细胞因子，发挥免疫效应。IL-12等细胞因子可促进Th0细胞向Th1细胞极化，IL-4等细胞因子可促进Th0细胞向Th2细胞极化。Th0细胞的极化方向决定机体免疫应答的类型，Th1细胞主要介导细胞免疫应答，Th2细胞主要介导体液免疫应答。Th1细胞又称为炎症性T细胞，通过释放IL-2、IFN、TNF等细胞因子，发挥细胞免疫应答作用。同时使局部组织产生以淋巴细胞和单核吞噬细胞浸润为主的慢性炎症反应或迟发性超敏反应。

（2）Tc细胞的增殖分化与免疫效应：CD8$^+$T细胞作用的靶细胞一般低表达或不表达协同刺激分子，不能有效激活初始CD8$^+$T细胞，而需要APC和CD4$^+$T细胞的辅助。CD8$^+$T细胞的活化也需要两个信号，第一活化信号，即抗原被APC摄取，并在细胞内分别与MHCⅠ分子和TCR结合后，从而获得T细胞活化第一信号。此信号经过CD3传入细胞后，T细胞上的CD28与靶细胞上的B7结合，形成T细胞活化的第二信号，在活化信号作用下，T细胞增殖分化为CTL细胞。CTL细胞对靶细胞杀伤主要通过以下三种方式发挥细胞免疫作用：穿孔素溶解细胞、丝氨酸蛋白酶介导的细胞凋亡和Fas抗原与FasL结合介导的细胞凋亡。

3. 细胞免疫应答效应

（1）对胞内病原体的抗感染作用：抗体或其他机制很难对宿主细胞内寄生的病原体发挥作用，而细胞免疫可通过特异性Tc直接杀伤感染细胞或通过迟发型超敏反应性炎症的方式将病原微生物杀灭。细胞免疫主要针对胞内寄生菌（如结核分枝杆菌、伤寒沙门菌、麻风分枝杆菌等）、病毒、真菌及某些寄生虫感染。

（2）抗肿瘤作用：肿瘤细胞的新生抗原可以诱导免疫应答，Tc细胞可直接杀伤带有相应抗原的肿瘤细胞，该过程受MHCⅠ类分子的限制。多种细胞因子如TNF、IFN、IL-2等既是效应分子，又可活化增强免疫细胞抗肿瘤作用。

（3）免疫损伤：细胞免疫应答可参与迟发型超敏反应以及某些自身免疫疾病的发生发展，而形成病理性免疫损伤。

（4）移植排斥效应：效应性T细胞能对同种异体的组织相容性抗原产生细胞免疫应答，表现为在同种器官移植时对移植物进行免疫攻击，导致移植排斥反应。

四、超敏反应

超敏反应（hypersensitivity）是指机体受某种抗原物质刺激后，体内产生抗体或致敏淋巴细胞，使机体处于致敏状态，当机体再次接触相同抗原时，抗体或致敏淋巴细胞与抗原在体内特异性结合导致组织细胞损伤或生理功能紊乱的过程。诱导超敏反应发生的抗原称为变应原（allergen）。

根据发生机制，超敏反应可分为四种类型：Ⅰ型超敏反应又称为速发型；Ⅱ型超敏反应又称为细胞溶解型或细胞毒型；Ⅲ型超敏反应又称为免疫复合物型；Ⅳ型超敏反应又称为迟发型。但超敏反应很少单独一种类型存在，往往多种类型共存，但可以以某一种类型为主。

（一）Ⅰ型超敏反应

Ⅰ型超敏反应是临床上最常见的一类超敏反应，可以发生于局部或全身。根据反应发生的快慢程度，可将其分为速发相和迟发相反应。再次接触变应原后数分钟内发作、一般在数小时后消退的反应，称为速发相反应；再次接触变应原后数小时发作并持续24 h后消退的反应，称为迟发相反应。Ⅰ型超敏反应的特点：①反应发生快，消退也快；②主要由IgE抗体介导；③常引起生理功能紊乱，几乎不发生严重组织细胞损伤；④有明显的个体差异和遗传倾向。对变应原易产生IgE类抗体的超敏患者，称为特应性素质个体。

1. 发生机制

1）参与反应的成分和细胞

（1）变应原　能够选择性诱导机体产生特异性IgE类抗体，引起速发型变态反应的抗原物质。临床上常见的变应原主要有如下几种：①某些药物或化学物质，如青霉素、磺胺、普鲁卡因、有机碘化合物等；②吸入性变应原，如花粉颗粒、尘螨排泄物、真菌菌丝及孢子、昆虫毒液、动物皮毛等；③食物变应原，如奶、蛋、鱼虾、蟹贝等食物蛋白质或部分肽类物质；④近年来还发现有些酶类物质可作为变应原引发Ⅰ型超敏反应，如尘螨中的半胱氨酸蛋白可引起呼吸道过敏反应，细菌酶类物质（如枯草菌溶素）可引起支气管哮喘等。

（2）IgE抗体　由鼻咽、扁桃体、气管及胃肠道黏膜等处固有层淋巴组织中的浆细胞合成。这些部位是变应原入侵的部位,也是Ⅰ型超敏反应的好发部位。与正常人相比,某些过敏体质者其血清IgE抗体明显升高。IgE具有牢固的亲细胞性,与肥大细胞或嗜碱性粒细胞表面IgE Fc受体结合,使机体处于致敏状态,并可持续数月或数年。

(3)效应细胞 参与Ⅰ型超敏反应的效应细胞主要是肥大细胞和嗜碱性粒细胞。两者在形态学上非常类似,均来源于骨髓髓样前体细胞。肥大细胞主要分布于呼吸道、胃肠道和泌尿生殖道的黏膜上皮下及皮下的结缔组织内靠近血管处。嗜碱性粒细胞主要分布于外周血中,数量较少,但也可被招募到变态反应发生部位发挥作用。两种细胞表面都表达有高亲和力的FcεRⅠ,胞质中含有嗜碱性颗粒,储存有肝素、白三烯、组胺和嗜酸性粒细胞趋化因子等生物活性介质。现已知有两种不同的IgE受体,即FcεRⅠ和FcεRⅡ(CD23)。FcεRⅠ为高亲和力受体,表达于肥大细胞和嗜碱性粒细胞表面。FcεRⅠ与IgE结合,使机体处于致敏状态。如再遇抗原,此多价抗原结合于IgE的Fab段,则可交联IgE,而交联FcεRⅠ,使肥大细胞或嗜碱性粒细胞活化,引发Ⅰ型超敏反应。FcεRⅡ为低亲和力受体,分布比较广泛,如表达于B细胞、活化T细胞、单核细胞、滤泡树突细胞和血小板等。膜表面FcεRⅡ与IgE结合,并通过IgE捕获抗原,可抑制IgE抗体的产生。而可溶型FcεRⅡ与B细胞表面的CD21结合可促进IgE的结合。

嗜酸性粒细胞来源于骨髓髓样前体细胞。主要分布于呼吸道、消化道和泌尿生殖道黏膜上皮的结缔组织内,循环血中仅有少量存在。某些因子如IL-5、CC亚家族趋化性细胞因子与细胞表面的相应受体结合,可刺激嗜酸性粒细胞活化表达FcεRⅠ。嗜酸性粒细胞活化,使其胞质中嗜酸性颗粒脱出,释放一系列生物活性介质。其中一类是具有毒性作用的颗粒蛋白和酶类物质,主要包括嗜酸性粒细胞阳离子蛋白、主要碱性蛋白、嗜酸性粒细胞衍生的神经毒素和嗜酸性粒细胞过氧化物酶、嗜酸性粒细胞胶原酶等;另一类介质与肥大细胞和嗜酸性粒细胞释放的介质类似,如白三烯、血小板活化因子等。这些物质可杀伤寄生虫和病原微生物。嗜酸性粒细胞还能释放组胺酶和芳基硫酸酯酶,抑制肥大细胞释放的组胺,对炎症反应起到一定的抑制作用。

(4)生物活性介质 活化的肥大细胞和嗜酸性粒细胞可释放多种生物活性介质,它们是预先合成并储存于颗粒内的介质(如组胺、激肽原酶等)和新合成的介质(白三烯、前列腺素D2等)。

组胺是肥大细胞和嗜碱性粒细胞颗粒中的小分子胺类,具有多种生物活性,如使小血管和毛细血管扩张,通透性增加;刺激平滑肌收缩;促进黏膜腺体分泌增加等。激肽原酶可促使血浆中激肽原转变为缓激肽和其他激肽类物质,使平滑肌收缩和血管扩张,还可增加局部毛细血管通透性,引起疼痛等。嗜酸性粒细胞趋化因子可吸引嗜酸性粒细胞局部聚集,活化的嗜酸性粒细胞参与迟发相反应,并对Ⅰ型超敏反应具有重要调节作用。

白三烯在细胞活化过程中由花生四烯酸衍生而来,可引起支气管平滑肌收缩,其作用比组胺强100～1000倍,效应持续时间长,是哮喘时支气管持续痉挛的主要原因。前列腺素D2也是由花生四烯酸衍生而来,可使血管扩张,支气管平滑肌收缩。

2)发生过程 Ⅰ型超敏反应的发生可分为两个阶段,即致敏阶段和发敏阶段(图7-14)。

(1)致敏阶段指变应原进入机体后,诱导产生IgE并结合到靶细胞上的过程。变应原通过各种途径进入机体,可刺激抗原特异性B细胞增殖分化为浆细胞,产生IgE抗体。IgE可通过其Fc段与肥大细胞和嗜碱性粒细胞结合,称为致敏的肥大细胞和致敏的嗜碱性粒细胞。致敏状态通常可维持数月或更长时间,如长期不接触变应原,致敏状态可逐渐消失。

(2)发敏阶段指相同变应原再次进入机体,与致敏靶细胞表面IgE结合,使之脱颗粒,释放生物活性介质,并作用于效应组织或器官,引起局部或全身过敏反应的过程。再次进入机体的变应原与致敏靶细胞表面的两个或两个以上相邻IgE抗体结合,使膜表面Fc发生交联,这是触发致敏细胞脱颗粒、释放及合成生物活性介质的关键。脱颗粒过程的机制如下。

FcεR交联聚集可激活甲基转移酶,使膜磷脂甲基化,从而激发胞内钙库释放Ca^{2+},使胞质Ca^{2+}浓度升高。在膜磷脂和Ca^{2+}协同作用下,可激活蛋白激酶,使胞浆内肌球蛋白磷酸化,从而导致脱颗粒,释放组胺等生物活性介质。②在Ca^{2+}协同作用下,可使磷脂酶A2活化,分解膜磷脂胆碱产生花生四烯酸,进而通过环氧合酶、脂氧合酶途径合成前列腺素、白三烯及血小板活化因子。

迟发相反应的特征是以嗜酸性细胞为主的炎细胞浸润。肥大细胞是迟发相反应的主要启动细胞。嗜酸性粒细胞趋化因子可吸引大量嗜酸性粒细胞至炎症区,并释放大量炎症因子如白三烯、血小板活化因子等及多种酶类,发生持续性炎症反应,导致组织损伤。此外,中性粒细胞、单核-巨噬细胞也参与迟发相反应,

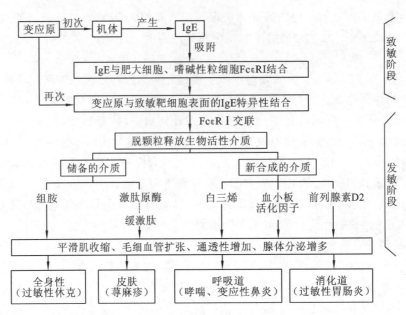

图 7-14　Ⅰ型超敏反应发生机制示意图

通过分泌生物活性物质及酶类而发挥生物效应,并引起组织损伤。

2. 临床常见疾病

1) 过敏性休克　过敏性休克多发生于再次接触变应原后数秒至数分钟内,主要表现为烦躁不安、鼻痒、胸闷、气急、恶心、呕吐、腹痛、腹泻、血压下降,循环衰竭以致神志不清、昏迷等,抢救不及时可导致死亡。

(1) 药物过敏性休克:以青霉素过敏性休克最为常见。此外,头孢霉素、链霉素、普鲁卡因、氨基比林等也可引起过敏性休克。临床上发现少数人初次注射青霉素时也可发生过敏性休克,可能与其曾使用过被青霉素污染的注射器等医疗器械,或吸入空气中青霉菌孢子后使机体处于致敏状态有关。

(2) 血清过敏性休克:临床上应用动物免疫血清如破伤风抗毒素、白喉抗毒素治疗或紧急预防时可能发生过敏性休克。因为这些个体曾注射过相同的制剂而被致敏。

2) 呼吸道过敏反应　支气管哮喘与变应性鼻炎是常见的呼吸道过敏反应。

3) 消化道过敏反应　少数人进食鱼、虾、蛋、牛奶及服用某些药物后,可引起恶心、呕吐、腹泻、腹痛等症状。易患食物过敏症者其胃肠道分泌型 IgA 含量明显减少,并多伴有蛋白水解酶缺乏。

4) 皮肤过敏反应　主要包括荨麻疹、特应性皮炎和血管神经性水肿。

3. 防治原则

(1) 寻找变应原、避免接触。

(2) 切断或干扰发病机制中间环节:脱敏疗法、减敏疗法和药物治疗。

(二)Ⅱ型超敏反应

Ⅱ型超敏反应是由血清中抗体(IgG、IgM)与细胞表面相应抗原或半抗原结合,在补体、吞噬细胞和 NK 细胞参与下,引起以细胞溶解或组织损伤为主的病理性免疫反应。其特点:①抗体主要是 IgG 和 IgM;②补体、巨噬细胞和 NK 细胞参与致病;③靶细胞主要是血细胞和某些组织成分。

1. 发生机制

1) 诱发Ⅱ型超敏反应的抗原可归为如下几类。

(1) 同种异型抗原:组织细胞表面固有抗原,如红细胞 ABO 血型抗原和 Rh 抗原等。

(2) 修饰的自身抗原:由于微生物感染、药物或多种理化因素的作用,导致自身细胞或组织结构发生改变,以致免疫系统将它们视为异物而产生应答。

(3) 共同抗原:某些病原微生物与自身组织抗原有交叉反应性(异嗜性),如某些链球菌胞壁成分与人肾小球基底膜间的交叉抗原,引起自身组织损伤。

(4) 外来抗原或半抗原:吸附于细胞表面如某些化学制剂、药物、病原微生物抗原或半抗原,吸附于血清蛋白或血细胞表面而成为抗原,可刺激机体产生特异性抗体,介导吸附细胞的损伤。

2) 抗体　参与Ⅱ型超敏反应的抗体主要是 IgG 和 IgM,少数为 IgA。这些抗体可以是抗原诱导产生的抗体、被动转移性抗体或自身抗体。

3）发生过程 抗体与细胞膜表面相应抗原结合后,可通过三条途径损伤靶细胞(图 7-15)。

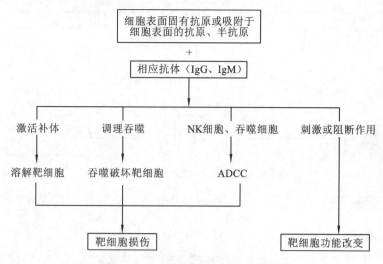

图 7-15 Ⅱ型超敏反应发生机制示意图

(1) 补体介导的细胞溶解:抗体与靶细胞表面抗原结合后,激活补体,形成膜攻击单位,直接导致靶细胞溶解。

(2) 巨噬细胞的吞噬作用:抗体 Fab 段与靶细胞表面特异性抗原结合后,抗体 Fc 段与吞噬细胞表面 Fc 受体结合,从而促进吞噬细胞吞噬破坏靶细胞(调理作用)。

(3) ADCC:抗体 Fab 段与靶细胞表面相应抗原结合,抗体 Fc 段与 NK 细胞表面 Fc 受体结合,介导对靶细胞的 ADCC。

2. 临床常见疾病

(1) 输血反应:常见于 ABO 血型不符的输血。人体血清中存在天然的抗血型物质的 IgM 类抗体,如 A 型血血清中含抗 B 抗体,B 型血血清中含抗 A 抗体,O 型血血清含抗 A 和抗 B 抗体,而 AB 型血血清中不含抗 A 和抗 B 抗体。若将 A 型血输给 B 型血患者,供者红细胞表面抗原与受者血清中相应抗体结合,可激活补体而引起溶血反应。

(2) 新生儿溶血症:因母子间血型不符所致。多发生于 Rh⁻ 血型孕妇所产 Rh⁺ 胎儿。第一胎分娩发生胎盘剥离出血后,胎儿 Rh⁺ 红细胞进入母体,可刺激母体产生 Rh 抗体(属 IgG)。当该孕妇所怀第二胎仍为 Rh⁺ 时,母体抗 Rh 抗体可通过胎盘进入胎儿体内,与胎儿 Rh⁺ 红细胞结合,激活补体,导致新生儿红细胞溶解。为防止新生儿溶血症发生,可在初产妇分娩后 72 h 内注射抗 Rh 抗体,以阻断 Rh⁺ 红细胞对母体的致敏。

(3) 自身免疫性溶血性贫血:可因感染、药物及辐射等引起。由于病毒、支原体等感染或长期服用某种药物,使自身红细胞膜表面抗原发生改变,刺激机体产生抗自身红细胞的 IgG 类抗体。自身抗体与红细胞结合,通过激活补体、调理吞噬、ADCC 等机制,导致红细胞溶解。停药后,此类贫血症状能自行消退。

(4) 抗肾小球基底膜肾炎:A 群乙型溶血性链球菌与肾小球基底膜间存在共同抗原,链球菌感染后刺激机体产生的抗体,可与肾小球基底膜结合,发生交叉反应,激活补体,导致肾小球损伤。此类肾炎又称为肾毒性肾炎。

(5) 药物过敏性血细胞减少症:包括药物过敏性溶血性贫血、粒细胞减少症和血小板减少性紫癜。

(6) 抗受体病:如甲状腺功能亢进和重症肌无力等,前者为抗体刺激型超敏反应,后者为抗体抑制型超敏反应。

(三)Ⅲ型超敏反应

Ⅲ型超敏反应又称免疫复合物型超敏反应,即抗原与相应抗体结合形成中等大小可溶性免疫复合物(immune complex,IC),在一定条件下,免疫复合物易沉积于局部或全身多处毛细血管基底膜后,通过激活补体引起的组织炎症性损伤。病理特征是以中性粒细胞浸润为主的血管炎症反应和组织损伤(图 7-16)。

1. 发生机制 可溶性免疫复合物的形成与沉积是该型反应发生的关键。

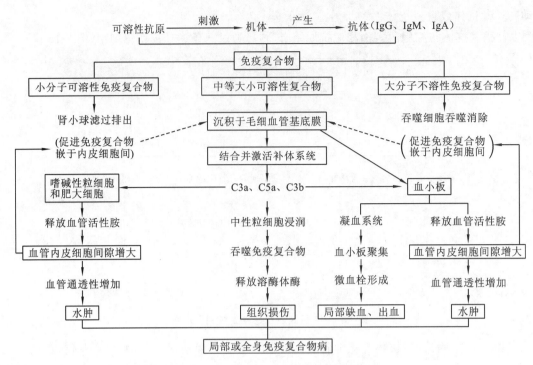

图 7-16　Ⅲ型超敏反应发生机制示意图

1) 中等大小可溶性免疫复合物形成　可溶性抗原与相应抗体结合可形成抗原抗体复合物。正常状态下,IC 的形成有利于机体对抗原性异物的清除。但在某些情况下,IC 也可引起疾病。通常大分子 IC 可被体内单核/巨噬细胞及时吞噬清除;小分子 IC 在循环中比较稳定,可通过免疫黏附作用被清除,因此二者均无致病作用。仅当形成中等大小可溶性 IC 并长期存在于循环中,才可能沉积于毛细血管基底膜,引起Ⅲ型超敏反应。

2) 中等大小可溶性免疫复合物的沉积与下列因素有关。

(1) 血管活性胺类物质的作用　此类物质的产生机制:①补体激活产生的多种具有过敏毒素作用的裂解片段能使肥大细胞、嗜碱性粒细胞和血小板活化,释放组胺等炎性介质;②IC 可直接与血小板表面 IgG Fc 受体结合,使之活化并释放组胺等炎性介质。高浓度血管活性胺类物质可使血管内皮细胞间隙增大,从而不仅增加血管通透性,且有助于 IC 在血管内皮细胞间隙沉积和嵌入。

(2) 局部解剖和血液动力学因素的作用　循环 IC 容易沉积于血压较高的毛细血管迂回处。肾小球基底膜和关节滑膜等处的毛细血管迂回曲折,血流缓慢且易形成涡流,同时该处毛细血管内血压较高,约为其他部位毛细血管的 4 倍,因此可促进中等大小可溶性 IC 沉积并嵌入到内皮细胞间隙之中。

3) 免疫复合物沉积后引起的组织损伤

(1) 补体的作用:沉积的 IC 可激活补体系统,产生膜攻击复合物和过敏毒素(C3a、C5a)。膜攻击复合物可导致局部组织损伤;过敏毒素可刺激肥大细胞和嗜碱性粒细胞释放组胺、血小板活化因子等生物活性介质,使局部血管通透性增高,导致渗出性炎症反应,并促进中性粒细胞在复合物沉积部位聚集。

(2) 中性粒细胞的作用:聚集的中性粒细胞在浸润沉积的 IC 过程中,释放溶酶体酶、蛋白水解酶、胶原酶,造成血管基底膜和临近组织损伤。

(3) 血小板的作用:在局部凝集、激活的血小板,可释放血管活性胺类,加剧局部渗出性反应,并激活凝血过程,形成微血栓,引起局部缺血、出血及坏死。

2. 临床常见疾病

1) 局部免疫复合物病　发生在抗原进入部位。

(1) Arthus 反应:抗原在入侵局部与相应抗体结合形成 IC 所致。如给家兔皮下多次注射无毒性的马血清,局部可出现细胞浸润;若再次注射,可发生水肿、出血、坏死等剧烈炎症反应。

(2) 类 Arthus 反应:可见于胰岛素依赖型糖尿病患者,其局部反复注射胰岛素后可刺激机体产生相应 IgG 类抗体,若此时再次注射胰岛素,即可在注射局部出现红肿、出血和坏死等与 Arthus 反应类似的局部炎症反应。

2）全身免疫复合物病　因 IC 在血流中播散,发生多部位沉积,形成全身免疫复合物病。

（1）血清病:一次（初次）大量注射异种动物免疫血清后,经过 7～14 天,某些个体可出现局部红肿、皮疹、关节肿痛、淋巴结肿大、发热及蛋白尿等症状,称为血清病。这是体内产生的抗异种动物血清抗体,与参与的动物血清结合成 IC,引起的全身免疫复合物病。若抗体形成增多,抗原可逐渐被清除,疾病即自行恢复。临床上长期使用青霉素、磺胺等药物,也可通过类似机制出现血清病样反应,称为药物热。

（2）链球菌感染:肾小球肾炎一般多发生在链球菌感染后 2～3 周,多由 A 群乙型溶血性链球菌引起。此病是链球菌的胞壁抗原与相应抗体形成 IC,沉积于肾小球基底膜所致。其他微生物如葡萄球菌、肺炎链球菌、某些病毒或疟原虫等感染也可引起类似的肾小球损伤。

（3）类风湿性关节炎:病因尚未明确,可能与病毒或支原体持续感染有关。目前认为,病原体或其代谢产物能使体内 IgG 分子发生变性,从而刺激机体产生抗变性 IgG 的自身抗体。此类自身抗体以 IgM 为主,也可以是 IgG 或 IgA 类抗体,称为类风湿因子。患者自身变性 IgG 与类风湿因子结合形成 IC,并反复沉积于小关节滑膜,即可引起类风湿性关节炎。

（4）过敏性休克:与特异性 IgE 抗体无关,而与血流中迅速出现的大量循环 IC 有关。临床上大剂量注射青霉素治疗钩体病或梅毒时,由于病原体被破坏,释放出大量抗原,在血流中与相应抗体结合形成循环 IC,激活补体产生大量过敏毒素,使嗜碱性粒细胞脱颗粒、释放组胺等血管活性物质,引起过敏性休克。

（四）Ⅳ型超敏反应

Ⅳ型超敏反应又称迟发型超敏反应,是由效应 T 细胞再次接触相同抗原后所介导,表现为以单核细胞、淋巴细胞浸润为主的病理损伤。其特点:①反应发生慢（24～72 h）,消退也慢;②无抗体和补体参与;③炎症细胞因子可参与致病;④病变特征是以单个核细胞浸润为主的炎症反应;⑤无明显个体差异。

1. 发生机制　Ⅳ型超敏反应的发生过程及其机制与细胞免疫应答基本一致（图 7-17）。其本质是以细胞免疫为基础而导致的免疫病理损伤。诱发此型超敏反应的抗原主要有病毒、胞内寄生菌、细胞抗原和某些化学物质等。这些抗原物质经 APC 摄取、加工处理成抗原肽-MHC 分子复合物,表达于 APC 表面,提供给具有特异性抗原受体的 T 细胞识别,并使之活化和分化为效应性 T 细胞。效应性 T 细胞主要为 CD4$^+$ Th1 细胞,但也有 CD8$^+$ Tc 细胞的参与。

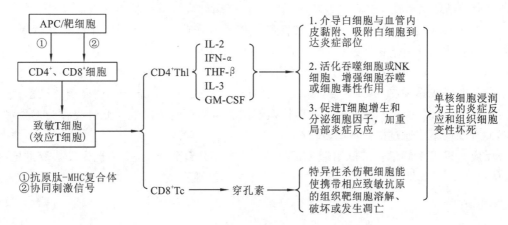

图 7-17　Ⅳ型超敏反应发生机制示意图

1）效应 T 细胞和记忆 T 细胞的形成　参与Ⅳ型超敏反应的 T 细胞包括 CD4$^+$ Th1 细胞与 CD8$^+$ Tc 细胞。进入体内的抗原经 APC 加工处理后,以抗原肽-MHC 复合体的形式刺激 CD4$^+$ Th1 细胞和 CD8$^+$ Tc 细胞活化。活化的 T 细胞在 IL-2、IL-12 和 IFN-γ 等细胞因子作用下,大部分增殖分化为效应 T 细胞,即 CD4$^+$ Th1 细胞和 CD8$^+$ Tc 细胞;部分 T 细胞中途停止分化,成为静止的记忆 T 细胞。

2）效应 T 细胞引起的炎症反应和细胞毒作用　抗原特异性记忆 T 细胞再次与相同抗原接触,可迅速分化为效应 T 细胞并释放多种细胞因子,引起炎症反应或迟发型超敏反应。

（1）CD4$^+$ Th1 细胞介导的炎症反应和组织损伤　CD4$^+$ Th1 细胞再次与相应抗原作用后,可释放 IFN-γ、IL-2 等细胞因子,引起以单核细胞浸润为主的免疫损伤,其机制:细胞因子可招募单核-巨噬细胞聚集在抗原存在部位,在 IFN-γ 参与下单核-巨噬细胞被活化,通过释放溶酶体酶等炎性介质引起组织损伤;TNF-β 和巨噬细胞产生的 TNF-α 对靶细胞及其周围组织细胞具有直接细胞毒作用并引起组织损伤,同时可促进局部血管内皮细胞表达黏附分子,有利于血流中的单核细胞和白细胞进入抗原存在部位,从而扩大炎症反应。

(2) $CD8^+$ Tc 细胞介导的细胞毒作用　$CD8^+$ 致敏 Tc 细胞与靶细胞表面相应抗原结合后,可脱颗粒释放穿孔素和颗粒酶等介质。穿孔素插入靶细胞膜内,经多聚化作用形成与补体攻膜复合物构型类似的多聚穿孔素"孔道",导致靶细胞溶解破坏。颗粒酶可从上述"孔道"进入胞内,使靶细胞 DNA 断裂,发生凋亡。同时,活化的 $CD8^+$ 致敏 Tc 细胞高表达 FasL,可与靶细胞表面的"死亡受体"Fas 分子结合,导致靶细胞凋亡。

Ⅳ型超敏反应的发生机制与细胞免疫应答完全相同,前者实际上是细胞免疫应答介导的组织损伤和疾病过程。

2. 临床常见疾病

1) 传染性超敏反应　某些胞内寄生微生物(如病毒、胞内菌等)、真菌及某些原虫可作为过敏原,在感染过程中引起以细胞免疫为基础的Ⅳ型超敏反应。

传染性超敏反应是典型的Ⅳ型超敏反应,由致敏 T 细胞及其释放的淋巴因子和巨噬细胞共同参与。病原体感染机体使 T 细胞致敏,在体内长期存留的病原体可持续与致敏 T 细胞接触,促使其释放淋巴因子,引起一系列反应以清除病原体抗原,若该反应过强即可导致组织损伤。传染性超敏反应的发生代表机体已获得对特定病原体的免疫力。如结核菌素试验阳性者,表示其已感染过结核分枝杆菌,出现了传染性超敏反应,对结核分枝杆菌再次感染具有免疫力。临床上可见患者肺部再次感染结核分枝杆菌时,所引起的病灶比较局限,这是细胞免疫的作用;而局部组织产生强烈反应,出现坏死、液化以致空洞形成,这是超敏反应的结果。

2) 接触性皮炎　机体再次接触相同致敏原所引发的以皮肤损伤为主要特征的迟发型超敏反应。致敏原多为小分子化学物质,包括药物、染料、氯化汞、青霉素、磺胺类药物等。这些物质长期接触皮肤,可与表皮细胞胶质蛋白结合成完全抗原,使 T 细胞致敏。致敏 T 细胞由淋巴循环转入血流,并分布于全身皮肤。以后,同一致敏原经各种途径(如经口、皮肤、血液等)进入机体,即可诱发Ⅳ型超敏反应。其典型的临床表现:一般在 24 h 后发生皮炎,48~76 h 达高峰,表现为局部红肿、硬结、水疱,严重者可发生剥脱性皮炎。

3. Ⅳ型超敏反应的局部与全身反应

1) 局部反应　结核菌素试验是迟发型超敏反应的典型局部表现。结核菌素及结核分枝杆菌的菌体蛋白,常被用于结核菌素试验。曾感染过结核分枝杆菌或接种卡介苗的人或动物,体内存在针对结核分枝杆菌的致敏淋巴细胞,皮内注射结核菌素后,可在局部引起典型的迟发型超敏反应,即为结核菌素试验阳性。其表现为注射抗原 12 h 后,局部开始出现红肿硬结,24~48 h 达高峰,以后逐渐消退。反应严重者注射局部可发生坏死、皮肤溃疡或累及皮下组织。结核菌素试验阳性者,表明其对结核分枝杆菌感染已产生抵抗力,若将其淋巴细胞转输给阴性反应者,能使后者结核菌素试验由阴性转为阳性。此过程称为迟发型超敏反应的被动转移,此种反应不能通过抗体被动转移。

2) 全身反应　迟发型超敏反应除引起局部反应外,尚可引起全身反应,表现为发热及淋巴细胞减少。将抗原注入体内后 1~2 h 即出现发热反应,并伴有循环中淋巴细胞及单核细胞减少(6 h 达最低),继之很快恢复正常。

五、免疫缺陷病

由遗传或后天损伤因素造成的免疫系统发育或免疫应答障碍而导致的一种或多种免疫功能不全称为免疫缺陷(immunodeficiency),其临床表现为,易发生反复感染的一组综合征,称为免疫缺陷病(immunodeficiency disease,IDD)。免疫缺陷患者可出现免疫细胞的发育、分化增生、调节和代谢障碍,并引起机体免疫功能低下或缺陷,临床表现为反复或持续感染,易发生恶性肿瘤,可伴发过敏性疾病和自身免疫性疾病。

(一)概述

1. 常见发病原因

(1) 遗传基因异常有两种情况:①X 连锁隐性遗传异常,由于病态基因位于 X 染色体上,女性可以不表现疾病,而男性只有一条 X 染色体,故男性患病率高于女性,如慢性肉芽肿、性联丙种球蛋白缺乏症和重症联合免疫缺陷病等;②常染色体隐性遗传异常,发病无性别差异,如选择性 IgA 缺乏症、重症联合免疫缺陷病和部分补体的缺陷病等。

（2）中枢免疫器官发育障碍：由遗传缺陷所致，也可由病毒宫内感染导致胚胎发育受损，引起免疫系统发育异常。

（3）免疫细胞内在缺陷：主要由先天性酶缺陷所致，如腺苷脱氨酶缺乏，均可引起 T 细胞、B 细胞和吞噬细胞缺陷。

（4）免疫细胞间调控机制异常：机体的免疫系统受复杂的神经-内分泌-免疫调节，辅助不足或抑制过剩可导致免疫缺陷，许多继发性免疫缺陷病常由感染、药物和放射线等因素引起。

2. 分类 免疫缺陷病按其病因分为两大类：原发性免疫缺陷病和继发性免疫缺陷病。

（1）原发性免疫缺陷病：由遗传因素或先天免疫系统发育不良而造成免疫功能障碍所致的疾病称为原发性免疫缺陷病。按其累及的免疫组分分为体液免疫缺陷（B 细胞）、细胞免疫缺陷（T 细胞）、联合免疫缺陷（T、B 细胞）、吞噬细胞功能缺陷和补体生成缺陷五种类型。

（2）继发性或获得性免疫缺陷病：由恶性肿瘤、感染、代谢性疾病、营养不良和其他疾病等诱发因素导致的免疫功能障碍引起的疾病称为继发性或获得性免疫缺陷病。继发性免疫缺陷病依其免疫功能受损类型可分为继发性 T 细胞功能缺陷、继发性低丙种球蛋白血症、继发性吞噬细胞功能缺陷和继发性补体缺陷四种类型。

3. 特点

（1）对病原的易感性：免疫缺陷病最大的特点是患者易发生反复感染，且难以治愈，并往往是造成死亡的主要原因。患者易感的病原体种类取决于免疫系统受损的组分。体液免疫缺陷、吞噬细胞功能缺陷和补体生成缺陷者易发生细菌性感染，且以发脓性细菌感染为主，如低丙种球蛋白血症患者易发生病毒、真菌及原虫等胞内寄生性感染，如肺炎、皮肤黏膜及其他器官的慢性感染。

（2）发生恶性肿瘤和并发自身免疫病的倾向性：免疫缺陷病，尤其是 T 细胞免疫缺陷和联合免疫缺陷患者易发生恶性肿瘤，也易合并自身免疫性疾病，如免疫缺陷病患者上皮细胞癌、肉瘤、淋巴瘤和白血病比正常人群发病率高数十倍至数百倍，选择性 IgA 缺陷和某些补体成分的缺陷可引起系统性红斑狼疮样症状。

（3）临床表现和病理损伤有明显的多源性：免疫缺陷病患者引起免疫系统受损的组分不同，其临床表现各异，并可同时累及多系统、多器官，因而临床表现出复杂的功能障碍和症状。不同的免疫缺陷病可涉及相同的细胞和分子，患同一种免疫缺陷病的不同患者可有不同的临床表现。

（二）原发性免疫缺陷病

1. 原发性 B 细胞免疫缺陷病 由 B 细胞发育缺陷或 B 细胞对 T 细胞传递的信号无法产生有效的应答所致的抗体障碍引起。占原发性免疫缺陷病的 50%～70%。患者外周血 T 细胞数正常，B 细胞可减少或缺陷，体内 Ig 水平降低或缺失，主要临床特征为反复化脓性感染。关于 Ig 缺陷，成人血清中 IgG 低于 6000 mg/L 为低丙种球蛋白血症，低于 2000 mg/L 为无丙种球蛋白血症。

本组疾病的三种主要临床类型：①全部 Ig 缺失或极度降低，如性联丙种球蛋白缺乏症；②部分缺失，如选择性 IgA 缺乏症；③Ig 正常，但在抗原刺激后无免疫应答。

2. 原发性 T 细胞免疫缺陷病 该病涉及 T 细胞发生、分化和功能障碍的遗传性缺陷。占原发性免疫缺陷病的 5%～10%。真正单一的 T 细胞免疫缺陷少见，因为 T 细胞免疫不仅影响 T 细胞的免疫效应，亦直接影响到单核-巨噬细胞和 B 细胞的免疫效应，因此，多数 T 细胞免疫缺陷者伴有体液免疫功能缺陷。其血清免疫球蛋白虽可正常，但机体不能针对抗原刺激产生特异性抗体。T 细胞免疫缺陷的共同特点是对病毒和真菌普遍易感，易发生移植物抗宿主排斥反应，淋巴细胞组织发育不良，淋巴细胞缺乏，易合并自身免疫病、过敏性疾病和恶性肿瘤。

3. 原发性联合免疫缺陷病 T 细胞和 B 细胞均缺乏或功能障碍，可因原发淋巴细胞发育异常或伴随其他先天性疾病而发生。占原发性免疫缺陷病的 10%～25%，这类疾病发病机制复杂，临床表现各异，治疗效果不佳，特别是重症联合免疫缺陷病预后最差。

4. 原发性吞噬细胞功能缺陷病 主要指单核细胞和中性粒细胞功能的缺陷，主要包括：①吞噬细胞趋化和黏附功能障碍；②吞噬和杀菌活性障碍；③单核-吞噬细胞的特殊异常。

5. 原发性补体缺陷病 在原发性免疫缺陷病中，补体缺陷发病率最低。补体系统的固有成分 C1～C9、调节蛋白和膜结合调节蛋白均可单独发生遗传性缺陷，其中以 C1q、C2 和 C1 抑制物缺陷较常见。大多数补体缺陷为常染色体隐性遗传,少数为常染体显性遗传。其临床特点以感染最为多见,或伴发风湿病和慢性肾炎。

(三)继发性免疫缺陷病

许多疾病、外部理化因素和生物因素均可影响机体免疫系统,导致免疫系统功能减退,产生免疫抑制状态,继而发生免疫缺陷病。继发性免疫缺陷病其临床表现和免疫学特征与相应的原发性免疫缺陷病相似,大多可找到明显的致病因素。

1. 继发性 T 细胞功能缺陷　T 细胞可因胸导管的引流和肠道淋巴管扩张而大量丢失,免疫抑制治疗可使 T 细胞遭到破坏或使其功能受影响,恶性肿瘤可降低免疫细胞的活性,特别是淋巴组织的恶性病变本身可导致淋巴细胞功能受损。病毒感染也破坏和抑制了细胞免疫,如 HIV 可破坏 $CD4^+$ 细胞,而造成其数量和功能的严重损失;麻疹病毒感染时细胞免疫功能低下;器官移植中使用免疫抑制剂,阻断抗原的识别与提呈,抑制 T 细胞因子的释放以及受体的表达,抑制 T 细胞的增殖等抑制细胞免疫的方法而达到移植排斥反应的目的;长期应用某些抗生素、链霉素、青霉素等也可引起免疫缺陷。

2. 继发性低丙种球蛋白血症　继发性低丙种球蛋白血症是由各种原因造成的免疫球蛋白的合成障碍、大量丢失或过度消耗所致。例如慢性淋巴细胞白血病患者,B 细胞不能正常产生免疫球蛋白。胃肠道炎症或乳糜池淋巴管阻塞,均可引起严重的低丙种球蛋白血症。尿路丢失也可引起低丙种球蛋白血症。肾病综合征、多发性骨髓瘤和肌强直患者,免疫球蛋白分解速率加快,亦可导致低丙种球蛋白血症,此类患者进行免疫球蛋白输注治疗时,输入的免疫球蛋白很快被降解,因而疗效不明显。

3. 继发性吞噬细胞功能缺陷　中性粒细胞功能减弱可继发于某些药物治疗、放射线照射、感染和脾功能亢进等。脾切除术后易发生致死性感染是由于患者缺乏一种调动粒细胞吞噬功能的多肽(促吞噬肽)。糖尿病患者酗酒者,其粒细胞动员功能可因调理活性不够而发生缺陷。

(四)获得性免疫缺陷综合征

人类免疫缺陷病毒(human immunodeficiency virus,HIV)是获得性免疫缺陷综合征(acquired immunodeficiency syndrome,AIDS)的病因。$CD4^+$ T 细胞出现质和量的改变因而导致严重的免疫抑制为主要致病机制,同时伴有反复机会感染、恶性肿瘤和中枢神经系统的退行性变为主要特征。

1. 发病机制　HIV 感染后,$CD4^+$ T 细胞数量减少和功能缺陷导致宿主免疫功能全面障碍是 AIDS 的主要发病机制。HIV 还能感染巨噬细胞、树突状细胞、B 细胞和脑组织的小胶质细胞,这些抗原提呈细胞的持续感染成为细胞向肺和脑播散的滋生地。HIV 进入靶细胞除与靶细胞的 CD4 分子结合外,还需与 CD4 细胞表面的病毒糖蛋白特异性受体结合,这是病毒感染靶细胞的先决条件。

2. 免疫学特征　主要有以下特征:免疫系统的 CD4 细胞,包括 T 淋巴细胞、单核-巨噬细胞、滤泡状树突状细胞和朗格汉斯细胞受到 HIV 感染;进行性体液和细胞免疫缺损;$CD4^+$ T 细胞损耗;B 细胞多克隆伴免疫球蛋白增多。

3. HIV 感染的临床特点及预防　HIV 感染几周后有些可出现类似传染性单核细胞增多症或流感的症状,持续 3～14 天,并伴有抗 HIV 抗体出现,之后进入潜伏期。艾滋病的潜伏期可长达 2～10 年甚至更长时间。患病初期为流感样症状,有发热、咽喉痛、肌肉痛和皮疹,血中可查出 HIV。AIDS 典型的临床表现为机会性感染、肿瘤和神经系统异常,且机会感染常为患者致死的重要原因。机会感染涉及细菌、病毒、真菌和寄生虫等病原体,以卡氏肺囊虫、白色念珠菌、单纯疱疹病毒、EB 病毒、肝病毒和鼠弓形体感染最常见。最常见并发症为卡氏肺囊虫肺炎(50%)和 Kaposi 肉瘤(30%)。

HIV 的传播主要有性接触传播、血源性传播和母婴传播三种途径。HIV 感染的危险人群为男性同性恋者、静脉吸毒者、接受污染血液制品治疗者、AIDS 女患者所生婴儿和 HIV 感染者的异性性伴侣。主要预防措施:①加强对 HIV 感染者和 AIDS 患者的管理;②切断传播途径,措施有禁毒、控制性传播、加强血液及其制品的管理和杜绝医源性传播;③保护上述易感人群,研制 HIV 疫苗。

4. AIDS 的实验室检测　HIV 抗原检测、抗 HIV 抗体检查和 T 细胞检查是主要的实验诊断指标。细胞检测可见淋巴细胞总数减少、$CD4^+$ 细胞减少、CD4/CD8 下降等;还有皮肤迟发型变态反应减弱或消失、淋巴细胞对各种丝裂原的增殖反应性降低等。此外,艾滋病也会出现血清免疫球蛋白升高,循环中出现免疫复合物、血清抑制因子和 β_2-微球蛋白升高等免疫调节失衡的伴随现象。

（五）免疫缺陷病的诊断和治疗

免疫缺陷病检测主要涉及体液免疫、细胞免疫、补体和吞噬细胞等方面的数量和功能检测，而 AIDS 检测还应该包括 HIV 的检测和 T 细胞亚群计数检测等。

免疫缺陷病治疗主要包括以下几方面：①骨髓移植，多为干细胞移植，可使受损的免疫重建，用于治疗致死性免疫缺陷病；②基因治疗，取患者的淋巴细胞或脐血干细胞作为受体细胞，利用基因工程技术将正常外源基因转染受体细胞后回输体内，所产生的基因产物可替代缺失或不正常的基因产物；③输入免疫球蛋白或免疫细胞，主要用于体液免疫缺陷病治疗，是一种替代疗法，无法重建免疫功能；④抗感染，感染是免疫缺陷病患者出现临床症状的主要原因，适当的抗感染和预防感染是治疗该病的重要手段。

六、自身免疫性疾病

自身免疫（autoimmunity）是指在某些情况下，机体自身耐受遭到破坏，免疫系统产生了针对自身成分的自身抗体或自身反应性 T 细胞的现象。自身免疫可分生理性自身免疫和病理性自身免疫。生理性自身免疫维持机体生理自稳，当自身抗体发生质和量的变化，自身免疫应答达到一定强度时才发生病理损害。自身免疫性疾病（autoimmune disease，AID）是当自身免疫应答达到一定强度时，导致机体病理损害而引起的一种疾病状态或临床症状。

（一）概述

1. 自身免疫性疾病的分类

（1）器官特异性自身免疫性疾病：指病变局限于某一特定器官或组织，可以检出对该组织器官成分特异识别的自身抗体或致敏 T 细胞。如重症肌无力、毒性弥漫性甲状腺肿等。

（2）非器官特异性自身免疫性疾病：指侵犯多种组织器官或系统的一组疾病，可检出对多种器官或组织成分识别的自身抗体或致敏 T 细胞。非器官特异性自身免疫性疾病中部分疾病的病变常累及多个器官及结缔组织，故又称为结缔组织疾病或胶原病。如系统性红斑狼疮、类风湿关节炎等。

2. 自身免疫性疾病的共同特征　主要共同特征：①可以有诱因，也可无诱因，但多数病因不明，一般无诱因者多见，常称为"自发"或"特发"；②患者以女性居多，并随年龄增加发病率有所增加；③有遗传倾向，家族中曾有类似病例；④患者血清中有自身抗体或有针对自身组织细胞的致敏淋巴细胞；⑤一般病程较长，多为慢性。病程中病情发展和缓解呈反复交替现象，并易成为终生痼疾；⑥病损局部可发现有淋巴细胞、浆细胞、中性粒细胞浸润；⑦免疫抑制剂治疗可取得一定疗效。

（二）发病机制

在某些情况下，机体自身耐受遭破坏，禁忌细胞株活跃，机体免疫系统针对某些自身组织成分产生了免疫应答，导致自身组织细胞的损伤，引发自身免疫性疾病。

1. 自身抗原的出现

（1）隐蔽抗原的释放：隐蔽抗原是指体内某些组织成分（如精子、眼内容物、脑等）由于各种屏障的存在，在正常情况下未与免疫系统接触，称为隐蔽抗原。因手术、外伤、感染等原因破坏隔离屏障，隐蔽抗原释放入血流或淋巴液，免疫系统将其误认为是"异物"，引发免疫应答，导致自身免疫性疾病的发生。

（2）自身成分的改变：自身成分在受到物理因素（如冷、热、电离辐射）、化学因素（如药物：甲基多巴胺、异烟肼等）或生物因素（如细菌、病毒等）作用后，均可使抗原性发生变化或改变细胞代谢过程的基因表达，从而改变自身抗原的性质，诱导自身应答，导致自身免疫性疾病。

（3）共同抗原引发的交叉反应：某些细菌、病毒与正常人体某些组织细胞上有类似的抗原决定簇，针对这些细菌、病毒抗原决定簇产生的抗体和致敏淋巴细胞可与相应的自身组织细胞发生交叉反应，引起自身免疫性疾病。

2. 免疫调节异常

（1）Th 细胞旁路活化：正常情况下，体内存在针对自身抗原的 T、B 细胞克隆，Th 淋巴细胞对自身成分是处于耐受状态，而淋巴细胞可对自身成分发生应答，但无 Th 细胞辅助，不会出现自身免疫应答。某些外来抗原具有与自身抗原成分相似或相同的 B 细胞识别的决定簇，造成识别外来抗原决定簇的 Th 细胞被激活，而辅助 B 细胞针对自身抗原产生免疫应答，即 Th 细胞旁路活化，从而引发自身免疫应答。

（2）多克隆刺激剂的旁路化：细菌脂多糖、淋巴因子、抗 Ig 抗体等 B 细胞活化剂可以直接作用于 B 细胞,使多克隆 B 细胞活化,包括针对自身抗原的 B 细胞活化,绕过了 T 细胞的控制而产生自身免疫应答。

(3) 辅助刺激因子表达异常:在免疫应答过程中,免疫活性细胞的激活,除了免疫活性细胞对抗原提呈细胞表面的抗原肽复合物识别外,还必须有两细胞间辅助细胞因子的相互作用。如果抗原提呈细胞表面辅助刺激因子表达异常,可激活自身免疫应答的 T 细胞,引发自身免疫性疾病。

3. Fas/FasL 表达异常 Fas 又称 CD95,普遍表达于多种细胞表面,其配体 FasL 通常出现于活化的 T 淋巴细胞,也可分泌脱落至细胞外,FasL 与细胞膜上的 Fas 结合后可诱导细胞凋亡。在 Fas/FasL 基因缺陷的患者体内,因为激活诱导自身免疫应答的淋巴细胞凋亡受损,T、B 淋巴细胞克隆增殖失控,故易发生多种自身免疫性疾病。

4. 遗传因素 遗传因素对自身免疫性疾病的发生也起一定的作用。研究发现,多种自身免疫性疾病的发生率与 HLA 的某些基因型检出率呈正相关。大多数 HLA 系统与自身免疫性疾病的相关性表现在 HLA-B 或 DR 抗原上。此外,在许多自身免疫性疾病中还发现了疾病特异基因。不同的自身免疫性疾病中这些特异基因往往不同。

(三) 免疫损伤机制

自身免疫性疾病的免疫损伤是由自身抗体或(和)自身抗原致敏的淋巴细胞介导的自身免疫应答所引起,免疫损伤机制类似于超敏反应。

1. 由 II 型超敏反应引起的自身组织细胞损伤的机制 自身抗体(IgG、IgM 类)与相应自身组织细胞表面的抗原结合后,通过以下三条途径破坏细胞:激活补体,形成攻膜复合体,最后溶解细胞;通过 Fc 和 C3b 调理促进巨噬细胞吞噬破坏靶细胞;通过 ADCC 破坏靶细胞。

2. 由 III 型超敏反应引起的自身组织细胞损伤的机制 自身免疫性疾病患者体内可产生多种自身抗体,这些自身抗体与相应抗原结合后能形成中等大小免疫复合物,沉积于小血管壁基底膜上,这些免疫复合物可激活补体。补体活化片段除可加重局部血管通透性外,还能够使中性粒细胞趋化聚集于免疫复合物局部。中性粒细胞吞噬免疫复合物时,释放溶酶体酶,进一步加重局部损伤,表现为以中性粒细胞浸润为主的炎症,即为 III 型超敏反应所致。

3. 致敏 T 细胞对自身抗原应答的损伤机制 被自身抗原致敏 T 细胞主要有 CD4+Th1 细胞和 CD8+ CTL 细胞两类。它们引起自身组织细胞损伤机制如下。

(1) CD4+Th1 细胞 CD4+Th1 细胞再遇到并识别带有靶抗原的靶细胞时,可释放多种细胞因子。这些细胞因子可使单核-巨噬细胞聚集在抗原存在部位,单核-巨噬细胞活化释放炎症介质引起局部炎症,活化巨噬细胞可直接对靶细胞及其周围组织细胞产生细胞毒作用,并促进单核细胞和白细胞聚集于抗原存在部位,产生以单核细胞及淋巴细胞浸润为主的免疫损伤的炎症。

(2) CD8+ CTL 细胞介导的细胞毒作用 CD8+ CTL 细胞识别靶细胞表面相应靶抗原后,可直接向靶细胞释放穿孔素和颗粒酶等介质,导致靶细胞溶解破坏,或诱导靶细胞表面表达 Fas,后者与 CD4+Th1 细胞表面的 FasL 结合,导致靶细胞凋亡。

(四) 临床常见疾病

1. 系统性红斑狼疮 一种累及多器官、多系统的小血管及结缔组织疾病,易发生于年轻女性。患者体内存在多种抗核抗体及其他自身抗体,能与许多自身组织成分如细胞核成分(DNA、核蛋白)、细胞质成分、心血管结缔组织、肾小球基底膜、浆膜、关节滑液等形成免疫复合物,在局部激活补体系统,并吸引中性粒细胞浸润,造成局部组织的炎症性损伤。根据主要损害的器官不同,出现发热、皮疹、关节痛、肾损害、心血管病变、浆膜炎、贫血、精神症状等临床表现。疾病进展期可查到多种自身抗体、血清免疫球蛋白升高,血清免疫复合物升高、补体水平下降等。

2. 类风湿关节炎 其特征是以手脚小关节发病为主,向心性对称性发展,老年患者可能存在远端大关节受累,畸形常见。关节外表现包括血管炎、皮肤和肌肉萎缩、皮下结节、浆膜炎、局限型肺炎、淋巴腺病、脾肿大和白细胞减少。多发生于青壮年,女性多于男性。患者由于感染、炎症等原因产生了变性 IgG。变性 IgG 称为自身抗原,刺激免疫系统产生了各种抗变性 IgG 抗体,即类风湿因子。变性 IgG 与类风湿因子结合,形成中等大小免疫复合物,沉积于关节滑膜等部位,激活补体,引起慢性渐进性免疫炎症性损害,部分病例可累及心、肺及血管等。免疫学检查可见血清和关节滑膜液中出现类风湿因子。

3. I 型糖尿病 患者体内产生了针对胰岛 β 细胞发生的免疫应答,损伤胰岛 β 细胞,使其最终丧失分泌胰岛素的功能。致使体内胰岛素不足,引起糖尿病。

4. 自身免疫性溶血性贫血 由于机体免疫功能异常,或用某些药物后导致红细胞表面抗原性改变,产生抗红细胞自身抗体,引发红细胞破坏而造成贫血。其特点为体内出现抗红细胞自身抗体,抗人球蛋白试验阳性;红细胞寿命缩短。治疗方案主要有输血,应用免疫抑制剂、肾上腺皮质激素,脾切除等。

5. 重症肌无力 重症肌无力患者体内神经肌肉接头处存在乙酰胆碱受体,使之内化并降解,使肌细胞对运动神经释放的乙酰胆碱受体的反应性不断降低,引起以骨骼肌运动无力为特征的一种自身免疫性疾病。可发生于任何年龄,最先出现的症状是眼肌无力,进而累及其他部位,常呈进行性加重。

6. 毒性弥漫性甲状腺肿 患者血清中有抗促甲状腺激素受体的 IgG 型自身抗体。此自身抗体作用于促甲状腺激素受体后,刺激甲状腺细胞分泌过多的甲状腺激素,促甲状腺激素的产生在正常情况下受负反馈调节,高水平的甲状腺激素可抑制垂体释放促甲状腺激素,但不抑制抗促甲状腺激素受体自身抗体的产生。因此,毒性弥漫性甲状腺肿瘤患者由于自身抗体的持续存在,刺激甲状腺激素持续分泌,导致甲状腺功能的亢进。

（五）诊断和治疗

自身免疫性疾病的诊断原则应该符合以下几点:①检测出具有反应性的自身抗体或者致病性自身反应性 T 细胞;②病变局部可检测到抗原抗体复合物或者免疫细胞浸润造成的细胞或组织损伤;③自身抗体或者自身反应性 T 细胞在动物实验中可复制出相似于自身免疫性疾病的动物模型。

自身免疫性疾病的治疗尚缺乏理想的方法,通常均为对症治疗。抗炎、免疫抑制剂、皮质激素等联合使用是目前常用的方案。此外,细胞因子、单克隆抗体细胞因子受体阻断剂、口服抗原激发耐受疗法等也被用于自身免疫性疾病中。

能力检测

1. 列出中枢免疫器官和外周免疫器官的组成。
2. 何谓抗原? 何谓抗体? 简述抗体的生物学功能。
3. 试述免疫球蛋白的结构及其功能。
4. 简述补体的生物学功能。
5. 简述固有免疫与适应性免疫的主要特点和组成。
6. 试述 T 细胞的功能。
7. 叙述 B 细胞对 TD、TI 抗原的免疫应答。
8. 何谓超敏反应? 四种超敏反应的特点?
9. 免疫缺陷病与自身免疫疾病的特点?

（李丽花）

第八章　病理学与病理生理学概述

学习目标

知识目标：

掌握：疾病的经过与结局；各种类型变性和坏死的病理变化；淤血、血栓形成、栓塞、栓子及梗死的概念；水肿的概念、病因、几种常见水肿的病变部位；炎症的局部表现和全身反应；发热的概念和发生的原因，发热时机体代谢和功能的变化；休克的概念和休克各期的临床表现；良性肿瘤和恶性肿瘤的区别要点。

熟悉：疾病的病因学；一期愈合、二期愈合的特点；血栓的结局及对机体的影响；栓塞的类型及对机体的影响；水肿的机制、表现及对机体的影响；炎症的基本病理变化和病理学类型；发热的分期和热型；休克的发生原因，休克的发展过程及其发生机制；肿瘤的生长方式、扩散方式和对机体的影响；各种类型缺氧的发生原因及其病理特征。

了解：肉芽组织的结构和功能；梗死的原因、类型及病理变化；高渗性脱水、低渗性脱水、等渗性脱水的原因及对机体的影响；炎症的结局；肿瘤性增生和非肿瘤性增生之间的本质性区别；乏氧性缺氧时机体主要的代谢和功能变化。

能力目标：

通过病理学与病理生理学概述的学习，使学生初步了解常见疾病及常见疾病下器官、组织形态及功能的变化。培养学生观察能力及分析、归纳、总结问题的思维能力。

情感目标：

通过病理学与病理生理学概述的学习，使学生了解健康与疾病、了解疾病发生的原因，养成自我保健意识。

疾病是一个极其复杂的过程。在病原因子和机体反应功能的相互作用下，患病机体有关部分的形态结构、代谢和功能都会发生各种改变，这是研究和认识疾病的重要依据。

病理学是研究人体疾病发生的原因、发生机制、发展规律以及疾病过程中机体的形态结构、功能代谢变化和病变转归的一门基础医学科学。其任务就是运用各种方法研究疾病的原因、在病因作用下疾病发生发展的过程以及机体在疾病过程中的功能、代谢和形态结构的改变，阐明其本质，从而为认识和掌握疾病发生发展的规律，为防治疾病，提供必要的理论基础。

病理生理学的任务是研究疾病发生的原因和条件，研究整个疾病过程中患病机体的机能、代谢的动态变化及其发生机理，从而揭示疾病发生、发展和转归的规律，阐明疾病的本质，为疾病的防治提供理论基础。其任务是研究疾病的病因、发病机制和患病机体的代谢和机能变化，为疾病的防治提供理论和实验依据。

病理学和病理生理学都是医学教学中重要的基础课程，提供了认识疾病和防治疾病的理论基础，是基础医学与临床医学之间的"桥梁学科"。

 ## 第一节　健康与疾病

健康与疾病是一组相对的概念，两者之间没有明确的界线。作为医疗行业从业者，根本任务是防治疾病和增进健康。因此,正确地理解健康与疾病的概念,掌握疾病的原因和发生、发展机制与规律均十分重要。

健康与疾病的概念不仅仅是医学问题,同时也是社会问题。在不同的社会文化背景下,对健康与疾病的认识及理解也不尽相同。随着社会的进步和医学科学的发展,人们对疾病模式的认识已由单纯的生物医学模式向生物-心理-社会医学模式转化。至此,对健康与疾病的认识也在不断地深化并赋予其新的内容。

一、健康与疾病的概念

根据当今的医学模式,世界卫生组织(WHO)提出"健康不仅是没有病和不虚弱,而且是身体、心理、社会功能三方面的完满状态"。也就是说,健康的人不仅仅是身体健康,心理上也要健康,同时在社会上要有良好的适应能力,能进行有效的社会交往和工作。因此,人们习惯认为的"不生病"就是健康,显然是不全面的。

一般认为,疾病是指机体在一定的条件下,受病因损害作用后,因自身调节紊乱而发生的一系列的异常生命活动过程。由于病因的损害作用,机体内会出现损伤与抗损伤反应,引起功能、代谢及形态结构的异常,患者会出现不同的症状和体征、对环境的适应力下降、劳动力减弱甚至丧失。

(一)症状与体征

症状是指患者主观上的一些异常感觉,如恶心、头痛、心悸等。

体征是指医生对患者进行体格检查时所发现的客观病理改变,如心脏杂音、黄疸、肝肿大等。

(二)病理过程与病理状态

病理过程是指存在于不同疾病中的共同的、有规律的功能、代谢和形态结构的异常表现。如炎症、发热、水肿和缺氧等都属于病理过程。病理状态是指发展极慢的病理过程,常常是病理过程的后果,如烧伤后的皮肤瘢痕等。

随着社会的不断发展、经济的日益繁荣、人们生活节奏的加快,社会上出现了这样一类庞大人群,他们在身体上没有疾病,却主观上总是感觉不适,这种状态被称之为亚健康状态。亚健康状态是近年来医学界提出的新概念,它是人体处于健康(第一状态)和疾病(第二状态)之间的过渡阶段,是一种既称不上健康也没有疾病的状态,又被称为第三状态。其常表现为经常头痛、头晕、体虚、困乏、疲劳、失眠、多梦、休息质量不高、注意力不集中、情绪低沉、记忆力减退、反应迟钝、烦躁、焦虑、易怒等,但在医院经全面系统检查,却往往找不到明显的病因。亚健康状态是一种特殊的状态,处理得当,它可以恢复到健康状态;反之,也可发展成各种疾病。对亚健康状态的研究,已经成为当今生命科学研究中的重要组成部分。

二、病因学

病因学是研究疾病发生原因和条件的科学。

(一)疾病发生的原因

疾病发生的原因是指作用于机体并引起某一疾病的特定因素,如痢疾杆菌是引起痢疾的原因。疾病发生的原因是疾病发生时必不可少的因素,它决定着疾病的特异性。任何一种疾病都是由一定的原因引起的,没有原因的疾病是不存在的,只是有些疾病的原因目前还不太清楚。常见的疾病发生原因大致有以下几类。

1. 生物性因素　临床上最常见的原因,主要包括:病原微生物(如细菌、病毒等)、寄生虫(如血吸虫、钩虫等)等。此外,近年来由于生态环境被破坏以及人们生活观念的改变,某些原本存在于野生动物体内的病原体也可以感染人类,并且出现了某些新的或变异的病原体,直接危害人类健康。生物性因素的致病特点如下。

(1)病原体有一定的入侵门户、传播途径及定位。如乙型肝炎病毒,主要就是从消化道入血,之后经门静脉到达肝脏,在肝细胞内寄生、繁殖。

(2)病原体对机体的作用程度除了与其侵入的数量,侵袭力、毒力等的强弱有关外,还与机体对它的敏感性及免疫防御能力有关。如鸡瘟病毒对人类没有致病性,因为人类对它没有敏感性。

(3)病原体作用于机体后,既可以改变机体,也可以改变其自身;病原体侵入机体后,常引起机体的免疫反应,在这个过程中,病原体自身可能发生变异,产生抗药性,进而改变了其遗传特性。

2. 理化性因素　主要包括物理性因素(如高温、噪音等)、化学性因素(如强酸、一氧化碳、蛇毒等)。

物理性因素引起疾病的严重程度,主要取决于其作用强度、作用部位和作用范围以及作用时间等。化学性因素的作用特点是具有一定的选择性,如强酸通常是使接触部位的组织发生变性、坏死和炎症反应;一氧化碳选择作用于红细胞等。

3. 营养性因素　主要包括营养缺乏(如长期缺钙可引起佝偻病、缺铁可引起贫血等)和营养过剩(如肥胖症、高脂血症等),但均可引起疾病。

4. 遗传性因素　主要包括直接遗传(由于基因突变或染色体畸变直接引起的遗传性疾病,如白化病、唐氏综合征等)、遗传易感性(某些家族成员由于遗传上的缺陷,而具有了易患某种疾病的倾向,如糖尿病、精神分裂症等)。

5. 先天性因素　能够损害正在发育中的胎儿的有害因素,使患儿出生后就带有某种疾病,而不是因遗传物质的改变引起。如妊娠早期,孕妇感染上了风疹病毒,可引起新生儿先天性心脏病,风疹病毒就是先天性因素。此外某些药物、X线等可能引起胎儿的先天性损害。母亲的不良生活习惯(如酗酒、吸烟等)也可以成为先天性因素影响胎儿的正常生长发育。

6. 免疫性因素　机体的免疫反应异常强烈或者是免疫功能低下甚至缺陷,而导致疾病发生的因素。主要包括以下几种。

(1) 变态反应性疾病:由于外来的抗原刺激而使免疫系统产生了强烈的反应,导致组织和细胞的损伤及生理功能的障碍,这种异常的反应也被称为变态反应或超敏反应。常见于某些药物(如青霉素、磺胺类)、一些食物(如鱼、虾、蛋类、牛乳等)、花粉、异种血清蛋白等的过敏,它们可以使某些个体出现荨麻疹、支气管哮喘甚至过敏性休克等变态反应性疾病。

(2) 自身免疫性疾病:有些个体对自身抗原发生了免疫反应,并引起了自身组织的损伤。如类风湿性关节炎、系统性红斑狼疮、溃疡性结肠炎等都属于自身免疫性疾病。一般认为,自身免疫性疾病的发生与遗传因素有一定关系。

(3) 免疫缺陷病:由于免疫系统先天发育不良或者是后天受到损害而引起的免疫功能低下。这类疾病容易诱发恶性肿瘤或是引起病原微生物的反复感染。如艾滋病、先天性丙种球蛋白缺乏症等,都有这些特点。

7. 精神、心理性因素　在社会、政治、经济、婚姻、家庭、工作等各方面产生的强烈而深刻的情感变化。已有资料证实,长期的紧张、焦虑、恐慌、沮丧、悲伤等的不良情绪和严重的精神创伤与某些疾病的发生有关。如经常精神紧张、焦虑的人群,消化性溃疡、原发性高血压、Ⅱ型糖尿病、脑血管疾病以及神经官能症等的发病率都高;长期的精神负担或思想矛盾也可以导致某些人神经衰弱甚至精神异常。在临床上心血管、消化系统疾病患者中,虽然主要表现为躯体症状,但有半数以上的患者有不同程度的紧张、焦虑、抑郁症状,如果在身、心两方面同时治疗和护理就能获得更好的效果。

8. 社会性因素　包括社会大环境、人们生活劳动条件、社会卫生状况以及人际关系等,它们对人类的健康和疾病的发生、发展有着不容忽视的影响。恶劣的生活环境、工作条件,紧张、不和谐的人际关系均可引起或是导致疾病的发生、发展。此外,季节、气候、地理、生态环境的变化等也会参与到疾病的发生、发展中。

综上所述,疾病发生的原因是多种多样的,它可以由一种原因引起,也可以由多种原因同时或先后引起。没有一定的原因,就不会导致疾病的发生。只是有一些疾病的原因目前还不是十分清楚,但这一情况只是暂时的,相信随着医学科学的发展,越来越多的疾病的原因都会被研究清楚。

(二) 疾病发生的条件

疾病发生的条件是指在病因作用于机体的前提下,能促进或阻碍疾病发生、发展的因素。它们本身虽然不会引起疾病,但是却可以通过左右病因在疾病过程中发挥作用。如结核杆菌是引起结核病的病因,但是仅有结核杆菌的侵入,不一定都会引起结核病。如果机体生活条件良好、营养充分,又能进行适当体育运动来增加机体抵抗力,这时即使有结核杆菌侵入,也可以不发生结核病;反之机体生活条件恶劣、营养状况差、曾经患病、缺少运动等都可能降低机体抵抗力,这时若有少量不足以引起正常机体患病的结核杆菌侵入,都可能引起结核病。此外,年龄与性别因素也是某些疾病发生的条件。如老年人易患高血压、动脉粥样硬化、骨质疏松、退行性关节炎、骨折等;而小儿尤其是出生6个月后的婴幼儿易患白喉、百日咳、肠炎等呼吸道与消化道的传染病,这可能和他们呼吸道、消化道的生理解剖特点和防御功能不健全有关。女性易患瘿病、胆石症、甲状腺功能亢进症及系统性红斑狼疮等疾病;而男性则较易患动脉粥样硬化、胃癌等疾病。

在疾病过程中,能促进疾病发生、发展和加剧的因素,也被称为诱因。诱因是条件中的一部分,如高血压病是脑血管意外的病因,一旦有情绪激动、酗酒、寒冷等诱因的存在,往往会使患者血压突然升高,使原本病变的脑血管破裂,引起脑出血。因此,在疾病的病因学预防中,必须考虑到条件影响的重要性,积极消除诱因。

三、疾病的经过与结局

(一)疾病的经过

疾病是一个动态发展过程,其经过一般可分为四期:潜伏期、前驱期、症状明显期及转归期。有些疾病,特别是传染病四个阶段分期较明显,但有些疾病如肿瘤、慢性病、外伤等阶段性分期不明显。

1. 潜伏期 病因作用于机体到出现最初症状前的一段时期。不同的疾病其潜伏期的长短不一,可以是数天、数月甚至数年,这可能与病因的特异性、疾病的种类以及机体本身的特征有关。

2. 前驱期 疾病出现最初症状到出现典型症状前的一段时期。所谓最初症状,也被称为前驱期症状,是指一些非特异性症状,如乏力、全身不适、食欲下降、头痛、低热、畏寒等。

3. 症状明显期 出现了该疾病典型症状的时期。由于本期患者已有了疾病特异性的症状和体征,故是临床上诊断疾病的重要时期。对于传染病在此期就应该实施严格的隔离措施。

4. 转归期 大多数疾病发展到一定阶段终将会结束,这就是疾病的转归。故转归期是疾病的最后阶段,不同或相同的疾病都可能有相同或不同的转归。

(二)疾病的结局

疾病的结局包括完全康复、不完全康复和死亡。

1. 完全康复 痊愈,是指病因及其造成的损伤性变化完全消除,机体的自稳调解、形态结构、功能及代谢完全恢复正常,一切症状和体征均先后消失,机体内环境稳定以及对外环境的适应能力、社会行为(包括劳动力)也完全恢复正常。完全康复是常见的,不少传染病(如天花、麻疹等)完全康复后,机体还会获得特异性免疫力。

2. 不完全康复 损伤性变化已得到控制,患者的主要症状已消失,但是其机体内仍然存在着某些病理变化,只是通过代偿反应来维持着相对正常的生命活动。若机体的功能负荷增加,可因代偿失调造成疾病再次发生。故不完全康复的患者实际上并不健康,还应受到适当的保护和照顾。

3. 死亡 人体生命活动不可逆的终结。死亡可分为生理性死亡和病理性死亡。前者通常是指因衰老所致生命活动的自然终止,又称老死,但是极为罕见。机体绝大多数的死亡属于病理性死亡。

长期以来,传统死亡概念一直把心跳、呼吸永久性停止作为死亡的标志。认为死亡是一个渐进的发展过程,可将这个过程分为三个阶段。

(1)濒死期:又称垂危阶段、临终状态等。本期的主要特点是脑干以上的神经中枢处于深度抑制状态,而脑干以下的神经功能还存在,但是由于失去上位中枢的调控而处于紊乱状态。此时患者表现为意识模糊或丧失、反应迟钝、心跳减慢、血压下降、呼吸微弱或出现周期性呼吸等。

(2)临床死亡期:本期的主要特点是延髓以上的中枢处于深度抑制状态,患者可出现心跳、自主呼吸停止,但是各种组织、器官仍在进行着微弱的代谢活动。此期持续的时间较短(一般5~6 min),如果能采取及时有效的抢救措施,患者可有复活的希望。

(3)生物学死亡期:本期是死亡过程中的最后阶段。其特点是从大脑到其他各器官相继出现新陈代谢停止,并可发生不可逆的功能和形态改变。此时机体变为尸体,尸体可相继出现尸冷、尸僵、尸斑。

近年来,随着复苏技术的提高及普及、器官移植的开展以及法学和社会伦理学的需要,人们对死亡有了新的认识,提出了脑死亡的概念。脑死亡是指机体作为一个整体的功能永久性停止,包括大脑半球、间脑、脑干在内的全脑功能永久性丧失。脑死亡的判断标准:①自主呼吸停止:进行15 min人工呼吸后仍无自主呼吸,一般将自主呼吸停止作为临床脑死亡的首要指标。②不可逆的深昏迷:对外界刺激完全无反应。③瞳孔散大或固定:个别患者可无瞳孔散大,但瞳孔(对光反应消失)固定是必有的。④颅神经反射消失:包括角膜反射、瞳孔对光反射、吞咽反射、咳嗽反射、视听反射等。⑤脑电波消失,呈平直线。⑥脑血管造影证实脑血液循环完全停止。

脑死亡有别于"植物人","植物人"脑干的功能是正常的,昏迷只是由于大脑皮层处于高度抑制状态或受到严重损害,患者有自主呼吸、心跳和脑干反应,其是有复苏希望的。

脑死亡的意义:①能准确地判断患者死亡时间和确定医务人员终止复苏抢救的界线;可节省人力、物力,并为死亡提供法律依据,减少法律纠纷。②有利于器官移植:脑死亡并不意味着患者各器官、组织同时发生死亡,所以为器官移植争取了良好时机和法律依据。

(张　默)

第二节　细胞组织适应损伤与修复

正常细胞和组织可以对机体内外环境变化等刺激作出代谢、形态结构和功能的反应性调整,产生适应性变化。若上述各种刺激超过了细胞和组织的耐受与适应能力时,则可能引起细胞和组织损伤,表现为形态结构和功能代谢的改变。轻微的损伤是可逆的,即消除刺激因子后,受损伤的细胞的形态结构和功能仍可恢复正常。严重的损伤是不可逆的,最终引起细胞死亡。

引起细胞、组织的损伤原因,大致可分为缺氧、化学物质和药物、物理因素、生物因素、免疫反应、营养失衡、内分泌因素、遗传因素、衰老、社会-心理-精神因素及医源性因素等。

一、细胞和组织的适应

由于环境变化或各种有害因子的刺激,机体的细胞、组织或器官通过自身的代谢、功能和结构的相应改变,以避免环境改变所引起的损伤,这个过程称为适应。适应是一切生物对内外环境变化所作的一种反应,其目的在于使自身能在新的环境中得以生存。适应在形态上常表现为萎缩、肥大、增生和化生等几种类型。适应实质上是细胞生长和分化受到调整的结果,可以认为它们是细胞介于正常与损伤之间的一种状态。

（一）萎缩

萎缩是指已发育正常的实质细胞、组织或器官的体积缩小。萎缩一般是由于细胞功能活动降低、血液及营养物质供应不足以及神经和(或)内分泌刺激减弱等引起,主要分为以下两类。

1. 生理性萎缩　人体的生长发育和衰老过程自然发生的现象。如青春期后胸腺的萎缩,妇女绝经后卵巢、子宫和乳腺的萎缩;老年人各器官的渐进性萎缩(图 8-1)。

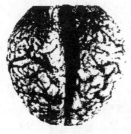 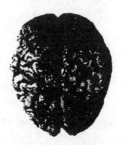

(a) 正常脑　　　　(b) 老年性萎缩脑

图 8-1　老年性脑萎缩图

2. 病理性萎缩　按其发生的原因不同分为五种类型。

（1）营养不良性萎缩:因蛋白质摄入不足、消耗过多或血液供应不足引起。见于长期饥饿、慢性消耗性疾病时全身肌肉萎缩;脑动脉粥样硬化致血管腔变窄,引起脑组织缺乏血液供应而萎缩。

（2）压迫性萎缩:由于局部组织长期受压而导致的萎缩。如尿路结石,由于尿液排泄不畅,大量尿液蓄积在肾盂,引起肾积水,肾实质发生压迫性萎缩。

（3）废用性萎缩:可因器官组织长期功能和代谢水平低下所致。如肢体骨折久卧不动后的肌肉萎缩和骨质疏松。

（4）神经性萎缩:因运动神经元或轴突损害引起效应器萎缩。如小儿麻痹症,脊髓灰质炎时脊髓前角运动神经元破坏,可导致相应肌肉和骨组织发生萎缩。

（5）内分泌性萎缩:由于内分泌腺功能低下,可引起相应靶器官细胞萎缩。如脑垂体肿瘤或缺血坏死等,可致甲状腺、肾上腺发生萎缩。性腺分泌不足,可引起相应靶器官萎缩。

萎缩的病理变化为肉眼观察萎缩的器官体积变小,重量减轻,包膜皱缩,颜色变深或呈褐色,如心和肝的褐色萎缩;显微镜下观察实质细胞体积缩小或数目减少,细胞器减少,自噬泡增多,胞质内可见棕褐色的脂褐素颗粒。

萎缩一般为可复性病变,去除病因后,轻度的萎缩可逐渐恢复。但如果引起萎缩的原因长期存在,则萎缩的细胞最终可死亡。萎缩的细胞、组织、器官功能大多降低,如肌肉萎缩时收缩力降低;脑萎缩时思维能力减弱,记忆力减退。

（二）肥大

由于合成代谢旺盛,器官的功能增强,使细胞、组织或器官体积增大称肥大。肥大根据有无疾病发生,可分为以下两类。

1. 生理性肥大 生理状态下,由于局部器官和组织功能与代谢增强而发生的生理范围内的肥大。如体力劳动者和运动员发达的肌肉、妊娠期子宫平滑肌肥大等。

2. 病理性肥大 由于各种病因所引起。如原发性高血压或心瓣膜病时,因心腔功能负荷加重引起的心肌肥大,一侧肾切除后对侧肾的肥大等,都属于代偿肥大。肥大的器官当超过一定限度时,便会失代偿。由激素作用引起的肥大称内分泌性肥大,如前列腺肥大症、肢端肥大症等。

肥大的病理变化为肉眼观察组织、器官体积增大,重量增加,包膜紧张;显微镜下观察实质细胞体积增大,细胞数目增多。

（三）增生

组织或器官内实质细胞数量的增加,称为增生,并常导致组织或器官体积的增大;是由多种原因引起的细胞有丝分裂增加的结果,通常是可复性的,去除病因后可消退。根据其原因不同,增生亦可分为生理性和病理性两种。

1. 生理性增生 因适应生理的需要而发生的增生,如女性青春期乳房小叶腺上皮及月经周期中子宫内膜腺体的增生等。

2. 病理性增生 常见于:①激素过多:如雌激素绝对或相对增加,导致子宫内膜腺体增生过快,临床上表现为功能性子宫内膜出血。②生长因子过多:组织损伤时,毛细血管内皮细胞和成纤维细胞因受到损伤处增多的生长因子的刺激而发生增生,使损伤得以修复。

实质细胞的增生常伴有组织、器官的功能增强或使受损的功能得到部分恢复。间质的过度增生会引起组织、器官硬化等不良后果。增生同样发生在炎症和修复的过程中,纤维母细胞、血管和实质细胞的增生是炎症愈合、创伤修复的重要环节。创伤修复过程中,过度的纤维组织增生可形成瘢痕疙瘩。慢性炎症时,成纤维细胞、血管和实质细胞的过度增生可形成息肉等病变。

（四）化生

一种分化成熟的细胞类型被另一种分化成熟的细胞类型所代替的过程称化生。化生并不是由原来的成熟细胞直接转变所致,而是该处具有分裂增殖和多向分化能力的幼稚未分化细胞、储备细胞或干细胞转向分化的结果。化生通常只发生在同源细胞之间,即上皮细胞与上皮细胞之间,间叶细胞与间叶细胞之间。常见类型有以下几种。

1. 鳞状上皮化生 最常见的上皮组织化生类型,常见于气管和支气管黏膜。当气管和支气管黏膜上皮因慢性刺激受损害时(如慢性支气管炎),则由鳞状上皮替代原来的纤毛柱状上皮,即鳞状上皮化生。

2. 肠上皮化生 简称肠化,主要见于慢性萎缩性胃炎、胃溃疡及胃黏膜糜烂后黏膜再生时。慢性炎症的刺激使胃黏膜上皮转化为肠型黏膜上皮。根据化生的形态及所产生的黏液可分为小肠或大肠型肠上皮化生,大肠型肠上皮化生可成为肠型胃癌的发生基础。

3. 间叶组织化生 间叶组织中幼稚的成纤维细胞损伤后被成骨细胞或成软骨细胞取代,分别化生为骨或软骨,称为骨或软骨化生。

化生虽然是机体对不良环境和局部损伤因素的适应过程,具有一定保护作用,但另一方面,有可能减弱器官本身的功能。如果引起化生的因素持续存在,在化生的基础上还可能发展为肿瘤。如支气管黏膜上皮、胆囊上皮鳞化可发展为鳞状细胞癌,胃黏膜的大肠上皮化生有可能发展为胃癌。

二、细胞和组织的损伤

组织和细胞遭到不能耐受的有害因子刺激后,局部细胞和细胞间质发生物质代谢障碍、功能异常和形态结构异常改变。损伤在临床上极为常见,可因外力导致组织断裂,也可因物质代谢障碍而逐渐引起组织、细胞的形态学发生改变。

(一)损伤的原因

凡能引起疾病发生的原因,通常也是引起细胞和组织损伤的原因,常见原因:①缺氧:引起细胞损伤的常见和重要原因,可为全身性和局部性。②物理因素:包括高温、低温、电流、放射线和机械性损伤等因素。③化学因素:如强酸、强碱、乙醇、四氯化碳、氰化物、有机磷农药及药物等均可导致细胞损伤。④生物因素:生物因素是引起细胞损伤最常见的因素,包括细菌、病毒、真菌、原虫、寄生虫等。⑤变态反应:过敏原作用于机体,可导致变态反应发生,引起细胞、组织损伤。⑥其他因素:年龄、营养、心理、社会等因素在损伤的发生过程中均有一定的作用。

细胞和组织损伤后,会产生一系列形态变化和机能改变。较轻的损伤大多是可逆的,消除刺激后可恢复正常,如细胞的变性;严重的细胞损伤是不可逆的,可直接或最终导致细胞死亡。根据损伤的表现形式和轻重程度,可分为变性和坏死两大类。

(二)变性

变性指细胞或细胞间质受损伤后,由于物质代谢障碍,使细胞内或细胞间质内出现异常物质或正常物质异常蓄积称为变性。常见的变性种类如下。

1. 细胞水肿 或称水变性,是细胞损伤最常见的一种早期表现。引起细胞水肿的主要原因是急性感染、缺氧、中毒等。肉眼观,器官体积肿大、失去光泽,称浊肿,常见于病毒性肝炎(图 8-2)。细胞水肿是一种轻度损伤,当致病原因消除,可恢复正常。但若病因继续发展,可使细胞发生坏死。

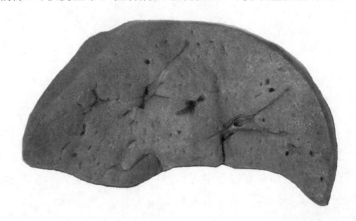

图 8-2 肝浊肿

2. 脂肪变性 正常情况下,除脂肪细胞外的实质细胞内一般不见或仅见少量脂滴。如果这些细胞中出现脂滴或脂滴明显增多,则称为脂肪变性,多见于肝、心、肾等实质性器官。缺氧、感染、中毒、营养不良、糖尿病及肥胖等因素可以干扰细胞的脂肪代谢,导致脂肪变性,肝脂肪变性(脂肪肝)最为常见。轻度的细胞脂肪变性是可逆性的。重度弥漫性肝脂肪变性,可导致肝肿大和肝功能异常,长期大量脂肪沉积最终可使肝细胞破裂,继发纤维化,导致肝硬化。

3. 玻璃样变 在细胞内或细胞间质中出现均质、红染、半透明的毛玻璃样物质,故称为玻璃样变,因其半透明,又称为透明变性。它可以发生在结缔组织、血管壁,有时也可见于细胞内。

4. 病理性色素沉积 色素是机体组织中的有色物质,正常组织中可以存在某些色素,如黑色素。如果在细胞和组织内有异常的色素蓄积则称为病理性色素沉积。常见的病理性色素沉积有含铁血黄素、黑色素、脂褐素、胆红素沉积。

(三)细胞死亡

细胞受到严重刺激或因其他原因累及胞核时,导致代谢停止、结构破坏和功能障碍的不可逆性损伤,即细胞死亡,包括坏死和凋亡两大类。

1. 坏死 活体内局部组织、细胞的死亡称为坏死。组织细胞坏死后,代谢停止,功能丧失。细胞死亡数小时后,显微镜下才能看到坏死的形态特征。

(1)细胞核的改变:细胞坏死的主要形态学标志。其表现主要有三种形式。①核浓缩:即由于核脱水使染色质浓缩,染色变深,核体积缩小。②核碎裂:核膜破裂,核染色质崩解为小碎片,染色质碎片分散在胞质内。③核溶解:在脱氧核糖核酸酶的作用下,染色质的 DNA 分解,细胞核失去对碱性染料的亲和力,因而染色变淡,甚至只能见到核的轮廓;最后,核的轮廓也完全消失。

(2)细胞质的改变:胞浆与酸性染料伊红的结合力增高,导致胞质红染,同时由于胞质结构崩解,使胞质呈颗粒状,进而细胞膜破裂,整个细胞可迅速溶解、消失。

(3)细胞间质的变化:实质细胞坏死后,在多种水解酶作用下,基质崩解,胶原纤维肿胀、断裂,并进一步崩解、液化;最后坏死的实质细胞和崩解的细胞间质融合成一片模糊、颗粒状、无结构的红染物质。

2. 坏死的类型 根据坏死的原因和组织不同,因而表现出以下几种不同的形态学类型。

(1)凝固性坏死:坏死组织由于水分脱失、蛋白质凝固变成灰黄色、干燥、比较坚实的凝固体,称为凝固性坏死。常见于心、肝、肾、脾等组织结构紧密、蛋白质含量丰富的器官,坏死组织与健康组织之间界限较明显(图 8-3)。

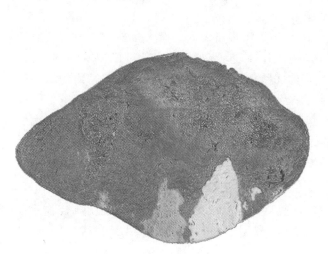

图 8-3 脾贫血性梗死

注:梗死灶底向被膜,尖朝脾门,楔形,灰白色,周围可见充血带。

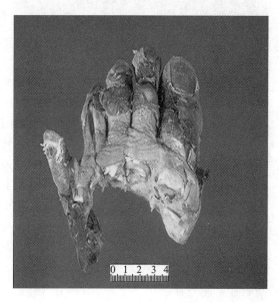

图 8-4 足干性坏疽

(2)液化性坏死:细胞坏死后由于组织内多种水解酶的消化作用,坏死组织水解呈液态,称为液化性坏死。主要见于脂质成分多或产生蛋白水解酶多,且凝固性蛋白少的组织,如脑组织、胰腺组织等。

(3)坏疽:指组织坏死并继发腐败菌感染,呈黑色,污秽伴有恶臭称为坏疽。坏疽分为三种类型:①干性坏疽:常见于动脉阻塞而静脉回流通畅的四肢末端,坏死区干燥、皱缩,呈黑色,与正常组织界限清楚,全身中毒症状较轻(图 8-4)。②湿性坏疽:常发生于与外界相通的内脏器官(如肺、肠、子宫等)。局部坏死组织中的水分较多,局部感染严重,肿胀明显,呈污秽的暗绿色或灰黑色。病变进展快,坏疽病灶与正常组织分界不清,全身中毒症状严重。③气性坏疽:属于湿性坏疽,主要见于较深部肌肉的开放性创伤合并产气荚膜杆菌等厌氧菌感染。细菌在分解坏死组织的过程中产生大量气体,使坏死区按之有捻发感,并伴奇臭。细菌随着气体迅速播散,病变发展迅速,全身中毒症状重,后果严重。气性坏疽多见于战争创伤。

3. 坏死的结局 有溶解与吸收、分离与排出、机化与包裹、钙化四种类型。

4. 凋亡 一般是指机体细胞在发育过程中或在某些因素作用下,通过细胞内基因及其产物的调控而发生的一种程序性细胞死亡。细胞凋亡是细胞的基本生命特征,它出现在许多生理过程中,具有重要的生物学意义。

三、损伤的修复

致病因素引起机体局部细胞和组织损伤丧失后,有邻近健康细胞再生、填充、修补的过程称为修复。组织的修复是通过细胞的再生来完成的。

（一）再生

局部组织损伤后，由周围健康存活的同种组织、细胞通过分裂增殖以恢复原有组织的结构和功能的过程称再生。再生可分为生理性再生和病理性再生。生理性再生是指在生理过程中，有些细胞衰老、死亡后由新生的同种细胞分裂增殖来补充，保持原有组织的结构和功能。病理性再生是指病理状态下，细胞、组织损伤后所发生的再生。病理性再生根据能否恢复原有的结构和功能，又分完全性再生和不完全性再生。

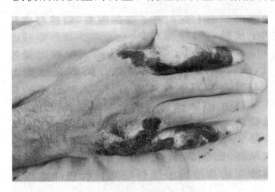

图 8-5　手外伤肉芽组织

（二）肉芽组织

组织、细胞损伤后，机体通过纤维组织增生对缺损进行修补恢复的过程，称为纤维性修复。纤维性修复开始于肉芽组织的增生，之后肉芽组织转变为瘢痕组织。

肉芽组织是指由新生的毛细血管和增生的成纤维细胞构成幼稚结缔组织，并伴有炎细胞浸润。肉眼观，颗粒状，柔软湿润，触之易出血，似鲜嫩的肉芽故而得名（图 8-5）。肉芽组织起到抗感染和保护创面、填补伤口及其他组织缺损、机化或包裹坏死组织等作用。随着肉芽组织的成熟，组织发生胶原化而形成瘢痕组织。

瘢痕组织的形成是指肉芽组织经改建形成的纤维结缔组织。瘢痕组织内含有大量玻璃样变的胶原纤维束，血管和纤维细胞很少，色灰白或半透明，质地坚韧，缺乏弹性，呈收缩状态。其对机体有利的一面：①长期填补并连接损伤的创口或其他缺损，保持组织、器官的完整性。②有较强的抗拉力，保持组织器官的坚固性。其对机体不利的一面：①瘢痕收缩：特别是发生于关节附近和重要器官的瘢痕，常引起关节挛缩或活动受限。②瘢痕性粘连：常影响组织、器官功能，如心包粘连可影响心脏搏动。③器官硬化：器官广泛损伤导致广泛纤维化、玻璃样变，可导致器官硬化。④瘢痕组织增生过度：又称肥大性瘢痕，发生于皮肤的肥大性瘢痕可向周围不规则扩延并高出皮肤表面，称瘢痕疙瘩。

（三）创伤愈合

机体遭受外力作用，皮肤等组织出现离断或缺损后的修复、愈合过程，称为创伤愈合，创伤愈合包括各种组织再生、肉芽组织增生以及瘢痕形成等复杂过程。创伤愈合根据伤口损伤程度、有无感染等，可分为以下三种类型。

1. 一期愈合　见于组织缺损少、无感染、创缘整齐、经黏合或缝合后创面对合严密的伤口，如手术切口。此类伤口内只有少量血凝块，炎症反应轻，愈合时间短，一般 7 天左右。伤口数月后形成一条白线状瘢痕。

2. 二期愈合　见于组织缺损较大、有感染、创缘不整齐、无法整齐对合或伴有感染的伤口。这类伤口往往需要通过清创术清除坏死组织及异物，控制感染后才能愈合，因此，有感染的伤口必然是二期愈合。由于伤口较大，需从伤口底部和边缘长出大量的肉芽组织，才能将伤口填平。因此，愈合时间长，形成瘢痕较大。

3. 痂下愈合　见于皮肤擦伤或较轻的烫伤、烧伤。创伤表面的血液、渗出物及坏死组织干燥后形成痂皮并覆盖于创口表面，愈合过程在痂下进行，待上皮再生完成后痂皮脱落，其痂下愈合时间一般较无痂皮者长。痂皮干燥不利细菌生长，故痂皮对伤口有一定保护作用，但如果痂皮下渗液较多易继发感染，不利于愈合。

创伤愈合的长短和愈合的好坏，除与损伤程度、组织的再生能力强弱有关外，也与机体的全身因素（如年龄、营养状况等）和局部因素（如感染与异物、局部血液循环等）有密切关系。

（李艾鹏）

第三节　局部血液循环障碍

正常的血液循环是维持机体内环境稳定、各器官新陈代谢和机能活动正常进行的基本条件。如果血液循环发生障碍，并且超过了神经体液所能调节的范围时，则可引起相应器官和组织的代谢紊乱及功能失调，继而发生形态结构的改变。血液循环障碍可分为局部性和全身性血液循环障碍两类,两者既有区别又有联系。局部性血液循环障碍是某一局部组织或某一器官的血液循环异常;全身性血液循环障碍则是整个心血管系统功能失调的结果。本节主要叙述局部血液循环障碍,包括:①充血和缺血,为局部组织血管内血量异常所致;②血栓形成、栓塞、梗死,为血液性状和血管内容物异常所致;③出血、水肿和积液,为血管内成分外溢所致。

一、充血

器官或局部组织的血管扩张,含血量异常增多,称为充血。按发生原因和发生机制不同,可分为动脉性充血和静脉性充血两类。

1. 动脉性充血　器官或局部组织由于动脉血输入量增多而发生的充血,称为动脉性充血,又称主动性充血,简称充血。

凡能引起细动脉扩张的任何原因,都可以引起器官和局部组织的充血。在生理和病理情况下,由于血管舒张神经兴奋性增高、血管收缩神经兴奋性降低或舒血管活性物质(如组胺、激肽类)释放,使细动脉扩张,血流加快,较多的动脉血流入局部组织而造成充血。

(1)生理性动脉充血　由于生理性代谢增强所引起的局部充血,称为生理性充血。如进食后的胃肠黏膜充血,运动时骨骼肌的充血及情绪激动时颜面部的充血等。

(2)病理性动脉充血　可分为:①炎性充血:炎症反应的初始,细动脉扩张充血,局部组织变红、肿胀。②侧支性充血:当某一动脉阻塞引起局部组织缺血时,缺血组织周围的动脉吻合支扩张充血,这种充血具有一定的代偿作用,可以不同程度地改善局部血液循环。③减压后充血:器官和局部组织长期受压(如绷带包扎肢体或腹腔积液压迫腹腔器官)后,组织内的血管张力降低,若一旦压力突然解除,受压组织内的细动脉则发生反射性扩张,导致局部充血,称为减压后充血。

发生充血的器官和组织,由于微循环内血液灌注量增多,体积可轻度增大;若充血发生于体表,由于局部组织内氧合血红蛋白增多,颜色鲜红;因血流加快,代谢增强,局部温度升高。器官和局部组织内的细小动脉和毛细血管扩张,含血量增多。

大多数情况下,动脉性充血是暂时性血管反应,原因消除后,局部血量即可迅速恢复正常。充血多对机体有利,局部氧和营养物质输入量增多,促进新陈代谢,器官和局部组织的功能活动增强。但局部减压后充血可因血液过量积聚于原受压部(如腹腔),可引起患者脑供血不足而发生晕厥;另外血管本身有病变时(如动脉粥样硬化、脑血管畸形等),充血可成为血管破裂的诱因。

2. 静脉性充血　由于静脉回流受阻,血液淤积在小静脉和毛细血管内,使器官和局部组织含血量增多,称静脉性充血,又称被动性充血,简称淤血。静脉性充血远较动脉性充血多见,并且具有重要的临床和病理意义,可发生于局部,也可发生于全身。

静脉性充血的原因常见于静脉受压(如妊娠子宫压迫髂总静脉引起的下肢淤血等)、静脉腔阻塞(如静脉血栓形成、栓塞等)、心力衰竭(如左心衰竭时肺淤血、右心衰竭时肝淤血等)。

淤血的器官和局部组织由于血液淤积而肿胀,包膜紧张,重量增加;发生于体表时,由于局部血流缓慢,皮肤和黏膜呈紫蓝色,称发绀,以口唇、指(趾)甲最明显;因代谢水平降低,散热增加,局部温度降低。器官和局部组织内的小静脉和毛细血管扩张,充满血液,周围组织伴不同程度的水肿。

淤血的后果决定于淤血的范围、程度、部位、发生的速度(急性或慢性)以及侧支循环建立的状况。如病因消除,局部血流可恢复正常,一般不引起严重后果。但如持续淤血,可发生下列变化:①淤血性水肿;②淤血性出血;③实质细胞萎缩、变性、坏死;④淤血性硬化。

二、出血

血液从血管或心腔逸出,称为出血。如果血液流出体外,称为外出血,血液逸入组织或体腔内,称为内出血。

出血有生理性和病理性。正常月经的子宫内膜出血为生理性出血,病理性出血多由创伤、出血性疾病及血管病变引起。按照血液逸出的机制不同,出血可分为破裂性出血和漏出性出血。

破裂性出血是由于心脏或血管壁破裂引起的出血。常见的原因:血管机械性损伤、血管壁或心脏病变、血管壁受周围病变侵蚀、静脉破裂、毛细血管破裂。漏出性出血是由于毛细血管和细静脉壁的通透性增高,使得红细胞漏至血管外；或者是凝血功能异常所致。常见的原因：血管壁损害、血小板减少或功能障碍、凝血因子缺乏。

新鲜的出血呈红色或暗红色，以后随红细胞降解形成含铁血黄素而呈棕黄色。外出血时血液直接或经自然管道排出体外，出现凝血块、鼻衄、咯血、呕血、尿血、便血等病理表现。内出血时，血液积聚于体腔内称为体腔积血；血液积聚于组织间隙形成局部肿块称血肿；皮肤、黏膜和浆膜少量出血，局部可见淤点或淤斑，较大面积的片状出血称紫癜。出血对机体的影响取决于出血量、出血速度和出血部位。

漏出性出血过程比较缓慢，出血量较少，一般不会引起严重后果。破裂性出血的出血过程迅速，如在短时间内丧失循环血量的 $20\%\sim25\%$ 时，即可发生失血性休克。重要器官的出血，即使出血量不多，亦可致命，如脑出血，尤其是脑干出血，可因重要神经中枢受压致死。局部的出血，可导致相应的功能障碍，如脑内囊出血引起对侧肢体偏瘫，慢性反复性出血可引起缺铁性贫血。

三、血栓形成

在活体的心脏或血管腔内，血液发生凝固或有形成分析出、黏集，形成固体质块的过程，称为血栓形成，在这个过程中所形成的固体质块称为血栓。与血凝块不同，血栓是在血液流动状态下形成的。

1. 血栓形成条件及机制

（1）心血管内皮细胞损伤：常见于缺氧、炎症、细菌毒素以及免疫性损害等情况，例如动脉粥样硬化时的溃疡表面等。此外高血压、吸烟也常造成心血管内膜的损伤而导致血栓的形成。

（2）血流状态改变：血流缓慢或产生漩涡，常见于大手术后、久病卧床、心力衰竭或静脉曲张患者的静脉血管。临床上，应帮助和鼓励长期卧床、手术后的患者，早下床，早活动；对瘫痪卧床的患者要勤翻身，勤按摩。

（3）血液凝固性增高：临床多见于大出血、大手术、严重创伤、烧伤或产后的患者。此外，妊娠、高脂血症、恶性肿瘤、长期口服避孕药、吸烟等也可因血小板增多或黏滞性增高、血液中凝血物质增多而诱发血栓形成。

需要强调的是，上述血栓形成的条件，往往是同时存在的。例如创伤骨折后卧床患者的血栓形成，既有心血管内膜的损伤，又有因失血等因素导致的血液凝固性增加，同时兼有长期卧床造成的血流缓慢等多种因素。

2. 血栓的形成过程及形态 血栓形成是在一定条件下，血液在流动状态下通过血小板活化和凝血因子被激活两个基本过程形成的。心脏、动脉或静脉内的血栓都是以血小板黏附于心血管内膜下暴露的胶原开始的，然后依不同部位而有不同的形成过程。依据血栓的形态，可将其分为以下几类。

（1）白色血栓：常见于心血管内皮细胞发生损伤之后，因由血小板构成，所以其色泽是灰白色的，叫白色血栓，多发生于血流较快的心瓣膜、动脉内或延续血栓的头部。

（2）混合血栓：白色血栓形成后，向血管内凸出，血液流经此处时流速减慢，形成血小板、白细胞、纤维蛋白形成的网状结构，网眼中有大量红细胞填充，此时血栓形成了红白相间的条纹状，称混合血栓。发生于血管中的混合血栓又称为延续性血栓的体部，呈粗糙干燥圆柱状，与血管壁粘连，常见于延续性血栓的体部及左心内球形血栓、室壁瘤及动脉瘤内的附壁血栓。

（3）红色血栓：随着混合血栓的延长和增大，血管腔逐渐被堵塞，其下游血流停滞，局部血液凝固形成红色的血凝块，称红色血栓，构成延续性血栓的尾部，呈暗红色，陈旧的红色血栓如脱落可造成栓塞，红色血栓常见于延续血栓的尾部。

（4）透明血栓：透明血栓发生于微循环小血管内，只能在显微镜下见到，故又称微血栓，主要由纤维素构成，见于弥散性血管内凝血。

3. 血栓的结局

（1）溶解与吸收：血栓是否被溶解吸收取决于血栓的大小和新旧程度。体积较小的新鲜血栓可被完全溶解吸收而不留痕迹。

（2）软化与脱落：体积较大的血栓可发生部分软化、溶解，在血流的冲击下，整个血栓或血栓的一部分，可脱落形成血栓栓子，并随血流运行到他处，引起该部位血管的阻塞，发生栓塞。

（3）机化再通：血栓形成后，若纤溶系统活力不足，新生肉芽组织从血栓附着部位的血管壁长入血栓内部，并逐渐将血栓完全代替，这一过程称为血栓的机化，机化后血栓不再有脱落的危险。在机化的同时，由于血栓内的水分被吸收,变得干燥收缩或部分溶解,使血栓内或血栓与血管壁之间出现裂隙,血管内皮细胞通过再生被覆裂隙表面,形成新的血流通道,血液又可恢复流通,只是血流量较原减少。这种原已阻塞的血管又重新恢复血流的过程,称为再通。

(4)钙化:未软化或未完全机化的陈旧血栓,可由血中钙盐沉积而形成静脉石或动脉石。

4. 血栓对机体的影响 血栓形成能对破裂的血管起堵塞裂口和阻止出血的作用,这是对机体有利的一面,如胃、十二指肠慢性溃疡的底部和肺结核性空洞壁,其血管往往在病变侵蚀时已形成血栓,避免了大出血的可能性。然而,在多数情况下,血栓造成的血管管腔阻塞和其他影响,却对机体造成严重的甚至致命的危害。

(1)阻塞血管:血栓形成会阻塞血管腔,其后果取决于器官和组织内有无充分的侧支循环。动脉血管腔未完全阻塞时,可引起局部组织或器官缺血,实质细胞萎缩、变性。静脉血栓形成,若未能建立有效侧支循环,将引起局部淤血、水肿,甚至出血、坏死。如门静脉血栓形成,可导致脾淤血肿大和胃肠道淤血。在完全阻塞同时又缺乏或不能建立有效侧支循环时,相应器官和组织则可因为严重缺血发生坏死(梗死)。如冠状动脉血栓引起心肌梗死;脑动脉血栓引起脑梗死。

(2)栓塞:如果血栓的部分或全部从血管壁上脱落,随血流运行阻塞相应口径的血管腔,可致栓塞。

(3)心瓣膜病形成:风湿性心内膜炎和感染性心内膜炎时,心瓣膜上反复形成的血栓发生机化,可导致心瓣膜增厚、皱缩、粘连、变硬,从而造成功能障碍,表现为瓣膜口狭窄或关闭不全。

(4)出血和休克:微循环内透明血栓的形成,消耗大量的凝血因子和血小板,可引起全身广泛性出血和休克。

四、栓塞

循环血液中出现的不溶于血液的异常物质,随血流运行阻塞血管腔的现象称为栓塞。引起栓塞的异常物质称为栓子。栓子可以是固体、液体或气体。最常见的栓子是脱落的血栓,脂肪、空气和羊水也可引起栓塞,但较少见。栓子一般随血流运行,栓塞于血管口径较栓子直径稍小或相当的部位。

栓塞的类型依栓子的类型不同而异,而栓子的类型、栓塞的部位和侧支循环建立的状况又直接关系着栓塞后果。

1. 血栓栓塞 血栓脱落引起的栓塞称为血栓栓塞,是栓塞中最常见的一种。根据栓塞不同的部位可分为下列两种。

(1)肺动脉栓塞 如果栓子大或数量众多,患者即发生呼吸困难、发绀、休克,甚至急性呼吸循环衰竭而猝死。

(2)体循环动脉栓塞 动脉栓塞的主要部位为下肢和脑,亦可累及肠、肾和脾。栓塞的后果取决于栓塞的部位和局部的侧支循环情况以及组织对缺血的耐受性。当栓塞的动脉缺乏有效的侧支循环时,可引起局部组织的梗死。

2. 脂肪栓塞 脂肪滴进入血管,随血流运行并引起栓塞的现象,称为脂肪栓塞。栓子常来源于长骨骨折、脂肪组织严重挫伤时,脂肪栓塞常见于肺、脑等器官。脂肪栓塞的后果,取决于栓塞部位及脂肪滴数量的多少,若大量脂肪滴短期内入血,可引起窒息和因急性右心衰竭死亡。

3. 气体栓塞 大量空气迅速进入血循环或原已溶解于血液内的气体迅速游离成气泡,阻塞于血管或心腔所引起的栓塞,称为气体栓塞,有空气栓塞、减压病两种常见类型,严重时可引起患者死亡。减压病是从高气压环境急速转入低气压环境时,溶解于血液中的气体迅速游离所引起的气体栓塞。由于气压骤减时,原来溶解于血液内的氧气、二氧化碳和氮气很快被释放出来,形成气泡,氧气和二氧化碳易再溶于血液,而氮气溶解较慢,可在血液或组织中形成小气泡或融合成大气泡,阻塞血管腔引起广泛栓塞,又称氮气栓塞。这种情况多发生于潜水员从深水迅速升至水面或飞行员急速升空时。

4. 羊水栓塞 分娩过程中,羊膜破裂或早破、胎盘早期剥离,同时伴有胎头阻塞产道时,由于子宫强烈收缩,可将羊水挤入子宫壁破裂的静脉窦内,引起羊水栓塞。本病发病急,患者常突然出现呼吸困难、发绀、休克及死亡,是分娩过程中一种罕见严重合并症(1/50000),死亡率大于80%。

五、梗死

器官或局部组织由于血管阻断、血流停止导致缺氧而发生的坏死,称为梗死。梗死属于坏死的一种类型,一般是由于动脉阻塞而引起的局部组织缺血坏死,但静脉阻塞,使局部血流停滞缺氧,也可引起梗死。

任何引起血管管腔阻塞,导致局部组织血液循环中断和缺血的原因都可引起梗死,包括血栓形成、动脉血栓、血管受压闭塞、动脉痉挛等。血管阻塞是否造成梗死,主要取决于以下因素。

(1)供血血管的类型　有双重血液供应的器官,其中一条动脉阻塞,另一条血管可以维持供血,通常不易发生梗死,如肺和肝。一些器官动脉吻合支少,如肾、脾及脑,动脉迅速发生阻塞时,常易发生梗死。

(2)局部组织对缺血的敏感程度和全身血液循环状态　心肌与脑组织对缺氧比较敏感,短暂的缺血也可引起梗死。全身血液循环在贫血或心功能不全状态下,可促进梗死的发生。

1. 梗死的病理变化　梗死是局限性的组织坏死,其形态因不同组织器官而有所差异。

(1)梗死灶的形状:取决于该器官的血管分布方式。多数器官的血管呈锥形分支,如脾、肾、肺等,故梗死灶也呈锥形;冠状动脉分支不规则,故梗死灶呈地图状;肠系膜血管呈扇形分支,故梗死灶呈节段形。

(2)梗死灶的质地:取决于坏死的类型。梗死灶为凝固性坏死者(肾、脾、心肌),新鲜时局部肿胀,略向表面隆起,切面可略凸出;陈旧性梗死则较干燥,质硬,表面下陷。梗死灶为液化性坏死者(脑),新鲜时质地软、疏松,日久则形成胶质瘢痕。

(3)梗死灶的颜色:取决于病灶内的含血量。含血量少者,颜色灰白,称为贫血性梗死;含血量多者,颜色暗红,称为出血性梗死。

2. 梗死的类型　根据梗死灶内含血量的多少,将梗死分为以下两种类型。

(1)贫血性梗死:多发生于组织结构较致密,侧支循环不充分的实质器官,如脾、肾、心肌和脑组织。病变特点为梗死灶呈灰白色,故称为贫血性梗死(又称为白色梗死)。新鲜梗死灶常略肿胀,表面稍隆起,与正常组织间界限较清楚,梗死灶与正常组织交界处因炎症反应常见暗红色充血出血带。晚期梗死灶表面下陷,干燥、坚实,暗红色出血带消失。陈旧性梗死灶由肉芽组织和瘢痕组织取代。

(2)出血性梗死:常见于肺、肠等。病变特点为梗死灶呈暗红色,故称为出血性梗死(又称为红色梗死),除局部组织坏死外,还有明显的弥漫性出血,梗死区与正常组织间界限不清楚。肺的出血性梗死可出现胸痛,可引起咳嗽、咯血以及发热、白细胞总数升高等症状。肠梗死常见于肠套叠、肠扭转和嵌顿性疝,多发生于小肠,常引起持续性痉挛致剧烈腹痛、呕吐;严重者引起麻痹性肠梗阻、穿孔及腹膜炎。

3. 梗死的结局及对机体的影响　梗死灶形成后,引起病灶周围的炎症反应。在梗死发生 24~48 h 后,肉芽组织已开始从梗死灶周围长入病灶内,小的梗死灶可被肉芽组织完全取代机化,以后变为纤维瘢痕。大的梗死灶不能完全机化时,则由肉芽组织和后期转变成的瘢痕组织加以包裹,病灶内部可发生钙化。脑梗死则可液化成囊腔,周围由增生的胶质瘢痕包裹。

梗死对机体的影响,取决于梗死的部位、梗死灶的大小以及梗死后伴随情况等。肾、脾的梗死一般影响较小,肾梗死通常出现腰痛和血尿,不影响肾功能;脾梗死可有局部刺痛。心和脑较大范围的梗死,常引起严重后果。四肢、肺、肠梗死等可继发腐败菌的感染而造成坏疽。

(李艾鹏)

 # 第四节　体液失衡

体液包括水和电解质,是机体的重要组成部分,是维持内环境稳定的重要因素,在神经-内分泌系统的作用下,保持相对的稳定。但某些外界环境的变化和疾病常会引起水、电解质代谢紊乱,如得不到及时纠正,会加重疾病,甚至危及生命。输液疗法是临床上纠正水、电解质紊乱经常使用和极为重要的治疗手段。

一、水、钠代谢及其调节机制

成人体液总量约占体重的 60%,分细胞内液和细胞外液。细胞内液即细胞内的液体,占体重的 40%。细胞外液即组织间液和血浆,占体重的 20%,其中组织间液占体重的 15%,血浆占体重的 5%。组织间液中有极少一部分位于一些关节腔、腹膜腔等密闭的腔隙,称第三间隙液也称跨细胞液。

体液总量是变化的,随年龄、性别、胖瘦而不同。从婴儿到成年人体液量占体重的比例逐渐减少,体液量随脂肪增加而减少,因此瘦人对缺水有更大的耐受性。

1. 体液的电解质成分、分布及功能 电解质成分及含量在细胞内、外液有很大的差别。细胞外液的组织间液和血浆的电解质在性质和数量上大致相等,功能也类似。阳离子主要是 Na^+,其次是 K^+、Ca^{2+}、Mg^{2+} 等,阴离子主要是 Cl^-,其次是 HCO_3^-、HPO_4^{2-}、SO_4^{2-}、有机酸及蛋白质,组织间液和血浆主要区别在于血浆含 7% 蛋白质,而且组织液的蛋白质仅含 $0.05\%\sim0.35\%$。细胞内液的阳离子主要是 K^+,其次是 Na^+、Ca^{2+}、Mg^{2+},阴离子是 HPO_4^{2-} 和蛋白质,其次是 HCO_3^-、Cl^-、SO_4^{2-} 等。各部分体液中阴离子、阳离子数总和是相等的,并保持电中性。体液电解质的功能包括:参与新陈代谢等生理活动,维持渗透压和酸碱平衡,维持神经、肌肉、心肌细胞的静息电位的形成。

2. 体液的渗透压 体液的渗透压取决于溶质的分子或离子数目。体液内起渗透作用的主要是由电解质构成晶体渗透压,由剩余的其他离子、葡萄糖、氨基酸蛋白质等构成非晶体渗透压。正常血浆渗透压为 $280\sim310$ mmol/L。

3. 水、钠的平衡

(1)水平衡:正常情况下,水的摄入与排出处于动态平衡。水的来源为饮水、食物水、代谢水。水的排出主要通过消化道(粪便)、皮肤(汗液)、肺(呼吸)、肾(尿液)。由皮肤蒸发和呼吸蒸发的水几乎不含电解质,可当纯净水看待。要维持水出入量的平衡,每天需给水 $1500\sim2000$ mL,称日需要量,正常成人每日至少排出 500 mL 尿液才能清除体内的代谢废物。

(2)钠平衡:正常成人体内含钠总量为 $40\sim50$ mmol/kg。其中 60% 是可交换的,血清钠浓度为 $130\sim150$ mmol/L,细胞内液仅为 10 mmol/L。钠的来源主要是食盐。钠的排出主要是由肾脏肾小球滤过排出,此外皮肤出汗也排出少量的钠。

4. 体液容量及渗透压的调节 细胞外液容量和渗透压的相对稳定是通过神经-内分泌系统调节实现的。

(1)口渴:当机体血浆渗透压升高,血容量减少及口腔干燥时,会刺激位于下丘脑视上核侧面的口渴中枢,使其产生兴奋引起渴感,使机体主动饮水,使血容量、血压恢复正常。

(2)抗利尿激素(ADH)作用:ADH 是由下丘脑视上核和室旁核的神经细胞合成,储存在垂体中,具有加强肾小管对水的重吸收作用。

(3)心房肽(ANP)的作用:心房肽是由心房肌细胞合成释放的一种激素,具有利尿、利钠、降压等作用。

二、水、钠代谢紊乱

水、钠代谢紊乱是引起体液失衡的主要原因。临床上水、钠代谢紊乱往往是同时或相继发生的,并相互影响,常将两者同时考虑。

1. 脱水 体液容量明显减少,并呈现一系列功能与代谢变化的病理过程。按细胞外液渗透压不同,分三种类型。

(1)高渗性脱水:主要特征是失水多于失钠,血清钠浓度 >150 mmol/L,血浆渗透压 >310 mmol/L,细胞外液量和细胞内液量均减少,又称低容量性高钠血症。主要是由饮水不足、水丢失过多等导致。渴感正常的人,脱水后会产生渴感而补水,一般不会发生高渗性脱水。如果水分没有得到及时补充,皮肤和呼吸道蒸发丧失水分,失水多于失钠,就会发生高渗性脱水。患者有渴感、少尿、细胞脱水、中枢神经系统功能障碍等症状,严重者会发生脱水热,体温升高。

防治原则:治疗原发病、补水、缺水适当纠正后适当补充钠盐等。

(2)低渗性脱水:特征是失钠多于失水,血清钠浓度 <130 mmol/L,血浆渗透压 <280 mmol/L,伴有细胞外液量减少,又称低容量性低钠血症。主要原因:①经呕吐和腹泻等丧失大量消化液;②大量胸腔积液或腹腔积液等体液形成,集聚在第三间隙;③大量的出汗、大面积烧伤等经皮肤失液;④长期连续使用高效利尿药;⑤肾实质性疾病;⑥腺皮质功能不全;⑦肾小管酸中毒。患者易发生休克,出现血压下降、脉搏细速、四肢湿冷等症状;严重者出现中枢神经系统功能紊乱症状,如神志淡漠、昏厥,甚至昏迷。患者有明显的失水特征,如皮肤弹性减弱,眼窝和婴儿囟门凹陷等,但无渴感。患者早期尿量增多,尿比重变小,但晚期出现少尿。

防治原则:治疗原发病、补液。如出现休克,需按休克的处理方式积极抢救。

(3)等渗性脱水:特征是钠与水成比例地丢失,血清钠浓度在 $130\sim150$ mmol/L,血浆渗透压在 $280\sim310$ mmol/L,细胞外液量减少,细胞内液量正常。主要原因:①大量消化液丢失,如严重的呕吐、腹泻、肠梗阻等;②大量血浆丢失,常见大面积烧伤早期、严重的创伤等;③反复大量抽放腹腔积液或胸腔积液。患者兼有低渗性脱水和高渗性脱水的表现,出现血压降低、外周循环衰竭、明显失水外貌,产生渴感,出现少尿等现象。

防治原则:防治原发病、补液,补渗透压偏低溶液为宜,先补生理盐水,再补 5%～10% 葡萄糖溶液。

三种类型的脱水是可以相互转化的。等渗性脱水如果没有得到及时治疗,通过皮肤的不感蒸发和呼吸道丢失液体,可转变为高渗性脱水。等渗性脱水处理不当,只补充水分而未补充钠盐,可转变为低渗性脱水。同样道理,高渗性脱水因机体的代偿作用转变为等渗性脱水,因不适当治疗可转变为低渗性脱水。低渗性脱水可通过呼吸道丢失和皮肤的不感蒸发转变为等渗性脱水甚至高渗性脱水。

2. 水中毒 水中毒特点是血清钠浓度<130 mmol/L,血浆渗透压<280 mmol/L,体内钠总量正常或增多,患者有水潴留使体液量明显增多。常见于:①ADH 分泌失调综合征、应用吗啡等药物等各种原因导致的应激引起 ADH 分泌过多。②肾排水功能不足:见于急慢性肾功能不全少尿期、严重心力衰竭等患者。③水摄入过量:无盐水灌肠、精神性饮水过量等。患者会出现细胞内水肿、中枢神经系统症状如头痛、恶心、淡漠、神志混乱、嗜睡等,晚期重症患者持续凹陷性水肿,严重时导致脑疝而死亡。

防治原则:防治原发病,轻症患者停止或限制水分摄入,重症或急症患者应严格限制进水,给予高渗盐水或渗透性利尿剂或强利尿剂。

三、水肿

过多的液体积聚在组织间隙中,称为水肿。水肿是多种疾病中出现的一种重要的病理过程。体腔内液体过多的积聚,称为积液或积水,如胸腔积水、腹腔积水、脑室积水等。水肿按范围分为全身性和局部性水肿;按部位分为肺水肿和脑水肿;水肿原因不明者,称为特发性水肿。水肿也可按发生原因分类,如心性水肿、肝性水肿、肾性水肿、营养不良性水肿等。

1. 水肿的原因和机制

(1) 血管内外液体交换失衡致组织液生成大于回流 正常情况下,血浆与组织液之间不断进行液体交换,使组织液生成和回流保持动态平衡。其常见原因:①毛细血管流体静压的增高,如充血性心衰、动脉充血、肿瘤压迫、血栓等;②血浆胶体渗透压的降低,如严重肝脏疾病和营养不良,结核病、恶性肿瘤、肾病综合征时大量蛋白质从尿中丢失等;③微血管通透性增加,常见于炎症、过敏反应等;④淋巴回流受阻,如乳腺癌根治术后、恶性肿瘤、丝虫病等。

(2) 体内外液体交换失衡致水、钠潴留 正常机体水、钠的摄入量和排出量处于动态平衡。这种平衡在神经-内分泌的调节下,通过肾脏排泄功能实现。当肾脏排泄钠、水减少时,就会发生水肿。

2. 水肿的特点及对机体的影响

(1) 水肿的特点 皮下水肿是全身局部水肿的重要体征,皮肤肿胀、弹性差、苍白发亮、皱纹变浅,用手指压按出现凹陷称凹陷性水肿,又称显性水肿。最常见的全身性水肿是肾性水肿、心性水肿、肝性水肿。水肿出现部位各不相同,肾性水肿首先出现在组织疏松的眼睑部,心性水肿先出现在低垂部位,肝性水肿多出现腹腔积液。

(2) 水肿对机体的影响 有利方面是炎性水肿具有稀释毒素、运送抗体等抗损伤作用。不利方面包括:①细胞营养障碍;②器官功能障碍:喉头水肿能引起气道阻塞,严重者造成窒息;脑水肿引起颅内高压,甚至脑疝致死。

四、正常钾代谢及钾代谢紊乱

钾是体内最重要的无机离子之一,正常人体钾含量为 50～55 mmol/kg,其中 98% 存在于细胞内,2% 存在于细胞外液中;血清钾含量为 3.5～5.5 mmol/L。人体钾主要靠食物获得,大部分在小肠吸收。约 90% 的钾经肾脏排泄,肾脏排钾的特点:多吃多排,少吃少排,不吃也排;约 10% 的钾经消化道和汗液排出体外。其生理功能:参与细胞新陈代谢、保持细胞静息膜电位、调节细胞内外的渗透压和酸碱平衡。机体钾主要靠钾的跨细胞转运和肾脏的调节达到平衡。

1. 低钾血症 当血清钾浓度低于 3.5 mmol/L 时称低钾血症。其主要原因如下。

(1) 摄入不足:一般情况下,食物所含的钾足够满足人体需要,正常饮食不会发生低钾血症。只有在不能正常进食的情况下,才可能发生,如胃肠道梗阻、胃肠术后、禁食、刻意节食减肥等。

(2) 钾丢失过多:包括①经肾失钾过多:成人失钾的最重要原因,如利尿剂的应用、糖尿病的高血糖、急性肾衰竭多尿期增高的尿素浓度等均可引起尿液增多、流速增快、排钾增多。②盐皮质激素过多:见于原发性和继发性醛固酮增多症。③经消化道失钾过多:见于严重腹泻、频繁呕吐、肠瘘等患者。

(3)钾跨细胞分布异常:大量钾转移到细胞内,原因:①碱中毒;②碱中毒使肾排钾增多;③某些毒物作用,如粗制棉籽油中毒、钡缺乏等;④低钾血症型家族性周期性麻痹(一种少见的常染色体显性遗传病,发作时出现骨骼肌瘫痪和低钾血症,可在6～24 h自行缓解,其导致低钾血症机制不清)。

低钾血症对机体的影响取决于血钾浓度降低的程度、速度和持续时间。对机体的主要影响:出现肌无力甚至麻痹;精神萎靡、倦怠、嗜睡甚至昏迷;心肌兴奋性升高、心肌传导性下降等;可诱发代谢性碱中毒和反常性酸性尿。

低血钾的防治:治疗原发病,给予富含钾的食物,如谷类、鱼、肉、蔬菜、水果等;补钾,尽量口服补钾。

2. 高钾血症　当血清钾浓度大于5.5 mmol/L称高钾血症。其主要原因:①肾排钾减少,常见于急性肾衰竭少尿期、慢性肾衰竭的末期、肾上腺皮质功能不全等;②钾的跨细胞分布异常,主要见于酸中毒、高血糖合并胰岛素不足等;③摄入过多,如静脉输钾过快、浓度过高。

高血钾对机体的主要影响:①肌肉兴奋性升高,表现为四肢感觉异常、刺痛、轻度震颤等;当血钾浓度增高至7～9 mmol/L,表现为肌肉柔弱无力,严重时发生迟缓性麻痹。②心肌兴奋性先升高后降低的双向变化、心肌传导性下降、心肌自律性降低、心肌收缩性减弱等;多伴有代谢性酸中毒。

高血钾防治原则:防治原发病;促进钾移入细胞内,如静脉注射葡萄糖和胰岛素;加速钾离子向体外排出,如口服阳离子交换树脂,对于严重高钾血症患者,可用腹膜透析或血液透析排出体内过多的钾。

(张　默)

第五节　炎　　症

人类的许多疾病,如各种传染病、过敏性疾病、自身免疫性疾病等都属于炎症性疾病。炎症反应还参与创伤修复、缺血-再灌注损伤和多脏器功能障碍的过程。炎症是指具有血管系统的活体组织对致炎因子的刺激所发生的一种以防御为主的病理过程。炎症的局部表现为红、肿、热、痛和机能障碍,同时也伴有一系列全身反应。在这个病理过程中,以致炎因子为一方,对局部组织细胞造成损伤,导致变性或坏死;而以机体为另一方则以血管反应开始引起浆液和细胞渗出,参与杀灭致炎因子,对抗损伤的活动。在炎症被控制的后期,局部组织细胞通过增生来进行局部组织的修复。炎症就是通过特征性的血管反应导致血管外的组织内液体和白细胞的积聚,并发生一系列的病理变化。因此,在炎症的过程中,局部组织和细胞的基本病理变化即为变质、渗出和增生。

一、炎症的原因

任何能够引起组织损伤的因素都可成为炎症的原因,即致炎因子。根据致炎因子本身的性质可归纳为以下几类:①生物性因子:最常见的原因,如细菌、病毒、立克次体、支原体、真菌、螺旋体和寄生虫等。由生物病原体引起的炎症又称感染。②物理性因子:高温、低温、放射性物质及紫外线等。③化学性因子:外源性化学物质如强酸和强碱等,内源性毒性物质如坏死组织的分解产物及在某些病理条件下堆积于体内的代谢产物如尿素等。④机械性因子:切割伤、挤压伤等。⑤免疫反应:免疫反应所造成的组织损伤最常见于各种类型的超敏反应,如过敏性鼻炎、荨麻疹等。

二、炎症的基本病理变化

炎症的基本病理变化概括为变质、渗出和增生。

1. 变质　炎症局部组织所发生的变性和坏死称为变质,组织和细胞的变性和坏死在其他病理过程(如缺氧、缺血)中也能见到,并非炎症所特有。

2. 渗出　炎症局部组织血管内的液体和细胞成分通过血管壁进入组织间质、体腔、黏膜表面和体表的过程称为渗出。所渗出的液体和细胞总称为渗出物或渗出液。渗出性病变是炎症的重要标志,渗出的成分在局部具有重要的防御作用,如带来氧及营养物、带走炎症区内的有害物质;渗出液中的抗体和补体有利于防御、消灭病原微生物;渗出的纤维蛋白原转变成纤维蛋白,交织成网,能限制病原菌扩散,使病灶局限,并有利于吞噬细胞发挥吞噬作用。但过多的渗出液可影响器官功能和压迫邻近的组织和器官,造成不良后果。

3. 增生 在致炎因子、组织崩解产物或某些理化因子的刺激下,炎症局部的巨噬细胞、内皮细胞和纤维母细胞可发生增生。在某些情况下,炎症病灶周围的上皮细胞或实质细胞也发生增生。实质细胞和间质细胞的增生与相应的生长因子的作用有关。炎性增生具有限制炎症扩散和修复作用。

三、炎症介质

炎症反应中除早期有神经介导作用外,其余都是通过化学介质发挥作用的,尤其是急性炎症时,局部反应的每个阶段都与化学介质的作用密切相关。炎症过程中参与、介导炎症反应的化学因子即炎症介质,有外源性(如细菌及其产物)和内源性(来源于体液和细胞)两大类。在内源性介质中,体液源性介质一般以前体形式存在,经一系列蛋白水解酶等裂解后被激活而具有生物活性。细胞源性介质则通常存在于细胞内颗粒中,在炎症刺激下分泌或体内合成后发挥作用,常见炎症介质见表8-1。

表 8-1 炎症中主要介质及其作用

作　用	主要炎症介质
扩张血管	组胺,缓激肽,前列腺素(PGI_2、PGE_2、PGD_2、PGF_2),NO
增加血管壁通透性	组胺,缓激肽,C_{3a}和C_{5a},白三烯C_4、D_4、E_4,PAF,P物质
趋化作用	LTB_4,C_{5a},细菌产物,阳离子蛋白,化学因子
发热	IL-1,IL-2,TNF,PGE_2
疼痛	PGE_2,缓激肽
组织损伤	氧自由基,溶酶体酶,NO

四、炎症的病理学类型

任何原因引起的炎症都有变质、渗出和增生这三种基本病理变化,但在每一种具体的炎症性疾病中,炎症的表现有所不同。一般说来,急性炎症或炎症早期,渗出性和变质性病变较显著,而慢性炎症或炎症后期,增生性病变较突出。

根据炎症局部变质、渗出和增生哪一种病变占优势,分别将炎症概括性地分为变质性炎、渗出性炎和增生性炎三大类型。

(一)变质性炎

变质性炎是以组织细胞的变性、坏死为主要病变的炎症,而渗出和增生相对较轻,常发生于肝、肾、心、脑等实质性器官。例如,急性重型病毒性肝炎时,肝细胞广泛坏死,出现严重的肝功能障碍;流行性乙型脑炎时,神经细胞变性、坏死及脑软化灶形成,造成严重的中枢神经系统功能障碍;又如白喉外毒素引起的中毒性心肌炎,心肌细胞变性坏死,导致严重的心功能障碍。

(二)渗出性炎

渗出性炎是指以渗出为主要病变的炎症,以炎症灶内有大量渗出物形成为主要特征。根据渗出物的主要成分和病变特点,一般将渗出性炎分为浆液性炎、纤维素性炎、化脓性炎、出血性炎等类型。

1. 浆液性炎 以浆液渗出为主的炎症。渗出物中主要为含大量白蛋白的血清,其中混有少量细胞和纤维素。皮肤的浆液性炎如皮肤Ⅱ度烫伤时,渗出的浆液积聚于皮肤的表皮内形成水疱;黏膜的浆液性炎如感冒初期,鼻黏膜排出大量浆液性分泌物;浆膜的浆液性炎如渗出性结核性胸膜炎,可引起胸膜腔积液;发生在滑膜的浆液性炎如风湿性关节炎可引起关节腔积液。浆液性炎一般较轻,病因消除后易于消退,但有时因浆液渗出过多可导致较严重的后果。如喉炎时严重的炎性水肿,可致呼吸困难;心包腔大量炎性积液时,可压迫心、肺而影响其功能。

2. 纤维素性炎 以渗出物中含有大量纤维素为特征的渗出性炎,常发生于黏膜(咽、喉、气管、肠)、浆膜(胸膜、腹膜和心包膜)和肺。发生于黏膜者(如白喉、细菌性痢疾),渗出的纤维素、白细胞和坏死的黏膜组织及病原菌等在黏膜表面可形成一层灰白色膜状物,称为"假膜",故又称"假膜性炎"。由于局部组织结构特点不同,有的黏膜与其下组织结合疏松,所形成的假膜与深部组织结合较松而易于脱落,如气管白喉的假膜脱落后可阻塞支气管而引起窒息,造成严重后果。

3. 化脓性炎 以中性粒细胞大量渗出并伴有不同程度的组织坏死和脓液形成为特征的一种炎症,多由葡萄球菌、链球菌、脑膜炎双球菌、大肠杆菌等化脓菌引起。炎症区内大量中性粒细胞破坏崩解后释放的溶酶体酶将坏死组织溶解液化的过程称为化脓,所形成的液状物称为脓液,其内主要含大量渗出的中性粒细胞和脓细胞(变性坏死的中性粒细胞),还含有细菌、被溶解的坏死组织碎片和少量浆液。因渗出物中的纤维素已被中性粒细胞释出的蛋白水解酶所溶解,故脓液一般不凝固。根据化脓性炎发生的原因和部位的不同,可表现为以下的病变类型。

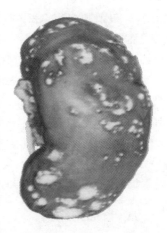

图 8-6 肾多发性脓肿

(1)脓肿:器官或组织内的局限性化脓性炎称脓肿,其主要特征为组织发生坏死、溶解,形成充满脓液的腔(图 8-6)。疖是毛囊、皮脂腺及其附近组织所发生的脓肿。痈是多个疖的融合,在皮下脂肪筋膜组织中形成多个相互沟通的脓肿,一般只有及时切开引流排脓后,局部方能修复愈合。深部脓肿如向体表或自然管道穿破,可形成窦道或瘘管。窦道指只有一个开口的病理性盲管,而瘘管是指连接了体外与有腔器官之间或两个有腔器官之间的有两个以上开口的病理性管道。脓性窦道或脓性瘘管的管壁由肉芽组织构成,可长期不愈合,并从管中不断排出脓性渗出物。

(2)蜂窝织炎:疏松结缔组织的弥漫性化脓性炎称蜂窝织炎,常见于皮下组织、肌肉和阑尾。炎区组织高度水肿和中性粒细胞弥漫性浸润,与周围组织无明显分界。但局部组织一般不发生明显的坏死和溶解,故单纯蜂窝织炎痊愈后多不留痕迹。

(3)表面化脓和积脓:表面化脓是指发生于黏膜或浆膜表面的化脓性炎,如化脓性尿道炎、化脓性支气管炎和化脓性脑膜炎等。其特点是脓液主要向黏膜或浆膜表面渗出。

4. 出血性炎 出血性炎症灶的血管损伤严重,渗出物中含有大量红细胞,常见于流行性出血热、钩端螺旋体病和鼠疫等急性传染病。

(三)增生性炎

病变主要表现为纤维母细胞、血管内皮细胞和组织细胞增生的炎症称增生性炎,常伴有淋巴细胞、浆细胞和巨噬细胞等慢性炎细胞浸润。主要见于慢性炎症,但也有少数急性炎症是以细胞增生性改变为主,如链球菌感染后的急性肾小球肾炎,病变以肾小球的血管内皮细胞和系膜细胞增生为主。

五、炎症的局部表现和全身反应

(一)炎症的局部表现

1. 红 由于炎症病灶内充血所致,炎症初期由于动脉性充血,局部氧合血红蛋白增多,故呈鲜红色。随着炎症的发展,血流缓慢、淤积和停滞,局部组织含还原血红蛋白增多,故呈暗红色。

2. 肿 主要是由于渗出物,特别是炎性水肿所致。慢性炎症时,组织和细胞的增生也可引起局部肿胀。

3. 热 由于动脉性充血及代谢增强所致,白细胞产生的白细胞介素 I(IL-1)、肿瘤坏死因子(TNF)及前列腺素 E(PGE)等均可引起发热。

4. 痛 引起炎症局部疼痛的原因与多种因素有关。局部炎症病灶内钾离子、氢离子的积聚,尤其是炎症介质诸如前列腺素、5-羟色胺、缓激肽等的刺激是引起疼痛的主要原因。炎症病灶内渗出物造成组织肿胀,张力增高,压迫神经末梢可引起疼痛,故疏松组织发炎时疼痛相对较轻,而牙髓和骨膜的炎症往往引起剧痛;此外,发炎的器官肿大,使富含感觉神经末梢的被膜张力增加,神经末梢受牵拉而引起疼痛。

5. 功能障碍 原因很多,如炎症灶内实质细胞变性、坏死、代谢功能异常,炎性渗出物造成的机械性阻塞、压迫等,都可能引起发炎器官的功能障碍。疼痛也可影响肢体的活动功能。

(二)炎症的全身反应

比较严重的炎症性疾病,特别是病原微生物在体内蔓延扩散时,常出现明显的全身性反应。

1. 发热 病原微生物感染常常引起发热。一定程度的体温升高,能使机体代谢增强,促进抗体的形成,增强吞噬细胞的吞噬功能和肝脏的屏障解毒功能,从而提高机体的防御功能。但发热超过了一定程度或长期发热,可影响机体的代谢过程,引起多系统特别是中枢神经系统的功能紊乱。如果炎症病变十分严重,体温反而不升高,说明机体反应性差,抵抗力低下,是预后不良的征兆。

2. 白细胞增多　在急性炎症,尤其是细菌感染所致急性炎症时,末梢血白细胞计数可明显升高。在某些炎症性疾病过程中,例如伤寒、病毒性疾病(流感、病毒性肝炎和传染性非典型肺炎)、立克次体感染及某些自身免疫性疾病(如系统性红斑狼疮)等,血中白细胞往往不增加,有时反而减少。

3. 单核-巨噬细胞系统细胞增生　机体防御反应的一种表现。在炎症尤其是病原微生物引起的炎症过程中,单核-巨噬细胞系统的细胞常有不同程度的增生,常表现为局部淋巴结、肝、脾肿大。骨髓、肝、脾、淋巴结中的巨噬细胞增生,吞噬消化能力增强。淋巴组织中的 B、T 淋巴细胞也发生增生,同时释放淋巴因子和分泌抗体的功能增强。

4. 实质器官的病变　炎症较严重时,由于病原微生物及其毒素的作用,以及局部血液循环障碍、发热等因素的影响,心、肝、肾等器官的实质细胞可发生不同程度的变性、坏死和器官功能障碍。

六、炎症的结局

炎症过程中,既有损伤又有抗损伤。致炎因子引起的损伤与机体抗损伤反应决定着炎症的发生、发展和结局。炎症的结局,可有以下三种情况。

1. 痊愈　多数情况下,由于机体抵抗力较强,或经过适当治疗,病原微生物被消灭,炎症区坏死组织和渗出物被溶解、吸收,通过周围健康细胞的再生达到修复,最后完全恢复组织原来的结构和功能,称为完全痊愈。如炎症灶内坏死范围较广,或渗出的纤维素较多,不容易完全溶解、吸收,则由肉芽组织修复,留下瘢痕,不能完全恢复原有的结构和功能,称为不完全痊愈。如果瘢痕组织形成过多或发生在某些重要器官,可引起明显功能障碍。

2. 迁延不愈或转为慢性　如果机体抵抗力低下或治疗不彻底,致炎因子在短期内不能清除,在机体内持续存在或反复作用,且不断损伤组织,造成炎症过程迁延不愈,使急性炎症转化为慢性炎症,病情可时轻时重,如慢性病毒性肝炎、慢性胆囊炎等。

3. 蔓延播散　在患者抵抗力低下,或病原微生物毒力强、数量多的情况下,病原微生物可不断繁殖并直接沿组织间隙向周围组织、器官蔓延,或向全身播散。

(1) 局部蔓延:炎症局部的病原微生物可经组织间隙或自然管道向周围组织和器官蔓延,或向全身扩散。如肺结核,当机体抵抗力低下时,结核杆菌可沿组织间隙蔓延,使病灶扩大;亦可沿支气管播散,在肺的其他部位形成新的结核病灶。

(2) 淋巴道播散:病原微生物经组织间隙侵入淋巴管,引起淋巴管炎,进而随淋巴液进入局部淋巴结,引起局部淋巴结炎。如上肢感染引起腋窝淋巴结炎,下肢感染引起腹股沟淋巴结炎。

(3) 血道播散:炎症灶内的病原微生物侵入血循环或其毒素被吸收入血,可引起以下疾病。①菌血症:炎症病灶的细菌经血管或淋巴管侵入血流,从血液中可查到细菌,但无全身中毒症状,称为菌血症。②毒血症:细菌的毒素或毒性产物被吸收入血,引起全身中毒症状,称为毒血症。③败血症:侵入血液中的细菌大量生长繁殖,并产生毒素,引起全身中毒症状和病理变化,称为败血症。④脓毒败血症:由化脓菌引起的败血症进一步发展,细菌随血流到达全身,在肺、肾、肝、脑等处发生多发性脓肿,称为脓毒血症或脓毒败血症等。

(李艾鹏)

第六节　肿　瘤

肿瘤是一类常见病和多发病,其中恶性肿瘤是危害人类健康和生命最严重的疾病之一。2000 年世界卫生组织(WHO)发表的《世界癌症报告》指出,全球恶性肿瘤患者达 2200 万人,每年新增加患者 1010 万人,每年死于恶性肿瘤 620 万人,预计到 2020 年,上述数字将翻一番。全球癌症发病率和死亡率统计图见图 8-7。在我国,据 2005 年全国卫生事业发展情况统计资料所示,农村人口中恶性肿瘤居死因第三位(107.1/10 万人),而在城市人口中居第一位(126.0/10 万人)。目前最常见的恶性肿瘤按死亡率高低排列,在男性分别为肺癌、胃癌、肝癌、结直肠癌、食管癌、前列腺癌、胰腺癌、白血病等,在女性分别为乳腺癌、肺癌、胃癌、结直肠癌、子宫颈(简称宫颈)癌、肝癌、卵巢癌、食管癌等。由于肿瘤病因、发生机制和生物学特性的研究与肿瘤病理学密切相关,肿瘤的确诊和类型判定还仍然依赖病理诊断,因此,认识和掌握肿瘤的病理学基本理论知识以及和临床医学的联系,对于早期、准确地诊断肿瘤和有效地防治肿瘤有重要意义。

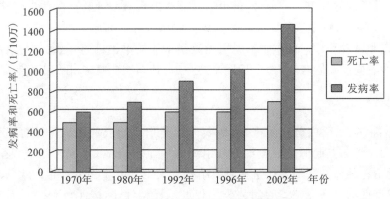

图 8-7 全球癌症发病率和死亡率统计图

一、肿瘤的概念

肿瘤是机体在致瘤因子刺激下,局部组织细胞发生基因调控失常导致异常增生而形成的新生物,常表现为局部肿块。肿瘤细胞是由正常细胞转化而形成的,然后逐渐增殖,影响周围组织甚至身体其他部位。肿瘤性增生是与机体不协调和有害的异常增殖,和正常细胞的增生对比有两个不同的特点:一是肿瘤细胞不同程度地丧失了分化成熟的能力;二是肿瘤细胞呈失控性增生,即使致瘤因素不存在也仍然能够持续生长。而机体在生理状态下的增生,如子宫内膜的周期性增生与消退以及在炎症、损伤修复等病理状态下也常有组织细胞增生,其特点包括:①增生的组织细胞能分化成熟,并在一定程度能恢复原来正常组织细胞的形态、代谢和功能;②这类增生有一定限度,增生的原因一旦消除后就不再继续增生;③这类增生是针对一定刺激或损伤的适应性反应,为机体生存所需。因此肿瘤性增生与生理性和损伤修复性增生有着本质的区别。

二、肿瘤的形态与结构

1. 肿瘤的大体形态 肿瘤的大体形态多种多样,肉眼观察肿瘤时,可以根据其数目、大小、形状、颜色、质地(硬度)等基本特征来判断肿瘤特征,甚至判断肿瘤类型和区别其良恶性。

(1)肿瘤的数目:通常为一个,即单发瘤,有时为多个,即多发瘤,如子宫的多发性平滑肌瘤。

(2)肿瘤的大小:差别很大,小者直径仅几毫米,如甲状腺十分微小的隐匿癌,有的甚至在显微镜下才能发现,如上皮组织的原位癌。肿瘤大者直径可达数十厘米,重量可达数斤,十几斤乃至数十斤。一般来说,肿瘤的大小与肿瘤的良恶性、生长时间和发生部位有一定的关系。生长于体表或较大体腔(如腹腔)内的肿瘤可以长得很大。生长于狭小腔道,如颅腔、椎管内的肿瘤由于较早地出现症状和体征,就诊时肿瘤一般较小。恶性肿瘤一般生长迅速,常常由于较快侵袭邻近重要器官和远处转移,导致患者死亡,所以体积不一定很大。

(3)肿瘤的形状:多种多样,有息肉状、绒毛状、结节状、分叶状、囊状、蕈状、浸润性包块状、弥漫性肥厚状和溃疡状等。肿瘤形状上的差异一般与其发生部位、组织来源、生长方式和肿瘤的良恶性密切相关。

(4)肿瘤的颜色:良性肿瘤的颜色一般与其起源组织颜色相近似,如血管瘤呈红色,脂肪瘤呈黄色,纤维瘤呈灰白色。恶性肿瘤切面的颜色不均一,多呈灰白或灰红色。特别是当肿瘤组织发生出血坏死时,可见多种颜色的混杂。有时可从肿瘤的颜色大致推测肿瘤的类型和良恶性。

(5)肿瘤的硬度:与肿瘤的种类、瘤细胞的实质与间质的比例以及有无变性坏死等有关,不同肿瘤差别较大。

(6)肿瘤包膜的情况:良性肿瘤有完整的包膜,与周围组织分界清楚,容易完整摘除。而恶性肿瘤大多没有包膜,与周围组织分界不清,手术时要扩大切除范围,很难掌握尺度,不易完整切除,并且容易复发。

2. 肿瘤的组织结构 肿瘤的组织结构分为肿瘤实质和肿瘤间质两部分。观察和认识肿瘤组织结构是进行肿瘤组织病理学诊断的基础。

（1）肿瘤的实质　指肿瘤细胞，它是肿瘤的主要成分。肿瘤的类型和生物学性质主要是由肿瘤实质决定的。人体几乎所有组织都可以发生肿瘤，因此肿瘤实质的形态多种多样，通常根据镜下肿瘤实质细胞的形态来识别肿瘤的组织起源和判断肿瘤细胞的分化程度，从而进行肿瘤的分类、命名、组织学诊断和确定肿瘤的良恶性。肿瘤的实质通常只有一种成分，但少数肿瘤可以含有两种甚至多种实质成分。

（2）肿瘤的间质　肿瘤组织中实质成分以外的成分都属于肿瘤间质，主要由结缔组织、血管和淋巴管组成，对肿瘤实质起支持和营养作用。间质中有时可见数量不等的淋巴细胞，是机体抗肿瘤免疫反应的表现。通常生长缓慢的肿瘤，其间质血管较少，而生长迅速的肿瘤，其间质血管和淋巴管较丰富。

三、肿瘤的异型性

讨论肿瘤的异型性，先要明白分化的概念，所谓分化是指原始或幼稚细胞发育成为成熟细胞的过程。在肿瘤中，肿瘤细胞和组织与其起源的成熟细胞和组织有一定程度地相似，这种相似程度即肿瘤的分化程度。然而肿瘤组织无论在肿瘤细胞形态还是在组织结构上又都与其来源的正常组织有不同差异，这种差异称为异型性。肿瘤异型性的大小反映了肿瘤的分化程度。异型性小，表示肿瘤与正常细胞相似，分化程度高；而异型性大，表示肿瘤分化程度低，恶性度大。因此，异型性大小是判断肿瘤的恶性程度和诊断良恶性肿瘤的主要组织学依据。恶性肿瘤常具有明显的异型性。肿瘤的异型性表现为组织结构的异型性和肿瘤细胞的异型性。

四、肿瘤的生长速度、生长方式与扩散

1. 肿瘤的生长速度　不同组织器官的肿瘤生长速度差异很大，更主要的是取决于肿瘤细胞分化的程度。一般来说，分化好的肿瘤生长缓慢，病程可以很长，甚至可达数十年。分化差的生长快，短期内即可形成明显肿块，由于生长过快，血供和营养不足，可以发生坏死。如果一个长期慢性生长的良性肿瘤突然生长加快，应考虑其恶变的可能。

2. 肿瘤的生长方式　肿瘤的生长方式主要有三种：①膨胀性生长：发生在器官内或组织内的良性肿瘤常呈这种方式生长。由于肿瘤生长缓慢，瘤体如逐渐膨胀的气球，挤压推开周围的组织，表面形成由结缔组织构成的包膜，界限清楚（图8-8）。②浸润性生长：大多数恶性肿瘤的生长方式。由于肿瘤细胞恶性程度高，生长速度快，瘤细胞向四周侵润破坏，没有包膜，就像树根长入泥土，平面看像只螃蟹（图8-9）。临床检查触摸时，移动性差或已经固定，因而手术时不容易切干净，容易在切口附近复发。③外生性生长：发生在体表、体腔或管道（如胃肠道、膀胱等处）表面的肿瘤，常向表面凸起形成乳头状、息肉状、菜花状肿物。良恶性肿瘤都可以有这种生长方式，但恶性肿瘤在向表面生长的同时，其底部同时呈浸润性生长。

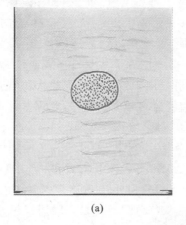
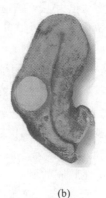

(a) (b)

图8-8　肿瘤膨胀性生长模式图

注：(a)瘤体如逐渐膨胀的气球，挤压推开周围的组织；(b)子宫平滑肌瘤，膨胀性生长。

3. 肿瘤的扩散　有些肿瘤只局限于机体某一局部生长，而有些肿瘤还发生扩散。具有局部侵袭和远处转移能力是恶性肿瘤细胞最重要的两大生物学特性。因此，对恶性肿瘤的生长、侵袭、扩散和转移特性及其机制的研究一直是肿瘤病理学的重要课题。肿瘤扩散的主要形式有下列两种。

（1）局部侵袭　侵袭是指恶性肿瘤不断浸润、破坏周围组织和器官的过程，即直接蔓延。恶性肿瘤细胞

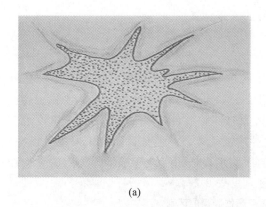
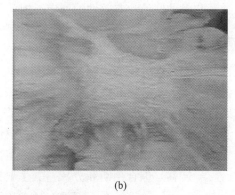

(a) (b)

图 8-9 肿瘤浸润性生长模式图

注：(a)瘤细胞向四周侵润破坏，没有包膜，像树根长入泥土，平面看像只螃蟹；(b)乳腺癌大体切面，生长特点与左图相对应。

常沿着组织间隙、淋巴管或血管外周间隙、神经束衣等浸润，破坏邻近正常器官和组织并继续生长。例如，胰头癌可以直接蔓延至十二指肠、肝脏，晚期乳腺癌可穿透胸部肌肉和胸腔蔓延至肺，晚期宫颈癌可以蔓延侵润膀胱和直肠。

（2）转移 恶性肿瘤细胞从原发部位侵入淋巴管、血管或体腔，迁徙到他处继续生长，形成与原发瘤同样类型的肿瘤，这个过程称为转移，所形成的肿瘤称为转移瘤。转移瘤大小不一，单个或多个，可在同一组织和器官先后形成多个。转移途径有淋巴转移、血行转移和体腔种植转移(图 8-10)。

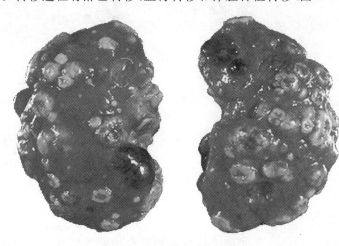

图 8-10 肾脏血行转移肿瘤

4. 肿瘤的分级与分期 为了表现肿瘤的恶性程度和发展阶段，常对肿瘤实行分级和分期评估。恶性肿瘤的分级是病理学上根据其分化程度的高低、异型性的大小及核分裂象的多少来确定恶性程度的级别。目前国际上广泛使用的是国际抗癌联盟 TNM 分期系统的标准。

五、肿瘤对机体的影响

肿瘤因其良恶性、大小及发生部位不同，对机体的影响也有所不同。早期或微小肿瘤，常无明显临床表现，有时在死者尸体解剖时才被发现，如微小子宫平滑肌瘤和甲状腺隐匿肿瘤。

肿瘤对机体的局部影响有压迫与阻塞、侵袭与破坏、出血与感染、疼痛等。恶性肿瘤由于分化不成熟，生长速度快，浸润性生长破坏邻近组织器官，发生远处转移。肿瘤局部容易发生出血、坏死、溃疡穿孔、继发感染、发热和顽固性疼痛等，故可以产生不同程度的全身影响。具体有以下几种情况。

1. 恶病质 恶性肿瘤晚期，机体严重消瘦、无力、贫血和全身衰竭的状态称为恶病质。恶病质最终致患者死亡，其机制尚未被完全阐明。

2. 异位内分泌综合征 有些内分泌腺的良性肿瘤细胞仍能分泌大量的激素，引起相应的症状。如垂体腺瘤可以引起巨人症或肢端肥大症；胰岛素瘤可引起阵发性血糖过低。

3. 副肿瘤综合征 少数肿瘤患者由于肿瘤的产物、异位激素产生或异常免疫反应，或其他不明原因，引起内分泌、神经、消化、造血、骨关节、肾及皮肤等系统发生病变，出现相应临床表现。认识副肿瘤综合征，对于早期发现肿瘤和对肿瘤治疗有效性的判定具有重要的临床意义。

六、良性肿瘤与恶性肿瘤的区别

由于良性肿瘤和恶性肿瘤的生物学行为和对机体的影响明显不同，因此了解良恶性肿瘤的整体区别，对肿瘤的诊治和预后评估有极其重要的病理和临床意义。如果把恶性肿瘤误诊为良性肿瘤，就会延误治疗或治疗不彻底，造成复发和转移；如果把良性肿瘤误诊为恶性肿瘤，进行了不必要的损伤性治疗，就会使患者遭受伤害和产生负担。因此，区别良性肿瘤与恶性肿瘤极其重要。但是目前尚未发现可以准确鉴别良恶性肿瘤的特异性的形态学或分子生物学指标。二者的区别主要依据病理形态学即肿瘤的异型性，并结合其生物学行为（侵袭、转移），综合判断和分析。其主要区别见表8-2。

表 8-2　良性肿瘤与恶性肿瘤的区别

项　目	良性肿瘤	恶性肿瘤
组织分化程度	分化好，异型性小，与起源组织和细胞的形态相似	分化不好，异型性大，与起源组织和细胞的形态差别大
核分裂象	无或稀少，不见病理性核分裂象	核分裂象易见，且可见多少不等的病理性核分裂象
生长速度	缓慢	较快
生长方式	常呈膨胀性或外生性生长，前者常有包膜形成，边界清楚，通常可推动	多呈浸润性或外生性生长，无包膜，边界不明显，通常不能推动
继发改变	少见	常发生出血、坏死、溃疡等
转移	不转移	常有转移
复发	彻底切除后不复发或很少复发	手术难以彻底切除，治疗后容易复发
对机体的影响	较小，主要为局部压迫或阻塞作用。仅发生于重要器官时才引起严重后果	较大，除压迫、阻塞外，还可破坏邻近组织和器官，引起坏死、出血，合并感染，并可出现发热和恶病质

七、肿瘤的病因和发病机制

肿瘤发生的原因和机制非常复杂，并非单一或直接因素作用就可以致病。目前的研究表明，肿瘤从本质上说是基因病，引起遗传物质 DNA 损害的各种环境与遗传的致癌因子可能以协同的方式，使细胞发生突变、失去控制、无限增生并获得浸润和转移的能力，形成恶性肿瘤。

1. 外界环境的致癌因素及其致癌机制

（1）化学因素：化学致癌大多与环境污染和职业因素有关。因此彻底地治理环境污染，加强防护措施，防治职业病对于减少癌症的发病极其重要。多数化学致癌物质需在肝脏活化后才能致癌，它们是：①多环碳氢类化合物，它们主要存在于石油、沥青、煤烟废气、香烟燃烧气及烟熏烧烤的食品中。②亚硝胺，普遍存在于水与食物中，在变质的蔬菜和食物中含量更高。③真菌毒素，如黄曲霉素，广泛存在于霉变的谷物和食品中，特别是发霉的花生和玉米中含量最多；动物实验证明，黄曲霉素 B_1 是肝癌最强的致癌物。

（2）物理因素：已经证实了的物理致癌因素是电力辐射（X 射线、γ 射线）、紫外线照射、放射性同位素等。

（3）生物致癌因素：生物致癌因素主要指病毒，凡能引起人或动物肿瘤的病毒均称为致癌病毒。现已知有上百种可引起动物肿瘤的致癌病毒。

2. 影响肿瘤发生发展的内在因素及其作用机制　肿瘤发生和发展除了受外界致癌因素的作用外，机体的内在因素也起着重要作用，如宿主对肿瘤的反应，以及肿瘤对宿主的影响等。这些内在因素是复杂的，许多问题至今尚未明了，还有待进一步研究。机体的内在因素可分为以下几个方面：遗传因素、免疫因素、种族因素、年龄、性别和激素水平等。

八、肿瘤的防治

恶性肿瘤目前的治疗原则是以手术为主的综合治疗。一般原则是,早期以手术切除原发灶为主;中期以手术切除原发灶或局部放疗为主,并辅以有效的全身化疗;晚期宜采取综合治疗,如放疗或化疗、姑息性手术,辅以全身治疗和对症处理。近10年来,随着人们对肿瘤免疫、肿瘤病因及分子机制等研究的深入,肿瘤基因治疗获得了突飞猛进的发展,并逐渐走向成熟,批准进入临床试验的基因药物逐年增多。近年来分子靶向治疗也开始在临床中应用。

肿瘤的预防分为三级。

1. 一级预防 一级预防为病因预防,目的是消除或减少可致癌的因素,降低癌症发病率,防止癌症发生。针对已知病因所采取的措施包括:①加强放射防护;②治疗慢性炎症;③保护和净化生活、工作环境,消除环境中的致癌因素;④讲究卫生,注意营养,纠正不良嗜好如吸烟和饮食习惯,预防肝炎,提倡食用新鲜蔬菜和维生素含量丰富的食物;⑤慎用药物,特别是激素类药物;⑥追踪检查高癌家族成员;⑦锻炼身体,增强体质,避免持续过度的精神紧张或精神压力。

2. 二级预防 二级预防是肿瘤的早期发现、早期诊断和早期治疗,即三早原则,其目的是增大治疗效果,降低癌症死亡率。

3. 三级预防 三级预防为肿瘤诊断及治疗后的康复预防,目的在于提高患者生存质量、减轻痛苦、延长生命,如癌痛的管理等。

(李艾鹏)

 ## 第七节 发 热

维持恒定的体温,是机体进行生命活动必不可少的条件。正常人体内具有完善的体温调节系统,包括温度信息传导、体温调节中枢和效应器三个部分。该系统中处于主导地位的是体温调节中枢,其内有温敏神经元,对流经该处的血液温度十分敏感,可以迅速地引起体温调节反应。发出调节冲动,用来控制产热与散热器官的活动,使产热与散热维持平衡,从而能保持体温的相对恒定。

在正常情况下,人体的体温恒定在37 ℃左右,一昼夜的波动不应该超过1 ℃。腋下温度是36.5 ℃,口腔温度是37.0 ℃,直肠温度是37.5 ℃。当体温升高超过正常数值0.5 ℃时,可称之为体温升高,但是体温升高不完全等同于发热。

发热是指在疾病过程中,由于致热原的作用使体温调节中枢的调定点上移,而引起的一种调节性体温升高。发热时机体的体温调节功能仍然正常,只不过是由于调定点出现上移,进而引起高水平的调节性体温升高。非调节性体温升高是指调定点并未发生移动,而是由体温调节功能障碍(如体温调节中枢损伤)、散热障碍(如中暑、皮肤鱼鳞病等)以及机体产热增加(如甲状腺功能亢进)等引起。由于体温调节中枢不能将体温调控在与调定点相适应的水平上,是一种被动性体温升高,故这一类的体温升高被称之为过热。在一些生理状态下也能出现体温升高,如剧烈运动、月经前期、妊娠期、心理性应激等,因为它们属于生理性反应,则称之为生理性体温升高,不属于病理性发热。

发热不是一类独立的疾病,而是一种病理过程。因为发热常出现于一些疾病的早期,会首先被患者发觉,因而可以把发热看作是疾病发生的信号及重要的临床表现。

一、发热的原因

通常把引起人或实验动物发热的物质称为致热原。致热原包括发热激活物和内生致热原两种。

1. 发热激活物 凡是能刺激机体产生和释放内生致热原的物质,统称为发热激活物,又称内生致热原诱导物。它包括外致热原和某些体内产物。

(1)外致热原 来自体外的致热物质统称为外致热原,包括细菌、病毒、真菌、螺旋体、衣原体以及疟原虫和其代谢物等。在临床上,大多数发热是由外致热原引起的,其中最常见的是细菌感染,其次是病毒感染。

(2)体内产物 常见的有抗原-抗体复合物、某些类固醇产物(如本胆烷醇酮)以及致炎物和炎症灶激活物(如尿酸结晶、硅酸结晶)。它们对内生致热原细胞有激活作用,能使其产生和释放内生致热原,引起发热。将睾酮的中间代谢产物本胆烷醇酮注射到大鼠、豚鼠、家兔、狗、猫和猴的肌肉内,不引起发热。但是,把其注射到人体肌肉内则引起很明显的发热,这表明本胆烷醇酮引起的发热有很强的种系特异性。

2. 内生致热原 凡是在发热激活物的作用下,能激活机体的产内生致热原细胞,使其产生和释放引起体温升高的物质,均称为内生致热原。内生致热原是一组小分子(相对分子质量 17000～21000)不耐热的蛋白质,由产内生致热原细胞产生。常见的产内生致热原细胞有单核细胞、巨噬细胞、内皮细胞、肿瘤细胞、淋巴细胞、肝星形细胞、朗格汉斯细胞、神经胶质细胞等。它们均能透过血脑屏障,可以直接作用于下丘脑体温调节中枢,使体温调定点上移,引起发热。

二、发热的发生机制

发热的发生机制是一个极为复杂的过程,至今亦无完全定论。根据调定点理论,目前认为其发生机制包括三个环节。

1. 信息传递 来自于体内外的发热激活物作用于产内生致热原细胞,使其产生和释放内生致热原,内生致热原作为"信使",随血液进入到下丘脑的体温调节中枢。

2. 中枢调节 当内生致热原到达下丘脑体温调节中枢后,可引起中枢发热介质(如 PGE、环磷酸腺苷)的释放,这些中枢发热介质可以作用于相应的神经元,使下丘脑的体温调节中枢的调定点上移(如上移至 39 ℃)。这样,原来机体正常的血液温度(如 37 ℃)则低于调定点的温度值,而变为了冷刺激。这种冷刺激传入体温调节中枢,体温调节中枢发出一系列神经冲动,引起调温效应器的反应,对现在体温进行重新调节。

3. 调温效应 此时由于调定点的上移,一方面机体会通过兴奋运动神经,引起骨骼肌收缩或寒战,使产热增加;另一方面通过兴奋交感神经,使皮肤血管收缩、汗腺分泌减少,造成散热减少。这样,产热大于散热,体温会升高,直到与体温调节中枢目前(39 ℃)的调定点温度相适应。

通常情况下,机体发热的温度很少会超过 41 ℃,这样可以避免高热引起脑细胞的损伤,这种机体的自我保护功能和自稳调节机制具有重要的生物学价值。

三、发热的分期和热型

1. 发热的分期 按照体温的变化趋势,一般将发热的过程大致分三个阶段。

(1) 体温上升期:发热的最初阶段,其持续时间不等,短则数分钟,长则可达数天。本期热代谢特点是产热增多,散热减少,热量在体内蓄积,体温不断上升。此期患者主要的临床表现是皮肤苍白(皮肤血管收缩,血流量减少)、畏寒(皮肤血管收缩,导致皮肤温度下降,刺激了冷感受器),严重者会出现寒战(运动神经兴奋,骨骼肌出现不随意的节律性收缩)和"鸡皮"(交感神经兴奋,引起立毛肌收缩)。

(2) 高温持续期:又称为高峰期或稽留期,指体温上升到调定点的新水平时,便不再继续升高,此时机体的产热与散热会在新调定点水平上保持相对平衡。该期持续时间的长短取决于病因,可从几小时(如疟疾)、几天(如大叶性肺炎)、1 周(如伤寒)到更长时间(如脓毒血症)。本期热代谢特点是产热与散热在新调定点(较高水平)上保持动态平衡,但产热与散热的调节过程与正常情况下的调节方式相同。患者主要的临床表现为寒战停止(体温已与调定点相适应,并开始出现散热反应)、皮肤潮红(因散热反应,皮肤血管由收缩转为舒张,皮肤血流量增加)、自感酷热(在新调定点下皮肤温度高于正常)、"鸡皮"消失。此外,皮肤和口唇比较干燥(温度升高加重了水分的蒸发)。

(3) 体温下降期:又称退热期、出汗期,指由于发热激活物、内生致热原以及发热介质得到控制或消除,故体温调节中枢的调定点重新返回到正常水平。退热期持续的时间长短也不一,快者几个小时或 24 h 内体温就可以降至正常,称为骤退。慢者可在数天内体温恢复正常,称为渐退。本期热代谢特点是散热增加、产热减少,散热大于产热,体温开始下降,至逐渐恢复到正常调定点水平。患者主要的临床表现是大量出汗(皮肤血管进一步扩张,汗腺分泌增多),严重者可导致脱水。

2. 热型 在许多疾病的发病过程中,发热持续的时间与其体温升高水平不是完全相同。可将这些患者的体温按一定时间顺序记录下来,再绘制成曲线就构成了所谓热型,即体温曲线。了解疾病热型,将有助于临床疾病鉴别、疗效及预后评估。常见的热型有如下几种。

(1) 稽留热:体温持续在 39 ℃以上,可达数天或数周,但 24 h 内体温波动范围不超过 1 ℃。临床上常见于大叶性肺炎、伤寒等。

（2）弛张热：又称败血症热型，指持续高热在 39 ℃及以上，24 h 内体温波动超过 1 ℃，有些可达 2～3 ℃，但最低温度仍在正常体温以上。临床上常见于败血症、风湿热、化脓性炎症等。

（3）间歇热：体温骤升达 39 ℃以上，持续数小时后又迅速降至正常水平，无热期（即间歇期）可持续 1 天至数天，如此高热期与无热期反复交替出现。临床上常见于疟疾、急性肾盂肾炎等。

（4）不规则热：发热持续的时间不固定，热型变化亦不规则，临床上常见于结核病、系统性红斑狼疮。

（5）周期热：体温在数天内逐渐上升至高峰（39 ℃及以上），然后又逐渐降至正常水平，高热期与无热期各持续若干天后再规律性交替一次，因其热型呈波浪状起伏，又被称为波浪热。临床上常见于回归热、布鲁菌病、霍奇金（Hodgkin）病。

四、发热时机体代谢和功能的变化

1. 代谢变化 发热时，机体的物质代谢会增强。一般认为，体温每升高 1 ℃，其基础代谢率会提高 13％，所以发热患者的物质消耗明显增加。如果持久发热，其营养物质没能得到相应的补充，患者往往会因为自身物质的消耗而出现消瘦及体重下降。

（1）糖代谢：发热时糖代谢增强，会出现肝糖原、肌糖原大量分解，引起血糖升高，甚至出现糖尿。另一方面，肌肉的活动，主要靠糖和脂肪的有氧氧化来提供能量。寒战时肌肉的活动量加大，对氧的需求量同样大幅度增加，由于氧的供应相对不足，无氧糖酵解会增强。因此，ATP 的生成减少而乳酸的生成增多，患者往往会出现肌肉酸痛。

（2）脂肪代谢：正常情况下，脂肪分解提供给机体的能量仅占总能量的 20％～25％。当机体发热时，由于糖代谢增强，使得糖原储备量减少，而发热的患者又常常出现食欲下降，糖摄入量不足，导致机体动用储备脂肪，脂肪分解增强。此时其提供的能量可占总能量的 60％～80％。这样一方面，储备脂肪的大量分解使患者日渐消瘦，另一方面，由于脂肪的分解代谢增强和氧化不全，会使一些患者出现酮血症和酮尿。

（3）蛋白质代谢：正常成人每日需要摄入 30～45 g 蛋白质才能维持机体总氮平衡。发热时，机体蛋白质的消耗量为正常时的 3～4 倍。由于蛋白质的分解代谢增强以及患者摄入与吸收量的减少，会使长期发热的患者血浆蛋白总量和白蛋白均下降，出现低蛋白血症和氮质血症，导致机体的抵抗力下降和组织修复能力减弱。如果不能及时地补充足够量的蛋白质，机体会出现负氮平衡。

（4）维生素代谢：发热时机体的维生素消耗量增加，而其摄入和吸收量减少，患者往往出现维生素缺乏，尤其是维生素 C 和 B 族维生素缺乏更为多见。

（5）水、电解质代谢及酸碱平衡：在发热的体温上升期，由于肾血流量的减少，患者尿量明显减少，Na^+、Cl^- 的排出亦随之减少，出现 Na^+、Cl^- 在体内潴留；在高热持续期，由于皮肤和呼吸道水分蒸发的增多，使机体水分大量丢失，若饮水不足可引起脱水；在退热期，由于患者大量出汗及尿量增加，Na^+、Cl^- 排出增加，可加重其脱水。此外，发热时，因分解代谢增强，K^+ 从细胞内释出，可导致细胞外液 K^+ 浓度升高。而代谢紊乱又使得乳酸、酮体等酸性代谢产物增多，故可出现代谢性酸中毒。

2. 功能变化 发热时，多数器官的功能会出现亢进，少数器官的功能会受到抑制。

（1）中枢神经系统：发热会使神经系统兴奋性增高，特别是体温达 40～41 ℃时，对中枢神经系统的影响更大。患者突出的临床症状是头痛、头晕等，还可以出现烦躁不安、谵语、幻觉等。在小儿（尤其 6 个月至 6 岁之间），可能因其神经系统尚未完全发育成熟，高热易引起热惊厥（肌肉抽搐）。而有些患者神经系统可处于抑制状态，会出现淡漠、嗜睡甚至昏迷等。

（2）心血管系统：发热时，患者的心率会加快。一般情况下，体温每升高 1 ℃，心率约增加 18 次/分，儿童心率可增加得更快。在一定范围内，心率加快（150 次/分）可以增加心输出量，以满足组织对血液的需求，具有代偿意义。但是超出这个范围，心率过快，心输出量反而下降。心率过快和心肌收缩力加强，还会增加心脏的负担，对有心脏潜在性病灶或心肌劳损的患者，则容易诱发心力衰竭，应给予特别注意。在体温上升期，由于心率加快及外周血管收缩，患者血压可略有升高；在高热持续期，可因外周血管舒张使血压轻度下降；而在退热期，尤其是使用了解热药使体温骤退时，患者可因大量出汗而致虚脱，严重者可发生失液性休克。

（3）呼吸系统：发热时，由于体温升高和酸性代谢产物的增加，可刺激呼吸中枢，使 CO_2 生成增多，引起呼吸加深加快，此时会有更多的热量伴随呼吸运动排出体外，有利于散热。但通气过度时，因 CO_2 排出过多，患者发生呼吸性碱中毒。若持续体温过高，可使大脑皮质和呼吸中枢抑制，反而会使呼吸变浅、变慢或不规则。

（4）消化系统：发热时由于交感神经兴奋，会使消化液分泌减少及胃肠道蠕动减慢，引起消化吸收功能障碍。患者出现食欲低下、恶心及呕吐症状；胰液、胆汁分泌量不足，以及肠道蠕动减慢，可引起脂肪和蛋白质消化吸收不良，食糜在肠道内滞留发酵、产气。所以发热患者常有便秘和腹胀感，应给予患者多糖、多维生素类的清淡饮食。

（5）泌尿系统：发热早期（体温上升期），因为交感神经兴奋，肾血管收缩，肾的血流量下降，患者会出现功能性少尿，尿比重相对升高。高热持续期可引起肾小管上皮细胞水肿，患者尿中可出现蛋白和管型。体温下降期，患者的尿量可逐渐增加，尿比重也逐渐降至正常。

五、发热的治疗

1. 积极治疗原发病　发热往往不是一个独立的疾病，而是疾病发生、发展过程中的一个常见病理过程，所以，应首先针对原发疾病进行积极治疗。引起发热的疾病一旦被根除，发热激活物的产生亦被中断，患者自然会退热。

2. 发热的一般处理　如果患者的发热不是过高（小于 40 ℃）、持续的时间不长，又不伴有其他严重疾病，可不急于解热。这除了是因为一定程度的发热可以增强机体的某些防御功能外，还因为发热是疾病的重要信号。若过早就给予解热，便会掩盖病情，延误疾病的诊断及治疗。另外，解热本身也不能使疾病康复，且药效短暂，药效一过，体温还会上升。因此，对于一般发热的患者，临床上主要是针对物质代谢增强和大汗脱水等情况，给予患者补充足够的营养物质、维生素和水等。

3. 必须及时解热的患者　凡因发热能够加重病情或促进疾病发生、发展以及威胁生命的那些患者，都应不失时机地及时解热。

（1）高热患者，体温超过 40 ℃，尤其是体温达到 41 ℃以上者，会影响中枢神经细胞和心脏。

（2）心脏病患者，发热时，患者的心率加快、循环加速，心脏耗氧量亦增加，这样就加重了心肌的负荷，容易诱发心力衰竭。

（3）妊娠期妇女，在妊娠的早期，如果孕妇发热或人工过热（如洗桑拿浴），有致胎儿畸形的危险。到了妊娠中、晚期，因循环血量的增加，孕妇心肌负荷加重，如此时发热，会进一步加重心肌负荷，有诱发心力衰竭的可能性。因此，对妊娠期妇女的发热也应及时解热。

4. 解热措施

（1）药物解热：主要有水杨酸盐类（如阿司匹林）、类固醇类（以糖皮质激素为代表）的解热药。

（2）物理降温：对于高热或病情危重的患者，可采用物理方法降温。如用冰帽或冰袋冷敷患者头部、用酒精擦浴其四肢大血管处，以促进散热来配合药物降温。也可将患者置于温度较低的环境中，加强空气的流通，来增加对流散热。

（张　默）

 # 第八节　缺　氧

氧是生命活动所必需的物质。当组织细胞氧的供应不足或组织细胞利用氧的能力障碍时，机体的功能、代谢和形态结构发生异常变化，这一病理过程称为缺氧。成年人在静息状态下，每分钟耗氧量约为 250 mL，而体内储存的氧仅为 1.5 L，因此一旦呼吸、心跳停止，机体在数分钟内就可死于缺氧。缺氧不是一种独立的疾病，而是许多疾病常见的病理过程，也是临床上导致死亡的直接原因之一。此外，缺氧在航天飞行、宇宙医学、高原适应中也是一个重要的研究课题。

一、常用的血氧指标及其意义

血氧指标反映组织的供氧和用氧情况，常用的血氧指标如下。

1. 氧分压（PO₂） 指以物理状态溶解在血浆内的氧分子所产生的张力。正常动脉血氧分压（PaO₂）为 13.3 kPa（100 mmHg），动脉血氧分压主要取决于吸入气体的氧分压和肺的呼吸功能。静脉血氧分压（PvO₂）为 5.33 kPa（40 mmHg），反映组织细胞利用氧的能力。

2. 血氧容量（CO₂ max） 为 100 mL 血液中血红蛋白被氧充分饱和后所能结合的最大氧量，正常值约为 8.92 mmol/L（20 mL%），取决于血红蛋白的量和质，反映血液携带氧的能力。

3. 血氧含量 指 100 mL 血液中实际含有的氧量。正常动脉血氧含量约为 19 mL%，静脉血氧含量约为 14 mL%。血氧含量取决于血氧分压和血氧容量。

4. 动-静脉血氧含量差（A-VdO₂） 动脉血氧含量与静脉血氧含量的差值，正常值约为 5 mL%，取决于组织细胞摄氧的能力。组织细胞用氧越多，动-静脉血氧含量差越大。

5. 血氧饱和度（SO₂） 指血红蛋白的氧饱和度，也就是血红蛋白与氧结合达到饱和程度的百分数。

$$血氧饱和度 = \frac{血氧含量}{血氧容量} \times 100\%$$

正常动脉血氧饱和度约为 95%，静脉血氧饱和度约为 70%。血氧饱和度的高低主要取决于血氧分压，二者之间的关系以氧离曲线（ODS）表示。

二、缺氧的类型、原因及特点

正常组织细胞氧的供应和利用是一个复杂的过程，主要包括以下几个环节：外呼吸、血液携带氧、氧的运输以及组织细胞对氧利用，其中任何一个环节发生障碍都可引起机体的缺氧（图 8-11）。

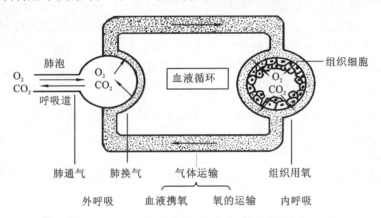

图 8-11 呼吸过程及其造成缺氧的环节

根据呼吸过程和造成缺氧的环节，可将缺氧分成以下四种类型。

（一）乏氧性缺氧（低张性缺氧）

乏氧性缺氧是指由于吸入气体中氧分压降低或外呼吸功能障碍而引起的缺氧，其主要特点是动脉血氧分压的降低。进入血液的氧量减少，动脉血氧分压降低，组织细胞摄取氧不足导致了缺氧，故又可称为低张性缺氧。

1. 乏氧性缺氧的发生原因

（1）吸入气体中氧分压过低：在海拔 3000 m 以上的高原或高空、通风不好的矿井或坑道中，吸入气体中氧分压低，使进入肺泡进行气体交换的氧量减少，以致流经肺部的血液所能摄取的氧量减少，进入血液的氧量下降，使供应组织的氧不足而造成缺氧，可称为大气性缺氧或吸入性缺氧。

（2）外呼吸功能障碍：由于肺的通气和换气功能障碍，流经肺部的血液摄取的氧量减少，输送给组织的氧量不足，所以又称为呼吸性缺氧。

（3）静脉血分流入动脉：见于先天性心脏病，如室间隔缺损伴肺动脉狭窄或肺动脉高压时，右心室压力升高，血液出现右向左分流，未经氧合的静脉血流入左心室的动脉血中，导致动脉血氧分压降低。

2. 乏氧性缺氧的血氧变化 由于病变的原因是动脉血摄取的氧量减少，所以血氧指标的变化为动脉血氧分压、氧含量和血氧饱和度均下降，而血红蛋白的质和量均未发生变化，所以血氧容量正常。当动脉血氧分压过低，弥散到组织内的氧减少，组织利用的氧减少，故动-静脉血氧含量差一般是减小的。但慢性缺氧时，组织利用氧的能力代偿性增强，则动-静脉血氧含量差可维持在正常水平。当毛细血管内脱氧血红蛋白含量大于 50 g/L 时,患者皮肤和黏膜呈青紫色,称为发绀。

(二)血液性缺氧(等张性缺氧)

由于血红蛋白量的减少或质的改变,引起血红蛋白携氧量减少,组织的供氧不足而导致的缺氧,称为血液性缺氧,其主要特点是血氧容量降低。由于溶解于血液的氧量变化不大,动脉血氧分压正常,所以又可称为等张性缺氧。

1. 血液性缺氧发生的原因

(1)血红蛋白(Hb)量的减少　见于各种原因引起的严重贫血。由于血红蛋白数量减少,导致血液携氧能力下降而引起的缺氧。

(2)血红蛋白质的改变　包括:①一氧化碳中毒(碳氧血红蛋白血症):一氧化碳(CO)与血红蛋白(Hb)结合形成碳氧血红蛋白(HbCO)。CO 与 Hb 的亲和力比氧大 210 倍,故 CO 中毒时,易形成大量 HbCO,而 HbCO 无携氧能力。CO 还能抑制红细胞内的糖酵解,使其中间代谢产物 2,3-二磷酸甘油酸(2,3-DPG)生成减少,氧离曲线左移,氧合血红蛋白释放氧减少,加重组织缺氧。CO 中毒的患者 HbCO 增多,皮肤和黏膜呈樱桃红色。②高铁血红蛋白血症:在亚硝酸盐、过氯酸盐等氧化剂的作用下,血红蛋白中的二价铁可氧化成三价铁,形成高铁血红蛋白后失去了携氧能力,导致组织缺氧。若大量食用含较多硝酸盐的不新鲜蔬菜或新腌渍咸菜,在肠道内经细菌作用还原成亚硝酸盐,亚硝酸盐可使大量血红蛋白氧化成为高铁血红蛋白,使血液携氧功能发生障碍,导致组织的供氧不足。这种经肠道引起的高铁血红蛋白血症,称为肠源性发绀。患者皮肤和黏膜呈咖啡色或青石板色。

2. 血液性缺氧的血氧变化　血液性缺氧是由于血红蛋白数量的减少或性质的改变引起的,导致血红蛋白所能结合的氧量减少,因此血氧容量、血氧含量降低。但吸入气体的氧分压和外呼吸功能均正常,故动脉血氧分压、血氧饱和度正常,CO 中毒和高铁血红蛋白血症的血氧含量低,血红蛋白和氧亲和力增强,组织从血液中能摄取的氧减少,利用氧量也减少,故动-静脉血氧含量差小于正常。

(三)循环性缺氧(低动力性缺氧)

循环性缺氧是指组织器官血液灌流量减少或血流速度变慢而导致的缺氧,又称低动力性缺氧。其主要特点是动-静脉血氧含量差升高。

1. 循环性缺氧发生的原因

(1)缺血性缺氧:见于心力衰竭导致的动脉压降低或血栓、栓塞和血管病变等动脉阻塞造成的组织灌注不足所造成的组织缺氧。

(2)淤血性缺氧:见于静脉栓塞或静脉炎导致的静脉压升高,静脉血液回流受阻,毛细血管淤血造成的组织缺氧。

休克引起缺氧是多种因素作用的结果,休克早期为微循环缺血,休克期为微循环淤血,休克晚期出现微血栓形成,血流停滞,都可造成组织缺氧。

2. 循环性缺氧的血氧变化　氧气能正常进入肺泡壁毛细血管并与血红蛋白结合,所以动脉血氧分压、血氧含量、血氧饱和度及血氧容量均正常;由于血流缓慢,血液流经毛细血管时间延长,组织摄取和利用的氧量增多,造成静脉血氧含量下降,故动-静脉血氧含量差增大。由于缺血和淤血使单位时间内流过毛细血管的血量减少,故弥散到组织细胞的氧相应减少,严重者毛细血管内脱氧血红蛋白含量可大于 50 g/L,皮肤和黏膜出现发绀。

(四)组织性缺氧

组织性缺氧是组织细胞利用氧发生障碍所造成的缺氧,又可称为氧利用障碍性缺氧。其主要特点是动-静脉血氧含量差显著减小。

1. 组织性缺氧发生的原因

(1)毒物中毒:如氰化物、硫化氢等都可引起组织中毒,其中最为典型的是氰化物。各种氰化物经呼吸道、消化道或皮肤进入体内,迅速与呼吸链中的氧化型细胞色素氧化酶中的三价铁结合为氰化高铁细胞色素氧化酶,使之不能还原为还原型的细胞色素氧化酶,从而失去了传递电子的功能,以致呼吸链中断,生物氧化过程不能继续进行,组织利用氧出现障碍。

(2)细胞损伤:大量放射线的照射、细菌的毒素、组织严重供氧不足等,可损伤线粒体的结构和功能,引起细胞生物氧化功能障碍,组织不能利用氧。

（3）呼吸酶合成障碍：某些维生素是氧化还原酶的辅酶成分，如在严重缺乏维生素 B_1 时，不能合成氧化酶，抑制了细胞生物氧化，引起细胞利用氧发生障碍。

2. 组织性缺氧的血氧变化 由于是组织利用氧障碍，故动脉血氧分压、血氧含量、血氧饱和度及血氧容量均正常。静脉血氧含量升高，动-静脉血氧含量差小于正常。同时毛细血管内氧合血红蛋白量高于正常，患者皮肤和黏膜呈玫瑰红色。

缺氧虽可分为上述四种类型，但在实际情况中所见的不是单一的缺氧类型，而是混合性的。例如出血性休克患者既有血红蛋白量减少所致的血液性缺氧，又有循环障碍所致的循环性缺氧。再如感染性休克患者，主要是循环障碍所致循环性缺氧，内毒素还可导致组织利用氧障碍而发生组织性缺氧，如并发休克肺又存在呼吸性缺氧等。

三、缺氧时机体功能和代谢变化

缺氧时机体功能和代谢的变化，包括机体对缺氧的代偿反应和缺氧引起的功能障碍。不同类型缺氧所引起的变化不尽相同。以下主要以乏氧性缺氧为例，说明缺氧对机体的影响。

1. 呼吸系统的变化 乏氧性缺氧时，由于动脉血氧分压降低，可刺激颈动脉体和主动脉体的化学感受器，反射性地引起呼吸加深加快。呼吸加深加快可使肺泡通气量增加，是对急性缺氧最重要的代偿反应，同时又可使胸腔负压加大，促进静脉血回流，增加肺血流量，从而加强氧的摄取和运输。但过度通气使血液中二氧化碳分压下降，减低了 CO_2 对中枢化学感受器的刺激，可限制肺通气的增强。

急性乏氧性缺氧，如高原性肺水肿，可在 1～4 天内发生呼吸困难、咳嗽、粉红色泡沫痰、肺部湿啰音、皮肤黏膜发绀等临床表现。肺水肿影响肺的换气功能，可使动脉血氧分压进一步下降。动脉血氧分压过低时可直接抑制呼吸中枢，使呼吸受到抑制，肺通气量减少，导致中枢性呼吸衰竭。

动脉血氧分压正常的缺氧类型，如血液性和组织性缺氧，一般不发生明显的呼吸增强的代偿反应。

2. 循环系统的变化

（1）心输出量变化：缺氧时，交感-肾上腺髓质系统兴奋性增强，引起心率增加、心肌收缩力增强、静脉回流量增加，使心脏每分钟输出量增加。然而严重缺氧时，可使心肌收缩力减弱，每搏心输出量减少，甚至可出现心律不齐和心力衰竭。

（2）血流分布变化：缺氧时，交感-肾上腺髓质系统兴奋性增强，血液重新分布，皮肤、内脏血管收缩，血流量减少，而脑和冠状动脉血管舒张，血流量增多，从而保证了心、脑的血液供应。

（3）肺血管收缩：肺血管对缺氧的直接反应与体循环的血管相反，肺泡内气体氧分压下降引起肺小动脉收缩，使肺泡的血流量减少，有利于维持肺泡通气与血流量的适当比例。长期的肺小动脉收缩，可引起肺动脉高压，增加右心室的射血阻力，造成右心负荷增加而引起右心衰竭。

（4）毛细血管增生：长期慢性缺氧可使毛细血管增生，毛细血管的密度增加，使血液中的氧气到达细胞的弥散距离缩短，增加对细胞的供氧量。

3. 血液系统的变化

（1）红细胞增多：急性缺氧时，由于交感-肾上腺髓质系统兴奋，肝、脾等储血器官的血管收缩，大量血液进入体循环，血液中的红细胞数量大量增加，增强了血液携氧能力；慢性缺氧时，低氧血液流经肾脏，刺激肾小管旁间质细胞，产生大量促红细胞生成素，使骨髓生成红细胞增多，血液携带氧能力增强，提高动脉血氧含量，具有代偿意义。

（2）血红蛋白与氧亲和力降低：缺氧时，红细胞内糖酵解增强，其中间代谢产物 2,3-DPG 增加，使血红蛋白与氧亲和力降低，有利于血红蛋白释放氧，供组织利用。

4. 中枢神经系统的变化 脑组织对缺氧较为敏感，急性缺氧可引起头痛、情绪激动、思维能力和记忆力降低或丧失、运动不协调等；慢性缺氧易出现疲劳、精力不集中、嗜睡、轻度精神抑郁等；严重缺氧可导致患者烦躁不安、惊厥、昏迷甚至死亡。

5. 组织细胞和代谢的变化 慢性缺氧时组织细胞可通过增强对氧的储存和利用，增强无氧酵解过程等代谢变化来发挥代偿作用。表现：①肌红蛋白量增多，肌红蛋白和氧的亲和力较大，当氧分压明显下降时，肌红蛋白可释放出大量的氧供细胞利用，所以肌红蛋白的增多有增加机体氧的储存作用；②细胞内线粒体数目和膜的表面积增加，氧化还原酶活性增强，增强组织利用氧的能力；③缺氧时糖酵解增强，在一定程度上可补充机体能量的不足，但同时乳酸生成增加，可发生代谢性酸中毒，导致细胞发生损伤。

四、缺氧的防治

1. 去除病因 根据皮肤黏膜颜色、呼吸系统改变等临床表现,加以血气分析检查来判断缺氧的原因、类型和程度,及时去除造成机体缺氧的原因,处理缺氧的并发症。还可根据患者具体情况采用降温、镇静、安眠等降低机体耗氧量的措施,提高对缺氧的耐受力。

2. 氧疗 给缺氧患者吸氧的治疗方法称为氧疗。吸氧能提高血红蛋白结合的氧量和血浆中溶解的氧量,对改善机体缺氧有一定的效果。各类缺氧的治疗中,均可以给予吸氧治疗,但氧疗的效果因缺氧的类型不同而不同。

(1)乏氧性缺氧的氧疗:氧疗对乏氧性缺氧的临床效果最好,当 $PaO_2 < 60$ mmHg(8 kPa)时,应予吸氧治疗来提高肺泡内气体的氧分压和动脉血氧分压,增加组织的供氧量。但对于静脉血分流入动脉所引起的乏氧性缺氧,因分流的血液未经过肺泡壁毛细血管进行气体交换,直接掺入动脉血,所以氧疗效果不明显。对于通气功能障碍所引起的缺氧,合并二氧化碳分压增高,应采取低流量(每分钟 1~2 L)、低浓度(小于30%)持续吸氧。因为这类患者的呼吸主要依靠低氧对化学感受器的刺激作用,如缺氧状态减轻或得到纠正,血二氧化碳分压下降,对化学感受器的刺激减轻,导致通气量减少,缺氧症状加重。

(2)血液性缺氧的氧疗:一氧化碳中毒的患者,吸入纯氧或高压氧治疗,可使血液的氧分压升高。高压纯氧可与 CO 竞争与血红蛋白结合,加速 HbCO 解离,促进 CO 的排出,故比常压下吸氧或吸较低浓度氧的效果更好。高铁血红蛋白血症的患者在氧疗的同时,应予维生素 C 和亚甲蓝等还原剂治疗。

(3)循环性缺氧的氧疗:主要改善血液循环,辅助吸氧治疗能起到一定的治疗效果。

(4)组织性缺氧的氧疗:氧疗对组织性缺氧的疗效非常有限,氰化物中毒主要采用亚硝酸盐和硫代硫酸钠联合治疗。

氧疗的注意事项:①注意监测氧疗效果;②保持呼吸道通畅,解除呼吸道痉挛,注意湿化吸入气体;③控制性氧疗,主要针对严重慢性肺疾病的患者,应遵循低浓度、低流量的原则,防止突然解除低氧血症而出现的呼吸抑制。

3. 氧中毒的预防 长时间吸入高浓度氧,可引起组织损伤,即氧中毒。如吸入大于 0.5 个大气压的高浓度氧或常压下吸氧浓度超过 60%、时间超过 24 h 均可导致氧中毒。氧中毒主要影响到肺与中枢神经系统。成人以肺的损伤最突出,病理变化表现为肺充血、水肿、出血、肺泡内透明膜形成,临床表现为恶心、烦躁不安、面色苍白、干咳、胸痛和进行性呼吸困难等。

氧中毒是医源性疾病,易出现在呼吸机的使用过程中,目前尚无有效的治疗方法,故重在预防。一般应控制吸氧的浓度和时间,一般认为常压下吸入 40% 的氧是安全的,吸纯氧不应超过 8 h。采用高压氧吸入时,更应严格控制氧压和吸入时间,严防氧中毒的发生。

(张　默)

 # 第九节　休　克

休克一词源于希腊文,其原意为震荡或打击。1731 年法国医师 Le Dran 首次将休克一词应用于医学,用它来表示人体创伤后的一种危急状态。19 世纪 Warren 对休克患者的临床症状描述为面色苍白、皮肤湿冷、脉搏细速、尿量减少、血压下降和神志淡漠等。在第一次及第二次世界大战期间,由于大量伤员死于出血性与创伤性休克,人们对休克机制进行了较系统的研究,并认为血管运动中枢麻痹引起外周小血管扩张和血压下降是休克发生发展的关键,并主张使用缩血管药物治疗。然而,有些患者在应用缩血管药物治疗后病情并未逆转,甚至反而恶化死于急性肾功能衰竭。20 世纪 60 年代以来,大量的实验研究测定了各种休克时器官血流量和血流动力学指标,提出了休克的微循环学说。目前许多学者从细胞、亚细胞和分子水平对休克发病机制进行研究,大多数人认为,休克是由各种强烈致病因子作用于机体引起的急性循环衰竭,并以全身有效循环血量下降,组织微循环灌流量急剧降低为主要特征,进而发生细胞与器官功能代谢严重障碍的全身性病理过程。

一、休克的原因与分类

引起休克的原因很多,分类方法也有多种,比较常用的分类方法有以下三种。

1. 按休克原因分类

(1)失血或失液性休克:常见于外伤大出血、消化性溃疡出血、门静脉高压并发食管胃底静脉曲张破裂出血、产后大出血等,一般认为若快速失血超过总血量20%,即可引起失血性休克;大量出汗、严重腹泻或呕吐等情况引起的体液丧失,也可导致失液性休克。

(2)创伤性休克:见于各种严重创伤,如骨折、挤压伤、火器伤等。创伤过程伴有一定量出血时,更易发生休克。

(3)烧伤性休克:大面积烧伤伴有大量血浆丧失者,常发生休克。

(4)感染性休克:细菌、病毒、立克次体等感染均可引起感染性休克。严重感染特别是革兰阴性细菌常可引起感染性休克,其中内毒素对休克的发生尤为重要,故又称内毒素休克。感染性休克常伴有败血症,常称为败血性休克。感染性休克按血流动力学的特点分为两型:低排高阻型休克和高排低阻型休克。

(5)心源性休克:大面积急性心肌梗死、严重急性心肌炎、心包填塞及严重心律失常等,均可引起心输出量急剧减少而发生急性心力衰竭,并导致心源性休克。

(6)过敏性休克:机体对某些药物(如青霉素)、血清制剂(如破伤风抗毒素、白喉类毒素)等过敏时,再次接受过敏原作用可导致过敏性休克,这种休克属Ⅰ型变态反应。

(7)神经源性休克:强烈的神经刺激如剧烈疼痛、高位脊髓麻醉或损伤等,均可引起血管运动中枢抑制并影响交感缩血管功能,引起外周小血管扩张和血压下降,并导致神经源性休克。这种休克预后较好,有人称之为低血压状态而不是真正的休克。

2. 按休克发生始动环节分类 尽管休克的原始病因不同,但组织有效灌流量减少是多数休克发生的共同基础。根据泊肃叶定律,在一定条件下,脏器微循环血液灌流量与心功能、血容量成正比,与血管阻力成反比。实现组织有效灌流的基础:①需要维持足够有效血容量;②需要正常的心泵功能;③需要正常血管舒缩功能。各种病因一般通过以上三个环节,导致休克的发生。

(1)低血容量性休克:始动环节是血容量减少,常见于失血、失液、烧伤等,一般情况下,若快速失血占全身血量的20%左右,常出现休克。

(2)心源性休克:始动环节是心输出量急剧降低,常见于心肌源性的原因如急性心肌梗死、严重心肌炎、严重心律失常等;非心肌源性的原因如急性心包填塞、急性肺动脉栓塞等。

(3)血管源性休克:始动环节是外周血管容量扩大,常见于过敏性休克、神经源性休克和部分感染性休克。休克时,主要是腹腔器官小血管扩张,血液淤滞在内脏的微血管中,使有效循环血容量减少。

3. 按血流动力学分类 根据休克时外周阻力和心输出量的变化,可分为两种类型。

(1)低排高阻型休克:这类休克的血流动力学特点是心输出量低,而总外周阻力高,主要见于低血容量性、心源性、创伤性和大多数感染性休克。革兰阴性细菌感染的患者,休克前血容量明显减少者,易发生低排高阻型休克。这类患者主要表现为四肢湿冷、皮肤苍白、少尿、血压下降等,故又称"寒冷型休克"。

(2)高排低阻型休克:这类休克的血流动力学特点是心输出量高,而总外周阻力低。一般认为,革兰阳性细菌感染的患者,休克前血容量减少不明显者,易发生高排低阻型休克。这类患者主要表现为四肢温暖、皮肤潮红、尿量不减、血压下降等,故又称"温暖型休克"。此型休克少见。

二、休克发展过程及其机制

引起休克的原因很多,始动环节亦不相同,但各类休克都有一个共同发病环节,即微循环障碍,因此休克是一个以急性微循环障碍为主的综合征。由于休克的种类不同,其发展过程也有差异。根据微循环和血液流变学的变化规律,一个典型休克(如低血容量性休克)的发展过程大致可分为以下三期。

1. 休克早期(休克代偿期、缺血缺氧期) 休克早期的微循环变化,以缺血为主,故称缺血性缺氧期或微循环痉挛期。此期机体以动员各种代偿机制来保证重要器官的血液灌流,属于休克的代偿阶段。

休克的动因,如血容量减少、心输出量降低、内毒素、疼痛等,均通过不同途径引起交感-肾上腺髓质系统强烈兴奋,大量释放儿茶酚胺,后者可使除脑、心以外的器官毛细血管前阻力增加,大部分血流通过直捷通路和动静脉吻合支流入小静脉,微循环灌流量随之急剧减少。微循环灌流特点:少灌少流、灌少于流。此外,在休克时体内还产生其他体液因子,如交感兴奋激活肾素-血管紧张素-醛固酮系统,儿茶酚胺刺激血小板产生血栓素 A2,血管紧张Ⅱ和血栓素 A2 都有强烈的缩血管作用。

休克早期微循环变化,一方面引起皮肤、腹腔内脏特别是肾等器官的缺血缺氧,另一方面却具有一定的代偿意义,其主要表现在以下两个方面。

(1) 回心血量增加有助于休克早期动脉血压的维持,其机制:①外周阻力血管收缩,血管总阻力增高;②容量血管收缩,回心血量增加,起到"自身输血"的作用;③循环血容量增加,因为毛细血管前阻力收缩,毛细血管内压下降,组织液重吸收增加,起到"自身输液"的作用;④心输出量增加,交感神经兴奋,心率加快,心肌收缩力增强,使心输出量增加。

(2) 血流重分布有助于心、脑血液供应。由于不同脏器对儿茶酚胺反应不一,导致血流重新分布,皮肤、腹腔内脏、肾的血管收缩,而心、脑重要生命器官血管张力无明显变化,血流的重分布保证了心、脑等重要器官的血液供应。

2. 休克期(休克失代偿期、淤血性缺氧期) 如果患者在休克初期未能得到及时和适当的治疗,由于微循环持续缺血和组织缺氧,病情发展进入休克期,此期微循环变化以淤血为主,也称为淤血性缺氧期。临床出现典型的休克症状,病情恶化,故又称临床进展期。

休克期组织缺血缺氧加重,CO_2 和乳酸堆积,酸中毒是导致休克期微循环淤滞的主要机制。酸中毒导致血管平滑肌对儿茶酚胺反应性降低;缺氧和酸中毒刺激肥大细胞释放组胺,ATP 的分解产物腺苷堆积,这些物质都引起血管平滑肌舒张和毛细血管扩张。血液大量涌入真毛细血管网,由于毛细血管的后阻力大于前阻力,组织血液多灌而少流(多灌少流),灌大于流,大量血液淤滞在微循环。缺氧和酸中毒使微血管通透性增高,血浆不断外渗,血容量进一步减少,动脉血压下降。

血液流变学改变在微循环淤血的发生发展中也起着非常重要的作用,由于血流缓慢和血浆外渗,红细胞聚集,白细胞贴壁与嵌塞,这些变化使微循环血流更趋缓慢。

3. 休克晚期(难治期、微循环衰竭期) 休克期持续较长时间以后,休克进入晚期,由于缺氧和酸中毒加重,微血管平滑肌麻痹,对任何血管活性物质均失去反应,微循环血流停止,不灌不流,所以称为微循环衰竭期,临床上又称为难治期或不可逆期。

休克晚期由于微血流流态紊乱和凝血系统被激活,易导致弥散性血管内凝血(DIC)发生,其机制:①微血流流态紊乱,由于血液浓缩,血细胞比容和血液黏度增加,红细胞和血小板聚集,血池及微血流淤泥形成,血液处于高凝状态,血流停滞;②凝血系统被激活,这是由于持续缺氧、酸中毒和内毒素作用,血管内皮受损,内源性凝血系统被激活;而某些休克原始动因,如创伤、烧伤等,常伴有大量组织破坏并释放组织因子,外源性凝血系统被激活。应当指出,并非所有休克患者都一定发生 DIC,也就是说,DIC 并非是休克晚期必经的过程。

DIC 一旦发生,由于休克与 DIC 互为因果,造成恶性循环,病情恶化,对微循环和各器官功能将产生严重影响。这是因为 DIC 引起的出血,使血容量进一步降低;微血管广泛栓塞,使回心血量减少,重要器官缺血加重,可导致多器官功能衰竭。休克发展到 DIC 和多器官功能衰竭,给临床治疗带来极大的困难,所以休克晚期又称难治期或不可逆期。

三、休克时细胞代谢改变及器官功能障碍

休克时细胞和器官功能的障碍除了可继发于微循环障碍,也可以由休克的原始动因如内毒素对细胞的直接损伤所致。

1. 细胞代谢改变 休克时微循环障碍,组织灌流不足和细胞缺氧,导致细胞代谢障碍:①供氧不足,糖酵解加强;②ATP 生成减少,钠泵失灵,Na^+、水内流导致细胞水肿;③由于乳酸堆积,CO_2 不能及时清除,造成局部酸中毒。

2. 细胞损伤

(1) 细胞膜的改变:缺氧、能量不足、酸中毒、溶酶释放和自由氧作用都导致细胞膜损伤,生物膜损伤导致离子泵功能障碍,水、Na^+、Ca^{2+} 内流,细胞水肿和跨膜电位下降。

(2) 线粒体的改变:休克时线粒体肿胀,致密结构和嵴消失。线粒体损伤后,导致呼吸链障碍,氧化磷酸化障碍使 ATP 生成减少。

(3) 溶酶体的改变:休克时缺氧和酸中毒,引起溶酶体酶释放。溶酶体酶主要来自缺血的肠、肝、胰等器

官,可引起细胞自溶、心肌抑制因子形成并加重血流动力学障碍。

3. 器官功能障碍

(1)急性肾衰竭:在休克早期由于血液重分布,即可发生功能性肾衰竭,其主要表现为少尿、尿比重高、血尿素氮升高等。功能性肾衰竭具有可逆性,一旦肾灌注及时恢复,肾功能也可迅速恢复。若休克持续发展,严重的肾缺血或肾毒素的作用,可引起急性肾小管坏死,此时即使通过治疗使肾血流恢复正常,也难以使肾功能立刻逆转,患者可因急性肾衰竭而死亡。

(2)急性呼吸衰竭:严重休克患者可出现进行性呼吸困难,吸氧也难以纠正缺氧,动脉血氧分压进行性下降,称之为急性呼吸窘迫综合征(ARDS)。形态学上主要变化是肺水肿、出血、局部肺不张、微血栓形成以及肺泡腔内透明膜形成等,又称之为休克肺。休克晚期约1/3患者死于急性呼吸衰竭。

(3)急性心力衰竭:除了心源性休克伴有原发性心功能障碍以外,其他类型的休克早期,由于血液重分布,使冠状动脉灌流量能够维持,心泵功能一般不受显著影响。但随着休克的发展,动脉血压下降,酸中毒和高钾血症以及心肌抑制因子的作用,可导致急性心力衰竭发生。

(4)多系统器官功能衰竭:休克晚期常出现两个或两个以上的器官(或系统)同时或相继发生功能衰竭,称为多系统器官功能衰竭。各型休克中以感染性休克发生率最高,它是休克患者死亡的重要原因。

四、临床病理联系

1. 休克早期(代偿期) 这一阶段的临床表现主要与交感-肾上腺髓质系统强烈兴奋有关。患者表现为脉率加快,一般每分钟大于100次。由于阻力血管的收缩代偿,血压可以接近正常,但脉压减小(小于4 kPa),脉压降低与血管收缩及心输出量减少的程度有关。功能性肾衰竭可导致尿量减少,故监测尿量有助于休克的早期诊断,因为尿量的变化反映了肾组织微循环的灌流量,而且少尿的变化是发生在血压下降之前。由于汗腺分泌增加和皮肤血管收缩,患者的皮肤往往苍白湿冷。因去甲肾上腺素分泌增多,使脑干网状结构的上行激动系统活动增强,患者可出现烦躁不安。

2. 休克期(失代偿期) 患者可出现休克的典型临床表现:①由于外周血管扩张,血容量和心输出量进一步减少,血压进行性下降,可低于50 mmHg(6.67 kPa),脉压进一步缩小,常小于20 mmHg(2.67 kPa);②微循环淤血,皮肤、黏膜发绀和出现花斑;③肾持续缺血,出现少尿甚至无尿;④因脑缺血,可出现神志淡漠、意识模糊甚至发生昏迷。

3. 休克晚期(难治期) 此期患者血压进一步下降,甚至难以测出;皮肤、黏膜出现淤斑,伴有不明原因的呕血、便血和尿血时,须考虑发生DIC的可能,并要求进行实验室检查以确定诊断;多器官功能衰竭患者常首先发生急性肺功能衰竭,它以呼吸困难和进行性低氧血症为特征,动脉血气测定及肺部X线检查,有助于早期发现。

休克各期的主要特点见表8-3。

表8-3 休克各期的主要特点

项 目	休克早期	休 克 期	休克晚期
微循环变化	以缺血为主	以淤血为主	衰竭
组织灌流	少灌少流	灌大于流	不灌不流
	灌少于流	灌而少流	血流停止
血压	接近正常	进行性下降	收缩压<8.0 kPa
	或稍有下降	收缩压8～10.7 kPa	或测不到
尿量	减少	减少	无尿
	(<30 mL/h)	(<20 mL/h)	
对机体影响	代偿阶段	失代偿阶段	难治阶段
	由于血液重分布保证心、脑血供,导致功能性肾功能不全	各脏器灌流进行性下降,心脑灌流也不足	各脏器功能衰竭甚至发生DIC

五、休克患者的临床监护与防治原则

休克的防治均应在去除病因的前提下采取综合措施,以支持生命器官的微循环灌流和防止细胞损伤为目的,以反复测定临床重要指标为治疗依据。

（一）休克患者的临床监护

对于休克患者的处理重要的是要作出早期诊断,及早发现休克的前期表现,为休克的早期诊治争得有利时机。凡遇大手术、创伤、大出血、严重感染的患者,都应该想到休克发生的可能。详细地询问病史,动态地观察临床表现,并参考实验室检查、血流动力学变化进行综合的分析。临床监护主要指标有血压、脉率、中心静脉压、心输出量、尿量、动脉血气分析、血红蛋白含量、动脉血乳酸盐含量等,对多器官功能衰竭的患者,应有免疫功能、神经功能和凝血功能的监测。

（二）休克的防治原则

1. 提高脏器微循环灌流量 在一定条件下,脏器微循环血液灌流量与血容量、心功能成正比,与血管阻力成反比。所以要提高脏器微循环灌流,必须提高心功能,增加血容量和降低外周血管阻力。

（1）补充血容量:各种休克都存在有效循环血容量绝对或相对不足,正确补液原则是"需多少,补多少"。动态地观察静脉充盈程度、尿量、血压、脉搏等指标,可作为监护输液量多少的参考指标。有条件时,应动态监测中心静脉压等指标。一般原则是应控制中心静脉压不超过 12 cmH$_2$O(1.2 kPa),尿量必须达到 30 mL/h 以上。在补充血容量的时候,要考虑纠正血液流变学的障碍,参考血细胞比容的变化,决定输血和输液的比例,选择全血、胶体或晶体溶液,使血细胞比容控制在 35%～40%。

（2）合理应用血管活性物质:不同类型的休克,在休克发展过程不同阶段,正确选择血管活性药物,以调整血管功能,增加微循环血液灌流。例如过敏性和神经源性休克,使用缩血管药物;在其他类型休克,休克早期可选择扩血管药物,以减少微血管强烈收缩,在休克后期,可选择血管收缩剂,可防止容量血管过度扩张。

（3）改善心功能:可使用直接加强心肌收缩力药物如洋地黄制剂等,同时使用降低外周阻力及增加回心血量的措施,如减少心的容量负荷或减轻心的阻力负荷。

2. 纠正酸中毒 及时补碱纠正酸中毒可减轻微循环紊乱和细胞的损伤,并通过减少 H$^+$ 与 Ca^{2+} 的竞争而增强血管活性药物的疗效,加强心肌收缩力。

3. 改善细胞代谢 除通过改善微循环来防止细胞损伤外,还可应用增加溶酶体膜稳定性、抑制蛋白酶的活性(如抑肽酶)、补充能量 ATP 等方法保护细胞功能。

4. 防止器官功能衰竭 应预防 DIC 及重要器官功能衰竭,应对不同器官衰竭采用相应治疗措施。如出现休克肺,则应正压给氧,改善呼吸;肾衰竭时,尽早利尿和透析,并防止出现多器官功能衰竭。

能力检测

1. 疾病发生的原因有哪些?其经过和结局如何?
2. 试比较一期愈合与二期愈合的区别。
3. 简述血栓形成的条件及其对机体的影响。
4. 炎症局部组织的基本病理变化及其特点。
5. 列表比较良恶性肿瘤的区别。
6. 发热分几期?常见的热型有哪些?
7. 比较休克三期的微循环变化特点。

（张　默）

第九章 药 理 学

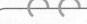

学 习 目 标

知识目标：

掌握：药理学研究的主要内容、基本概念。

熟悉：熟悉各类药物的应用和主要特点。

了解：药理学的发展、学习方法等。

能力目标：

通过药理学课程的学习，掌握药理学的研究内容及其规律、各类药物中代表性药物的应用和不良反应，为临床合理用药、防治疾病提供理论基础。

情感目标：

通过学习药理学理论课，充分意识到药理学知识在临床工作中的重要性。能够自觉运用所学其他科目的基础知识进行分析，养成理解药理学知识点及其药理作用的良好习惯，能够把所学的知识和技能初步应用到具体的临床疾病治疗用药中去。

第一节 药理学简介

一、药理学

药理学（pharmacology）是研究药物与机体相互作用及其规律的科学，是一门为临床合理用药、防治疾病提供基本理论的医学基础学科。药物（drug）指用于预防、诊断和治疗疾病的物质。通常药物、毒物和食物之间并无严格界限。任何药物剂量过大都可产生毒性反应。药理学领域中研究药物对机体的作用及作用机制的学科称药物效应动力学（简称药效学），包括药物的药理作用、临床应用和不良反应等；研究机体对药物的作用及其规律的学科称药物代谢动力学（简称药动学），阐明药物在体内吸收、分布和代谢及排泄过程。

二、药理学发展史

药理学是在药物学的基础上发展起来的。五千多年以前，人类摄入某些食物发生毒性反应后，尝试寻找各种解毒物，于是药物学开始发展。《神农本草经》是我国最早的药物学著作，全书收载 365 种药物，其中不少药物仍沿用至今；唐代著有《新修本草》，收载药物 884 种；明代李时珍著《本草纲目》。

19 世纪初，在化学和实验生理学的基础上，建立了整体动物水平的实验药理学研究方法。德国人 Buchheim 建立了世界上第一个药理实验室，创立了实验药理学，并写了第一本药理学教科书。其后，他的学生 Schmiedberg 用动物实验方法，研究药物对机体的作用、分析药物的作用部位，进一步发展了实验药理学，被称为器官药理学。受体学说原是英国生理学家 Langley 提出的药物作用学说，现已被证实是许多特异性药物作用的关键机制。第二次世界大战结束后出现了抗生素、抗癌药、抗精神病药、抗高血压药、抗组胺药、抗肾上腺素药等。我国药理学家在麻黄碱、吗啡镇痛的作用部位及青蒿素的研究方面做了重要贡献。随着自然科学技术的发展，药理学已发展成为与生物物理学、生物化学以及分子生物学等多学科密切联系的一门综合学科,如分子药理学、免疫药理学、遗传药理学、临床药理学等。其中分子药理学的发展把药物作用机制的研究从宏观引到微观,即从原来的系统、器官水平进入分子水平。受体及其亚基的克隆、通道蛋白的克隆等,使人们对生命的本质及药物分子与生物大分子之间相互作用规律有了新的认识,推动了药理学及其他生命科学的发展。

三、新药开发与研究

新药是化学结构、药品组分或药理作用不同于现有药品的药物。《中华人民共和国药品管理法》规定"新药指未曾在我国境内上市销售的药品"。

新药开发是一个非常严格而复杂的过程,其研究过程大致可分 3 步,即临床前研究、临床研究和售后调研。临床前研究主要由药物化学和药理学两部分内容组成,前者包括药物制备工艺路线、理化性质及质量控制标准等,后者包括必须符合《实验动物管理条例》的以实验动物为研究对象的药效学、药动学及毒理学研究。临床研究分Ⅰ、Ⅱ、Ⅲ、Ⅳ期。Ⅰ期以健康志愿者为受试对象,主要进行初步的人体安全性评价。Ⅱ期以患者为研究对象,主要观察新药的有效性和安全性。Ⅲ期为扩大的多中心临床试验,进一步评价新药的有效性和安全性。新药通过此期试验后,方被批准生产、上市。Ⅳ期临床试验也称售后调研,是新药上市后进行的社会性考查与评价,考察广泛、长期使用后的疗效和不良反应。

第二节　药理学的研究内容

一、药物代谢动力学

药物代谢动力学是研究药物在体内的吸收、分布、代谢,排泄等过程,并运用数学原理和方法阐释药物在机体内的动态变化规律的学科。

(一) 药物的体内过程

1. 药物的吸收　药物从用药部位进入血液循环的过程称为吸收(absorption)。口服药物吸收后经门静脉进入肝脏,有些药物首次进入肝脏就被肝药酶代谢,进入体循环的药量减少,称为首过消除(first pass elimination)。非血管途径给药时,药物实际吸收进入血液循环的药量占所给总药量的百分率称生物利用度。

2. 药物的分布　药物分布是药物吸收后随血液循环到达各组织器官的过程。影响分布的因素:①药物本身的物理、化学性质(包括分子大小、脂溶性等);②组织器官的血流量;③药物与血浆蛋白结合率,结合型药物不能通过生物膜,只有游离型药物才能向组织分布;④细胞膜两侧液体的 pH;⑤组织器官的屏障作用,如血脑屏障、胎盘屏障。

3. 药物的生物转化　药物的生物转化又称药物代谢,是药物在体内多种药物代谢酶(尤其肝药酶)作用下,化学结构发生改变的过程。

肝脏微粒体的细胞色素 P450 酶系统,是肝内促进药物代谢的主要酶系统,简称肝药酶。肝药酶具有活性有限、个体差异大、易受药物的诱导和抑制的特点,某些药物能增加肝药酶的活性——增加药物的生物转化,称肝药酶诱导剂,反之则称肝药酶抑制剂。

4. 药物的排泄　药物及其代谢物被排出体外的过程。肾脏是最重要的药物排泄器官,原形经肾脏排泄的药物在肾小管可被重吸收,使药物作用时间延长。重吸收程度受尿液 pH 影响,应用酸性药或碱性药,改变尿液的 pH,可增加或减少肾小管对药物的重吸收。有些药物如洋地黄毒苷,部分在肝细胞与葡萄糖醛酸结合后,随胆汁排入小肠,在小肠水解后游离药物又被吸收,称肝肠循环(hepato-enteral circulation)。

(二) 体内药量变化的时间过程

应用药物后,由于药物在体内的吸收、分布和消除,使血药浓度随时间的推移而发生变化,这种变化可以血药浓度为纵坐标、给药后时间为横坐标做图,制出一条曲线,反映体内药量随时间变化的关系,称时量曲线。根据时量曲线,估算药物在体内吸收、分布和消除的各项药动学参数,反映药物在体内的动力学规律和特点。

二、药物效应动力学

1. 药物作用与药理效应 药物作用是药物对机体细胞的初始作用,是动因,是分子反应机制。

药理效应是机体器官原有功能水平的改变,是药物作用的结果,是机体反应的表现。功能提高称为兴奋,功能降低称为抑制。药物作用和药物效应常相互通用。多数药物是通过化学反应而产生药理效应的,这种化学反应的专一性使药物的作用具有特异性,例如阿托品特异性地阻断 M 胆碱受体。药物的作用还有其选择性,有些药物可影响机体的多种功能,有些药物只影响机体的一种功能,前者选择性低,后者选择性高。药物作用特异性强并不一定引起选择性高的药理效应,即二者不一定平行。例如,阿托品特异性地阻断 M 胆碱受体,但其药理效应选择性并不高,对心脏、血管、平滑肌、腺体及中枢神经系统都有影响。

2. 药物作用的临床效果

1) 治疗作用 药物作用的结果有利于改变患者的生理、生化功能或病理过程,使患病的机体恢复正常。治疗效果可分为如下 3 种。

(1)对因治疗:用药目的在于消除原发致病因子,彻底治愈疾病,称对因治疗,或称治本。

(2)对症治疗:用药目的在于改善症状,称对症治疗,或称治标。

(3)补充治疗:也称替代疗法,用药的目的在于补充营养物质或内源性活性物质。

2) 不良反应 凡不符合用药目的并为患者带来不适或痛苦的有害反应称为不良反应。不良反应可分为如下 6 种。

(1)副作用:在治疗剂量下,药物产生的与治疗目的无关的其他效应。由于药理效应选择性低、涉及多个器官,当某一效应用作治疗目的,其他效应就成为副作用。副作用一般不太严重,但却不可避免。

(2)毒性反应:药物剂量过大或药物在体内蓄积过多发生的危害性反应,分为急性毒性、慢性毒性和特殊毒性(如致癌、致畸、致突变)等。一般比较严重,但是可以预知,也是应该避免的不良反应。

(3)后遗效应:停药后血浆药物浓度已降至阈浓度以下时残存的药理效应,例如服用巴比妥类催眠药后,次日早晨出现的乏力、困倦现象。

(4)停药反应:突然停药后原有的疾病加剧,又称反跳反应。

(5)变态反应:药物产生的病理性免疫反应。

(6)特异质反应:少数特异体质患者对某些药物反应特别敏感,反应性质也可能与常人不同,但药物固有药理作用一致,反应严重程度与剂量成正比。这种反应不是免疫反应。

3. 药物剂量与量效关系 药理效应与剂量在一定范围内成正比例。由于药理效应与药物浓度的关系较为密切,因此药理学研究中浓度-效应关系更常用。以药理效应为纵坐标、药物浓度为横坐标做图,得到的曲线就是量效曲线。根据所观察的药理效应指标不同可分为量反应和质反应。药理效应以数或量表示的称为量反应,如心率、血压、血糖、尿量等;药理效应用全或无、阳性或阴性表示称为质反应,如死亡与生存、惊厥与不惊厥。从两类药物效应的量效曲线来看,药物产生最小效应的浓度称为最小有效浓度(阈浓度),药物产生最小效应的剂量称为最小有效量(阈剂量);药物产生最大效应的能力称为最大效应效能;引起半数实验动物反应的药物剂量称为半数有效量(ED_{50}),引起半数实验动物反应的药物剂量称为半数有效浓度(EC_{50});引起中毒的剂量称为中毒量,引起中毒的最小剂量称为最小中毒量;引起动物死亡的剂量称为致死量,引起半数试验动物死亡的药物剂量称为半数致死量。

三、影响药物作用的因素

1. 药物方面因素 包括药物的剂型、联合用药、配伍禁忌及药物间的相互作用。两种以上药物联合应用时,效应增强称协同作用,效应减弱称拮抗作用。临床应选用疗效协同而毒性拮抗的药物配伍应用。药物在体外配伍时发生物理性或化学性的相互作用而导致疗效降低或发生毒性反应称配伍禁忌。

2. 机体方面因素

(1)年龄:小儿特别是新生儿或早产儿,各种生理功能及自身调节功能尚未发育完全,对药物的反应比成年人更敏感。老年人血浆蛋白量较低,体内水分较少,脂肪较多,故药物的血浆蛋白结合率低,水溶性药物分布容积小,而脂溶性药物分布容积大;老年人肝肾功能减退,药物消除率下降;另外老年人对许多药物的反应特别敏感,这些因素都会使同样剂量下老年人反应强烈或发生毒性反应。

(2)病理情况:同时存在其他疾病也会影响药物的疗效,尤其是肝肾功能不足时,药物在肝脏的生物转化及肾排泄功能发生障碍,消除速率变慢,易发生毒性反应,适当延长给药间隔或减少给药量可解决。

(3)其他:如性别、遗传异常、心理因素等也会影响药物的作用。

(4)机体对药物的反应:机体对药物的反应可因人、因时以及用药时间长短等而异。连续用药后机体对药物的反应性降低,需增加剂量才能恢复原效应,称耐受性。病原体及肿瘤细胞等对化学治疗药物的敏感性降低称耐药性,又叫抗药性。短期内反复应用数次后药效降低甚至消失称快速耐受性。长期连续使用某种药物,停药后发生主观不适或出现严重的戒断症状称依赖性。

第三节　常用药物药理

一、传出神经药物

(一)拟胆碱药

拟胆碱药是一类作用与胆碱能神经递质乙酰胆碱相似的药物,能激动胆碱能神经支配的效应器、神经节、神经肌肉接头等部位的胆碱受体,产生拟胆碱的作用。按其作用方式不同分为胆碱受体激动剂和抗胆碱酯酶药。拟胆碱作用包括 M 样作用和 N 样作用,引起的 M 样作用主要包括瞳孔收缩、腺体分泌增加、平滑肌收缩、心血管抑制等;而 N 样作用表现为神经节兴奋和肾上腺髓质分泌。此外,激动终板膜上的 N 受体,可引起骨骼肌收缩。

(二)抗胆碱药

抗胆碱药能与胆碱受体结合而不产生或极少产生拟胆碱作用,却能妨碍乙酰胆碱或胆碱受体激动药与胆碱受体的结合,从而拮抗拟胆碱作用。按其对 M 和 N 受体选择性的不同,可分为 M_1、M_2、M_3 胆碱受体阻断药和 N_1、N_2 胆碱受体阻断药。M 受体阻断药包括阿托品、莨菪碱类等,作用主要包括松弛内脏平滑肌,抑制唾液腺、支气管腺、胃腺、肠腺、汗腺等的分泌,可造成瞳孔扩大、眼压升高、调节麻痹、心率加快,大剂量时对中枢神经系统有明显的兴奋作用。这类药物在临床上可作为解痉药用于解除各种内脏平滑肌痉挛性疾病。阿托品能抑制各种腺体的分泌,故在临床上可作为麻醉前给药,防止因腺体分泌过多所致的呼吸困难。当发生有机磷杀虫药(如美曲磷脂、敌敌畏等)中毒时,由于胆碱酯酶被抑制而乙酰胆碱大量蓄积,出现强烈的 M 样作用和 N 样作用,阿托品解除支气管平滑肌痉挛、抑制支气管腺体分泌、缓解胃肠道症状及其对心脏的抑制作用等效果明显,对挽救有机磷中毒患者的生命具有重要意义;若配合胆碱酯酶的复活剂,效果更为理想。

N_1 受体阻断药又称神经节阻断药,包括美卡拉明、咪噻芬等,过去曾用于高血压的治疗,但不良反应较多,现已很少用。N_2 受体阻断药又称骨骼肌松弛药,包括去极化型肌松药和非去极化型肌松药,临床主要用作麻醉辅助用药。

(三)拟肾上腺素药

拟肾上腺素药是一类药理作用和化学结构与肾上腺素或去甲肾上腺素相似的胺类药物,故又称拟交感胺类药,包括 α 受体激动药及 α、β 受体激动药、β 受体激动药。

1. α 受体激动药　$α_1$、$α_2$ 受体激动药,代表药是去甲肾上腺素,对 $β_1$ 受体激动作用较弱,对 $β_2$ 受体几乎无作用。激动血管 $α_1$ 受体,主要使小动脉和小静脉收缩。其特点:以皮肤黏膜血管收缩最明显,其次是肾脏血管,对脑、肝、肠系膜,甚至骨骼肌血管都有收缩作用,但可使冠状动脉血流量增加,有较强的升压作用。由于能强烈性收缩血管,使血压升高反射性兴奋迷走神经反而引起心率减慢;其对中枢神经系统的作用较弱,临床应用仅限于早期神经源性休克以及嗜铬细胞瘤切除后或药物中毒时的低血压。去甲肾上腺素静脉滴注时间过长、浓度过高或药液漏出血管外,可引起局部缺血坏死;如剂量过大或滴注时间过长可使肾脏血管剧烈收缩,引起少尿、无尿和肾实质损伤,高血压、动脉硬化症、器质性心脏病、无尿患者以及孕妇禁用。$α_1$ 受体激动药如去氧肾上腺素,仅作用于 $α_1$ 受体,作用与去甲肾上腺素相似但较弱。

2. α、β 受体激动药　代表药物为肾上腺素,主要作用是使皮肤、黏膜及肾血管收缩,骨骼肌、冠状血管舒张;加强心肌收缩力、加速心率和加快传导,提高心肌的兴奋性,心脏排血量增加;升血压;舒张支气管平滑肌；大剂量时可出现中枢兴奋症状。临床主要被用于治疗心搏骤停、过敏性休克、支气管哮喘急性发作及其他速发型变态反应，禁用于器质性心脏病、高血压、冠状动脉病变、甲状腺功能亢进症患者，慎用于老年人和糖尿病患者。

3. β受体激动药　β_1和β_2受体激动药如异丙肾上腺素，可使心脏兴奋、胃肠道和支气管平滑肌舒张；中枢兴奋作用不明显，过量时可引起呕吐、激动、不安。临床主要用于心搏骤停、房室传导阻滞、支气管哮喘急性发作。冠状动脉粥样硬化性心脏病、甲状腺功能亢进及嗜铬细胞瘤患者禁用。β_1受体激动药如多巴酚丁胺，主要用于治疗心肌梗死并发心力衰竭；β_2受体激动药常用的药物有沙丁胺醇、特布他林、沙美特罗等，临床主要用于治疗支气管哮喘。

（四）肾上腺素受体阻断药

肾上腺素受体阻断药是能阻断肾上腺素受体从而拮抗去甲肾上腺素能神经递质或肾上腺素受体激动药作用的一类药物，根据这类药物对 α、β 受体的选择性分为 α 受体阻断药和 β 受体阻断药。

1. α受体阻断药　α_1、α_2受体阻断药如酚妥拉明，可使血管扩张、血压下降。血管舒张作用是由于其能阻断α_1受体和直接舒张血管平滑肌所致。由于血管舒张、血压下降而反射性兴奋心脏，也可阻断α_2受体、促进去甲肾上腺素释放，使心肌收缩力增强、心率加快及心排血量增加。临床可用于治疗外周血管痉挛性疾病、静脉滴注去甲肾上腺素外漏、休克、急性心肌梗死、顽固性充血性心力衰竭以及嗜铬细胞瘤。α_1受体阻断药临床常用哌唑嗪、特拉唑嗪及多沙唑嗪等，主要用于高血压病和顽固性心功能不全的治疗。α_2受体阻断药如育亨宾，主要用于实验研究。

2. β受体阻断药　β 受体阻断药如普萘洛尔等，可阻断心脏 β 受体，使心率减慢并降低心排血量和心肌收缩力。β 受体阻断药对正常人血压影响不明显，而对高血压病患者具有降压作用。β 受体阻断药使支气管平滑肌收缩而增加呼吸道阻力。须注意的是，使用胰岛素的糖尿病患者加用 β 受体阻断药时，其 β 受体阻断作用往往会掩盖低血糖症状如心悸等，从而延误了低血糖的及时发现。部分 β 受体阻断药，由于其内在拟交感活性，对心脏抑制作用和对支气管平滑肌收缩作用较弱，临床主要被用于治疗心律失常、高血压病、心绞痛、心肌梗死、慢性心功能不全。常见不良反应有恶心、呕吐、轻度腹泻等消化道症状，偶见过敏性皮疹和血小板减少。

二、中枢神经系统药物

（一）镇静催眠药

镇静催眠药是一类通过抑制中枢神经系统而缓解过度兴奋和引起近似生理性睡眠的药物。小剂量引起安静或嗜睡的镇静状态，大剂量依次出现催眠、抗惊厥和麻醉作用。凡能引起中枢神经系统轻度抑制，使患者由兴奋、激动和躁动转为安静的药称为镇静药；凡能引起近似生理睡眠的药物称为催眠药；同一药物在小剂量时可引起安静或嗜睡；较大剂量时引起类似生理性睡眠的催眠作用。按化学结构分为：苯二氮䓬类、巴比妥类和其他类。

1. 苯二氮䓬类　代表药物有地西泮（安定）、硝西泮等，此类药物具有抗焦虑、镇静、催眠、抗惊厥以及中枢性肌松作用，其中地西泮又被作为治疗癫痫持续状态的首选药物。苯二氮䓬类通过增强 γ-氨基丁酸（GABA）能神经元的传递功能和突触抑制效应，发挥其镇静、催眠作用。其不良反应表现：治疗量时可出现头晕、嗜睡、乏力等，过量时则会出现共济失调、谵妄、昏迷甚至死亡。

2. 巴比妥类　代表药物如苯巴比妥、异戊巴比妥等，此类药物可对中枢神经系统产生抑制作用。随剂量增大，可出现镇静、催眠、抗惊厥和麻醉作用，过量可致死，现已较少用于镇静、催眠。

3. 其他镇静催眠药　常用药物如水合氯醛，具有镇静、催眠、抗惊厥作用。此类药物不缩短快速动眼睡眠时间，反跳反应轻，但局部刺激性大，安全范围小，久服可出现耐受性、依赖性和成瘾性。甲丙氨酯、格鲁米特和甲喹酮也都有镇静催眠作用，久服均可成瘾。

（二）抗癫痫药和抗惊厥药

癫痫是一类慢性、反复性、突然发作性大脑功能失调的病症，其特征为脑神经元突发性异常高频率放电并向周围扩散。由于异常放电神经元所在部位（病灶）和扩散范围不同，临床表现为不同的运动、感觉、意识、行为和植物神经功能紊乱的症状。由此可将常见癫痫分为以下几类：①全身性发作：主要包括全身强直-阵挛发作、强直性发作、阵挛性发作、失神发作、失张力发作等。②部分性发作：主要包括单纯部分性发作、复杂部分性发作(如自动症)等。

1. 抗癫痫药 常用抗癫痫药有苯妥英钠、丙戊酸钠、卡马西平、苯巴比妥、地西泮等。苯妥英钠、苯巴比妥被作为治疗癫痫大发作的首选药物,卡马西平被用作治疗部分性发作,而静脉注射地西泮被用于癫痫持续状态的首选药物。不良反应主要表现为胃肠道不适、肝功能损害、锥体外系症状(如眩晕、共济失调等)、皮疹以及血细胞减少等。

2. 抗惊厥药 常用抗惊厥药有巴比妥类、苯二氮䓬类、水合氯醛、硫酸镁等。硫酸镁注射给药有抑制中枢、松弛骨骼肌和降压作用,可用于各种原因所致的惊厥(尤其对子痫疗效好)。其机制主要为 Mg^{2+} 可竞争性拮抗 Ca^{2+} 的作用,抑制神经化学传递和骨骼肌收缩,从而使肌肉松弛。此外,硫酸镁还作用于中枢神经系统,引起感觉和意识水平下降。

(三)抗帕金森病药

帕金森病又称震颤麻痹,是锥体外系功能紊乱引起的一种慢性中枢神经系统神经退行性疾病,其主要病理特征为中脑黑质病变,多巴胺合成减少,使纹状体内多巴胺含量减少,造成黑质-纹状体通路多巴胺能神经功能减弱,而胆碱能神经功能相对占优势,因而导致静止震颤、肌肉僵直、运动迟缓和姿势反射受损,严重患者伴有记忆障碍和痴呆等症状。

1. 拟多巴胺类药 代表药为左旋多巴,此类药物是治疗帕金森最有效的药物。左旋多巴作为多巴胺合成前体可透过血脑屏障,被脑多巴胺能神经元摄取后脱羧转变成多巴胺,可改善帕金森病所有临床症状。但该类药物口服后,大部分在外周心、肝、肾等处脱羧生成多巴胺,而多巴胺不易通过血脑屏障,因此实际进入中枢神经系统的左旋多巴仅为用药量的1%左右。

2. 多巴胺受体激动剂 代表药物有普拉克索、吡贝地尔、溴隐亭、培高利特等。此类药物可通过激活纹状体与黑质的多巴胺受体而影响纹状体神经元放电频率,可单独或与左旋多巴联用治疗帕金森病。

3. 中枢胆碱受体阻断药 代表药物为苯海索(又称安坦),此类药物可阻断中枢胆碱受体,进而减弱纹状体中乙酰胆碱的作用,对震颤和强直有改善作用。适用于轻症患者、不能耐受左旋多巴或禁用左旋多巴的患者;与左旋多巴合用,可使50%患者症状进一步改善;对抗精神病药引起的帕金森综合征有效。其不良反应多为口干、便秘、幻觉等,青光眼和前列腺肥大者禁用。

(四)抗精神失常药

精神失常是由多种原因引起的在认知、情感、意识、行为等精神活动方面出现异常的一类疾病。治疗精神失常的药物按临床用途分为抗精神病药、抗抑郁症药、抗躁狂症药及抗焦虑药。

1. 抗精神病药 抗精神病药主要用于治疗精神分裂症及躁狂症。根据化学结构可分为吩噻嗪类、硫杂蒽类、丁酰苯类及其他类。氯丙嗪,又名冬眠灵,可通过阻断脑内不同部位的多巴胺受体而起到抗精神病作用,其不良反应主要为锥体外系不良反应。此外,该类药物还可镇吐、抑制体温调节中枢及加强中枢抑制药的作用。

2. 抗抑郁症药 代表药物为三环类药物,如丙米嗪、阿米替林。其作用机制可能是通过抑制突触前膜对去甲肾上腺素(NA)及5-HT的再摄取,使突触间隙递质浓度升高,进而促进了突触的传递功能,主要用于各型抑郁症的治疗。常见副作用为阿托品样作用,如直立性低血压、心动过速。

3. 抗躁狂症药 代表药物为碳酸锂,对躁狂发作者有显著疗效,能够通过抑制脑内 NA 及多巴胺的释放,并促进其再摄取,降低突触间隙 NA 浓度而抗躁狂;也可干扰脑内 PIP_2 系统第二信使的代谢。该药易出现过量,甚至导致锂盐中毒,因此服用时应监测血药浓度,静脉滴注生理盐水可加速锂的排泄。

(五)镇痛药

镇痛药是一类主要作用于中枢神经系统,选择性地消除或缓解痛觉的药物。此类药镇痛作用强大,多用于治疗各类剧痛,反复应用易致成瘾,又称为麻醉性镇痛药(narcotic analgesic)。典型的镇痛药为阿片生物碱类(吗啡、可待因)与人工合成品(哌替啶、阿法罗定、芬太尼等)。本类药物对中枢神经系统具有镇痛、镇静、镇咳及抑制呼吸、缩瞳、催吐等作用,常被用于治疗各种急性锐痛及癌症、心肌梗死引起的剧痛。其不良反应主要为恶心、呕吐、便秘、排尿困难、胆绞痛、呼吸抑制等;连续反复应用易产生耐受性和成瘾性,突然停药,可出现戒断症状。

(六)解热镇痛抗炎药

解热镇痛抗炎药,又称为非甾体抗炎药(NSAIDs),是一类具有解热、镇痛,大多数还有抗炎、抗风湿作用的药物,其代表药物为阿司匹林。此类药物作用机制是通过抑制环氧化酶(COX)干扰体内前列腺素(PG)的生物合成。NSAIDs 主要具有 3 个方面的药理作用:①解热作用:仅降低发热者的体温,对正常体温几乎无影响。②镇痛作用:有中等程度镇痛作用,常用于治疗慢性钝痛。③抗炎作用:除苯胺类外,大多数解热镇痛药都有抗炎、抗风湿作用。主要不良反应:①胃肠道反应。②凝血障碍:由于可抑制血小板聚集,导致出血时间延长,可用维生素 K 预防。③过敏反应:除常见的过敏反应外,某些哮喘患者用药后可诱发"阿司匹林哮喘"。其发生机制为此类药抑制环氧化酶,使 PG 合成受阻,但不影响脂氧酶,致使引起支气管收缩的白三烯增多,进而诱发哮喘。

三、内脏系统药物及抗组胺药

(一)钙拮抗药

钙拮抗药是能选择性地阻滞 Ca^{2+} 经细胞膜上电压依赖性钙通道进入细胞内,减少细胞内 Ca^{2+} 浓度,从而影响细胞功能的药物,又称钙通道阻滞剂。

钙拮抗药可分为选择性钙拮抗药和非选择性钙拮抗药。选择性钙拮抗药包括:①苯烷胺类:代表药物有维拉帕米、戈洛帕米、噻帕米等。②二氢吡啶类:硝苯地平、氨氯地平、尼莫地平等。③地尔硫䓬类:地尔硫䓬等。非选择性钙拮抗药包括:①二苯哌嗪类:桂利嗪、氟桂利嗪等。②普尼拉明类:普尼拉明等。③其他类:哌克昔林等。其药理学作用主要表现:①可使心肌收缩力减弱,减慢心率,同时减慢房室结的传导速度,延长有效不应期,对缺血心肌有保护作用;②可使血管平滑肌舒张,对大、小冠状动脉均有扩张作用;③可扩张支气管,较大剂量也能松弛胃肠、子宫、输尿管等平滑肌;④抑制血小板聚集,增强红细胞的变形能力,降低血液黏滞度,进而有抗动脉粥样硬化的作用;⑤抑制内分泌腺的活动。临床常用于治疗高血压、心绞痛、心律失常、肥厚性心肌病、慢性心功能不全等。

(二)抗心律失常药

心律失常是心动频率和节律的异常。抗心律失常药按作用机制不同,可分为 4 类。

1. Ⅰ类药 钠通道阻滞药,此类又分为:①ⅠA类药:代表药物如奎尼丁,可降低自律性,减少异位起搏细胞 4 相 Na^+ 内流,减慢传导,抑制 0 相 Na^+ 内流,延长有效不应期。临床主要用于房颤、房扑的复律,室上性心动过速、室性心动过速、频发性室上性和室性早搏的转复和预防;不良反应较多。②ⅠB类药物:代表药物如利多卡因,抑制 Na^+ 内流,促进 K^+ 外流。临床只用于室性心律失常,不良反应相对较轻。③Ⅰc类:代表药物为氟卡尼,可重度阻钠,明显抑制传导,对复极影响小;可降低浦肯野纤维自律性,延长有效不应期(ERP)。此类药物只被用于危及生命的室性心动过速。

2. Ⅱ类药 β肾上腺素受体阻断药,代表药物如普萘洛尔(又称心得安),可阻断 β 受体、抑制交感神经兴奋,大剂量时有膜稳定作用,适用于室上性、室性心律失常。

3. Ⅲ类药 选择性延长复极的药物,代表药如胺碘酮(又称可达龙),阻滞 Na^+、K^+ 通道,从而降低窦房节和浦肯野纤维的自律性,减慢房室结和浦肯野纤维的传导速度。目前已被推荐用作各种室上性及室性心律失常的首选药物。

4. Ⅳ类药 钙拮抗药(窄谱),主要用于室上性心动过速,常用维拉帕米、地尔硫䓬等。

(三)治疗充血性心力衰竭的药物

心力衰竭是由多种病因所致的心脏泵血功能降低,以致在安静或一般轻微活动的情况下,不能有效地将静脉回流的血液充分排出,以满足全身组织代谢需要的一种病理生理状态及临床综合征,也称为充血性心力衰竭(CHF)。其特点是左心室肥厚或扩张,导致神经-内分泌失常、循环功能异常,出现典型临床症状:呼吸困难、体液潴留、乏力(特别是运动时)。常用的治疗充血性心力衰竭的药物包括强心苷类药、ACEI 及 AT_1-R 拮抗药、利尿药(如呋塞米、氢氯噻嗪)和其他药物(如 β 受体阻断药、钙拮抗药等)。

强心苷类代表药物有地高辛。此类药物可加强心肌收缩力,增加衰竭心脏的心肌收缩力以及心输出量,减慢心率,大剂量时可直接抑制心脏传导系统;其不良反应有消化道症状(如恶心、呕吐、腹痛、腹泻等)、神经系统症状(如头痛,眩晕,幻觉,视力下降,黄、绿视等)以及心脏毒性(原有心衰加重、心律失常形成)。

1. 血管紧张素Ⅰ转化酶抑制药(ACEI) 代表药物有卡托普利、依那普利等,可抑制血管紧张素Ⅰ转化酶活性,抑制缓激肽(BK)的降解,直接或间接降低 NA、加压素的含量,降低全身血管阻力,增加心排血量,增加肾血流量,抑制心肌及血管的肥厚、增生。此类药物不仅可缓解症状,改善血流动力学,提高运动耐力,改进生活质量,而且可逆转心室肥厚,降低病死率。

2. 血管紧张素Ⅱ受体拮抗药(ARB)　代表药有氯沙坦、缬沙坦等,直接阻断血管紧张素Ⅱ(AngⅡ)与其受体的结合,发挥与 ACEI 类药物类似的药理学作用。

(四)抗心绞痛药

心绞痛是冠状动脉供血不足引起的心肌急剧的、暂时的缺血与缺氧综合征。其临床表现为胸骨后部及心前区阵发性绞痛或闷痛,常放射至左上肢。常用的抗心绞痛药包括硝酸酯类及亚硝酸酯类、β肾上腺素受体阻断剂和钙离子拮抗剂。硝酸酯类及亚硝酸酯类代表药物硝酸甘油,能舒张全身静脉和动脉,临床被用于各类型心绞痛、急性心肌梗死以及心力衰竭的治疗;其不良反应主要为皮肤发红、搏动性头痛、眼内压升高、直立性低血压及晕厥。

(五)抗动脉粥样硬化药

动脉粥样硬化是心脑血管疾病的主要病理基础,其发病与遗传、饮食等因素有密切关系。常用的抗动脉粥样硬化药包括调血脂药、抗氧化剂和多烯脂肪酸。调脂药包括以下 3 种。

1. HMG-CoA 还原酶抑制剂　代表药物为他汀类。此类药物可抑制 HMG-CoA 还原酶,阻断 HMG-CoA 向甲基二羟戊酸转化,使肝内胆固醇合成减少,进而使 LDL 受体合成增加,最终导致血浆中 LDL 摄入肝脏,从而降低血浆 LDL 含量。临床被用于治疗原发性高胆固醇血症、Ⅲ型高脂蛋白血症及糖尿病性、肾性高脂血症。

2. 胆汁酸结合树脂　代表药物为考来烯胺(消胆胺)、考来替泊(降胆宁)。此类药物通过在肠道中与胆汁酸络合,阻断胆汁酸重吸收,进而促使肝脏胆固醇向胆汁酸转化。此外,此类药物也抑制胆固醇吸收。

3. 烟酸　为广谱调血脂药,可使 VLDL、ILDL、TG 含量下降,可通过抑制血小板聚集,扩张血管,升高 HDL 含量。该药对Ⅱ、Ⅲ、Ⅳ、Ⅴ型高脂血症均有效。

(六)抗高血压药

根据抗高血压药作用部位和作用机制不同将其分为以下 6 类。

1. 利尿降压药　常用噻嗪类,单用治疗轻度高血压,常与其他降压药合用以治疗中、重度高血压。

2. ACEI 及 ARB 类　ACEI 类常用药物为卡托普利(又称开博通)、依那普利等;ARB 类常用药物为氯沙坦、缬沙坦,此类药物可单用或合用其他降压药,治疗轻、中、重度高血压,但不推荐用于肾动脉狭窄所致的高血压。

3. 肾上腺素受体阻断药　①α受体阻断药:代表药物为哌唑嗪,能阻断血管壁上 α₁ 受体,扩张小动脉和小静脉,以扩张小动脉为主,对立、卧位血压均有降压作用,降压时不影响心率,对肾血流量和肾小球滤过率无明显影响,长期应用有调血脂作用。适用于各型高血压治疗及肾性高血压,可合用利尿药及β受体阻断药。②β受体阻断药:代表药物为普奈洛尔,降压作用可靠、持久、缓和,同时有减慢心率、降低心肌耗氧量的作用。临床被用于治疗轻、中度高血压,伴高肾素性、心绞痛、脑血管病、快速性心律失常者尤佳。

4. 钙拮抗药　常用二氢吡啶类,单用或与利尿药、β受体阻断药合用,治疗轻、中、重度高血压。

5. 交感神经阻滞药　包括:①中枢性抗高血压药:代表药有可乐定、莫索尼定。②抗去甲肾上腺素能神经末梢药:代表药有利血平和胍乙啶。③神经节阻断药:代表药有美卡拉明、樟磺咪芬。

6. 血管扩张药　包括:①直接舒张血管药:代表药有肼屈嗪、硝普钠。②钾通道开放剂:代表药有吡那地尔、米诺地尔、二氮嗪,主要用于治疗高血压危象和高血压脑病。③其他扩血管药:如吲达帕胺、酮色林等。

(七)利尿药与脱水药

1. 利尿药　①高效利尿药:代表药物有呋塞米,此类药物作用于髓袢升支粗段髓质部和皮质部,使尿量增加,同时使 Cl⁻、K⁺、Na⁺、Mg²⁺、Ca²⁺ 排泄增加;扩张肾血管,增加肾血流量;扩张小动脉,可能与促进前列腺素合成有关。临床被用于治疗严重水肿、急性肺水肿和脑水肿。②中效利尿药:氢氯噻嗪为轻度心源性水肿的首选药,还被用于高血压和尿崩症的治疗。③低效利尿药:如螺内酯、氨苯蝶啶,临床上与高、中效利尿药合用,防止低血钾,被用于治疗肝性、肾性水肿。

2. 脱水药　代表药有甘露醇、山梨醇、葡萄糖(50%)等,临床被用于治疗脑水肿,其中,甘露醇为治疗首选。此外,还可被用于治疗青光眼以及预防急性肾衰竭。

（八）组胺受体阻断药

组胺受体阻断药包括 H_1 受体阻断药和 H_2 受体阻断药。

1. H_1 受体阻断药 代表药有苯海拉明、异丙嗪（又称非那根）等，可拮抗外周组胺 H_1 受体，发挥镇静、嗜睡、抗晕、镇吐作用，临床被用于治疗变态反应性疾病以及晕动病。常见不良反应有镇静、嗜睡、乏力等。

2. H_2 受体阻断药 代表药物有西咪替丁、雷尼替丁等，临床被用于治疗消化性溃疡、卓-艾综合征和反流性食管炎。

（九）抗消化性溃疡药

消化性溃疡（peptic ulcer），主要指发生于胃和十二指肠的慢性溃疡，是多发病、常见病。临床表现为长期性、周期性、节律性的腹痛，伴有唾液分泌增多、烧心、反胃、嗳酸、嗳气、恶心、呕吐等其他胃肠道症状。消化性溃疡的病因是多方面的，病理生理学认为消化性溃疡是攻击因子（胃酸、胃蛋白酶、幽门螺杆菌感染等）和局部黏膜的防御或保护因子之间失衡所致。抗消化性溃疡常用药物有胃酸分泌抑制药、抗酸药、黏膜保护药和抗幽门螺杆菌药等。

1. 抗酸药（antacids） 抗酸药是一类弱碱性化合物，口服后能中和过多的胃酸，从而解除胃酸对胃、十二指肠黏膜的侵蚀和对溃疡面的刺激，降低胃蛋白酶活性，发挥缓解疼痛和促进愈合的作用。合理用药应在餐后 1、3 h 及临睡前各服一次，一天 7 次；现认为餐后 1 h 和临睡前各服一次即可有效发挥抗酸作用。常用抗酸药有氢氧化镁、碳酸氢钠、氢氧化铝和三硅酸镁等。抗酸药主要用于治疗消化性溃疡和反流性食管炎。

2. 胃酸分泌抑制药

（1）H_2 受体阻断剂：本类药物竞争性拮抗 H_2 受体，能抑制组胺、五肽促胃液素、M 胆碱受体激动剂所引起的胃酸分泌，能明显抑制基础胃酸及食物和其他因素所引起的夜间胃酸分泌，用药后胃液量及氢离子浓度下降。用药 4 周后内镜检查，十二指肠溃疡愈合率为 77%～92%。晚饭时 1 次给药疗效与一日多次给药的疗效相仿或前者更佳。对胃溃疡疗效发挥较慢，用药 8 周愈合率为 75%～88%。常用药物包括雷尼替丁、法莫替丁、尼扎替丁和西咪替丁等。雷尼替丁、尼扎替丁抑制胃酸分泌作用比西咪替丁强 4～10 倍，法莫替丁比西咪替丁强 20～50 倍。临床主要用于治疗十二指肠溃疡、胃溃疡，应用 6～8 周，愈合率较高，延长用药可减少复发；治疗卓-艾综合征时需用较大剂量；还可用于其他胃酸分泌过多的疾病，如胃肠吻合口溃疡、反流性食管炎等。不良反应发生较少，偶有便秘、腹泻、腹胀及头痛、头晕、皮疹、瘙痒等。

（2）质子泵抑制剂：胃壁细胞通过 M_1、H_2 受体及促胃液素受体、第二信使和 H^+-K^+-ATP 酶（也称为质子泵）3 个环节来分泌胃酸。质子泵位于胃壁细胞的管状囊泡和分泌管上，它能将 H^+ 从壁细胞内转运到胃腔中，将 K^+ 从胃腔中转运到壁细胞内，进行 H^+、K^+ 交换。抑制 H^+-K^+-ATP 酶，就能抑制胃酸形成的最后环节，发挥治疗作用，常用药物包括奥美拉唑（又称洛赛克）、兰索拉唑、泮托拉唑和雷贝拉唑等，主要用于胃和十二指肠溃疡、反流性食管炎和卓-艾综合征，治疗消化性溃疡疗效与 H_2 受体阻断剂相同，治疗反流性食管炎优于 H_2 受体阻断剂。

（3）M_1 受体阻断剂：常用药物有哌仑西平（吡疡平）和替仑西平，其降低胃酸分泌作用弱于西咪替丁。

（4）促胃泌素受体阻断药：常用药物为丙谷胺（二丙谷酰胺），临床疗效弱于 H_2 受体阻断药。

3. 黏膜保护药

（1）米索前列醇、恩前列醇：抑制组胺、促胃液素和进餐所引起的胃酸分泌，使基础胃酸下降；增加胃黏液和 HCO_3^- 的分泌，增加局部血流量。临床用于预防和治疗胃、十二指肠溃疡及急性胃炎引起的消化道出血，特别是非甾体抗炎药引起的慢性胃出血。不良反应有稀便或腹泻；因能引起子宫收缩，孕妇禁用。

（2）硫糖铝：在胃的酸性环境下聚合成胶冻，牢固地黏附于上皮细胞和溃疡基底膜上，覆盖溃疡面，形成溃疡保护膜，抵御胃酸和消化酶的侵蚀，减轻黏膜损伤。本药还能吸附胃蛋白酶和胆酸，抑制其活性，促进胃黏液和碳酸氢盐分泌，对溃疡黏膜具有保护作用。临床主要用于治疗胃和十二指肠溃疡。

（3）枸橼酸铋钾：在胃液酸性条件下于溃疡表面或肉芽组织上形成一层坚固的氧化铋胶体膜，从而隔绝了胃酸、胃蛋白酶及酸性食物对溃疡的刺激和侵蚀。此外，本品还具有促进内源性前列腺素释放，改善胃黏膜血流量，使胃蛋白酶失活，促进黏液分泌及清除幽门螺杆菌的作用；主要用于胃、十二指肠溃疡，与抗菌药物合用治疗卓-艾综合征。服药期间舌、粪染黑，偶见恶心，肾功能不良者禁用。

4. 抗幽门螺杆菌药 幽门螺杆菌感染是消化性溃疡的主要原因。常用药物主要有甲硝唑、四环素、氨苄西林、克拉霉素等。体内单用一种药物效果不佳,常用兰索拉唑和阿莫西林或阿莫西林、克拉霉素和兰索拉唑(或奥美拉唑)三联药物或四环素、甲硝唑和铋盐联合治疗,疗程一般为 2 周。

四、激素类药物

(一)糖皮质激素

1. 糖皮质激素的作用 糖皮质激素(glucocorticoids,GCS)在剂量和浓度不同时产生的作用不同,小剂量或生理水平时,主要产生生理作用;大剂量或高浓度超生理水平时,则产生药理作用。糖皮质激素生理作用主要包括升高血糖,促进蛋白质、脂肪分解并抑制其合成;可激活四肢皮下脂酶,使脂肪分解并重新分布于面、颈和躯干部;有弱保钠排钾作用;此外,还能引起低血钙,并有增加肾小球滤过率和拮抗 ADH 的利尿作用。大剂量或高浓度时药理作用包括如下 5 种。

(1)抗炎作用:对各种炎症均有效。

(2)免疫抑制作用:GCS 可抑制巨噬细胞对抗原的吞噬和处理,促进淋巴细胞的破坏和解体,以促其移出血管进而减少循环中淋巴细胞数量。GCS 小剂量时主要抑制细胞免疫,大剂量时抑制浆细胞和抗体生成而抑制体液免疫功能。

(3)抗休克作用:GCS 可直接扩张处于痉挛状态的血管,改善微循环,进而改善或纠正休克。稳定溶酶体膜而减少心肌抑制因子的生成,加强心肌收缩力。

(4)抗毒作用:GCS 可提高机体对细菌内毒素的耐受能力,保护机体度过危险期而赢得抢救时间;但其对细菌外毒素无效。

(5)其他:GCS 可刺激骨髓造血功能,使红细胞、血红蛋白、血小板增多;可引起中性白细胞数量增多,但同时抑制其功能。GCS 能兴奋中枢神经系统,出现兴奋、激动、失眠、欣快等,甚至可诱发精神病和癫痫。GCS 还可促进胃酸和胃蛋白酶的分泌,抑制黏液的分泌,诱发或加重溃疡病。

2. 糖皮质激素的临床应用

(1)替代疗法:用于急性或慢性肾上腺皮质功能不全、垂体前叶功能减退以及肾上腺次全切除术后的补充替代治疗。

(2)严重急性感染或炎症:对急性细菌性感染在应用足量有效抗菌药物的同时,联合 GCS,通过其抗炎、抗毒作用,可缓解临床症状。

(3)自身免疫性和过敏性疾病:①自身免疫性疾病:GCS 可用于风湿热、类风湿性关节炎、系统性红斑狼疮等自身免疫性疾病的治疗;此外,GCS 尚可用于器官移植术后出现的免疫排斥反应。②过敏性疾病:GCS 对荨麻疹、枯草热、过敏性鼻炎等过敏性疾病均可缓解其症状。

(4)休克的治疗:对各种休克均有效,但对感染性休克效果最好。

(5)血液系统疾病:对急性淋巴细胞性白血病疗效较好,而对再生障碍性贫血、粒细胞减少、血小板减少症、过敏性紫癜等亦有效,但需长期大剂量用药。

(6)皮肤病:对牛皮癣、湿疹、接触性皮炎、天疱疮和剥脱性皮炎等有效。

3. 糖皮质激素的不良反应

(1)长期大量使用 GCS 引起的不良反应:①皮质功能亢进综合征:多表现为满月脸、水牛背、高血压、多毛、糖尿、皮肤变薄等,为 GCS 使代谢紊乱所致。②诱发或加重感染。③诱发或加重溃疡病。④诱发高血压和动脉硬化。⑤骨质疏松、肌肉萎缩、伤口愈合延缓。⑥诱发精神病和癫痫。

(2)停药反应:①肾上腺皮质萎缩或功能不全:久用 GCS 后,可致皮质萎缩;当突然停药后,如遇应激状态,可因体内缺乏 GCS 而诱发肾上腺危象。②反跳现象。

(二)甲状腺激素

甲状腺激素(TH)分为三碘甲腺原氨酸(T_3)和四碘甲腺原氨酸(T_4)两种。TH 可促进脑和长骨的生长发育;可增加耗氧、促进产热并提高基础代谢率进而促进代谢;可兴奋心脏,增强血管对儿茶酚胺的敏感性,并兴奋中枢。还可用于治疗呆小病、甲状腺功能低下。

(三)胰岛素及口服降糖药

天然胰岛素是由胰岛 B 细胞分泌,相对分子质量约为 56000、由 51 个氨基酸组成的一种蛋白质。胰岛素从猪、牛等动物的胰脏中提取制备,口服无效,必须注射给药。临床用于 1 型糖尿病患者的维持治疗用药。2 型糖尿病经饮食控制和口服降糖药无效者及糖尿病发生酮症酸中毒或糖尿病昏迷时可使用胰岛素替代治疗。

其他口服降糖药包括:①磺酰脲类:代表药物有格列本脲(优降糖)、格列齐特(达美康)等,可被用于控制饮食无效的轻、中度 2 型糖尿病患者以及对胰岛素耐受的患者;此外,还可与胰岛素联合使用。②双胍类:代表药有苯乙双胍(降糖灵)和二甲双胍(降糖片),此类药物可抑制糖的肠道吸收和糖原异生,促进糖的无氧酵解而降糖,但不会促进胰岛素的释放,主要被用于经控制饮食无效的 2 型糖尿病;但其易引起乳酸性酸中毒。③α-葡萄糖苷酶抑制剂:代表药有阿卡波糖(拜糖平),降糖作用缓和,为治疗 2 型糖尿病的一线药物;不良反应为肠鸣、肠胀气。④胰岛素增敏药:代表药物有吡格列酮,本类药物通过增强肌肉和脂肪组织对胰岛素的敏感性而降糖,主要被用于 2 型糖尿病的治疗。⑤其他:如瑞格列奈,为非磺酰脲类的口服降糖药,能促进胰岛素的释放而降糖,主要被用于治疗 2 型糖尿病。

五、抗病原微生物药

抗病原微生物药是对病原微生物具有抑制或杀灭作用,用于防治感染性疾病的化疗药物。

(一) 抗生素

1. β-内酰胺类抗生素 β-内酰胺类抗生素是各类抗生素中品种最多、临床应用最广的一类抗生素。根据结构不同将其分为青霉素类、头孢菌素类、β-内酰胺酶抑制药和其他类。β-内酰胺类抗生素的作用机制主要是作用于细菌菌体内的青霉素结合蛋白(penicillin binding proteins,PBPs),抑制细菌细胞壁合成,使菌体无法渗透屏障而膨胀、裂解,同时借助细菌的自溶酶溶解而产生抗菌作用。

(1) 青霉素类:青霉素类除青霉素 G 为天然青霉素外,其余均为半合成青霉素,包括 5 类:①窄谱青霉素类:以注射用青霉素 G 和口服用青霉素 V 为代表。②耐酶青霉素类:以注射用甲氧西林和口服、注射用氯唑西林、氟氯西林为代表。③广谱青霉素类:以注射、口服用氨苄西林和口服用阿莫西林为代表。④抗铜绿假单胞菌广谱青霉素类:以注射用羧苄西林、哌拉西林为代表。⑤抗革兰氏阴性菌青霉素类:以注射用美西林和口服用匹美西林为代表。天然青霉素青霉素 G 是主要被用于敏感的 G^+ 球菌、G^- 球菌、G^+ 杆菌、螺旋体、放线菌感染的首选治疗药,如溶血性链球菌引起的咽炎、扁桃体炎、猩红热等,草绿色链球菌引起的心内膜炎、肺炎球菌所致的大叶性肺炎等,脑膜炎球菌引起的流行性脑脊髓膜炎;还可作为放线菌病、钩端螺旋体病、梅毒、回归热等及预防感染性心内膜炎发生的首选药;亦可与抗毒素合用治疗破伤风、白喉患者。青霉素类最常见的不良反应是变态反应,在各种药物中居首位。各种类型的变态反应都可出现,以皮肤过敏(荨麻疹、药疹等)和血清病样反应较多见,但多不严重,停药后可消失;最严重的是过敏性休克。

(2) 头孢菌素类:头孢菌素类是由真菌培养液中提取的多种抗菌成分之一———头孢菌素 C,经改造后制成的一系列半合成抗生素。与青霉素类有着相似的理化特性、生物活性、作用机制和临床应用,具有抗菌谱广、杀菌力强、对 β-内酰胺酶较稳定以及过敏反应少等特点。根据头孢菌素的抗菌谱、抗菌强度、对 β-内酰胺酶的稳定性及对肾脏毒性可分为 4 代。①第一代头孢菌素:以注射、口服用头孢拉定和口服用头孢氨苄为代表。②第二代头孢菌素:以注射用头孢呋辛和口服用头孢克洛为代表。③第三代头孢菌素:以注射用头孢哌酮、头孢噻肟和口服用头孢克肟为代表。④第四代头孢菌素:以注射用头孢匹罗为代表。

(3) β-内酰胺酶抑制药:β-内酰胺酶抑制药主要是针对细菌产生的 β-内酰胺酶而发挥作用。目前临床常用的有 3 种,包括克拉维酸、舒巴坦和他唑巴坦。它们的共同特点:①本身没有或只有较弱的抗菌活性,通过抑制 β-内酰胺酶,从而保护 β-内酰胺类抗生素的活性,与 β-内酰胺类抗生素联合应用或组成复方制剂使用,可增强后者的药效;②酶抑制药对不产酶的细菌无增强效果;③在与配伍的抗生素联合使用时,两药因有相似的药动学特征,有利于更好地发挥协同作用。

(4) 其他 β-内酰胺类:其他 β-内酰胺类包括碳青霉烯类、头孢霉素类、氧头孢烯类、单环 β-内酰胺类。

2. 大环内酯类抗生素 大环内酯类抗生素是一类具有共同化学结构 14~16 碳内酯环的抗菌药物。近年新开发的大环内酯类抗生素抗菌活性增高,对支原体、衣原体的作用也明显增强,且不易被胃酸破坏,生物利用度高,血药浓度高,半衰期延长,不良反应少。本类药物抗菌机制是与细菌核蛋白体的 50S 亚基结合,抑制转肽作用和 mRNA 的移位,从而阻碍细菌的蛋白质合成。本类药物间存在着不完全交叉耐药性,临床常用药物包括红霉素、乙酰螺旋霉素、阿奇霉素、罗红霉素、克拉霉素。

3. 林可霉素类抗生素 林可霉素与克林霉素具有相同的抗菌谱,但克林霉素抗菌作用更强,口服吸收好,且毒性较低,故临床常用。

4. 多肽类抗生素 代表药物有万古霉素与去甲万古霉素,主要治疗耐青霉素金黄色葡萄球菌引起的严重感染和对 β-内酰胺类抗生素过敏者的严重感染及其他抗生素引起的假膜性肠炎。

5. 氨基糖苷类抗生素 对多数 G^- 杆菌有强大的抗菌作用,铜绿假单胞菌、耐青霉素金黄色葡萄球菌对其中某些品种亦敏感,对 G^- 球菌如淋球菌、脑膜炎球菌的作用较差。氨基糖苷类抗生素通过阻碍细菌蛋白质的合成起作用。常见不良反应:①过敏反应:链霉素过敏性休克的发生率仅次于青霉素 G。②耳毒性:可引起前庭功能与耳蜗神经的损害,前者表现为眩晕、恶心、呕吐、眼球震颤和平衡障碍,后者表现为听力减退或耳聋。③肾毒性。④神经肌肉接头的阻滞:可引起神经肌肉麻痹,严重者可致呼吸停止,是由于药物能与突触前膜钙结合部位结合,阻止钙离子参与乙酰胆碱的释放所致,可用新斯的明治疗。临床常用药物为链霉素、庆大霉素。

6. 四环素类 它们是广谱抗生素,对 G^+ 菌、G^- 菌、立克次体、支原体、衣原体、螺旋体、放线菌有抑制作用,可间接抑制阿米巴原虫。四环素类的基本结构为氢化并四苯,因 5、6、7 位取代基不同生成不同的药物。它们为两性化合物,但在酸性水溶液中稳定。它们作用于细菌核糖体 30S 亚基,阻止肽链延伸和细菌蛋白质合成,还可改变细胞膜通透性。首选用于斑疹伤寒、鹦鹉热、支原体肺炎、回归热、霍乱,也可用于 G^- 菌引起的感染如百日咳、痢疾、布氏病,对 G^+ 菌感染疗效不如青霉素。土霉素作为四环素的一种,可治疗肠内阿米巴,常见的不良反应为胃肠道反应,偶见过敏,长期应用可致二重感染,影响骨、牙生长,长期或大剂量应用可致肝毒性甚至死亡。

(二) 人工合成抗菌药

1. 喹诺酮类 喹诺酮类是 4-喹诺酮衍生物,它们选择性抑制细菌 DNA 回旋酶,阻碍 DNA 复制而抗菌,而对人体内与回旋酶相似的拓扑异构酶几乎无影响。细菌 DNA 回旋酶突变和膜通透性改变可产生耐药性。现常用第三代氟喹诺酮类,有诺氟沙星、环丙沙星、氧氟沙星、左氧氟沙星、洛美沙星等,抗菌谱广而强,对 G^- 菌、G^+ 菌均有效,其中环丙沙星、氧氟沙星、托氟沙星对铜绿假单胞菌有效,托氟沙星、司氟沙星对厌氧菌有效,环丙沙星对军团菌、弯曲菌有效,氧氟沙星、司氟沙星对结核杆菌有效,司氟沙星对支原体、衣原体、分枝杆菌作用最强。氟罗沙星在体内抗菌作用最强,环丙沙星在体外抗菌作用最强。第三代为氟喹诺酮类,有口服吸收好、分布广、组织内浓度高、半衰期长等优点。

不良反应少而轻,常见胃肠道反应,偶见中枢兴奋、过敏反应,也可损害幼年动物的软骨和关节组织,孕妇、儿童不宜用;依诺沙星、环丙沙星可抑制茶碱、口服抗凝药代谢;含金属离子的抗酸药可减少其吸收。

2. 磺胺药 磺胺药是对氨基苯磺酰胺衍生物,与对氨基苯甲酸(PABA)竞争二氢叶酸合成酶,抑制叶酸合成影响核酸合成而抗菌。其抗菌谱广,对 G^- 菌、G^+ 菌都有良好的抗菌作用,对衣原体、放线菌和原虫也有效,但对立克次体、病毒无效。

磺胺药分为外用、肠道用和全身用三类。用于肠道的磺胺药不易吸收,如柳氮磺吡啶,有抗炎、抗菌作用,适于治疗溃疡性结肠炎。外用磺胺药有磺胺米隆、磺胺嘧啶银、磺胺醋酰钠,分别用于皮肤黏膜铜绿假单胞菌、大肠埃希菌感染,烧伤感染,眼部感染。而全身用的磺胺药有磺胺异噁唑、磺胺嘧啶、磺胺甲噁唑、磺胺甲氧嘧啶、磺胺多辛等,它们口服吸收完全,血药浓度高,分布广(磺胺嘧啶可进入脑脊液)。药物在肝内乙酰化灭活,由肾排泄,乙酰化的药物溶解度低,在酸性尿中更易析出结晶损伤肾脏,可加服碳酸氢钠预防。不良反应为恶心、呕吐、皮疹、药物热、溶血性贫血、粒细胞减少及肝损害等。

3. 甲氧苄啶(TMP) 抗菌谱与磺胺药相似,但单用细菌易耐药,与磺胺药合用双重阻断叶酸代谢,抗菌作用增强几倍至数十倍,甚至可杀菌并减少耐药菌株的发生,也可和其他抗菌药合用。TMP 毒性低,但长期用可致四氢叶酸缺乏,需注意补充甲酰四氢叶酸。

4. 硝基呋喃 抗菌谱广,作用强,不易耐药,但毒性大,可致周围神经炎。口服吸收快而完全,在体内半数被破坏,半数由肾排泄,血药浓度低,主要用于敏感菌引起的尿路感染。酸化尿液可增强其抗菌作用。

5. 甲硝唑 甲硝唑对体内外 G^+ 菌、G^- 厌氧菌、肠内外阿米巴、阴道滴虫都有效。

(三) 抗真菌药和抗病毒药

1. 抗真菌药 抗真菌药分为抗浅表真菌药、抗深部真菌药和广谱抗真菌药。代表药有灰黄霉素,结构似鸟嘌呤,能竞争性抑制鸟嘌呤进入 DNA 发挥抗真菌作用。口服治疗头癣、体癣、股癣、手足癣、甲癣等浅表真菌病,油脂食物和超微粒制剂可增加其吸收;局部用药无效。两性霉素 B 和制霉菌素为多烯类抗深部真菌药,可选择性与真菌细胞膜的麦角固醇结合,破坏膜通透性而杀菌,对细菌和浅表真菌无效。两性霉素 B 口服、肌内注射不易吸收,需静脉滴注,对于真菌性脑膜炎则需鞘内注射。该药排泄慢,不良反应多,滴注时可致寒战、高热、恶心、呕吐,有明显的心、肝、肾毒性。制霉菌素毒性更大,口服治疗消化道真菌感染,局部用于口腔、皮肤、阴道念珠菌感染。

2. 抗病毒药 按其药理学作用分为:①阿昔洛韦和伐昔洛韦:抑制 DNA 多聚酶,阻止 DNA 合成,适用于单纯疱疹病毒、水痘-带状疱疹病毒感染和乙型肝炎。此类药物口服不易吸收,需静脉滴注,不良反应少。②碘苷:抑制 DNA 复制而抗 DNA 病毒,毒性大,仅局部用于单纯疱疹病毒感染。③利巴韦林:广谱抗病毒药,对甲、乙型流感,腺病毒肺炎,麻疹,甲型肝炎等均有效。④阿糖腺苷:抑制 DNA 合成,静脉点滴治疗单纯疱疹病毒性脑炎,外用可治疗角膜炎,不良反应轻微,但有致畸作用。⑤齐多夫定:治疗艾滋病的第一个药物,可抑制 HIV 逆转录过程阻止其复制,减轻艾滋病症状,但可抑制骨髓。⑥金刚烷胺:干扰 RNA 病毒穿入宿主细胞,抑制其复制,可用于防治亚洲甲型流感;此外,也可用于治疗帕金森病。

知识链接

医药史上三大经典药物

青霉素:一种高效、低毒、临床应用广泛的重要抗生素。它的研制成功大大增强了人类抵抗细菌性感染的能力,带动了抗生素家族的诞生。它的出现开创了用抗生素治疗疾病的新纪元。

阿司匹林:历史悠久的解热镇痛药,它诞生于 1899 年 3 月 6 日。1899 年由德莱塞介绍到临床,并取名为阿司匹林(aspirin)。至今它仍是世界上应用最广泛的解热、镇痛和抗炎药,也是作为比较和评价其他药物的标准制剂。

安定:中枢神经抑制药,临床用于焦虑、恐惧、失眠和肌肉痉挛。抗焦虑药类型从安定开始为人们所重视,并成为历史上第一个年销售额超过 10 亿美元的"巨磅炸弹"级的药物,同时也是抗焦虑活性的"金标准"。

能力检测

1. 简述影响药物作用的因素及合理用药的主要原则。
2. 试述常见心血管系统疾病的主要药物及特点。
3. 简述糖皮质激素的主要作用、临床应用和主要不良反应、注意事项。
4. 简述常用抗生素类药物的分类、作用及主要应用。

(叶颖俊)

下篇

人体器官系统的结构、功能与疾病

第十章 人体各系统的结构、功能与疾病概述

学习目标

知识目标：

掌握人体八大系统的名称,各系统主要器官的名称;熟悉各系统的基本结构与功能;了解各系统常见疾病,整合医学的概念。

能力目标：

能够运用整体观念,认清人体各个系统器官之间的相互关系;能够说出食物在消化系统、氧气和二氧化碳在呼吸系统、血液在循环系统、尿液在泌尿系统当中最基本的运动方式。

情感目标：

培养对生命活动来龙去脉的好奇心;有抓住一个生命现象不放并且追根究底的探索精神;具备对生命的敬畏之心;有将心比心的换位思考心理,培养同情心。

人体是由细胞构成的,细胞是构成人体形态结构和功能的基本单位。形态相似和功能相关的细胞借助细胞间质结合起来构成组织;几种组织结合起来,共同执行某一种特定功能,并具有一定形态特点,就构成了器官;若干个功能相关的器官联合起来,共同完成某一特定的连续性生理功能,即形成系统;而运动系统、循环系统、消化系统、呼吸系统、泌尿系统、生殖系统、内分泌系统和神经系统这八大基本系统有条不紊地工作就组成了完整的人体。而疾病就是从细胞、组织、器官到系统,在各种致病因素作用下,逐渐量变到质变,损害与抗损害彼此不断斗争的过程。从本章开始,简要介绍人体各个系统的结构、功能与常见疾病,目的是从整体上理解生命与疾病的关系,为专业知识的学习奠定基础。

第一节 人体八大系统的结构、功能与疾病概述

一、运动系统

(一)运动系统的结构

运动系统由骨、关节和骨骼肌组成,约占成人体重的60%。全身各骨借关节相连形成骨骼,起支持体重、保护内脏和维持人体基本形态的作用。骨骼肌附着于骨,在神经系统支配下收缩和舒张。收缩时,以关节为支点牵引骨改变位置,产生运动。骨和关节是运动系统的被动部分,骨骼肌是运动系统的主动部分。骨的表层致密而坚硬,叫骨密质;骨的内部呈蜂窝状,叫骨松质;骨中的空腔部分叫骨髓腔,中央充满骨髓。胎儿和幼儿的骨髓都是红骨髓,为造血器官。随着年龄增长,长骨骨髓腔内的红骨髓逐渐被脂肪组织代替,变成黄骨髓。骨以不同形式连结在一起,构成骨骼,形成了人体的基本形态,并为肌肉提供附着,在神经支配下,肌肉收缩,牵拉其所附着的骨,以可动的骨连结为枢纽,产生杠杆运动。

(二)运动系统的功能

运动系统主要的功能是运动,从简单的移位到高级活动如语言、书写等,都是由骨、骨连结和骨骼肌实现的。运动系统的第二个功能是支持,构成人体基本形态,如头、颈、胸、腹、四肢,以维持体姿。运动系统的

第三个功能是保护,由骨、骨连结和骨骼肌形成了多个体腔,如颅腔、胸腔、腹腔和盆腔,以保护脏器。能在体表看到或摸到的一些骨的凸起或肌的隆起,称为体表标志,它们对于定位体内的器官、结构等具有标志性意义。

(三)运动系统的疾病

运动系统常见的疾病有肩周炎、骨质增生、椎间盘突出症、佝偻病、骨质疏松、骨折、骨的良恶性肿瘤等。

二、循环系统或脉管系统

血液循环系统是血液在体内流动的通道,是生物体的细胞外液(包括血浆、淋巴和组织液)及其借以循环流动的管道组成的系统,分为心血管系统和淋巴系统两部分。淋巴系统是静脉系统的辅助装置,而一般所说的循环系统指的是心血管系统。

(一)循环系统的结构

心是由心脏、血管、毛细血管及血液组成的一个封闭的运输系统,它为机体的各种细胞提供赖以生存的物质,包括营养物质和氧气,也带走了细胞代谢的产物如二氧化碳。同时许多激素及其他信息物质也通过血液的运输得以到达其靶器官,以此协调整个机体的功能,因此,维持血液循环系统于良好的工作状态,是机体得以生存的条件,而其中的核心是将血压维持在正常水平。

人体的循环系统由体循环和肺循环两部分组成。

1. 体循环开始于左心室 血液从左心室搏出后,流经主动脉及其派生的若干动脉分支,将血液送入相应的器官。动脉再经多次分支,管径逐渐变细,血管数目逐渐增多,最终到达毛细血管,在此处通过细胞间液同组织细胞进行物质交换。血液中的氧和营养物质被组织吸收,而组织中的二氧化碳和其他代谢产物进入血液中,变动脉血为静脉血。此间静脉管径逐渐变粗,数目逐渐减少,直到最后所有静脉均汇集到上腔静脉和下腔静脉,血液即由此回到右心房,从右心房再到右心室,从而完成体循环过程。

体循环(大循环):左心室→主动脉→各级动脉→各级毛细血管网→各级静脉→上、下腔静脉→右心房。

2. 肺循环自右心室开始 静脉血被右心室搏出,经肺动脉到达肺泡周围的毛细血管网,在此排出二氧化碳,吸收新鲜氧气,变静脉血为动脉血,然后再经肺静脉流回左心房。左心房的血再入左心室,又经大循环遍布全身。这样血液通过体循环和肺循环不断地运转,完成血液循环的重要任务。

肺循环(小循环):右心室→肺动脉→肺部毛细血管网→肺静脉→左心房。

血液流经毛细血管网时,血液中的二氧化碳进入肺泡,肺泡中的氧进入血液,与红细胞中的血红蛋白结合。这样,血液就由含氧量较少、颜色暗红的静脉血,变成了含氧丰富、颜色鲜红的动脉血。

(二)循环系统的功能

(1)循环系统是生物体内的运输系统,它将消化道吸收的营养物质和由肺吸进的氧输送到各组织器官,并将各组织器官的代谢产物通过同样的途径输入血液,经肺、肾排出。

(2)输送热量到身体各部以保持体温。

(3)输送激素到靶器官以调节其功能。

(三)循环系统的常见疾病

循环系统的常见疾病有高血压、动脉粥样硬化、风湿性心瓣膜病、亚急性细菌性心内膜炎、原发性心肌病、心包炎等,终末疾病为心功能不全以及心力衰竭。

三、消化系统

(一)消化系统的结构

消化系统包括消化道和消化腺两大部分,负责食物的摄取和消化,使我们获得糖类、脂肪、蛋白质和维生素等营养。消化道是指从口腔到肛门的管道,可分为口、咽、食管、胃、小肠、大肠和肛门。通常把从口腔到十二指肠的这部分管道称为上消化道。消化腺按体积大小和位置不同可分为大消化腺和小消化腺。大消化腺位于消化管外,如肝和胰。小消化腺位于消化管内黏膜层和黏膜下层,如胃腺和肠腺。

(二)消化系统的功能

日常所吃的食物中的营养成分,主要包括糖类、蛋白质、脂肪、维生素、无机盐和水,除了维生素、无机盐和水可直接吸收外,蛋白质、脂肪和糖类都是复杂的大分子有机物,均不能直接吸收,必须先在消化道内经过分解,成为结构简单的小分子物质,才能通过消化道的黏膜进入血液,送到身体各处供组织细胞利用。食物在消化道内的这种分解过程称为"消化"。食物经过消化后,通过消化管黏膜上皮细胞进入血液循环的过程叫"吸收"。消化和吸收是两个紧密相连的过程。消化系统除具有消化和吸收功能外,还有内分泌功能和免疫功能。

消化又包括机械性消化和化学性消化。机械性消化是通过消化管壁肌肉的收缩活动,将食物磨碎,使食物与消化液充分混合,并使消化了的食物成分与消化管壁紧密接触而便于吸收,使不能消化的食物残渣由消化道末端排出体外。化学性消化是通过消化腺分泌的消化液对食物进行化学分解,使之成为可被吸收的小分子物质的过程。在正常情况下,机械性消化和化学性消化是同时进行、互相配合的。

糖、脂肪、蛋白质被称为三大产热营养素。糖类最终被消化为葡萄糖,脂肪最终被消化为甘油和脂肪酸,蛋白质最终被消化为氨基酸。葡萄糖是人体的供能物质,脂肪是储能物质,蛋白质则是细胞代谢的关键物质。

（三）消化系统的常见疾病

消化系统的常见疾病:肝胆疾病(急慢性胆囊炎、胆囊结石、脂肪肝、肝炎、肝硬化),胰腺炎,消化性溃疡,急慢性胃炎,急慢性阑尾炎,原发性肝癌,胰腺癌,胃癌,结肠癌,直肠癌等。消化系统终末期疾病主要是肝功能衰竭。

四、呼吸系统

（一）呼吸系统的结构

呼吸系统由呼吸道、肺血管、肺和呼吸肌组成。通常称鼻、咽、喉为上呼吸道,气管和各级支气管为下呼吸道。肺由实质组织和间质组成,前者包括支气管树和肺泡,后者包括结缔组织、血管、淋巴管和神经等。

（二）呼吸系统的功能

呼吸系统的主要功能是进行气体交换。人体在新陈代谢过程中要不断消耗氧气,产生二氧化碳。机体与外界环境进行气体交换的过程称为呼吸。气体交换有两处:一处是由外界与呼吸器官的气体交换,称外呼吸;另一处由血液和组织液与机体组织、细胞之间进行气体交换,称内呼吸。

人体呼吸过程由三个相互衔接并且同时进行的环节来完成。

（1）外呼吸或肺呼吸,包括肺通气(外界空气与肺之间的气体交换过程)和肺换气(肺泡与肺毛细血管之间的气体交换过程)。

（2）气体在血液中的运输。

（3）内呼吸或组织呼吸,即组织换气(血液与组织、细胞之间的气体交换过程),有时也将细胞内的氧化过程包括在内。可见呼吸过程不仅依靠呼吸系统来完成,还需要血液循环系统的配合,这种协调配合,以及它们与机体代谢水平的相适应,又都受神经和激素因素的调节。

（三）呼吸系统的常见疾病

呼吸系统常见的疾病有上呼吸道感染、支气管哮喘、支气管扩张、肺部炎症(如大叶性肺炎、小叶性肺炎、间质性肺炎和肺结核)、肺源性心脏病、肺癌等。呼吸系统终末期疾病为呼吸功能不全以及呼吸衰竭。

五、泌尿系统

（一）泌尿系统的结构

泌尿系统由肾、输尿管、膀胱和尿道组成。肾单位是肾结构和功能的基本单位。每个肾单位都包括肾小球、肾小囊和肾小管三个部分,而肾小球和肾小囊组成肾小体。肾小球与肾小囊主要分布在肾脏的皮质部分。肾小球是一个由数十条毛细血管弯曲盘绕形成的血管球,外包围着肾小囊,血液从入球小动脉流入肾小球,由出球小动脉流出肾小球。肾小囊很薄,其内紧贴着肾小球,内外两层之间有一层囊腔。血液经肾小球滤过到肾小囊形成原尿。肾小管弯曲细长,主要分布在肾脏的髓质部分,外面有与出球小动脉相连接的毛细血管网,大量的肾小管汇集成集合管通入肾盂。肾小管有重吸收作用,吸收原尿中全部蛋白质、葡萄糖以及部分水和无机盐,并把这些吸收来的物质送回到包绕在肾小管外面的毛细血管中,余下的部分水、无

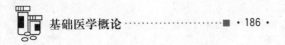

机盐以及尿素等物质形成终尿。

（二）泌尿系统的功能

泌尿系统主要功能是排出机体新陈代谢中产生的废物和多余的液体，保持机体内环境的平衡和稳定。肾产生尿液，输尿管将尿液输送至膀胱，膀胱为储存尿液的器官，尿液经尿道排出体外。尿的形成过程：血液流经肾小球时除大分子蛋白质和血细胞外，血液中的尿酸、尿素、水、无机盐和葡萄糖等小分子物质通过肾小球和肾小囊内壁的过滤作用，过滤到肾小囊腔中，形成原尿。当尿液流经肾小管时，原尿中对人体有用的全部葡萄糖、大部分水和部分无机盐，被肾小管重新吸收，回到肾小管周围毛细血管的血液里。原尿经过肾小管的重吸收作用，剩下的水和无机盐、尿素和尿酸等就形成了最终的尿液。之后尿液进入肾小盏、肾大盏，经过肾盂进入输尿管，再经过输尿管的蠕动进入膀胱。

（三）泌尿系统的常见疾病

泌尿系统常见的疾病有肾脏疾病（急慢性肾炎、肾病综合征、肾癌）、泌尿系统结石（肾结石、输尿管结石、膀胱结石）等。泌尿系统终末期疾病，主要是急慢性肾功能衰竭。

六、生殖系统

（一）生殖系统的结构

男性生殖系统和女性生殖系统包括内生殖器和外生殖器两部分。内生殖器由生殖腺、生殖管道和附属腺组成，外生殖器以两性性交的器官为主。

（二）生殖系统的功能

生殖系统的功能是繁殖后代和形成并保持第二性特征。

（三）生殖系统的常见疾病

生殖系统常见的疾病有围绝经期综合征、不孕症、痛经等。

七、内分泌系统

（一）内分泌系统的结构

内分泌系统是神经系统以外的一个重要的调节系统，包括弥散内分泌系统和固有内分泌系统。

（二）内分泌系统的功能

内分泌系统的功能是传递信息，参与调节机体新陈代谢、生长发育和生殖活动，维持机体内环境的稳定。

内分泌功能失调对身体的危害是极大的，它使身体不能进行正常的生长、发育、生殖，不能进行正常的新陈代谢活动。人体有多种内分泌腺体，不同内分泌腺体发生疾病时对人体的危害也不同。例如胰岛发生了病变，胰岛素分泌过多就会引起低血糖，胰岛素分泌过少就会引起糖尿病。甲状腺产生甲状腺激素过多就会出现甲亢，患者多食、消瘦、怕热、心慌。甲状腺激素产生过少就出现甲减，症状正好与甲亢相反。垂体产生生长激素过少时可出现侏儒症。如垂体功能低下，则可影响甲状腺、性腺、肾上腺，出现性器官不发育、生长发育受阻、体力差、智力差。

（三）内分泌系统的常见疾病

内分泌系统常见的疾病有肥胖症、糖尿病、甲状旁腺疾病、甲状腺疾病（甲减、甲亢）、柯兴氏综合征等。

八、神经系统

（一）神经系统的结构

神经系统分为中枢神经系统和周围神经系统，由脑、脊髓以及周围神经组织组成，是人体结构和功能最复杂的系统，在体内起主导作用。神经元是一种高度特化的细胞，是神经系统的基本结构和功能单位，它具有感受刺激和传导兴奋的功能。神经元的突起根据形状和机能又分为树突和轴突。树突较短但分支较多，它接受冲动，并将冲动传至细胞体，各类神经元树突的数目多少不等，形态各异。每个神经元只发出一条轴突，长短不一，胞体发出的冲动则沿轴突传出。

（二）神经系统的功能

内、外环境的各种信息,由感受器接收后,通过周围神经传递到脑和脊髓的各级中枢进行整合,再经周围神经控制和调节机体各系统器官的活动,以维持机体与内、外界环境的相对平衡。神经的基本单位是神经元。反射弧的组成包括感受器、传入神经冲动、神经中枢、传出神经冲动、效应器。

神经系统的主要功能如下。

（1）神经系统调节和控制其他各系统的功能活动,使机体成为一个完整的统一体。

（2）神经系统通过调整机体功能活动,使机体适应不断变化的外界环境,维持机体与外界环境的平衡。

（3）人类在长期的进化发展过程中,神经系统特别是大脑皮质得到了高度的发展,产生了语言和思维,人类不仅能被动地适应外界环境的变化,而且能主动地认识客观世界,改造客观世界,使自然界为人类服务,这是人类神经系统最重要的特点。

（三）神经系统的常见疾病

神经系统常见的疾病有智力低下、精神衰退、癫痫、多动症、老年性痴呆等。

感受器是动物体表、体腔或组织内能接受内、外环境刺激,并将之转换成神经过程的结构。按感受器在身体上分布的部位并结合一般功能特点可区分为内感受器和外感受器两大类,构成我们的眼、耳等感觉器官,让我们拥有听觉、视觉、味觉、痛觉、触觉、位置觉等感觉。

除了基本八大系统以外,人体内还有一个免疫系统,它是人体抵御病原菌侵犯最重要的保卫系统。这个系统由免疫器官（骨髓、胸腺、脾脏、淋巴结、扁桃体、小肠集合淋巴结、阑尾等）、免疫细胞（淋巴细胞、单核巨噬细胞、中性粒细胞、嗜碱性粒细胞、嗜酸性粒细胞、肥大细胞、血小板（因为血小板里有 IGG）等）,以及免疫分子（抗体、免疫球蛋白、干扰素、白细胞介素、肿瘤坏死因子等细胞因子等）组成。免疫系统分为固有免疫和适应免疫,其中适应免疫又分为体液免疫和细胞免疫。

第二节　如何建立整体的基础医学观念

一、学习医学面临的问题

医学从最初单一的医学,之后划分至基础医学、临床医学、预防医学等部分,到今天呈现出众多细分学科。"以分为主"的发展方式极大地促进了医学的进步,使得医生治疗某一种疾病的效率和准确性大大提高。然而,在帮助医生更加专业化的同时,也带来了各种问题。碎片化和缺乏整体观念就是最突出的问题。学科分得太细、分得太散,不仅说明不了生命的真谛或人体的本质,而且容易出现盲人摸象的现象。表现在如下八个方面：①患者成了器官；②疾病成了症状；③临床成了检验；④医师成了药师；⑤心理与躯体分离；⑥医疗护理配合不佳；⑦西医、中医相互抵触；⑧重治疗轻预防。因此,我们在学习医学之初,就应该建立整体观念,回归医学为患者服务的最初宗旨。

二、整合医学从基础医学做起

整合医学是现代医学各领域发展的需要,也是人类社会进步的需要。我们要从基础、临床、教学和科研等各方面加快整合医学实践的推进。整合医学要求医务人员必须懂得利用整合医学的理念进行临床实践,增强疗效、提高患者的生存质量。

所谓整合医学（holistic integrative medicine,HIM）,就是将医学各领域最先进的理论知识、临床各专科最有效的实践经验分别加以有机整合,并根据社会、环境、心理的现实进行修整、调整,使之成为更加适合人体健康和疾病治疗的医学新体系。整合医学就是还器官为患者,还症状为疾病,从检验到临床,从药师到医师,身心并重、医护并重、中西医并重、防治并重,是在现有方法或内容基础上的整体化、系统化。"整"代表要从整体出发,对最先进的医学知识和临床实践经验进行梳理；"合"是指使治疗方案更加符合患者的疾病治疗。而基础医学不仅是临床医学各专科的基础,而且与各学科都存在密切联系,只有基础医学和临床医学各学科全面整合,才能提出行之有效的防病治病方案和策略,才能更好地为患者服务。

临床医疗工作作风最忌"头痛医头,脚痛治脚"。人体是统一的整体,任何局部的损害,都不是孤立的,每一损害都可引起性质不同和轻重不一的全身反应。反之,全身性疾病也会影响到局部。在临床工作中,建立局部与整体观念,可以避免医疗事故发生和争取抢救时机。

三、建立整体的基础医学观念

不论学习医学的时间有多长,建立整体的基础医学观念都显得格外重要。因此,请牢记本章开篇的一段脉络文字:人是由一个受精卵细胞增殖分化而来的;人体是由细胞构成的;形态相似和功能相关的细胞借助细胞间质结合起来构成组织;几种组织结合起来,共同执行某一种特定功能,并具有一定形态特点,就构成了器官;若干个功能相关的器官联合起来,共同完成某一特定的连续性生理功能,即形成系统;而各大系统的协调统一组成完整的人体。而疾病就是从细胞、组织、器官到系统,在各种致病因素作用下,逐渐量变到质变,损害与抗损害彼此不断斗争的过程。在这条主线建立以后,再不断地深入学习,我们就可以进入知其然又知其所以然的学习境地,达到夯实医学基本功的目的。

能力检测

1.请对照自己的同学,相互之间说出自己是由哪八个主要系统构成的。

2.说出八个系统中主要器官的名称。

3.说出食物在消化系统、氧气和二氧化碳在呼吸系统、血液在循环系统、尿液在泌尿系统当中最基本的运动方式。

(黄　春)

第十一章 运动系统的结构、功能与疾病

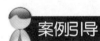

中年女性患者，搬办公桌时用力过猛，腰部扭伤，直腰困难，卧床休息一小时后，腰痛剧烈，同时右下肢剧烈酸痛伴麻木感，以大腿后部、小腿后部和足背明显，下肢和腰部稍有活动时加剧，尤其当要向前屈、左侧屈时为甚。查体：腰部无红肿，明显压痛。以 $L_3 \sim L_5$ 棘突附近尤为明显，上抬右下肢时患者痛苦不堪，双侧膝反射及跟腱反射正常。脊柱 CT 扫描发现 $L_4 \sim L_5$ 椎间盘偏右侧突出。请问患者发生腰痛、下肢麻木的原因是什么？我们应该怎样预防？

运动系统(locomotor system)由骨、骨连结和骨骼肌三部分组成，占成人体重 60%～70%。骨和骨连结构成人体的坚硬支架，骨骼肌附着于骨和骨连结的表面，构成人体的基本形态，具有支撑人体、保护内部器官和运动等功能。在运动中，骨起杠杆作用，骨连接是运动的枢纽，骨骼肌是运动的动力器官。

第一节　运动系统的结构

一、骨（bone）

成人有 206 块骨（图 11-1）。每块骨都是一个器官，都具有一定的形态、结构特点，骨组织主要由骨细胞、胶原纤维和基质等组成，骨基质有大量的钙盐和磷酸盐，参与人体的钙磷代谢，使骨坚韧而有弹性。骨表面覆盖骨膜，内腔含有骨髓，具有丰富的血管、淋巴和神经，能不断地进行新陈代谢及生长发育，因而有修复、再生和塑形的能力。经常进行体育锻炼可促进骨的良好发育、生长，反之，长期卧床则易出现骨质疏松、骨折。

（一）概述

1. 骨的分类

依据骨所在的部位,可分为颅骨、躯干骨和四肢骨三部分。骨表面有突起、凹陷,依据突起的大小、形状不同,分别称为粗隆、结节、棘和嵴等。依据凹陷的大小、形状不同,分别称为窝、凹、压迹和沟等。骨内的腔洞称窦、腔或房等。依据骨的形态不同,可分为长骨、短骨、扁骨和不规则骨四类。

（1）长骨（long bone）　呈长管状,多分布于四肢,如肱骨、股骨和掌骨等,分一体两端。两端膨大的部分称骺,表面有一光滑的关节面,与相邻关节面构成关节,活体表面有关节软骨覆盖;中间细长的部分称骨干,内有管状的空腔,称髓腔,髓腔内有骨髓。骨干近骺的部分称为干骺端。干骺端与骺之间,在幼年时存在有软骨,称骺软骨,是长骨生长加长的基础,骺软骨细胞不断地分裂增殖骨化,长骨加长。成年后,骺软骨骨化,骨干与骺融为一体形成骺线,至此,长骨停止加长。

（2）短骨（short bone）　呈立方状,多成群分布于连结牢固且灵活的部位,这些部位的运动多复杂或承受较大的压力,如腕骨和跗骨等。

（3）扁骨（flat bone）　呈板状,主要构成骨性颅腔、胸腔和盆腔的壁,起保护作用,如颅盖骨、胸骨和肋骨等。

（4）不规则骨（irregular bone）　呈不规则状,主要分布于躯干、颅底和面部,如椎骨等。有些不规则的骨内含有腔洞,称为含气骨,如上颌骨,不仅可以减轻骨的重量,还可能影响发音的质量。

在手、足和膝部的肌腱内有一些扁圆形豆状小骨,称籽骨,在运动中既能减少摩擦,又能转变肌的牵引方向。髌骨是最大的籽骨。

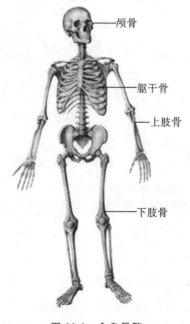

图 11-1　全身骨骼

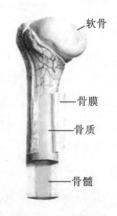

图 11-2　骨的构造

2. 骨的构造　每块骨由骨膜、骨质和骨髓构成,且有神经和血管分布（图 11-2）。

（1）骨膜（periosteum）　由富有血管、神经及成骨细胞和破骨细胞的致密结缔组织组成的纤维膜,除关节面外,新鲜骨的表面都有骨膜覆盖,对骨的营养、生长、修复和感觉起重要作用。骨科手术中应尽量保留,减少损伤。幼年期,骨膜的功能活跃,可直接参与骨的生成,成年时骨膜转为相对静止状态。但发生骨折时,骨膜又重新启动成骨作用,促进骨的修复愈合。骨膜有骨内膜和骨外膜之分,衬在骨髓腔和松质间隙的骨膜称骨内膜。

（2）骨质（substance of bone）　由骨组织构成,按结构分为骨密质和骨松质。骨密质分布于骨干的表面,坚硬,耐压性强,由成层排列的骨板构成。骨松质多分布于骨的内部,弹性较大,由相互交织的针状或片状骨小梁构成,呈海绵状,内充满骨髓。骨小梁的排列方向与骨的受力方向一致,因而能承受较大的重量。颅盖骨内、外表面的骨密质分别构成内板、外板,两板之间的骨松质称板障。

（3）骨髓（bone marrow）　柔软富有血细胞的组织,充填于骨髓腔和骨松质的间隙内。分红骨髓和黄骨髓。在胎儿和幼儿时期的骨髓具有造血功能，含有大量不同发育阶段的红细胞和某些白细胞，呈红色，全部为红骨髓。5 岁以后，长骨骨髓腔内的红骨髓逐渐被脂肪组织取代，转化为黄骨髓，呈黄色，失去造血功能。但在慢性失血过多或重度贫血时，黄骨髓可在一定程度上转化为红骨髓，恢复造血功能。成年人红骨髓主要分布在长骨的骺内，短骨、扁骨和不规则骨的骨松质内。故临床上常选用髂骨和胸骨进行骨髓穿刺，检查骨髓象以诊断血液系统的疾病或获取造血干细胞。

3. 骨的组织构造和物理性状

骨组织（osseous tissue）由细胞和钙化的细胞外基质（骨基质）组成。骨基质中有大量骨盐沉积，使骨组织成为人体最坚硬的组织之一。

（1）骨基质（bone matrix） 简称骨质，由有机质和无机质构成，含水极少。有机质含大量胶原纤维（占有机质的 90%）和少量无定形基质（占有机质的 10%）。基质的主要成分是蛋白多糖及其复合物，具有黏合纤维的作用，使骨具有韧性和弹性。无机质又称为骨盐，以钙、磷离子为主，其化学结构为羟基磷灰石结晶。骨盐密集而规则地沉积在胶原纤维间，形成坚硬的板状结构，称骨板，成层排列的骨板犹如多层木质胶合板，同一骨板内的纤维相互平行，相邻骨板的纤维相互垂直，这种结构有效地增加了骨的强度和支撑力。不同部位的骨板以不同的形式排列，形成骨密质和骨松质。有机质和无机质按一定比例组合（成年人约为3：7），使得骨既具有良好的柔韧性和弹性，又具有一定的硬度，既能承受身体重量，又不易发生弯曲和折断。两种成分的比例随年龄的增长而发生变化。幼儿时期骨的有机质和无机质各占一半，故弹性较大，柔软；老年人的骨无机质所占比例更大，骨质出现多孔性，骨组织的总量减少，表现为骨质疏松症，此时骨的脆性较大，易发生骨折。

（2）骨组织的细胞 包括骨祖细胞、成骨细胞、骨细胞和破骨细胞。骨祖细胞是骨组织的干细胞，位于骨膜贴近骨组织内，细胞小，呈梭形，胞质弱嗜酸性。当骨组织生长或改建时可分化为成骨细胞和成软骨细胞。成骨细胞分布于骨组织表面，细胞核大而圆，胞质嗜碱性，可以产生类骨质，类骨质钙化为骨基质，成骨细胞被包埋其中，转变为骨细胞。骨细胞位于骨组织内部，胞体小，扁圆形，具有许多细长突起，单个分布于骨板内或骨板之间。胞体所在的腔隙称骨陷窝。突起所在的腔隙称骨小管。骨细胞具有一定的溶骨和成骨作用，参与调节钙、磷平衡。破骨细胞分布于骨组织边缘，是一种由多个单核细胞融合而成的多核巨细胞，具有很强的溶骨、吞噬和消化能力，它们与成骨细胞相辅相成，共同参与骨的生长和改建。

骨的基本形态是由遗传因子调控的，但环境因素（神经、内分泌、营养、疾病及其他物理、化学因素等）对骨生长发育也有影响。一生中，骨的形态及化学构成是不断发生变化的，这就是骨的可塑性。

（二）中轴骨

中轴骨包括躯干骨和颅骨。

1. 躯干骨 躯干骨包括椎骨、胸骨和肋。

1）椎骨（vertebrae） 成年前有 32～34 块，即颈椎 7 块、胸椎 12 块、腰椎 5 块、骶椎 5 块、尾椎 3～4 块。成年后 5 块骶椎融合为 1 块骶骨，3～4 块尾椎融合为 1 块尾骨，共计 26 块。

每块椎骨由位于前方的椎体和后方的椎弓两部分组成。椎弓与椎体围成椎孔。所有椎孔连成椎管，容纳脊髓。椎体呈圆柱形，是受力的主要部分。椎弓是呈弓形的骨板，其前部较细，称椎弓根，后部较扁，称椎弓板。椎弓根上、下缘各有椎骨上、下切迹。相邻上位椎骨的上切迹和下位椎骨的下切迹围成椎间孔，有血管和神经通过。每个椎弓发出 7 个突起：棘突 1 个，伸向后方；横突 1 对，伸向两侧；分别伸向上、下方的上关节突、下关节突各 1 对（图 11-3）。

（1）颈椎（cervical vertebrae） 椎体较小，呈椭圆形，椎孔较大，呈三角形，横突根部有一圆孔，称横突孔，有椎动、静脉通过（图 11-4）。第 1 颈椎呈环状，无椎体、棘突和关节突，由前、后弓和两侧块构成，故称寰椎（atlas）（图 11-5）。第 2 颈椎椎体有向上伸出的齿突，称枢椎（axis）（图 11-6）。第 7 颈椎棘突特长，末端不分叉，活体易于触及，称隆椎（vertebrae prominens），常作为计数肋骨的标志。

（2）胸椎（thoracic vertebrae） 椎体自上而下逐渐增大。椎体后外侧和横突末端前面都有与肋骨相关节的肋凹。棘突较长，向后下方倾斜呈叠瓦状排列（图 11-3）。

（3）腰椎（lumbar vertebrae） 椎体较大，棘突呈板状。相邻棘突之间的间隙较大，为腰部穿刺的部位（图 11-7）。

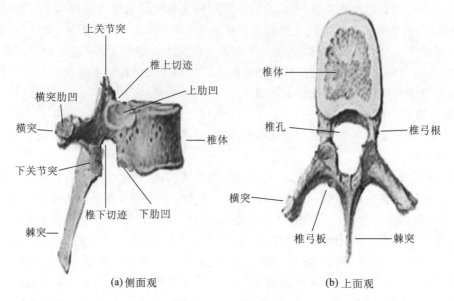

(a) 侧面观   (b) 上面观

图 11-3 胸椎

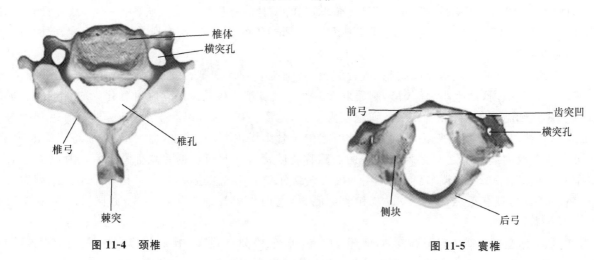

图 11-4 颈椎   图 11-5 寰椎

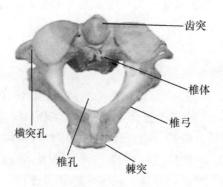

图 11-6 枢椎

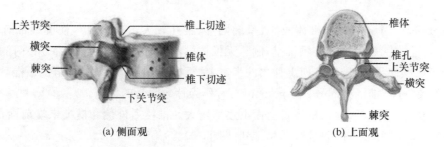

(a) 侧面观   (b) 上面观

图 11-7 腰椎

（4）骶骨（sacrum）　由 5 块骶椎融合而成，呈三角形。中央有骶管，底朝上（图 11-8）。

（5）尾骨（coccyx）　由 3～4 块尾椎融合而成，呈三角形，无椎管（图 11-8）。

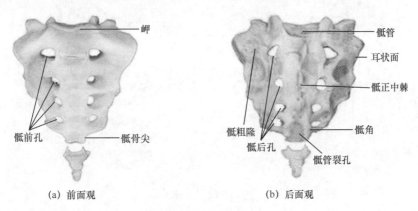

(a) 前面观　　　　　　　　　(b) 后面观

图 11-8　骶骨、尾骨

2）胸骨（sternum）　位于胸前壁正中，长方形，自上而下分为胸骨柄、胸骨体和剑突三部分（图 11-9）。胸骨柄与胸骨体交界处有微向前凸的横嵴，称胸骨角，在体表可摸到，其外侧平对第 2 肋，是计数肋的重要标志。

3）肋（ribs）　由肋骨和肋软骨构成，共 12 对（图 11-10）。肋骨细长、呈弓形、属扁骨。肋软骨为透明软骨，连结于相应的肋骨前端，终身不骨化。第 1～7 对肋前端与胸骨连接，称为真肋；第 8～10 对肋前端借肋软骨与上位肋软骨连接，形成左右肋弓，称假肋；第 11、12 对肋前端游离，称浮肋。

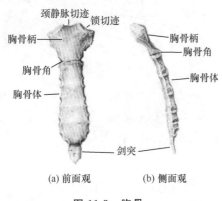

(a) 前面观　　(b) 侧面观

图 11-9　胸骨

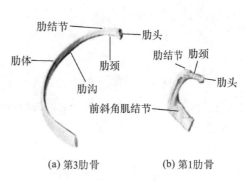

(a) 第3肋骨　　(b) 第1肋骨

图 11-10　肋

2. 颅骨

成人颅骨有 23 块（中耳的 3 对听小骨未计入）。位于脊柱的上方，借缝或软骨相连成颅，围成颅腔、骨性眼眶、骨性鼻腔、骨性口腔，其主要功能是容纳、支持和保护脑，形成面部轮廓。按颅骨所在的位置分脑颅骨和面颅骨两部分。

（1）脑颅骨　共 8 块，不成对的有额骨、筛骨、蝶骨和枕骨 4 块；成对的有颞骨和顶骨 2 对。它们构成颅腔。颞骨（temporal bone）（图 11-11）成对，位于脑颅骨的侧部，形状不规则，参与构成颅底和颅腔侧壁。筛骨（cribriform bone）（图 11-12）是一块脆弱的含气骨，此骨呈"巾"字形，分为筛板、垂直板和筛骨迷路三部分。蝶骨（sphenoid bone）（图 11-13）位于颅底中央，形似展翅的蝴蝶，分为体、大翼、小翼、翼突四部分。

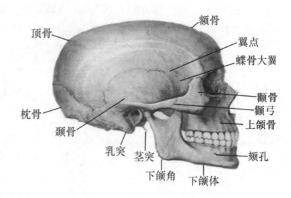

图 11-11　颅侧面观

（2）面颅骨　位于颅的前下方，由 15 块骨构成，其中成对的有上颌骨、颧骨、鼻骨、泪骨、腭骨、下鼻甲，共 12 块；不成对的有下颌骨、舌骨、犁骨共 3 块（图 11-14、图 11-15）。

下颌骨分为中部的下颌体和两侧的下颌支，两者相交处称为下颌角。下颌支上方有两个骨性突起，在后方宽大者称为髁突，在前方尖锐者称为冠突。下颌支内侧面中部有一开口向后上方的孔称下颌孔，此孔

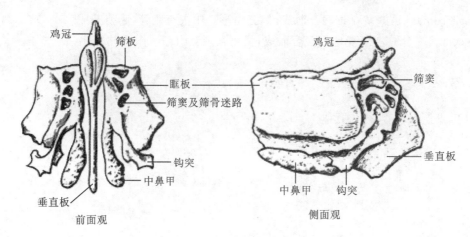

图 11-12 筛骨

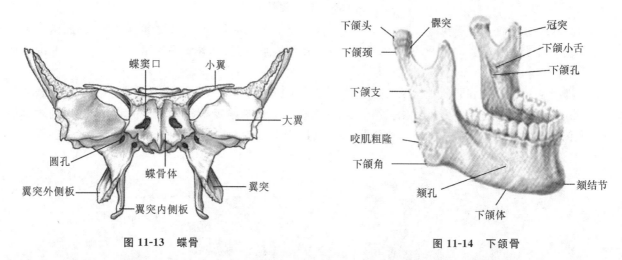

图 11-13 蝶骨

图 11-14 下颌骨

在下颌骨内向下向前延伸的管道,称下颌管。下颌管在第一、第二前磨牙牙根之间向外穿出一孔,称颏孔。下牙槽神经、血管从下颌孔进入下颌管向前走行,在颏孔处分出颏神经及血管(图 11-14)。

3. 颅的整体观

1)颅顶面观 颅顶也称颅盖,有呈"工"字形的三条缝。额骨与两侧顶骨连接处为冠状缝,顶骨间的缝为矢状缝,左、右顶骨与枕骨之间的缝称人字缝。

2)颅底内面观(图 11-16) 由于居颅腔内的脑底面位置高低不平,致使颅底内面形成阶梯状的三个窝,包括前部最高的颅前窝、中部的颅中窝和后部最低的颅后窝。

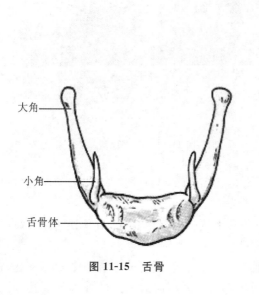

图 11-15 舌骨

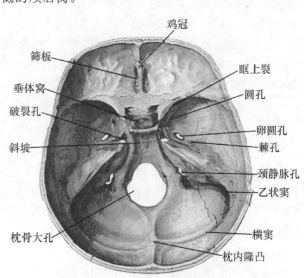

图 11-16 颅底内面观

（1）颅前窝（anterior cranial fossa）　由额骨眶部、筛骨筛板和位于其后方的小翼构成。筛板上有筛孔，筛板的正中线上向上突出的骨嵴称鸡冠。筛板较薄，外伤时易发生骨折而导致脑脊液鼻漏。

（2）颅中窝（middle cranial fossa）　由蝶骨体、大翼和颞骨岩部前面构成。颅底中央的凹陷为垂体窝。窝前界是横行的视神经交叉沟，向两侧通视神经管，窝的后方高起的横行骨嵴为鞍背，垂体窝和鞍背称为蝶鞍。蝶鞍的两侧有颈动脉沟，沟后方的孔称为破裂孔。在颅中窝的两侧，位于蝶骨大、小翼之间的裂隙称眶上裂。在眶上裂的后方，从前内向后外依次有圆孔、卵圆孔和棘孔。在颞骨岩部尖端处有三叉神经压迹。其中的孔裂内有神经或血管通过。

（3）颅后窝（posterior cranial fossa）　由枕骨和颞骨岩部后面构成。中央最低处有枕骨大孔，孔的前方为斜坡。孔前外侧缘有舌下神经管内口，孔后方有"十"字形隆起，称枕内隆凸，由此向两侧续于横窦沟，横窦沟转向前下内移行为乙状窦沟，末端终于颈静脉孔。颞骨岩部后面中央有内耳门，向前外续于内耳道。

3）颅底外面观（图11-17）　颅底外侧高低不平，神经、血管通过的孔裂甚多。前部为牙槽弓和骨腭，骨腭的后缘上方有被犁骨分开的鼻后孔。后部中央有一大孔，即枕骨大孔。孔的前外侧有椭圆形的枕髁。枕髁的前外侧上方有舌下神经管外口，外侧为颈静脉孔。颈静脉孔的前方为颈动脉管外口。在颈静脉孔的后外侧有一细长的突起，称茎突，茎突与乳突之间有茎乳孔。

4）颅前面观（图11-18）　颅的前面中部有呈梨形的梨状孔向后通骨性鼻腔，其上外方为容纳视器的两眶，下方为由上颌骨、腭骨和下颌骨围成的骨性口腔。

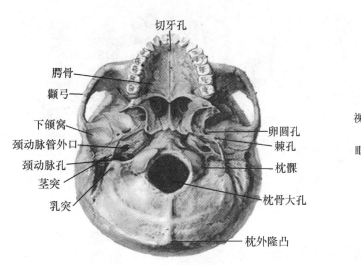

图 11-17　颅底外面观

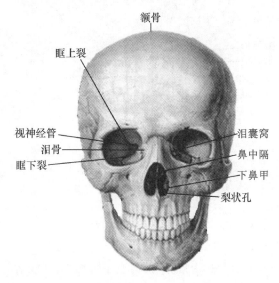

图 11-18　颅前面观

（1）骨性鼻腔（bony nasal cavity）　唯一不规则空腔，位于面颅的中央，上邻颅腔，下邻口腔，两侧为上颌窦、筛窦和眶，后方开口于鼻后孔，前方开口于梨状孔。骨性鼻腔被鼻中隔分为左右两半。骨鼻中隔呈矢状位，由犁骨和筛骨垂直板构成。骨性鼻腔的顶主要由筛骨的筛板构成，借筛孔通颅前窝。底为骨腭，在骨腭的正中缝前段有切牙孔。壁上有上、中、下三个卷曲的骨片，分别成为上鼻甲、中鼻甲和下鼻甲，上、中鼻甲都是筛骨的一部分，下鼻甲是独立的骨块。各鼻甲下方都有独立的骨道，分别称为上鼻道、中鼻道、下鼻道。上鼻甲后上方与蝶骨体之间的窄小间隙，称为蝶筛隐窝，蝶窦开口于此。下鼻道有鼻泪管的开口（图11-19）。

（2）鼻旁窦（paranasal sinuses）　为鼻腔周围颅骨（额骨、蝶骨、上颌骨、筛骨）内的含气空腔的总称，均有窦口与鼻腔相通。鼻窦左右成对，共四对，分别称为额窦、上颌窦、蝶窦和筛窦。额窦（frontal sinus）位于额骨骨弓深部，开口于中鼻道筛漏斗处。上颌窦（maxillary sinus）位于上颌骨体内，开口于中鼻道半月裂孔处。蝶窦（sphenoid sinus）位于蝶骨体内，开口于蝶筛隐窝。筛窦（ethmoid sinus）位于上筛骨迷路内，又分前、中、后组筛窦。前、中组筛窦开口于中鼻道，后组筛窦开口于上鼻道。

（3）眶（orbit）　骨性眼眶是一锥形、梨状结构，容积约33 mL。眼眶在结构上虽不呈盒状，但它有四个壁。内壁和眶顶向后延伸至视神经管，外壁向后终止于眶上裂，眶底和内壁向后达眶下裂。眶顶由额骨和蝶骨小翼构成。眶上切迹或眶上孔位于眶上缘内、中1/3交界处。眶外壁的下端，蝶骨大翼下缘和光滑的上颌窦后壁构成眶下裂。眶下裂后为翼腭窝。

5)颅侧面观(图11-11) 颅侧面中部有外耳门,自外耳门向前有一骨梁,称颧弓。外耳门后方向下的突起称乳突。颅外侧面以下颌支为界,下颌支以后、外耳门以下的区域,称下颌后窝;下颌支深面、颧弓下方的窝为颞下窝,窝内有三角形的裂隙,其深部称翼腭窝,此窝可通颅腔、眶腔、鼻腔和口腔。颧弓上方大而浅的凹陷为颞窝,在颞窝底的前下部,有额、顶、颞、蝶四骨会合处呈"H"形的缝,称翼点,内面紧邻脑膜中动脉前支。

胎儿时期由于脑和感觉器官的发育早于上、下颌骨等咀嚼和呼吸器官,而鼻旁窦尚不发达,致使新生儿的脑颅大于面颅,其比例大约为8∶1,而成年人为4∶1。新生儿颅的额结节、顶结节和枕鳞均为骨化的中心部位,发育较明显,故颅顶面呈五角形。

由于新生儿颅顶骨尚未完全发育,骨与骨之间的间隙较大,被结缔组织膜所封闭,称颅囟。最大的颅囟位于矢状缝与冠状缝相交处,呈菱形,称前囟或额囟,于生后1~2年期间闭合。在矢状缝与人字缝相接处呈三角形的颅囟,称为后囟或枕囟,在生后6~8周闭合(图11-20)。

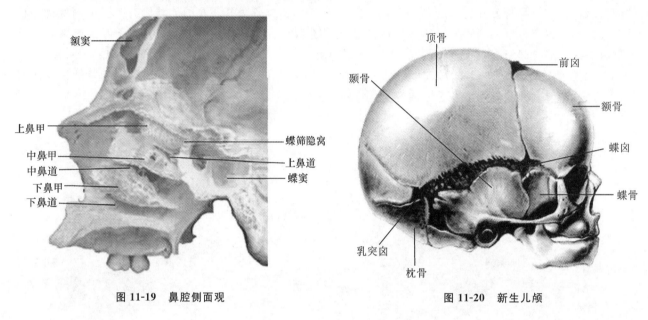

图 11-19 鼻腔侧面观　　　　　图 11-20 新生儿颅

(三)四肢骨

1. 上肢骨(图11-21) 上肢骨包括锁骨、肩胛骨、肱骨、桡骨、尺骨和手骨,每侧32块,共64块。其中锁骨和肩胛骨称上肢带骨,与躯干骨相连,其他诸骨为自由上肢骨。

(1)锁骨(clavicle) 略呈"S"形弯曲,横架于胸廓的前上方,全长可在体表摸到。内侧端粗大,称为胸骨端,与胸骨柄的锁切迹形成胸锁关节。外侧端扁平,称肩峰端(图11-22)。

(2)肩胛骨(scapula) 呈三角形的扁骨,贴附于胸廓后外侧上份的第2~7肋骨之间,分为2个面、3个缘和3个角。腹侧面的浅窝称肩胛下窝。背侧面的横嵴称肩胛冈,冈上、下方的浅窝分别称冈上窝和冈下窝。肩胛冈向外侧延伸的扁平突起称肩峰。上外侧的指状突起称喙突,上角平对第2肋,下角平对第7肋或第7肋间隙,为计数肋的标志,外侧角的梨形浅窝称关节盂(图11-23)。

(3)肱骨(humerus) 典型的长骨,分为一体和上、下端。肱骨的上端膨大,有一向上后内方呈球形的肱骨头,与肩胛骨的关节盂形成肩关节。头周围形成稍缩窄的环形沟,称解剖颈。肱骨的下端前后略扁,略向前弯曲。下端外侧份有呈半球形的肱骨小头,与桡骨头相关节;内侧份有形如滑车的肱骨滑车,与尺骨的滑车切迹相关节。肱骨小头与滑车前上方各有一窝,分别称桡窝和冠突窝;滑车后面上方的深窝为鹰嘴窝。在肱骨下端内、外两侧各有一突起,分别称为内上髁和外上髁。围绕内上髁后下方有一浅沟,称尺神经沟,有尺神经通过(图11-21)。

(4)桡骨(radius) 位于前臂外侧的长骨,分一体两端。上端比下端细小,其顶端稍膨大,称桡骨头,其上面的关节凹与肱骨小头相关节;头周围的环状关节面与尺骨桡切迹形成桡尺近侧关节。头下方缩细的部分称桡骨颈。下端略弯向前,左右较宽,其外侧向下的突起称桡骨茎突(图11-21)。

(5)尺骨(ulna) 位于前臂内侧的长骨,也分为一体两端。上端粗大,下端较小。上端的前面有呈半月形凹陷的滑车切迹,与肱骨滑车相关节。在切迹的前下方和后上方各有一明显突起,分别称为冠突和鹰嘴。

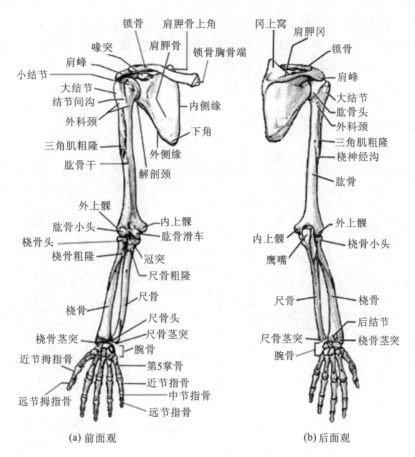

(a) 前面观   (b) 后面观

图 11-21 上肢骨

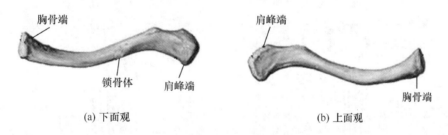

(a) 下面观   (b) 上面观

图 11-22 锁骨

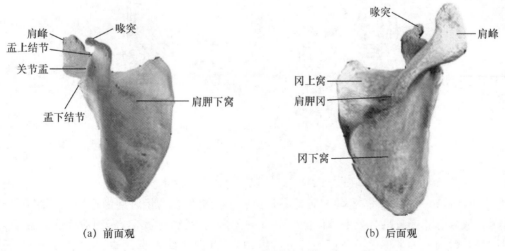

(a) 前面观   (b) 后面观

图 11-23 肩胛骨

下端为尺骨头,其前、外、后三个面有与桡骨的尺切迹相关节的环状关节面;尺骨头的后内侧有一向下突起,称尺骨茎突(图 11-21)。

(6) 手骨 包括腕骨 8 块、掌骨 5 块和指骨 14 块(图 11-21)。腕骨(carpal bone)皆为短骨,按近侧、远侧排成两列,每列 4 块。由桡侧向尺侧,近侧列依次为手舟骨、月骨、三角骨和豌豆骨;远侧列为大多角骨、小多角骨、头状骨和钩骨。掌骨(metacarpal bone)属于长骨,从桡侧向尺侧依次排列为第 1～5 掌骨,掌骨的近端为掌骨底、中部为掌骨体、远端为掌骨头。指骨(phalanx)亦属长骨,拇指有 2 节指骨,余各指皆为 3 节。由近向远依次为近节指骨、中节指骨和远节指骨。

2. 下肢骨

下肢骨由髋骨、股骨、髌骨、胫骨、腓骨和足骨组成(图 11-24),每侧 31 块,共 62 块。其中髋骨称下肢带骨,与躯干骨相连,其他诸骨为自由下肢骨。

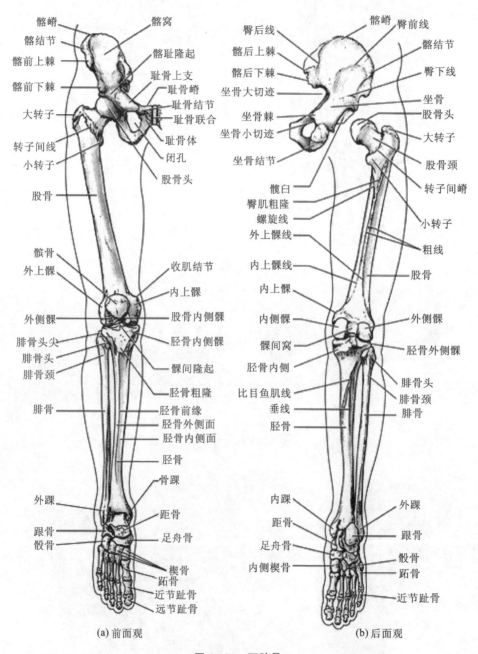

图 11-24 下肢骨

(1) 髋骨(hip bone) 由髂骨、坐骨和耻骨融合而成。三块骨在幼年时期借透明软骨结合,16 岁后逐渐骨化,三骨融合成髋骨。三骨融合处的外侧面中央有一圆形的深窝,称髋臼,容纳股骨头。髋臼内半月形的关节面称月状面,髋臼中央未形成关节面的部分称髋臼窝,髋臼边缘下部的缺口称髋臼切迹。髋臼下方有一大孔,称闭孔。髂骨(ilium)居髋骨的后上部,分为肥厚粗壮的髂骨体和扁阔的髂骨翼两部分。坐骨

（ischium）分为坐骨体和坐骨支。坐骨体粗壮，构成髋臼的后下 2/5。由体向后下伸出的突起为坐骨支，其下端后下份的肥厚粗大处，称坐骨结节，是坐骨最低处。耻骨（pubis）位居髋骨的前下部，分为耻骨体、耻骨上支和耻骨下支。两耻骨相对的长圆形粗糙面，称耻骨联合面（图 11-25）。

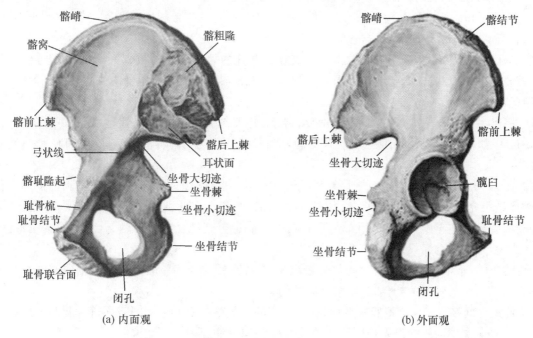

(a) 内面观 　　　　　 (b) 外面观

图 11-25　髋骨

（2）股骨（femur）　全身最长最粗壮的长骨，全长约占身高的 1/4，可分为一体和上、下两端。上端有一朝向内上方的半球形的股骨头，与髋臼形成髋关节。头中央稍下方有一小凹，称股骨头凹；头的外下方缩细部分为股骨颈。在颈与体交界处上外侧的大隆起为大转子，内下方的突起称小转子；在两者之间，后面有转子间嵴，前面有转子间线。股骨体呈弓状略凸向前，在体后方呈纵行的骨嵴，称粗线。此线向上外延续为粗糙的臀肌粗隆，向下分离成三角形的平面，称腘面。下端略向后弯曲成两个向下后方的膨大，分别称内侧髁和外侧髁，两者间的深窝为髁间窝，两髁的关节面在前面会合成髌面。内、外侧髁的侧面最突起处，分别称为内上髁和外上髁（图 11-24）。

（3）髌骨（patella）　位于膝关节前方的股四头肌腱内，是全身最大的籽骨。髌骨略呈三角形，上宽为髌底，下尖为髌尖，前面粗糙，后面为与股骨髌面相关节的关节面（图 11-24）。

（4）胫骨（tibia）　位于小腿的内侧，呈三棱柱状，对支撑体重起重要作用。胫骨也分为一体两端。上端膨大，向两侧突出，形成内侧髁和外侧髁，两髁之间向上的隆起，称髁间隆起。外侧髁后下方的一小关节面称为腓关节面，与腓骨头相关节。上端前面，有一"V"字形的隆起，称胫骨粗隆。下端的下面为下关节面；内下方的突起称内踝；外侧凹陷形成腓切迹，容纳腓骨下端（图 11-24）。

（5）腓骨（fibula）　位于小腿外侧，外形细长，可分两端一体。上端稍膨大，称腓骨头，其前内侧的关节面与胫骨相关节；下方缩窄为腓骨颈。下端膨大部称外踝，其内侧面有外踝关节面。腓骨无承重功能（图 11-24）。

（6）足骨（bones of foot）　由 7 块跗骨、5 块跖骨和 14 块趾骨三部分组成（图 11-24）。跗骨（tarsal bones）属于短骨，相当于腕骨，按近、远侧排成两列。近侧列有跟骨、距骨和足舟骨。远侧列由内侧向外侧依次为内侧楔骨、中间楔骨、外侧楔骨和骰骨。距骨位居跗骨的最上方，与胫骨形成关节；跟骨位于距骨下方；足舟骨介于距骨与 3 块楔骨之间。跖骨（metatarsal bones）与手的掌骨相当，由内侧向外侧依次排列为第 1～5 跖骨。趾骨（phalanx）除踇趾为 2 节外，余各趾均为 3 节，分别命名为近节趾骨、中节趾骨和远节趾骨。

二、骨连结（articulation）

骨与骨之间的连结装置，称骨连结。关节是骨连结的主要形式，是运动的"枢纽"，全身各骨借关节相连形成骨骼，许多肌肉附着在关节周围。当肌肉收缩时，可作伸、屈、外展、内收以及环转等运动，起运动、支持、保护和维持人体基本形态的作用。按其连结形式，可分为直接连结和间接连结两种。

（一）概述

1. 直接连结（continuous joints） 直接连结是指骨与骨之间借纤维结缔组织、软骨组织或骨组织直接相连，较牢固，不活动或少许活动。依连接组织类型，可分为三种。

1）纤维连结（fibrous joints） 骨与骨之间借致密纤维结缔组织直接相连，称纤维连结。此类连结，其间无间隙，连结牢固，一般无活动性。根据骨间的连结组织不同，可分为两类。

（1）缝 两骨之间距离很窄，只有薄层致密结缔组织相连的骨连结方式，称缝（suture），缝连结仅局限在颅骨，如颅盖骨之间的冠状缝、矢状缝等。当颅骨停止生长时，某些缝的缝隙内结缔组织完全骨化，使骨与骨之间连结坚固。

（2）韧带连结 两骨间借较长的致密结缔组织束或膜相连结的骨连结方式，称韧带连结（syndesmosis）。如椎骨棘突之间的韧带、前臂骨的骨间膜等。此连结两骨间距离较宽，可使骨间做轻微的运动。

2）软骨连结（cartilaginous joints） 骨与骨之间借透明软骨或纤维软骨直接相连的骨连结方式，称软骨连结。软骨连结可允许骨间有轻微的活动，如椎体之间的椎间盘；有的则完全不能运动。有些软骨是永久性的，有些软骨要到一定年龄则发生骨化，使两骨变成一体，称骨性结合或骨性融合，如髋骨就是由髂骨、坐骨和耻骨在 15 岁左右融合而成。

3）骨性结合（synosteosis） 两骨之间借骨组织相连，称骨性结合。一般由纤维连结或透明软骨结合骨化而成，如长骨的骨干与骨骺的结合、各骶椎之间的结合等。

2. 间接连结 间接连结又称滑膜关节（synovial joints）或关节（joints），其相对骨面间相互分离，具有充以滑液的腔隙，借其周围的结缔组织相连结，因而一般具有较大的活动性。

1）关节的基本结构 每个关节都具备关节面、关节囊和关节腔三种结构，称为关节的基本结构（图11-26）。

关节面（articular surface）是参与组成关节的各相关骨的接触面。相对应的关节面的形态常为一凸一凹，分别构成关节头和关节窝。关节面上覆盖一薄层透明软骨，称关节软骨，其表面光滑，有弹性，可减少运动时的摩擦，并有缓冲作用。

关节囊（articular capsule）为结缔组织膜构成的囊，分内、外两层。外层为纤维膜，由致密结缔组织构成，厚而坚韧，两端附着于关节面周缘及其附近的骨面，并与骨膜相延续，是维持关节稳定的重要结构；内层为滑膜，由疏松结缔组织构成，薄而柔软，内面光滑，两端附着于关节软骨周缘。滑膜衬于关节囊纤维膜内面，还覆盖关节内除软骨以外的其他所有结构。滑膜起到密封关节腔的作用，并能分泌滑液起润滑作用。

关节腔（articular cavity）是关节软骨与滑膜围成的密闭腔隙，内含少量滑液，有润滑关节、减少摩擦的作用。腔内为负压，对维持关节的稳定起一定作用。关节有病变时，可使关节腔内液体增多，形成关节积液和肿大，影响正常活动。

2）关节的辅助结构 某些关节除具备上述基本结构外，还另有一些辅助结构，以增加关节的稳固性和灵活性，如韧带、关节盘、关节唇等。

韧带（ligaments）是连于两骨之间的致密结缔组织束。位于关节囊内的韧带称囊内韧带，表面被滑膜包被；位于关节囊外的韧带称囊外韧带。韧带具有加固关节和限制关节过度活动的作用。

关节盘（articular disc）是垫于两骨关节面之间的纤维软骨板，其周缘略厚，附着于关节囊内面，中央稍薄，使两骨关节面更加相互适应，增加了关节的稳固性和灵活性，并具有一定弹性和缓冲作用。膝关节内的纤维软骨板呈半月形，称关节半月板。

关节唇（articular labrum）是附着于关节窝周缘的纤维软骨环，可加深关节窝，增大关节面，增加关节的稳固性。

3）关节的运动形式 关节的运动一般都是围绕一定的运动轴而转动的，围绕某一运动轴可产生两种方向相反的运动形式。根据运动轴的方位不同，关节的运动形式可分为以下四组。

（1）屈（flexion）和伸（extension） 关节围绕冠状轴所进行的运动。一般两骨之间夹角变小为屈，反之为伸。同时规定向腹侧的运动为屈，向背侧的运动为伸。

（2）内收（adduction）和外展（abduction） 关节围绕矢状轴所进行的运动。骨向正中矢状面靠拢为内收，反之为外展。

（3）旋内（medial rotation）和旋外（lateral rotation） 关节围绕垂直轴所进行的运动，骨的前面转向内侧为旋内，反之为旋外。在前臂则称旋前和旋后，手背转向前方为旋前，反之为旋后。

（4）环转（circumduction） 骨的近端在原位转动，远端做圆周运动，称环转。这实际上是矢状轴和冠状轴连续变换，屈、外展、伸、内收四种运动依次结合的连续动作。

4）关节的分类 关节可按关节面的形态、运动轴的数目以及运动方式进行分类（图 11-27）。

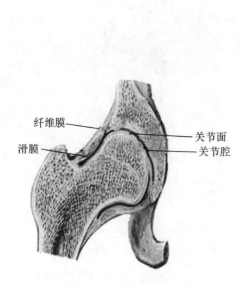

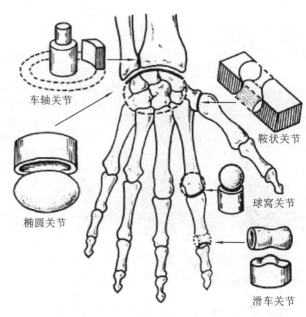

图 11-26 关节的基本结构

图 11-27 关节的分类

（1）单轴关节（uniaxial joints） 具有一个运动轴，关节只能绕一个轴做一组运动，包括两种形式。①屈戌关节（hinge joints）：又称滑车关节，关节头呈滑车状，另一骨有与其相适应的关节窝，通常只能在冠状轴上作屈、伸运动，如指骨间关节。②车轴关节（trochoid joints）：关节头的关节面呈圆柱状，关节窝常由骨和韧带连成的环构成，可沿垂直轴做旋转运动，如桡尺近侧关节。

（2）双轴关节（biaxial joints） 关节有两个互为垂直的运动轴，关节可沿此两轴做两组运动，包括两种形式。①椭圆关节（ellipsoid joints）：关节头呈椭圆形，关节窝呈相应凹面，可沿冠状轴做屈、伸运动，沿矢状轴做收、展运动，并可做环转运动，如腕关节。②鞍状关节（saddle joints）：相对两关节面都呈鞍状，互为窝和头，可沿两轴做屈、伸、收、展和环转运动，如拇指腕掌关节。

（3）多轴关节（multiaxial joints） 具有三个相互垂直的运动轴，可做各种方向的运动，包括两种形式。①球窝关节（ball-and-socket joint）：关节头较大，呈球形，关节窝浅而小，其面积为关节头的 1/3。此类关节最灵活，可做屈、伸、收、展、旋转和环转运动，如肩关节。有的关节窝特别深，包绕关节头 1/2 以上，称杵臼关节，亦属球窝关节。但运动幅度受到一定限制，如髋关节。②平面关节（plane joints）：关节面近似"平面"，实际上是一个很大球面的小部分，多出现于短骨之间，可做多轴性滑动，但活动范围小，如胸锁关节和腕骨间关节等。

（二）躯干骨的连结

躯干骨的 24 块椎骨、1 块骶骨和 1 块尾骨借骨连结构成位于人体背部正中的脊柱（spine）。躯干骨的 12 块胸椎、12 对肋及 1 块胸骨借骨连结构成胸廓（thoracic cage）。

1. 脊柱

1）椎体间的连结 椎体之间借椎间盘、前纵韧带和后纵韧带相连。

椎间盘（intervertebral disc）（图 11-28）是连结相邻两个椎体间的纤维软骨盘，由纤维环（anulus fibrosus）和髓核（nucleus pulposus）构成。髓核位于椎间盘的中央稍偏后，为柔软而富有弹性的胶状物。纤维环环绕在髓核周围，由数层同心圆排列的纤维软骨环构成，质坚韧，牢固连结相邻椎体，并保护和限制髓核向外膨出。因此，整个椎间盘既坚韧又富有弹性，除对椎体起连结作用外，还可缓冲震荡，起"弹性垫"作用，并保证脊柱能向各个方向运动。整个脊柱有 23 个椎间盘。各部椎间盘厚薄不一，腰部最厚，颈部次之，中胸部最薄，故脊柱腰部活动度最大。当纤维环破裂时，髓核容易向后外侧脱出，突入椎管或椎间孔，压迫脊髓或脊神经根,导致相应的症状,临床上称椎间盘突出症。脊柱腰部负重及活动度最大,故椎间盘突出症多发生在腰部。

前纵韧带(anterior longitudinal ligament)是位于所有椎体及椎间盘前面的一束坚固的纤维束,有限制脊柱过度后伸的作用(图 11-29)。

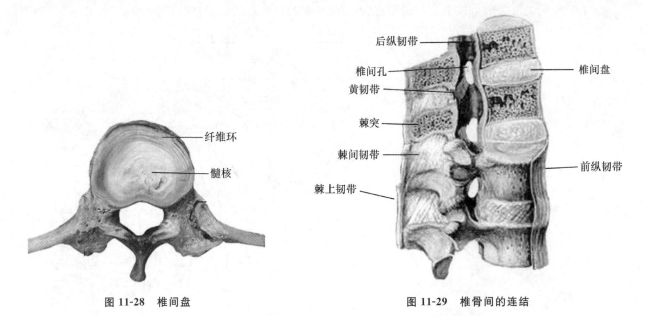

图 11-28 椎间盘   图 11-29 椎骨间的连结

后纵韧带(posterior longitudinal ligament)位于椎管前壁所有椎体及椎间盘的后面,有限制脊柱过度前屈的作用(图 11-29)。

2)椎弓间的连结　包括椎弓板、棘突、横突间的韧带连结和上、下关节突关节(图 11-29)。

黄韧带(ligamenta flava)为连结相邻椎弓板之间的短韧带,协助围成椎管后壁,并有限制脊柱过度前屈的作用。

棘间韧带(interspinal ligament)为连于相邻棘突之间的短韧带。

棘上韧带(supraspinal ligament)为附着于各棘突尖之间的纵长韧带。

此外,相邻横突之间还有横突间韧带。

关节突关节(zygapophysial joints)是由相邻椎骨的上、下关节突的关节面构成的关节,属于微动关节。

3)寰枕关节和寰枢关节

寰枕关节(atlantooccipital joints)由寰椎侧块上关节凹与枕髁构成,属联合关节,可使头做前俯、后仰和侧屈运动。

寰枢关节(atlantoaxial joints)包括寰枢外侧关节和寰枢正中关节,3 个关节联合运动,可使头部做旋转运动。

4)脊柱的整体观及其运动

脊柱因年龄、性别和发育不同而各有差异。成年男性脊柱长约 70 cm,女性的脊柱略短,约 60 cm,椎间盘总厚度约为脊柱长度的 1/4(图 11-30)。

(1)脊柱前面观　椎体自上而下逐渐增大,到骶骨上端最宽,自此以下体积缩小,这与脊柱的承重有关。

(2)脊柱后面观　棘突纵列成一条直线,各部棘突形态各异:颈椎棘突短,末端分叉,但隆椎棘突却长而突出;胸椎棘突长,斜向后下方,呈叠瓦状;腰椎棘突呈板状,水平向后伸,棘突间隙较宽,是腰椎穿刺的常选部位。

(3)脊柱侧面观　可见脊柱有 4 个生理性弯曲,颈曲和腰曲凸向前,是在出生后发育过程中,随着抬头、坐立而相继形成的;胸曲和骶曲凸向后,在胚胎时期已形成。脊柱生理性弯曲增大了脊柱的弹性,有利于维持身体的平衡。

(4)脊柱的运动　脊柱除了有支持身体,保护脊髓、脊神经和内脏作用外,还有运动功能,相邻椎骨间的连结稳固,活动范围很小,但各椎间盘和关节突关节运动范围的总和很大,可做屈、伸、侧屈、旋转和环转运动。脊柱各部的运动性质和范围主要取决于椎间盘的厚度、关节突关节的方向和形状、韧带的位置及厚薄

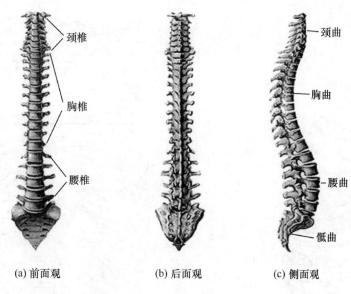

(a) 前面观　　　　(b) 后面观　　　　(c) 侧面观

图 11-30　脊柱

等。同时也与年龄、性别和锻炼程度有关。颈椎关节突的关节面略呈水平位,关节囊松弛,椎间盘较厚,故屈伸及旋转幅度较大。胸椎与肋骨相连,椎间盘较薄,关节突关节面呈冠状位,棘突呈叠瓦状,这些因素限制了胸椎的运动,故活动范围较小。腰部椎间盘最厚,屈伸运动灵活,关节突关节几乎呈矢状位,限制了旋转运动。由于颈、腰部运动灵活,故损伤多出现于颈、腰部。

2. 胸廓

1) 肋椎关节　肋后端与胸椎之间形成的关节,包括肋头关节和肋横突关节,二者合称肋椎关节(图11-31)。肋头关节由肋头与椎体肋凹构成,肋横突关节由肋结节与横突肋凹构成。

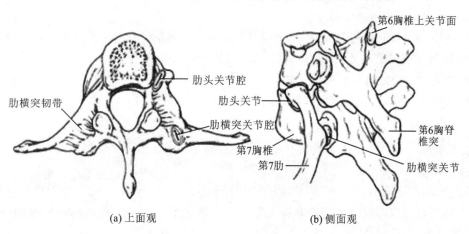

(a) 上面观　　　　　　　　(b) 侧面观

图 11-31　肋椎关节

2) 胸肋关节　第1肋前端与胸骨柄之间为软骨连结。第2~7肋前端分别与胸骨体各肋切迹构成胸肋关节。第8~10肋前端借肋软骨依次与上位肋软骨相连,它们的下缘共同形成肋弓。第11、12肋前端游离于腹壁肌肉之中(图11-32)。

3) 胸廓的整体观及其运动　成人胸廓呈前后略扁的圆锥形。胸廓上口较小,自后上向前下方倾斜,由第1胸椎体、第1肋和胸骨柄上缘围成,是颈部与胸腔之间的通道。胸廓下口由胸肋和胸锁关节11肋骨前端、肋弓和剑突围成。两侧肋弓之间的夹角称胸骨下角。相邻两肋之间的间隙称肋间隙,共有11对(图11-33)。

胸廓的形状和大小与年龄、性别、体型、健康状况等因素有关。新生儿胸廓横径与前后径近似,呈桶状;老年人胸廓则扁而长。成年女性的胸廓短而圆,各径线均小于男性。佝偻病患儿的胸廓前后径大,胸骨向前突出,形成所谓"鸡胸"。肺气肿患者的胸廓各径线都增大,形成"桶状胸"。胸廓除具有保护、支持功能外,主要参与呼吸运动。在呼吸运动中,肋是运动的杠杆,肋椎关节是运动的枢纽。吸气时,在肌的作用下,肋前端上提,胸骨抬高并前移,肋体向外扩展,胸廓前后径和横径都增大,胸腔容积扩大,呼气时则相反。

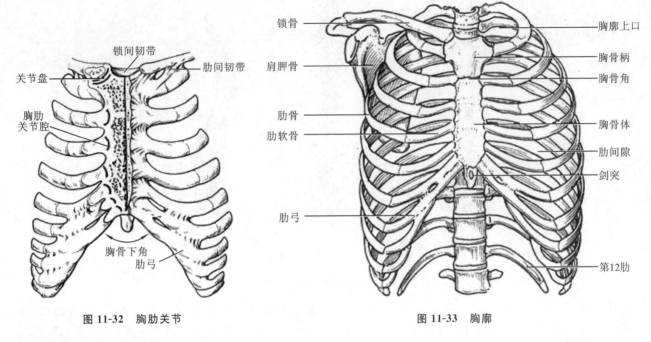

图 11-32　胸肋关节　　　　　　　　　　　　　图 11-33　胸廓

(三) 颅骨的连结

颅骨的连结可分为纤维连结、软骨连结和滑膜关节三种。

1. 颅骨的纤维连结和软骨连结

颅盖诸骨是在膜的基础上骨化的,骨与骨之间留有薄层结缔组织膜,构成缝。颅底各骨之间则为软骨连结。随着年龄的增长,有些缝和软骨连结骨化而成骨性结合。

2. 颞下颌关节 (temporomandibular joints)

颞下颌关节(图 11-34)通常称下颌关节,由颞骨的下颌窝、关节结节与下颌头构成。关节囊松弛,前部较薄弱,外侧有韧带加强。囊内有椭圆形的关节盘,将关节腔分隔成上、下两部。颞下颌关节属于联合关节,两侧必须联合运动。两侧颞下颌关节同时运动,可使下颌骨上提、下降和向前、后、侧方运动。由于关节囊特别松弛,当张口过大时,下颌头有可能滑到关节结节前方而不能退回关节窝,造成颞下颌关节脱位。

(四) 四肢骨的连结

1. 上肢骨的连结　上肢骨的连结包括上肢带骨的连结和自由上肢骨的连结。

1) 上肢带骨的连结

(1) 胸锁关节 (sternocostal joints)　上肢骨与躯干骨连结的唯一关节。由胸骨的锁切迹与锁骨的胸骨端构成,其关节囊坚韧,并有韧带加强,囊内有关节盘。胸锁关节可使锁骨外侧端小幅度地向上、下、前、后运动及做微小的旋转、环转运动。

(2) 肩锁关节 (acromioclavicular joints)　由肩胛骨的肩峰与锁骨的肩峰端构成,属平面微动关节。

2) 自由上肢骨的连结

(1) 肩关节 (shoulder joints)　由肱骨头与肩胛骨的关节盂构成(图 11-35)。关节盂小而浅,边缘附有关节盂唇。关节囊薄而松弛,囊内有肱二头肌长头腱通过。在关节囊外的韧带有喙肱韧带和喙肩韧带,以加强关节的稳固性。肩关节是全身运动幅度最大、最灵活的关节。可做屈、伸、内收、外展、旋内、旋外和环转运动。肩关节囊的下壁没有肌腱和韧带加强,最为薄弱,故肩关节脱位时,肱骨头常从下方脱出,发生前下方脱位。

(2) 肘关节 (elbow joints)　由肱骨下端与尺、桡骨上端构成(图 11-36),包括三个关节:①肱尺关节(humeroulnar joints):由肱骨滑车与尺骨的滑车切迹构成。②肱桡关节(humeroradial joints):由肱骨小头与桡骨头关节凹构成。③桡尺近侧关节(proximal radioulnar joints):由桡骨头环状关节面与尺骨桡切迹构成。三个关节包在一个关节囊内。关节囊的前、后部薄而松弛,关节囊的两侧部厚而紧张,分别有尺侧副韧带和桡侧副韧带加强。此外,环绕在桡骨环状关节面周围的有桡骨环状韧带,可防止桡骨头脱出。幼儿的桡骨头发育尚未完全,桡骨环状韧带较宽松,在肘关节伸直位猛力牵拉前臂时,有可能发生桡骨头半脱位。

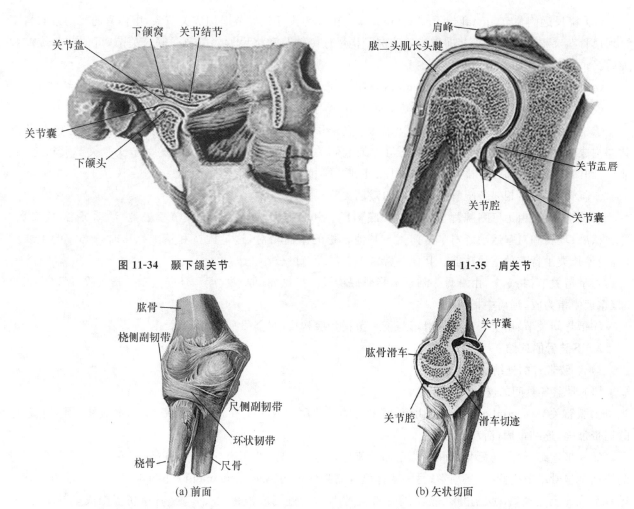

图 11-34　颞下颌关节

图 11-35　肩关节

(a) 前面

(b) 矢状切面

图 11-36　肘关节

肘关节可做屈、伸运动。当肘关节伸直时，肱骨内、外上髁与尺骨鹰嘴三点位于一条直线上，当关节屈至 90°时，这三点的连线组成一等腰三角形。肘关节脱位时，三点的位置关系便发生改变。

前臂的桡骨与尺骨借桡尺近侧关节、前臂骨间膜（图 11-37）和桡尺远侧关节相连。桡尺近侧关节在结构上属于肘关节的一部分。

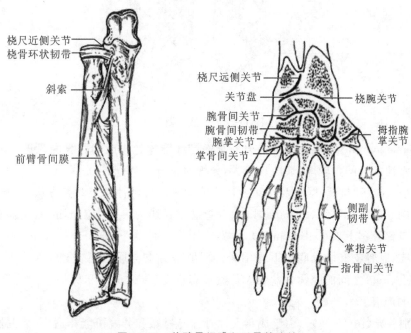

图 11-37　前臂骨间膜和手骨的连结

（3）桡尺远侧关节（distal radioulnar joints）　由尺骨头环状关节面构成关节头，由桡骨的尺切迹和自下缘到尺骨茎突根部的关节盘共同构成关节窝。桡尺近侧关节和桡尺远侧关节是联合关节，可使前臂旋前和旋后。

（4）前臂骨间膜（interosseous membrane of forearm）　连于桡、尺骨的骨间缘之间的坚韧的纤维膜。

（5）手骨的连结　包括桡腕关节、腕骨间关节、腕掌关节、掌指关节和指骨间关节（图11-37）。

①桡腕关节（radiocarpal joints）：又称腕关节（wrist joints），由桡骨的腕关节面与尺骨头下方的关节盘共同构成的关节窝，与手舟骨、月骨和三角骨的近侧关节面共同组成桡腕关节的关节头。关节囊松弛，其前、后和两侧有韧带加强。桡腕关节可做屈、伸、收、展和环转运动。

②腕骨间关节：相邻各腕骨之间构成的微动关节。

③腕掌关节：由远侧列腕骨与5块掌骨底构成。其中拇指腕掌关节的关节囊松弛，运动灵活，能做屈、伸、收、展、环转和对掌运动。对掌即拇指与其他各指的掌面相对，这是握持和精细操作时所必需的主要动作，是灵长类手特有的重要功能。其他各腕掌关节活动范围较小。

④掌指关节：共5个，由掌骨头与近节指骨底构成。可做屈、伸、收、展和环转运动。指的收、展以中指为准，靠近中指为收，远离中指为展。

⑤指骨间关节：由上一节指骨滑车与下一节指骨底构成，只能做屈、伸运动。

2. 下肢骨的连结

1）下肢带骨的连结

（1）骨盆各骨间的连结

①骶髂关节（sacroiliac joints）：由骶、髂两骨的耳状面构成。关节面对合紧密，关节囊紧张，周围有强厚的韧带加强，连结牢固，活动性甚微。

②韧带连结：髋骨与骶骨之间有两条韧带相连，一条称骶结节韧带（sacrotuberous ligament），从骶、尾骨侧缘连至坐骨结节内侧缘，呈扇形；另一条称骶棘韧带（sacrospinous ligament），位于骶结节韧带前方，从骶、尾骨侧缘连至坐骨棘，呈三角形。这两条韧带与坐骨大切迹围成坐骨大孔，与坐骨小切迹围成坐骨小孔，孔内有血管和神经通过（图11-38）。

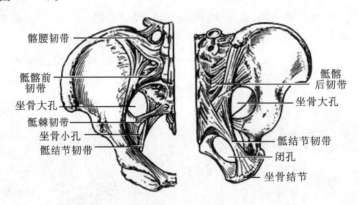

图11-38　骨盆的韧带

③耻骨联合（pubic symphysis）：由两侧耻骨联合面借纤维软骨构成的耻骨间盘连结而成。耻骨间盘内有一矢状位裂隙。女性耻骨间盘较厚，裂隙也较大，分娩时稍分离，有利于胎儿娩出。

（2）骨盆　由左、右髋骨与骶、尾骨及其间的骨连结构成。从骶骨岬经两侧弓状线、耻骨梳、耻骨结节至耻骨联合上缘形成的环形线称界线（terminal line）。骨盆以界线为界分为上部的大骨盆和下部的小骨盆两部分。小骨盆的上口称骨盆上口（pelvic inlet），由界线围成。骨盆下口（pelvic outlet）由尾骨尖、骶结节韧带、坐骨结节、坐骨支、耻骨支和耻骨联合下缘围成。两侧坐骨支与耻骨下支连成耻骨弓，它们之间的夹角称耻骨下角。骨盆上、下口之间的腔称骨盆腔。骨盆具有承受、传递重力和保护盆内器官的作用。在女性，骨盆还是胎儿娩出的产道。

（3）骨盆的性别差异（图11-39）　由于成年女性骨盆与妊娠和分娩机能相适应，故两性在形态上差别显著（表11-1）。

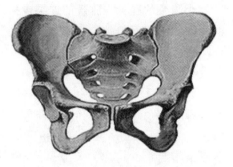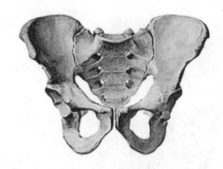

(a) 女性骨盆　　　　　　　　　(b) 男性骨盆

图 11-39　骨盆

表 11-1　男女骨盆的主要区别

项　目	女　性	男　性
骨盆形状	宽而短	窄而长
骨盆上口	椭圆形	心形
骨盆下口	宽大	狭小
骨盆腔	圆桶形	漏斗形
耻骨下角	$90°\sim100°$	$70°\sim75°$

2）自由下肢骨的连结

（1）髋关节（hip joint）　由髋臼与股骨头构成（图 11-40）。髋臼深,周缘附有髋臼唇。髋臼切迹被髋臼横韧带封闭。关节囊厚而坚韧。股骨颈的前面全部包在囊内,后面仅内侧 2/3 包在囊内,外侧 1/3 露于囊外,故股骨颈骨折有囊内、囊外骨折之分。关节囊周围有韧带加强,其中以前方的髂股韧带最为强厚,它起自髂前下棘,止于转子间线,可加强关节囊前部,并限制髋关节过伸,对维持人体直立姿势有很大作用。关节囊内有股骨头韧带,它连于股骨头凹与髋臼横韧带之间,内含营养股骨头的血管。髋关节可做屈、伸、收、展、旋内、旋外和环转运动,其运动幅度远不及肩关节,但具有较大的稳固性,以适应下肢负重行走功能的需要。

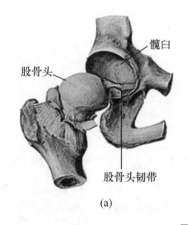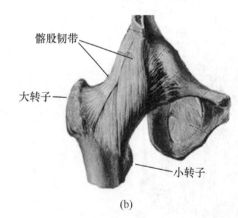

(a)　　　　　　　　　(b)

图 11-40　髋关节

（2）膝关节（knee joint）　由股骨下端、胫骨上端和髌骨构成,是人体最大最复杂的关节（图 11-41）。髌骨与股骨的髌面相对,股骨内、外侧髁分别与胫骨内、外侧髁相对。膝关节囊薄而松弛,其前方有股四头肌腱及由其延续而成的厚而强韧的髌韧带。关节囊的外侧有腓侧副韧带,内侧有胫侧副韧带。关节囊内有前交叉韧带、后交叉韧带,可防止胫骨向前、后移位。在股骨与胫骨的关节面之间垫有两块半月形的纤维软骨板,分别称内侧半月板和外侧半月板。内侧半月板较大,呈"C"形;外侧半月板较小,呈"O"形。半月板外缘厚,与关节囊紧密相连,内缘薄而游离。半月板下面平坦,上面凹陷,分别与胫骨、股骨的关节面相适应,增强了关节的稳固性,还可起缓冲作用。膝关节的运动主要是屈、伸,在半屈位时,还可做小幅度的旋内、旋外运动。

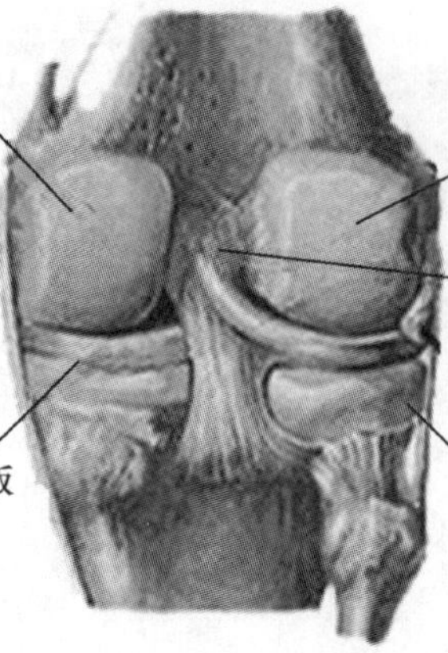

图 11-41　膝关节

小腿骨的胫骨与腓骨的连结包括三部分：上端由胫骨的腓关节面与腓骨头构成胫腓关节；两骨干之间借小腿骨间膜相连；下端借韧带相连。胫腓骨之间活动度甚小。

(3) 足骨的连结　包括距小腿关节、跗骨间关节、跗跖关节、跖趾关节和趾骨间关节(图 11-42)。

①距小腿关节：又称踝关节(ankle joint)，由胫、腓骨下端与距骨构成。关节囊前、后部松弛，两侧有韧带加强。内侧韧带较强厚。外侧韧带较薄弱，足过度内翻容易引起外侧韧带扭伤。距小腿关节能做背屈(伸)和跖屈(伸)运动。足尖上抬，足背向小腿前面靠拢称背屈，反之称跖屈。跖屈时还可做轻度的侧方运动，此时关节不够稳固。踝关节扭伤多发生在跖屈状态下。

②跗骨间关节：为各跗骨之间的关节，其中较重要的是距跟关节、距跟舟关节和跟骰关节。前两个关节联合运动可使足内翻或外翻。足内侧缘提起，足底转向内侧称内翻，反之，称外翻。足内、外翻常与踝关节的跖屈、背屈协同运动，内翻常伴以跖屈。外翻常伴以背屈。距跟舟关节与跟骰关节合称跗横关节，其关节线呈横位的"S"形。临床上常沿此线做足的离断手术。

③跗跖关节：由 3 块楔骨和骰骨与 5 个跖骨底构成，属微动关节。

④跖趾关节：由跖骨头与近节趾骨底构成，可做轻微屈、伸、收、展运动。

⑤趾骨间关节：同指骨间关节，只能做屈、伸运动。

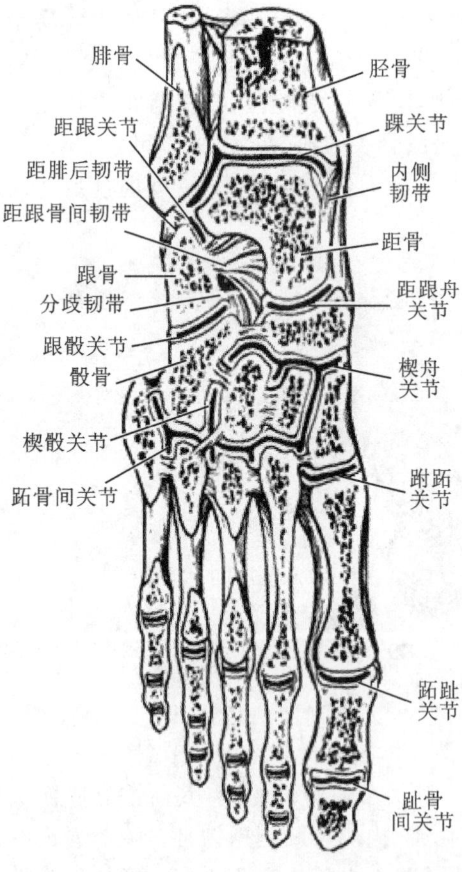

图 11-42　足关节

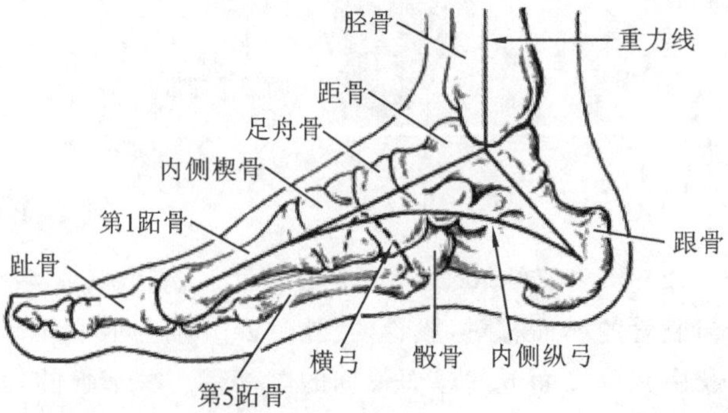

图 11-43　足弓

足弓(图 11-43)是跗骨和跖骨借其连结形成凸向上的弓，可分为前后方向的内、外侧纵弓和内、外侧方向的横弓。站立时，足仅以跟骨结节及第 1、5 跖骨头三点着地，如同"三脚架"，保证站立稳定。足弓增加了足的弹性，有利于行走和跳跃，并能缓冲震荡。足弓可保护足底血管、神经免受压迫。足弓的维持除靠各骨的连结之外，足底韧带、肌和肌腱的牵拉也起重要作用。如果这些韧带、肌和肌腱发育不良或损伤，便可造成足弓塌陷、足底平坦、压迫足底神经和血管,导致扁平足。

双足行走是人类的特征,人类从婴儿经历漫长而艰难的站立期,经历多次的跌倒成长过程再至行走期。行走意味着从不稳定的双足站立状态到动态的甚至更不稳定的有向前跌倒特点的姿势,直到最后一刻跌倒的可能被终止。

人类站立、行走时躯干直立,膝关节近乎直立,全脚掌着地。站立不动时,地面对两足的作用力同身体重力相等,方向相反。重力作用的重心位于髋关节的稍上方,而对地面的压力中心位于其正下方。当轻松而舒适地站立时,压力中心在两脚背中间,用两足保持平衡。正常站立时,膝关节以上身体的重量作用于膝关节轴的稍前方,所产生的力矩由防止过伸的韧带张力被动地抵消。

单腿站立或步行时,上半身重力对髋关节产生的力矩,由外展肌来抵消。行走时,呈单足及双足支持相交替状态。

三、骨骼肌(muscles)

肌主要由肌组织组成。肌主要有三种物理特性,即收缩、伸展、弹性。骨骼肌在静息时,因神经反射作用,处于轻微的收缩状态,即保持一定的紧张度。肌通过收缩与舒张实现其工作,其工作方式有两种:①静力工作,通过少量肌束轮流收缩,保持一定的肌张力,以维持身体的平衡或某种姿势,如站立、蹲下等;②动力工作,使整个身体或某一部分产生运动,如行走、跳跃、伸手取物等。

骨骼肌跨过1个或多个关节,附着在2块或2块以上的骨面上,在神经系统支配下,骨骼肌收缩,牵拉骨骼,产生各种运动。运动系统的肌均属骨骼肌,骨骼肌具有收缩的特性,是运动系统的动力部分,在神经系统的支配下可随人的意志而收缩,所以又称随意肌,接受躯体神经支配,产生收缩和舒张,完成各种躯体运动。

骨骼肌数量多,分布广泛,有640余块,约占体重的40%。每块肌都有一定的形态、结构、位置和辅助装置,有丰富的血管、淋巴管分布,并有一定的神经支配,执行一定的功能,所以每块肌都可视为1个器官。

(一)概述

1. 肌的构造、功能机制和分类

1)肌的形态构造

每块骨骼肌都由肌腹和肌腱构成。肉眼下,肌腹(muscle belly)由肌纤维构成,柔软而色红,具有收缩和舒张能力。肌腱(tendon)由胶原纤维束构成,坚韧而色白,无收缩能力,附着于骨。长肌的肌腹呈长梭形,位于中部,腱呈细索状位于两端。扁肌的肌腹和肌腱均呈薄片状,其肌腱称腱膜(aponeurosis)。

肌组织由有收缩能力的肌细胞组成。肌细胞的收缩活动构成了人体各种形式的运动,如四肢运动、胃肠蠕动、心脏搏动等。肌细胞细长呈纤维状,所以又称肌纤维。肌纤维的细胞膜称肌膜,细胞质称肌浆。在肌纤维间有神经、血管和少量结缔组织分布。根据肌细胞的形态结构、存在的部位和功能特点,可将肌组织分为骨骼肌、心肌和平滑肌三种。

骨骼肌的基本组成成分是骨骼肌纤维。骨骼肌借肌腱附着在骨骼上。致密结缔组织包裹在整块肌肉外面形成肌外膜,肌外膜的结缔组织伸入肌内,分隔包裹形成肌束。包裹肌束的结缔组织称为肌束膜,分布在每条肌纤维外面的薄层疏松结缔组织称肌内膜。

光镜下骨骼肌纤维为细长圆柱形细胞。长1~30 mm,直径10~100 μm,有多个椭圆形细胞核位于周边靠近肌膜处,肌浆中含有丰富的与肌纤维长轴平行的肌原纤维和肌管系统,在肌原纤维之间还有大量的线粒体、糖原颗粒及少量脂肪滴等。肌原纤维很细,直径1~2 μm,其长轴与肌纤维的长轴一致,一条肌纤维中含数百到数千条肌原纤维。每条肌原纤维上都有明暗相间的带称明带和暗带。明带又称I带,暗带又称A带。因每条肌原纤维的I带和A带都准确排列在同一水平面上,故构成了骨骼肌纤维的周期性横纹。暗带中央有一浅色带,称H带,H带中央有一条深色的M线。明带中央有一条深色线,称Z线。相邻两条Z线之间的一段肌原纤维称为肌小节(图11-44),由1/2 I带+A带+1/2 I带构成,是肌原纤维结构和功能的基本单位,长2~2.5 μm。

电镜下,肌原纤维由许多条粗、细肌丝有规律地平行排列组成。粗肌丝长约1.5 μm,直径约15 nm,位于A带中,两端游离,中央固定在M线上。粗肌丝主要由肌球蛋白分子组成。肌球蛋白分子有头部和杆部,头部具有ATP酶活性。M线可能是对粗肌丝起固定作用的某种结构。细肌丝长约1 μm,直径约5 nm,

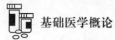

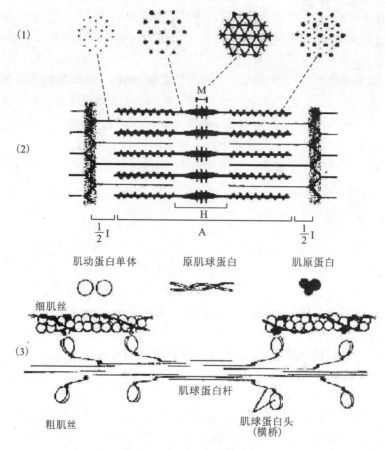

图 11-44 骨骼肌纤维模式图

一端固定于 Z 线,另一端伸向 Z 线两侧的明带和暗带,游离于粗肌丝之间,和粗肌丝处于交错和重叠的状态。一个肌节两端的细肌丝游离端之间的距离是 H 带。明带长度的增减使 H 带也相应地增减。细肌丝由肌动蛋白单体、原肌球蛋白和肌钙蛋白构成。目前认为,当骨骼肌纤维收缩时,肌球蛋白分子头部与肌动蛋白接触,使得粗肌丝带动细肌丝向 M 线滑动,I 带缩短,H 带缩短或消失,肌节缩短,肌纤维收缩。

  肌管系统是与肌纤维的收缩功能密切相关的另一重要结构。它由凹入肌细胞内的肌膜(即肌细胞膜)和肌质网(又称肌浆网,即肌细胞内的滑面内质网)组成。肌膜凹入肌细胞内部,形成小管,开口于肌细胞表面,穿行于肌原纤维之间,其走行方向和肌原纤维相垂直,称横小管。横小管互相吻合,与细胞外液相通,可迅速传递肌膜的兴奋到肌纤维内部。肌原纤维周围还包绕有另一组肌管系统,即肌质网,它们和肌原纤维平行,故称纵小管。纵小管互相沟通,在靠近横小管处管腔膨大并互相连接形成终池。终池内含有大量的钙离子(Ca^{2+})。每条横小管和其两侧的终池共同构成三联体。肌质网膜上有丰富的钙泵和钙通道,钙泵能逆浓度差把肌浆中的 Ca^{2+} 泵入肌浆网内储存起来。当兴奋传到肌浆网时,钙通道打开,肌浆网中的大量 Ca^{2+} 释放入肌浆触发肌纤维收缩。

  2)骨骼肌的肌肉收缩功能

  (1)肌肉收缩的兴奋变化

  ①等张收缩与等长收缩:肌肉收缩时可发生长度和张力的变化。如果将肌肉的一端固定,另一端连到一个可以自由运动的杠杆上,当受到刺激时,肌肉迅速收缩变短,但张力不变,称为等张收缩。如果把肌肉的两端都牢牢固定,当受到刺激时,肌肉不能缩短,仅表现张力变化,称为等长收缩。在人体肌肉运动中,两种收缩都有。肢体的自由屈伸,主要是等张收缩。用力握拳或试图举起力所不能及的重物时,主要是等长收缩。一般的躯体运动都不是单纯的某一种收缩,而是两种收缩不同程度的复合。

  ②单收缩与强直收缩:当肌肉接受单个刺激时,发生一次迅速地收缩,称为单收缩。无论等张收缩还是等长收缩,一个单收缩的全程均可分为三个不同的时期:从施加刺激到肌肉开始收缩的一段时期称为潜伏期,从肌肉开始收缩到收缩到最高峰时期称为收缩期,从收缩到最高峰到恢复原状的时期称为舒张期。用一连串频率很低的单个刺激作用于肌肉,可产生一连串各自分离的单收缩。在刺激频率较低时,每一个新

的刺激到来前,由前一次刺激引起的单收缩过程已经结束,于是每次刺激都引起一次独立的单收缩;当刺激频率增加时,后一次刺激有可能在前一次收缩的舒张期结束前即到达肌肉,于是在舒张期发生了收缩的复合,肌肉表现为不完全强直收缩。若再增加刺激频率,那么肌肉就有可能在前一次的收缩期结束前开始新的收缩,于是肌肉在收缩期发生了收缩的复合,表现为完全强直收缩。人的随意活动都是由不同程度的强直收缩所构成的。

(2)骨骼肌的兴奋-收缩耦联 目前解释骨骼肌收缩机制的肌丝滑动学说已被大家所公认。肌丝滑动示意图见图11-45。这个学说认为在收缩时,由 Z 线发出的细肌丝向 A 带中央滑动,结果相邻的各 Z 线互相靠近,肌节的长度变短,从而导致整条肌纤维和整块肌肉缩短。表现为,肌肉收缩时 A 带长度不变,只有 I 带缩短,同时可见 H 带相应变窄。

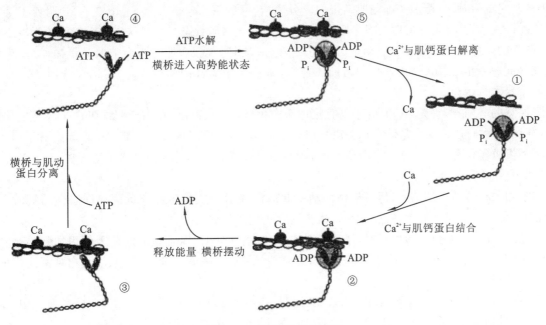

图 11-45 肌丝滑行示意图

在完整机体内,肌肉的收缩是由运动神经以冲动形式传来的刺激引起的。神经冲动经神经肌肉接点传至肌膜,引起肌细胞兴奋,继而触发横桥运动,产生肌肉收缩,收缩肌肉又必须舒张才能进行下一次收缩。因此,从肌细胞兴奋开始,肌肉收缩的过程应包括以下三个互相衔接的环节。

①兴奋-收缩耦联:肌细胞兴奋触发肌肉收缩的过程。因为肌细胞的兴奋过程是以肌细胞膜的电变化为特征的,而收缩过程则以肌丝滑行为基础,它们有着不同的生理机制,兴奋-收缩耦联就是将上述两个过程联系起来的中介过程。在脊椎动物的骨骼肌上,运动轴突末梢的动作电位引起神经递质乙酰胆碱的释放,这又引起肌肉终板上产生突触后电位,即终板电位。终板电位又相继引起肌纤维膜上全或无的肌肉动作电位。动作电位从终板两端传播开,使整个肌纤维膜兴奋。在动作电位达到顶点之后几毫秒肌纤维产生全或无的收缩。肌膜上的动作电位触发肌纤维收缩的一系列过程叫做兴奋-收缩耦联。

目前认为兴奋-收缩耦联至少包括三个步骤:动作电位通过横管系统传向肌纤维深处;三联体结构传递信息;肌浆网对 Ca^{2+} 的释放和再聚积。当肌细胞兴奋时,动作电位沿横管系统进入三联管,横管膜去极化并将信息传递给纵管系统,使相邻的终池膜对 Ca^{2+} 的通透性增大,钙从储存的终池内大量释放出来,并扩散到肌浆中,使肌浆钙的浓度迅速升高(由安静时 10^{-7} mol/L,在很短时间内升高到 10^{-5} mol/L,约增大了 100 倍),随后触发肌肉收缩。Ca^{2+} 被认为是兴奋-收缩耦联的媒介物。

②横桥运动引起肌丝滑行:安静时肌肉已具备收缩的条件,肌肉之所以不产生收缩,是因为存在于横桥和肌动蛋白之间的原肌球蛋白分子将肌动蛋白上能与横桥结合的位点掩盖了起来,形成所谓肌肉收缩的抑制因素,而触发该抑制因素的解除。由此,一般认为肌肉收缩的基本过程是,当肌浆 Ca^{2+} 的浓度升高时,细肌丝上对 Ca^{2+} 有亲和力的肌钙蛋白结合足够的 Ca^{2+},引起自身分子构型发生变化,这种变化又传递给原肌球蛋白分子,使后者构型亦发生变化,其结果是,原肌球蛋白分子的双螺旋体从肌动蛋白双螺旋结构的沟缘滑到沟底,抑制因素被解除,肌动蛋白上能与横桥结合的位点暴露出来。横桥与肌动蛋白结合形成肌动球蛋白,后者激活横桥上 ATP 酶的活性,在 Mg^{2+} 参与下,结合在横桥上的 ATP 分解释放能量,横桥获能向粗

肌丝中心方向倾斜摆动,牵引细肌丝向粗肌丝中央滑行。当横桥角度发生变化时,横桥上与 ATP 结合的位点被暴露,新的 ATP 与横桥结合,横桥与肌动蛋白解脱,并恢复到原来垂直的位置。紧接着横桥又开始与下一个肌动蛋白的位点结合,重复上述过程,牵引细肌丝向粗肌丝中央滑行。只要肌浆中 Ca^{2+} 浓度不下降,横桥的运动就不断进行下去,将细肌丝逐步拖向粗肌丝中央,肌节缩短,肌肉缩短。

横桥活动的详细情况还未确定,现将目前已了解的总结如下:第一,肌球蛋白的横桥头部一系列位点的第一个首先附着于肌动蛋白丝相应的位点上,接着第二个、第三个……位点附着于肌动蛋白丝其他相应的位点上,每一个位点都比前一个位点有更强的肌球蛋白-肌动蛋白结合力。第二,这种结合产生肌球蛋白头部的转动,牵伸肌球蛋白头部与粗肌丝之间的横桥连接。横桥连接的弹性使头部步进式转动不致产生大的突然张力。第三,横桥连接中的张力传递给肌球蛋白丝,产生滑行运动,由牵伸横桥连接引起张力消失。第四,头部转动完成后,肌球蛋白头部与肌动蛋白丝分离,转回到舒张时的位置。Mg^{2+}-ATP 附着于头部酶位点水解。ATP 水解引起肌球蛋白头部构象变化,使头部处于储能状态。当肌球蛋白头部再次附着于肌动蛋白丝时,储存的能量用于头部顶着肌动蛋白转动,产生主动滑行。接着肌球蛋白与肌动蛋白丝分离,沿着肌动蛋白丝再前进一步重复这个周期性的活动。这样,肌小节中无数的横桥附着、转动和分离活动一小步一小步地产生着滑行运动。

值得注意的有两点,首先,ATP 并不是直接用于产生横桥力,而是先附着于肌球蛋白头部使之与肌动蛋白丝分离,ATP 水解产生的能量储存于分离的肌球蛋白头部,然后肌球蛋白头部才能重新附着于肌动蛋白,利用这些能量重复这种周期性活动。其次,横桥附着活动要求细胞内游离的钙离子浓度在 10^{-7} mol/L 以上才能进行。

肌肉收缩是横桥活动的结果,但是横桥活动引起肌肉缩短只能发生在外负荷允许肌肉缩短时(等张收缩)。如果外负荷阻碍肌肉缩短(等长收缩),横桥活动仍然产生张力。

③收缩肌肉的舒张:当刺激中止时,终池膜对 Ca^{2+} 通透性降低,纵管膜上的钙泵作用加强,不断将肌浆中的 Ca^{2+} 回收进入终池,肌浆 Ca^{2+} 浓度下降,Ca^{2+} 从肌钙蛋白上解离下来,使原肌凝蛋白恢复原来的构象,引起肌纤维的舒张。

3) 肌的分类 按肌的形态不同可分为长肌、短肌、扁肌和轮匝肌四种(图 11-46)。①长肌:呈长带状,收缩可产生较大幅度的运动,多分布于四肢。②短肌:短小,有明显的节段性,收缩时运动幅度较小,多见于躯干深层。③扁肌:呈扁薄宽阔的片状,多见于胸、腹壁,有运动和保护内脏的作用。④轮匝肌:呈环状,位于孔、裂周围,收缩时可关闭孔裂。

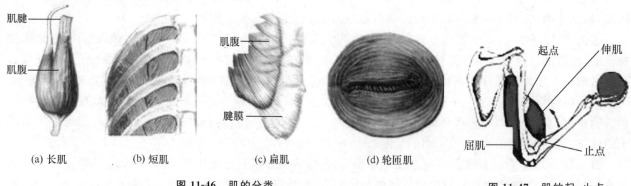

图 11-46 肌的分类　　　　　　　　　　　　　　　图 11-47 肌的起、止点

2. 肌的起止点和作用　肌以两端附着于 2 块或 2 块以上的骨上,通常越过 1 个或几个关节(图 11-47)。肌收缩时,一骨位置相对固定,另一骨相对移动。肌在固定骨上的附着点称起点或定点,在移动骨上的附着点称止点或动点。一般来说,靠近身体正中面或四肢近端的附着点为起点,反之为止点。但定点和动点是相对的,一定条件下可以转化。骨骼肌通过收缩和舒张牵引骨产生运动作用,这种作用有两种形式:一是动力作用,通过舒、缩产生动作,如伸手、弯腰、行走、跑、跳等;另一种是静力作用,通过肌内少量肌纤维轮流收缩,保持肌的一定张力,维持身体的某一姿势或平衡,如站、蹲的保持等。

3. 肌的配布　肌配布的多少,与关节的运动轴相一致。单轴关节有 2 个肌群,如肘关节,前方有屈肌,后方有伸肌。双轴关节有 4 个肌群,如桡腕关节,既有屈肌和伸肌,又有内收肌和外展肌。多轴关节有 6 个肌群,如肩、髋关节,配有屈、伸、收、展、旋内、旋外 6 个肌群。每 2 个群作用完全相反的肌称拮抗肌。1 个肌群中作用相同的肌称协同肌。

4. 肌的命名 肌的命名是根据它们的某一或某些特征命名的。依据形态命名,如三角肌;依据构造命名,如半腱肌;依据功能命名,如屈肌、伸肌;依据位置命名,如肋间肌;依据肌束方向命名,如横肌、直肌;依据组成命名,如二头肌、三头肌;依据起止点命名,如胸锁乳突肌。体内多数肌是综合上述几个方面的特征命名的,如肱三头肌、腹内斜肌等。了解肌的命名原则有助于学习和记忆。

5. 肌的辅助结构 肌的辅助结构包括筋膜、滑膜囊和腱鞘。具有保护和协助肌活动的作用。

筋膜(fascia)遍布全身,分浅筋膜和深筋膜两种(图11-48)。①浅筋膜(superficial fascia):位于皮下,又称皮下筋膜。由疏松结缔组织构成,含有脂肪、浅静脉、神经及浅表淋巴结、淋巴管等。对人体具有保护和保温作用,薄厚因性别、个体、部位、营养不同而异。皮下注射即是将药物注入此层。②深筋膜(deep fascia):位于浅筋膜深面,又称固有筋膜,由致密结缔组织构成,包被肌、肌群及血管、神经等。在四肢,伸入肌群间附着于骨上,形成肌间隔,可减少运动时的摩擦。在某些部位,包绕血管、神经形成血管神经鞘。

滑膜囊(synovial bursa)为密闭的结缔组织囊,形扁壁薄,多存在于腱与骨面接触处,内含滑液,可减少骨和肌腱之间的摩擦。

腱鞘(tendinous sheath)为包围在手、足长肌腱表面的鞘囊,分纤维层和滑膜层两部分(图11-49)。外部是深筋膜增厚形成的纤维层。内部为双层套管状的滑膜层,一层紧贴在纤维层内面,另一层包被在肌腱的表面,两层之间含少量的滑液,使肌腱在鞘内能自由滑动。腱滑膜层从骨面移行到肌腱的部分称腱系膜,供应腱的血管、神经由此通过。

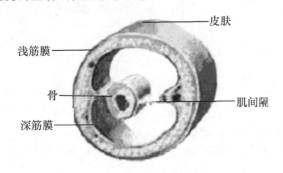

图11-48 筋膜及其组成结构

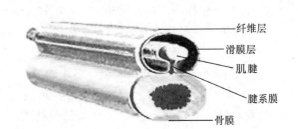

图11-49 腱鞘示意图

(二)头肌

头肌包括面肌和咀嚼肌两部分。

面肌(facial muscles):起自颅骨,止于面部皮肤,主要分布于面部口、眼、鼻等孔裂周围,有环形肌和辐射肌两种,收缩时闭合或开大孔裂,同时牵动面部皮肤显示出喜、怒、哀、乐等各种表情,故面肌又称表情肌。

面肌主要有枕额肌、眼轮匝肌和口轮匝肌(图11-50)。人类的面肌较其他动物发达,这与人类大脑皮质的高度发育、思维和语言活动有关。

枕额肌(occipitofrontalis):是位于颅盖中线两侧的阔肌,有额腹和枕腹两个肌腹,分别位于额部、枕部皮下,两肌腹间由帽状腱膜相连接。额腹收缩提睑扬眉,形成额纹,枕腹收缩后拉帽状腱膜。

眼轮匝肌(orbicularis oculi):位于睑裂周围,收缩使睑裂闭合。

口轮匝肌(orbicularis oculi):环绕口裂周围的环形肌,收缩时关闭口裂。

咀嚼肌包括咬肌、颞肌、翼内肌和翼外肌,为运动下颌关节的肌。

咬肌(masseter)(图11-51):起自颧弓,止于下颌骨的咬肌粗隆。

颞肌(temporalis)(图11-51):呈扇形,起于颞窝,向下会聚,经颧弓深面,止于下颌骨的冠突。两肌收缩均可上提下颌骨,使牙咬合。

翼内肌(medial pterygoid)(图11-52):起于翼突窝和下颌结节,行向后外下,止于下颌窝内侧面的翼内肌粗隆。

翼外肌(lateral pterygoid)(图11-52):起于蝶骨大翼的颞下面和翼突的外侧板,行向后下止于下颌颈和下颌关节囊。

(三)颈肌

颈肌可依其所在位置分为颈浅肌、颈前肌和颈深肌3群。

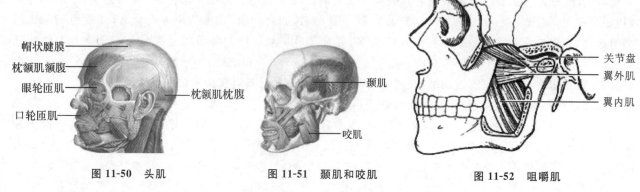

图 11-50 头肌　　　　　图 11-51 颞肌和咬肌　　　　　图 11-52 咀嚼肌

1. 颈浅肌

（1）颈阔肌（platysma）　位于颈部浅筋膜中，为一薄而宽阔皮肌，起自胸大肌和三角肌表面的筋膜，向上止于口角。作用：拉口角向下，并使颈部皮肤出现皱褶。

（2）胸锁乳突肌（sternocleidomastoid）（图 11-53）　为颈浅群肌，位于颈部两侧。起自胸骨柄、锁骨内侧端，二头合并向后上方行走，止于颞骨乳突。一侧收缩，头偏向同侧，脸转向对侧；两侧同时收缩头后仰。

2. 颈前肌

（1）舌骨上肌群（suprahyoid muscles）（图 11-54）　位于舌骨与下颌骨、颅底之间，收缩时上提舌骨，协助吞咽；下拉下颌骨，协助张口。

（2）舌骨下肌群（infrahyoid muscles）（图 11-54）　位于舌骨下方正中线两侧。收缩时可下拉舌骨和喉。

3. 颈深肌　颈深肌可分为内、外侧两群。

（1）外侧群　位于脊柱颈段的两侧，有前斜角肌（scalenus anterior）、中斜角肌（scalenus medius）和后斜角肌（scalenus posterior）（图 11-55）。各肌均起自颈椎横突，其中前、中斜角肌止于第 1 肋，后斜角肌止于第 2 肋，前、中斜角肌与第 1 肋之间的空隙为斜角肌间隙，有锁骨下动脉和臂丛通过。作用：一侧肌收缩，使颈侧屈；两侧肌同时收缩可上提第 1、2 肋，助深吸气。如肋骨固定，则可屈颈。

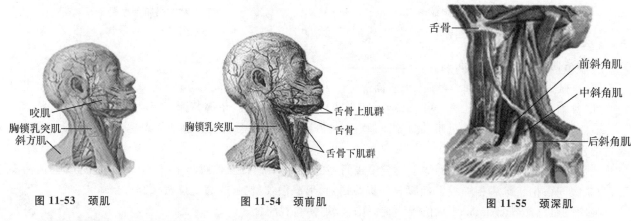

图 11-53 颈肌　　　　　图 11-54 颈前肌　　　　　图 11-55 颈深肌

（2）内侧群　在脊椎颈段的前方，有头长肌和颈长肌等，合称椎前肌。作用：屈头颈。

（四）躯干肌

躯干肌包括背肌、胸肌、膈、腹肌和会阴肌。下面主要介绍 4 种肌群。

1. 背肌　背肌分浅、深两层。浅层主要为阔肌，包括斜方肌、背阔肌、肩胛提肌和菱形肌。深层位于棘突的两侧，分为长肌和短肌。长肌位置较浅，主要有竖脊肌和夹肌。短肌位于深部，呈节段性，能运动相邻的椎骨，并加强椎骨间的连结（图 11-56）。

斜方肌（trapezius）位于项部和背上部浅层，一侧呈三角形，两侧合并为斜方形。起自枕外隆凸、全部胸椎棘突，肌束向外上止于锁骨外侧份、肩峰、肩胛冈。上部、下部肌束收缩，可上提、下降肩胛骨；一侧收缩，使头偏向同侧；两侧收缩，可使头后仰。斜方肌瘫痪可出现"塌肩"。

背阔肌（latissimus dorsi）为全身最大的扁肌，位于背下部，起自第 6 胸椎棘突以下的全部椎骨棘突和髂嵴后部，肌束斜向外上，止于肱骨小结节下方。收缩时可使肩关节内收、旋内和后伸。

　　肩胛提肌(levator scapulae)位于项部两侧、斜方肌的深面,起自上 4 个颈椎的横突,止于肩胛骨的上角。作用:上提肩胛骨。如肩胛骨固定,可使颈向同侧屈曲。

　　菱形肌(rhomboideus)位于斜方肌的深面,为菱形的扁肌,起自第 6、7 颈椎和第 1~4 胸椎的棘突,止于肩胛骨的内侧缘。作用:上提和使肩胛骨向脊柱靠拢。

　　竖脊肌(erector spinae)为背肌中最长、最大的肌(图 11-57),纵列于躯干的背面、脊柱两侧的沟内,居上述 4 块肌的深面。起自骶骨背面和髂嵴的后部,向上分出 3 群肌束,沿途止于椎骨和肋骨,向上达颞骨乳突。作用:使脊柱后伸和仰头,一侧收缩使脊柱侧屈。

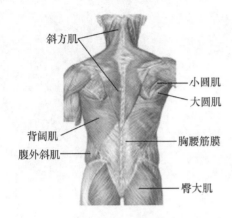

图 11-56　背肌

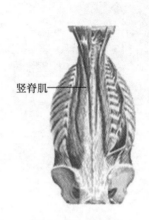

图 11-57　竖脊肌

　　夹肌(splenius)位于斜方肌和菱形肌的深面。起自项韧带下部,第 7 颈椎棘突和上部胸椎,向上外止于颞骨乳突和第 1~3 颈椎横突。作用:一侧肌收缩,使头转向同侧;两侧收缩,头后仰。

　　2. 胸肌　包括胸上肢肌和胸固有肌。

　　1) 胸上肢肌　均起于胸廓前外侧,止于上肢骨的阔肌。包括胸大肌、胸小肌和前锯肌。

　　(1) 胸大肌(pectoralis major)　位于胸壁浅层,起自锁骨、胸骨和 6 个肋软骨,肌束向外上集中,止于肱骨大结节嵴。收缩可使肩关节 内收、旋内、前屈。上肢固定,可上提躯干,并协助吸气(图 11-58)。

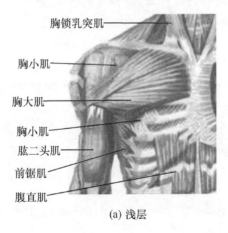

(a) 浅层　　　　　　　　　　　(b) 深层

图 11-58　胸肌

　　(2) 胸小肌(pectoralis minor)　位于胸大肌深面,起自第 3~5 肋,止于肩胛骨喙突。收缩时拉肩胛骨向前下方(图 11-58)。

　　(3) 前锯肌(serratus anterior)　位于胸廓侧壁,起于第 1~8 肋,肌束行向后上方,经肩胛骨前方,止于肩胛骨内侧缘和下角。收缩时拉肩胛骨向前,其下部肌束可使肩胛骨下角外旋,助臂上举(图 11-58)。

　　2) 胸固有肌　位于肋间,包括肋间外肌和肋间内肌(图 11-58)。

　　(1) 肋间外肌(intercostales externi)　位于浅层,起自肋骨下缘,肌束斜向前下,止于下一肋骨上缘。

　　(2) 肋间内肌(inter-costales interni)　位于肋间外肌深面,起自下位肋上缘,肌束斜向前上,止于上一肋骨下缘。肋间肌是呼吸肌,肋间外肌收缩,提肋助吸气,肋间内肌收缩,降肋助呼气。

　　3. 膈　膈(diaphragm)位于胸腹交界处,为一向上膨隆的穹窿状阔肌(图 11-59)。

　　周围部为肌质,起自胸廓下口周缘及腰椎前面,向中央移行为腱膜,称中心腱。膈上有 3 个孔:①在第

12 胸椎前方有主动脉裂孔,孔内有主动脉和胸导管通过;②裂孔的左前方,约平第 10 胸椎水平有食管裂孔,其内有食管和迷走神经通过;③在食管裂孔右前方,约平第 8 胸椎水平的中心腱上有腔静脉孔,其内有下腔静脉通过。

膈是重要的呼吸肌,收缩时,膈顶下降,胸腔容积扩大,以助吸气;舒张时,膈顶上升,胸腔容积缩小,以助呼气。

4. 腹肌 腹肌参与组成腹前壁、外侧壁和后壁,包括前外侧群和后群(图 11-60)。

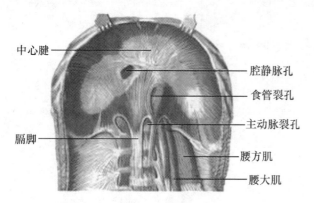

图 11-59 膈

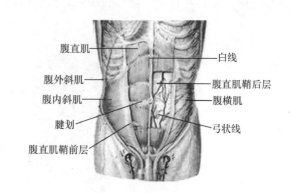

图 11-60 腹前外侧壁

1) 前外侧群

(1) 腹直肌(rectus abdominis) 位于腹白线两侧的腹直肌鞘内,为 1 对长带状肌。起自耻骨嵴,向上止于剑突和第 5~7 肋软骨。腹直肌被 3~4 条横行的腱划分成多个肌腹。

(2) 腹外斜肌(obliquus externus abdominis) 为位于腹前外侧壁浅层的阔肌,起自下位 8 个肋的外面,肌束斜向前下,在腹直肌外侧移行为腱膜,经腹直肌前面,参与形成腹直肌鞘前层,终止于腹正中的白线。腱膜下缘卷曲增厚连于髂前上棘和耻骨结节之间,称腹股沟韧带。在该韧带内侧半上方,腹外斜肌腱膜有 1 个三角形裂口,称腹股沟管浅环。

(3) 腹内斜肌(obliquus internus abdominis) 位于腹外斜肌深面,起自胸腰筋膜、髂嵴、腹股沟韧带外侧半,肌束呈扇形,大部分肌束向前上方,在腹直肌外缘移行为腱膜,并分成前后 2 层包裹腹直肌,参与腹直肌鞘前后层的组成,止于白线。

(4) 腹横肌(transversus abdominis) 位于腹内斜肌深面,起自下 6 个肋骨、胸腰筋膜、髂嵴和腹股沟韧带外侧部,肌束横行至腹直肌外缘处形成腱膜,经过腹直肌后面,参与腹直肌鞘后层的组成,终于白线。

(5) 腹内斜肌和腹横肌下缘游离,呈弓形跨过男性的精索或女性的子宫圆韧带,止于耻骨梳,称为腹股沟镰。在男性腹内斜肌和腹横肌下部发出一些细散的肌束,包绕精索和睾丸,称为提睾肌,收缩时可上提睾丸。贴附于腹横肌和腹直肌鞘腹腔面的深筋膜,称腹横筋膜。腹前外侧群肌形成牢固而有弹性的腹壁,保护和固定腹腔器官。腹肌收缩时可增加腹内压,协助排便、分娩、呕吐和咳嗽等功能;可使脊柱前屈、侧屈和旋转,还可降肋协助呼气。

2) 后群 主要有腰方肌(quadratus lumborum),位于腹后壁腰椎两侧,起自髂嵴,止于第 12 肋,能使脊柱侧屈(图 11-61)。

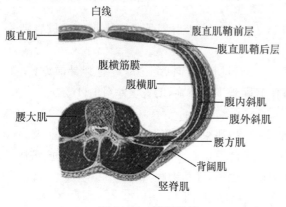

图 11-61 腹直肌鞘

3) 腹肌的肌间结构

(1) 腹直肌鞘(sheath of rectus abdominis) 为包绕腹直肌的膜性鞘,前层由腹外斜肌腱膜和腹内斜肌腱膜的前层构成,后层由腹内斜肌腱膜的后层和腹横肌腱膜构成。但后层在脐下 4~5 cm 处全部移至前层,留下 1 个凹向下的游离缘,称弓状线。此线以下的腹直肌后面直接和腹横筋膜相贴(图 11-61)。

(2) 白线(linea alba) 由两侧腹直肌鞘在腹前正中线上交织而成。白线血管较少,中部有一脐环,是腹壁薄弱处,易发生脐疝。

(3) 腹股沟管(inguinal canal) 位于腹前外侧壁的下

部、腹股沟韧带内侧半的上方，由外上斜向内下，长4～5 cm。为腹前壁3层扁肌之间的1条斜行裂隙，男性的精索或女性的子宫圆韧带由此通过。管的内口称腹股沟管深（腹）环（deep inquinal ring），位于腹股沟韧带中点上方约一横指处，为腹横筋膜向外的突口。管的外口称腹股沟管浅（皮下）环（superficial inquinal ring）。管有4个壁：前壁为腹外斜肌腱膜和腹内斜肌，后壁为腹横筋膜和腹股沟镰，上壁为腹内斜肌和腹横肌的弓状下缘，下壁为腹股沟韧带。腹股沟管是腹壁的薄弱区，为疝的好发部位（图11-62）。

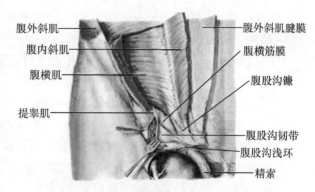

图 11-62 腹股沟管

　　腹股沟三角（inguinal triangle）　由腹壁下动脉、腹直肌外侧缘和腹股沟韧带内侧半所围成的三角形区域。腹股沟直疝即由此三角区突出。腹股沟斜疝则从腹壁下动脉外侧的深环进入腹股沟管。因此，腹壁下动脉可作为手术时鉴别腹股沟斜疝与直疝的标志。

（五）四肢肌

1. 上肢肌　上肢肌包括上肢带肌、臂肌、前臂肌和手肌。

1）上肢带肌　配布在肩关节周围，包括三角肌、冈上肌、冈下肌、大圆肌、小圆肌、肩胛下肌等（图11-63）。它们均可运动肩关节。

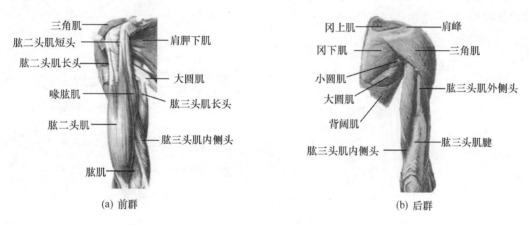

(a) 前群　　　　　　　　　　　(b) 后群

图 11-63 上肢带肌及臂肌

　　（1）三角肌（deltoid）　呈三角形，位于肩部，起自锁骨外侧份、肩峰和肩胛冈，肌束从前、外、后三面包绕肩关节，止于肱骨的三角肌粗隆。收缩时，主要使肩关节外展。前部肌束可使肩关节屈和旋内，后部肌束可使肩关节伸和旋外。三角肌是临床上肌内注射的常用部位。

　　（2）冈上肌（supraspinatus）　位于斜方肌深面，起自肩胛骨和冈上窝，肌束向外经肩峰和喙肩韧带的下方，跨越肩关节，止于肱骨大结节的上部。作用：使上臂外展。

　　（3）冈下肌（infraspinatus）　位于冈下窝内，肌的一部分被三角肌和斜方肌覆盖。起自冈下窝，肌束向外经肩关节后面，止于肱骨大结节的中部。作用：使上臂旋外。

　　（4）小圆肌（teres minor）　位于冈下肌的下方，起自肩胛骨外侧缘背面，止于肱骨大结节的下部。作用：使上臂旋外。

　　（5）大圆肌（teres major）　位于小圆肌的下方，其下缘被背阔肌包绕。起自肩胛骨下角的背面，肌束向上外方，止于肱骨小结节嵴。作用：使上臂内收和旋内。

　　（6）肩胛下肌（subscapularis）　位于肩胛下窝内，肌束向上外经肩关节的前方，止于肱骨小结节。作用：使上臂内收和旋内。

2）臂肌　覆盖肱骨，分前群的屈肌和后群的伸肌（图11-63）。

　　（1）前群　前群包括浅层的肱二头肌和深层的肱肌和喙肱肌。

　　①肱二头肌（biceps brachii）：呈梭形，起端有2个头，长头以长腱起自肩胛骨盂上结节，通过肩关节囊，经结节间沟下降；短头在内侧，起自肩胛骨喙突。两头在臂的下部合并成1个肌腹，并以1个腱止于桡骨粗隆。作用：屈肘关节；当前臂处于旋前位时，能使其旋后。此外，还能协助屈上臂。

②喙肱肌(coracobrachialis)：在肱二头肌短头的后内方,起自肩胛骨喙突,止于肱骨中部的内侧骨面。作用：协助上臂前屈和内收。

③肱肌(brachialis)：位于肱二头肌下半部的深面,起自肱骨下半的前面,止于尺骨粗隆。作用：屈肘关节。

(2) 后群 肱三头肌(riceps brachii)：起端有 3 个头,长头以长腱起自肩胛骨盂下结节,向下行经大、小圆肌之间；外侧头起自肱骨后面桡神经沟的外上方骨面；内侧头起自桡神经沟以下的骨面。向下 3 个头会合以一个坚韧的腱止于尺骨鹰嘴。作用：伸肘关节。长头可使上臂后伸和内收。

3) 前臂肌 包绕尺、桡骨,分前群的屈肌、旋前肌和后群的伸肌、旋后肌。

(1) 前群 共 9 块,分浅、深两层。

浅层有 6 块(图 11-64),即肱桡肌(brachioradialis)、旋前圆肌(pronator teres)、桡侧腕屈肌(flexor carpi radialis)、掌长肌(palmaris longus)和尺侧腕屈肌(flexor carpi ulnaris)、指浅屈肌(flexor digitorum superficialis),除肱桡肌起自肱骨外上髁的上方,止于桡骨茎突,有屈肘作用外,其余均起自肱骨内上髁,以长腱分别止于腕骨、掌骨、指骨。掌长肌屈腕关节,指浅屈肌屈腕、屈掌指关节和近节指间关节,旋前圆肌、桡侧腕屈肌、尺侧腕屈肌作用与名称一致。

深层有 3 块(图 11-64),即拇长屈肌(flexor pollicis longus)、指深屈肌(flexor digitorum profundus)、旋前方肌(pronator quadratus),拇长屈肌、指深屈肌起自桡、尺骨上端前面和骨间膜,分别止于拇指远节指骨及第 2～5 指的远节指骨,两肌除均有屈腕、屈掌指关节外,拇长屈肌还可屈拇指。指长屈肌屈第 2～5 指。旋前方肌起自尺骨,止于桡骨,使前臂旋前。

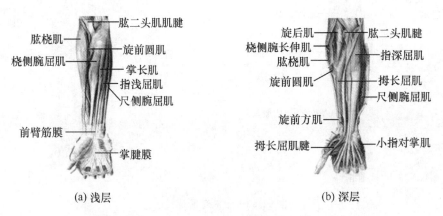

(a) 浅层　　　　　　　　(b) 深层

图 11-64　前臂肌前群

(2) 后群 共有 10 块,分浅、深 2 层。

浅层有 5 块(图 11-65),由桡侧向尺侧,依次为桡侧腕长伸肌(extensor carpi radialis longus)、桡侧腕短伸肌(extensor carpi radialis brevis)、指伸肌(extensor digitorum)、小指伸肌(extensor digiti minimi)和尺侧腕伸肌(extensor carpi ulnaris)。它们共同起自肱骨外上髁,伸腕的 3 块肌止于掌骨,指伸肌向下移行为 4 条长腱,分别到达第 2～5 指的中、远节指骨。小指伸肌达小指。各肌的作用与名称一致。

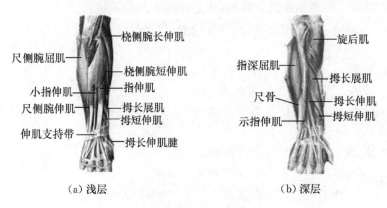

(a) 浅层　　　　　　　　(b) 深层

图 11-65　前臂肌后群

深层也有 5 块(图 11-65),由桡侧到尺侧依次为旋后肌(supinator)、拇长展肌(abductor)、拇短伸肌(extensor pollicis brevis)、拇长伸肌(extensor pollicis longus)和示指伸肌(extensor indicis)。除旋后肌起自肱骨外上髁、止于桡骨前面外,其余各肌都起自尺、桡骨背面,分别止于拇指和食指。各肌的作用与名称一致。

4)手肌 全部位于手的掌侧面,主要是运动手指,分内侧、外侧和中间 3 群(图 11-66)。

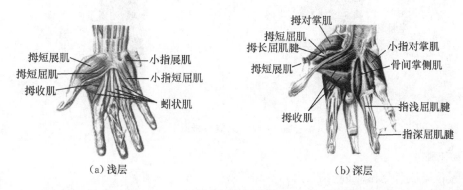

(a)浅层   (b)深层

图 11-66 手肌

(1)外侧群 较为发达,在手掌拇指侧形成隆起,称大鱼际(thenar)。共 4 块肌:拇短展肌、拇短屈肌、拇对掌肌、拇收肌。作用与名称一致。

(2)内侧群 在手掌小指侧,形成小鱼际(hypothenar),共 3 块肌:小指短屈肌、小指展肌、小指对掌肌。作用与名称一致。

(3)中间群 位于掌心,共 11 块:4 块蚓状肌屈掌指关节,伸指间关节;3 块骨间掌侧肌使手指内收(向中指靠拢);4 块骨间背侧肌使手指外展(远离中指)。位于掌心和掌骨之间,有屈掌指关节、伸指骨间关节和使手指内收、外展的作用。

2. 下肢肌 下肢肌包括髋肌、大腿肌、小腿肌和足肌。下肢肌比上肢肌粗壮强大,这与维持直立姿势、支持体重和直立行走有关。

1)髋肌 分布于髋关节周围,主要是运动髋关节。分前、后两群。

(1)前群 主要是髂腰肌(iliopsoas),它由腰大肌和髂肌结合而成(图 11-67)。腰大肌(psoas major)起于腰椎体侧面和横突,髂肌(iliacus)呈扇形起于髂窝,两肌会合,向下经腹股沟韧带深面进入股部止于股骨小转子。此肌可使髋关节前屈、旋外;下肢固定,可前屈躯干。

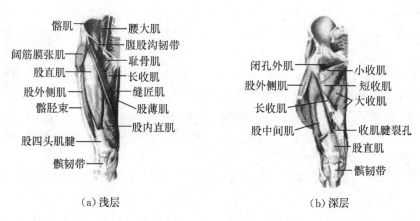

(a)浅层   (b)深层

图 11-67 大腿肌前群、内侧群

(2)后群 包括臀大肌、臀中肌、臀小肌和梨状肌(图 11-68)。

①臀大肌(gluteus maximus):起自髂骨翼外面和骶骨后面,斜向下外,止于股骨的臀肌粗隆。臀大肌宽厚,和皮下组织形成臀部隆起。在臀部外上 1/4 处为临床常用的肌内注射部位。臀大肌主要作用为伸髋关节,并可防止身体前倾,维持身体平衡。

②臀中肌(gluteus medius)和臀小肌(gluteus minimus):臀中肌位于臀大肌深面,臀小肌位于臀中肌深面,二肌均起于髂骨翼外面,止于股骨大转子,共同使髋关节外展。

③梨状肌(piriformis):位于臀中肌内下方,起自骶骨的前面,向外经坐骨大孔出骨盆,止于股骨大转子,

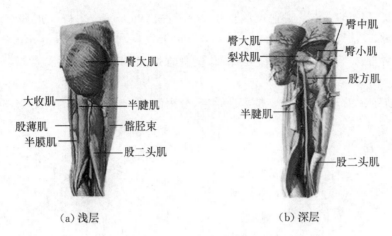

（a）浅层　　　　　　　　（b）深层

图 11-68　大腿后群肌

可使髋关节外展和旋外。

2）大腿肌　位于股骨周围。分前群、内侧群和后群。

（1）前群　为缝匠肌和股四头肌（图 11-67）。

①缝匠肌（sartorius）：起自髂前上棘，行向下内，止于胫骨上端的内侧面。可屈髋关节，伸膝关节。

②股四头肌（quadriceps femoris）：全身体积最大的肌。有 4 个起始头，即股直肌、股内侧肌、股外侧肌和股中间肌。除股直肌起自髂前下棘外，其余 3 头均起自股骨，四肌向下合并形成 1 个肌腱，包绕髌骨前面和两侧，向下移为髌韧带，止于胫骨粗隆。作用：伸膝关节，股直肌还可屈髋关节。

（2）内侧群　共有 5 块，即耻骨肌（pectineus）、长收肌（adductor longus）、股薄肌（gracilis）、短收肌（adductor brevis）和大收肌（adductor magnus）。作用：内收髋关节，所以又称为内收肌群（图 11-67）。

（3）后群　位于大腿后面，有 3 块，即股二头肌（biceps femoris）、半腱肌（semitendinosus）和半膜肌（semimembranosus）（图 11-68）。股二头肌短头起自股骨的粗线，股二头肌长头及半腱肌、半膜肌均起自坐骨结节。股二头肌止于腓骨头，半腱肌止于胫骨上端的内侧，半膜肌止于胫骨内侧髁的后面。3 块肌的主要作用均为屈膝关节、伸髋关节。

3）小腿肌　小腿肌可分前群、外侧群和后群。

（1）前群　位于小腿前面，有 3 块（图 11-69）。由内向外依次是胫骨前肌（tibialis anterior）、踇长伸肌（extensor hallucis longus）和趾长伸肌（extensor digitorum longus）。3 块肌均起自胫、腓骨上端和骨间膜。胫骨前肌止于内侧楔骨和第 1 跖骨底，踇长伸肌止于踇趾远节趾骨，趾长伸肌分 4 条腱止于第 2～5 趾。3 块肌收缩时，均可伸踝关节；踇长伸肌、趾长伸肌分别有伸踇趾和伸第 2～5 趾的作用，胫骨前肌还可使足内翻。

（2）外侧群　位于小腿外侧，有腓骨长肌（peroneus longus）和腓骨短肌（peroneus brevis），经外踝后方至足底，分别止于第 1 跖骨和第 5 跖骨。作用可使足外翻和跖屈（图 11-69）。

（3）后群　分浅、深两层。浅层有强大的小腿三头肌（triceps sura），在小腿后方形成膨隆的外形，它由腓肠肌（gastrocnemius）和比目鱼肌（soleus）组成。腓肠肌以 2 个头分别起自股骨内、外侧髁，比目鱼肌在腓肠肌深面，起自胫、腓骨上端，两肌在小腿中部会合，向下移行为粗大的跟腱（tendo calcaneus），止于跟骨结节。作用：使足跖屈，腓肠肌还能屈膝关节。站立位时，能固定踝关节和膝关节，防止身体前倾。

深层由内侧向外侧依次为趾长屈肌（flexor digitorum longus）、胫骨后肌（tibialis posterior）和踇长屈肌（flexor hallucis longus）。它们均起自胫、腓骨后面和骨间膜，向下的肌腱经内踝后方行至足底。趾长屈肌腱分成 4 条止于第 2～5 趾，踇长屈肌止于踇趾，两肌的作用是使足跖屈和屈趾。胫骨后肌至足底后止于足舟骨和楔骨，其作用是使足跖屈和内翻（图 11-70）。

4）足肌　分为足背肌和足底肌（图 11-71）。作用同其名，除运动相应的足趾外，与小腿后群深层肌的长肌腱一起维持和增强足弓。

（六）行走时肌肉的运动功能

在行走期间下肢所有的肌肉都很重要，因此单块肌肉的缺陷会在一定程度上严重阻碍行走。整个下肢运动时所激活的肌肉运动周期如下。

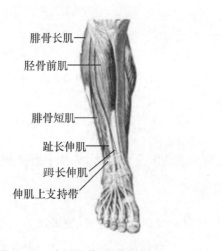

图 11-69 小腿肌前群、外侧群

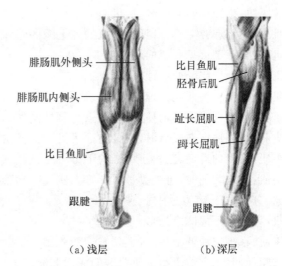

（a）浅层　　　　（b）深层

图 11-70 小腿肌后群

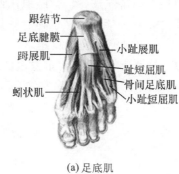

(a) 足底肌

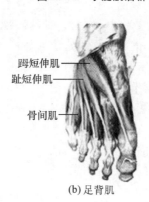

(b) 足背肌

图 11-71 足肌

（1）引导下肢向前阶段：髂腰肌使髋部屈曲，跟腱与股二头肌使膝部屈曲，胫骨前肌和腓骨第三肌使踝部屈曲，趾长伸肌、趾短伸肌及踇长伸肌、踇短伸肌使趾部伸展。

（2）足跟与地面接触阶段：髂腰肌使髋部屈曲终止，股四头肌使膝部伸展，踝部伸肌与趾部伸肌使踝部屈曲终止。

（3）足跟触地阶段：股四头肌继续活动，臀大肌早期收缩。

（4）有向前跌倒倾向的站立阶段：在跟腱的协助下，股四头肌拮抗-协同作用下，臀大肌使髋部伸展；与臀大肌协同作用的屈肌使踝部屈曲。

（5）双下肢支撑结束之前的足跟离地阶段：臀大肌与跟腱继续使髋部伸展，股四头肌继续使膝部伸展，小腿三头肌与趾部屈肌使踝部伸展。

（6）摆动之前：当摆动肢体将要着地时，股四头肌、臀大肌、跟腱、小腿三头肌与趾部屈肌，尤其是踇、趾长屈肌作用增强，支撑肢体完全伸展。

（7）单肢支撑时另一足的早期摆动阶段：跟腱与踝部屈肌收缩使摆动腿向前移动，髂腰肌使髋部屈曲。

（8）摆动肢向前运动时的摆动中期：髂腰肌与股四头肌收缩加强，而踝部屈肌舒张加强；四头肌收缩使膝部外展；趾部伸肌使趾部提升。

（七）体表标志

通过体表的骨性和肌性标志可以定出相关解剖结构的毗邻关系及深部重要结构的体表投影，具有重要的临床意义。

1. 骨性标志　第 7 颈椎棘突、颈静脉切迹、胸骨角、肋弓、眶上切迹、颏孔、乳突、外耳门、下颌角、翼点、肩峰、肩胛冈、肩胛骨下角、肱骨大结节、肱骨内上髁及外上髁，尺骨鹰嘴、尺骨头、桡骨头、桡骨茎突、髂前上棘、坐骨结节、坐骨棘、耻骨结节、股骨大转子、胫骨粗隆、腓骨头、外踝。

2. 肌性标志

咬肌：当牙咬紧时，在下颌角的前上方，颧弓下方可摸到坚硬的条状隆起。

胸锁乳突肌：当面部转向外侧时，可明显看到从前下方斜向后上方呈长条状的隆起。

斜方肌：在项部和背上部，可见斜方肌的外上缘的轮廓。

背阔肌：在背下部可见此肌的轮廓。

胸大肌：胸前壁较膨隆的肌性隆起。

腹直肌：腹前正中线两侧的纵形隆起，肌肉发达者可见脐以上有3条横沟，即为腹直肌的腱划。

三角肌：在肩部形成圆隆的外形，其止点在臂外侧中部呈现一小凹。

肱二头肌：当屈肘握拳旋后时，在臂前面可见到膨隆明显的肌腹。在肘窝中央，可摸到此肌的肌腱。

肱三头肌：在臂的后面，三角肌后缘的下方可见到肱三头肌长头。

股四头肌：在屈大腿时，可见股直肌在缝匠肌和阔筋膜张肌形成的夹角内，股内侧肌和股外侧肌在大腿前面的下部，分别位于股直肌的内、外侧。

臀大肌：在臀部形成圆隆外形。

股二头肌：在腘窝的外上界，可摸到它们的肌腱止于胫骨，其中半腱肌肌腱较窄，位置浅表且略靠外，而半膜肌肌腱粗而圆钝，它位于半腱肌肌腱的深面和靠内。

小腿三头肌：在小腿后面，可见到该肌膨隆明显的肌腹及粗壮的跟腱。

骨、关节、骨骼肌是人体运动器官。骨的质量，关节连结的牢固性、灵活性，肌肉收缩力量的大小和持续时间的长短等，在非常大的程度上决定了人体的运动能力。青少年儿童从事体育锻炼，能促进骨的生长，使骨骼长长、横径变粗，骨密度增大，骨重量增加。经常锻炼，也能使肌纤维变粗，肌肉横断面积加大，肌肉收缩能力和张力增强，从而不断增强肌肉的力量和耐久力。据测定，人的肌肉重量占体重的40%左右，而经常锻炼的运动员的肌肉重量可达体重的45%～50%。体育锻炼也是调整体重的重要因素，改变程度视训练强度和时间而异。身高、体重、胸围是衡量青少年儿童身体发育水平的主要指标。经常坚持体育锻炼的青少年儿童的身高、体重、胸围的增长幅度，高于不经常锻炼的青少年儿童。这说明，体育锻炼对于人体的肌肉、骨骼系统的发育起着良好的促进作用。

第二节　运动系统常见疾病

一、运动系统疾病基本概述

随着医学科学的发展、生活条件的改善和寿命的延长，运动系统不同疾病的发生率也发生了变化。例如19世纪30年代至19世纪50年代的多发病骨结核、化脓性骨髓炎及骨髓灰质炎后遗症等现均已少见，老年骨折、骨关节病、颈臂痛及腰腿痛的发病率相对提高。随着高速交通工具的发展，创伤的发病率也有一定的提高。

（一）定义

运动系统疾病是临床上常见的发生于骨、关节、肌肉、韧带等部位的疾病，可表现为局部疾病，也可表现为全身性疾病。局部者如外伤、骨折、脱位、畸形等。全身性疾病如发生于手、腕、膝与髋等部位的类风湿关节炎，常发生于脊柱、髋关节等部位的骨关节结核。

（二）分类

按病因或发病部位，运动系统疾病可分为创伤与骨疾病两大类。创伤又分为骨折、脱位及软组织损伤等。骨病则按病因或解剖部位分类。

运动系统疾病按病因可分为如下几种。①先天性畸形，由基因异常和（或）发育中的环境因素所致。②创伤，由急性暴力引起（如骨折、脱位与软组织损伤）或慢性劳损引起（如慢性腰肌劳损）。③感染，如化脓性骨髓炎、关节炎、骨关节结核等。④非特异性炎症，如类风湿关节炎等。⑤代谢性疾病，如骨软化症、痛风等。⑥内分泌疾病，如甲状旁腺功能亢进引起的囊性骨炎、绝经期骨质疏松症等。⑦退行性变，如骨性关节病。⑧肿瘤，以骨、软骨、滑膜肿瘤较多见，而肌肉、韧带肿瘤较少见。⑨神经系统疾病引起的运动系统疾病，如脊髓灰质炎脑瘫后遗症的肢体畸形及功能障碍。

按病变部位分类可分为骨骼疾病、关节疾病、肌肉（包括肌腱及其他软组织）疾病等。

（三）临床表现

除有全身症状外，局部症状往往十分明显，主要为疼痛、活动障碍及畸形，三者互有影响，常常合并出现。

1. 疼痛 有局部痛、游走痛及牵涉痛（放散痛）等不同表现。

1）局部痛 可分为急性与慢性痛。急性炎症、损伤可引起局部剧痛，如腰部扭伤时可出现腰部难以忍受的疼痛。慢性痛如慢性腰肌劳损。

2）游走痛 疼痛部分不固定。如疼痛先在一处关节，后转移到另一关节，即所谓游走性疼痛。可出现关节痛，也可见游走性肌肉痛。游走痛多见于风湿病。

3）牵涉痛 局部病变压迫或刺激邻近神经，引起沿神经分布区的远处疼痛。例如颈椎有病，可引起颈臂痛及手指麻痛。腰椎病变可引起下肢放散痛，这经常称为坐骨神经痛。

2. 活动障碍 即关节活动减少或丧失。引起活动障碍的原因可以是直接的，也可以是间接的。①直接原因：关节本身有炎症、损伤，关节软骨面脱落形成游离体等可影响关节的伸屈活动。②间接原因：关节附近的肌肉因疼痛而痉挛（即肌肉较长时间的收缩）影响关节活动。如屈髋肌肉痉挛可使髋关节呈屈曲状态。当神经系统有病变，支配肌肉收缩的神经丧失功能时，关节也无力伸或屈而呈瘫痪状态。脑炎后遗症时，肌肉可呈痉挛状态，这也可使关节丧失自主活动能力。

3. 畸形 有先天性畸形和后天性畸形。①先天性畸形，种类较多。常见者有先天性髋关节脱位，其次是先天性马蹄内翻足、斜颈等。②后天性畸形，原因多种，如感染性炎症（如化脓性关节炎、骨关节结核）、类风湿性关节炎、创伤（骨折或脱位又未经复位或治疗不当等可引起畸形）、神经系统疾病（引起肌肉瘫痪或肌肉痉挛，常见者如脊髓灰质炎后遗症及脑瘫后遗症）、发育障碍（如肢体不等长）。有的原因不明，如原因不明的脊柱侧凸畸形。

（四）诊断

主要根据详细病史和全面的骨科检查。若骨骼有病或创伤，X线检查是一个重要手段，一般拍正位和侧位片，必要时可采用斜位，特殊情况下采用特殊投照方法。绝大多数患者经X线检查就能明确诊断。关节内有软骨损伤者，还须做关节造影，如膝关节造影。对腰腿痛怀疑腰椎间盘突出症者，有时须做脊髓造影等检查。骨肿瘤的鉴别诊断有时还需借助于血管造影。CT尤其适用于脊柱和骨盆检查。CT对各种组织具有高分辨能力，所以还能看到肌肉及大血管的横断面。放射性核素CT扫描可以发现早期骨转移瘤。

膝关节镜能发现过去诊断有困难的关节内损伤和疾病。

红细胞沉降率对骨关节结核及类风湿关节炎的诊断有很大帮助，血清抗链球菌溶血素O试验及类风湿因子测定对风湿与类风湿关节炎的诊断有一定帮助。血碱性磷酸酶测定有助于诊断骨恶性肿瘤。

（五）治疗

疾病不同，治疗方法亦异。许多运动系统局部病变在矫形外科诊治。运动系统全身性疾病有的在内科诊治，如类风湿关节炎，有的仍在矫形外科诊治，如骨关节结核。

1. 创伤 关节脱位应尽早复位。骨折若有移位者应争取早期复位，若手法复位不成功应考虑手术复位。骨折患者的功能锻炼也很重要。

2. 骨病 先天性畸形应早期发现早期治疗，治疗方法有手法矫正、牵引、手术矫正。

3. 关节功能障碍 可通过理疗、按摩、体疗等方法，必要时考虑手术。人工关节置换治疗各种严重关节障碍，尤其是人工髋关节置换，可取得比较好的效果。

4. 炎症 对化脓性感染应全身应用有效广谱抗生素及全身支持治疗（输液输血与增加营养等）。局部炎症严重者应考虑脓肿引流。对骨关节结核应全身应用抗结核治疗和增加机体抵抗力；发现局部病灶处有大量脓液及死骨时，在抗结核药物保护下行病灶清除。

5. 肿瘤 原则上，良性肿瘤考虑局部切除，恶性肿瘤则根据恶性程度考虑广泛切除和截肢等手术。肿瘤化学药物与放射治疗的应用，可提高5年治愈率与生存率。

二、骨关节炎(osteoarthritis)

（一）定义

骨关节炎是以关节软骨进行性损害（变性、破坏）及继发骨质增生为特征的一种常见慢性关节退行性病

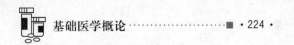

变。患者多为 50 岁以上的中、老年人,女性多于男性。好发于负重较大的膝关节、髋关节、脊柱及远侧指间关节等部位,亦被称为退化性关节炎、骨关节病及肥大性关节炎等。

(二)临床表现

主要为逐渐加剧的关节疼痛、关节活动不灵活和关节肿胀等症状。一般起病缓慢,无明显全身症状。初期受累关节可有持续性隐痛,活动增加时加重,休息后好转。疼痛常不严重,与气候变化、潮湿受凉等因素有关。有时可有急性疼痛发作,同时伴有关节僵硬感,偶尔可发现关节内有摩擦音。久坐后关节僵硬加重,但稍活动后反而好转,也称之为"休息痛"。后期关节肿胀、增大、积液及关节肌肉痉挛收缩,关节囊收缩及骨刺引起机械闭锁导致运动功能受限,疼痛加重,但很少完全强直。

(三)分类

骨关节炎有原发性与继发性两种。原发性骨关节炎的基本病因是人体成熟后的逐渐老化及退行性变在骨关节方面的表现,正如心脏老化出现心力衰竭一样,关节也会出现关节衰竭。年龄是原发性骨关节炎发病的主要因素,60 岁以上的人,约 80% 具有关节退变,并于 X 线平片上显示增生样改变。继发性骨关节炎是指因某种已知原因,例如外伤、手术或其他明显因素而导致的软骨破坏或关节结构改变的退行性变。

(四)病理变化

各种关节部位的创伤、炎症、异常代谢产物沉着、反复出血后大量铁质沉积,以及在关节内注射肾上腺皮质类固醇及烷化剂等,均可使关节软骨细胞或基质直接遭到破坏,或是因破坏软骨的营养而使之退化,逐渐被磨损,产生继发性骨关节炎。

慢性骨关节炎早期的病理变化最先发生于关节软骨,关节承重区的软骨表面干燥,失去光泽,呈淡黄色,弹性降低,表面呈纤丝状,有绒毛感;进而,软骨面破碎,出现垂直裂隙。随着软骨表面的磨损、变薄,逐渐出现水平裂隙,以致表面软骨分裂成为小碎块,并可脱落于关节腔内。在应力和摩擦最大的部位,软骨逐渐被全层破坏,骨质密度增加,骨小梁增粗,形成"象牙质改变"。在应力最小的部位软骨下骨质萎缩,出现囊样变。新生骨向阻力最小的方向生长,自然地在关节边缘形成骨赘。后期,软骨下骨质塌陷变形,周围增生骨膨出,使关节面更不能完善地咬合,并使关节活动进一步受限而加重症状。关节滑膜和关节囊受脱落软骨碎片的刺激而充血、水肿、增生、肥厚,滑液增多,产生继发性滑膜炎,并出现疼痛、肌肉保护性痉挛等症状,进一步限制关节活动,可出现畸形。关节囊的挛缩和纤维化将导致关节纤维性强直。

(五)X 线表现

X 线平片于早期并无明显异常,约数年后方逐渐出现关节间隙狭窄,此表明关节软骨已开始变薄。开始时,关节间隙在不负重时正常,承重后出现狭窄。病变后期,关节间隙有显著狭窄,软骨下可有显微骨折,而后出现骨质硬化,最后关节边缘变尖,有骨赘形成,负重处软骨下可有骨性囊腔,形成典型的骨关节炎征象。

(六)治疗

因本病发展缓慢,症状较轻,且对功能大多无明显影响,一般早期经休息、治疗,症状能够缓解;但应注意减少关节的负重和过度的大幅度活动,对患病关节要爱惜,以延缓病变的进程。晚期病例则可行人工关节置换术或截骨术改善关节功能。

三、骨质疏松症(osteoporosis,OP)

(一)定义

骨质疏松症是一种以骨量低下、骨组织微观结构退化、骨脆性增加、骨折危险性增加为特征的全身性骨病。多见于绝经后妇女和老年男性。

(二)分类

依据病因可分为原发性和继发性两大类。

原发性骨质疏松症又分为绝经后骨质疏松症(Ⅰ型)、老年性骨质疏松症(Ⅱ型)和特发性骨质疏松(包括青少年型)三种。绝经后骨质疏松症一般发生在妇女绝经后 5~10 年内;老年性骨质疏松症一般指老年人 70 岁后发生的骨质疏松;特发性骨质疏松主要发生在青少年,病因不明。

继发性骨质疏松症是指由任何影响骨代谢的疾病或药物所致的骨质疏松症。

(三)临床表现

疼痛、脊柱变形和发生脆性骨折是骨质疏松症最典型的临床表现。但许多骨质疏松症患者早期常无明显的症状,往往在骨折发生后经 X 线或骨密度检查时才发现有骨质疏松症。患者可有腰背疼痛或周身骨骼疼痛,负荷增加时疼痛加重或活动受限,严重时翻身、起坐及行走均有困难。骨质疏松症严重者可有身高缩短、驼背、脊柱畸形和伸展受限。骨质疏松症的严重后果为发生骨质疏松性骨折(脆性骨折),即在受到轻微创伤时或日常活动中即可发生的骨折。常见部位为胸椎、腰椎、髋部、桡尺骨远端和肱骨近端。胸椎压缩性骨折会导致胸廓畸形,影响心肺功能。腰椎骨折可能会改变腹部解剖结构,引起便秘、腹痛、腹胀、食欲减低和过早饱胀感等。发生过一次脆性骨折后,再次发生骨折的风险明显增加。因此,普及骨质疏松症知识,做到早期诊断、及时预测骨折风险并采取规范的防治措施是十分重要的。

(四)检查

临床上用于诊断骨质疏松症的通用标准是,发生了脆性骨折和(或)骨密度低下。目前尚缺乏直接测定骨强度的临床手段,因此,骨密度和骨矿含量测定是骨质疏松症临床诊断以及评价疾病程度客观的量化指标。

生化检查:测定血、尿的矿物质及某些生化指标有助于判断骨代谢状态及骨更新率的快慢,对骨质疏松症的鉴别诊断有重要意义。

X 线检查:仍不失为一种较易普及的检查骨质疏松症的方法。

骨矿密度测量:①单光子吸收测定法(SPA);②双能 X 线吸收测定法(DEXA);③定量 CT(QCT);④超声波(US)。

(五)治疗

骨质疏松症重在平时预防,调整生活方式,增加户外运动,给予高钙饮食,适当补充钙剂及维生素 D。对于原发性骨质疏松症的治疗仍以药物为主。治疗的目的有两个:预防病理性骨折和解除腰背痛。

四、骨肿瘤(bone tumour)

(一)定义

骨肿瘤是发生于骨骼及其附属组织(血管、神经、骨髓等)或起源于各种骨组织成分的肿瘤,是常见病。有原发、继发、转移性之分。

(二)分类

骨肿瘤分类是基于细胞来源,特别是根据肿瘤细胞所显示的分化类型及所产生的细胞间质类型进行的。可分为成骨性肿瘤、成软骨性肿瘤、骨巨细胞瘤、骨髓肿瘤、脉管肿瘤、其他结缔组织肿瘤、未分化类肿瘤、瘤样病变等。

骨肿瘤有良性、恶性之分,良性骨肿瘤易根治,预后良好,恶性骨肿瘤发展迅速,预后不佳,死亡率高。良性骨肿瘤以骨巨细胞瘤、骨软骨瘤较为多见;恶性骨肿瘤以骨肉瘤、软骨肉瘤、纤维肉瘤为多见。由于骨组织来源于中胚层组织,发生在骨组织的恶性肿瘤医生们都称之为"肉瘤",不能称为"骨癌"。不同的肿瘤其好发部位也不尽相同,如骨瘤和骨血管瘤多发于颅骨和颌骨;骨样骨瘤和成骨细胞瘤多见于胫骨;软骨瘤多见于手骨;一般原发恶性骨肿瘤好发生在四肢的长骨,如骨肉瘤、尤文氏肉瘤都好发生在膝关节的上下,即股骨的下端或胫骨的上端;脊索瘤多发生在骶骨;骨髓瘤多发生在颅骨和脊柱;继发性骨肿瘤多见于骨盆、脊柱和股骨等。骨肿瘤多发生于男性,尤其是多发性骨髓瘤、脊索瘤等。1/2 的原发性恶性肿瘤患者发生在 10~20 岁,尤其是骨肉瘤患者 2/3 发生在这个年龄组内,说明恶性骨肿瘤多发于青少年,危害较大。一般来讲,年龄越小,恶性骨肿瘤的恶性程度越高。由于在治疗上尚未有重大突破,故预后较差。

(三)临床表现

骨或关节的疼痛(包括脊椎的疼痛)、骨性肿块,以及肢体功能障碍被认为是骨肿瘤尤其是恶性骨肿瘤的三大主要征兆。后期因疾病的性质、部位以及发病的阶段不同而有较大的差异,常见的有压迫症状、畸形、病理性骨折以及由于肿瘤的消耗、毒素的刺激和痛苦的折磨,而出现的如失眠烦躁、食欲不振、精神萎靡、面色苍白、进行性消瘦、贫血、恶病质等一系列全身症状。早期发现骨肿瘤对于医生的诊断和治疗以及患者的预后影响非常大,所以熟悉骨肿瘤的常见症状对于早期发现、及时就诊是非常重要的。

（四）检查

X线检查对明确骨肿瘤性质、种类、范围及决定治疗方针都能提供有价值的资料,是骨肿瘤重要的检查方法。良性骨肿瘤形态规则,与周围正常骨组织界限清楚,以硬化边为界,骨皮质因膨胀而变薄,但仍保持完整,无骨膜反应,恶性肿瘤的影像不规则,边缘模糊不清,溶骨现象较明显,骨质破坏、变薄、断裂、缺失,原发性恶性肿瘤常出现骨膜反应,其形状可呈阳光放射状、葱皮样及Codman三角。

骨肿瘤最终诊断的完成有赖于组织学检查,通常经过活检术获取组织标本。

（五）治疗

手术切除是治疗骨肿瘤的主要手段。截肢、关节离断是最常用的方法。良性肿瘤,多以局部刮除植骨或切除为主,如能彻底去除,一般不复发,预后良好。恶性骨肿瘤除手术治疗外,尚需配合手术前后的化疗、放疗和免疫治疗。

五、强直性脊柱炎(ankylosing spondylitis,AS)

（一）定义

强直性脊柱炎是一种脊柱的慢性进行性炎性疾病,主要侵犯骶髂关节、脊柱骨突、脊柱旁软组织及外周关节,并可伴发关节外表现。临床主要表现为腰、背、颈、臀、髋部疼痛以及关节肿痛,严重者可发生脊柱畸形和关节强直。已证实AS的发病和HLA-B27密切相关,并有明显家族聚集倾向。

（二）临床表现

本病好发于16~30岁的青壮年,起病隐袭,患者逐渐出现臀髋部或腰背部疼痛和(或)发僵,尤以久卧(夜间)或久坐时明显,翻身困难,晨起或久坐起立时腰部发僵明显,但活动后减轻。疾病早期疼痛多在一侧呈间断性,数月后疼痛多在双侧呈持续性。随病情进展病变由骶髂关节向腰椎、胸颈椎发展,则出现相应部位疼痛、活动受限或脊柱畸形。

临床诊断标准:①下腰背痛的病程至少持续3个月,疼痛随活动改善,但休息不减轻;②腰椎在前后和侧屈方向活动受限;③胸廓扩展范围小于同年龄和性别的正常值;④X线表现为双侧骶髂关节炎Ⅱ~Ⅳ级,或单侧骶髂关节炎Ⅲ~Ⅳ级。如果患者具备④并分别附加①~③条中的任何1条可确诊为AS。

（三）治疗

主要是缓解症状和体征,恢复功能,防止关节损伤,提高患者生活质量,防止脊柱疾病的并发症。早期诊断至关重要,合理使用抗风湿药,每天进行功能锻炼,睡硬床垫,合理参加娱乐活动,避免创伤。后期严重累及髋关节活动严重时,可进行髋关节置换术。

六、颈椎病(cervical spondylosis)

（一）定义

颈椎病是一种颈椎间盘退行性改变及其继发椎间关节退行性变所致的脊髓、神经根、椎动脉及交感神经受到刺激而出现相应临床表现的常见病和多发病。中老年人常见。

（二）病理变化

颈椎间盘退变使椎间隙狭窄,出现韧带松弛、椎体后缘骨质增生、钩椎关节和关节突关节出现增生骨刺,使颈椎稳定性下降,最后发生脊髓、神经、血管受到刺激或压迫的表现。

（三）影像学检查

X线检查是颈椎损伤及某些疾病诊断的重要手段,也是颈部最基本最常用的检查方法。X线平片对于判断损伤的严重程度、选择治疗方法、评价治疗等提供了影像学基础。正片可见钩椎关节变尖或横向增生、椎间隙狭窄;侧位片可见颈椎序列不佳、反曲、椎间隙狭窄、椎体前后缘骨赘形成、椎体上下缘骨质硬化、发育性颈椎管狭窄等;过屈、过伸侧位可有节段性不稳定;左、右斜位片可见椎间孔缩小、变形。有时还可见到在椎体后缘有高密度的条状阴影——颈椎后纵韧带骨化。节段性不稳定在交感型颈椎病的诊断上有重要意义。脊髓造影配合CT检查可显示硬膜囊、脊髓和神经根受压的情况。颈部MRI检查则可以清晰地显示出椎管内、脊髓内部的改变及脊髓受压部位及其形态改变,对于颈椎损伤、颈椎病及肿瘤的诊断具有重要价值。当颈椎间盘退变后,其信号强度亦随之降低,无论在矢状面或横断面,都能准确诊断椎间盘突出。MRI检查在颈椎疾病诊断中,不仅能显示颈椎骨折与椎间盘突出向后压迫硬脊膜囊的范围和程度,而且尚可反映脊髓损伤后的病理变化。脊髓内出血或实质性损害一般在 T_2 加权图像上表现为暗淡和灰暗影像。而脊髓水肿常以密度均匀的条索状或梭形信号出现。经颅彩色多普勒(TCD)、DSA、MRA 可探查基底动脉血流、椎动脉颅内血流,推测椎动脉缺血情况,是检查椎动脉供血不足的有效手段,也是临床诊断颈椎病,尤其是椎动脉型颈椎病的常用检查手段。椎动脉造影和椎动脉 B 超对诊断也有一定帮助。

(四)分类

根据受累组织和结构的不同,颈椎病分为颈型(又称软组织型)、神经根型、脊髓型、交感型、椎动脉型、其他型(主要指食管压迫型)。如果两种以上类型同时存在,称为"混合型"。

1. 颈型颈椎病 颈型颈椎病是在颈部肌肉、韧带、关节囊急慢性损伤,椎间盘退化变性,椎体不稳,小关节错位等的基础上,机体受风寒侵袭、感冒、疲劳、睡眠姿势不当或枕高不适宜,使颈椎过伸或过屈,颈项部某些肌肉、韧带、神经受到牵张或压迫所导致的疾病。多在夜间或晨起时发病,有自然缓解和反复发作的倾向。30～40 岁女性多见。表现为颈项强直、疼痛,可有整个肩背疼痛发僵,不能做点头、仰头及转头活动,呈斜颈姿势。需要转颈时,躯干必须同时转动,也可出现头晕的症状。少数患者可出现反射性肩、臂、手疼痛、胀麻,咳嗽或打喷嚏时症状不加重。查体可见急性期颈椎活动绝对受限,颈椎各方向活动范围近于零度。颈椎旁肌、T_1～T_7椎旁肌或斜方肌、胸锁乳突肌有压痛,冈上肌、冈下肌也可有压痛。如有继发性前斜角肌痉挛,可在胸锁乳突肌内侧,相当于 C_3～C_6横突水平,扪到痉挛的肌肉,稍用力压迫,即可出现肩、臂、手的放射性疼痛。影像学检查可显示颈椎正常或仅有生理曲度改变或轻度椎间隙狭窄,少有骨赘形成。

2. 神经根型颈椎病 神经根型颈椎病是由于椎间盘退变、突出、节段性不稳定、骨质增生或骨赘形成等原因在椎管内或椎间孔处刺激和压迫颈神经根所致。在各型中发病率最高,占 60%～70%,是临床上最常见的类型。颈痛和颈部发僵,常常是最早出现的症状。有些患者还有肩部及肩胛骨内侧缘疼痛。上肢呈放射性疼痛或麻木,并沿着受累神经根的走行和支配区放射,具有特征性,因此称为根型疼痛。症状的出现与缓解和患者颈部的位置和姿势有明显关系。颈部活动、咳嗽、打喷嚏、用力及深呼吸等,可以造成症状的加重。患侧上肢感觉沉重、握力减退,有时可出现持物坠落现象。可有血管、神经的症状,如手部肿胀等。晚期可以出现肌肉萎缩。查体可见颈部僵直、活动受限。患侧颈部肌肉紧张,棘突、棘突旁、肩胛骨内侧缘以及受累神经根所支配的肌肉有压痛。椎间孔部位出现压痛并伴上肢放射性疼痛或麻木,或使原有症状加重,具有定位意义。椎间孔挤压试验阳性(令患者头偏向患侧,检查者左手掌放于患者头顶部,右手握拳轻叩左手背,出现肢体放射性痛或麻木为阳性),臂丛神经牵拉试验阳性(患者取坐位,头向健侧偏,检查者一手扶患侧颈部,一手握患腕,向相反方向牵拉。因臂丛神经被牵张,刺激已受压的神经根而出现放射痛或麻木等感觉)。影像学检查显示颈椎生理前凸消失,椎间隙变窄,椎体前后缘骨质增生,钩椎关节、关节突关节增生及椎间孔狭窄等退行性改变征象。

3. 脊髓型颈椎病 脊髓型颈椎病的发病率占颈椎病的 12%～20%,由于可造成肢体瘫痪,因而致残率高。多数患者首先出现一侧或双侧上肢麻木、疼痛,双手无力、不灵活,写字、系扣、持筷等精细动作难以完成,持物易落;一侧或双侧下肢麻木、沉重感,可有烧灼感、冰凉感;躯干部出现感觉异常,常感觉在胸部、腹部,或双下肢有如皮带样的捆绑感,称为"束带感"。随后逐渐出现行走困难,下肢各组肌肉发紧、抬步慢,双脚有踩棉感,不能快走。继而出现上下楼梯时需要借助上肢扶着拉手才能登上台阶的现象。直至出现双下肢呈痉挛性瘫痪,卧床不起,生活不能自理。部分患者可出现膀胱和直肠功能障碍。如排尿无力、尿频、尿急、尿不尽、尿失禁或尿潴留等排尿障碍,大便秘结,性功能减退。临床查体颈部多无体征。上肢或躯干部可出现节段性分布的浅感觉障碍区,深感觉多正常,肌力下降,双手握力下降。四肢肌张力增高,可有折刀感;腱反射活跃或亢进,包括肱二头肌、肱三头肌、桡骨膜、膝腱、跟腱反射;髌阵挛和踝阵挛阳性。病理反射阳性,如上肢 Hoffmann 征、Rossolimo 征,下肢 Barbinski 征、Chacdack 征阳性。浅反射如腹壁反射、提睾反射减弱或消失。如果上肢腱反射减弱或消失,提示病损在该神经节段水平。影像学检查显示颈椎退行性改变、颈椎管狭窄。

4. 交感型颈椎病 由于椎间盘退变和节段性不稳定等因素,对颈椎周围的交感神经末梢造成刺激,产生交感神经功能紊乱的症状。由于椎动脉表面富含交感神经纤维,当交感神经功能紊乱时常常累及椎动脉,导致椎动脉的舒缩功能异常。因此交感型颈椎病在出现全身多个系统症状的同时,还常常伴有椎-基底动脉系统供血不足的表现。①头部症状:如头晕或眩晕、头痛或偏头痛、头沉、枕部痛,睡眠欠佳、记忆力减退、注意力不易集中等,偶有因头晕而跌倒者。②眼耳鼻喉部症状:眼胀、干涩或多泪、视力变化、视物不清、眼前好像有雾、耳鸣、耳堵、听力下降,鼻塞、过敏性鼻炎,咽部异物感、口干、声带疲劳,味觉改变等。③胃肠道症状:恶心、呕吐、腹胀、腹泻、消化不良、嗳气以及咽部异物感等。④心血管症状:心悸、胸闷、心率变化、心律失常、血压变化等。⑤其他症状:面部或某一肢体多汗、无汗、畏寒或发热,有时感觉疼痛、麻木但是又不按神经节段或走行分布等。以上症状往往与颈部活动有明显关系,坐位或站立时加重,卧位时减轻或消失。颈部活动多、长时间低头、在电脑前工作时间过长或劳累时明显,休息后好转。临床查体可见颈部活动多正常、颈椎棘突间或椎旁小关节周围的软组织压痛。

5. 椎动脉型颈椎病 正常人当头向一侧歪曲或扭动时,其同侧的椎动脉受挤压,使椎动脉的血流减少,但是对侧的椎动脉可以代偿,从而保证椎-基底动脉血流不受太大的影响。当颈椎出现节段性不稳定和椎间隙狭窄时,可以造成椎动脉扭曲并受到挤压;椎体边缘以及钩椎关节等处的骨赘也可以直接压迫椎动脉,或刺激椎动脉周围的交感神经纤维,使椎动脉痉挛而出现椎动脉血流瞬间变化,导致椎-基底供血不全而出现症状。临床表现为发作性眩晕、复视伴有眼震。有时可伴随恶心、呕吐、耳鸣或听力下降。这些症状与颈部位置改变有关。下肢突然无力而猝倒,但是意识清醒,多在头颈处于某一位置时发生。偶有肢体麻木、感觉异常。可出现一过性瘫痪、发作性昏迷。旋颈试验阳性(患者取坐位,头略后仰,并自动向左、右做旋颈动作。如患者出现头昏、头痛、视力模糊症状,提示为椎动脉型颈椎病)。影像学检查显示节段性不稳定或钩椎关节增生。

（五）治疗

颈椎病的治疗有手术和非手术之分。大部分颈椎病患者经非手术治疗效果优良,仅一小部分患者经非手术治疗无效或病情严重而需要手术治疗。

1. 非手术治疗 主要是采用中医、西医、中西医结合以及康复治疗等综合疗法,中医药治疗手段结合西药消炎镇痛、扩张血管、脱水利尿、营养神经治疗。

颈椎牵引是治疗颈椎病常用且有效的方法。颈椎牵引有助于:解除颈部肌肉痉挛,使肌肉放松,缓解疼痛;松解软组织粘连,牵伸挛缩的关节囊和韧带;改善或恢复颈椎的正常生理弯曲;使椎间孔增大,解除神经根的刺激和压迫;拉大椎间隙,减轻椎间盘内压力。调整小关节的微细异常改变,使关节嵌顿的滑膜或关节突关节的错位得到复位;颈椎牵引治疗时必须掌握牵引力的方向(角度)、重量和牵引时间三大要素,才能取得牵引的最佳治疗效果。

手法治疗是颈椎病治疗的重要手段之一,是根据颈椎骨关节的解剖及生物力学的原理,针对其病理改变,对脊椎及脊椎小关节通过推动、牵拉、旋转等手法进行被动活动治疗,以调整脊椎的解剖及生物力学关系,同时对脊椎相关肌肉、软组织进行松解、理顺,达到改善关节功能、缓解痉挛、减轻疼痛的目的。

运动治疗是指采用合适的运动方式对颈部等相关部位甚至全身进行锻炼。运动治疗可增强颈肩背肌的肌力,使颈椎稳定,改善椎间各关节功能,增加颈椎活动范围,减少神经刺激,减轻肌肉痉挛,消除疼痛等不适,矫正颈椎排列异常或畸形,纠正不良姿势。长期坚持运动疗法可促进机体的适应代偿过程,从而达到巩固疗效,减少复发的目的。运动疗法适用于各型颈椎病症状缓解期及术后恢复期的患者。

矫形支具治疗主要用于固定和保护颈椎,矫正颈椎的异常力学关系,减轻颈部疼痛,防止颈椎过伸、过屈、过度转动,避免造成脊髓、神经的进一步受损,从而减轻脊髓水肿、椎间关节创伤性反应,有助于组织的修复和症状的缓解。常配合其他治疗方法同时进行,可巩固疗效,防止复发。最常用的有颈围、颈托,可应用于各型颈椎病急性期或症状严重的患者。也可用于颈椎骨折、脱位,经早期治疗仍有椎间不稳定或半脱位的患者。

2. 手术治疗 主要是解除由于椎间盘突出、骨赘形成或韧带钙化所致的脊髓或血管的严重压迫,以及重建颈椎的稳定性。脊髓型颈椎病一旦确诊,经非手术治疗无效且病情日益加重者应当积极手术治疗。神经根型颈椎病症状重,影响患者生活和工作,或者出现了肌肉运动障碍者和保守治疗无效或疗效不巩固、反复发作的其他各型颈椎病患者,应考虑行手术治疗。

七、腰椎病

(一)定义

腰椎病是临床上常见的一种疾病,医学上所讲的腰椎病,涵盖了"腰椎间盘突出、腰椎骨质增生、腰肌劳损、腰扭伤、腰椎退行性病变、风湿或类风湿腰痛、腰椎结核、风寒湿性腰痛、淤血性腰痛、湿热性腰痛、肾虚性腰痛"等疾病。

(二)分类

腰椎疾病病因复杂,与运动系统有直接关系者以损伤和退行性变最为多见。

1. 椎间盘突出(膨出) 在人群中发病率为15.2%。其发病主要是因为腰椎间盘各部分,尤其是髓核有不同程度的退行性改变,在各种外力作用下,椎间盘的纤维环破裂,髓核组织从破裂之处突出,使相邻神经根、脊髓等遭受刺激或压迫,从而产生腰痛,一侧或双侧下肢疼痛、麻木等症状,甚至大小便失禁、瘫痪。

2. 骨质增生 随着年龄增长,腰椎及周围软组织产生退行性病变。由于软组织病变、肌肉的牵拉或撕脱、出血、血肿,日久便形成刺状的骨质增生;骨刺的形成又对软组织产生机械性的刺激,压迫神经导致神经根水肿变形,产生腰椎及腰部软组织酸痛、胀痛、僵硬与疲乏感,甚至弯腰受限等症状,如此恶性循环,病情不断加重。如邻近的神经根受压,可引起相应的症状,出现局部疼痛、发僵、后根神经痛、麻木等。

3. 腰椎管狭窄 腰椎管因某些原因发生骨性或纤维性结构改变,导致一个节段或多个节段的一处或多处管腔变窄,压迫了马尾神经或神经根而产生的临床症候群。腰椎管狭窄的原因主要有先天与后天的区别,所谓先天的椎管狭窄是指椎管先天发育较窄,在同样的组织退变、增生的情况下引起症状。后天因素是由于退变、损伤等原因引起的黄韧带肥厚、椎体骨质增生、小关节骨赘、硬膜外粘连、腰椎间盘突出等,导致腰椎管腔狭窄。其中以黄韧带肥厚、腰椎间盘突出引起者最为多见。多发生于40岁以上的体力劳动者。患者表现长期反复的腰腿痛和间歇性跛行,腰痛在前屈时减轻,在后伸时加重,腿痛多为双侧,可交替出现,站立和行走时出现腰腿痛或麻木无力,疼痛和跛行逐渐加重,休息后好转。严重者可引起尿频或排尿困难。

(三)临床表现

腰椎病的典型症状是腰痛及腿部放射性疼痛。但由于髓核突出的部位、大小、椎管管径、病理特点、机体状态及个体敏感性等不同,临床表现也有一定差异。

1. 腰痛 95%以上的腰椎病患者有此症状。患者自觉腰部持续性钝痛,平卧位减轻,站立位则加剧,一般情况下尚可忍受,腰部可适度活动或慢步行走,另一种为突发的腰部痉挛样剧痛,难以忍受,需卧床位息,严重影响生活和工作。

2. 下肢放射痛 80%患者出现此症,常在腰痛减轻或消失后出现。表现为由腰部至大腿及小腿后侧的放射性刺激或麻木感,直达足底部。重者可为由腰至足部的电击样剧痛,且多伴有麻木感。疼痛轻者可行走,呈跛行状态;重者需卧床休息,喜欢屈腰、屈髋、屈膝位。

3. 下肢麻木、冷感及间歇性跛行 下肢麻木多与疼痛伴发,少数患者可表现为单纯麻木,也有少数患者自觉下肢发冷、发凉,主要是因为椎管内的交感神经纤维受到刺激所致。间歇性跛行的产生机理及临床表现与腰椎管狭窄相似,主要是由于髓核突出的情况下可出现继发性腰椎管狭窄症的病理和生理学症状。

4. 马尾神经症状 主要见于中央型髓核脱出症,临床上较少见,可出现会阴部麻木、刺痛,大小便功能障碍。女性可出现尿失禁,男性可出现阳痿。严重者可出现大小便失控及双下肢不全性瘫痪。

(四)治疗

脊柱是一个由骨骼和附着的肌肉等组成的动力器官,腰椎的稳定性依赖于腰背肌的良好功能,在腰背肌力量减弱以后,腰椎骨性结构及椎间盘所受的应力增加,椎间盘退变加速,容易发生椎间盘突出,发生腰椎不稳。腰椎病的治疗原则是调整好日常生活和工作中的姿势,加强腰背肌的锻炼,以便能够代偿其先天性的缺陷。加强腰部肌肉的锻炼可以预防和延缓腰椎病的发生和发展并治疗早期腰椎病。

腰椎间盘突出症应睡硬板床,这样可以很大程度地维持腰椎的平衡状态。睡硬板床可以减少椎间盘承受的压力。在急性发作期尽量卧床休息,不要过于劳累,以免加重疼痛。另外,睡眠的姿势应以仰卧位和侧卧位为宜。这样可以减轻腰椎的压力,也可得到良好的睡眠质量。佩戴腰围的目的主要是制动,也就是限制腰椎的屈曲等运动。特别是限制背肌的一些不必要的前屈动作,这样可以保证损伤的椎间盘得到充分的休息。

手术治疗主要用于严重影响生活、工作和休息者,经非手术疗法无效者。手术改变了人体原有的组织结构,属于创伤性疗法。患者比较痛苦,手术破坏人体组织,造成人体组织结构的改变,容易增加其他组织的病变,例如,部分患者在术后一段时间,容易引发其他腰椎间盘的退变或造成不同程度的膨出或突出,还容易产生神经粘连或腿脚麻木,失去知觉,尤其容易引发骨质增生或椎骨不稳。

八、股骨头坏死(osteonecrosis of the femoral head,ONFH)

(一)定义

股骨头坏死是股骨头血供中断或受损,引起骨细胞及骨髓成分死亡及随后的修复,继而导致股骨头结构改变,股骨头塌陷、变形,出现关节炎症、关节功能障碍的疾病。药物、酒精刺激、创伤骨折、骨质疏松、扁平髋、骨髓异常增生、骨结核合并骨坏死、骨移植术后等均是股骨头血供不足从而发生坏死的原因。

(二)分类

根据坏死部位的范围大小和形状分为六类。

(1)股骨头全部坏死。较少见,股骨头从关节边缘起全部坏死。

(2)股骨头锥(楔)形坏死。最多见。正常股骨头分为中心持重区和内、外无压区。

(3)股骨头顶半月状坏死。发生率很高,坏死发生于股骨头的前上方,死骨呈半月状,髋关节蛙式外展位 X 线照片显示最为清楚。

(4)股骨头灶性坏死。这一类型是最轻的,一般不发生股骨头塌陷。

(5)股骨头核心性坏死。

(6)非血管性骨坏死。

(三)临床表现

股骨头坏死早期临床症状并不典型,内旋髋关节引起的疼痛是最常见的症状。股骨头塌陷后,可出现髋关节活动范围受限现象。

1. 疼痛 可为间歇性或持续性,行走活动后加重,有时为休息痛。多为针刺样、钝痛或酸痛不适等,常向腹股沟区、大腿内侧、臀后侧和膝内侧放射,并有该区麻木感。

2. 关节僵硬与活动受限 患髋关节屈伸不利、下蹲困难、不能久站、鸭子步行走。早期症状为外展、外旋活动明显受限。

3. 跛行 多为进行性短缩性跛行。由于髋痛及股骨头塌陷,早期往往出现间歇性跛行,晚期可出现髋关节半脱位所致跛行。儿童患者则更为明显。

4. 体征 局部深压痛,内收肌止点压痛,部分患者轴叩痛可呈阳性。由于疼痛、肌肉痉挛,可致关节外展、内收、伸屈、旋转均受限。患肢可以缩短,肌肉萎缩,甚至有半脱位体征。早期由于髋关节疼痛、Thomas征、"4"字试验阳性;晚期由于股骨头塌陷变形、髋关节脱位,Allis征及川德伦堡氏征可呈阳性。

(四)影像学检查

骨坏死的发生、演变和结局,有其规律性病理过程,即坏死发生→死骨被吸收→新骨形成。X 线表现不管坏死范围大小,单发或多发,都是这一过程的缩影。股骨头坏死的 X 线分期方法很多,但我们一般采用 5 期分期法。

(1)Ⅰ期(前放射线期)。此期约有 50% 的患者可出现轻微髋痛,负重时加重。髋关节活动受限,以内旋活动受限最早出现,强力内旋时髋关节疼痛加重。X 线显示:可为阴性,也可见散在性骨质疏松或骨小梁界限模糊。

(2)Ⅱ期(坏死形成,头变扁前期)。临床症状明显,且较Ⅰ期加重。X 线显示:股骨头广泛骨质疏松,散在性硬化或囊性变,骨小梁紊乱、中断,部分坏死区,关节间隙正常。

(3)Ⅲ期(移行期)。临床症状继续加重。X 线显示:股骨头轻度变扁,塌陷在 2 mm 以内,关节间隙轻度变窄。

(4)Ⅳ期(塌陷期)。临床症状较重。下肢功能明显受限,疼痛多缓解或消失,患肢肌肉萎缩。X 线显示:股骨头外轮廓和骨小梁紊乱、中断,有半月征,塌陷大于 2 mm,有死骨形成,头变扁,关节间隙变窄。

（5）Ⅴ期（骨关节炎期）。临床症状类似骨性关节炎表现，疼痛明显，关节活动范围严重受限。X线显示：股骨头塌陷，边缘增生，关节间隙融合或消失，髋关节半脱位。

正确的诊断和分期，对决定治疗方法和治疗效果有密切的关系。早期治疗可防止骨坏死的股骨头塌陷。如果在X线上发现或怀疑有骨坏死，可继续做磁共振（MRI）或CT扫描协助诊断。

（五）治疗

目前尚无一种方法能治愈不同类型、不同分期及不同坏死体积的股骨头坏死。制订合理的治疗方案应综合考虑分期、坏死体积、关节功能及患者年龄、职业等。

股骨头坏死的非手术治疗方法有如下几种。①保护性负重。②药物治疗，适用于早期（Ⅰ、Ⅱ期）股骨头坏死，可采用非类固醇消炎止痛剂，针对高凝低纤溶状态可用低分子肝素及相应中药治疗，阿仑磷酸钠等可防止股骨头塌陷，扩血管药物也有一定疗效。③物理治疗，包括体外震波、高频电场、高压氧、磁疗等，对缓解疼痛、促进骨修复有益。

股骨头坏死的手术治疗，包括保留患者自身股骨头手术和人工髋关节置换术两大类。保留股骨头手术包括髓芯减压术、植骨术、截骨术等，适用于Ⅰ、Ⅱ期和Ⅲ期早期，坏死体积在15％以上的股骨头坏死患者。如果方法适当，可避免或推迟行人工髋关节置换术。

九、肩周炎

（一）定义

肩周炎又称肩关节周围炎，俗称凝肩、五十肩、漏风肩或冻结肩。以肩部逐渐产生疼痛，肩关节活动功能受限而且日益加重，达到某种程度后逐渐缓解，直至最后完全复原为主要表现的肩关节囊及其周围韧带、肌腱和滑囊的慢性特异性炎症。肩周炎好发于50岁左右中老年人，女性略多于男性，多见于体力劳动者。因肩关节周围组织，如肌腱、滑囊等受冷冻、外伤、感染所致。不少患者由风湿病引起。

（二）临床表现

以肩关节疼痛和活动不便为主要症状。疼痛呈阵发性，多数为慢性发作，以后疼痛逐渐加剧或呈钝痛、刀割样痛，且呈持续性，气候变化或劳累后常使疼痛加重。疼痛可向颈项及上肢（特别是肘部）扩散，胳膊一动就痛，不动不痛或稍痛，梳头、穿衣、提物、举高都有困难。发作严重时可疼痛难忍，彻夜不眠。如不及时治疗，拖延日久可使关节粘连，患侧上肢变细、无力甚至形成废用性萎缩。由于长期废用引起关节囊及肩周软组织粘连，肌力逐渐下降，加上喙肱韧带固定于缩短的内旋位等因素，使肩关节各方向的主动和被动活动均受限，以外展、上举、内旋、外旋更为明显，特别是梳头、穿衣、洗脸、叉腰等动作均难以完成，严重时肘关节功能也可受影响。

（三）影像学检查

肩关节的不同时期X线表现不同，可协助判断病情。

（1）早期的特征性改变主要是X线显示肩峰下脂肪线模糊变形乃至消失。所谓肩峰下脂肪线是指三角肌下筋膜上的一薄层脂肪组织在X线片上的线状投影。当肩关节过度内旋位时，该脂肪组织恰好处于切线位，而显示线状。

（2）中晚期，肩部软组织钙化，X线片可见关节囊、滑液囊、冈上肌腱、肱二头肌长头腱等处有密度小而不均的钙化斑影。

（3）晚期，X线片可见钙化影致密锐利，部分病例可见大结节骨质增生和骨赘形成等。此外，在肩锁关节可见骨质疏松、关节端增生、形成骨赘或关节间隙变窄等。

（四）治疗

目前，对肩周炎主要是保守治疗。采用口服消炎镇痛药，物理治疗，痛点局部封闭，按摩推拿、自我按摩等综合疗法。同时进行关节功能练习，包括主动与被动外展、旋转、伸屈及环转运动。当肩痛明显减轻而关节仍然僵硬时，可在全麻下手法松解，以恢复关节活动范围。具体如下：①注意防寒保暖。②加强功能锻炼。③纠正不良姿势。④注意容易引起继发性肩周炎的相关疾病，如糖尿病、颈椎病、肩部和上肢损伤、胸部外科手术及神经系统疾病。⑤对健侧肩积极预防。

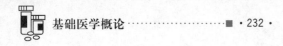

十、骨质增生

(一) 定义

骨质增生又称为增生性骨关节炎、骨性关节炎(OA)、退变性关节病、老年性关节炎、肥大性关节炎,是由于构成关节的软骨、椎间盘、韧带等软组织变性、退化,关节边缘形成骨刺,出现滑膜肥厚等变化,而导致骨破坏,引起继发性的骨质增生,继而引发关节变形、关节疼痛、活动受限等症状的一类疾病。

(二) 分类

骨质增生可分原发性和继发性两种。原发性骨质增生是由于年龄增长,长期劳累,导致骨关节退行性改变,韧带松弛,肌肉力量下降,关节的稳定性受到影响,关节的周围形成骨刺,而引起关节炎。继发性骨质增生多因关节创伤、发育畸形等导致关节面不平、受力不均而引起本病。

(三) 病理学表现

骨质增生为不规则的软骨损害,在负重区域的软骨下骨硬化,囊肿,边缘骨赘增生,干骺端血流增加及不同程度的滑膜炎。组织学可见早期软骨表面碎裂,软骨细胞增生,软骨面纵向裂开,结晶沉积,同时存在软骨修复,骨赘增生;晚期可出现软骨的彻底破坏,软骨硬化、消失及软骨下局灶性骨坏死。

(四) 临床表现

起病缓慢,无全身症状,多见于 50 岁以上的中老年人。常为多关节发病,也有单关节发病者。受累关节可有持续性隐痛,僵硬,或出现下肢麻木,活动增加时加重、休息后好转的现象。疼痛常不严重,与气候变化有关,气压降低时加重。有时可有急性疼痛发作,伴有关节僵硬感,偶尔可发现关节内有摩擦音。久坐关节肿胀、增大及运动受限,很少完全强直,一般表现为骨阻滞。

(五) 影像学检查

X 线平片在早期并无明显异常,约数年后才逐渐出现关节间隙狭窄,表明关节软骨已开始变薄。病变后期,关节间隙有显著狭窄,软骨下可有显微骨折,而后出现骨质硬化变形,最后关节边缘变尖,有骨赘形成。负重处软骨下可有骨性囊腔,边缘分界清楚,形成典型的骨关节病征象。CT 及 MRI 检查,可在早期发现关节软骨及软骨下骨质的异常改变。必要时可做关节滑液检查,以证实诊断。

(六) 治疗

最基本最重要的治疗方法是减少关节的负重和过度的大幅度活动,避免长期剧烈运动,过度的运动使关节面受力加大,磨损加剧。肥胖者应减轻体重,以减少关节的负荷,延缓病变的发展。下肢关节有病变时可用拐杖或手杖,以减轻关节的负担。可以做理疗及适当的锻炼,以保持关节的活动范围。消炎镇痛药物可减轻或控制症状,但不能改变病变的进展,只是在急性疼痛发作期间起治标作用,在评估患者风险因素后慎重使用且不宜长期服用。软骨保护剂如硫酸氨基葡萄糖具有缓解症状和改善功能的作用,长期服用可以延迟疾病的结构性进展。

对晚期病例,在全身情况能耐受手术的条件下,行人工关节置换术是公认的消除疼痛、矫正畸形、改善功能的有效方法,可以提高患者的生活质量。

能力检测

1. 试述骨的构造,并分析为何小儿的骨损伤容易变形而老年人容易骨折。
2. 躯干骨由哪些骨组成? 各部分椎骨形态特点有何不同?
3. 上、下肢骨各由哪些骨组成? 上、下肢骨的形态特点有何异同? 为什么?
4. 颅中窝有哪些重要的孔、管和沟裂? 它们各通向何处?
5. 简述关节的基本结构、辅助结构、运动形式和分类。
6. 简述椎间盘的位置、结构特点及临床意义。
7. 脊柱的构成是怎样的? 从侧方观察,脊柱有哪些生理弯曲?
8. 简述膝关节的结构特点和运动。
9. 青春期后,男性和女性的骨盆有何差异?

10. 简述胸廓的组成、形态和运动。

11. 简述肩关节的结构特点和运动。

12. 简述腕关节、踝关节的结构特点和运动。

13. 名词解释：斜角肌间隙，腹股沟韧带，腹直肌鞘，白线，腹股沟三角。

14. 膈上有哪些裂孔？各有什么结构通过？各自的对应水平高度在哪里？

15. 参与呼吸运动的肌有哪些？

16. 屈肩关节的肌有哪些？既能屈肩关节又能屈肘关节的肌有哪些？既能屈肘关节又能屈腕关节的肌有哪些？内收和外展腕关节的肌各有哪些？

17. 做张口、闭口和研磨运动主要有哪些肌肉收缩？

18. 阑尾切口（经麦氏点）的腹壁层次如何？

19. 简述大腿前、后、内侧肌群的位置、排列层次及各肌群的功能。

20. 简述腹直肌鞘的组成及腹白线的概念。

（李丽花）

第十二章 血液的组成、功能与疾病

 问题导读

血液是一种包含很多类型细胞和很多成分的红色液体组织。在心脏的推动下,血液周而复始地在血管内循环流动。为什么患者失血后会出现头晕、乏力等症状?为什么感染后要抽血检查?血常规中有哪些项目?为什么临床上输液要用生理盐水或5%葡萄糖溶液稀释药品?为什么损伤出血后在几分钟内就会自行停止?为什么输血前要鉴定血型?血液系统的疾病有哪些?其临床表现如何?

 案例引导

患者,男,38岁,6个月前开始出现面色苍白、头晕、乏力,经常感冒,10天前出现口腔黏膜血疱。血常规检查:中性粒细胞0.564×10^9/L,红细胞2.0×10^{12}/L,血小板6×10^9/L。骨髓检查提示骨髓增生程度重度减少,淋巴细胞比例75%。一般抗贫血药物无效。

血液中各类血细胞的功能分别是什么?为什么再生障碍性贫血的患者面色苍白、头晕、乏力,经常感冒,口腔黏膜会出现血疱?

血液(blood)是动物进化过程中产生的,随着生物进化出现循环系统而分成血液与组织液。血液是由多种类型的细胞和成分组成的红色流体组织,是机体生命活动中不可或缺的组成部分。在心脏的推动下,血液周而复始地在心血管系统内循环流动,发挥运输物质的作用。同时,血液还具有缓冲功能,参与体温的调节,因此,血液在维持机体内环境问题中起着重要作用。此外,血液参与机体的生理性止血,抵御细菌、病毒等微生物引起的感染和免疫反应,具有防御和保护机体的功能。

第一节 血液的组成和理化性质

一、血液的组成和血量

（一）血液的组成

血液由液态的血浆与混悬在其中的红细胞、白细胞和血小板等有形成分组成（图12-1）。

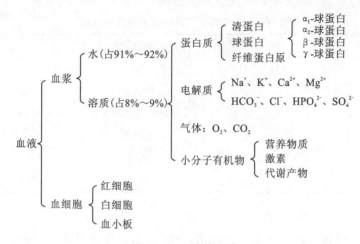

图 12-1 血液的组成

1. 有形成分 红细胞、白细胞和血小板等统称为血细胞。如果将血液采集后立即与一定的抗凝剂混合，放入血细胞比容管中离心 30 min（3000 r/min），可见血液分为 3 层：上层为淡黄色透明液体，即血浆，占总体积 50% ～60%；下层为红色的红细胞层，占总体积的 40% ～50%，即通常测定的血细胞比容；两层之间还有一层菲薄的白细胞和血小板层，通常称为浅黄色层（图12-2）。从这种分层可知：红细胞的相对密度大，白细胞和血小板次之，血浆相对密度最小。血细胞比容（hematocrit）是指血

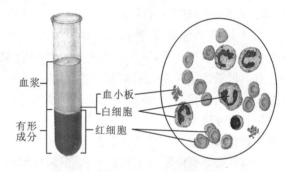

图 12-2 血液的组成

细胞在血液中所占的容积百分比。正常成年男性的血细胞比容为 40%～50%，成年女性为 37%～48%，由于血细胞中以红细胞的数量最多，约占血细胞总数的 99%，白细胞和血小板仅占总容积的 0.15%～1%，因此血细胞比容主要反映血液中红细胞的相对浓度。贫血患者的血细胞比容较正常者降低。此外，由于红细胞在血管系统中分布不均匀，大血管中血液的血细胞比容略高于微血管中血液的血细胞比容。

2. 血浆 在离体血液中加入抗凝剂，离心后分离出的浅黄色上清液为血浆，占全血体积的 50% ～60%；若离体血液不加抗凝剂，几分钟后血液会凝固成胶冻状的血凝块。在 37 ℃水浴中放置 30 min 或更长时间后，血块回缩，析出淡黄色透明液体，此为血清。

在临床工作中，经常要采用全血、血浆、血清三种血液标本，三者的主要区别及制备方法如下。

① 全血＝血浆＋有形成分（制备时需加抗凝剂）。

② 血浆＝全血－有形成分（制备时需加抗凝剂，全血样品离心后吸取上清液）。

③ 血清＝全血－有形成分－纤维蛋白原＝血浆－纤维蛋白原（制备时无需加抗凝剂）。

血浆与血清的成分基本相同，二者的主要区别在于参与血液凝固的成分在量和质上的区别。血清中缺少部分凝血因子Ⅰ（纤维蛋白原）、凝血因子Ⅱ（凝血酶原）、凝血因子Ⅴ和凝血因子Ⅷ等。

人体内参与新陈代谢过程的各种物质不断与血液进行交换。生理状况下，血液中各成分含量的波动范围较小。若血液中某些成分在较长时间或较大幅度波动且超过正常范围，则反映机体中某些代谢失常或某

些重要脏器发生病变,故临床上通过测定循环血浆的化学成分,可大致反映体内物质代谢状况,判断机体的正常和异常情况。这对临床诊断、病情监测及预后观察都有重要参考价值。

血浆含有大量水分和一定量溶质。正常人血液化学成分可简要概括为下列三类。

① 水:正常人全血含水 81%～86%,血浆中含水 91%～92%。

② 气体:O_2、CO_2、N_2 等。

③ 可溶性固体:分为无机盐和有机物两大类。其中,无机盐主要为多种电解质如 Na^+、K^+、Cl^- 等。由于这些物质都很容易透过毛细血管壁与组织液进行物质交换,因此血浆中电解质的含量与组织液基本相同。

有机物包括蛋白质(血红蛋白、血浆蛋白、酶及蛋白质类激素)、非蛋白质含氮化合物、糖及其他有机物、维生素和脂类等。血浆与组织液的主要区别是后者蛋白质含量甚少(表 12-1)。

表 12-1　人体血浆和组织液中溶质的含量　　　　　　　　　　　　　　(单位:mmol/L)

带正电荷的物质	血　浆	组　织　液	带负电荷的物质	血　浆	组　织　液
Na^+	142	145	Cl^-	104	117
K^+	4.3	4.4	HCO_3^-	24	27
Ca^{2+}	2.5	2.4	$HPO_4^{2-}/H_2PO_4^-$	2	2.3
Mg^{2+}	1.1	1.1	蛋白质	14	0.4
			其他	5.9	6.2
总计	149.9	152.9	总计	149.9	152.9

注:蛋白质单位为 mEq/L,而不是 mmol/L。

血浆蛋白按照不同的分离方法可分为不同组分。例如,用盐析法可将血浆蛋白分为清蛋白(albumin,A)、球蛋白(globulin,G)和纤维蛋白原三类。正常成人血浆中蛋白质的总含量为 65～85 g/L,其中清蛋白(A)为 35～55 g/L,球蛋白(G)为 10～30 g/L,纤维蛋白原仅为 2～4 g/L。在营养不良时,蛋白质合成下降,血浆蛋白减少;肾功能障碍,清蛋白从尿中丢失,同样导致血浆蛋白减少;另外,由于血浆中的清蛋白和大多数球蛋白主要由肝脏产生,成人每日每千克体重合成清蛋白 120～200 mg,占肝脏合成分泌蛋白质总量的50%左右。肝脏疾病时常引起清蛋白减少,清蛋白/球蛋白(A/G)下降(正常人为 1.5～2.5)。用电泳法则可将血浆蛋白分为清蛋白、α_1-球蛋白、α_2-球蛋白、β-球蛋白和 γ-球蛋白,采用高分辨率的电泳方法,目前已分离出百余种血浆蛋白。

血浆蛋白质的主要生理功能有如下几种。

(1)调节血浆胶体渗透压和 pH　血浆胶体渗透压是由血浆蛋白质产生的,其大小取决于蛋白质的浓度和分子大小。清蛋白是血浆中含量最多的蛋白质,血浆胶体渗透压的 75% 是由清蛋白产生的,故清蛋白的主要功能是维持血浆胶体渗透压。清蛋白含量下降,则导致血浆胶体渗透压下降,使水分向组织间隙渗出而出现水肿。

正常人血液 pH7.35～7.45,血浆大多数蛋白质的等电点在 pH 4～6,血浆蛋白以弱酸或弱酸盐的形式存在,组成缓冲对,参与形成血液 pH 的相对恒定。

(2)运输功能　血浆中易被酶破坏、易从尿中丢失、难溶于水及易被细胞摄取的小分子物质,通常与血浆中的一些蛋白质结合运输。这些蛋白质通过专一性结合不同的物质而具有不同的作用。如:运铁蛋白是由一个脱铁运铁蛋白与 2 个 Fe^{3+} 结合而成,主要结合运输 Fe^{3+} 至肝、脾、骨髓等组织储存和利用,防止 Fe^{3+} 经肾脏滤出随尿液排出体外;类固醇、脂类、胆红素等难溶于水的化合物可通过与清蛋白、载脂蛋白等血浆蛋白结合运输;血浆蛋白还可结合运输某些药物,发挥解毒和促进药物排泄的功能。

(3)免疫功能　机体对入侵的病原微生物可产生特异的抗体参与免疫反应保护机体,血浆中具有抗体作用的蛋白质称为免疫球蛋白(immunoglobulin,Ig),由浆细胞产生,电泳时主要出现于 γ-球蛋白区域。Ig通过识别并结合特异性抗原,形成抗原抗体复合物,激活补体系统,产生具有酶活性的补体或补体活性复合物,杀伤靶细胞、病原体或感染细胞。

(4)凝血与抗凝血功能　大多数凝血因子和抗凝血因子属于血浆蛋白质,且常以无活性的酶原形式存在,在一定条件下被激活从而发挥生理功能。

(5)营养作用　血浆蛋白质可以作为营养物质被组织细胞摄取,然后将其分解为氨基酸,用于组织蛋白质更新合成,或用于氧化分解功能及转变为其他含氮化合物。

（二）血量

血量是指体内全身血液的总量。全身大部分血液在心血管系统中快速循环流动,称为循环血量;小部分血液滞留在肝、脾、肺、腹腔静脉和皮下静脉丛内,流动较慢,称为储存血量。在剧烈运动、情绪激动或大量失血等紧急状态下,储存血量可被动员并释放进入循环,补充循环血量的不足。正常成年人血量相当于体重的 7%～8%,即每千克体重有 70～80 mL 血液。因此,体重为 60 kg 的人,血量为 4.2～4.8 L。正常人体血量相对恒定,这对于维持正常生命活动具有重要生物学意义。如果血量不足,可导致细胞、组织、器官功能障碍。

血浆量和红细胞量可按稀释原理分别进行检测。例如,通过静脉注射一定量不易透出血管的染料 T-1824(可与血浆蛋白迅速结合,因此滞留于血管中)或 ^{131}I 标记的血浆蛋白,待它们与体内的血浆混匀后,抽血测定血浆中 T-1824 或 ^{131}I 的稀释倍数,再根据注射量即可计算出血浆量。由于标记的血浆蛋白可以逸出血管,因而测出的血浆量会偏高。同理,静脉注射一定量 ^{51}Cr 或 ^{32}P 标记的红细胞,等待一定时间后,使它们与体内的红细胞混匀,然后抽血测定被标记红细胞的稀释倍数,即可计算出红细胞的总体积。一般可先测定出红细胞总容积,再按红细胞在血液中所占容积的百分比推算血液总量,即

$$血量 = \frac{红细胞总容积}{血细胞比容}$$

或

$$血量 = \frac{血浆量}{1-血细胞比容}$$

正常情况下,由于神经、体液因素的调节作用,体内血量保持相对恒定。血量的相对恒定是维持正常血液和组织、器官正常血液供应的必要条件。当机体大出血时,如果失血量不超过正常血量的 10%(400～500 mL),可通过心脏活动的加强和血管的收缩,保障血管内血液充盈量不发生显著改变。同时,储血库的血管收缩,释放一部分储存血量,也可使循环血量得到补充,因此机体不表现出明显的临床症状。如果失血量较多,达到正常血量的 20%(800～1000 mL)时,机体的代偿功能不足以维持正常血压,将出现一系列临床症状,如面色和口唇苍白、皮肤出冷汗、手脚冰冷无力、呼吸急促、脉搏快而微弱等。当失血量超过 30% 或更多,在体内循环的血量就会减少,不能供应各器官、组织对氧和营养物质的正常需要,特别是大脑及其他神经中枢、心脏的需要,引起大脑供血不足,患者出现视物模糊、口渴、头晕、神志不清或焦躁不安,势必导致昏迷、休克等严重后果,若不及时抢救,就要危及生命甚至出现昏迷症状。此时,必须采取紧急措施,及时进行止血并通过输血、补液等来补充血量,才能控制病情,挽救患者生命。

二、血液的理化特性及其生理意义

（一）血液的颜色

血液的颜色主要取决于红细胞内血红蛋白的颜色,与氧气结合的氧合血红蛋白呈鲜红色,未与氧气结合的去氧血红蛋白呈暗红色,血红蛋白的形式与氧分压高低密切相关。因动脉血与静脉血氧分压不同,血红蛋白的形式也不同,因此动脉血与静脉血的颜色也不相同。动脉血中氧分压较高,红细胞中氧合血红蛋白较多,呈鲜红色;静脉血中氧分压低,红细胞中去氧血红蛋白较多,呈暗红色。

空腹时血浆清澈透明,进食脂类物质后,脂类经小肠吸收入血,形成血浆脂蛋白而使血浆变混浊,会妨碍血浆中一些成分检测的准确性。因此,临床上进行某些血液指标的检测时,常要求空腹采血。

（二）血液的相对密度

正常人全血的相对密度为 1.050～1.060,主要与红细胞数量呈正相关。血液中红细胞数量愈多,全血的相对密度就愈大。血浆的相对密度为 1.025～1.030,其高低主要取决于血浆中蛋白质的含量,血浆中蛋白质的含量愈多则比重愈大;红细胞的比重为 1.090～1.092,主要取决于红细胞内血红蛋白的含量,红细胞内血红蛋白含量愈多则比重愈大。利用红细胞和血浆比重的差异,可进行血细胞比容和红细胞沉降率的检测,以及红细胞与血浆的分离。

（三）血液的黏度(又称黏滞性)

液体的黏度来源于其内部分子或颗粒之间的摩擦,即内摩擦。测定黏度时通常采用全血或血浆与水相

比较的相对黏度。全血的黏度为水的 4～5 倍,血浆的黏度为水的 1.6～2.4 倍(温度为 37 ℃时)。当温度恒定时,全血的黏度主要取决于血细胞比容的高低,也即红细胞的数量多少,红细胞数量愈多则黏度愈大;血浆的黏度主要取决于血浆中蛋白质的含量,蛋白质的含量愈多则黏度愈大。血液的黏度是形成血流阻力的重要因素之一。血液黏度增加导致血流阻力增大,从而增加心脏的负担。临床上许多疾病都与血液黏度的改变有密切关系,如恶性肿瘤、脑部疾病、心血管疾病等。

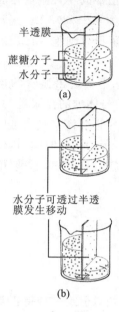

半透膜

蔗糖分子

水分子

(a)

水分子可透过半透膜发生移动

(b)

图 12-3　渗透现象

(四)血浆渗透压

1. 渗透压的概念　如果在不同浓度的溶液间用半透膜隔开,半透膜只能让水分子透过,而溶质分子不能透过。高浓度溶液中含有数量较多的溶质颗粒,从而具有较强的吸引和保留水分子的能力。一段时间后,会出现水分子从低浓度溶液一侧向高浓度溶液一侧扩散的现象,这种现象称为渗透现象(图 12-3)。

溶液的渗透压(osmotic pressure)就是指溶液中溶质分子透过半透膜吸引和保留水分子的能力。渗透压愈大,吸引水分子的能力就愈强。渗透压的大小与溶质颗粒(分子或离子)数目的多少成正比,而与溶质的种类及颗粒的大小无关。例如,10% NaCl 溶液的渗透压比 5% NaCl 溶液的渗透压大,原因是前者溶液中的颗粒数较后者多。

2. 血浆渗透压的正常值及组成　血浆渗透浓度接近 300 mmol/L,即血浆渗透压约为 300 mOsm/(kg·H_2O),相当于 770 kPa 或 5790 mmHg。血浆渗透压由两部分构成:晶体渗透压和胶体渗透压。由晶体物质形成的渗透压称为晶体渗透压(crystal osmotic pressure),约 80% 来自于溶解于血浆中的 Na^+ 和 Cl^-。除晶体物质外,血浆中还有一定量的胶体物质,主要是血浆蛋白。由蛋白质形成的渗透压称为胶体渗透压(colloid osmotic pressure)。由于血浆中晶体物质分子小,分子数量多,血浆晶体渗透压占血浆渗透压的 99.6%,约 298.5 mOsm/(kg·H_2O)。虽然血浆中含有多种蛋白质,但蛋白质的分子大,分子数量少,因此其产生的血浆胶体渗透压也小,仅占血浆渗透压的 0.4%,约 1.5 mOsm/(kg·H_2O)。在血浆蛋白中,清蛋白的分子小,其分子数量远多于球蛋白,故血浆胶体渗透压的 75%～80% 来自于清蛋白。当血浆中的清蛋白数量减少时,即使其他蛋白质增加而保持血浆蛋白总量不变,血浆胶体渗透压也将明显降低。

3. 等渗、高渗和低渗溶液　临床工作或生理学实验中使用的各种溶液,若其渗透压与血浆渗透压相等则称其为等渗溶液,临床上常用的 0.9%NaCl 溶液和 5% 葡萄糖溶液均为等渗溶液;若其渗透压高于血浆渗透压则称其为高渗溶液;如其渗透压低于血浆渗透压则称其为低渗溶液。

4. 血浆渗透压的作用

(1)血浆晶体渗透压在维持细胞内、外水平衡中起重要作用。血浆中的晶体物质绝大多数不易透过细胞膜,在细胞外形成一定的浓度,产生相对稳定的晶体渗透压。正常情况下,细胞内外的渗透压是相等的,水分子自由出入细胞的量保持动态平衡。如果血浆晶体渗透压发生改变,细胞膜内外就会出现渗透压差,水分子在渗透压差的作用下穿过细胞膜而发生渗透现象。因此在等渗溶液中红细胞可以保持正常的大小和形态;在高渗溶液中,红细胞膜外的晶体渗透压高于红细胞内晶体渗透压,红细胞内的水分将向细胞外移动而使红细胞发生皱缩;反之,在低渗溶液中,红细胞外晶体渗透压低于红细胞内晶体渗透压,水将渗入红细胞内而使胞体逐步胀大甚至破裂。晶体渗透压对维持细胞内、外的水平衡和细胞的正常体积极为重要。因水和晶体物质可自由穿过毛细血管壁,血浆与组织液中的晶体物质浓度几乎相等,故它们的晶体渗透压也基本相等。血浆晶体渗透压对毛细血管内外水的分布不发生显著影响。

(2)血浆胶体渗透压在维持血管内、外水平衡中起重要作用。正常情况下,血浆中的蛋白质不能通过毛细血管壁,血浆中的蛋白质含量多于组织液中的蛋白质含量,因此血浆胶体渗透压高于组织液胶体渗透压。这种压力差成为组织液中水分子进入毛细血管的主要动力。因此,虽然血浆胶体渗透压较低,但在调节血管内、外的水平衡和维持正常的血浆容量发挥着重要的作用。在某些肾脏疾病患者,部分蛋白质随尿排出;当患有肝脏疾病时,可能使蛋白质合成减少;在营养不良的情况下,蛋白质的摄入不足。这些因素都会导致血浆中蛋白质含量减少,继而血浆胶体渗透压降低,导致毛细血管滤出液体增多、组织液回流减少而出现组织水肿(图 12-4)。

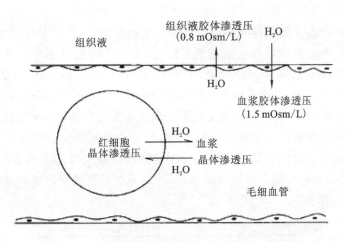

图 12-4 血浆晶体渗透压和胶体渗透压作用示意图

血浆晶体渗透压和胶体渗透压的比较见表 12-2。

表 12-2 血浆晶体渗透压和胶体渗透压的比较

项 目	晶体渗透压	胶体渗透压
成分	晶体物质(主要是 NaCl)	血浆蛋白(主要是白蛋白)
大小/(mOsm/(kg·H_2O))	300	1.5
意义	维持细胞内外水平衡	维持血管内外水平衡

5. 血浆的酸碱度 正常人血浆 pH 为 $7.35\sim7.45$。血浆适宜的酸碱度是机体组织器官、细胞进行正常生命活动的重要保证。机体虽不断摄入和产生酸性、碱性物质,但能依赖体内的缓冲体系、肺和肾脏的调节作用,使血浆的酸碱度始终维持在正常范围之内。

血浆中的缓冲物质主要包括 $NaHCO_3/H_2CO_3$、蛋白质钠盐/蛋白质、Na_2HPO_4/NaH_2PO_4 三个缓冲对,其中最重要的缓冲对是 $NaHCO_3/H_2CO_3$。血浆 pH 主要取决于血浆中 $NaHCO_3/H_2CO_3$ 的值,通常 $NaHCO_3/H_2CO_3$ 的值为 20。此外,红细胞内还有血红蛋白钾盐/血红蛋白、氧合血红蛋白钾盐/氧合血红蛋白、$KHCO_3/H_2CO_3$、K_2HPO_4/KH_2PO_4 等缓冲对。如果酸碱物质超量负荷(摄入、产生过多或排出减少),或是调节功能发生障碍,酸碱平衡状态将被打破,形成酸中毒或碱中毒。当血浆 pH 低于 7.35 时,称为酸中毒;当血浆 pH 高于 7.45 时,称为碱中毒。血浆 pH 低于 6.9 或 pH 高于 7.8 都将危及生命。

 # 第二节 血 细 胞

一、血细胞生成的部位和一般过程

造血(hemopoiesis)过程,即各类造血细胞发育和成熟的过程。在个体发育过程中,造血器官也存在一个变迁的过程。在胚胎发育早期,在卵黄囊造血;自胚胎第 2 个月开始,由肝、脾造血;胚胎发育至第五个月以后,肝、脾的造血活动逐渐减少,骨髓开始造血并逐渐增强;到婴儿出生时,几乎完全依靠骨髓造血,但在需要造血增加时,肝、脾仍可再参与造血以补充骨髓造血功能的不足。因此,此时的骨髓外造血具有代偿功能。儿童成长至 4 岁以后,骨髓腔的增长速度已超过了造血组织的增长速度,脂肪细胞逐步填充多余的骨髓腔。至 18 岁左右,只有脊椎骨、胸骨、肋骨、颅骨和长骨近端的骨骺处才具有造血骨髓,但造血组织的总量已足够。如果成年人出现骨髓外造血,已无代偿的意义,而是造血功能紊乱的表现。

造血过程,是一个既连续又区分为阶段的过程。成年人各类血细胞均起源于骨髓造血干细胞。其含量约占骨髓细胞的 0.05%,而且 99.5% 处于静止期。依据造血细胞的功能与形态特征,一般将造血过程分为造血干细胞(hemopoietic stem cells)、定向祖细胞(committed progenitors)和形态可辨认的前体细胞(precursors)三个阶段。首先是造血干细胞阶段,处于这一阶段的造血细胞为干细胞,造血干细胞具有自我复制和多向分化的能力。造血干细胞通过不对称有丝分裂方式,产生两个子细胞。其中:一个细胞仍然保持造血干细胞的全部特性不变,从而保持身体内干细胞数量相对稳定;另一个分化为各系定向祖细胞;第二个阶段是定向祖细胞阶段,处于此阶段的造血细胞,进一步分化方向已经限定。将各系列的定向祖细胞在体外培养时,可形成相应血细胞的集落,称为集落形成单位(colony forming unit,CFU)。因此,它们可以进一步分为红系祖细胞,形成红系集落形成单位(colony forming unit-erythrocyte,CFU-E),同理,粒-单核系祖细胞形成粒-单核系集落形成单位,巨核系祖细胞形成巨核系集落形成单位和淋巴系祖细胞形成淋巴系集落形成单位;第三个阶段是形态可辨认的前体细胞阶段,此时的造血细胞已经发育为形态上可以辨认的各系幼稚细胞,这些细胞再进一步分别成熟为具有特殊细胞功能的各类终末成熟血细胞,然后有规律地释放进入外周血液循环。造血细胞在经历上述发育成熟过程时,细胞自我复制的能力逐渐降低,而分化、增殖的能力逐渐增强,细胞数量也逐步增多(图12-5)。

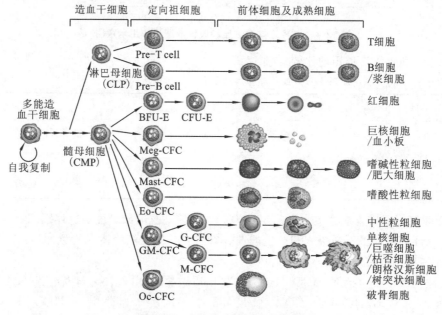

图 12-5 血细胞生成过程示意图

机体在受到某些物理因素(如 X 射线、γ 射线等)、化学因素(如氯霉素、苯等)和生物因素(如病毒)等损害时,造血干细胞可发生质的异常和量的减少,均可引起再生障碍性贫血。

二、红细胞生理

(一)红细胞的数量和形态

1. 红细胞的数量 红细胞是血液中数量最多的血细胞。通常用 1 L 血液中红细胞的个数来表示红细胞的数量。我国成年男性红细胞的数量为 $(4.0 \sim 5.5) \times 10^{12}/L$,成年女性红细胞的数量为 $(3.5 \sim 5.0) \times 10^{12}/L$。新生儿红细胞的数量高于成年人,为 $(6.0 \sim 7.0) \times 10^{12}/L$,出生后数周逐渐下降,在儿童期一直保持在较低水平,且无明显性别差异,直到青春期后才逐渐增加,接近成人水平。红细胞内的蛋白质主要是血红蛋白(hemoglobin,Hb),约占红细胞数量的 33%,我国成年男性的血红蛋白含量为 $120 \sim 160$ g/L,成年女性的血红蛋白含量为 $110 \sim 150$ g/L,新生儿的血红蛋白含量为 $170 \sim 200$ g/L。年龄、性别和长期居住地的海拔高度和机体功能状态不同均可影响血红蛋白浓度。如:经常参加劳动和体育锻炼的人血红蛋白含量高于劳动少和不爱运动者,高原居民高于平原居民;妊娠中后期因血浆量增加,血液发生生理性稀释,血液中的血红蛋白含量、红细胞计数相对降低。此外,凡可导致血浆量相对减少的情况如严重腹泻、高渗液腹膜透析、大面积烧伤、长期限制液体摄入等情况,可使血液浓缩,上述指标相对升高;相反,凡引起水潴留状态的病理情况如充血性心力衰竭或急性肾炎等,均可造成血液稀释,使上述指标相对降低。临床上常以人体外周血红细胞数量、血红蛋白含量低于正常作为贫血诊断依据。人体红细胞血红蛋白含量低于正常范围下限称为贫血(anemia)。一般认为,红细胞计数低于 $3.0 \times 10^{12}/L$,血红蛋白低于 100 g/L,则诊断为贫血。红细胞生成减少、红细胞破坏过多或过多失血都可引起贫血。红细胞计数高于 $7.0 \times 10^{12}/L$,血红蛋白高于 180 g/L,则为红细胞和血红蛋白增多。在临床诊断时对各种影响因素应加以全面考虑,以避免误诊。

2. 红细胞的形态　人类成熟红细胞呈双凹圆碟形,直径为 $7 \sim 8\ \mu m$,周边较厚,最厚处的厚度约为 $2.5\ \mu m$,中央较薄,最薄处的厚度约为 $1\ \mu m$,体积约为 $90\ \mu m^3$,表面积约为 $140\ \mu m^2$。这一形态结构增加了红细胞的表面积,与体积相同的球形结构相比,其表面积增大了约 25%,还可以使细胞内任何一点距离细胞表面的距离都不超过 $0.85\ \mu m$。由于胞质内充满了血红蛋白,最大限度地增强了其气体交换的功能。正常红细胞没有细胞核和细胞器。糖酵解是其获得能量的唯一途径。红细胞从血浆摄取葡萄糖,通过糖酵解产生 ATP,从而维持细胞膜中钠泵的活动,以维持细胞内外 K^+、Na^+ 的正常分布以及细胞容积和双凹圆碟状形态。患有某些血液病时,红细胞形态会发生改变,如血红蛋白病时,红细胞变形成镰状细胞;遗传性球形红细胞增多症时,红细胞接近球形。

(二)红细胞的生理特性

红细胞具有悬浮稳定性、可塑变形性和渗透脆性等生理特性,这些生理特性都与红细胞的双凹圆碟形态有关。

1. 悬浮稳定性　将盛有抗凝血的血沉管垂直放置一段时间后,尽管红细胞的比重大于血浆,但正常红细胞下降缓慢,说明红细胞能够相对稳定地悬浮于血浆中,这种血液中的红细胞能相当稳定地悬浮于血浆中不易下沉的特性称为悬浮稳定性。红细胞的悬浮稳定性的大小可以用红细胞沉降率(erythrocyte sedimentation rate,ESR)来表示。将经过抗凝处理的血液静置于垂直放置的血沉管中,通常以红细胞在第一小时下沉的距离来表示红细胞沉降的速率,简称血沉。正常成年男性的血沉为 $0 \sim 15\ mm/h$,正常成年女性血沉为 $0 \sim 20\ mm/h$。沉降率越大,说明红细胞的悬浮稳定性越小。沉降率越慢,说明红细胞的悬浮稳定性越大。

红细胞之所以能够相对稳定地悬浮于血浆中,是由于红细胞与血浆之间的摩擦力阻碍了红细胞的下沉。红细胞呈双凹圆碟形,具有较大的表面积与体积之比,所产生的摩擦力较大,因此红细胞下沉缓慢。现已证实,血浆中纤维蛋白原、胆固醇及球蛋白含量增多时,红细胞能较快地彼此凹面相贴重叠在一起,称为红细胞叠连(图 12-6)。

当发生叠连后,红细胞叠连体的总表面积与体积的比值减小,与血浆的摩擦力相对减小而红细胞沉降率加快,红细胞的悬浮稳定性减小。血浆中清蛋白、卵磷脂含量增多时,沉降率则减慢。可见,沉降率是否会加快主要决定于血浆的性质,而不决定于红细胞本身。因此,若将正常人的红细胞置于红细胞沉降率大的血浆标本中,红细胞也会较快发生叠连而引起沉降率加大;而将红细胞沉降率大者的红细胞置于正常人的血浆标本中,则红细胞沉降率正常。

红细胞沉降率是临床上常用的疾病辅助检查项目,如活动性肺结核、风湿热、晚期癌症等疾病可使沉降率明显增大。需要指出的是,不能单凭检测沉降率作为确诊任何疾病的依据,但将红细胞沉降率与其他临床资料结合起来,则具有一定的临床参考价值。

2. 可塑变形性　红细胞在血管系统中运行时常需挤过口径比其直径还小的毛细血管或血窦孔隙,此时红细胞需发生变形才能够通过,通过后又恢复其正常的双凹圆碟形。红细胞这种可根据实际需要改变自身形态的特性称为可塑变形性。可塑变形性是红细胞生存所需的最重要的特性。红细胞的可塑变形能力取决于红细胞的几何形态、细胞内黏度以及红细胞膜的弹性,其中与红细胞的双凹圆碟形这一几何形态关系最为密切。可塑变形性与红细胞表面积/体积成正比关系,表面积/体积愈大,红细胞变形的能力也就愈大。遗传性球形红细胞增多症患者,由于其血液中红细胞某些膜蛋白的缺陷导致脂质双分子层稳定性降低,膜脂质逐渐丢失而致使膜表面积减少,最终变为球形,可使其表面积/体积减小,细胞的变形能力减弱。另外,当血红蛋白发生变性或红细胞内血红蛋白含量过高时,可因细胞内黏度增高而降低红细胞的变形能力。

3. 渗透脆性　红细胞只有在等渗溶液中才能维持其正常的大小和形态。在渗透压递减的一系列低渗溶液中,水将渗入红细胞而使胞体膨胀变形。若将红细胞置于低渗的 0.6% NaCl 溶液中,红细胞逐步胀大并双侧凸起,接近球形;若将红细胞置于低渗的 0.42% NaCl 溶液中,有部分红细胞将发生破裂,导致胞浆中血红蛋白外逸,称为溶血;若将红细胞置于渗透压更低的 0.35% NaCl 溶液中,全部红细胞均发生溶血。可见,红细胞对低渗溶液具有一定的抵抗力。渗透脆性就是指红细胞在低渗溶液中抵抗膨胀破裂的能力(图 12-7)。渗透脆性越大,表示红细胞对低渗溶液的抵抗力越弱,越容易发生破裂;渗透脆性越小,表示红细胞对低渗溶液的抵抗力越强。

红细胞渗透脆性仍与红细胞的表面积/体积相关,红细胞的表面积/体积愈小,渗透脆性愈大。同一个

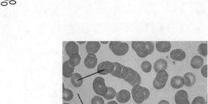

图 12-6　红细胞叠连

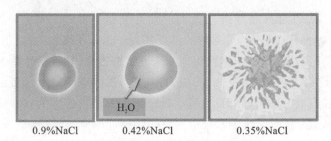

0.9%NaCl　　0.42%NaCl　　0.35%NaCl

图 12-7　红细胞渗透脆性

体的红细胞对低渗盐溶液的抵抗力并不相同。在生理情况下,衰老的红细胞对低渗盐溶液的抵抗力弱,脆性高;而初成熟的红细胞抵抗力强,即脆性低。某些溶血性贫血可影响红细胞的脆性,如遗传性球形红细胞增多症,患者的红细胞置于低渗 NaCl 溶液后,患者的红细胞在 0.51%～0.72% 的 NaCl 溶液中就开始出现溶血,在 0.35%～0.45%NaCl 溶液中已发生完全溶血,其开始溶血和完全溶血时的 NaCl 溶液浓度均高于正常人,说明患者的红细胞渗透脆性升高。

（三）红细胞的功能

1. 运输 O_2 和 CO_2　运输 O_2 和 CO_2 是红细胞最主要的功能,O_2 和 CO_2 在血液中的运输可通过物理溶解和化学结合两种形式,其中物理溶解的 O_2 和 CO_2 都较少,血中 98.5% 的 O_2 是通过与血红蛋白结合形成氧合血红蛋白（HbO_2）的形式存在和运输的,红细胞运输的 O_2 量约为直接溶解于血浆中 O_2 量的 65 倍;血液中的 CO_2 主要以碳酸氢盐（HCO_3^-）和与血红蛋白结合形成氨基甲酰血红蛋白（HbNHCOOH）的形式存在和运输,分别占 CO_2 运输总量的 88% 和 7%。红细胞内富含碳酸酐酶,可催化 CO_2 迅速与 H_2O 反应生成 H_2CO_3,后者再解离为 HCO_3^- 和 H^+。在红细胞的参与下,血液运输的 CO_2 量约为直接溶解于血浆中 CO_2 量的 18 倍。此外,红细胞的双凹圆碟形可保障红细胞具有较大的气体交换面积,由于红细胞中心至大部分表面的距离都很短,故有利于细胞内、外 O_2 和 CO_2 的交换。红细胞运输 O_2 的功能主要依靠细胞内的血红蛋白来实现,一旦细胞溶血,血红蛋白逸出,红细胞便丧失运输 O_2 的功能。贫血时血红蛋白含量降低,患者会表现出缺氧的症状。

另外,血红蛋白还可以与一氧化碳（CO）结合,当血红蛋白与 CO 结合形成一氧化碳血红蛋白时,其携带 O_2 和 CO_2 的功能将会丧失,这就是发生煤气中毒时导致机体缺氧的原因。

2. 缓冲功能　红细胞内的缓冲对包括血红蛋白钾盐/血红蛋白、氧合血红蛋白钾盐/氧合血红蛋白、K_2HPO_4/KH_2PO_4、$KHCO_3/H_2CO_3$ 等,对血液中的酸碱物质具有缓冲作用,有利于维持机体酸碱平衡。

3. 免疫功能　红细胞表面有 I 型补体的受体（CR_1）,它可与 C_{3b}、C_{4b}、iC_{3b} 等结合,其功能是中和可溶性免疫复合物,防止抗原-抗体-补体免疫复合物沉淀。

（四）红细胞生成的调节

骨髓是成年人生成红细胞的唯一场所。正常成人每日生成 $2×10^{11}$ 个红细胞,每 24 h 便有 0.8% 的红细胞进行更新。红骨髓内的造血干细胞首先分化为红系定向祖细胞,后经过原红细胞、早幼红细胞、中幼红细胞、晚幼红细胞和网织红细胞的连续发育过程,最后成为成熟的红细胞（图 12-8）。当骨髓造血功能增强时,大量的网织红细胞释放入血,血液中网织红细胞数占红细胞的总数比例可由正常的 0.5%～1.5%,升高到 30%～50%。临床工作中,常通过检测外周血中网织红细胞计数来判断骨髓造血功能的盛衰。

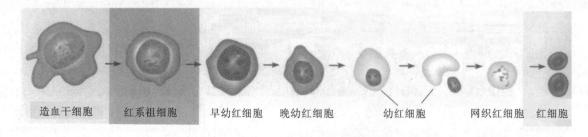

造血干细胞　红系祖细胞　早幼红细胞　晚幼红细胞　幼红细胞　网织红细胞　红细胞

图 12-8　红细胞生成过程

1. 红细胞生成所需物质　在红细胞生成过程中,需有足够的蛋白质、铁、叶酸和维生素 B_{12} 的供应。此外,红细胞生成还需要氨基酸、维生素 B_2、维生素 B_6、维生素 C、维生素 E 及微量元素铜、钴、锰、锌等。由于红细胞可以优先利用体内的氨基酸来合成血红蛋白,因此单纯因缺乏蛋白质而发生贫血的情况较为罕见。

(1)铁 铁是合成血红蛋白的必需原料。正常成人体内共有铁 $3\sim4$ g。其中约有 67% 存在于血红蛋白中。血红蛋白在体内的合成始于原红细胞阶段,持续至网织红细胞阶段。成年人每日需 $20\sim30$ mg 铁用于红细胞生成,其中约 95% 的铁来自于体内铁的再利用,每日仅需从食物中吸收 1 mg 以补充排泄出的铁即可满足机体需要。当衰老的红细胞被巨噬细胞吞噬时,血红蛋白被分解而释出其中的 Fe^{2+}。释出的铁即与铁蛋白结合,此时的铁为 Fe^{3+},形成铁黄素颗粒而沉淀于巨噬细胞内。血浆中的运铁蛋白,可以往来于巨噬细胞与幼红细胞之间,以运送铁。储存于铁蛋白中的 Fe^{3+},先被还原成 Fe^{2+} 再脱离铁蛋白,而后与运铁蛋白结合。每分子运铁蛋白可运送两个 Fe^{2+},运送至幼红细胞后,又可反复进行第二次运输。当铁的摄入不足、吸收障碍或长期慢性失血以致机体缺铁时,可导致血红蛋白合成减少,引起小细胞低色素性贫血,即缺铁性贫血。对于此类贫血,补铁是临床主要的治疗方法。饮食中也可加入富含铁质的食物(如红肉、三文鱼、鸡蛋、红糖等)。

(2)叶酸和维生素 B_{12} 叶酸和维生素 B_{12} 是合成 DNA 所需的重要辅酶。叶酸在体内须转化为四氢叶酸后方能参与 DNA 的合成。叶酸的转化过程需要维生素 B_{12} 的参与。维生素 B_{12} 缺乏时,会导致叶酸的利用率下降,进而引起叶酸的相对不足。因此,缺乏维生素 B_{12} 或叶酸时,导致 DNA 合成障碍,可引起细胞核发育异常,幼红细胞分裂减慢,核质发育不均衡,红细胞体积增大,形成巨幼红细胞贫血。维生素 B_{12} 是含钴的有机化合物,多存在于动物性食物中。正常情况下,食物中叶酸和维生素 B_{12} 的含量能够满足机体生成红细胞的需要。机体对维生素 B_{12} 的吸收必须要有内因子参与。内因子是由胃腺的壁细胞所分泌的一种糖蛋白,它有两个活性部位:一个部位可与维生素 B_{12} 结合,另一个部位则可与回肠上皮细胞膜上的特异受体结合。内因子与维生素 B_{12} 形成内因子-B_{12} 复合物,在正常情况下,内因子-B_{12} 复合物在小肠上段可保护维生素 B_{12} 不受小肠内蛋白水解酶的破坏。当复合物运行至回肠段,可与回肠黏膜受体结合而被吸收入门脉系统,一部分储存在肝,一部分与运输维生素 B_{12} 的转钴蛋白Ⅱ结合,沿血液运输至造血组织,参与红细胞生成的过程。当胃的大部分被切除或胃壁细胞受损伤时,机体缺乏内因子,或体内产生抗内因子的抗体,或回肠被切除后,均可因维生素 B_{12} 吸收障碍,进而影响幼红细胞的分裂和血红蛋白合成,出现巨幼红细胞贫血,即大细胞性贫血。

叶酸是以蝶酰单谷氨酸的形式被吸收的。吸收之后,在双氢叶酸还原酶的催化之下,形成四氢叶酸。血浆中的叶酸几乎全是四氢叶酸的单谷氨酸盐。进入组织细胞后,可通过酶促作用转变为多谷氨酸盐,才具有活性。叶酸缺乏时也引起与维生素 B_{12} 缺乏时相似的巨幼红细胞贫血。只是在维生素 B_{12} 缺乏时,才会伴有神经系统和消化道症状。

正常情况下,体内储存有 $4\sim5$ mg 维生素 B_{12},而每天红细胞的生成仅需 $2\sim5$ μg,故当维生素 B_{12} 的吸收发生障碍时,常在 $3\sim5$ 年后才出现贫血。正常人体内叶酸的储存量为 $5\sim20$ mg,每天需要的叶酸量约为 200 μg,因此,当叶酸摄入不足或吸收障碍时,常在 $3\sim4$ 个月后发生巨幼红细胞贫血。

2. 红细胞生成的调节 正常情况下,人体内红细胞数量保持相对恒定。当机体需要时,例如,失血或某些疾病使红细胞寿命缩短时,红细胞的生成率还能在正常基础上增加数倍。红细胞的生成主要受到以下调节因子的调节。

(1)爆式促进因子(burst promoting activator,BPA) 该因子是一种相对分子质量为 $25000\sim40000$ 的糖蛋白,以早期红系祖细胞(BFU-E)为靶细胞,其作用机制可能是促进更多的 BFU-E 从细胞周期中的静息状态(G_0 期)进入 DNA 合成期(S 期),从而使早期祖细胞加强增殖活动。

(2)促红细胞生成素(erythropoietin,EPO) 晚期红系祖细胞(CFU-E)对 BPA 不敏感,其主要接受促红细胞生成素的调节。EPO 是一种相对分子质量为 34000 的糖蛋白。因 CFU-E 上 EPO 受体的数量最多,是 EPO 作用的主要靶细胞。EPO 促红细胞生成的作用是促进晚期红系祖细胞增殖、分化,并可促进骨髓内网织红细胞和成熟红细胞释放进入血液循环。EPO 是机体红细胞生成的主要调节因子。血浆 EPO 的水平与血液中血红蛋白含量成负相关,严重贫血时,血浆 EPO 的浓度升高可达 1000 倍。目前临床上已将重组的人 EPO 应用于促进贫血患者的红细胞生成过程。

肾脏是产生 EPO 的主要部位。肾皮质肾小管周围的间质细胞(如成纤维细胞、内皮细胞等)可合成 EPO。与一般内分泌细胞不同的是,肾内没有 EPO 的储存。组织缺氧是刺激肾脏合成和释放 EPO 的生理性刺激因素。正常情况下,血浆中有一定量的 EPO,可维持正常的红细胞生成量。完全缺乏 EPO 时,骨髓几乎没有红细胞生成。当存在大量 EPO 时,只要提供足够的造血原料,红细胞的生成可比正常时升高 10 倍。任何引起肾脏氧供应不足的因素如贫血、缺氧或肾脏血流减少时,均可促进 EPO 的合成与分泌,使血浆 EPO 浓度增加。在某些肾脏疾病或肾切除时,肾脏合成 EPO 减少,这是肾性贫血的原因之一。例如,久居高原地区居民、长期从事体力劳动或经常锻炼的人,由于组织缺氧刺激肾脏合成并分泌 EPO 增多,可使红细胞生成增多,从而提高血液运输氧的能力,以满足组织对氧的需求。

除肾来源外,正常人体内还有 5%～10% 的 EPO 是由肾外组织(如肝脏)产生的,因此,双肾严重破坏而依靠人工肾生存的尿毒症患者,体内仍有低水平的红细胞生成。

(3) 雄激素　雄激素调节红细胞的生成主要通过两个方面:一是雄激素可作用于肾,刺激 EPO 的合成,使骨髓造血功能增强,从而间接使红细胞生成增多。另外,雄激素还可以直接刺激骨髓造血细胞,使红细胞生成增多。雄激素的作用是成年男性红细胞数量多于女性的重要原因之一。临床上可采用雄激素治疗骨髓造血功能降低所致的贫血。

此外,还有一些激素(如甲状腺激素、生长激素、糖皮质激素等)对红细胞的生成也有一定的促进作用。

(五) 红细胞的破坏

正常人体内红细胞的平均寿命约为 120 天,成年人体内每小时约有 0.8% 的衰老红细胞被破坏。约 90% 的衰老红细胞被巨噬细胞吞噬。红细胞的破坏可发生在血管内和血管外,主要以血管外破坏为主。血管内破坏是指衰老的红细胞可塑变形能力减退,渗透脆性升高,容易在血流湍急处因机械冲撞而被破坏。在血管内破坏的红细胞释放出的血红蛋白,立即与血浆中的触珠蛋白结合而被肝脏摄取。经肝脏处理后,血红蛋白中的铁以铁黄素的形式沉着于肝细胞中,而脱铁血红素则被转变为胆色素排出。当血管内的红细胞被大量破坏(严重溶血)时,血浆中的血红蛋白含量过高,达到每升血浆中有 1 g 血红蛋白时,超过了触珠蛋白的结合能力,未能与触珠蛋白结合的血红蛋白将经肾脏随尿排出,形成血红蛋白尿。血管外破坏是指衰老的红细胞变形能力减退,难以通过微小孔隙,在骨髓、脾等处被巨噬细胞吞噬破坏。在血管外被巨噬细胞吞噬的衰老红细胞可释放出铁和血红素,铁可再利用,而脱铁血红素也转变为胆色素排出。

三、白细胞

(一) 白细胞的分类和数量

1. 白细胞的分类　白细胞(leukocyte)为无色、有核的血细胞,在血液中一般呈球形。白细胞实际上是一类不均一的有核细胞群,根据其形态、功能和来源部位可以分为中性粒细胞、嗜酸性粒细胞、嗜碱性粒细胞、单核细胞和淋巴细胞五类,前三者因其胞质中含有嗜色颗粒,故总称为粒细胞(图 12-9)。

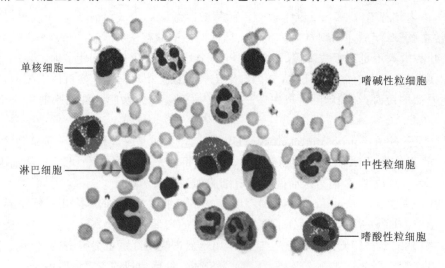

图 12-9　不同类型的白细胞

2. 白细胞的数量　正常成人血液中白细胞总数为 $(4.0～10.0)×10^9/L$。临床上,成人外周血白细胞计数持续低于 $4.0×10^9/L$ 时,称为白细胞减少。正常人血液中白细胞数可因年龄和机体的不同功能状态而发生改变。①新生儿白细胞数目较高,一般在 $15×10^9/L$ 左右,婴儿期维持在 $10.0×10^9/L$ 左右。新生儿血液中的白细胞主要是中性粒细胞,以后淋巴细胞数量逐渐增多,可高达白细胞总数的 70%,至 3～4 岁后淋巴细胞逐渐减少,青春期时与成年人水平基本相同。②有昼夜波动,午后白细胞数略高于清晨。③白细胞总数具有明显的生理性波动,如进食、剧烈运动、月经期、疼痛、妊娠等情况都可使白细胞总数升高。各类白细胞的正常值见表 12-3。

表 12-3　各类白细胞的正常值

各类白细胞	比　　例	绝对值/(10^9/L)
中性粒细胞	0.5～0.7	2.0～7.0
嗜酸性粒细胞	0.005～0.05	0～0.7
嗜碱性粒细胞	0～0.01	0～0.1
单核细胞	0.03～0.08	0.1～0.8
淋巴细胞	0.2～0.4	0.8～4.0

(二)白细胞的生理特性和功能

白细胞是人体的防卫细胞,对机体具有重要的防御和保卫功能。它参与机体对病毒、细菌等异物入侵时的察觉和反应过程,通过不同机制、不同方式消灭病原体,清除过敏原和参加免疫反应、产生抗体,是机体抵御病原微生物等异物入侵的主要防线。白细胞所具有的变形、游走、趋化、吞噬和分泌等特性是其执行防御功能的生理基础。

除淋巴细胞外,所有的白细胞都能伸出伪足进行变形运动,凭借着这种运动,白细胞得以穿过毛细血管壁,这一过程称为白细胞渗出。渗出到血管外的白细胞可继续借助其变形运动在组织内游走,在某些化学物质的吸引下,迁移到炎症区域发挥其免疫功能。白细胞趋向某种化学物质游走的特性,称为趋化性,能吸引白细胞发生定向运动的物质有细菌、细菌毒素、人体细胞的降解产物、抗原-抗体复合物等,这些物质被称为趋化因子。白细胞依据趋化因子的浓度梯度游走至炎症部位,吞噬细菌等异物,进而将它们消化和杀灭。

各类白细胞的具体功能分述如下。

1. 中性粒细胞　中性粒细胞的细胞核呈分叶状,故又称做多形核白细胞。血管中的中性粒细胞约有一半随血液循环流动,称为循环池,白细胞计数即反映此部分中性粒细胞的数量;另外一半则在小血管的内皮细胞上面,称为边缘池。这两部分细胞可相互交换,维持动态平衡。此外,骨髓中成熟中性粒细胞的数量为外周血液中中性粒细胞总数的 15～20 倍。在机体需要时,储存的中性粒细胞可在短时间(数小时)内大量进入血液循环。中性粒细胞在血管中停留的时间只有 6～8 h,一旦进入组织,它们就不再返回血液。

中性粒细胞是体内主要的吞噬细胞,它能够吞噬外来的病原微生物、机体坏死组织及衰老的红细胞。特别是急性化脓性细菌,中性粒细胞是急性化脓性细菌入侵时的第一道防线。

当细菌入侵机体时,侵入部位的组织产生大量的化学趋化因子,在其趋化作用下,中性粒细胞通过变形运动从毛细血管壁的缝隙中游出,并顺趋化因子浓度梯度向细菌入侵的部位游走。中性粒细胞膜形成伪足包围细菌并将其吞入细胞内形成吞噬体,然后与溶酶体结合形成吞噬溶酶体,溶酶体颗粒中的各种酶和杀菌物质释放出来可将细菌杀死。当中性粒细胞吞噬数十个细菌后,其自身就会解体,释放出的各种酶又溶解周围组织进而形成脓液。

临床上,成年人外周血中性粒细胞绝对计数低于 2.0×10^9/L 时,称为中性粒细胞减少。严重者低于 0.5×10^9/L 时,称为粒细胞缺乏症。此时患者抵抗力降低,容易发生感染。

2. 嗜酸性粒细胞　嗜酸性粒细胞的胞质中含有较大的椭圆形嗜酸性颗粒。体内嗜酸性粒细胞主要存在于组织中,数量约为血液中嗜酸性粒细胞的 100 倍。嗜酸性粒细胞的数目具有明显的昼夜周期波动,清晨细胞数减少,午夜细胞数增多,两者间差异可大于 40% 左右,这种周期性波动可能与糖皮质激素水平的昼夜波动有关。

嗜酸性粒细胞虽含有溶酶体和颗粒,具有较弱的吞噬能力,可选择性地吞噬抗原-抗体复合物,但吞噬较慢,缺乏溶菌酶,其所含过氧化物酶也不参与杀菌,故在抗细菌感染中不起主要作用。嗜酸性粒细胞的主要作用如下。①灭活嗜碱性粒细胞和肥大细胞及受损组织释放致炎物质,从而限制局部炎症反应,这是嗜酸性粒细胞的主要功能。②参与对寄生虫的免疫反应。当机体被寄生虫感染时,嗜酸性粒细胞生成增多,对于不能被细胞吞噬的大目标物如蠕虫的幼虫,嗜酸性粒细胞可通过释放其颗粒内容物将其杀灭。因此,临床上常将嗜酸性粒细胞数量增多作为寄生虫感染的间接依据之一。

3. 嗜碱性粒细胞 嗜碱性粒细胞的胞质中含有较大的碱性染色颗粒,颗粒内有肝素、组胺、过敏性慢反应物质和嗜酸性粒细胞趋化因子 A 等。嗜碱性粒细胞也没有杀菌能力,其主要功能是参与过敏反应。嗜碱性粒细胞释放的组胺和过敏性慢反应物质可使毛细血管壁通透性增加,局部充血水肿,并可使支气管平滑肌收缩,从而引起荨麻疹、支气管哮喘等过敏反应症状。嗜碱性粒细胞活化时释放的嗜酸性粒细胞趋化因子 A 能够吸引嗜酸性粒细胞,使其聚集于局部以限制嗜碱性粒细胞在过敏反应中的作用。临床上可采用组胺受体拮抗剂治疗支气管哮喘。

4. 单核细胞 单核细胞来源于骨髓中的造血干细胞,并在骨髓中继续发育。从骨髓进入血流的单核细胞仍然是尚未成熟的细胞。与其他血细胞相比,单核细胞内含有更多的非特异性脂酶,且具有更强的吞噬作用。单核细胞在血液中停留 2～3 天后迁移入周围组织中,继续发育为巨噬细胞,细胞体积增大,直径可达 60～80 μm,细胞内所含线粒体和溶酶体颗粒的数目也增多,具有比中性粒细胞更强的吞噬能力,可吞噬更大的细菌和颗粒、更多的细菌(约为中性粒细胞的 5 倍)。存在于组织中的单核细胞称为组织巨噬细胞,它们常大量存在于淋巴结、骨髓、肺泡壁、肝和脾等器官。被激活的单核细胞和组织巨噬细胞可生成并释放多种细胞毒素、干扰素和白细胞介素,参与机体防卫过程。在炎症周围单核细胞可进行细胞分裂,并包围异物。单核细胞具有较强的变形和吞噬能力。外周血中的单核细胞和组织中的巨噬细胞统称为单核-吞噬细胞系统。该系统的主要功能是吞噬清除较难杀灭的细胞内繁殖的病原微生物和衰老受损的红细胞、血小板等。此外,激活的单核-巨噬细胞还能合成与释放干扰素、白介素和肿瘤坏死因子等多种细胞因子,激活淋巴细胞的特异性免疫功能,识别和杀伤肿瘤细胞。

5. 淋巴细胞 淋巴细胞是免疫细胞中的一大类,在免疫应答过程中起核心作用。根据细胞成长发育的过程和功能的不同,体内淋巴细胞主要分为两大类:T 细胞和 B 细胞。T 细胞由骨髓生成,在胸腺激素的作用下发育成熟,占血中淋巴细胞总数的 70%～80%,它主要与细胞免疫有关。B 细胞在骨髓中发育成熟,在抗原的刺激下,B 细胞转化为浆细胞,并能产生抗体,参与体液免疫。

(三)白细胞的生成和调节

与红细胞一样,白细胞也起源于骨髓的造血干细胞。细胞发育过程历经造血干细胞阶段、定向祖细胞阶段、可识别的前体细胞的增殖与分化阶段,而后成为具有各种细胞功能的成熟白细胞,是一个连续而又分阶段的过程。粒细胞的生成受到集落刺激因子(colony stimulating factor,CSF)的调节。CSF 在体外条件下可刺激造血细胞形成集落。CSF 包括粒细胞-巨噬细胞集落刺激因子(GM-CSF)、巨噬细胞集落刺激因子(M-CSF)、粒细胞集落刺激因子(G-CSF)等。由活化的淋巴细胞生成的 GM-CSF 可以刺激造血干细胞、定向祖细胞的增殖和分化,刺激中性粒细胞、嗜酸性粒细胞和单核细胞增殖与分化;由巨噬细胞、内皮细胞及间质细胞释放的 G-CSF 能促进粒系祖细胞、粒系前体细胞增殖分化,还能够加强成熟粒细胞的功能活性。GM-CSF 和 G-CSF 已在临床治疗中性粒细胞减少中获得较好疗效。除了上述促进因子外,还有一些抑制因子参与白细胞的生成,例如,乳铁蛋白和转化生成因子 β 可以直接抑制白细胞的增殖和生成,与促白细胞生成的因子共同维持正常的白细胞生成过程。

(四)白细胞的破坏

因粒细胞和单核细胞主要在组织中发挥其功能,淋巴细胞往返于血液、组织液和淋巴液之间,并能增殖分化,因此白细胞的寿命较难准确判断。一般来说,中性粒细胞在循环血液中停留 8 h 左右就进入组织,4～5 天后衰老死亡。若有细菌侵入人体,中性粒细胞在吞噬大量细菌后,因释放溶酶体酶而发生"自我溶解",与破坏的细菌及组织碎片共同形成脓液。单核细胞通常在血液中停留 3 天左右就进入组织,发育成巨噬细胞后可在组织中存活 3 个月左右。

四、血小板

(一)血小板的形态和数量

1. 血小板的形态 血小板(platelets,thrombocyte)是血液中最小的细胞,无细胞核,呈双面微凸的圆盘状,平均直径 2～3 μm,体积 8 μm^3。当血小板与玻片接触或受到刺激时,可伸出伪足,呈不规则形状。电镜下可见血小板内有 α-颗粒、致密体等储存颗粒。血小板膜上有多种糖蛋白,具有受体功能。

2. 血小板的数量 血小板是从骨髓中成熟的巨核细胞胞浆解脱落下来的小块胞质。平均每个巨核细胞均可产生 2000～5000 个血小板。健康成年人血小板数量为(100～300)×10⁹/L。血小板数量在不同的生理状态下可有 6%～10% 的波动范围。例如,进食、运动、妊娠可使血小板计数升高,女性月经期血小板计数降低。

当血小板的数量超过 1000×10⁹/L,称为血小板过多,容易发生血栓;而当血小板的数量少于 50×10⁹/L 时,即称为血小板减少,有出血的危险。例如,临床上常见的特发性血小板减少性紫癜就是一组免疫因子介导的血小板受到过度破坏引起的出血性疾病,该病患者血小板计数减少,表现为全身皮肤淤点、紫癜和淤斑。

（二）血小板的生理特性和功能

1. 生理特性　循环血液中的血小板一般处于"静止"状态,当血管损伤时血小板被激活,称为血小板活化。血小板活化时可发生形态和功能的各种有序改变,体现出血小板特有的生理特性,即黏附、释放、聚集、收缩、吸附等。

（1）黏附　血小板与非血小板表面的黏着称为血小板黏附。血小板不能黏附于正常内皮细胞的表面。当血管内皮细胞受到损伤时,血小板即可黏附于暴露的内皮下组织。血小板发生黏附反应时,其形态可发生明显改变,即由正常的双面微凸圆盘状变为扁平伸展状,并出现明显的不规则"伪足"状外突。因此,血小板的黏附是一个包括接触黏附、变形及伸展黏附的复杂过程。血小板黏附与内皮下组织,需要血小板膜上的糖蛋白(glycoprotein,GP)、内皮下成分(主要是胶原纤维)和血浆 vonWillebrand 因子(简称 vWF)的参与。血小板膜上有 GP Ib/Ⅺ、GP Ⅱb/Ⅲa 等糖蛋白,其中参与黏附的主要糖蛋白是 GP Ib。血管受损后,内皮组织下胶原纤维暴露,vWF 因子首先与胶原结合,引起 vWF 因子变构,然后血小板膜上的糖蛋白 GP Ib 与变构的 vWF 因子结合,最终使血小板黏附于胶原纤维上。因此,vWF 因子是血小板黏附于胶原纤维上的桥梁。在 GP Ib 缺损、vWF 因子缺乏或胶原纤维变性等情况下,血小板的黏附功能受损,就可能发生出血倾向。

（2）释放　活化血小板将储存在致密体、颗粒或溶酶体内的物质排出到细胞外的现象,称为血小板释放。从致密体释放的物质主要有 ATP、ADP、5-羟色胺(5-HT)、Ca^{2+};从 α-颗粒中释放的物质主要有 β-血小板球蛋白、vWF、纤维蛋白原、血小板因子 4(PF4)、凝血因子 V、PDGF 等。此外,被释放的物质也可能来自临时合成并即时释放的物质,如血栓烷 A_2(thromboxane A_2,TXA_2)。几乎所有能引起血小板聚集的因素,都能引起血小板释放反应,而且血小板的黏附、释放与聚集几乎同时发生。大部分血小板的功能是通过所释放不同物质的生物学效应实现的。许多血小板释放的物质可进一步促进血小板的活化、聚集,并加速止血过程。临床上也可通过测定血浆 β-血小板球蛋白和 PF_4 的浓度来了解体内血小板的活化情况。

（3）聚集　血小板与血小板之间的相互黏着连接,称为血小板聚集。血小板发生聚集反应时,多数情况下还伴有不同程度的血小板释放。聚集过程需要纤维蛋白原、Ca^{2+} 和血小板膜上 GP Ⅱb/Ⅲa 的共同参与。在实验研究中,各种能够诱导血小板聚集和释放的物质被称为血小板致聚剂。在未受刺激的静息血小板膜上的 GP Ⅱb/Ⅲa 并不能与纤维蛋白原结合。在致聚剂的激活下,GP Ⅱb/Ⅲa 分子的纤维蛋白原受体暴露,在 Ca^{2+} 的作用下纤维蛋白原可与之结合,从而连接相邻的血小板,形成聚集的桥梁,使血小板聚集成团。

血小板聚集通常出现两个时相:第一聚集时相和第二聚集时相。第一聚集时相发生迅速,但聚集后还可迅速解聚,又称为可逆性聚集;第二聚集时相发生缓慢,但一旦发生后则不能再解聚,又称为不可逆性聚集。

目前已知多种生理性因素和病理性因素可引起血小板聚集。生理性致聚剂主要有 ADP、5-HT、组胺、肾上腺素、胶原、凝血酶、TXA_2 等;病理性致聚剂有细菌、病毒、免疫复合物、药物等。血小板的聚集反应形式可因致聚剂的种类和浓度不同而有差异。例如,低浓度 ADP 引起的血小板聚集只出现第一聚集时相,并很快解聚;而中等浓度 ADP 引起的聚集,在第一时相结束和解聚后不久,又出现不可逆的第二聚集时相,其中第二聚集时相的出现是由于血小板释放的内源性 ADP 所致;高浓度 ADP 引起的聚集,由于第一聚集时相和第二聚集时相相继发生,只出现单一的不可逆性聚集。

致聚剂引起血小板聚集的机制尚未完全阐明。目前已知在血小板膜上存在各种致聚剂的相应受体,致聚剂与之结合后,常引起血小板内第二信使的变化,通过一系列胞内信息转导过程而导致血小板聚集。凡是能降低血小板内 cAMP 浓度,升高游离 Ca^{2+} 浓度的因素,均可促进血小板聚集;反之,凡是能提高血小板内 cAMP 浓度,降低 Ca^{2+} 浓度的因素,均可抑制血小板的聚集。

（4）收缩　血小板具有收缩的能力。在血小板中存在着与肌肉类似的收缩蛋白系统,包括肌动蛋白、微管、肌球蛋白和相关蛋白。血小板被激活后,胞质内 Ca^{2+} 浓度升高,可引起血小板的收缩反应。当血凝块中的血小板发生收缩时,可使血凝块回缩。若血小板数量减少或功能减退,将导致血凝块回缩不良。临床上可根据体外血凝块回缩的情况大致判断血小板的数量或功能是否正常。

(5) 吸附　血小板的表面可吸附血浆中多种凝血因子(如凝血因子Ⅰ、Ⅴ、Ⅺ等)。如果血管内皮破损,随着血小板黏附和聚集于破损部位,可使局部凝血因子浓度升高,有利于血液凝固和生理性止血。

2. 生理功能　血小板的主要生理功能是参与生理性止血和凝血过程,并在血栓形成、动脉粥样硬化、炎症反应等过程中有重要作用。血小板的这些生理功能是以血小板的生理特性为基础的。

(1) 维持血管壁的完整性　临床实践中早已观察到,当血小板数量降低至 $50\times10^9/L$ 时,患者将出现毛细血管脆性增高,微小的创伤或仅仅是血压升高即可使之破裂而出现小出血点。动物实验也显示,当血小板减少时,输入新鲜血小板后,可在电镜下观察到血小板黏附并融合到血管内皮中,维持血管内皮的完整性。此外,血小板还可释放血管内皮生长因子(vascular endothelial growth factor,VEGF)和血小板源生长因子(platelet-derived growth factor,PDGF),促进血管内皮细胞、平滑肌细胞和成纤维细胞的增殖,有利于受损血管壁的修复。

(2) 止血功能　当小血管受损伤时,受损局部和附近的小血管收缩,使伤口缩小,局部血流减少。由于内皮下胶原纤维的暴露,$1\sim2$ s内即有少量的血小板黏附于内皮下的胶原上。通过血小板的黏附,可使止血栓准确定位于损伤部位。局部受损红细胞释放的 ADP 和局部生成的凝血酶均可使血小板活化而释放出内源性 ADP 和 TXA_2,进而促使血小板发生不可逆聚集,使血流中的血小板源源不断地聚集、黏着在已经固定于内皮下胶原的血小板上,形成血小板止血栓,从而将伤口堵塞,达到初步的止血作用(初期止血)。血管受损还可启动凝血系统,由血小板提供磷脂表面并吸附凝血因子附着于其磷脂表面上,使局部迅速发生血液凝固,使血浆中可溶性的纤维蛋白原转变成不溶性的纤维蛋白,并交织成网,形成坚固的止血栓(二期止血)。这就是机体正常的止、凝血功能,可见血小板的止血功能既体现在初期止血时,也体现在二期止血过程中(图 12-10)。

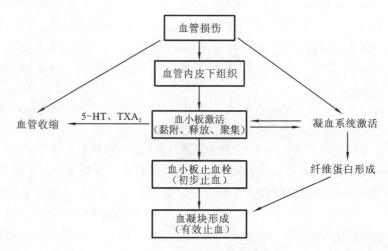

图 12-10　血小板的止血功能

(三)血小板的生成和调节

1. 血小板的生成　血小板来源于巨核细胞。巨核细胞的生成是一个复杂的生化过程。造血干细胞首先分化为巨核系祖细胞,然后再分化增殖成为原始巨核细胞,再经过巨幼核细胞,发育为成熟巨核细胞。一般人体内的细胞为二倍体(2N),而巨核细胞在进行核内有丝分裂时不伴随胞质的分裂而发生多倍体化,使细胞的染色体数成倍增加,形成 4N、8N、16N、32N 和少量 64N 的细胞,但细胞增大和多倍体化的水平不能确切表示细胞的成熟程度。在巨核细胞发育过程中,细胞膜折入胞质,形成分界膜系统。巨核细胞的成熟是以胞质增多、分界膜系统广泛形成和大量血小板颗粒的出现为特征的。随着细胞的成熟,胞质被分割成许多小区,并脱落成为血小板,释放入血液。每个巨核细胞可释放 2000～5000 个血小板。从原始巨核细胞到释放血小板入血,需 8～10 天。进入血液的血小板,一半以上在外周血液中循环,其余部分储存在脾脏。

2. 血小板生成的调节　本质上是指巨核细胞增殖、分化和成熟的调控。该过程主要受血小板生成素

(thrombopoietin,TPO)的调节。TPO 主要由肝细胞产生,肾也可少量产生。TPO 是由 332 个氨基酸残基组成的糖蛋白。TPO 可刺激造血干细胞向巨核系祖细胞分化,并特异性地促进巨核祖细胞增殖、分化,以及巨核细胞的成熟与释放血小板。TPO 的促血小板生成作用是通过作用于其受体 Mpl(为原癌基因 c-mpl 的表达产物)实现的。TPO 是体内血小板生成调节最重要的生理性调节因子。与 EPO 不同的是,TPO 的生成速率并不受血小板数目的影响。无论血小板数目是否处于正常水平,肝细胞都以恒定的速率生成并释放TPO。血小板膜上分布有高亲和力的 TPO 受体,该受体可与 TPO 结合而将 TPO 从血液循环中清除。当外周血的血小板计数正常时,血浆中大量的 TPO 通过结合于血小板上而被清除,以维持血浆中正常的 TPO浓度。若外周血的血小板计数降低时,血浆中 TPO 清除减少,使得血浆 TPO 浓度增高,促进骨髓血小板的生成。临床试验证实,重组人血小板生成素可有效促进血小板的生成。

(四)血小板的破坏

血小板进入血液后,其寿命为 7～14 天,但只在最初两天有生理功能。用 ^{51}Cr 或 ^{32}P 标记血小板并观察其破裂情况,结果显示血小板的破坏随血小板的日龄增高而增多。衰老的血小板随血液循环运行至脾、肝和肺组织时被吞噬破坏。此外,在生理性止血活动中,血小板发生聚集后,其本身将解体并释放出全部活性物质。因此,血小板除衰老破坏外,还可在其发挥生理功能时被消耗。

第三节 血液凝固与纤维蛋白溶解

一、血液凝固

血液凝固(blood coagulation)是指血液由流动的液体状态转变成不能流动的凝胶状态的过程。它是哺乳动物止血功能的重要组成部分。Macfarlane 等于 1964 年提出,凝血过程的级联反应学说(cascade reaction hypothesis),认为凝血过程是一系列凝血因子被其前因子激活,最终生成凝血酶,凝血酶再催化血浆中的可溶性纤维蛋白原转变成不溶性的纤维蛋白,纤维蛋白交织成网,将血细胞和血液的其他成分网罗在内,从而形成血凝块(图 12-11)。血液凝固是一系列复杂的酶促反应过程,需多种凝血因子的参与。

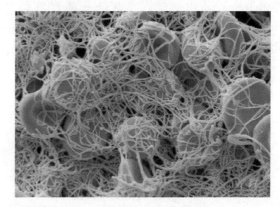

图 12-11 血凝块

(一)凝血因子

血浆与组织中直接参与血液凝固的物质,统称为凝血因子(coagulation factor 或 clotting factor)。目前已知的凝血因子有 14 种,即国际凝血因子命名委员会于 20 世纪 60 年代根据发现的先后顺序用罗马数字编号的 12 种(凝血因子Ⅰ～ⅩⅢ简称 FⅠ～FⅩⅢ,其中 FⅥ是血清中活化的 FⅤa,已不再被视为独立的凝血因子)和 2 个激肽系统(前激肽释放酶、高分子激肽原)(表 12-4)。

表 12-4 各种凝血因子的功能

因 子	同 义 名	在凝血过程中的作用
Ⅰ	纤维蛋白原	形成纤维蛋白
Ⅱ	凝血酶原	其活化形式能促进纤维蛋白原转变为纤维蛋白,激活因子Ⅴ、Ⅷ、Ⅺ、ⅩⅢ 和血小板
Ⅲ	组织因子	作为Ⅶa 辅助因子,激活外源性凝血途径
Ⅳ	Ca^{2+}	辅助因子
Ⅴ	前加速素	其活化形式加速Ⅹa 对凝血酶原的激活
Ⅶ	前转变素	与因子Ⅲ形成复合物,激活因子Ⅹ和Ⅸ
Ⅷ	抗血友病因子	其活化形式能加速Ⅸa 对因子Ⅹ的激活

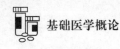
因　　子	同　义　名	在凝血过程中的作用
IX	血浆凝血激酶	其活化形式能将因子 X 激活为 Xa
X	斯图亚特因子	其活化形式能将因子 II 激活为 IIa
XI	血浆凝血激酶前质	其活化形式能将因子 IX 激活为 IXa
XII	接触因子	其活化形式能将因子 XI 激活为 XIa
XIII	纤维蛋白稳定因子	使纤维蛋白单体交联聚合为纤维蛋白网
	前激肽释放酶	其活化形式能将因子 XII 激活为 XIIa
	高分子激肽原	促进因子 XII 的激活和 XIIa 对 XI 的激活

这些凝血因子有以下特征。

(1) 在凝血因子中,除 FIV(Ca^{2+})外,其余均是蛋白质。且 FII、FVII、FIX、FX、FXI、FXII、FXIII 和前激肽释放酶都是丝氨酸蛋白酶,属于内切酶,能对特定的肽链进行有限地水解,因此凝血主要就是凝血因子相继酶解激活的过程。

(2) 在凝血因子中,除 FIII 由组织细胞释放外,其余凝血因子均存在于新鲜血浆中,且大多数都在肝内合成。

(3) FII、FVII、FIX、FX 的合成需要维生素 K 参与,故它们又被称为依赖维生素 K 的凝血因子。当肝功能损害或维生素 K 缺乏时,将导致凝血功能障碍而使患者出现出血倾向。

(4) 凝血因子绝大部分是以无活性的酶原形式存在的,如 FII、FIX、FX、FXI、FXII,必须通过其他酶的水解作用而暴露或形成活性中心后才具有活性。被激活的凝血因子通过在原罗马数字的右侧标注"a"(activated)表示其"活化型",如 FIIa、FIXa、FXa、FXIa、FXIIa 等。

(二) 凝血的过程

血液凝固是由凝血因子按一定顺序相继激活而生成的凝血酶(thrombin),最终使纤维蛋白原(fibrinogen)变为纤维蛋白(fibrin)的过程。因此,凝血过程可分为凝血酶原酶复合物(也称凝血酶原激活复合物)的形成、凝血酶原的激活和纤维蛋白的生成三个基本步骤(图 12-12)。

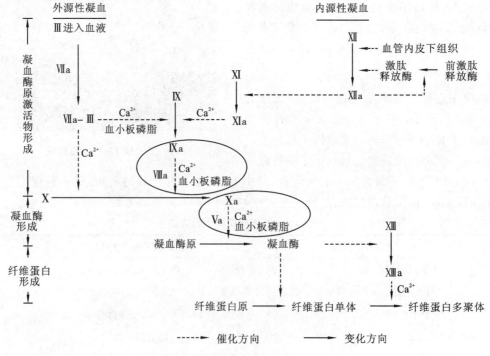

图 12-12　凝血过程示意图

1. 凝血酶原酶复合物的形成　凝血酶原酶复合物的形成可通过内源性凝血途径和外源性凝血途径完成。两条途径的主要区别在于启动方式和参与的凝血因子不同。但参与两条途径中的某些凝血因子可以相互激活,故两者间相互密切联系,并不完全独立。

(1) 内源性凝血途径　内源性凝血途径(intrinsic pathway)是指参与凝血的因子全部来自于血液,当血液与带负电荷的异物表面(如玻璃、白陶土、硫酸酯、胶原等)接触而启动。当血液与带负电荷的异物表面接触时,FⅫ首先结合到异物表面,并被激活为FⅫa。

FⅫa的主要功能是激活FⅪ成为FⅪa,从而启动了内源性凝血途径。此外,FⅫa还能通过将前激肽释放酶激活而正反馈促进FⅫa的进一步形成。从FⅫ结合于异物表面到FⅪa的形成这一过程称为表面激活。表面激活还需要高分子量激肽原的参与,它作为辅因子可使表面激活过程加速。

通过表面激活所生成的FⅪa在Ca^{2+}存在的情况下可激活FⅨ为FⅨa。FⅨa在Ca^{2+}的作用下与FⅧa在活化的血小板提供的磷脂表面结合为复合物并可进一步激活FX,生成FXa。在此过程中,FⅧa作为辅因子,可使FⅨa对FX的激活速度增加20万倍。

(2) 外源性凝血途径　由来自于血液之外的组织因子(tissue factor,TF)暴露于血液进而启动的凝血过程,称为外源性凝血途径(extrinsic pathway),又称组织因子途径。组织因子,存在于大多数组织细胞。在生理情况下,与循环血液直接接触的血细胞和内皮细胞并不表达组织因子,但约有0.5%的FⅦ处于活化状态(FⅦa)。当血管损伤时,组织因子便暴露出来,与FⅦa结合形成FⅦa-组织因子复合物,后者在磷脂和Ca^{2+}存在的情况下可以迅速激活FX生成FXa。在此过程中,组织因子既是FⅦ和FⅦa的受体,可帮助定位于损伤部位;又是辅因子,可使FⅦa催化激活FX的作用增加1000倍。与此同时,生成的FXa又能反过来激活FⅦ,使更多的FX激活,形成外源性凝血途径的正反馈效应。此外,FⅦa-组织因子复合物在Ca^{2+}的参与下还能激活FⅨ生成FⅨa。因此,FⅦa-组织因子复合物的形成,使内源性凝血途径和外源性凝血途径相互促进,相互联系,共同完成凝血过程。在病理状态下,细菌内毒素、免疫复合物、补体C_{5a}、肿瘤坏死因子等均可刺激血管内皮细胞和单核细胞表达组织因子,启动凝血过程,引起弥散性血管内凝血。

由内源性和外源性凝血途径所生成的FXa,在Ca^{2+}存在的情况下可与FVa在血小板提供的磷脂膜表面形成FXa-FVa-Ca^{2+}-磷脂复合物,即凝血酶原酶复合物,其作用是激活凝血酶原。

2. 凝血酶原的激活　内源性途径或外源性途径形成的凝血酶原激活物可激活凝血酶原,使之具有活性。凝血酶原酶复合物中的FVa为辅因子,可使FXa激活凝血酶原的速度加快10000倍。

3. 纤维蛋白的生成　激活的凝血酶是一种多功能凝血因子,具有多种功能:①其主要作用是使纤维蛋白原(四聚体)从N端脱下四段小肽,转变为纤维蛋白单体;②凝血酶也能激活FⅩⅢ,生成的FⅩⅢa在Ca^{2+}的作用下使纤维蛋白单体相互聚合,形成不溶于水的纤维蛋白多聚体凝块;③凝血酶还可激活FV、FⅧ、FⅨ,形成凝血过程中的正反馈机制;④凝血酶还可使血小板活化,从而形成提供带负电荷的磷脂表面,可大大加快凝血过程。

综上所述,凝血的过程是一系列凝血因子相继酶解激活的过程,每步酶促反应均有放大效应,即少量被激活的凝血因子可使大量下游凝血因子激活,逐级连接下去,使整个凝血过程呈现出巨大的放大效应。例如1分子FⅪa最终可产生上亿分子的纤维蛋白。

将静脉血放入玻璃试管中,自采血开始到血液凝固所需要的时间称为凝血时间(clotting time,CT),主要反映的是自FⅫ被异物表面(如玻璃)激活至纤维蛋白形成所需的时间,正常人的凝血时间为4~12 min。测定凝血时间可以了解凝血因子的量和功能是否正常。

(三) 血液凝固的负性调控

正常人在日常活动中常会发生轻微的血管损伤,体内也常有低水平的凝血系统被激活,但并不影响血液的循环流动。即使当组织损伤而发生凝血时,止血栓也只局限于病变部位,并不会延至未损部位。这表明体内的生理性凝血过程受到时间和空间上的严格控制,这是一个多因素综合作用的结果。

1. 血管内皮的抗凝作用

血管内皮细胞在防止血液凝固反应的蔓延中具有重要作用。主要有以下几个方面。

(1) 正常的血管内皮作为一个屏障,可有效阻止凝血因子、血小板与内皮下的成分接触,从而避免凝血系统的激活和血小板的激活。

(2) 血管内皮还具有抗凝血和抗血小板的功能。血管内皮细胞合成的硫酸乙酰肝素蛋白多糖和血液中的抗凝血酶(过去曾称为抗凝血酶Ⅲ)结合后,可灭活凝血酶、FXa等多种活化的凝血因子。

内皮细胞膜上表达的凝血酶调节蛋白,通过蛋白质C系统可灭活凝血因子FVa、FⅧa。

血管内皮细胞合成、释放前列环素(PGI_2)和一氧化氮(NO),从而抑制血小板的聚集。

通过上述过程,内皮细胞可灭活自凝血部位扩散而来的活化凝血因子,阻止血栓蔓延到完整内皮细胞部位。

(3)血管内皮细胞还能合成、分泌组织型纤溶酶原激活物(tissue plasminogen activator,t-PA),t-PA 可激活纤维蛋白溶解酶原,通过降解已形成的纤维蛋白,保证血管的畅通。

2. 纤维蛋白的吸附、血流的稀释和单核-巨噬细胞的吞噬作用　纤维蛋白与凝血酶有高亲和力。在凝血过程中所形成的凝血酶,有 $85\%\sim90\%$ 可被纤维蛋白吸附,这样不仅有助于加速局部凝血反应的进行,也可有效避免凝血酶向其周围扩散。进入循环的活化凝血因子可被血流稀释,并被血流中的抗凝物质灭活和被单核-巨噬细胞吞噬。实验证明,若预先用墨汁封闭单核-巨噬细胞系统,给动物注射一定量的凝血酶时,动物会发生血管内凝血;若未对单核-巨噬细胞系统进行封闭,则不会发生血管内凝血,这个现象表明了单核-巨噬细胞系统在体内抗凝机制中的重要作用。

3. 生理性抗凝物质　正常人每 1 mL 血浆充分激活后可生成约 300 单位凝血酶。但在血液凝固时,每 1 mL 血浆实际表现出的凝血酶活性很少超过 8~10 单位,这表明正常人体内有很强的抗凝血酶活性。体内的生理性抗凝物质主要包括丝氨酸蛋白酶抑制物、蛋白质 C 系统和组织因子途径抑制物三大类,它们分别抑制激活的维生素 K 依赖性凝血因子(FⅦa 除外)、激活的辅因子 FVa 和 FⅧa,以及外源性的凝血途径。

(1)丝氨酸蛋白酶抑制物　血浆中含有多种丝氨酸蛋白酶抑制物,其中抗凝血酶是最重要的抑制物,负责灭活 $60\%\sim70\%$ 的凝血酶,其次为肝素辅因子Ⅱ,可灭活约 30% 的凝血酶。抗凝血酶由肝和血管内皮细胞合成,可与内源性途径产生的蛋白酶如凝血因子 FⅫa、FⅩa、FⅪa 等分子活性中心的丝氨酸残基结合而抑制其活性。在缺乏肝素的情况下,抗凝血酶的直接抗凝作用慢而弱,但它与肝素结合后,其抗凝作用可增强 2000 倍。抗凝血酶主要与内皮细胞表面的硫酸乙酰肝素结合而增强内皮的抗凝功能。

(2)蛋白质 C 系统　在凝血过程中,FⅧa、FVa 是 FⅩ 和凝血酶原激活的主要因子。蛋白质 C 系统可使 FⅧa 和 FVa 灭活,从而有助于避免凝血过程向周围正常血管部位扩展。此外,活化的蛋白质 C 还有促进纤维蛋白溶解的作用。

(3)组织因子途径抑制物　组织因子途径抑制物(TFPI)是相对分子质量为 34000 的一种糖蛋白,主要由血管内皮细胞产生,是外源性凝血途径的特异性抑制物。目前认为,TFPI 是体内主要的生理性抗凝物质。TFPI 可与内皮细胞表面的硫酸乙酰肝素结合,注射肝素可引起内皮细胞产生的 TFPI 释放。

(4)肝素　肝素(heparin)是一种酸性黏多糖,主要由肥大细胞和嗜碱性粒细胞产生。在肺、心、肝、肌肉等组织中含量丰富,生理情况下血浆中几乎不存在肝素。肝素主要通过增强抗凝血酶的活性而发挥间接抗凝作用。肝素还可刺激血管内皮细胞释放 TFPI,因此肝素在体内的抗凝作用强于体外。

天然肝素是相对分子质量不均一(3000~57000)的混合物。相对分子质量在 7000 以下的肝素(称为低相对分子质量肝素)只能与抗凝血酶结合,对 FⅩa 的抑制作用大于对凝血酶的抑制作用,而天然肝素除能与抗凝血酶结合外,还能与血小板结合,抑制血小板表面凝血酶的形成的同时,还抑制了血小板的聚集与释放。因此天然肝素的作用复杂,具有引起明显的出血倾向等副作用。相比之下,低相对分子质量肝素有较强的抗凝效果,半衰期长,引起出血倾向等副作用少,因此更适于临床应用。

临床工作中,常需要采取各种措施保持血液不凝固或者加速血液凝固。

(1)温度和光滑表面:外科手术时常用温热的盐水纱布等进行压迫止血。这主要是因为纱布是异物,可激活因子 FⅫ 和血小板;而且凝血过程为一系列的酶促反应,适当加温可使凝血反应加速,反之,降低温度和增加异物表面的光滑度(如表面涂硅胶或石蜡)可延缓凝血过程。

(2)Ca^{2+}:血液凝固的多个环节中都需要 Ca^{2+} 的参加,临床常用枸橼酸钠、草酸铵和草酸钾作为体外抗凝剂,它们可与 Ca^{2+} 结合而去除血浆中的 Ca^{2+},从而起到抗凝作用。此外,实验室中使用草酸铵、草酸钾和螯合剂乙二胺四乙酸(EDTA)作为抗凝剂,同样是由于它们能与 Ca^{2+} 结合。但它们对机体有害,故不能进入体内。

(3)维生素 K:维生素 K 拮抗剂(如华法林)可抑制 FⅡ、FⅪ、FⅩ 等维生素 K 依赖性凝血因子的合成,因而在体内具有抗凝作用。

(4)肝素:肝素在体内、体外均能立即发挥抗凝作用,已在临床上广泛应用于防治血栓的形成。

二、纤维蛋白溶解

在生理止血过程中,小血管内的血凝块常可成为血栓,填塞损伤的血管。出血停止、损伤血管愈合后,止血栓完成使命逐渐溶解,从而保证血管的畅通,也有利于受损组织的再生和修复。止血栓的溶解过程,主要依赖纤维蛋白溶解系统(简称纤溶系统)。若纤溶系统活动亢进,可因止血栓的提前溶解而有重新出血的倾向;而纤溶系统活动减弱,则不利于血管的再通,加重血栓栓塞。因此,生理情况下止血栓的溶解液化在时间与空间上受到严格控制。

纤维蛋白被分解液化的过程称为纤维蛋白溶解(fibrinolysis,简称纤溶)。纤溶系统主要包括四种成分:纤维蛋白溶解酶原(plasminogen,简称纤溶酶原)、纤维蛋白溶解酶(plasmin)(纤溶酶)、纤溶酶原激活物与纤溶抑制物。纤溶基本过程可分两个阶段,即纤溶酶原的激活与纤维蛋白(或纤维蛋白原)的降解(图12-13)。

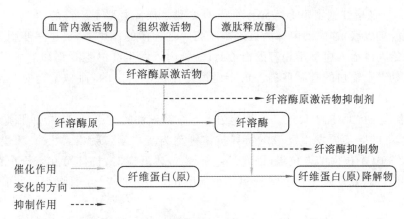

图 12-13　纤维蛋白溶解系统激活与抑制示意图

(一)纤溶酶原的激活

在正常情况下,血浆中的纤溶酶是以没有活性的纤溶酶原形式存在的。纤溶酶原是一种单链糖蛋白,主要由肝脏产生。纤溶酶原能在各种纤溶酶原激活物的作用下发生有限水解,脱下一段肽链,即被激活成纤溶酶。

纤溶酶原激活物按其来源的不同主要分为两种。①组织型纤溶酶原激活物(t-PA),主要由血管内皮细胞产生。正常情况下 t-PA 对纤溶酶原的激活作用较弱,在纤维蛋白的存在下,t-PA 对纤溶酶原的亲和力大大增加,其激活纤溶酶原的效应可增加 1000 倍。t-PA 以非酶原的低活性单链形式分泌及与纤维蛋白结合后活性增加的特性可能有利于确保纤维蛋白生成时纤溶的即刻启动和将纤溶限制于血凝块局部,并增强局部的纤溶强度。重组人组织型已作为溶栓剂被广泛应用于临床血栓栓塞的治疗中了。由组织激活物激活纤溶酶原的途径称为外源性激活途径。②尿激酶型纤溶酶原激活物(u-PA),由肾小管、集合管上皮细胞产生。u-PA 通过与多种靶细胞膜上的相应受体结合,促进适合于靶细胞的纤溶酶原激活。u-PA 的主要功能就是溶解血管外蛋白,如促进细胞迁移,其次才是清除血浆中的纤维蛋白。

进行甲状腺手术时易出血,这是由于甲状腺释放出组织激活物。妇女月经血之所以不凝固而呈液态,也是由于子宫组织能释放出组织激活物的缘故。

(二)纤维蛋白与纤维蛋白原的降解

纤溶酶属于丝氨酸蛋白酶,其最敏感的底物是纤维蛋白和纤维蛋白原。在纤溶酶作用下,纤维蛋白和纤维蛋白原可被分解为许多可溶性小肽,称为纤维蛋白降解产物(FDP)。FDP 通常不再发生凝固,相反,其中部分小肽还具有抗凝血作用。纤溶酶是血浆中活性最强的蛋白酶,特异性低,除主要降解纤维蛋白和纤维蛋白原外,对 FⅡ、FV、FⅧ、FX 等凝血因子也有降解作用。当纤溶亢进时,可因凝血因子的大量分解和纤维蛋白降解产物的抗凝作用而表现出血倾向。

(三)纤溶抑制物

在体内,有许多物质可抑制纤溶系统的活性,主要有纤溶酶原激活物抑制物-1(PAI-1)和 α_2-抗纤溶酶(α_2-AP)。PAI-1 主要由血管内皮细胞产生,通过与 t-PA 和 u-PA 结合而使它们被灭活。α_2-AP 主要由肝产生,α_2-AP 主要通过与纤溶酶结合形成复合物而迅速抑制纤溶酶的活性。

在正常安静情况下,由于血管内皮细胞分泌的 PAI-1 量是 t-PA 的 10 倍,加上 α_2-AP 对纤溶酶的灭活作用,血液中的纤溶活性很低。当血管壁上有纤维蛋白形成时,血管内皮分泌 t-PA 将增多。同时,由于纤维蛋白对 t-PA 和纤溶酶原有较高亲和力,t-PA、纤溶酶原与纤维蛋白的结合,既可避免 PAI-1 对 t-PA 的灭活,又有利于 t-PA 对纤溶酶原的激活。结合于纤维蛋白上的纤溶酶还可避免血液中 α_2-AP 的灭活作用。这样就能保证血栓形成部位有适度的纤溶过程,同时又不致引起全身性纤溶亢进,维持凝血和纤溶之间的动态平衡。

第四节 血 型

血型(blood group)是指红细胞膜上特异性抗原的类型。若将血型不相符的两个人的血液在玻片上混合,可观察到红细胞凝集成簇,这一现象称为红细胞凝集。在补体的作用下,可进一步引起凝集的红细胞破裂,发生溶血。如果给人体输入血型不相容的血液时,血管内可发生红细胞凝集和溶血反应,甚至会危及生命。因此,血型鉴定是安全输血的必要前提。由于血型是由遗传决定的,血型鉴定对法医学和人类学的研究也具有重要意义。

红细胞凝集的本质是抗原-抗体反应。红细胞膜上存在特异性的抗原,这些抗原在凝集反应中被称为凝集原。能与红细胞膜上的凝集原发生反应的特异抗体则称为凝集素。凝集素为 Y-球蛋白,存在于血浆当中。每个抗体上有 2～10 个抗原结合位点,因此发生抗原-抗体反应时,抗体可在若干个存在相应抗原的红细胞之间形成桥梁,使它们聚集成簇。白细胞和血小板除也存在一些与红细胞相同的血型抗原外,也有它们自己特有的血型抗原。

1901 年,奥地利维也纳大学的 Karl Landsteiner 发现第一个人类血型系统——ABO 血型系统,并因此获得 1930 年诺贝尔奖。截止到目前,在红细胞上已确定有近 300 个不同的抗原,形成 30 个红细胞血型系统。表 12-5 中列出了 ABO、Rh、MNSs、P 等 9 个重要的血型系统和它们的特异抗体。与临床关系最为密切的是 ABO 系统和 Rh 系统。

表 12-5　重要血型及其特异抗体

血型系统	抗体	溶血性输血反应
ABO	抗 A	有
	抗 B	有
	抗 A_1	很少
	抗 H	无
Rh	抗 C	有
	抗 c	有
	抗 Cw	有
	抗 D	有
	抗 E	有
	抗 e	有
MNSs	抗 M、N、S、s	很少
P	抗 P_1	无
Lutheran	抗 Lub	有
Kell	抗 K	有
Lewis	抗 Lea、b	有
Duffy	抗 Fya	有
Kidd	抗 JKa	有

一、ABO 血型系统

(一) ABO 血型的分型

根据红细胞膜上 A 抗原和 B 抗原的分布可将血液分为四种 ABO 血型:红细胞膜上只含 A 抗原者其血型为 A 型;只含 B 抗原者血型为 B 型;同时含有 A 与 B 两种抗原者其血型为 AB 型;A 和 B 两种抗原均无

者即为 O 型(表 12-6)。同时,血型不同的人血清中含有的抗体也不同,但不会存在与自身红细胞抗原相对应的抗体。在 A 型血者的血清中,只含有抗 B 抗体;B 型血者的血清中则只含有抗 A 抗体;AB 型血者的血清中没有抗 A 也没有抗 B 抗体;而 O 型血的血清中则既有抗 A 和又有抗 B 的抗体。ABO 血型系统还有其他几种亚型,其中最为重要的亚型是 A 型中的 A_1 和 A_2 亚型。A_1 型的红细胞上含有 A 抗原和 A_1 抗原,而 A_2 型红细胞上则只含有 A 抗原;同理,A_1 型血的血清中只含有抗 B 抗体,而 A_2 型血的血清中则含有抗 B 抗体和抗 A_1 抗体。以此类推,AB 型血型中也存在 A_1B 和 A_2B 两种亚型。虽然在我国汉族人群中 A_2 型和 A_2B 型者分别只占 A 型和 AB 型人群的 1% 以下,但由于 A_1 型红细胞可与 A_2 型血清中的抗 A_1 抗体发生凝集反应,且 A_2 型和 A_2B 型红细胞比 A_1 型和 A_1B 型红细胞的抗原性弱,故在用抗 A 抗体做血型鉴定时,易将 A_2 型和 A_2B 型血误叛为 O 型和 B 型。因此在输血时仍应注意鉴定 A_2 和 A_2B 亚型。

表 12-6　ABO 血型系统中的凝集原和凝集素

血　型	亚　　型	红细胞上的凝集原	血清中含的凝集素
A 型	A_1 型	$A+A_1$	抗 B
	A_2 型	A	抗 B+抗 A_1
B 型		B	抗 A
AB 型	A_1B 型	$A+A_1+B$	无抗 A,无抗 A_1,无抗 B
	A_2B 型	$A+B$	抗 A_1
O 型		无 A,无 B	抗 A+抗 B

(二)ABO 血型系统的抗原

ABO 血型系统各种抗原的特异性决定于红细胞膜上的糖蛋白或糖脂上所含的糖链。A 抗原和 B 抗原的特异性就取决于糖链的组成和连接顺序。A 抗原、B 抗原都是在 H 抗原的基础上形成的。在 A 基因的控制下,使一个乙酰半乳糖胺基连接到 H 物质上,便形成 A 抗原;而在 B 基因控制下,则能把一个半乳糖基连接到 H 物质上,而形成 B 抗原。O 型红细胞虽然不含 A 抗原、B 抗原,但存在 H 抗原。

在人 5~6 周龄的胚胎红细胞膜上已经可检测到 A 抗原和 B 抗原。出生后的婴儿红细胞膜上 A、B 抗原的位点数仅为成人的 1/3,至 2~4 岁时才完全发育。正常人 A、B 抗原的抗原性终生不变,即血型终生不改变。血型抗原在人群中的分布随地域和民族的不同而有差异。在中欧地区的人群中,A 型为 40% 以上,O 型为近 40%,B 型为 10% 左右,AB 型为 6% 左右;而在美洲土著民族中,则 90% 为 O 型。在我国汉族中,ABO 血型的分布也不尽相同,其中 A 型、B 型、O 型各占 30%,AB 型约占 10%。

(三)ABO 血型系统的抗体

血型系统的抗体有天然抗体和免疫性抗体两类。ABO 血型系统存在天然抗体。刚出生的婴儿血液尚无 ABO 血型系统的抗体,出生后 2~8 个月才开始产生,至 8~10 岁时达到高峰。其产生的原因尚未完全阐明。天然抗体多属于 IgM,相对分子质量大,不能透过胎盘。因此,孕妇的血型与胎儿血型不合时,体内 ABO 血型系统的天然抗体一般不能通过胎盘到达胎儿体内,不会引起胎儿的红细胞发生凝集破坏。免疫抗体是机体接受自身不存在的红细胞抗原刺激后产生的。免疫性抗体属于 IgG 抗体,相对分子质量小,能够透过胎盘进入胎儿体内。

当胎儿与孕妇 ABO 血型不合,可因母体内免疫性抗体进入胎儿体内而引起胎儿红细胞的破坏,导致新生儿溶血病。主要发生在母亲为 O 型,胎儿为 A 型或 B 型,其他血型极少见。在自然界中,除了红细胞抗原外,具有 ABO 血型抗原的刺激物可存在于多种组织细胞及体液中,如血清、唾液、胃液、精液、羊水、汗、尿、泪、胆汁;肠道寄生虫感染、注射伤寒菌苗/破伤风或白喉类毒素等非特异性刺激均可使孕妇产生免疫性抗体,如果孕妇在怀孕前就已具备了这些抗体,在妊娠时,免疫性抗 A 或抗 B 抗体(IgG)则可透过胎盘进入胎儿体内后,附着于胎儿相应红细胞膜上,引起抗原发生免疫反应而导致溶血。因此 ABO 溶血病第一胎就可发病。

(四)ABO 血型的遗传

人类 ABO 血型系统的遗传是由 9 号染色体(9q34.1-9q34.2)上的 A、B 和 O 三个等位基因控制的。在染色体二倍体上只可能出现上述三个等位基因中的两个,其中一个来自父体,另一个来自母体,这两个等位基因就决定了子代血型的基因型(genotype)。三个基因可组成六组基因型(表12-7)。由于 A 基因和 B 基因是显性基因,O 基因是隐性基因,因此血型的表现型仅有四种。从表中可以看出,血型相同的人其基因型却不一定相同。例如,表现型为 A 型血的人,其遗传型可能为 AA 或 AO,但是红细胞上表现型为 O 者,其基因型只能是 OO。由于表现型为 A 或 B 者,其基因型可能分别为 AO 和 BO,因此 A 型或 B 型血的父母完全可能生下 O 型表现型的子女。利用血型的遗传规律,就可以推知子女可能有的血型和不可能有的血型,因此也就可能从子女的血型表现型来推断亲子关系。但需注意的是,法医学上依据血型来判断亲子关系时,只能作出否定的判断,而不能作出肯定的判断。

表 12-7 ABO 血型系统中的表现型与基因型

表 现 型	基 因 型
A	AA
	AO
B	BB
	BO
AB	AB
O	OO

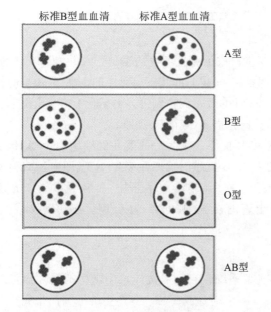

图 12-14 ABO 血型的鉴定方法

（五）ABO 血型的鉴定

ABO 血型的正确鉴定是输血安全的基础。常规 ABO 血型的定型包括正向定型和反向定型。正向定型是用已知血型的血清(含有抗 A 与抗 B 抗体)与待鉴定的红细胞相混合,来检查红细胞上有无 A 或 B 抗原,根据是否发生凝集反应来判断待鉴定红细胞的血型(图 12-14);反向定型是用已知血型的红细胞与待鉴定的血清相混合,检测血清中有无抗 A 或抗 B 抗体。同时进行正向定型和反向定型是为了相互印证。由于新生儿血液中的血型抗体来自于母亲,因此新生儿血型鉴定仅进行正向定型。

二、Rh 血型系统

（一）Rh 血型的发现和分布

1940 年 Landsteiner 和 Wiener 用恒河猴(Rhesus monkey)的红细胞重复多次注入家兔体内,使家兔体内产生抗恒河猴红细胞的抗体,再用含这种抗体的家兔血清与人的红细胞混合后,发现在白种人中约有 85% 的人的红细胞可被这种血清凝集,说明这些人的红细胞上含有与恒河猴红细胞同样的抗原,故将这种血型称为 Rh 阳性血型;另有约 15 % 的人的红细胞不被这种血清凝集,称为 Rh 阴性血型。这一血型系统称为 Rh 血型系统。在我国汉族和其他大部分民族的人群中,Rh 阳性者约占 99%,Rh 阴性者只占 1% 左右。但是在有些民族的人群中,Rh 阴性者较多。

（二）Rh 血型系统的抗原与分型

Rh 血型系统是红细胞血型中最为复杂的一个系统。目前已发现的 Rh 抗原(也称 Rh 因子)有 40 多种,与临床关系密切的是 D、E、C、c、e 五种。在 5 种 Rh 血型的抗原中,抗原性的强弱依次为 D、E、C、c、e。因 D 抗原的抗原性最强,故其临床意义最为重要。医学上通常将红细胞上含有 D 抗原者称为 Rh 阳性,而红细胞上缺乏 D 抗原者称为 Rh 阴性。控制 Rh 血型抗原的等位基因位于 1 号染色体,其表达产物是相对分子质量为 30000~32000 的蛋白质,抗原的特异性取决于蛋白质的氨基酸序列。Rh 抗原只存在于红细胞上,出生时已发育成熟。

（三）Rh 血型的特点及其临床意义

与 ABO 血型系统不同,人的血清中不存在抗 Rh 的天然抗体,Rh 阴性者只有在接受 Rh 阳性的血液后,才会产生抗 Rh 的免疫性抗体,输血后 2~4 个月血清中抗 Rh 抗体的水平达到高峰水平。因此,Rh 阴性受血者在第一次输入 Rh 阳性的血液后,一般不发生明显的输血反应,但在第二次或多次输入 Rh 阳性的血液后,将会发生抗原-抗体反应,输入的 Rh 阳性血中红细胞将被破坏而发生溶血。

Rh 系统与 ABO 系统之间的另一个不同之处在于抗体的特性。Rh 系统的抗体主要是 IgG,其分子较小,能透过胎盘。当 Rh 阴性的孕妇怀有 Rh 阳性的胎儿时,Rh 阳性胎儿的少量红细胞或 D 抗原可进入母体,使母体产生免疫性抗体。这种抗体可透过胎盘进入胎儿的血液,引起胎儿的红细胞发生溶血,严重时可导致胎儿死亡。但由于一般只有在妊娠末期或分娩时才有足量的胎儿红细胞进入母体,使母体血液中产生抗体,但抗体的浓度是缓慢增加的,故 Rh 阴性的母体怀第一胎 Rh 阳性的胎儿时,出现新生儿溶血的情况很少;但在第二次妊娠时,母体内的抗 Rh 抗体可透过胎盘进入胎儿体内而引起新生儿溶血。临床上,若在 Rh 阴性母亲生育第一胎后,及时输注特异性抗 D 免疫球蛋白,中和进入母体的 D 抗原,可预防第二次妊娠时新生儿溶血的发生。

三、输血原则

输血已成为治疗某些疾病、抢救伤员生命和保证一些手术得以顺利进行的重要手段。但若输血不当或发生差错,就会给患者造成严重的伤害,甚至引起死亡。为了保障输血的安全和提高输血的效果,必须遵守输血的原则,注意输血的安全、有效和节约。

在准备输血时,必须首先鉴定血型,保证供血者与受血者的 ABO 血型相合。对于生育年龄的妇女和需要反复输血的患者,还须注意使供血者与受血者的 Rh 血型相合,特别要注意的是 Rh 阴性受血者产生抗 Rh 抗体的情况。

输血最好坚持同型输血。即使是在 ABO 系统血型相同的人之间进行输血,输血前也必须进行交叉配血试验(cross-match test),把供血者的红细胞与受血者的血清进行配合试验,称为交叉配血主侧;再将受血者的红细胞与供血者的血清做配合试验,称为交叉配血次侧。根据主侧和次侧的实验结果来判断输血的安全性。这样,既可验证血型鉴定是否有误,又能及时发现供血者和受血者的红细胞或血清中是否还存在其他不相容的血型抗原或血型抗体。如果交叉配血试验的两侧都没有发生凝集反应,即为配血相合,可以输血;如果主侧发生凝集反应,则为配血不合,受血者不能接受该供血者的血液;如果主侧不发生凝集反应,而次侧发生凝集反应,称为配血基本相合,这种情况可见于将 O 型血输给其他血型的受血者或 AB 型受血者接受其他血型的血液时。由于输血时首先考虑的是供血者的红细胞不被受血者血清破坏,故在缺乏同型血源的紧急情况下可输入少量配血基本相合的血液(少于 200 mL),但需注意,血清中抗体效价不能太高(低于 1∶200),输血速度也不宜太快,并在输血过程中应密切观察受血者的情况,若发生输血反应,必须立即停止输注。

以往曾将 O 型血的人称为"万能供血者",认为他们的血液可输给其他任何 ABO 血型的人,这种说法是不恰当的。因为 O 型血的红细胞上虽然没有 A 和 B 抗原,不会被受血者血浆中的抗体所凝集,但 O 型血的血浆中存在抗 A 和抗 B 抗体,这些抗体能与其他血型受血者的红细胞发生凝集反应。故当输入的血量较大时,供血者血浆中的抗体未被受血者的血浆足够稀释时,受血者的红细胞将会被广泛凝集。另外,也有学者将 AB 血型的人称为"万能受血者",认为 AB 型的人可接受其他任何 ABO 血型供血者的血液,这种说法同样也是不可取的。

总而言之,输血是一个多环节的过程,每个环节上的失误均可能造成严重事故。因此,进行输血操作时,必须严格遵守输血原则,密切观察;而且只在确实需要时才进行输血,决不可盲目滥用。

随着医学和科学技术的进步,分离技术和成分血质量的不断提高,输血疗法已从原来的输全血发展为成分输血。成分输血就是把人血液中的不同成分,如红细胞、血小板和血浆,分别制备成高纯度或高浓度的血液制品,再输注给患者。当不同的患者对输血有不同的要求时,可输注不同成分的血液。如:严重贫血患者主要是红细胞量不足,总血量不一定减少,此时适宜输注浓缩红细胞悬液;大面积烧伤患者主要是创面渗出丢失大量血浆,适宜输入血浆或血浆代用品,如右旋糖酐溶液等;各种出血性疾病的患者,可根据疾病的情况输入浓缩的血小板悬液或含凝血因子的新鲜血浆,达到促进止血或凝血过程的效果。因此,成分输血可增强治疗的针对性,提高疗效,减少不良反应,并能节约血源。

由于异体输血存在乙型肝炎、艾滋病等血液传染性疾病传播的潜在风险,另外,异体输血可因移植物的抗宿主反应而使受血者的免疫功能下降,而采用自体输血不仅可避免异体输血的不良反应即并发症,还可以扩大血源。自体输血(autologous blood transfusion),指的是采用患者自身的血液成分,以满足本人手术或紧急突发状况需要的一种输血疗法。采用自体输血时,可与手术前若干日内定期反复采血,以备手术之需;也可与临手术前自体采血,并在使用血浆替代品维持患者血容量的条件下开展手术,然后在需要时还输给患者。此外,还可在手术过程中无菌收集血液,经处理后回输给患者。自体输血是一种较安全的值得推广的输血方式。

第五节 血液系统疾病概述

一、血液系统疾病及其范围

血液系统疾病指原发(如白血病)或主要累及血液和造血组织及器官(如缺铁性贫血)的疾病。

造血系统包括血液、骨髓、脾、淋巴结和分散于全身各处的淋巴及单核-巨噬细胞系统。血液由细胞成分和液体成分组成,细胞成分包括红细胞、各类白细胞及血小板。液体成分也就是血浆,包含各种具有特殊功能的蛋白质及其他某些化学成分。因此,反映造血系统病理生理及血浆成分异常的疾病均属于造血系统疾病,习惯上称为血液病。

临床上,血液病范围包括各类贫血、红细胞及血红蛋白异常、各种良性和恶性白细胞疾病、各类出血性和凝血性疾病,以及血浆中各种成分异常所致疾病。

二、血液系统疾病的分类

血液系统疾病一般分为如下几类。

(一)红细胞疾病

红细胞数量改变如各类贫血、红细胞增多症等;质的改变也常伴有量的变化,尤其是各类贫血。也有一些量的改变较少,而质的变化则较显著,如遗传性椭圆形红细胞增多症、血红蛋白合成缺陷的卟啉病。

(二)白细胞疾病

白细胞数量减少见于先天性或药物、感染等因素引起的白细胞减少或粒细胞缺乏。白细胞数量增多大多由感染、炎症、过敏反应、癌肿等引起。质的改变见于血液恶性肿瘤如白血病、淋巴瘤、骨髓瘤等。中性粒细胞形态异常见于中性粒细胞分叶功能不全(Pelger-Huët 畸形)、中性粒细胞功能缺陷等。

(三)出、凝血性疾病

出、凝血性疾病进一步分为血小板异常、凝血功能障碍及血管壁异常三大类。血小板量的异常以血小板减少性紫癜较为多见,此外尚有血小板增多。质的改变致血小板功能异常,如血小板无力症等。凝血功能障碍中有凝血因子缺乏,如血友病、凝血酶原缺乏和各种先天性或获得性的其他凝血因子缺乏。循环中抗凝物质过多也可以引起出血,如抗凝血因子Ⅷ抗体等病变。血管壁异常可分为免疫因素引起的过敏性紫癜和与生物遗传性相关的遗传性出血性毛细血管扩张症等。

(四)血栓性疾病

根据血栓形成的部位、大小和速度等情况,大致分为以下四大类。①动脉血栓形成性疾病,如心肌缺血和梗死、脑动脉栓塞、肠系膜动脉栓塞、肢体动脉栓塞。②静脉血栓形成性疾病,如深部静脉血栓形成性疾病等。③微循环血栓形成性疾病,如弥散性血管内凝血、血栓性血小板减少性紫癜等。④血栓栓塞病,常见的有肺、脑、脾、肾等器官的栓塞。

三、血液病的常见症状和体征

（一）血液病的特点

血液不是一个定型的器官，它以液体状态在体内循环，灌注每一个器官的微循环。血液与人体的各种组织都存在相互依存、相互影响的特殊关系，确定了在血液或造血器官发生病变时，可能发生各组织器官疾病的症状和体征；而各组织器官的疾病也可导致血液和造血器官的异常表现。因此血液的特点决定了血液病具有以下特点。

1. 血液病的症状和体征常无特异性　常见血液病的症状体征有贫血、出血、淋巴结和肝脾肿大，这些症状也可见于其他许多疾病，需临床医生熟悉各种血液病的细微差别，仔细甄别。

2. 继发性的血液学异常较多见　许多全身性疾病都可引起血象的改变，如各种感染及肝、肾、内分泌疾病和肿瘤等都可出现贫血、出血等血液系统的改变，因此找出原发病的病因，是治疗成功的关键。

3. 检查对血液病的确诊极为重要　很多血液病需要实验室检查予以确诊，如患者面色苍白不一定有贫血、淋巴结肿大不一定是淋巴瘤。在治疗过程中，也需要借助实验室检查的结果对疗效进行密切监测。

（二）血液病常见症状与体征

1. 贫血　贫血是最常见的症状。引起贫血的原因很多，其共同的病理基础是血液运输氧气能力降低，引起各组织系统发生缺氧改变，所以临床表现相似。一般表现为皮肤黏膜苍白，尤以面色苍白最为常见。临床工作中多以观察指（趾）甲、口唇黏膜和睑结膜等处较可靠。临床表现的严重程度由贫血的严重程度、发展的速度及导致贫血的原因共同决定。轻者可无任何感觉，重者可出现心血管和呼吸系统功能的障碍，如心慌、气短等，并在劳动时加重；更严重者甚至会发展为贫血性心脏病或心功能衰竭。此外，患者还常有头痛、头晕、耳鸣、注意力不集中、记忆力减退及四肢乏力、精神倦怠等症状，重者可有低热、食欲减退、恶心、腹胀、便秘、腹泻等表现。

2. 出血倾向　血液病的出血多为全身性出血，而非局部性的。另一特点是出血程度和引起出血的创伤程度可能极其不成比例，甚至可没有创伤史。临床上，自发性皮肤、黏膜紫癜是毛细血管型出血的特征，而外伤后深部组织出血与血肿形成，及非损伤性关节积血或皮肤黏膜持续渗血不止，则是凝血机制异常的特征性表现。凡有广泛的自发出血或局部皮肤、黏膜、关节、肌肉出血，或外伤、手术后出血不止，并兼有家族成员有出血史者，均提示其止血机制可能存在异常。

3. 发热　血液病发热多属感染性。临床上常出现发热的血液病有白血病、淋巴瘤、再生障碍性贫血、骨髓增生异常综合征等，这是由于白细胞数量与质量异常时常易合并感染。也有部分血液病发热属于非感染性发热，其发生主要与未成熟白细胞的生长与迅速破坏，致蛋白分解作用增强；基础代谢率增强；坏死物质的吸收等有关。周期性高热是霍奇金病的典型症状之一。此外，血液病如直接侵犯体温调节中枢也可造成该中枢体温调节功能失调致发热，如白血病浸润。

4. 黄疸　主要是溶血性黄疸。由于溶血所引起的黄疸一般不太严重。急性溶血时，由于红细胞大量破坏可致临床常出现的重度溶血反应，表现为寒战、高热、肌肉酸痛、头痛、呕吐等，伴有酱油色血红蛋白尿，严重者可并发急性肾功能不全。临床体征可表现为巩膜、黏膜、皮肤均呈黄染，贫血貌。慢性溶血者临床经过较缓和，常出现轻度或波动性黄疸、贫血、肝脾肿大。

5. 骨痛　尤其是胸骨、脊柱骨、盆骨、四肢骨的疼痛，常与血液病有关。小儿因骨腔储备力小，骨痛症状突出并呈锐痛。例如，急性白血病时，因白血病细胞充满骨髓腔，髓腔内压力升高，引起骨骼疼痛。胸骨压痛是白血病的典型症状，具有很高的诊断价值。骨髓瘤患者由于骨骼中浸润增生的异常浆细胞，影响骨皮质血流供应，引起弥漫性骨质疏松或局限性骨质破坏，骨骼疼痛常是最早期的主要症状，以胸椎、腰椎多见，胸廓次之。

6. 脾肿大　血液病所致脾肿大常见于如下情况。

（1）异常细胞的浸润及恶性增生　在各种急慢性白血病时，未成熟白细胞的浸润及异常增殖导致脾肿大，尤以慢性粒细胞白血病明显，脾脏甚至可肿大达盆腔。此外淋巴瘤、恶性组织细胞病患者均可有不同程度的脾肿大。

（2）髓外化生 常见于骨髓纤维化时，脾脏因髓外造血而肿大。

（3）脾功能亢进 临床较常见，表现为血细胞减少而骨髓造血细胞相应增生。

此外，溶血性贫血、特发性血小板减少性紫癜时也可有轻度的脾肿大。

7. 淋巴结肿大 这是血液病的常见体征之一，特别是造血系统的恶性肿瘤，如白血病和淋巴瘤等。造血系统恶性肿瘤所致的淋巴结肿大早期可以是局部的，随着疾病的发生发展，肿瘤逐渐扩散到身体其他部位的淋巴结及其他脏器。淋巴瘤时淋巴结可为轻度到明显肿大，硬度如橡皮，早期一般可移动，晚期则与邻近组织粘连，较固定。一般无明显触痛，除非生长太快或发生继发感染。白血病，特别是慢性淋巴细胞白血病常有不同程度的淋巴结肿大。

8. 皮肤表现 皮肤瘙痒常见于霍奇金病。急性单核细胞白血病时可有皮肤浸润、结节等。发绀常见于高铁血红蛋白血症及某些血红蛋白病，皮肤呈砖红色改变可能提示真性红细胞增多症。

四、贫血

贫血（anemia）是指外周血单位体积血液中的血红蛋白含量、红细胞计数及血细胞比容（Hct）低于相应的年龄组、性别组和海拔高度组正常值的下限，其中以血红蛋白最为可靠。国内诊断贫血的标准一般定为：在海平面条件下，成年男性血红蛋白<120 g/L，红细胞<$4.5×10^{12}$/L 及血细胞比容<0.42；成年女性（非妊娠）血红蛋白<110 g/L，红细胞<$4.0×10^{12}$/L，血细胞比容<0.37；孕妇血红蛋白<100 g/L，血细胞比容<0.30。

（一）病因和发病机制

贫血是临床最常见的症状之一，不是一种独立的疾病。多种疾病可引起贫血。贫血的病因和发病机制复杂多样，其主要发病机制如下。

1. 红细胞生成减少 红细胞生成减少的常见机制如下：①骨髓衰竭：包括造血干细胞数量减少或质量缺陷，如再生障碍性贫血。②无效造血：如骨髓增生异常综合征。③骨髓受抑：肿瘤的放疗化疗时对造血干细胞和祖细胞造成损伤。④骨髓浸润：骨髓受到侵犯如血液恶性肿瘤、肿瘤骨髓转移直接导致骨髓中有效造血组织的减少。⑤造血物质缺乏：叶酸和（或）维生素 B_{12} 缺乏导致细胞 DNA 合成障碍，引起巨幼细胞性贫血；铁缺乏可造成缺铁性贫血。⑥造血刺激因子减少：慢性肾实质衰竭时，肾脏合成 EPO 减少。⑦造血微环境异常。

2. 红细胞破坏过多 其共同特点是红细胞寿命缩短，称为溶血性贫血。①红细胞内在缺陷：红细胞基本结构异常或缺陷均可造成其寿命缩短；②红细胞外因素：物理、化学、生物毒素、药物、代谢毒物、感染等非免疫性和免疫性因素。

3. 失血 各类出血性疾病或外伤出血所致的失血性贫血，包括急性和慢性失血。

（二）贫血的分类

贫血有多种分类方法。根据红细胞形态学指标，贫血可分为大细胞性贫血、正细胞性贫血、小细胞性贫血。按照病因和发病机制分类分为红细胞生成减少、红细胞破坏过多和红细胞丢失增加三类，该分类法可提示贫血的病因和发病机制，有助于指导治疗（见表 12-8）。

表 12-8 贫血的病因和发病机制分类

机　制	疾　病
红细胞生成减少	
造血干细胞增殖分化障碍	再生障碍性贫血、白血病所致贫血、骨髓异常增生综合征
红系祖细胞增殖分化障碍	纯红细胞再生障碍性贫血、慢性肾衰竭所致贫血、内分泌疾病所致贫血、先天性红系造血异常性贫血
DNA 合成障碍（巨幼细胞性贫血）	维生素 B_{12} 缺乏、叶酸缺乏、先天性或获得性嘌呤和嘧啶代谢异常
血红蛋白合成障碍	缺铁性贫血、先天性无转铁蛋白血症、原发性肺含铁血黄素沉着症、珠蛋白生成障碍性贫血
红系造血调节异常	低氧亲和力血红蛋白病

续表

机　制	疾　病
原因不明或多重因素	慢性病性贫血、骨髓浸润所致贫血、营养缺乏所致贫血、铁粒幼细胞贫血
红细胞破坏过多	
红细胞膜缺陷	遗传性球形红细胞增多症、遗传性椭圆形红细胞增多症
红细胞酶异常	葡萄糖-6-磷酸脱氢酶缺乏症、丙酮酸激酶缺乏症、其他酶缺乏
珠蛋白异常(血红蛋白病)	异常血红蛋白病、珠蛋白生成障碍性贫血、阵发性睡眠性血红蛋白尿症
外在性因素	机械性因素、行军性血红蛋白尿症、人造心脏瓣膜溶血性贫血、微血管病性溶血性贫血
化学或物理因素	
微生物感染	
抗体介导性	温抗体型自身免疫性溶血性贫血、药物相关性抗体溶血性贫血、新生儿同种免疫性溶血性贫血

（三）临床表现

1. 皮肤黏膜　皮肤黏膜苍白是贫血最常见的体征。判断黏膜颜色的改变较为可靠,如睑结膜、口腔黏膜、口唇和甲床。贫血还可有其他皮肤改变如干枯无华,弹性降低。皮肤附属器的变化包括毛发枯细,指甲薄脆。当发生缺铁性贫血时,指甲可呈反甲或匙状甲。

2. 呼吸循环系统　严重贫血时可造成组织缺氧,引起心跳和呼吸代偿性加快,体力活动时尤为明显。在进展迅速的贫血中,心悸气促症状明显。慢性贫血时症状表现较轻。心脏杂音是贫血常伴有的体征,发生于收缩期,在肺动脉瓣区听诊最为清晰。心脏杂音一般为中等强度,多呈吹风样。心电图改变主要见于病情较重的贫血患者,表现为窦性心动过速、窦性心律不齐、ST 段降低和 T 波低平倒置等非特异性变化。严重贫血患者还可伴发心房颤动。心电图改变在贫血纠正后均可恢复正常。

3. 神经肌肉系统　严重贫血常有头晕、头痛、耳鸣、晕厥、视觉盲点、注意力不集中和记忆力减退等神经系统表现,可能是由脑缺氧所致。肌肉乏力和易疲劳是肌肉组织缺氧的结果。恶性贫血时还可出现感觉异常。

4. 消化系统　贫血患者常有食欲不振、恶心、腹胀、腹部不适等消化系统症状。舌炎和舌乳头萎缩多见于恶性贫血,缺铁性贫血也可见。口腔黏膜炎或疼痛性溃疡见于再生障碍性贫血和急性白血病。

5. 泌尿生殖系统　贫血患者可因肾小球滤过和肾小管重吸收功能障碍导致多尿和低比重尿。严重者可有轻度蛋白尿。育龄期女性患者可出现月经周期紊乱、月经量改变,如增多、减少甚至闭经。

6. 其他　贫血患者有时伴低热,若无病因可寻,则可能与贫血的基础代谢升高有关。若体温超过38.5 ℃,则应查找致热病因如感染等因素。血管内溶血出现血红蛋白尿和高血红蛋白血症,可伴有腹痛、腰痛和发热。

（四）常见贫血类型

1. 缺铁性贫血　铁是合成血红蛋白的必需物质。当体内铁储备耗竭时,继之血红蛋白合成减少引起的贫血称为缺铁性贫血(iron deficiency anemia,IDA)。

无论是发达国家还是发展中国家,缺铁性贫血都是最常见的营养性贫血,以儿童和女性人群尤其是妊娠妇女的发病率最高。

【病因和发病机制】　正常情况下,铁的吸收和排泄保持动态平衡,如出现负铁平衡的情况则可引起缺铁。缺铁是一个渐进的过程。缺铁性贫血是缺铁进展的最终表现。

（1）铁摄入不足和需求增加　通常情况下,若无吸收障碍或需求增加,饮食因素并不是缺铁的主要原因。育龄期妇女因月经丢失、妊娠及哺乳铁需求量增加,若饮食供给不足,则易造成缺铁性贫血。婴幼儿生长迅速而铁储备量较少,若喂养不合理也易发生缺铁性贫血。

（2）铁吸收障碍　饮食中铁的生物利用度变化较大。体内除血红素铁外,其他形式的铁均需转变为亚铁形式才能被吸收。铁的转变和吸收受多种因素的影响,如肠道环境、饮食内容和还原性物质。胃酸有助于二价铁和食物铁的吸收。胃酸缺乏、胃切除术后、慢性萎缩性胃炎等可造成铁吸收障碍,从而引起缺铁性贫血。

　　(3) 铁丢失过多　慢性失血是缺铁性贫血最常见的病因。每失血1 mL约丢失铁0.5 mg。慢性失血的原因中包括消化道出血、反复鼻出血、月经过多、频繁献血、出血性疾病等。消化道是慢性失血的好发部位,如消化性溃疡、胃肠道恶性肿瘤、痔疮及钩虫病等。慢性或反复的血管内溶血如阵发性睡眠性血红蛋白尿症、人造心脏瓣膜和疟疾时,铁随血红蛋白尿排出,亦可造成缺铁。

　　缺铁性贫血除造成血红蛋白合成减少外,亦会降低铁依赖性酶类的活性。其他微量元素如铜有助于铁的吸收,故铜缺乏时可加重缺铁。

　　缺铁性贫血的病因如表12-9所示。

表 12-9　缺铁性贫血的病因

铁摄入减少(包括摄入不足、需求增加和吸收障碍)	铁丢失过多
月经丢失	消化道出血
妊娠	反复鼻出血
哺乳	月经过多
饮食供给不足	频繁献血
婴幼儿	出血性疾病
胃酸缺乏	消化性溃疡
胃切除术后	胃肠道恶性肿瘤
慢性萎缩性胃炎	痔疮
长期不明原因腹泻	钩虫病
慢性肠炎	阵发性睡眠性血红蛋白尿症
克罗恩病	人造心脏瓣膜
无转铁蛋白血症	疟疾
肝病	慢性肾衰竭和血液透析

　　【临床表现】　缺铁性贫血的临床表现包括原发病和贫血两个方面。此病发病隐匿,呈渐进的慢性过程。患者多有足够的代偿能力,适应贫血的变化。多数患者在血红蛋白降低至70 g/L出现症状时才就诊。

　　(1) 一般表现　常见体征有皮肤黏膜苍白、乏力、易倦、心悸、头晕、头痛、纳差、眼花、耳鸣等非特异性症状。

　　(2) 皮肤黏膜及其附属器　患者指甲缺乏光泽、薄脆,严重者呈反甲或匙状甲(下凹呈勺状),舌乳头萎缩,严重时呈光滑舌,并伴有舌炎。

　　(3) 各系统临床表现　循环呼吸系统出现心悸、气短等代偿表现,体力活动时尤其明显。心脏听诊时可在二尖瓣和肺动脉瓣区闻及收缩期杂音。长期严重贫血的患者还可发生心脏扩大和贫血性心脏病。消化系统症状有食欲不振、便稀或便秘等。缺铁性贫血较特殊的表现有缺铁性吞咽困难(Plummer-Vinson综合征)和异食癖。缺铁可影响吞噬细胞的功能,因此患者的免疫能力下降,易发生细菌性感染。

　　【实验室检查】　缺铁性贫血属小细胞低色素性贫血,血细胞涂片中红细胞大小不一,红细胞分布宽度增加,细胞中心淡染区扩大。骨髓中红系造血呈轻或中度活跃,以中晚幼红细胞增生为主。骨髓铁染色细胞内外铁均减少,尤以细胞外铁为明显,是诊断缺铁性贫血的可靠指标。血清铁浓度降低,因缺铁导致血红蛋白合成障碍,红细胞游离原卟啉升高。

　　2. 巨幼细胞贫血　巨幼细胞贫血(megaloblastic anemia)是由于叶酸和(或)维生素B_{12}缺乏导致的贫血。因叶酸和维生素B_{12}参与细胞核DNA的合成,故缺乏时造成细胞核发育障碍,骨髓中红细胞和髓细胞系出现"巨幼变"是本病的特点。除贫血外,皮肤黏膜等增殖较快的细胞亦可受累。神经系统功能也由于维生素 B₁₂ 缺乏受到影响,因此叶酸和维生素 B₁₂ 缺乏是一种全身性疾病。国内巨幼细胞贫血以营养性为多见,其中又以叶酸缺乏者为主。

【病因和发病机制】 叶酸缺乏的原因如下:①摄入不足:食物供给不足是叶酸缺乏最主要的原因。叶酸富含于新鲜水果、蔬菜、肉类食品中,但食品加工不当可能导致叶酸大量被破坏。②吸收不良:如肠切除术后、小肠炎症、肿瘤等。③需要量增加:见于婴幼儿、青少年、孕妇及多种疾病如甲状腺功能亢进症、慢性炎症、感染、恶性肿瘤等情况。④利用障碍:如药物甲氨蝶呤、扑痫酮、苯巴比妥、卡马西平等。⑤叶酸排出增加:血液透析、酗酒等。机体叶酸储备有限,正常成人给予叶酸缺乏食谱 3 周后,血清叶酸水平即见降低,继续剥夺叶酸则相继出现中性粒细胞分叶过多,大椭圆红细胞增多,骨髓细胞巨幼性改变,4～5 个月后出现贫血。

维生素 B₁₂ 富含于肉蛋类动物性食品中,且体内储备较多,故营养性摄入不足所致缺乏者并不多见。吸收障碍是维生素 B₁₂ 缺乏的最常见的原因,可见于如下情况:①内因子缺乏,如全胃切除、胃粘膜萎缩等;②肠道疾病;③药物诱发,如对氨基水杨酸、新霉素、奥美拉唑及酒精等;④其他原因,如慢性胰腺疾病、长期血液透析等。

叶酸和维生素 B₁₂ 是 DNA 合成过程中的重要辅酶,缺乏时将导致细胞 DNA 合成障碍。造血细胞受累的特点是细胞核/质发育失衡,胞核分化滞后于胞质,细胞体积增大,骨髓中红系、粒系和巨核系细胞形态呈现巨幼变。受累的红系前体细胞大部分在骨髓中原位破坏,称为无效造血。维生素 B₁₂ 缺乏导致的巨幼细胞贫血还可引起神经脱髓鞘,表现出相应神经系统症状。

【临床表现】

(1) 血液系统表现 本病起病缓慢,就诊时多呈中至重度贫血,并伴有贫血的一般表现,如面色苍白、头晕、乏力、活动后心悸气促等。

(2) 消化系统表现 胃肠道黏膜萎缩引起食欲不振、腹泻、腹胀或便秘。口腔黏膜、舌乳头萎缩,舌质绛红(牛肉舌)。

(3) 神经系统表现 见于维生素 B₁₂ 缺乏,特别是恶性贫血,四肢远端麻木、深感觉障碍、共济失调和锥体束征阳性。严重者偶可出现妄想、幻觉及躁狂等精神异常症状。

【实验室检查】 外周血涂片中可见红细胞大小不均,以大细胞为主,椭圆红细胞和异形红细胞增多,中性粒细胞分叶过多。骨髓增生活跃,以红系细胞增生为主。各系细胞均呈巨幼变特征,胞体增大,细胞核发育落后于细胞质。可见双核或多核巨幼红细胞。叶酸和维生素 B₁₂ 含量降低,是诊断的重要依据。

3. 再生障碍性贫血

再生障碍性贫血(aplastic anemia,AA,简称再障)是一种获得性骨髓造血功能衰竭症,主要是由于骨髓功能衰竭,造成全血细胞减少的一种疾病。临床上以全血细胞减少、贫血、感染和出血为特征。再障在我国呈散发性。以中青年发病居多,男性略高于女性。

【病因和发病机制】 半数以上患者无明确病因可寻,称为原发性再障。以下所述为继发性再障的可能病因。

(1) 化学因素 包括药物和化学物质,其中高度相关的有苯及其衍生物和各种抗肿瘤药物。

(2) 物理因素 骨髓是放射敏感组织,长期接触 γ 射线和 X 射线等可能干扰骨髓细胞生成。

(3) 生物因素 病毒感染,特别是肝炎病毒、微小病毒等。

传统学说认为,在一定遗传背景下,再障作为一种后天暴露于某些致病因子后获得的异质性"综合征",可能通过三种机制发病:原发性及继发性造血干祖细胞("种子")、造血微环境("土壤")和免疫("虫子")异常。

【临床表现】 与全血细胞减少有关。多呈中至重度贫血,严重贫血者需反复输血支持。

因粒细胞减少,患者易发生感染并伴有不同程度的发热。以细菌感染最为常见。严重粒细胞减少者可发生深部感染(如肺炎和败血症)。

因血小板减少,患者有出血倾向。常见皮肤黏膜出血,如鼻出血、牙龈出血、血尿及月经过多等。严重者可发生颅内出血,是再障的主要死因之一。

【实验室检查】

(1) 患者血象特点为全血细胞减少,但各系减少程度不一。网织红细胞计数降低。贫血一般为正细胞正色素性。

(2)骨髓穿刺可见脂肪滴增多,骨髓颗粒减少。多部位穿刺涂片均增生不良,早期细胞少见,无明显病态造血现象。在判断造血功能上,骨髓活检优于骨髓穿刺,主要特点是骨髓脂肪变,三系造血细胞和有效造血面积均减少。

五、白血病

(一)概述

白血病(leukemia)是累及造血干细胞的造血系统恶性肿瘤。因造血干细胞恶变,白血病细胞停滞在细胞发育的某一阶段,在骨髓和其他造血组织中异常增生,抑制正常造血并浸润全身器官和组织。白血病与实体肿瘤不同,不是生长在局部的赘生物,而是全身播散,可能侵犯各系统、器官和组织的恶性血液病。

根据白血病细胞的分化成熟程度,可将白血病分为急性和慢性两大类。急性白血病的细胞分化停滞在较早阶段,病情发展迅速,自然病程仅数月。慢性白血病的细胞分化停滞在较晚阶段,多为较成熟幼稚细胞和成熟细胞,病情发展慢,自然病程为数年。根据主要受累的细胞,急性白血病可分为急性淋巴细胞白血病和急性非淋巴细胞白血病。慢性白血病又可分为慢性粒细胞白血病、慢性淋巴细胞白血病及少见的多毛细胞白血病等。

(二)病因和发病机制

白血病的发病机制尚不完全清楚。

(1)环境因素　三种环境因素已被认为与白血病发病有关,即电离辐射、化学物质(苯、抗癌药中的烷化剂等)和病毒(如Ⅰ型人类T细胞白血病/淋巴瘤病毒)。

(2)遗传因素。

(3)其他血液病　某些血液病的部分患者最终可能发展为急性白血病。

(三)常见白血病类型

1. 急性白血病　起病急缓不一。儿童和青少年起病多急骤,有高热、进行性贫血和严重的出血倾向。

【临床表现】

(1)正常血细胞减少症群　因白血病细胞增生,抑制了正常的白细胞、血小板和红细胞生长,所引起的感染、出血和贫血等症状。

①感染　半数的患者以发热为早期表现。感染最易发生在呼吸道和皮肤、黏膜交界处。最常见的致病菌为革兰阴性杆菌,如肺炎克雷伯菌、铜绿甲单胞菌、产气杆菌等;长期应用抗生素者可出现真菌感染,如白色念珠菌、曲菌、隐球菌等。

②出血　急性白血病因血小板减少,以出血为早期表现者近40%。出血可发生在全身各部,以皮肤淤点和淤斑、鼻出血、牙龈出血、月经过多为多见。

③贫血　正常细胞性贫血,往往呈进行性发展。

(2)白血病细胞增多症群　异常增生的白血病细胞对器官和组织浸润所致的各种临床表现。

①淋巴结和肝脾肿大。

②骨骼和关节　患者常有胸骨下端局部压痛,提示骨髓腔内白血病细胞过度增生。发生骨髓坏死时,可以引起骨骼剧痛。

③眼部　粒细胞白血病形成的粒细胞肉瘤或称绿色瘤(chloroma),常累及骨膜,以眼眶部最常见,可引起眼球突出或失明。

④口腔和皮肤　白血病细胞浸润可使牙龈增生、肿胀;可出现蓝灰色斑丘疹或皮肤粒细胞肉瘤。

⑤中枢神经系统白血病　临床上表现为头痛、恶心呕吐、颈项强直,甚至昏迷。脊髓浸润时可发生截瘫。神经根浸润可产生各种麻痹症状。

⑥睾丸　出现睾丸无痛性肿大,多为一侧性。

此外,白血病还可浸润其他各器官如肺、心等,泌尿系统等也可受累,但并不一定有临床表现。

2. 慢性粒细胞白血病　慢性粒细胞白血病简称慢粒白血病(chronic myelogenous leukemia,CML),该病病程发展较慢,临床症状轻微,可有明显脾肿大,甚至巨脾,周围血的中性粒细胞显著增多。大多数患者因发生急变而死亡。

【临床表现】　慢粒白血病占白血病的 15%～25%,各种年龄均可发病,以中年最多见,男性略多于女性。慢粒白血病可分为三期:慢性期(稳定期)、加速期(活动期)和急变期。起病缓慢,早期常无自觉症状。随着病情发展,可出现乏力、低热、多汗或盗汗、体重减轻等表现。脾肿大较为突出。约半数患者有肝肿大。当白细胞显著增高(高于 200×10^9/L)可发生"白细胞淤滞症",表现为呼吸窘迫、中枢神经系统出血、头晕、语言不清、阴茎异常勃起等。慢性期一般 1～4 年,以后逐渐进入加速期,以至急变期。进入加速期后患者常有发热、虚弱、体重下降、脾进行性肿大、骨骼疼痛,出现贫血和出血。急变期为慢粒白血病的终末期,急变期预后极差,往往在数月内死亡。

3. 淋巴瘤　淋巴瘤是最早发现的血液系统的肿瘤。淋巴瘤是起源于淋巴结和结外淋巴组织的免疫系统的恶性肿瘤。其发生与免疫应答反应中淋巴组织增殖分化产生的各种免疫细胞有关,可发生在身体的任何部位。

淋巴瘤通常以实体瘤形式生长,其特征性的临床表现是无痛性进行性的淋巴结肿大,可伴发热、消瘦、盗汗等全身症状。组织病理学上淋巴瘤分成霍奇金病(Hodgkin disease,HD)和非霍奇金淋巴瘤(non-Hodgkin lymphoma,NHL)两大类。

【病因和发病机制】　淋巴瘤的病因和发病机制不完全清楚,其中,病毒学说颇受重视。20 世纪 70 年代后期提出逆转录病毒与淋巴瘤发病有密切关系。患者的免疫功能也与淋巴瘤的发病有关。

(1) 病理和分型

①霍奇金病　必须在炎症浸润性背景上找到 RS 细胞(Reed-Sternberg 细胞),才能作出 HD 的组织学诊断。其典型的形态为巨大双核和多核细胞,直径为 25～30 μm,核仁巨大而明显,可伴毛细血管增生和不同程度纤维化。

目前较普遍采用 1966 年 Rye 会议的 HD 分型方法(表 12-10)。国内以混合细胞型为最常见,结节硬化型次之,其他各型均较少见。各型并非固定不变,尤以淋巴细胞为主型,2/3 可向其他各型转化,仅结节硬化型较为固定。

表 12-10　HD 分型(Rye 会议,1966 年)

分　型	病理组织学特点	临床特点
淋巴细胞为主型	结节性浸润,主要为中小淋巴细胞,RS 细胞少见	病变局限,预后较好
结节硬化型	交织的胶原纤维,将浸润细胞分隔成明显结节,RS 细胞较大,呈腔隙型。淋巴细胞、浆细胞、中性粒细胞及嗜酸性粒细胞多见	年轻患者多,诊断时多为Ⅰ、Ⅱ期,预后尚可
混合细胞型	纤维化伴局限坏死,浸润细胞显多形性,伴血管增生和纤维化。淋巴细胞、浆细胞、中性粒细胞及嗜酸性粒细胞与较多的 RS 细胞混同存在	有播散倾向,预后相对较差
淋巴细胞减少型	主要为组织细胞浸润,弥漫性纤维化及坏死,RS 细胞数量不等,多形性	老年患者多,诊断时多为Ⅲ、Ⅳ期,预后极差

HD 的组织分型与预后有密切的关系。预后以淋巴细胞为主型最好,其次是结节硬化型,混合细胞型较差,淋巴细胞减少型预后最差。

HD 转移时,通常从原发部位向邻近淋巴结依次转移,有时也可以有淋巴结区间的跳跃。

②非霍奇金淋巴瘤　受侵犯的淋巴结其切面外观呈鱼肉样,镜下正常的淋巴结构破坏,淋巴滤泡和淋巴窦消失。其病理分型尚在发展中,以下为当前的分型概况(表 12-11)。

NHL 原发结外淋巴组织多见,而且不是沿淋巴结区依次转移,往往跳跃性播散,越过邻近淋巴结向远处淋巴结转移。除淋巴细胞分化良好型外,NHL 一般发展迅速,易发生早期远处扩散,所以 NHL 有多中心起源倾向,有的病例在临床确诊时已播散全身。

表 12-11　NHL 的国际工作分类

恶性程度	病理组织学特点
低度	A. 小淋巴细胞型(可伴浆细胞样改变) B. 滤泡性小裂细胞型 C. 滤泡性小裂细胞与大细胞混合型

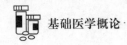

恶性程度	病理组织学特点
中度	D. 滤泡性大细胞型 E. 弥漫性小裂细胞型 F. 弥漫性小细胞与大细胞混合型 G. 弥漫性大细胞型
高度	H. 免疫母细胞型 I. 淋巴母细胞型(曲折核/非曲折核) J. 小无裂细胞型(Burkitt/非 Burkitt)
其他	毛细胞型、皮肤 T 细胞型、组织细胞型、髓外浆细胞瘤型、不能分型

注:本表中未列入新的淋巴瘤的类型。

【临床表现】 由于病变部位和范围不相同,临床表现很不一致。

(1)霍奇金病 多见于青年,儿童少见。首见症状常是无痛性的颈部或锁骨上的淋巴结进行性肿大(占 60%~80%)。另有一些 HD 患者(30%~50%)以原因不明的持续或周期性发热为主要起病症状。全身瘙痒可为 HD 的唯一全身症状。饮酒后引起淋巴结疼痛这是 HD 特有的,但并不是每一个 HD 患者都是如此。

体检可发现脾肿大,肝实质受侵可引起肝肿大和肝区压痛,少数有黄疸。

HD 尚可侵犯各系统或器官,如肺实质浸润、胸腔积液、骨痛、腰椎或胸椎破坏及脊髓压迫症等。带状疱疹好发于 HD,占 5%~16%。

(2)非霍奇金淋巴瘤 可见于各年龄组,但随年龄增长而发病增多。男性较女性为多。大多以无痛性颈和锁骨上淋巴结进行性肿大为首见表现,易侵犯纵隔。肿大的淋巴结也可引起相应压迫症状。发热、消瘦、盗汗等全身症状仅见于晚期或病变较弥散者。全身瘙痒很少见。除淋巴细胞分化良好型外,NHL 一般发展迅速,易发生远处扩散。

咽淋巴环病变通常占 NHL 的 10%~15%,发生部位最多在软腭、扁桃体,其次为鼻腔及鼻窦,临床上有吞咽困难、鼻塞、鼻出血及颌下淋巴结大。

胸部以肺门及纵隔受累最多,半数有肺部浸润和(或)胸腔积液。临床表现有腹痛、腹泻和腹部肿块,症状可类似消化性溃疡、肠结核或脂肪泻等,中枢神经系统病变多在疾病进展期,以累及脑膜及脊髓为主。骨髓累及者为 1/3~2/3。骨骼损害以胸椎及腰椎最常见,股骨、肋骨、骨盆及头颅骨次之。皮肤表现较 HD 为常见,多为特异性损害,如肿块、皮下结节、浸润性斑块、溃疡等。

六、出血性疾病

(一)总论

正常情况下,人体血管受到损伤时,机体通过一系列生理性反应,使出血停止,即为止血。参与止血的过程有多种因素参与,并包括一系列生理、生化反应,主要参与的因素有血管因素、血小板因素和凝血因素。当上述因素发生异常引起的自发性出血或创伤后出血不止,即称为出血性疾病。

根据止血机制发生障碍的环节,可将出血性疾病分为血管异常、血小板异常和凝血因子异常三大类。

1. 血管异常

①先天性:遗传性出血性毛细血管扩张症。

②获得性:单纯性紫癜、过敏性紫癜、机械性紫癜、老年性紫癜、感染相关性紫癜(如败血症)、自体红细胞过敏性紫癜、肾上腺皮质功能亢进等。

2. 血小板异常 分为血小板量和质的异常。

(1)血小板数量减少

①先天性:范可尼综合征、遗传性血小板减少症、II_b 型血管性血友病(vWD)。

②获得性:骨髓浸润(如急性白血病、转移癌)、再生障碍性贫血、特发性血小板减少性紫癜、巨幼细胞性贫血、脾功能亢进等。

（2）血小板数量增多　骨髓增生性疾病如原发性血小板增多症、真性红细胞增多症等，常伴血小板功能异常。

（3）血小板功能异常

①先天性：巨血小板综合征（黏附功能障碍），血小板无力症（聚集功能障碍），其他如 Wiscott-Aldrich 综合征、May-Hegglin 异常等。

②获得性：抗血小板药物应用、尿毒症、感染、DIC 等。

3. 凝血因子异常

①先天性：如血友病 A、血友病 B、遗传性凝血因子Ⅺ缺乏、血管性血友病等。

②获得性：维生素 K 缺乏、肝病、尿毒症等。

出血性疾病的鉴别见表 12-12。

表 12-12　出血性疾病的鉴别

临 床 特 点	凝血因子缺乏	血管/血小板性出血性疾病
淤点	少见	常见,特征性
深部血肿	特征性	少见
浅表淤斑	常见,通常范围较大,呈单发	特征性,通常范围较小,多发
关节血肿	特征性	少见
迟发性出血	常见	少见
浅表切口和划痕所致出血	较少	持续,量多
患者性别	80%～90%为遗传性,多为男性	女性相对多见
阳性家族史	常见	少见(vWD除外)

（二）常见出血性疾病

1. 过敏性紫癜　过敏性紫癜（allergic purpura）又称出血性毛细血管中毒症或 Schönlein-Henoch 综合征，是一种常见的毛细血管变态反应性疾病，因机体对某些致敏物质产生变态反应，导致毛细血管脆性及通透性增加，血液外渗，进而发生皮肤、黏膜及某些器官出血。本病可同时伴发荨麻疹等其他过敏表现。本病多见于青少年，男性发病略多于女性，春、秋季发病较多。

【病因】　与本病发生密切相关的主要致敏因素如下。

（1）感染：细菌（β 溶血性链球菌）、病毒（如风疹病毒等）、某些寄生虫等导致的感染等。

（2）食物：鱼、虾、蟹、蛋、鸡、牛奶等动物性食物，是人体对异性蛋白过敏所致。

（3）药物：抗生素类（青霉素、链霉素、氯霉素等）、解热镇痛药（水杨酸烃、吲哚美辛等）、磺胺类、异烟肼及噻嗪类利尿药等。

（4）其他：花粉、尘埃、疫苗接种、寒冷刺激等。

【临床表现】　患者多于发病前 1～3 周有周身不适、低热、上呼吸道感染等前驱症状，随之出现典型临床表现。依其症状、体征的不同，可分为如下几种类型。

（1）单纯型（紫癜型）　最常见的类型。主要表现为皮肤紫癜，多在前驱症状 2～3 日后出现，局限于四肢，躯干很少受累。紫癜常成批反复出现，对称性分布，紫癜大小不等，可互相融合形成淤斑，经 7～14 日逐渐消退。伴发皮肤水肿、荨麻疹，偶有痒感。

（2）腹型（Henoch 型）　除皮肤紫癜外，因消化道黏膜及腹膜脏层毛细血管受累而产生一系列消化道症状及体征。其中腹痛最常见（约 50%），位于脐周、下腹或全腹，呈阵发性绞痛。腹部症状、体征多与皮肤紫癜同时出现，偶可发生于紫癜之前。

（3）肾型　病情最为严重。在皮肤紫癜的基础上，出现血尿、蛋白尿及管型尿，偶见水肿、高血压及肾衰竭等表现，个别严重病例死于尿毒症。

此外，还有关节型、混合型等其他临床分型。

2. 特发性血小板减少性紫癜（ITP）　临床上最常见的一种血小板减少性疾病，由于血小板免疫性破坏，导致外周血中血小板减少的一种出血性疾病。女性与男性的比例为（2～3）∶1。

【发病机制】

(1) 血小板抗体　ITP的发病机制与血小板特异性自体抗体有关。结合了自体抗体的血小板通过与单核-巨噬细胞表面的Fc受体结合,而易被吞噬破坏。

(2) 血小板生存期缩短　血小板生存期缩短的主要原因是脾脏对包裹抗体的血小板的"扣押"。因此认为血小板在髓外破坏增加是ITP血小板数量减少的主要原因。

【临床表现】　临床上分为急性型和慢性型。

(1) 起病情况　急性型ITP多见于儿童,起病突然,大多在出血症状发作前1～3周有感染病史,也可见于接种疫苗后。慢性型ITP起病隐袭,以中青年女性多见。

(2) 出血症状　ITP的出血常常是紫癜性,表现为分布不均的皮肤黏膜淤点、淤斑。出血多位于血管淤滞部位或负重区域的皮肤。急性型ITP病情多为自限性,一般4～6周可自行缓解。慢性型ITP呈反复发作过程,每次发作可持续数周或数月,甚至迁延数年。

3. 血友病　血友病(hemophilia)是一组由于缺乏凝血因子Ⅷ(血友病A)或Ⅸ(血友病B)所引起的性联隐性遗传性疾病。血友病A与血友病B的发病率之比为3：1。

【遗传学特点】　血友病A为典型的性联隐性遗传,缺陷的基因(因子Ⅷ基因)位于X染色体上。在缺乏正常FⅧ等位基因的男性患者,临床上表现出血友病的症状。由于血友病A患者的Y染色体正常,故其儿子不会罹患血友病;而其所有的女儿,由于被遗传了病变的X染色体,将成为FⅧ基因缺陷的携带者。由于血友病A伴性遗传的特点,决定了男性极少可能罹患该病。

血友病遗传的另一特点是遗传表现度在各个家系中均有不同。在一个给定的血友病家系,其出血程度及疾病的严重度往往恒定,机制系在同一家系,分子缺陷的类型和程度相似。

【发病机制】　正常情况下血浆中激活的FⅧa作为辅因子使得FX活化的速率提高10000倍,因此显著提高了血液凝固的速率和效率。血友病A的凝血异常主要是由于因子Ⅷ凝血活性部分(FⅧ:C)异常,导致内源性凝血途径障碍。

【临床表现】　血友病A最显著的临床表现是自发性出血或轻微创伤后过度出血,通常从婴幼儿时期即有出血倾向。出血累及的部位如下:①关节出血是最具特征性的表现,常常为自发性。出血最常累及的关节依次为膝、肘、踝、肩、髋、腕。②皮下或肌肉内血肿:大块淤斑、皮下和肌肉内血肿是血友病A常见的临床表现。③腰部和腹膜后血肿:该部位血肿除引起相应压迫症状外,可出现剧烈腰痛、腹痛甚或腹膜炎的症状与体征。④胃肠道和泌尿生殖道出血:表现为上消化道出血,如黑便和血尿。⑤其他部位出血:包括淤斑、鼻出血、创伤或手术后出血不止等。颅内出血也有发生,一旦出现,常常呈致命性。

血友病的出血程度常常与FⅧ:C或FⅨ:C缺乏的程度平行。根据血浆FⅧ:C水平,可将血友病A分为轻、中、重、亚临床型四型,国内外有关的分型标准及发生率见表12-13。

表12-13　血友病分型及发生率

分　型	FⅧ:C或FⅨ:C水平		临床特点	发　生　率	
	(中国)	(美国)		血友病A	血友病B
重型	<2%	<1%	严重自发性出血	70%	50%
中型	>2%～5%	1%～5%	微创或外科术后的中等度出血	15%	30%
轻型	>5%～25%	5%～30%	大的创伤或大外科术后轻度出血	15%	20%
亚临床型	>25%～45%	—			

4. 维生素K缺乏症　维生素K是一种脂溶性维生素,主要来源是饮食。绿叶蔬菜富含维生素K_1,另外肠道细菌合成的维生素K_2也为重要来源之一。体内储存的维生素K在缺乏食物补充的情况下,一周内可被耗竭。

维生素K在凝血因子Ⅱ、Ⅶ、Ⅸ、Ⅹ和血浆调节蛋白的翻译后修饰中具有重要作用。维生素K缺乏或拮抗剂的应用,可能减弱或损害血液凝固过程,临床上出现出血症状。

引起维生素K缺乏的因素如下:①摄入不足,并同时使用肠道抗生素;②吸收不良综合征如胆道疾病、梗阻性黄疸;③维生素K拮抗剂的使用:如香豆素类药物的使用、误服灭鼠剂等。

维生素K缺乏的临床表现:皮肤淤点、淤斑、黏膜出血;外伤、手术后渗血不止;也可有血尿或胃肠道出血。误服灭鼠剂或香豆素类药物过量者,出血症状常较重,范围更为广泛。

能力检测

1. 何谓血浆晶体、胶体渗透压?其生理意义是什么?
2. RBC 有哪些生理特性?RBC 生成是如何调节的?
3. 简述生理止血过程。简述内源性和外源性血液凝固的过程。
4. 何谓血型?简述 ABO 血型系统的分型根据及其输血原则。
5. 血液系统疾病常见的症状与体征有哪些?

（张彩彩）

第十三章　循环系统的结构、功能与疾病

我们的心脏为何要不停地跳动？我们活动时会感到心跳加快，而休息时会感到心跳减慢，这是为什么？血管遍布全身各处，血管里的血液是静止不动还是一直处于循环流动状态？又会发挥什么样的作用？

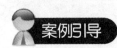

患者，男，56岁，5年前出血头痛、头晕等症状，血压150/90 mmHg，服用降压药后自觉上述症状缓解。1天前，出现剧烈头痛、视物模糊、呕吐、右侧面神经麻痹，左侧上下肢瘫痪而急诊入院。入院查体：血压180/100 mmHg，双下肢水肿，颈静脉怒张，尿蛋白(＋＋)。入院后经积极抢救无效死亡。

请问：该患者最可能的死因是什么？如果给该患者做尸检，可能会观察到什么病变？如何对该病进行防治？

第一节　循环系统的结构

循环系统包括心血管系统和淋巴系统。心血管系统由心脏和血管组成,血管又由动脉、毛细血管和静脉组成。心脏推动血液在血管内循环流动,称为血液循环。动脉血管将血液运输到全身各个组织和器官,在毛细血管处进行物质交换,最后通过静脉血管将血液收集回心。在这一过程中,实现了物质在体内的运输,保证身体处于持续不断的新陈代谢中。此外,血液循环也可将内分泌细胞分泌的各种激素和生物活性物质运输到相应的靶细胞,实现机体的体液调节;也有助于实现机体内环境的相对稳定和血液的防卫免疫功能。淋巴系统包括淋巴管道、淋巴器官和淋巴组织。淋巴液通过淋巴管道向心流动,最后汇入静脉的过程,称为淋巴循环。淋巴循环有回收部分组织液和蛋白质、辅助消化道内脂肪的吸收、构建人体的免疫防御屏障等功能。

一、心血管系统的组成

心血管系统包括心脏、动脉、毛细血管和静脉。

1. 心脏　心脏是心血管系统的"动力泵",也是动脉和静脉的枢纽。心脏借房间隔和室间隔分成互不相通的左半心和右半心,每半侧心脏借房室口相通,分为上方的心房和下方的心室,因此,心脏共有四个腔:左心房、左心室、右心房和右心室。心房接受静脉血液的回流,心室射出血液到动脉。在每个房室口和动脉口处都有瓣膜,顺血流方向瓣膜开放,逆血流方向瓣膜关闭,保证了血液的定向流动。

2. 动脉　动脉是运输血液离心的通道。动脉在行程中不断分支,可分为大动脉、中动脉和小动脉,最后移行为毛细血管。动脉管壁较厚,可分为三层:内膜较薄,腔面为一层内皮细胞;中膜较厚,含有平滑肌、弹力纤维和胶原纤维;外膜由疏松结缔组织构成,含有胶原纤维和弹力纤维。动脉壁的结构与其功能密切相关。大动脉管壁内弹性纤维较多,故有较大弹性,心室射血时,管壁被动扩张;心室舒张时,管壁弹性回缩,可推动血液继续向前流动。中、小动脉,特别是小动脉的管壁平滑肌较厚,在神经和体液调节下,可通过血管的收缩和舒张来改变管腔的大小,从而影响局部血流量和血流阻力。

3. 毛细血管　毛细血管是连接小动脉和小静脉之间的管道,管径一般为 $6\sim8~\mu m$,管壁主要由一层内皮细胞和基膜组成。除角膜、晶状体、毛发、软骨、牙釉质和被覆上皮外,毛细血管吻合成网,遍布全身各处。毛细血管数量多、管壁薄、通透性大、管内血流缓慢,是血液和组织液直接进行物质交换的场所。

4. 静脉　静脉是运送血液回心的通道,起始于毛细血管的静脉端,在回心的过程中不断接受属支,逐渐汇合成中静脉、大静脉,最后注入右心房。与相应的动脉相比,静脉管壁薄、管腔大、弹性小、容血量较大,以此保证回心血量。

在神经体液调节下,血液从心室射出,经动脉、毛细血管和静脉返回心房。这种周而复始的循环流动,称为血液循环。血液循环可分为相互连续的体循环和肺循环(图 13-1)。

体循环是指富含氧和营养物质的血液从左心室泵出,经主动脉及其分支到达全身毛细血管,血液在此与周围组织细胞进行物质交换,将二氧化碳和代谢产物带回血液,再通过各级静脉,最后经上、下腔静脉和冠状窦返回右心房的过程。体循环路程长、流经范围广,以动脉血滋养全身各部,并将全身的代谢产物和二氧化碳运回心脏。

肺循环是指血液由右心室搏出,经肺动脉干及其分支到达肺泡毛细血管进行气体交换,排出二氧化碳,吸进氧气,再经肺静脉进入左心房的过程。肺循环路程较短,只通过肺,主要是使静脉血变成氧饱和的动脉血。

二、淋巴系统

淋巴系统由淋巴管道、淋巴组织和淋巴器官组成(图 13-2)。淋巴系统内流动着无色透明的淋巴液,简称淋巴。血液流经毛细血管动脉端时,一些成分经毛细血管壁进入组织间隙,形成组织液。组织液与细胞进行物质交换后,大部分经毛细血管静脉端重吸收入血,少部分进入毛细淋巴管,形成淋巴液。淋巴液沿淋巴管道和淋巴结的淋巴窦向心流动,最后流入静脉。因此,淋巴系统是心血管系统的重要辅助系统,协助静脉引流淋巴液。此外,淋巴器官和淋巴组织具有产生淋巴细胞、过滤淋巴液和进行免疫应答的作用。

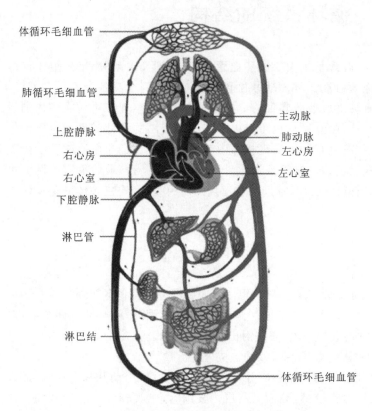
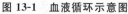

图 13-1　血液循环示意图

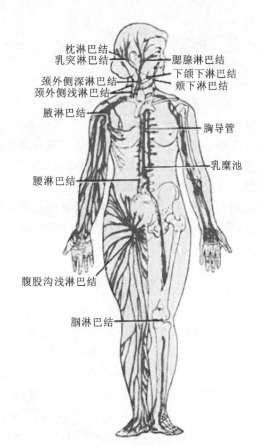

图 13-2　全身的淋巴管和淋巴结

标注（图13-1）：体循环毛细血管、肺循环毛细血管、上腔静脉、右心房、右心室、下腔静脉、淋巴管、淋巴结、主动脉、肺动脉、左心房、左心室、体循环毛细血管

标注（图13-2）：枕淋巴结、乳突淋巴结、颈外侧深淋巴结、颈外侧浅淋巴结、腋淋巴结、腰淋巴结、腹股沟浅淋巴结、腘淋巴结、腮腺淋巴结、下颌下淋巴结、颏下淋巴结、胸导管、乳糜池

（一）淋巴管道

1. 毛细淋巴管　淋巴管道的起始部位,位于组织间隙,由内皮细胞构成,基膜不完整,通透性较大,有利于一些大分子物质(如蛋白质、细胞碎片、异物、细菌和肿瘤等)进入毛细淋巴管。除上皮、角膜、晶状体、软骨、脑和脊髓外,毛细淋巴管遍布全身各处。

2. 淋巴管　由毛细淋巴管汇集而成,注入淋巴结。淋巴管的结构与静脉相似,内有很多瓣膜,可防止淋巴液逆流。根据淋巴管的位置,可分为浅淋巴管和深淋巴管。浅淋巴管位于浅筋膜内,与浅静脉伴行;深淋巴管位于深筋膜深面,多与血管神经伴行。浅淋巴管和深淋巴管之间有丰富的交通支相互连通。

3. 淋巴干　淋巴管在向心的行进过程中,经过一系列局部淋巴结,最后在膈下和颈根部汇合成9条较粗的淋巴管,称为淋巴干,分别是单一的肠干,左、右腰干,左、右支气管纵隔干,左、右锁骨下干和左、右颈干。

4. 淋巴导管　9条淋巴干最终汇合成胸导管和右淋巴导管,分别注入左、右静脉角。胸导管是淋巴系统中最粗大的淋巴管道,引流下肢、盆部、腹部、左半胸部、左上肢和左侧头颈部的淋巴,约占全身3/4区域的淋巴。右淋巴导管收集右侧头颈部、右上肢、右侧胸壁、右半心和右肺等处的淋巴,约占全身右上1/4区域的淋巴。

（二）淋巴组织

淋巴组织是含有大量淋巴细胞的网状结缔组织,分为弥散淋巴组织和淋巴小结。在人体分布广泛,如呼吸道、消化道和泌尿生殖器黏膜等,参与淋巴结、扁桃体、胸腺、脾等淋巴器官的构成,可阻止有害因子侵入机体。

（三）淋巴器官

淋巴器官包括淋巴结、扁桃体、脾和胸腺,具有免疫功能,故又称为免疫器官。

1. 淋巴结　淋巴结是淋巴管向心行进过程中的必经器官,一般为扁圆形小体,质软、灰红色,大小不等,直径一般在 $5\sim20~\mu m$。以深筋膜为界,可将淋巴结分为浅淋巴结和深淋巴结。浅淋巴结位于皮下浅筋膜内,在活体上容易被触及;深淋巴结位于深筋膜深面。淋巴结的主要功能是过滤淋巴液,产生淋巴细胞和浆细胞,参与机体的免疫应答。

2. 扁桃体 扁桃体是淋巴与上皮组织构成的淋巴上皮器官,位于腭舌弓和腭咽弓之间的扁桃体窝内。扁桃体是细菌容易存留的部位,易于造成感染。

3. 脾 脾是人体最大的淋巴器官,具有储血、造血、清除衰老红细胞和进行免疫应答的功能。脾位于左季肋区,第9~11肋深面,长轴与第10肋相对,正常时在左肋弓下触不到。脾的大小和重量有较大的个体差异。

4. 胸腺 胸腺是中枢淋巴器官,可培育、选择和向周围淋巴器官和淋巴组织输送 T 细胞,胸腺还具有内分泌功能。胸腺呈椎体形,分为左、右不对称的两叶,质地柔软,呈长扁条状,两叶间借结缔组织相连。新生儿和幼儿的胸腺相对较大,重 10~15 g;性成熟后胸腺发育至最高峰,重 25~40 g;随后逐渐萎缩,多被结缔组织替代。

第二节 心脏生理

心脏是推动血液在血管内循环流动的动力器官,在整个生命过程中不停地进行着收缩与舒张的交替运动。心脏收缩时,将血液射入动脉,并通过动脉系统将血液分配到全身各个组织和器官;心脏舒张时,血液通过静脉系统回流入心脏,为下一次射血做准备。心脏的这种节律性收缩和舒张对血液的驱动作用,称为心脏的泵血功能。

一、心动周期与心率

1. 心动周期 心脏每收缩和舒张一次,构成一个心动周期。在一个心动周期中,心房和心室的机械活动都可分为收缩期和舒张期。因心室在心脏的泵血活动中起主要作用,故心动周期通常是指心室的活动周期。

心动周期的持续时间和心率成反比。例如,成年人心率约为 75 次/分,则心动周期为 0.8 s。在心房的心动周期中,左右心房先收缩,持续约 0.1 s,然后心房舒张,持续约 0.7 s。在心室的心动周期中,心室先收缩持续约 0.3 s,然后心室舒张持续约 0.5 s。在心房收缩时,心室仍处于舒张期,当心房收缩后不久,心室开始收缩。在心室舒张期的前 0.4 s,心房也处于舒张状态,这一时期称为全心舒张期。在一个心动周期中,心房和心室的活动按照一定的次序和时程先后进行,左右心房的活动和左右心室的活动都是同步进行,心房和心室的收缩期都短于其舒张期(图 13-3)。当心动周期缩短时,收缩期和舒张期都相应缩短,但以舒张期缩短更明显,这样可使心室得不到充分的休息和血液充盈,对心脏的持久性活动不利。

2. 心率 每分钟心脏跳动的次数称为心率(heart rate, HR)。心率与心动周期的持续时间成反比。正常成年人在安静状态下,心率为 60~100 次/分,平均约为 75 次/分。心率随年龄、性别和生理情况的不同而有所差异。新生儿的心率可达 130 次/分以上;成年女性的心率比同龄男性的心率要快;经常参加劳动或体育锻炼的人心率要慢。同一个人,在运动或情绪激动时心率加快,在安静或睡眠时心率减慢。成年人安静时,心率超过 100 次/分,称为心动过速;心率低于 60 次/分,称为心动过缓。

二、心脏的泵血过程

血液由心室泵入动脉和由静脉反流回心房的过程,有赖于心脏收缩和舒张引起的心腔内压力变化和心脏瓣膜对血流方向的控制。在心脏的泵血过程中,心室起主要作用,左右心室的活动同时进行且过程相似。现以左心室为例,阐述在一个心动周期中,心室的射血和充盈过程(图 13-4)。

1. 心室收缩期 分为等容收缩期和射血期,射血期又分为快速射血期和减慢射血期。

(1) 等容收缩期 心室开始收缩后,心室内压力持续升高,当室内压升高到超过房内压时,可推动房室瓣关闭,使血液不会倒流入心房;但此时室内压仍低于动脉压,因此主动脉瓣也处于关闭状态,心室暂时成为一个密闭的腔室。因此,将从房室瓣关闭到主动脉瓣开启前的这段时间(心室收缩但心室容积不变)称为等容收缩期,约持续 0.05 s。此期,由于心室持续收缩,室内压急剧上升,是心室内压力升高速度最快的时期。当主动脉压升高或心肌收缩力减弱时,等容收缩期将延长。

(2) 射血期 在等容收缩期,当心室收缩到一定程度,使室内压超过主动脉压时,可使主动脉瓣开放,这标志着等容收缩期结束,进入射血期。在射血期的早期,因心肌强烈收缩,室内压继续上升并达到峰值,大

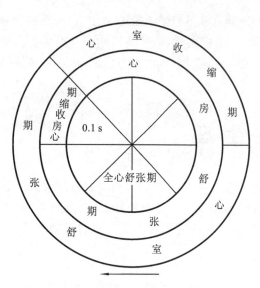

图 13-3　心动周期中心房和心室的活动顺序
及时间分配

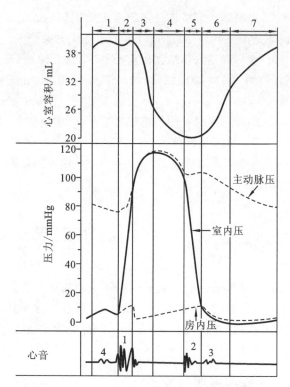

图 13-4　一个心动周期各时相左心室压力、容积
和瓣膜变化情况

注:1.心房收缩期;2.等容收缩期;3.快速射血期;4.缓慢射血期;
5.等容舒张期;6.快速充盈期;7.缓慢充盈期。

量血液(约占总射血量的 2/3)由心室快速流入主动脉,这段时期称为快速射血期,约持续 0.1 s。快速射血期室内压最高,随着血液快速流入主动脉,主动脉内压力也随之升高。快速射血期后,由于心室内血液量减少及心室收缩强度减弱,射血速度逐渐减慢,这段时间称为减慢射血期,约持续 0.15 s。

在快速射血期的中期或稍后,以及整个减慢射血期,室内压已低于主动脉压,但此时心室内的血液因具有较高的动能,依靠惯性作用可逆着压力梯度射入主动脉。

2. 心室舒张期　分为等容舒张期和心室充盈期,心室充盈期又分为快速充盈期、减慢充盈期和心房收缩期。

(1)等容舒张期　心室射血后,开始舒张,室内压下降,室内压低于主动脉压,主动脉内血液向心室方向反流,推动主动脉瓣关闭;但此时,室内压仍高于房内压,故房室瓣仍处于关闭状态,心室又暂时成为一个密闭的腔室。因此,把从主动脉瓣关闭到房室瓣开启前的这段时间(心室舒张但心室容积不变)称为等容舒张期,持续 0.06～0.08 s。此期,由于心室持续舒张,因而室内压急剧下降。

(2)心室充盈期　在等容舒张期,当心室舒张到一定程度,使室内压低于房内压时,可使房室瓣开放,血液进入心室,这标志着等容舒张期结束,进入心室充盈期。在心室充盈期的早期,因室内压明显降低,甚至造成负压,心房和大静脉内的血液可因心室的抽吸作用快速流入心室,心室容积迅速增大,此期成为快速充盈期,约持续 0.11 s。快速充盈期进入心室的血量约占心室充盈总量的 2/3。随后,血液流入心室的速度减慢,称为减慢充盈期,约持续 0.22 s。在心室舒张期的最后 0.1 s,心房开始收缩,使房内压升高,继续挤压心房内的血液流入心室,使心室进一步充盈,约占心室充盈总量的 25%,随后心房进入舒张期。

一个完整的心动周期到此结束,然后心室活动周期便进入下一个周期。

如上所述,心室收缩和舒张可造成室内压发生变化,使心房和心室之间以及心室和主动脉之间产生压力梯度,该压力梯度可推动血液在心房、心室和主动脉之间流动。由于心脏瓣膜的结构特点和启闭活动,使血液只能按照一个方向流动。

在心室收缩期,心室收缩产生的室内压升高和血液惯性是心脏射血的动力;在心室舒张期,心室的主动舒张产生的低压抽吸作用是心室充盈的主要动力。所以,临床上,若心室发生病变,可对血液循环造成明显影响。

右心室的泵血过程与左心室基本相同,但由于肺动脉压约为主动脉压的 1/6,因此在心动周期中右心室内压的变化幅度要比左心室内压变化幅度小得多。

三、心音

心动周期中，由心肌的收缩和舒张、瓣膜的启闭、血流撞击心室壁和大动脉管壁等因素引起的机械振动，经周围组织传导到胸壁，用听诊器在胸壁的某些部位可听到相应的声音，称为心音。若将这些机械振动通过换能器转换成电信号并记录下来，便可得到心音图。

心音发生在心动周期的一些特定时期，其音调和持续时间也有一定的特征。正常人在一个心动周期中可产生四个心音。通常用听诊器只能听到第一心音和第二心音，部分健康儿童和青年人可听到第三心音。用心音图可记录四个心音。

1. 第一心音 标志着心室收缩的开始，在心尖搏动处（左侧锁骨中线第 5 肋间）听诊最为清楚：音调较低，持续时间较长。第一心音的产生是由于心室肌收缩，房室瓣突然关闭，心室射血冲击主动脉根部而引起的。第一心音的强弱可反映心室肌的收缩强弱和房室瓣的功能状态。心肌收缩力越强，第一心音越响。

2. 第二心音 标志着心室舒张的开始，在主动脉瓣和肺动脉瓣听诊区（第 2 肋间胸骨右缘和左缘）最为清楚：音调较高，持续时间较短。第二心音的产生是由心室肌舒张，室内压迅速下降，主动脉瓣和肺动脉瓣关闭，血流冲击大动脉根部而引起的。第二心音的高低可反映动脉血压的高低和动脉瓣的功能状态。

3. 第三心音 部分健康儿童和青年人，偶尔可听到第三心音。第三心音出现在心室快速充盈期末，是一种低频、低幅的振动，是由于快速充盈期末室壁和乳头肌突然伸展及充盈，血流突然减速引起振动形成的。

4. 第四心音 出现在心室舒张的晚期，与心房收缩有关，也称心房音。正常心房收缩时一般不产生声音，但心房收缩异常强烈和左心室室壁顺应性下降时，可产生第四心音。

┃ 知识链接 ┃

心 脏 杂 音

心脏杂音是与正常心音毫不相同的一种杂乱的声音。发生在第一心音和第二心音之间的心室收缩期，称为收缩期杂音；发生在第二心音与下一个第一心音之间的心室舒张期，称为舒张期杂音；在收缩期和舒张期内连续听到的杂音，称为连续性杂音。

当心腔或大血管的通道狭窄时，血流通过狭窄的瓣膜孔会发生涡流，产生病理性杂音；当心腔或大血管之间有异常通道，血液不能完全向正常方向流动，发生分流时，也可产生病理性杂音。

四、心脏泵血功能的评价

评价心脏泵血功能的指标很多，临床上常需对多个指标进行综合分析，才能得出正确的结论。临床上常用的评价指标如下。

1. 心输出量

（1）每搏输出量 一侧心室在一次收缩中所射出的血液量，简称搏出量。正常成年人在安静状态下，搏出量为 60～80 mL，平均约为 70 mL。

（2）每分输出量 一侧心室在一分钟所射出的血液量，简称心输出量。心输出量＝搏出量×心率。左、右两侧的心输出量基本相等。如果搏出量为 70 mL，心率为 75 次/分，则心输出量约为 5.0 L/min。正常成年人在安静状态下的心输出量为 4.5～6.0 L/min。心输出量随性别、年龄和生理状态的不同而有所差异。女性的心输出量比同体重男性低 10% 左右；青年人的心输出量较老年人高；成年人在运动时，心输出量可达 25～35 L/min，而在麻醉情况下可降低到 2.5 L/min。

2. 射血分数 搏出量占舒张末期容积的百分比，称为射血分数。正常成年人安静状态下，搏出量为 60～80 mL，心室舒张末期容积为 125 mL，故正常成年人的射血分数应为 55%～65%。正常情况下，搏出量和心室舒张末期容积变化是相适应的，即当心室舒张末期容积增加时，搏出量也相应增加，射血分数基本保持不变。心室功能减退、心室异常扩大的患者，其搏出量可能与正常人无明显差异，但搏出量与心室舒张末期容积因不相适应，射血分数明显下降。因此，射血分数比搏出量更能准确反映心脏的泵血功能，对早期发现心脏泵血功能异常具有临床意义。

3. 心指数 正常人由于身材不同,具有不同的耗氧量和能量代谢水平,因而心输出量存在个体差异,但是以单位体表面积(m^2)计算的心输出量却几乎相等。因此,把以单位体表面积(m^2)计算的心输出量称为心指数。在安静和空腹状态下测定的心指数称为静息心指数。中等身材的成年人体表面积为 $1.6 \sim 1.7 \ m^2$,在安静和空腹状态下的心输出量为 $4.5 \sim 6.0 \ L/min$,故健康成年人的静息心指数为 $3.0 \sim 3.5 \ L/(min \cdot m^2)$。心指数在同一个体的不同年龄段或不同生理情况下,可发生变化。一般 10 岁左右的儿童的静息心指数最大,可达 $4.0 \ L/(min \cdot m^2)$,随年龄的增长,到 80 岁时,心指数降至 $2.0 \ L/(min \cdot m^2)$左右。妊娠、情绪激动、进食和运动时,心指数可有不同程度的增高。心指数是分析比较不同个体心功能时常用的评定指标。

4. 心脏做功量 心脏向动脉内射血必须要克服动脉血压形成的阻力。在不同动脉血压的条件下,心脏射出相同的血量所消耗的能量或所做的功是不同的。

(1)每搏功 心室一次收缩射血所做的功,简称搏功。临床上,每搏功可用下式计算。

左心室每搏功(J)＝搏出量(L)×(平均动脉压－左心房平均压)(mmHg)×13.6×9.807×(1/1000)

若按搏出量为 70 mL,平均动脉压为 92 mmHg,左心房平均压为 6 mmHg 计算,则每搏功约为 0.803 J。

(2)每分功 心室每分钟收缩射血所做的功,简称分功。每分功＝每搏功×心率。若按心率为 75 次/分计算,则每分功约为 60.2 J/min。

当动脉血压升高时,心脏射血阻力增加,若想保持搏出量不变,心脏必须增加收缩强度和做更多的功。可见,与单纯的心输出量相比,用心脏做功来评价心脏泵血功能会更加全面和更有优越性,尤其是在动脉血压不同的个体之间,或同一个体动脉血压发生改变时。

正常情况下,左右心室的心输出量基本相等,但肺动脉平均压仅为主动脉平均压的 1/6,所以右心室做功量只有左心室的 1/6。

五、影响心脏泵血功能的因素

如前所述,心输出量可在一定程度上反映心脏的泵血功能,心输出量＝搏出量×心率。所以,能影响搏出量和心率的因素均可影响心脏的泵血功能。搏出量的大小主要取决于心肌收缩的力量(收缩动力)和阻碍心肌收缩的力量(收缩阻力)的对比。心肌收缩的力量主要取决于前负荷的大小和心肌收缩力的高低;阻碍心肌收缩的力量主要取决于后负荷的大小。

(一)搏出量

1. 前负荷

(1)心肌的前负荷 前负荷是指肌肉收缩以前所承受的负荷,使肌肉在收缩前就处于某种被拉长的状态,具有一定的初长度。对于中空、近似球性的心脏来说,心室肌的初长度取决于心室舒张末期血液的充盈量,也就是心室舒张末期容积。因心室舒张末期容积和心室舒张末期压力在一定范围内具有良好的相关性,且心室内压力测量更为方便和准确,故在实验中常用心室舒张末期压力来反映前负荷。

(2)前负荷对心脏泵血功能的影响 从左心室功能曲线(图 13-5),可清晰直观显示前负荷(初长度)对心脏泵血功能的影响。心室功能曲线可大致分为三段:①心室舒张末期压力<15 mmHg 时,曲线位于上升支,即随着心室舒张末期压力的增大,心室的每搏功也增大。通常状况下,左心室舒张末期压力仅为5~6 mmHg,而心室的最适前负荷为 12~15 mmHg,说明心室有较大的初长度储备。②心室舒张末期压力在 15~20 mmHg 时,曲线趋于平坦,说明前负荷在其上限范围内波动时,对心脏的泵血功能影响不大。③心室舒张末期压力>20 mmHg 时,曲线平坦或轻度下倾,但并不出现明显的下降支。这说明随着前负荷的再度增加,心脏的泵血功能基本不变或轻微下降。只有当心脏发生严重的病理改变时,心室功能曲线才会出现下降支。

由上可见,在一定范围内,增加前负荷(初长度)时,心肌收缩力增强,搏出量增多,每搏功增大。这种通过改变心肌初长度而引起心肌收缩力改变的调节,称为异常自身调节。

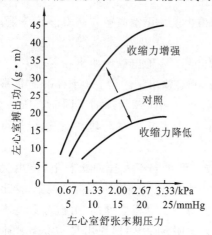

图 13-5 左心室功能曲线

┃知识链接┃

异常自身调节的研究历史

早在 1895 年,德国生理学家 Frank 在离体蛙心实验中就已观察到这种心肌收缩力随心肌初长度增加而增强的现象。1914 年,英国生理学家 Starling 在狗的心-肺标本上,观察到在一定范围内增加心室舒张末期容积,心肌收缩力随之增强;当心室舒张末期容积增大到一定限度时,则心肌收缩力不再增强。Starling 将心室舒张末期容积在一定范围内增大可增强心肌收缩力的现象称为心定律,后人称为 Frank-Starling 定律。因此,异常自身调节也称为 Starling 机制,心室功能曲线也称为 Frank-Starling 曲线。

心室功能曲线不出现下降支是由于正常心室肌具有较强的抗过度延伸的特性,这种特性对心脏泵血功能具有重要的生理意义。它使心脏在前负荷明显增加时一般不会发生搏出量和做功能力的下降。但有些慢性心脏病的患者,当心脏过度扩张时,心室功能曲线可出现下降支,表明心肌的收缩功能已严重受损。

异常自身调节的生理意义:通过对搏出量的微小变化进行精细调节,使心室射血量和静脉回心血量保持相对平衡,保证了搏出量能随着回心血量的变化而变化,使心室舒张末期容积和压力维持在正常范围。

(3)影响前负荷的因素 在整体情况下,心室的前负荷主要取决于心室舒张末期的血液充盈量。心室舒张末期的血液充盈量是静脉回心血量和射血后心室剩余血量之和。

影响静脉回心血量的因素:①心室充盈时间:心率增快时,心动周期(尤其是舒张期)缩短,心室充盈时间变短,静脉回心血量减少;反之,则增多。②静脉回流速度:静脉回流速度取决于外周静脉压与中心静脉压之差。当压力差增大时,静脉回流速度增快,回心血量增多。③心室舒张功能:心室舒张功能越强,快速充盈期产生的心室负压就越大,抽吸作用就越强,静脉回心血量就越多。④心室顺应性:指心室壁受外力作用时能发生变形的难易程度。当心室顺应性增高时,在相同的心室充盈条件下可容纳更多的血量,有利于静脉回流。⑤心包腔内压力:当心包积液时,心包腔内压力增高,使心室充盈受限,导致静脉回心血量减少。

射血后心室内剩余血量增加时,若静脉回心血量不变,则心室舒张时总充盈量增加;但实际情况是,心室内剩余血量增加会导致舒张期末心室内压力增高,可使静脉回心血量减少。因此,心室射血后剩余血量对心室充盈量有双重影响,对搏出量的影响则视心室充盈量的实际变化情况而定。

2. 后负荷 后负荷是肌肉开始收缩时遇到的负荷或阻力。对于心脏泵血而言,心室内压只有超过主动脉内压才能推开主动脉瓣,把血液射入主动脉内。因此,大动脉血压是心室射血的阻力,即心室收缩时遇到的后负荷。

在心肌初长度、心肌收缩力和心率都不变的情况下,如果大动脉血压升高,等容收缩期室内压峰值必然也增高,从而使等容收缩期延长,射血期缩短,同时射血期心肌收缩的程度和速度都减小,射血速度减慢,搏出量减少。但是,正常情况下,搏出量减少,使心室射血后剩余血量增多,若回心血量不变,则心室舒张末期充盈量增多,初长度增加,心肌可通过异常自身调节,使搏出量增加,恢复到正常水平。

在整体条件下,心肌可通过异常自身调节和等长调节来改变心肌的收缩能力,使主动脉血压在 $80 \sim 170 \, \mathrm{mmHg}$ 变化时,心输出量不发生明显改变。但如果动脉血压持续长期升高,心肌因长期加强收缩,久之将逐渐发生肥厚的病理改变,最终导致心脏泵血功能减退。

3. 心肌收缩力 心肌收缩力是指心肌不依赖于前、后负荷而改变其收缩强度和速度的一种内在特性。当心肌收缩力增强时,心功能曲线向左上方移位,表明在同样的前负荷条件下,每搏功增加,心脏泵血能力增强。这种通过改变心肌收缩力的心脏泵血功能调节,称为等长调节。等长调节的生理意义在于大幅度改变搏出量时,能使机体更好地适应持续、剧烈的内环境变化。

心肌收缩力受多种因素的影响,凡能影响心肌兴奋-收缩耦联过程各个环节的各个因素都能影响心肌收缩力,其中活化的横桥数目和肌凝蛋白 ATP 酶活性是影响心肌收缩力的主要因素。

神经、体液等因素的变化均可影响心肌收缩力。例如,交感神经兴奋、血中儿茶酚胺浓度增加和某些强心药物(如洋地黄)都可使心肌收缩力增加,搏出量增加。而迷走神经兴奋、血中乙酰胆碱浓度增加、缺氧、酸中毒和心力衰竭等情况,都可使心肌收缩力减弱,搏出量减少。

(二)心率

因心输出量=搏出量×心率,故在一定范围内,心率加快,心输出量增加。但若心率过快(>160 次/分)

时,心动周期(尤其是舒张期)明显缩短,舒张期心室充盈明显减少,搏出量将明显减少,从而导致心输出量明显减少。若心率过慢(低于 40 次/分)时,尽管心室舒张期明显延长,但心室充盈有一定限度,再延长舒张期也不能相应增加心室充盈量和搏出量,因此心输出量也明显减少。可见,心率在最适宜时,心输出量最大;过快或过慢的心率,都将使心输出量减少。

在整体情况下,心率受神经和体液因素的调节。交感神经兴奋使心率加快;迷走神经兴奋使心率减慢。血中肾上腺素、去甲肾上腺素和甲状腺激素浓度增加时,心率加快。心率还受体温的影响,体温每升高 1 ℃,心率可增加 12～18 次/分。

六、心脏泵血功能储备

健康成年人在安静状态下,心输出量为 5～6 L;剧烈运动时,心输出量可达 25～30 L,为安静时的 5～6 倍。这说明正常心脏有相当大的泵血储备功能。把心输出量可随机体代谢需要而增加的能力,称为心脏泵血功能储备(简称心泵功能储备)或心力储备。

心泵功能储备可反映心脏泵血功能的潜力,是判断心脏胜任劳动强度的一个指标。心泵功能储备小者,能胜任的劳动强度就小;心泵功能储备大者,能胜任的劳动强度就大。常用心脏每分钟能射出的最大血量(即最大输出量)来表示心泵功能储备。训练有素的运动员,心脏的最大输出量远较一般人大,可达 35 L 以上,为安静时的 7 倍或以上。有些心脏病患者,安静时的心输出量与正常人无明显差异,可基本满足安静状态下机体的代谢需要,但在代谢活动增强(如劳动、运动等)时,心输出量则不能相应增加,从而会出现心慌、气喘、头晕、目眩等症状。

七、心肌的生物电现象

心脏的泵血功能是通过心脏节律性的收缩和舒张实现的,而心肌的收缩活动是在心肌生物电的基础上产生的。

心肌细胞按照组织学和电生理学的特点,可分为工作细胞和自律细胞。工作细胞包括心房肌细胞和心室肌细胞,执行收缩和舒张功能。自律细胞包括窦房结、房室交界、房室束和浦肯野细胞,构成了心脏的特殊传导系统。

心肌细胞按照动作电位去极化的快慢及产生机制,可分为快反应细胞和慢反应细胞。快反应细胞包括心房肌、心室肌和浦肯野细胞;慢反应细胞包括窦房结和房室结细胞。

与骨骼肌细胞相比,心肌细胞动作电位的特点是持续时间长、形态复杂。不同心肌细胞的动作电位及形成该电位的各种离子流存在一定差异,但其共同特性基本相似。

(一)工作细胞的生物电现象

1. 静息电位及其形成的离子基础 心肌工作细胞(心房肌细胞和心室肌细胞)的静息电位稳定,为 -80 ~-90 mV。细胞膜在静息状态下对 K^+ 有较高的通透性,细胞内 K^+ 的浓度远高于细胞外。工作细胞静息电位形成的机制是细胞内的 K^+ 顺电化学浓度梯度向细胞外扩散形成的 K^+ 的平衡电位。因此,当细胞膜对 K^+ 的通透性发生改变或细胞膜内外 K^+ 的浓度差发生改变时,均可引起静息电位数值的变化。

2. 动作电位及其形成的离子基础 心室肌细胞的动作电位分为 5 个时期,分别是 0 期(快速去极期)、1 期(快速复极初期)、2 期(平台期)、3 期(快速复极末期)、4 期(完全复极期或静息期)。其中 0 期属于去极化过程,1～4 期属于复极化过程(图 13-6)。

(1)0 期(快速去极期) 心室肌细胞受刺激而兴奋发生去极化,膜电位由静息状态的 -90 mV 迅速上升到约 $+30$ mV,形成动作电位上升支,幅度约 120 mV。0 期去极化过程十分短暂,1～2 ms。0 期去极化主要是由 Na^+ 内向电流引起的。主要机制:刺激引起细胞膜上的少量 Na^+ 通道(快钠通道)开放,Na^+ 内流使膜去极化到达阈电位(-70 mV)时,大量 Na^+ 通道开放,Na^+ 迅速内流直到达到 Na^+ 的平衡电位($+30$ mV)。快钠通道激活快,失活也快,这就是心室肌细胞 0 期去极化速度快、动作电位上升支陡峭的原因。

当快钠通道受抑制时,0 期最大去极化速率降低,表现为 0 期去极化过程延时,上升支幅度降低,导致兴奋传导减慢。

(2)1 期(快速复极初期) 继 0 期之后出现的一种早期迅速短暂的复极化过程,膜内电位由 $+30$ mV 迅速下降到 0 mV 左右,此期约占 10 ms。1 期主要是由 K^+ 外流引起的。

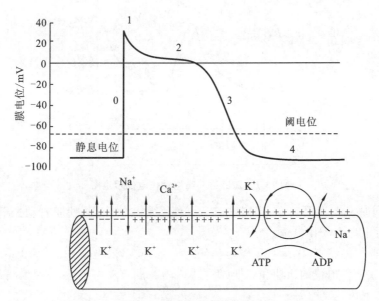

图 13-6 心室肌细胞动作电位和主要离子流示意图

由于 0 期和 1 期膜电位变化迅速,在记录的动作电位图形上呈尖峰状,常将这两部分合为锋电位。

(3) 2 期(平台期) 当复极化使膜电位达到 0 mV 左右时,基本停滞于 0 mV 水平,使得复极化过程变得非常缓慢,持续一段时间,故称此期为平台期。平台期是心室肌细胞动作电位时间长的主要原因,也是心室肌细胞动作电位区别于神经细胞和骨骼肌细胞动作电位的显著特征。平台期占时 100～150 ms。平台期形成的机制:复极化后,K^+ 通道开放,K^+ 的外流随时间变化逐渐增强。当细胞膜复极化到 −40 mV 左右时,激活细胞膜上的电压依赖性 Ca^{2+} 通道,Ca^{2+} 通道开放,Ca^{2+} 顺其浓度梯度由膜外向膜内扩散,这种缓慢持久的 Ca^{2+} 内流与复极化过程中的 K^+ 外流处于平衡状态,使膜电位保持在 0 mV 附近。

(4) 3 期(快速复极末期) 2 期结束后,复极加速而进入快速复极末期,膜内电位由 0 mV 较快地下降到 −90 mV,形成 3 期。此期持续时间为 100～150 ms,是复极化的主要部分。产生机制:Ca^{2+} 通道关闭,Ca^{2+} 内流停止,而 K^+ 通道持续开放,K^+ 快速外流,直到复极完成。

从 0 期去极化开始到 3 期复极化结束这段时间,称为动作电位时程。心室肌动作电位时程为 200～300 ms。

(5) 4 期(完全复极期或静息期) 动作电位复极化结束,也就是膜电位恢复后的时期。此期,虽然膜电位恢复到静息水平,但离子的跨膜转运仍在活跃进行,如通过 Na^+-K^+ 泵的主动转运,将产生动作电位时进入膜内 Na^+ 排出到细胞外,将外流的 K^+ 摄回细胞内;通过 Na^+-Ca^{2+} 泵恢复细胞内外的 Ca^{2+} 浓度差。使膜内外的离子浓度梯度恢复到静息水平,为细胞的下次兴奋做好准备。

心房肌细胞的动作电位及其形成机制与心室肌细胞几乎完全相同,只是持续时间较短。

(二)自律细胞的动作电位及其形成机制

心肌工作细胞的 4 期膜电位稳定在静息电位水平,没有外来刺激时不产生动作电位。自律细胞与工作细胞最大的区别在于没有稳定的静息电位,在 3 期复极末达到最大复极电位(最大极化状态的电位值)后,立即开始自动去极化,并且这种 4 期自动去极化具有随时间而递增的特点。4 期自动去极化是自律细胞产生自动节律性兴奋的基础。

1. 窦房结 P 细胞的动作电位及其形成机制 窦房结内的自律细胞为 P 细胞,含量非常丰富。窦房结 P 细胞动作电位的形状与心室肌等快反应细胞的动作电位很不相同(图 13-7)。

(1) 0 期(去极化) 当膜电位由最大负极电位自动去极化达到阈电位水平时,膜上 Ca^{2+} 通道(慢钙通道)开放,Ca^{2+} 缓慢内流,膜电位上升,形成动作电位的 0 期。0 期去极化速度较慢,持续时间较长,约 7 ms,去极化幅度为 70～85 mV。因为 0 期是由 Ca^{2+} 内流引起的,所以受细胞外 Ca^{2+} 浓度的影响明显,并且可被钙离子通道阻断剂(如维拉帕米)所阻断。

(2) 3 期(复极化) Ca^{2+} 通道逐渐失活,K^+ 通道开放,K^+ 外流,膜电位下降,形成动作电位的 3 期,3 期复极末达到最大复极电位约 −70 mV。

(3) 4 期(自动去极期) 膜电位达到最大复极电位后,细胞膜出现时间依从性的衰减性 K^+ 外流和进行

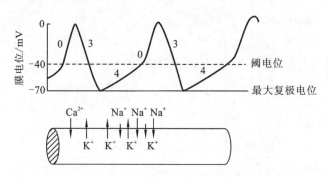

图 13-7　窦房结 P 细胞动作电位示意图

性增强的 Na^+ 内流,同时 Ca^{2+} 通道开放,Ca^{2+} 内流。3 种因素共同作用,使膜自动去极化达到阈电位水平,引起 0 期去极化,产生下一个动作电位。

窦房结细胞动作电位的特点:①最大复极电位约为 -70 mV,阈电位约为 -40 mV;②0 期去极化速度慢,幅度较低;③不形成动作电位的 1 期和 2 期(平台期);④4 期自动去极化,这是窦房结 P 细胞最显著的特点,也是产生自律性的原因。

2. 浦肯野细胞的动作电位及其形成机制　浦肯野细胞兴奋时产生快反应动作电位,动作电位的波形与心室肌细胞相似,产生的离子基础也基本相同。其最大复极化电位约为 -90 mV,阈电位约为 -70 mV。

浦肯野细胞的 4 期自动去极化产生机制是 K^+ 外流的进行性衰减和 Na^+ 内流的进行性增强,因浦肯野细胞上的使 Na^+ 内流的慢钠通道密度过低,激活和开放的速度较慢,所以 4 期自动去极化速度很慢。因此,在正常窦性心率下,浦肯野细胞的节律性活动受到来自窦房结的超速驱动压抑。

八、心肌的生理特性

心肌细胞具有兴奋性、自律性、传导性和收缩性。其中,兴奋性、自律性和传导性以心肌细胞的生物电活动为基础,属于电生理特性;心肌细胞的收缩性以细胞内的收缩蛋白的功能活动为基础,属于机械特性。心肌细胞的收缩性是心脏泵血的重要基础,此特性受心肌细胞电生理特性影响。因此,心脏的电生理特性和机械特性是紧密联系的。心肌细胞在收缩之前先有动作电位的产生,而后通过兴奋-收缩耦联引起心肌收缩。

(一)兴奋性

心肌对刺激发生反应的能力或特性称为心肌的兴奋性,其高低可用阈值的大小来衡量,即兴奋性＝1/阈值。心肌细胞每产生一次兴奋,其膜电位都将发生一系列规律性变化,兴奋性也随之发生相应的周期性变化。心肌细胞兴奋性的这种周期性变化使心肌细胞在不同时期内受到刺激表现出不同的反应特性,从而对心肌兴奋的产生和传导,甚至对收缩产生重要影响。

1. 心肌兴奋性的周期性变化　以心室肌细胞为例,阐述在一次兴奋过程中兴奋性的周期性变化。心室肌细胞动作电位的兴奋性变化及其与机械收缩的关系见图 13-8。

(1)有效不应期　从 0 期去极化到复极 3 期 -55 mV 这段时期,无论给予多大的刺激,心肌细胞都不能产生动作电位,因为此时 Na^+ 通道处于失活状态,这段时间称为绝对不应期。此后,膜电位由 -55 mV 继续复极到 -60 mV 的这段时间,给予心肌阈上刺激,可引起局部兴奋,但不能爆发动作电位,因为此时 Na^+ 通道刚刚开始复活,这段时间称为局部反应期。绝对不应期和局部反应期合称为有效不应期,有效不应期心肌细胞的兴奋性为零或极度下降。

(2)相对不应期　有效不应期之后,膜电位由 -60 mV 复极到 -80 mV 的这段时间,给予阈下刺激或阈刺激,心肌仍不能产生动作电位;但给予阈上刺激,能产生可扩布性动作电位,说明此期兴奋性逐渐恢复,但仍低于正常值,故称为相对不应期。此期,Na^+ 通道已逐渐复活,但其开放能力尚未恢复到正常水平,因此,Na^+ 内流所引起的去极化速度和幅度均小于正常值,兴奋的传导也较慢。

(3)超常期　膜电位由 -80 mV 复极到 -90 mV 的这段时间,Na^+ 通道基本恢复到静息状态,且此期膜电位水平最接近阈电位,心肌兴奋性增高,给予阈下刺激,即可引起一次新的动作电位,故此期称为超常期。但其 0 期去极化的速度、幅度和兴奋传导的速度仍低于正常情况。

最后,膜电位恢复到静息电位水平,兴奋性也恢复正常。

2. 兴奋性的周期性变化与收缩活动的关系　与神经细胞和骨骼肌细胞相比,心肌细胞兴奋性周期中的

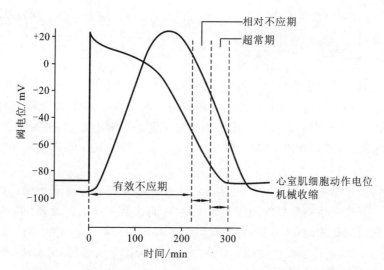

图 13-8 心室肌细胞动作电位的兴奋性变化及其与机械收缩的关系

有效不应期特别长,一直延续到心肌收缩活动的舒张早期。因此,心肌不会像骨骼肌那样发生完全强直收缩,而始终进行收缩和舒张交替的活动,保证了心脏泵血功能的正常进行。

正常情况下,窦房结产生的每一次兴奋传到心房肌和心室肌时,心房肌和心室肌的前一次兴奋的不应期已经结束,因此能不断产生新的兴奋,使心脏按照窦房结的节律进行活动。如果在心室肌的有效不应期之后,下一次窦房结的兴奋到达之前,心室受到一次外来刺激,则可提前产生一次兴奋和收缩,分别称为期前兴奋和期前收缩。期前兴奋也有自己的有效不应期,当紧接着期前兴奋后的一次窦房结兴奋传到心室时,如果正好落在期前兴奋的有效不应期内,则此次正常下传的窦房结兴奋将不能引起心室的兴奋和收缩,形成一次兴奋和收缩的"脱失",必须要等到下一次窦房结的兴奋传来,才能引起心室的兴奋和收缩。这样,在一次期前收缩之后往往出现一段较长时间的心室舒张期,称为代偿间歇期,然后恢复到窦性心律(图13-9)。但如果窦性心率较慢,下一次窦房结的兴奋在期前兴奋的有效不应期结束后才传到心室,则不会出现代偿间歇期。

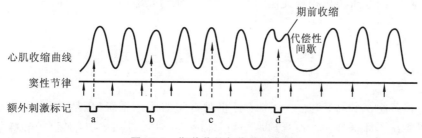

图 13-9 期前收缩与代偿间歇期

(二) 自律性

心肌细胞在没有外来刺激的条件下自动发生节律性兴奋的能力或特性,称为自动节律性,简称自律性。

窦房结、房室交界、房室束和浦肯野纤维是心脏的自律组织,它们的自律性分别是 100 次/分、50 次/分、40 次/分和 25 次/分。窦房结的自律性最高,因而是心脏正常的起搏点,由窦房结控制的心跳节律称为窦性心率。窦房结以外的自律组织在正常情况下仅起兴奋传导的作用,而不表现出其自身的节律性,因此称为潜在起搏点。由潜在起搏点控制的心跳节律称为异位节律。

正常情况下,窦房结的节律能控制潜在起搏点主要靠以下机制:①抢先占领:窦房结的自律性高于其他潜在起搏点,潜在起搏点在 4 期自动去极化达到阈电位之前,由窦房结传来的兴奋已将其激活而产生动作电位,从而控制心脏的节律活动。②超速驱动压抑:当自律细胞在受到高于其固有频率的刺激时,便按照外加刺激的频率产生兴奋,称为超速驱动。当外来的超速驱动刺激停止后,自律细胞不能马上恢复其自律性,需要经过一段时间才能逐渐恢复自身节律性,这种现象称为超速驱动压抑。由于窦房结的自律性高于其他潜在起搏点,因此,窦房结的活动对于其他潜在起搏点自律性的直接抑制作用就是超速驱动压抑。

4 期自动去极化的速度是影响自律性高低的最主要因素。若 4 期自动去极化速度增快,到达阈电位水平所需的时间缩短,单位时间内发生兴奋的次数增多,自律性增高。因窦房结 4 期自动去极化速度最快,所以窦房结的自律性最高。

（三）传导性

心肌传导兴奋的能力或特性称为心肌传导性。兴奋传导不仅发生在同一个心肌细胞上,而且能在细胞之间进行。相邻心肌细胞间可通过闰盘将兴奋传播到其他心肌细胞,从而使整个心脏兴奋和收缩。

正常情况下,窦房结发出的兴奋通过心房肌传播到整个左心房和右心房,同时沿着"优势传导通路"（由心房中一些小的肌束组成,传导速度快）迅速传到房室交界,然后经过房室束和左右束支传导至浦肯野纤维网,引起左心室和右心室兴奋。

由于心肌细胞的传导性高低不同,因而,兴奋在心脏各个部分的传导速度不同。房室结是兴奋由心房穿向心室的唯一通路。兴奋在房室交界处的传导速度最慢,将出现一个时间延搁,称为房-室延搁。房-室延搁的生理意义是保证两心房先收缩,两心室后收缩,保证了心房内血液在心室收缩前排入心室,有利于心室的充盈和射血。房-室延搁的病理意义是使房室结成为传导阻滞的好发部位,房室传导阻滞是临床上常见的心率失常。

（四）收缩性

心肌细胞的收缩由动作电位触发,可通过兴奋-收缩耦联使肌丝滑行引起。心肌的收缩具有以下特点:①同步收缩:也称"全"或"无"式收缩,由于每个心肌细胞间通过缝隙连接进行兴奋传导,使所有细胞几乎同步兴奋和收缩,使心脏成为一个功能上的合胞体。从解剖上看,心脏是由左右心房和左右心室组成的两个合胞体。当窦房结兴奋时通过局部电流,使左右心房同步收缩,心房收缩结束后,兴奋通过房室交界传到心室,使左右心室同步兴奋、收缩。心肌的这种"全"或"无"式收缩可使心脏泵血能力增强,有利于心脏射血。②不发生强直收缩:因为心肌兴奋周期的有效不应期特别长,相当于整个收缩期和舒张早期,因此心肌在收缩期内,不会对任何刺激产生兴奋,不会发生强直收缩。这一特质可使心脏总是保持节律性的收缩和舒张,有利于心脏的充盈和泵血功能。③对细胞外液 Ca^{2+} 的依赖性:因为心肌细胞的肌质网不发达,储存 Ca^{2+} 较少,兴奋-收缩耦联过程高度依赖细胞外液的 Ca^{2+} 内流。

凡能影响心脏搏出量的因素,如前负荷、后负荷、心肌收缩力和细胞外 Ca^{2+} 的浓度等,都可影响心肌的收缩。运动、肾上腺素、洋地黄类药物等其他因素可增加心肌的收缩。

第三节　血管生理

血管遍布于人体各组织和器官,是一个连续且相对密闭的管道系统,包括动脉、毛细血管和静脉,与心脏一起构成心血管系统。体循环中的血量约占全身总血量的 84%,其中约 64% 位于静脉系统中,约 13% 位于大、中动脉内,约 7% 位于小动脉和毛细血管内;心脏的血量占总血量的 7% 左右;肺循环的血量约占总血量的 9%。全部血液都需要经过肺循环,体循环则有很多相互并联的血管环路组成,这种结构使得即使某一局部血流量发生较大的变动,也不会对整个体循环产生很大的影响。

一、各类血管的结构和功能特点

血管按组织学结构可分为大动脉、中动脉、小动脉、微动脉、毛细血管、微静脉、小静脉、中静脉和大静脉。按生理功能的不同可分为弹性储器血管、分配血管、阻力血管、交换血管、容量血管和短路血管。

1. 弹性储器血管　主动脉、肺动脉主干及其发出的最大分支。这些血管管壁厚,管壁内含有丰富的弹性纤维,有明显的弹性和可扩张性。当左心室收缩射血时,血液一部分向前流入外周,另一部分则暂时储存在大动脉中,使其管壁扩张,动脉血压升高;在心室舒张期,被扩张的大动脉弹性回缩,促使储存在其中的血液流向外周（图 13-10）。大动脉的弹性储器作用可使心室的间断射血转化为血液在血管中的连续流动,同时使心动周期中血压的波动幅度减小。

2. 分配血管　多为中动脉,即从弹性储器血管以后到分支为小动脉前的动脉管道。分配血管的主要功能是将血液运输到各器官组织。

3. 阻力血管　包括毛细血管前阻力血管（小动脉和微动脉）、毛细血管前括约肌和毛细血管后阻力血

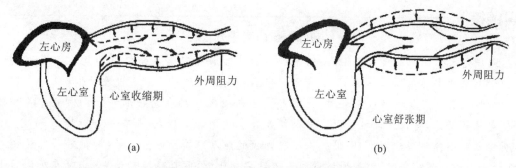

图 13-10 大动脉管壁的弹性作用示意图

（微静脉）。微动脉的舒缩活动可明显改变血管口径,改变对血流的阻力及其所在器官组织的血流量,对维持动脉血压有重要意义。毛细血管前括约肌的舒缩活动可控制毛细血管的开放或关闭。微静脉的舒缩活动可影响毛细血管前、后阻力的比值,继而改变毛细血管血压、血容量和滤过作用,影响体液在血管内外的分配情况。

4. 交换血管 位于动静脉之间的毛细血管网,具有分布广泛、口径小、通透性高的特点,是血管内外进行物质交换的主要场所。

5. 容量血管 静脉系统。与同级动脉相比,静脉数量多、管壁薄、口径大、可扩张性大,因而静脉系统容量大。在安静状态下,静脉系统可容纳 60%～70% 的循环血量,具有血液储存库的作用。

6. 短路血管 血管床中小动脉和小静脉之间的直接吻合支,主要分布在手指、足趾、耳廓等处的皮肤中,当短路血管开放时,小动脉内的血液可不经毛细血管直接进入小静脉,在功能上与体温调节有关。

二、动脉血压

血压(blood pressure,BP)是指血管内流动的血液对单位面积血管壁的侧压力。血液的单位是帕(Pa)或千帕(kPa),临床上习惯用 mmHg 表示,1 mmHg＝0.1333 kPa。各段血管的血压并不相同,从左心室射出的血液流经外周血管时,需要不断克服血管对血流的阻力而消耗能量,血压将逐渐降低。通常所说的血压指动脉血压。

生理学上所说的动脉血压一般是指主动脉血压。

(一)动脉血压形成的条件

心血管系统有足够的血液充盈是形成动脉血压的基础和前提。心脏射血和外周阻力(主要指小动脉和微动脉对血流的阻力)是形成动脉血压的两个关键因素。主动脉和大动脉的弹性储器作用可减少动脉血压在心动周期中的波动幅度。

左心室的射血是间断的,左心室一次收缩所射出的血液,因小动脉和微动脉对血流有较高的阻力,大约只有 1/3 流入外周,其余约 2/3 暂时储存在主动脉和大动脉内,使主动脉和大动脉扩张;当心室舒张时,射血停止,被扩张的主动脉和大动脉管壁弹性回缩,将在心缩期储存的血液继续推向外周。可见,在血压的形成过程中,正是由于主动脉和大动脉管壁的弹性储器作用,使左心室的间断射血变成了动脉内的连续血流;同时使收缩压不至过高,舒张压不至过低,减小动脉血压的波动幅度。

(二)动脉血压的正常值

动脉血压可用收缩压、舒张压、脉搏压和平均动脉压等数值表示。收缩压是指心室收缩期中期达到最高值的血压;舒张压是指心室舒张期末期达到最低值的血压;脉搏压(简称脉压)是指收缩压和舒张压的差值;平均动脉压是指一个心动周期中每一瞬间动脉血压的平均值,约等于舒张压加 1/3 脉压。健康成年人在安静状态下,收缩压一般为 100～120 mmHg,舒张压为 60～80 mmHg,脉压为 30～40 mmHg,平均动脉压约为 100 mmHg。

动脉血压存在个体、年龄和性别的差异。随年龄的增长,动脉血压逐渐升高,且收缩压比舒张压升高更明显。女性在更年期前的血压比同龄男性略低,更年期后则基本相同。血压还存在着昼夜节律性变化,一般在凌晨 2:00—3:00 最低,上午 6:00—10:00 及下午 4:00—8:00 各有一个高峰,从晚上 8 时后血压呈现缓慢下降的趋势。这种昼夜节律性变化在老年人和高血压患者中更为显著。

> **知识链接**
>
> ### 动脉血压的测量方法
>
> 动脉血压是人体的基本生命体征之一,也是临床医生评估患者病情轻重和危机程度的主要指标之一。由于大动脉中的血压落差很小,临床上常将上臂测得的肱动脉血压代表动脉血压。
>
> 测量时被测者一般取坐位或平卧位,上臂的中点与心脏保持在同一水平位。测量者通过触及肱动脉搏动定位肱动脉,将血压计袖带以适当松紧度缠绕被测者上臂,袖带下缘距离肘弯横纹上方 2～3 cm。听诊器膜型体件置于肘窝部、肱二头肌腱内侧的肱动脉搏动处。然后,向袖带的气囊内充气加压,当所加压力高于收缩压时,该处的肱动脉血流被完全阻断,肱动脉搏动消失,此时在听诊器上听不到任何声音。继续充气使水银柱再升高 20～30 mmHg,然后以每秒 2～3 mmHg 的速度缓慢放气,当袖带内压力稍低于收缩压的瞬间,血流突然流入被压迫阻断的血管段内,形成湍流撞击血管壁,此时听诊中可听到第一次声响的血压计上的读数即为收缩压。继续缓慢放气,当袖带内压力降到等于或者稍低于舒张压时,血流完全恢复正常,听诊音消失,此时血压计上的读数即为舒张压。

(三)影响动脉血压的因素

生理情况下,动脉血压的变化往往是多因素综合作用的结果。为便于理解和讨论,在下面单独分析某一因素的影响的时候,假定其他因素不变。

1. 每搏输出量 每搏输出量增加,心室收缩期射入主动脉和大动脉内的血量增多,管壁受到的压强增大,故收缩压明显升高。由于动脉血压升高,血流速度随之加快,心室舒张期主动脉内增多的血量仍可流向外周,到心室舒张末期,存留在大动脉内的血量增加不多,故舒张压升高相对较小,因而脉压增大。反之,每搏输出量减少,主要使收缩压下降,脉压减小。可见,每搏输出量的改变主要影响收缩压,而收缩压的高低可以反映每搏输出量的多少。

2. 心率 心率增快,心室舒张期明显缩短,在舒张期流向外周的血量减少,存留在主动脉内的血量明显增多,故舒张压明显升高。由于动脉血压升高,血流速度随之加快,在心室收缩期,流向外周的血量增多,故收缩压升高相对较小,因而脉压减小。反之,心率减慢,主要使舒张压下降,脉压增大。可见,心率变化主要影响舒张压。

3. 外周阻力 外周阻力增加,心室舒张期血液外流速度减慢,存留在主动脉内的血量明显增多,故舒张压明显升高。由于动脉血压升高,血流速度随之加快,在心室收缩期,流向外周的血量增多,故收缩压升高相对较小,因而脉压减小。反之,外周阻力减小,主要使舒张压下降,脉压增大。外周阻力是影响舒张压最主要的因素,而舒张压的变化主要反映外周阻力的大小。

4. 主动脉和大动脉的弹性储器作用 弹性储器作用可使心动周期中动脉血压的波动幅度减小。老年人由于动脉管壁硬化,管壁弹性纤维减少而胶原纤维增多,血管可扩张性下降,大动脉的弹性储器作用减弱,对血压的缓冲作用减弱,因此,收缩压升高,舒张压降低,脉压增大。

5. 循环血量与血管容量的匹配情况 心血管系统有足够的血液充盈是形成动脉血压的基础和前提。大失血后,循环血量明显减少,动脉血压下降,可通过补充血容量(如输血、输液)来增加循环血量和使用缩血管药物来减少血管容量的办法,来升高患者血压。

(四)动脉脉搏

动脉脉搏,简称脉搏,是指在心动周期中,由于心脏的收缩和舒张,动脉内的压力和容积可发生周期性的变化,从而导致动脉管壁发生周期性的搏动。这种搏动起始于主动脉,然后以波浪形式沿动脉管壁向末梢血管传播,其传播速度远比血流速度快。动脉管壁的可扩张性越大,脉搏传播速度就越慢。由于小动脉和微动脉对血流的阻力很大,故在微动脉以后搏动大大减弱,到毛细血管、静脉时,脉搏搏动已基本消失。

在身体的某些浅表部位,如桡动脉、颞动脉、足背动脉等,用手指可触摸到动脉搏动。在某些病理情况下,动脉搏动可出现异常,中医中的"切脉"就是通过感触桡动脉的搏动来判断机体的某些变化。

三、静脉血压

(一)静脉血压

静脉是血液回流入心脏的通道,因其易被扩张、容量大,故称为容量血管,起着血液储存库的作用。静脉的收缩或舒张能有效地调节回心血量的多少和心输出量的大小，以适应机体各种生理活动的需要。

血液在静脉内流动对单位面积静脉壁产生的侧压力称为静脉血压。静脉血压无收缩压和舒张压之分，且几乎不受心脏活动的影响。通常将右心房和胸腔内大静脉的血压称为中心静脉压，将外周各器官静脉的血压称为外周静脉压。

中心静脉压较低，正常值为 $4\sim12$ cmH$_2$O(1 cmH$_2$O≈98 Pa)。中心静脉压的高低取决于心脏射血能力和静脉回心血量之间的关系。如果心脏射血能力较强，能及时将回流入心脏的血液射入动脉，中心静脉压就会较低；反之，如果心脏射血能力减弱（如心力衰竭），右心房和腔静脉淤血，中心静脉压就会升高。此外，如果静脉回心血量增多或回流速度过快（如输血、输液过多或过快），中心静脉压也会升高。可见，中心静脉压能够反映心脏的功能状况和静脉回心血量，临床上可作为判断心血管功能的重要指标，也可作为控制补液速度和补液量的重要指标。

> **课堂互动**
>
> 临床上输液治疗休克患者，若中心静脉压高于正常或有升高趋势，则提示输液过多过快或心脏射血功能不全；若中心静脉压偏低或有下降趋势，则提示输液量不足。

通常平卧位时，可用肘静脉的静脉压代表外周静脉压，正常值为 $5\sim14$ cmH$_2$O。外周静脉压也可作为判断静脉回流和心脏泵血功能的参考指标。心力衰竭、妊娠、腹腔肿瘤、大量腹腔积液时，可导致外周静脉压升高。

外周静脉一般无脉搏。在心力衰竭患者，静脉压力升高，右心房的压力波动可逆行传播到大静脉，引起较明显的颈静脉搏动。

（二）影响静脉回心血量的因素

单位时间内的静脉回心血量等于心输出量，静脉回心血量的多少取决于外周静脉压和中心静脉压的差值，以及静脉对血流的阻力。

1. 体循环平均充盈压 反映心血管系统充盈程度的指标。当血容量增加或容量血管收缩时，引起体循环平均充盈压升高，静脉回心血量增多。反之，当血容量减少或容量血管扩张时，体循环平均充盈压降低，静脉回心血量减少。

2. 心肌收缩的力量 心肌收缩的力量增强时，射血量增多，心室舒张期室内压降低，对心房和静脉的抽吸作用增强，外周静脉压和中心静脉压的差值增大，有利于静脉回流，因而，静脉回心血量增多。反之，当心肌收缩的力量减弱时，静脉回心血量减少。如左心衰竭时，左心房压和肺静脉压升高，血液在肺部淤积，引起肺淤血和肺水肿。右心衰竭时，右心室射血量减少，心室舒张期，血液淤积在右心房和胸腔大静脉内，中心静脉压升高，不利于静脉回流，回心血量减少，患者可出现颈静脉怒张、肝充血肿大、下肢水肿等体征。

3. 体位改变 血管内的血液除受心脏做功引起血管扩张外，还因重力的作用产生一定的静水压。平卧位时，全身静脉与心脏处于同一水平面，血液重力对静脉回心血量影响不大。由平卧位变成直立位时，心脏水平以下部位由于重力作用产生的静水压使静脉扩张充血，可多容纳约 500 mL 血液，因而静脉回心血量减少。

4. 骨骼肌的挤压作用 骨骼肌收缩时，可对肌肉内和肌肉间的静脉产生挤压作用，促使静脉回流加速；静脉内的瓣膜使血液只能向心脏方向流动。因此，骨骼肌和静脉瓣一起，对静脉回流起着"泵"的作用，称为"肌肉泵"。当肌肉收缩时，可将静脉内的血液挤入心脏；当肌肉舒张时，有利于微静脉和毛细血管内的血液流入静脉，使静脉充盈。当下肢肌肉进行节律性舒缩活动（如跑步）时，下肢肌肉泵每分钟挤向心脏的血液可达数升，可在一定程度上加速全身血液循环，对心脏泵血起辅助作用。但若肌肉长时间持续紧张性收缩，则静脉将持续受压，静脉回心血量减少。如正常人长时间站立或处于坐位，可能出现下肢水肿，就是因为下肢静脉缺乏肌肉挤压，血液淤积于下肢所致。

5. 呼吸运动 吸气时，胸腔容积增加，胸膜腔负压增加，使胸腔内大静脉和右心房更加扩张，有利于外周静脉血液回流入右心房；呼气时，胸膜腔负压减少，则静脉回心血量相应也减少。

四、微循环

微循环是指微动脉和微静脉之间的血液循环，基本功能是实现血液和组织细胞之间的物质交换，对维持组织细胞的新陈代谢和内环境的稳定起着重要作用。

典型的微循环由微动脉、后微动脉、毛细血管前括约肌、真毛细血管、通血毛细血管、动-静脉吻合支和微静脉七个部分组成。机体各器官、组织的结构和功能不同,微循环的组成也会不同。

微循环的起点是微动脉,当管壁外层的环形肌收缩或舒张时可使管腔内径显著缩小或扩大,起着控制微循环血流量"总闸门"的作用。毛细血管前括约肌的收缩状态决定了进入真毛细血管的血流量,在微循环中起着"分闸门"的作用。毛细血管数量多、通透性大,是与组织液进行物质交换的场所。微静脉通过其舒缩活动可影响毛细血管血压,从而影响体液交换和静脉回心血量,在微循环中起"后闸门"的作用,受神经体液因素的影响。

微循环有三条结构和功能不同的通路。

1. 迂回通路　血液从微动脉流经后微动脉、毛细血管前括约肌进入真毛细血管网,最后汇入微静脉。这一血流通路中,真毛细血管数量多且迂回曲折、交织成网,血流缓慢,是血液和组织液之间进行物质交换的主要场所,又称营养通路。同一组织、器官中不同部位的真毛细血管轮流开放,同一毛细血管开放和关闭交替进行。安静状态下,同一时间内,大约有20%的毛细血管开放。

2. 直捷通路　血液从微动脉经后微动脉和通血毛细血管进入微静脉。通血毛细血管管径较粗,阻力小,血流速度较快。该通路多见于骨骼肌中,经常处于开放状态。其主要功能是使一部分血液经此通路快速进入静脉,保证静脉回心血量,也可与组织液进行少量的物质交换。

3. 动-静脉短路　血液从微动脉直接经动-静脉吻合支进入微静脉。该通路的主要功能是参与体温调节。主要分布于指、趾、唇和鼻等处的皮肤及某些器官内,经常处于关闭状态,有利于保存体内的热量;当环境温度升高时,动-静脉吻合支开放,皮肤血流量增加,有利于散热。

五、组织液

组织液是血浆经毛细血管壁滤过到组织间隙而形成的,是细胞赖以生存的内环境。

(一)组织液的生成

正常情况下,组织液的生成和回流主要发生在微循环的真毛细血管部分。组织液的生成和回流处于动态平衡中,而这种动态平衡是由毛细血管血压、组织液静水压、血浆胶体渗透压和组织液胶体渗透压这四种因素共同决定。其中,毛细血管血压和组织液胶体渗透压是促使毛细血管内液体向血管外滤过的力量,是组织液生产的动力;血浆胶体渗透压和组织液静水压是使组织液重吸收回毛细血管内的力量,是组织液回流的力量。滤过的力量和重吸收力量的差值,称为有效滤过压,可用下列公式表示。

有效滤过压=(毛细血管血压+组织液胶体渗透压)-(血浆胶体渗透压+组织液静水压)

如果有效滤过压为正值,表示有液体从毛细血管滤出;如果有效滤过压为负值,表示有液体被重吸收回毛细血管。

毛细血管动脉端的血压约为30 mmHg,毛细血管静脉端的血压约为12 mmHg,组织液胶体渗透压约为15 mmHg,人体的血浆胶体渗透压约为25 mmHg,组织液静水压约为10 mmHg。

毛细血管动脉端的有效滤过压=(30+15)mmHg-(25+10)mmHg=10 mmHg

毛细血管静脉端的有效滤过压=(12+15)mmHg-(25+10)mmHg=-8 mmHg

所以,组织液在毛细血管动脉端生成,约90%的组织液在毛细血管静脉端回流入血液,约10%进入毛细淋巴管,成为淋巴液,淋巴液经淋巴系统又回到循环系统中去。因此,形成了组织液生成和回流的动态平衡(图13-11)。在组织液生成过程中,动脉血中的氧气和营养物质被交给了组织细胞;在组织液的回流过程中,组织细胞中的二氧化碳和代谢产物被带回到静脉血中,实现了血液和组织液的物质交换过程。

(二)影响组织液生成的因素

正常情况下,组织液的生成和回流保持动态平衡,组织液总量维持相对稳定。如果这种动态平衡遭到破坏,使组织液生成过多或重吸收过少,就有过多的液体潴留在组织间隙,形成水肿。

1. 毛细血管血压　毛细血管血压升高时,有效滤过压增大,组织液生成大于回流,发生水肿。全身或局部的静脉血压升高是毛细血管血压升高的主要原因。如右心衰竭时,可引起体循环静脉压升高,毛细血管血压升高,组织液生成过多,引起全身性水肿。

2. 血浆胶体渗透压　血浆胶体渗透压是促进组织液回流的力量,其高低主要取决于血浆蛋白(主要是

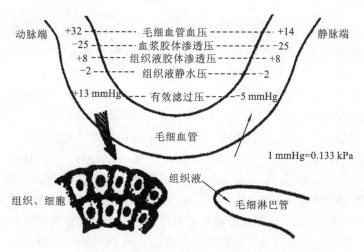

图 13-11 组织液的生成与回流

注:"+"代表促进液体滤出毛细血管的力量,"-"代表促进液体重吸收回毛细血管的力量。

白蛋白)的多少。如营养不良或某些肝肾疾病的患者出现水肿是由于患者血浆蛋白减少,血浆胶体渗透压降低,有效滤过压增大,组织液生成大于回流,发生水肿。

3. 毛细血管管壁通透性 正常情况下,毛细血管管壁对蛋白质几乎不通透,但在感染、烧伤、过敏等情况下,毛细血管管壁的通透性异常增加,血浆蛋白滤出,血浆胶体渗透压下降,组织液胶体渗透压升高,有效滤过压增大,组织液生成大于回流,发生水肿。

4. 淋巴液回流 组织液约 10% 要经淋巴系统回流,故淋巴系统是否通畅可直接影响组织液回流。在某些病理情况下,淋巴管阻塞时,可使淋巴液回流受阻,导致组织液潴留在组织间隙,发生淋巴性水肿。

六、淋巴液

淋巴液来源于组织液,通过毛细淋巴管吸收。毛细淋巴管吸收组织液的动力来源于组织液与毛细淋巴管内淋巴液之间的压力差,压力差越高,则淋巴液的生成速度越快。淋巴管收集全身的淋巴液,最后经胸导管和右淋巴导管流入静脉。因此,淋巴系统是血液循环回流过程中的一个辅助系统。正常成年人在安静状态下每小时约有 120 mL 淋巴液进入血液循环。每天生成 2~4 L 淋巴液,大致相当于全身的血浆总量。

淋巴液的生成和回流有着重要的生理意义。

1. 回收蛋白质 组织液中的蛋白质只能经过毛细淋巴管进入淋巴液,然后再回到血液。每天由淋巴液回流带到血液的蛋白质多达 75~200 g。

2. 运输脂肪及其他营养物质 肠道吸收的脂肪的 80%~90% 是经过毛细淋巴管这一途径吸收入血的。

3. 调节体液平衡 约有 10% 的组织液需经淋巴系统回流到血液,若淋巴回流受阻,就会产生组织水肿。

4. 防御和免疫功能 组织液中的红细胞、异物和细菌等,进入淋巴液后,在淋巴回流的过程中经过淋巴结时,可被巨噬细胞清除掉。

 # 第四节 心血管活动的调节

人体在不同的生理条件下,各组织器官的代谢水平不同,对血流量的需求也不断发生变化。机体可通过神经调节和体液调节对心脏和各部分血管的功能进行调节,不仅能使心率、心输出量、动脉血压和各组织器官血流量保持相对稳定,而且能在机体内外环境变化时进行相应的调整,使心血管活动能适应代谢活动改变的需要。

一、神经调节

(一)心脏的神经支配

心脏接受心交感神经和心迷走神经的双重支配,心交感神经兴奋增强心脏的活动,心迷走神经兴奋抑制心脏的活动。

1. 心交感神经及其作用 心交感神经的节前纤维起自第 1～5 胸段脊髓的灰质外侧角神经元,与颈交感神经节或星状神经节的神经元形成突触联系,换元后的节后纤维组成心脏神经丛,支配心脏的各个部分,包括窦房结、房室结、房室束、心房肌和心室肌。

心交感神经节后纤维释放的神经递质是去甲肾上腺素(norepinephrine,NE),作用于心肌细胞膜上的 β 受体,通过 G 蛋白-AC-cAMP-PKA 信号传导通路,使 Ca^{2+} 通道磷酸化,Ca^{2+} 通道开放,Ca^{2+} 内流增加,心肌收缩力增强,表现为:①正性变力作用:心交感神经兴奋,使心房肌和心室肌动作电位 2 期 Ca^{2+} 内流增加,同时通过钙触发钙释放机制,使肌质网 Ca^{2+} 释放增加,胞质内 Ca^{2+} 浓度进一步增加,引起心肌收缩力增强,每搏输出量增多,称为正性变力作用。当心肌舒张时,NE 可降低肌钙蛋白的亲和力,增强钙泵的活性,促进肌质网钙泵对 Ca^{2+} 的回收,加速心肌的舒张,利于心室充盈。②正性变时作用:心交感神经兴奋可使窦房结细胞动作电位 4 期 Ca^{2+} 内流增多,使 4 期自动去极化速度加快,心率加快,称为正性变时作用。③正性变传导作用:心交感神经兴奋可使房室交界区慢反应细胞动作电位 0 期 Ca^{2+} 内流增加,使 0 期去极化速度加快,幅度增大,房室传导速度加快,称为正性变传导作用。

两侧心交感神经对心脏的支配有所不同。右侧心交感神经主要支配窦房结,兴奋时引起心率加快;左侧心交感神经主要支配房室结和心室肌,兴奋时引起房室传导加快,心肌收缩力增强。

心交感神经对心脏的兴奋作用可被 β 受体阻断剂(如普萘洛尔)阻断,临床上常用普萘洛尔治疗窦性心动过速。

2. 心迷走神经及其作用 心迷走神经的节前纤维起自延髓的迷走神经背核和疑核,下行至胸腔后,与心交感神经一起组成心脏神经丛,心迷走神经的节后纤维主要支配窦房结、心房肌、房室交界、房室束及其束支,心室肌只有少量迷走神经节后纤维支配。

迷走神经节后纤维释放的神经递质是乙酰胆碱(acetylcholine,Ach),作用于心肌细胞膜上的 M 受体,通过抑制 G 蛋白-AC-cAMP-PKA 信号传导通路,使 Ca^{2+} 内流减少,同时,通过 G 蛋白直接激活 Ach 依赖性 K^+ 通道,使 K^+ 外流增多,心肌收缩力下降,表现为:①负性变力作用:心迷走神经兴奋,心肌细胞 Ca^{2+} 内流减少,心肌收缩力减弱,同时 K^+ 外流增加,使心肌动作电位 2 期平台期缩短,3 期复极加快,也可导致心肌收缩力减弱,称为负性变力作用。因心房肌迷走神经纤维分布远远多于心室肌,故迷走神经兴奋引起的心房肌收缩力减弱远远比心室肌明显。②负性变时作用:心迷走神经兴奋,一方面使窦房结细胞 4 期 Ca^{2+} 内流减少,另一方面使窦房结细胞 K^+ 外流增加,最大负极电位增大,均使窦房结细胞自律性降低,心率减慢,称为负性变时作用。③负性变传导作用:心迷走神经兴奋可使房室交界区慢反应细胞 Ca^{2+} 内流减少,动作电位 0 期去极化速度减慢,幅度降低,引起房室传导速度减慢,称为负性变传导作用。心迷走神经对心脏的兴奋作用可被 M 受体阻断剂(如阿托品)阻断。

两侧心迷走神经对心脏的支配也有差别。右侧心迷走神经主要支配窦房结,兴奋时引起心率减慢;左侧心迷走神经主要支配房室结,兴奋时引起房室传导速度减慢。

由此可见,心交感神经和心迷走神经的作用是相互拮抗的。安静状况下,心迷走神经的活动占优势;兴奋或运动时,心交感神经的活动占优势。如:人体窦房结的自律性约为 100 次/分,安静状态下,正常人的心率约为 75 次/分,表明在安静时以心迷走神经的活动占优势;运动状态下,心交感神经活动占优势,引起心率加快,心肌收缩力增强,心输出量增多,以满足机体活动增强的需求。

(二)血管的神经支配

除真毛细血管外,其他血管的血管壁上均有平滑肌的分布。支配血管平滑肌的神经主要有缩血管神经纤维和舒血管神经纤维。机体绝大部分血管平滑肌仅接受缩血管神经纤维的支配,部分血管接受缩血管神经纤维和舒血管神经纤维的共同支配。

1. 缩血管神经纤维 能引起血管平滑肌收缩的纤维都是交感神经纤维,因此也称为交感缩血管神经纤维。交感缩血管神经纤维的节前神经元起源于胸腰髓侧角,在椎旁节及椎前节交换神经元后,节后神经纤维支配机体各部分的血管平滑肌。节后神经纤维末梢释放的神经递质是 NE,血管平滑肌细胞上有 α 和 $β_2$ 两种肾上腺素能受体。NE 与 α 受体结合,可引起血管平滑肌收缩;与 $β_2$ 受体结合,可引起血管平滑肌舒张。因为 NE 与 α 受体结合的能力大于与 $β_2$ 受体结合,所以,交感缩血管神经纤维兴奋时的主要效应是血管收缩。

机体不同部位的交感缩血管神经纤维的分布密度不同。皮肤血管中交感缩血管神经纤维分布最密,骨骼肌和内脏的血管次之,冠状血管和脑血管中分布较少,故交感缩血管神经纤维的活动对脑血管的影响较小。同一器官中,动脉血管的交感缩血管神经纤维密度高于静脉血管,微动脉中最多。毛细血管前括约肌中神经纤维分布很少,因而毛细血管的舒缩不受交感缩血管神经纤维的支配,主要受局部代谢产物的影响。

人体的大多数血管仅接受交感缩血管神经纤维的单一支配。安静状态下,交感缩血管神经纤维持续发放低频冲动(每秒1~3次)称为交感缩血管紧张,使血管平滑肌保持一定程度的收缩状态。当交感缩血管神经纤维紧张性增加时,血管平滑肌进一步收缩使血管收缩,外周阻力增加,血压升高;反之,血管舒张,血压下降。

2. 舒血管神经纤维 机体仅少量血管接受交感缩血管神经纤维和舒血管神经纤维的共同支配。舒血管神经纤维主要有以下两种。

(1)交感舒血管神经纤维 主要支配骨骼肌血管,节后神经纤维释放的神经递质是Ach,与血管平滑肌上的M受体结合,使骨骼肌血管舒张。交感舒血管神经纤维平时无紧张性活动,当人体处于应激状态时才发挥作用,使骨骼肌血管舒张,血流量增加,满足骨骼肌活动增强的需求。

(2)副交感舒血管神经纤维 机体少数器官(如脑膜、唾液腺、胃肠外分泌腺和外生殖器等)的血管接受副交感舒血管神经纤维的支配,节后神经纤维释放的神经递质是Ach,与血管平滑肌上的M受体结合,使血管舒张。副交感舒血管神经纤维的活动只能调节局部血流量,对总外周阻力和血压的影响不大。

当机体处于特定的环境时,不同部位的血管对神经反应的方式和程度不同,从而使各器官之间的血流分配能满足机体的需求。如当运动时,心血管活动最突出的表现是骨骼肌血管舒张,同时心率加快,心输出量增加,内脏和皮肤血管收缩,血压轻度升高;睡眠时,心血管的活动则相反,心交感神经和交感缩血管神经纤维的冲动减少,心迷走神经纤维冲动增多,从而使心率减慢,心输出量减少,血管舒张,血压有一定程度的降低。

(三)心血管中枢

心血管中枢是指在中枢神经系统中控制和调节心血管活动的神经元集中的部位,广泛分布于从脊髓到大脑皮层的各个水平。各级心血管中枢之间存在着密切的纤维联系和相互作用,共同调节心血管活动,使之与内外环境的变化和机体的其他功能活动相适应。

1. 脊髓 脊髓胸腰段中间外侧柱有支配心脏和血管的交感节前神经元,脊髓骶段有支配血管的副交感神经节前神经元,它们主要受高位心血管活动中枢的控制,是中枢调控心血管活动的最后通路。脊髓交感节前神经元虽能完成某些原始的心血管反射,维持一定的血管紧张度,但调节能力低,不完善。

2. 延髓 延髓是调节心血管活动最基本的中枢。动物实验显示:在延髓以上水平横断动物脑干,血压无明显变化,刺激坐骨神经引起的升压反射也依然存在;在延髓和脊髓之间横断动物脑干,血压立即下降到40~50 mmHg。这说明心血管活动的紧张性调节起源于延髓,只要保持延髓及其以下中枢部分的完整,就可以维持心血管正常的紧张性活动,并完成一定的心血管反射。

心迷走中枢位于延髓的迷走神经背核和疑核,发出迷走神经的节前纤维;心交感中枢和交感缩血管中枢位于延髓腹外侧部,分别发出神经纤维控制脊髓的心交感神经和交感缩血管神经的节前纤维。这些中枢神经元平时就有一定的紧张性活动,分别称为心迷走紧张、心交感紧张和交感缩血管紧张。机体在安静状态下,心迷走紧张占优势,使心率维持在较低水平;运动或情绪激动时,心交感紧张占优势,使心率加快,心肌收缩力增强,血管收缩,血压升高。

3. 下丘脑 下丘脑的后部和外侧部发出的下行纤维投射到脊髓中间外侧柱和延髓,可增强交感神经活动,在防御反应时,引起一系列心血管活动的变化,如心率加快、心肌收缩力增强、皮肤和内脏血管收缩而骨骼肌血管舒张、血压轻度升高等。有利于骨骼肌获得充足的血液供应,以适应防御、搏斗或逃跑等行为的需要。

4. 其他心血管中枢 在延髓以上的其他脑干部分及大脑和小脑中,均有调节心血管活动的神经元,参与对心血管活动和机体其他功能之间的复杂整合。

(四)心血管反射

当生理状态或内外环境发生变化时,机体可通过神经系统对心血管活动进行调节,使之发生相应改变,以适应机体所处状态或环境的变化。

1. 颈动脉窦和主动脉弓压力感受性反射 机体动脉血压突然升高时,通过刺激颈动脉窦和主动脉弓压力感受器而反射性地引起心率减慢、心肌收缩力减弱、心输出量减少、血管舒张、外周阻力减小、血压下降的过程。根据该反射的作用,也可称为降压反射或减压反射。

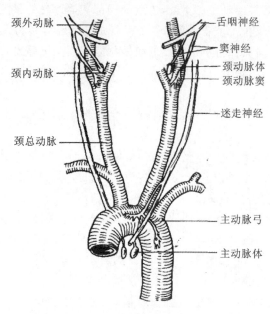

图 13-12 压力感受器和化学感受器的位置

（1）压力感受器 位于颈动脉窦和主动脉弓的血管外膜下的感觉神经末梢（图 13-12）。压力感受器并不直接感受血压的变化,而是感受血管壁所受到的机械牵张程度。当动脉血压升高时,动脉管壁被牵张的程度增大,压力感受器发放的神经冲动也增多。在一定范围内,压力感受器的传入冲动频率与动脉管壁的扩张程度成正比。

（2）传入、传出神经和中枢的联系 颈动脉窦压力感受器的传入神经组成窦神经,窦神经加入舌咽神经,进入延髓,与延髓孤束核的神经元发生突触联系。主动脉弓压力感受器的传入神经是主动脉神经,加入迷走神经,进入延髓,与延髓孤束核的神经元发生突触联系。压力感受器的传入神经冲动到达孤束核后,通过延髓和延髓以上心血管中枢的复杂联系和整合作用,使心交感神经的紧张性活动减弱,心迷走神经的紧张性活动加强。传出神经是心迷走神经、心交感神经和交感缩血管神经。

（3）反射效应 当动脉血压突然升高时,压力感受器传入冲动增多,通过中枢机制,使心迷走紧张加强,心交感紧张和交感缩血管紧张减弱,其效应为心率减慢、心肌收缩力减弱、心输出量减少、血管舒张、外周阻力减小、血压下降且接近正常水平。反之,当动脉血压突然降低时,压力感受器传入冲动减少,压力感受性反射减弱,引起心率加快、心输出量增加、血管收缩、外周阻力增加、血压升高且接近正常水平。由此可见,压力感受性反射属于负反馈调节,且具有双向调节功能。血压升高时反射活动加强引起降压效应;血压下降时反射活动减弱甚至停止以促进血压回升,从而使动脉血压保持相对稳定。

（4）生理意义 主要是在短时间内快速调节动脉血压,维持动脉血压的相对稳定。该反射可在心输出量、外周阻力、血量等发生变化的情况下对动脉血压进行及时快速的调节,使血压不至于发生过大的波动,因此常把压力感受器的传入神经（窦神经和主动脉神经）称为缓冲神经。压力感受器对快速变化的血压较为敏感,对缓慢变化的血压不敏感。

动物实验显示:压力感受性反射的有效范围是 $60\sim180$ mmHg,当颈动脉窦内的压力在 100 mmHg左右时,压力感受性反射最敏感,调节血压能力最强。动脉血压偏离正常水平越远,压力感受性反射的调节能力越弱。因而大失血患者,当动脉血压低于 60 mmHg 时,不能靠压力感受性反射来维持动脉血压的恒定。

2. 颈动脉体和主动脉体化学感受性反射 颈动脉体和主动脉体化学感受器位于颈总动脉分叉处的颈动脉体和主动脉弓区域的主动脉体（图13-12）,可感受的刺激是动脉血中 O_2 分压降低、CO_2 分压升高和 H^+浓度升高等,传入神经分别是窦神经和迷走神经,都终止于延髓的孤束核。

化学感受性反射的效应主要是调节呼吸,反射性地引起呼吸加深加快;通过呼吸运动的改变,再反射性影响心血管活动。

化学感受性反射在平时对心血管活动的调节作用不明显,只有在缺氧、窒息、失血、血压过低和酸中毒时才对心血管活动起调节作用,可兴奋交感缩血管中枢,使骨骼肌和大部分内脏血管收缩,总外周阻力增大,血压升高。但心脏和脑血管无明显收缩或发生轻微舒张,使循环血量得以重新分配,保证心、脑等重要器官的血液供应。

二、体液调节

血液和组织液中的某些化学物质可对心肌和血管平滑肌的活动产生重要的调节作用,称为心血管活动的体液调节。这些化学物质部分随血液循环广泛作用于心血管系统,部分在局部生成仅调节局部的心肌或血管。

（一）肾素-血管紧张素-醛固酮系统

肾素是由肾脏近球细胞分泌的一种酸性蛋白酶，可经深静脉进入血液循环，能将肝脏合成和释放的血管紧张素原水解产生血管紧张素Ⅰ；血浆和组织中（尤其是肺循环血管内皮表面）含有血管紧张素转换酶，可将血管紧张素Ⅰ水解生成血管紧张素Ⅱ；血浆和组织中的血管紧张素A可将血管紧张素Ⅱ水解生成血管紧张素Ⅲ；血管紧张素Ⅱ和血管紧张素Ⅲ可刺激肾上腺皮质球状带分泌醛固酮。由此可见，肾素、血管紧张素和醛固酮之间有密切的关系，因而统称为肾素-血管紧张素-醛固酮系统，对动脉血压的长期调节具有重要意义。

血管紧张素中最重要的物质是血管紧张素Ⅱ，主要生理作用如下：①缩血管作用：可直接使全身微动脉收缩，血压升高；也可使静脉收缩，增加回心血量。②促进交感神经末梢释放去甲肾上腺素。③对中枢神经系统的作用：可通过中枢机制使交感缩血管紧张增强，同时产生渴觉，引起饮水行为。④促进醛固酮的合成和释放：醛固酮可促进肾小管对 Na^+ 和水的重吸收，参与机体的水盐调节，增加循环血量。

正常情况下，机体循环血液中的血管紧张素浓度较低；机体失血、失水时，循环血量明显减少，可激活肾素-血管紧张素-醛固酮系统，产生大量的血管紧张素和醛固酮，使血压代偿性升高。

（二）肾上腺素和去甲肾上腺素

肾上腺素和去甲肾上腺素都属于儿茶酚胺类物质。循环血液中的肾上腺素和去甲肾上腺素主要来自于肾上腺髓质的分泌，其中肾上腺素约占 80%，去甲肾上腺素约占 20%。

肾上腺素和去甲肾上腺素都可与血管平滑肌和心肌细胞膜上的 α 和 β 受体结合，因而两者对血管和心脏的作用有很多共同点；但由于两者与不同受体结合的能力不同，因而两者的作用也不尽相同。

1. 肾上腺素

（1）对心脏的作用　肾上腺素可与心肌细胞膜上的 $β_1$ 受体结合，产生正性变时、变力、变传导作用，使心输出量增加。

（2）对血管的作用　在皮肤、肾、胃肠道的血管平滑肌上，α 受体占优势，肾上腺素与之结合，可引起这些器官的血管收缩；在骨骼肌、肝脏和冠状动脉血管上，$β_2$ 受体占优势，肾上腺素与之结合，可引起这些部位的血管舒张。小剂量的肾上腺素常以兴奋 $β_2$ 受体为主，引起骨骼肌和肝脏血管舒张，这种舒血管作用超过肾上腺素对其他部位血管的收缩作用，引起总外周阻力下降；大剂量的肾上腺素常以兴奋 α 受体为主，引起全身血管广泛收缩，总外周阻力升高。

肾上腺素可在不增加或降低外周阻力的情况下增加心输出量，故临床上常用肾上腺素作为强心药。

2. 去甲肾上腺素

（1）对心脏的作用　去甲肾上腺素可与心肌细胞膜上的 $β_1$ 受体结合使心脏活动增强，这种强心作用对离体心脏表现明显，但对在体心脏，表现却不明显。

（2）对血管的作用　肾上腺素与血管平滑肌上 α 受体结合的能力强于与 $β_2$ 受体结合的能力，因而静脉注射肾上腺素可使全身血管广泛收缩，外周阻力增加，血压升高；血压升高可使压力感受性反射活动加强，使心脏活动减弱，超过了去甲肾上腺素与心肌细胞膜上的 $β_1$ 受体结合产生的强心作用。因此，去甲肾上腺素在临床上常被用作升压药。

（三）血管升压素

血管升压素是由下丘脑视上核和室旁核神经元合成的一种激素，在神经垂体储存并释放入血。血管升压素可促进肾脏远曲小管和集合管对水的重吸收，故又称抗利尿激素。血管升压素同时也是最强的缩血管物质之一。生理情况下，血浆中血管升压素浓度增高，首先出现的是抗利尿效应；当其浓度明显增高时，才会引起血管收缩，血压升高。这是因为血管升压素能够提高压力感受性反射的敏感性，因而能够缓冲其导致的升血压效应。在机体失血、失水、禁水等导致细胞外液量减少的情况下，血管升压素释放增加，调节机体的细胞外液量，实现对动脉血压的调节作用。

（四）其他

1. 血管内皮生成的血管活性物质　血管内皮细胞能够生成和释放多种血管活性物质，调节局部血管的舒缩活动。血管内皮细胞合成和释放的舒血管物质主要有一氧化氮、前列环素和内皮超极化因子。血管内皮细胞合成和释放的缩血管物质主要是内皮缩血管因子。例如,内皮素是目前已知的最强烈的缩血管物质之一,具有强烈而持久的缩血管效应。

▌知识链接▐

一氧化氮(nitric oxide,NO)是体内发现的第一个气体信号分子,1988 年 Furchgott 等因发现这种物质获得诺贝尔生理学或医学奖。L-精氨酸在一氧化氮合酶的催化作用下生成 NO。低氧、去甲肾上腺素、血管升压素、血管紧张素、P 物质、组胺、乙酰胆碱等均可促进血管内皮细胞释放 NO。NO 具有脂溶性,易通过细胞膜,进入血管平滑肌内,激活鸟苷酸环化酶,使 cGMP 浓度增加,细胞内游离 Ca^{2+} 浓度降低,使血管平滑肌舒张,产生舒血管效应。

2. 激肽释放酶-激肽系统 激肽释放酶是体内的一种蛋白酶,可分解血浆和组织中的激肽原为激肽。激肽具有舒血管效应,参与全身和局部组织的血流调节。

存在于血浆中的激肽释放酶能水解高分子量激肽为缓激肽,能舒张全身血管,降低血压。存在于组织(肾脏、唾液腺、胰腺及胃肠黏膜等)中的激肽释放酶能水解低相对分子质量激肽为血管舒张素(也称胰激肽),有助于局部血管舒张,增加腺体的血流量。

3. 心房钠尿肽 心房钠尿肽(atrial natriuretic peptide,ANP)是由心房肌细胞合成和释放的一类多肽,其主要生物效应有:①利钠和利尿作用。ANP 可增加肾小球滤过率,抑制远端小管和集合管对钠和水的重吸收,使肾脏排钠和排水增多。也可抑制肾素、醛固酮和血管升压素的合成和释放,并对抗其作用,间接发挥利钠和利尿作用。②心血管作用。ANP 可减慢心率,减少搏出量,使心输出量减少,舒张血管,减低外周阻力,降低血压。③调节细胞增殖。ANP 可抑制血管内皮细胞、平滑肌细胞和心肌成纤维细胞等多种细胞的增殖。④对抗去甲肾上腺素、血管紧张素和内皮素等的缩血管效应。

4. 阿片肽 人体内的阿片肽有多种,如 β-内啡肽、脑啡肽、强啡肽等。其中,垂体释放的 β-内啡肽可作用于心血管活动中枢,使心交感神经活动抑制,心迷走神经活动加强;也可作用于外周的阿片受体,引起血管舒张,共同导致血压下降。

5. 组胺 皮肤、肺和肠黏膜的肥大细胞中含有大量组胺。当组织受到损伤或发生炎症、过敏反应时,可释放组胺。组胺有强烈的舒血管作用,并能使毛细血管和微静脉的管壁通透性增加,引起局部水肿。

6. 前列腺素 前列腺素(prostaglandin,PG)是一种活性强、种类多的脂肪酸衍生物,主要是花生四烯酸的代谢产物,由环加氧酶介导产生。PGE_2 和 PGI_2 具有强烈的舒血管作用;PGF_{2a} 能使静脉收缩。

三、自身调节

心血管活动的自身调节包括心脏泵血功能的自身调节和组织器官血流量的自身调节。器官血流量的改变是通过改变阻力血管的口径实现的,神经调节和体液调节是改变血管口径的重要因素,在某些器官和组织,自身调节对改变血管口径也起着重要作用。

1. 代谢性自身调节机制 当组织代谢活动增强时(如肌肉运动),局部组织相对缺氧,代谢产物如 CO_2、H^+、K^+、腺苷、乳酸等增多而 O_2 分压降低,这些变化可使局部微动脉和毛细血管前括约肌舒张,使局部组织血流量增多而移去代谢产物和改善缺氧。一旦组织中 O_2 分压升高、代谢产物被移走,局部微动脉和毛细血管前括约肌又收缩,局部组织血流量减少。这种代谢性自身调节在调节局部组织血流量,维持代谢,特别是心、脑等重要器官的代谢中起重要作用。

2. 肌源性自身调节 血管平滑肌本身经常保持一定的紧张性收缩,称为肌源性活动。当血管平滑肌受到牵张刺激时,其紧张性活动加强,反之则减弱。这种现象在毛细血管前阻力血管(小动脉和微动脉)中特别明显。当供应某一器官血管的灌注压突然升高时,血管平滑肌受到牵张刺激,肌源性活动加强,使该器官的阻力血管收缩,血管口径缩小,保证了器官的血流量不因灌注压的升高而增多。反之,当器官血管的灌注压突然降低时,血管平滑肌的肌源性活动减弱,阻力血管舒张,血管口径增大,使该器官的血流量不至于明显减少。肌源性自身调节在肾血管中表现最为明显,也可见于脑、心、肝、肠系膜和骨骼肌血管,使得这些器官的血流量在血压发生一定程度变化时能够保持相对稳定。

第五节　心血管系统疾病

心血管系统疾病是一类严重危害人类健康的常见疾病,其发病率和死亡率在我国和欧美一些发达国家均居首位。本节主要介绍临床上常见的一些心血管疾病。

一、动脉粥样硬化

动脉粥样硬化(atherosclerosis,AS)是一种与血脂异常和血管壁结构改变有关的动脉病变,主要累及大、中动脉,是心血管系统疾病中最常见的疾病。基本病理改变是动脉内膜的脂质沉积,内膜灶状纤维化并形成粥样斑块,导致动脉管壁变硬、管腔狭窄,引起相应组织器官的缺血性改变。近年来,AS的发病率在我国呈上升趋势,多见于中老年人,40～50岁发展最快。

(一)危险因素

AS的病因尚未完全阐明,根据临床观察、流行病学调查及实验研究表明,下列因素被视为AS发病的危险因素。

1. 高脂血症　流行病学资料显示:血浆胆固醇水平升高可刺激AS的发展;血浆胆固醇水平与AS的严重程度及冠心病的死亡率之间均成正相关。低密度脂蛋白和极低密度脂蛋白是促进AS形成的关键因素;高密度脂蛋白可防止AS的发生。

2. 高血压病　60%～70%的AS患者伴有高血压。高血压引起AS的机制可能是高血压患者血流对血管壁的机械性压力和冲击作用较大,引起血管内皮损伤,脂质容易进入动脉内膜,引起血小板和单核细胞黏附、中膜平滑肌细胞迁入内膜,促进AS的发生和发展。

3. 吸烟　吸烟可使血液中的低密度脂蛋白易于氧化,产生更强的致AS作用;也可升高血液中的CO浓度,损伤血管内皮;引起血管平滑肌细胞增生;增强血小板的聚集功能等多个方面促进AS的发生。

4. 糖尿病　糖尿病可引起继发性的高脂血症。糖尿病患者血中甘油三酯和极低密度脂蛋白明显升高,而高密度脂蛋白水平却较低,而且高血糖可促进低密度脂蛋白发生氧化。

5. 遗传因素　AS具有家族聚集倾向。

6. 性别和年龄　随着年龄的增长,AS的发病率也逐渐增加。女性在绝经期前AS的发病率明显低于同年龄组男性,绝经期后这种差别消失。可能是因为雌激素具有改善血管内皮功能、降低血浆胆固醇的水平的功能。

7. 代谢综合征　代谢综合征是高血压、高血糖、高血脂、肥胖症等多种代谢成分异常聚集的病理状态,其直接后果是导致严重的心血管事件,最终将造成死亡。

(二)发病机制

AS的发病机制尚未完全阐明,存在多种学说。

1. 脂质渗入学说　该学说认为血浆中增多的胆固醇及脂蛋白进入动脉内膜,引起结缔组织增生,使动脉管壁增厚和变硬,继而结缔组织发生坏死而形成动脉粥样斑块。

2. 损伤应答学说　各种刺激(如高脂血症、吸烟、机械性刺激等)均可损伤动脉内皮细胞,一方面使其通透性增加,屏障功能受损,使脂蛋白等过量进入动脉壁;另一方面可分泌各种生长因子,刺激中膜平滑肌细胞迁移进入内膜,发生增殖、转化及合成细胞外基质,共同导致纤维斑块的形成,促进AS的发展。

3. 动脉平滑肌细胞增殖学说　动脉平滑肌细胞的增殖和迁移是AS发生、发展的原因之一。各种因素均可导致平滑肌细胞发生突变,诱导平滑肌细胞增殖和发生迁移,加速AS的发展。

4. 慢性炎症学说　血管壁的慢性炎症是AS发生发展过程中的核心因素,不仅参与了AS的发生、发展,而且能引发血栓形成、斑块破裂等并发症的发生。

(三)基本病理变化

AS主要累及大、中动脉,最好发的部位是腹主动脉,其次为冠状动脉、降主动脉、颈动脉等。动脉的分叉开口及血管弯曲凸面是好发部位。典型的病变发生发展经历以下四个阶段。

1. 脂纹　脂纹是AS肉眼可见的最早病变。肉眼观:点状或条纹状不隆起或微隆起于内膜的病灶(图

13-13)。镜下观:可见大量泡沫细胞(图 13-14)聚集在病灶处的内膜下,泡沫细胞呈圆形或椭圆形,体积较大,胞质内含有大小不等的脂质空泡。泡沫细胞是血管腔的单核细胞和内膜的平滑肌细胞吞噬脂质后形成的。脂纹是可逆性的病变,病变消除后,脂纹可消退;若病变继续发展,则进展为纤维斑块。

图 13-13　动脉粥样硬化肉眼观(脂纹)

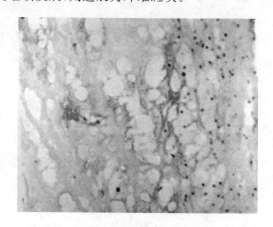

图 13-14　泡沫细胞

注:泡沫细胞体积增大,胞质呈空泡状(HE染色)。

2. 纤维斑块　纤维斑块由脂纹发展而来。肉眼观:内膜表面散在分布隆起的不规则斑块,可融合,初期颜色为淡黄色或灰黄色,当纤维帽发生玻璃样变后,斑块可变为瓷白色。镜下观:斑块表层为纤维帽,由大量胶原纤维、平滑肌细胞、少量弹性纤维及蛋白聚糖组成;纤维帽下方可见数量不等的泡沫细胞、平滑肌细胞、细胞外基质和炎症细胞。

3. 粥样斑块　随着病变的进一步发展,纤维斑块深层组织发生坏死、崩解,与脂质混合形成粥样物质,称为粥样斑块,也称粥瘤,是 AS 的典型病变。肉眼观:动脉内膜面见隆起的斑块,切面见斑块表面为纤维帽,下方是质软的粥糜样物质(图 13-15(a))。镜下观:HE 染色可发现,斑块表面的纤维帽发生明显的玻璃样变;斑块深部为大量不定形的细颗粒状坏死物质、呈针尖样空隙的胆固醇结晶和粗颗粒状的钙盐沉积;斑块底部及边缘可见增生的肉芽组织、泡沫细胞和淋巴细胞(图 13-15(b))。病变处动脉中膜因受斑块的压迫,平滑肌受压萎缩,弹力纤维破坏,中膜变薄。

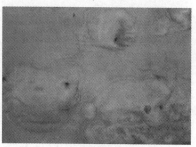
(a)肉眼观

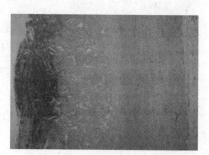
(b)镜下观

图 13-15　动脉粥样硬化粥样斑块期

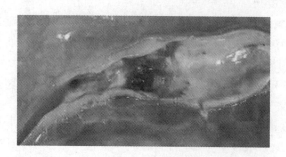

图 13-16　冠状动脉粥样硬化斑块内出血

4. 继发病变　继发病变是指在纤维斑块和粥样斑块的基础上继发的改变,常见的有:①斑块内出血:常由斑块边缘或底部的新生毛细血管破裂出血所致,也可由斑块纤维帽破裂,血液进入斑块形成斑块内血肿所致。斑块内出血可使斑块明显增大隆起,使动脉管腔进一步狭窄甚至完全闭塞,导致急性供血中断(图 13-16)。②斑块破裂:常发生在纤维帽最薄的斑块周边部,粥样物质可从斑块破裂口进入血液,形成胆固醇栓子,引起栓塞。③血栓形成:斑块破裂形成溃疡后,使动脉壁内的胶原纤维暴露,促进血小板在局部聚集形成血栓,不仅加重了动脉管腔的狭窄,还能脱落造成栓塞。④钙化:钙盐可沉积在纤维帽或粥样斑块内,使动脉管壁变脆、变硬。⑤动脉瘤形成:严重的粥样斑块可使相应部位的动脉中膜萎缩变薄、弹性下降,在血管内压力的作用下,动脉管壁局限性向外扩张,称为动脉瘤。动脉瘤破裂可导致大出血。⑥血管腔狭窄:中等动脉(弹性肌层动脉)可因粥样斑块而导致管腔狭窄,引起供血量的减少,导致相应器官发生缺血性改变。

(四)主要动脉的粥样硬化病变

1. 主动脉粥样硬化 好发于主动脉的后壁及分支开口处,腹主动脉的病变最严重,其次为胸主动脉、主动脉弓和升主动脉。脂纹、纤维斑块、粥样斑块及继发改变均可见到,但由于主动脉管腔大,虽有粥样斑块,但症状可不明显。当病变严重时,动脉中膜萎缩,在血管内压力的作用下可形成动脉瘤,常见于腹主动脉。动脉瘤破裂可导致致命性大出血。

2. 冠状动脉粥样硬化及冠状动脉粥样硬化性心脏病 详见后文。

3. 颈动脉及脑动脉粥样硬化 好发于颈内动脉起始部、基底动脉、大脑中动脉和 Willis 环。纤维斑块和粥样斑块常导致动脉管腔狭窄甚至闭塞。脑组织长期供血不足可发生脑萎缩,导致患者智力减退,甚至痴呆。Willis 环部常可发生动脉瘤,当患者血压突然升高时,可导致动脉瘤破裂,引起脑出血。

4. 肾动脉粥样硬化 常见于肾动脉开口处及主动脉近端,也可见于叶间动脉和弓状动脉。当斑块或血栓形成导致肾动脉狭窄甚至闭塞时,可导致肾组织缺血发生梗死,梗死灶机化后形成较大块的凹陷瘢痕,多个瘢痕可使肾体积变小、质地变硬,称为动脉粥样硬化性固缩肾。

5. 四肢动脉粥样硬化 以下肢动脉多见且严重,当较大的动脉管腔狭窄时,可引起下肢供血不足,行走时出现疼痛,休息后好转,称为间歇性跛行。长期慢性缺血可引起肢体的萎缩。当动脉管腔完全阻塞而侧支循环又不能代偿时,可引起缺血部位的干性坏疽。

6. 肠系膜动脉粥样硬化 当斑块导致肠系膜动脉管腔狭窄甚至阻塞时,患者可出现剧烈腹痛、腹胀和发热等症状,可导致肠梗死、麻痹性肠梗阻、休克等严重后果。

二、冠状动脉粥样硬化及冠状动脉粥样硬化性心脏病

(一)冠状动脉粥样硬化症

冠状动脉粥样硬化是冠状动脉最常见的疾病,是 AS 中对人类健康威胁最大的疾病。60 岁之前男性发病率明显高于女性,60 岁之后男性和女性发病率无明显差异。

冠状动脉粥样硬化最常见于左冠状动脉前降支,其次是右主干、左主干或左旋支、后降支。粥样斑块多见于血管的心壁侧,呈偏心的新月形,使管腔呈不同程度的狭窄(图 13-17)。根据管腔狭窄的程度可分为四级,分别是Ⅰ级≤25%,Ⅱ级 26%~50%,Ⅲ级 51%~75%,Ⅳ级>76%。

冠状动脉粥样硬化常伴发冠状动脉痉挛,使管腔原有狭窄程度加重,甚至导致急性供血中断,引起心肌缺血及相应的心脏病变(如心绞痛、心肌梗死等),严重者可造成心源性猝死。

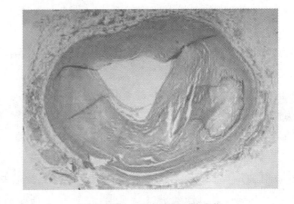

图 13-17 冠状动脉粥样硬化

注:在血管横切面上可见病变处内膜下脂质沉积,呈半月形,管腔明显狭窄(Ⅳ级)。

(二)冠状动脉粥样硬化性心脏病

冠状动脉粥样硬化性心脏病(coronary heart disease,CHD)简称冠心病,是由于冠状动脉狭窄引起心肌供血不足而导致的缺血性心脏病。冠状动脉粥样硬化是冠心病最常见的病因,当冠状动脉粥样硬化引起心肌出现缺血、缺氧的功能性和(或)器质性改变时,就称之为冠心病。

冠心病可分为心绞痛、心肌梗死、心肌纤维化和冠状动脉性猝死四种类型。

1. 心绞痛 心绞痛(angina pectoris)是指由于冠状动脉供血不足和(或)心肌耗氧量骤增,导致的心肌急剧、暂时性的缺血缺氧所引起的临床综合征。当心肌缺血、缺氧产生的酸性代谢产物及多肽类物质刺激心脏的局部神经末梢,经第 1~5 胸交感神经节和相应的脊髓段传至大脑,可产生痛觉。典型临床表现是阵发性胸骨后的疼痛或压迫感,可放射至心前区或左上肢,持续数分钟,休息或舌下含服硝酸甘油可缓解症状。

心绞痛根据引起的原因和疼痛的严重程度,分为以下3种类型:①稳定性心绞痛:又称轻型心绞痛,一般不发作,仅在体力活动明显增加、心肌耗氧量增多时发作。冠状动脉横切面可见斑块阻塞管腔>75%。②不稳定性心绞痛:在休息或体力活动时均可发作,临床表现呈进行性加重,通常是由冠状动脉粥样硬化斑块破裂或血栓形成而引发,患者可有一支或多支冠状动脉病变。休息或舌下含服硝酸甘油只能暂时或部分缓解症状。镜下常见到弥漫性心肌细胞坏死引起的心肌纤维化。③变异性心绞痛:可无明显诱因,休息或梦醒时突然发作,患者冠状动脉明显狭窄,多并发急性心肌梗死和严重的心律失常。

2. 心肌梗死 心肌梗死(myocardial infarction,MI)是指由于冠状动脉供血中断,导致供血区心肌持续缺血而引起的较大范围的心肌坏死。临床表现为剧烈而持久的胸骨后疼痛,休息或舌下含服硝酸甘油不能完全缓解症状,可并发心律失常、休克或心力衰竭。心肌梗死多见于中老年人,男性略多于女性,冬春季发病较多,部分患者发病前常有明显诱因。

根据心肌梗死的范围和深度可分为两个主要类型:①心内膜下心肌梗死:病变主要累及心室壁内层的1/3心肌,可波及肉柱及乳头肌,常为多发性、小灶性坏死,不规则分布于左心室四周,严重时病灶可扩大融合累及整个心内膜下心肌,引起环状梗死。患者通常伴有冠状动脉三大支严重的动脉粥样硬化性狭窄,但绝大多数无粥样斑块阻塞和血栓形成。在某种诱因(如休克、心动过速、不恰当的体力劳动)下可加重冠状动脉供血不足,造成各冠状动脉最末梢区域心内膜下心肌的缺血、缺氧,导致心内膜下心肌梗死。②透壁性心肌梗死:心肌梗死的典型类型,病灶较大,可累及心室壁全层或深达心室壁的2/3。心肌梗死的部位与闭塞的冠状动脉支供血区一致,最常见于左冠状动脉前降支的供血区,即左心室前壁、心尖部、室间隔前2/3及前内乳头肌,约占50%;其次是右冠状动脉供血区,即左心室后壁、室间隔后1/3及右心室,约占25%;也可见于左冠状动脉左旋支的供血区,即左心室侧壁。透壁性心肌梗死多在相应的冠状动脉支病变较严重的基础上,继发动脉痉挛或血栓形成。

心肌梗死的肉眼观为贫血性梗死的改变,镜下观为凝固性坏死的改变。梗死区域的形态变化是一个动态演变的过程。一般在梗死6 h后,肉眼才能辨别,梗死区呈苍白色,8~9 h后,变成土黄色。镜下观,早期心肌细胞呈现凝固性坏死,中性粒细胞浸润,间质水肿。4天后,梗死灶周围出现充血出血带。7天至2周,梗死灶边缘出现肉芽组织,并逐渐向梗死灶内长入,呈红色。3周后,肉芽组织开始机化,逐渐形成瘢痕组织。

心肌梗死时心肌细胞可发生一系列生化代谢改变。心肌梗死发生后,心肌细胞内原有的蛋白和酶等可释放入血,使其在血浆中的浓度升高。心肌缺血30 min,心肌细胞内糖原消失;心肌肌钙蛋白(cTn)、肌红蛋白和肌凝蛋白的血浆浓度常在心肌梗死6~12 h达到高峰;谷草转氨酶(AST)、磷酸肌酸激酶(CK)、乳酸脱氢酶(LDH)的血浆浓度常在心肌梗死24 h后达到高峰。

心肌梗死,尤其是透壁性心肌梗死常可合并以下病变:①急性心力衰竭:当心内膜下心肌梗死累及二尖瓣乳头肌时,可导致二尖瓣关闭不全,诱发急性左心衰竭。心肌梗死后,心肌收缩能力减弱,也可导致左心衰竭、右心衰竭或全心衰竭。②心脏破裂:急性透壁性心肌梗死的严重并发症,多发生于心肌梗死2周内,好发部位是左心室下1/3处、室间隔和左心室乳头肌。心室内血液自破裂口流向心包腔,可造成心脏压塞而猝死;室间隔的破裂口可导致左心室的血液流向右心室,引起急性右心功能不全。心脏破裂的原因是坏死的心肌细胞和坏死区浸润的中性粒细胞和单核细胞释放大量蛋白水解酶,使梗死灶发生溶解。③室壁瘤:10%~30%的心肌梗死可合并室壁瘤,可发生在心肌梗死的急性期,但更常见于愈合期,是梗死的心肌或瘢痕组织在心室内压力的作用下局限性的向外膨隆。室壁瘤多见于左心室前壁近心尖处,可引起心功能不全或继发性血栓形成。④附壁血栓形成:多见于左心室,因心内膜受损或室壁瘤形成造成涡流等刺激局部附壁血栓形成。⑤心源性休克:当大面积(>40%)心肌梗死时,心肌收缩能力极度减弱,心排出量显著下降,可导致心源性休克。⑥急性心包炎:15%~30%患者在心肌梗死2~4天内发生,是由于坏死组织累及心外膜所引起的纤维素性心包炎。⑦心律失常:心肌梗死可累及传导系统,引起传导紊乱,严重者可导致猝死。

3. 心肌纤维化 心肌纤维化是由中至重度的冠状动脉粥样硬化狭窄导致的心肌纤维持续性和(或)反复加重的缺血、缺氧的结果,临床上可表现为心律失常或心力衰竭。肉眼观:可见心脏体积增大,重量增加,心腔扩张,以左心室明显,心室壁厚度一般可正常。光镜观:心肌纤维萎缩和(或)肥大,心肌间质可见广泛性、多灶性纤维病变。

4. 冠状动脉性猝死 心源性猝死中最常见的一种类型,多见于40~50岁的男性。严重的冠状动脉粥样硬化是基础,在某种诱因(如饮酒、劳累、吸烟、运动等)下,患者突然昏倒,四肢抽搐,小便失禁或突然发生呼吸困难,口吐白沫,迅速昏迷。立即或数小时内可死亡,也可能出现在熟睡时。

三、高血压病

高血压病是以体循环动脉血压持续升高为特点的临床综合征,临床上将收缩压≥140 mmHg 和(或)舒张压≥90 mmHg 作为高血压的诊断标准。

高血压可分为原发性高血压(又称特发性高血压)、继发性高血压(又称症状性高血压)和特殊类型高血压。原发性高血压是我国最常见的心血管疾病,占高血压的 90%~95%,是一种病因未明的,以体循环动脉压升高为主要表现的独立性全身慢性疾病,多见于中老年人。继发性高血压较少见,占 5%~10%,常继发于某些疾病(如肾炎、肾动脉狭窄、肾上腺肿瘤、垂体肿瘤等),这种血压升高是某些疾病的一个体征。特殊类型高血压是指妊娠高血压和某些疾病(如子痫、颅内出血、不稳定性心绞痛、急性心肌梗死、急性左心衰竭伴肺水肿、主动脉狭窄等)导致的高血压危象。

(一)危险因素

目前认为高血压病是一种遗传因素和环境因素相互作用所致的疾病。

1. 遗传因素 高血压患者有明显的遗传倾向。目前认为原发性高血压是一种受多基因遗传影响,且在多种后天因素作用下,机体正常的血压调节机制失调而导致的疾病。

2. 超重肥胖、高盐饮食、饮酒 目前认为,这三大因素均与高血压的发病有密切的关系。

3. 社会心理因素 长期或反复处于精神紧张状态的职业或者能引起严重心理障碍的某些社会应激因素均在高血压的发病中起到一定作用。这些社会心理因素可使大脑皮层功能紊乱,失去对皮层下血管舒缩中枢的调控,导致以血管收缩为主的兴奋持久存在,使全身细、小动脉痉挛,外周阻力增加,血压升高。

4. 体力活动 研究表明:体力活动具有降压作用,缺乏体力活动的人患高血压的风险高于经常从事体力活动的人。

(二)发病机制

高血压的发病机制较复杂,目前尚未完全清楚。动脉血压的高低取决于心输出量的多少和外周阻力的大小。血容量、心率和心肌收缩力均可影响心输出量的多少;神经调节因素、体液调节因素和局部自身调节因素均可影响外周阻力的大小。因此,当遗传因素、环境因素和社会心理因素共同导致功能性的血管收缩、水钠潴留、结构性血管肥厚时,使心输出量增多和(或)外周阻力增大时,均可引起血压升高。

(三)高血压的类型和病理变化

原发性高血压可分为良性高血压和恶性高血压,这两种类型的病理变化不同。

1. 良性高血压 又称缓进型高血压,约占高血压的 95%,主要见于中老年人,起病缓慢且病程长,可达十余年或数十年。按其病变进展可分为如下三期。

(1)功能紊乱期 高血压的早期阶段,主要病变是全身细小动脉呈间歇性的痉挛收缩,导致血压波动性升高,动脉管壁无器质性病变。临床表现不明显,血压呈波动性,血压升高时患者有头晕、头痛,经休息或治疗后,血压可恢复正常,此期一般不需服用降压药物。

(2)动脉病变期 细小动脉硬化是高血压的主要病变特征,表现为细小动脉的玻璃样变,使细动脉管壁增厚、管腔狭窄甚至闭塞,主要累及肾的入球动脉、视网膜动脉和脾的中心动脉(图 13-18)。肾小叶间动脉、弓状动脉和脑的小动脉等肌型小动脉也可发生硬化,大动脉一般无明显病变。此期临床表现为明显的持续性血压升高,需要服用降压药物。

(3)内脏病变期 高血压的晚期,随着病变的发展,全身内脏器官可发生继发性变化,以心、肾、脑和视网膜病变尤为严重。

①心脏病变:持续性血压升高,心肌工作负荷增加可导致左心室代偿性肥大。病理表现为心脏重量增加,左心室室壁肥厚,乳头肌和肉柱明显增粗,心腔不扩张,相对缩小,故称为向心性肥大(图 13-19)。随着病变的进一步发展,当左心室不能代偿时,心肌收缩力降低,逐渐出现心腔扩张,称为离心性肥大,严重者可发生心力衰竭。心脏的这些变化,称为高血压性心脏病。

②肾脏病变:由于肾入球动脉的玻璃样变,使动脉管壁增厚、管腔狭窄,相应供血部位的肾小球缺血发生纤维化和玻璃样变,相应肾小管萎缩、消失,间质纤维增生和淋巴细胞浸润;病变较轻的肾单位可发生代偿性的肥大和增生。肉眼可见双侧肾脏缩小,重量减轻,质地变硬,表面呈均匀弥漫的细颗粒状;切面见肾

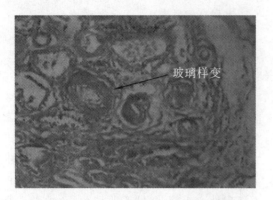

图 13-18　高血压的肾入球小动脉玻璃样变

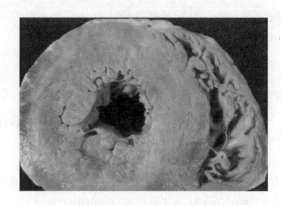

图 13-19　高血压左心室向心性肥大

注:心脏横断面显示左心室室壁增厚,
乳头肌显著增粗,心腔相对缩小。

皮质变薄,皮质和髓质界限模糊。肾脏的这些变化称为原发性颗粒性固缩肾(图 13-20)。临床上,高血压早期一般不出现肾功能障碍;晚期,由于病变肾单位越来越多,肾血流量逐渐减少,肾小球滤过率逐渐下降,患者可出现水肿、蛋白尿、肾病综合征的一系列表现,严重者可出现尿毒症。

③脑病变:主要表现为脑水肿、脑软化和脑出血。

a.脑水肿:由于脑细小动脉硬化可造成局部组织缺血,毛细血管通透性增加,发生脑水肿。患者可出现头痛、头晕、眼花、呕吐和视力障碍等症状,称为高血压脑病。若血压急剧升高,脑水肿加重,患者可出现剧烈头痛、意识障碍、抽搐等症状,称为高血压危象。

b.脑软化:脑细小动脉硬化,管腔狭窄甚至闭塞,相应脑组织缺血而发生液化性坏死,形成软化灶,后期可由胶质细胞增生修复。

c.脑出血:高血压最严重、往往也是致命的并发症。脑出血的原因是脑血管的细小动脉硬化使血管壁变脆或动脉瘤形成,当血压突然升高时,使之破裂出血。脑出血好发于基底节、内囊,其次是大脑白质、脑桥和小脑(图 13-21)。基底节最易出血的原因是因为供应该区域的豆纹动脉从大脑中动脉呈直角分出,容易受到较大的血流冲击和牵引。临床上,脑出血常因出血部位和出血量的不同而有不同的临床表现,如内囊出血可引起对侧肢体偏瘫和感觉丧失;出血进入侧脑室时,患者可发生昏迷,甚至死亡;左侧脑出血常引起失语;脑桥出血可引起同侧面神经及对侧上下肢的瘫痪。

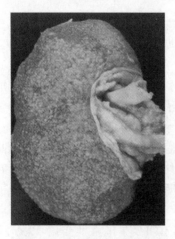

图 13-20　原发性颗粒性固缩肾

注:肾脏体积缩小,质地变硬,表面呈细颗粒状。

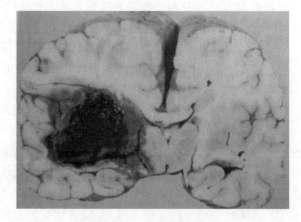

图 13-21　高血压脑出血

注:图示右侧大脑半球内囊处出血,脑组织破坏。

④视网膜病变:视网膜中央动脉可发生细动脉硬化。眼底镜检查可见视网膜血管迂曲,反光增强,动静脉交叉处出现压痕,严重者可有视盘水肿、视网膜出血,导致视力下降。

2. 恶性高血压　又称急进型高血压,占 1%～5%,多见于青少年,血压显著升高,常超过 230/130 mmHg,病变进展迅速,可发生高血压脑病或较早出现肾衰竭,也常出现视网膜出血和视盘水肿。恶性高血压可由原发性高血压恶化而来,但有的患者起病即为恶性高血压。

恶性高血压特征性的病理改变是增生性小动脉硬化和坏死性细动脉炎,主要累及肾脏,也可累及脑和视网膜。增生性小动脉硬化主要表现为动脉内膜显著增厚,伴有平滑肌细胞增生,胶原纤维增多,使血管壁呈洋葱皮样(层状)增厚,管腔狭窄。坏死性细动脉炎主要累及内膜和中膜,管壁发生纤维素样坏死,伴有淋巴细胞和单核细胞浸润。

四、心瓣膜病

心瓣膜病是指各种原因损伤或先天发育异常导致的心脏瓣膜的器质性病变,表现为瓣膜口狭窄和(或)关闭不全,最后可导致心功能不全,是常见的慢性心脏病之一。

瓣膜口狭窄是指相邻瓣膜相互粘连或瓣膜增厚,使瓣膜弹性减弱或丧失,瓣膜环硬化或缩窄,导致瓣膜开放时不能完全张开,血流通过障碍。瓣膜关闭不全是指瓣膜卷曲、缩短、粘连使得瓣膜关闭时不能完全闭合,导致部分血液发生反流。瓣膜狭窄和关闭不全可单独存在,也可合并存在。

心瓣膜病中,二尖瓣受累最常见,约占70%,二尖瓣合并主动脉瓣病变者占20%~30%,单纯主动脉瓣膜病变者占2%~5%,三尖瓣和肺动脉瓣膜病变者较少见。

(一)二尖瓣狭窄

二尖瓣狭窄主要是由风湿性心内膜炎反复发作所致,少数是由感染性心内膜炎引起,多见于20~40岁的女性。正常二尖瓣口的面积为 5 cm²,瓣膜口狭窄时,按瓣膜口面积缩小程度可分为三度:轻度,瓣膜口面积为 1.5~2.0 cm²;中度,瓣膜口面积为 1.0~1.5 cm²;重度,瓣膜口面积<1.0 cm²(图 13-22)。

血流动力学及心脏变化:早期二尖瓣狭窄,舒张期左心房血液流向左心室受阻,左心房代偿性肥大,使血液在加压情况下快速通过狭窄的二尖瓣口,引起旋涡和振动,产生舒张期心尖区隆隆样杂音。后期左心房失代偿,左心房内血液淤积,肺静脉回流受阻,引起肺淤血、肺水肿或漏出性出血。患者可出现呼吸困难、发绀、咳嗽、咳出带血的粉红色泡沫痰等左心衰竭症状。当肺静脉压升高(高于 25 mmHg)时,可反射性引起肺小动脉痉挛,肺动脉压升高。长期肺动脉高压,可导致右心室代偿性肥大和扩张,继而失代偿,导致右心室扩张,三尖瓣相对关闭不全,最终引起右心房淤血和体循环淤血。患者出现颈静脉怒张,肝淤血肿大,下肢水肿

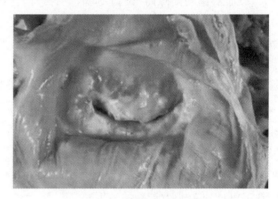

图 13-22 二尖瓣狭窄
注:二尖瓣瓣膜增厚、边缘粘连、瓣膜口狭窄,呈鱼嘴状。

及浆膜腔积液等心力衰竭体征。晚期左心房、右心房和右心室均扩大,左心室缩小,X 线检查呈"梨形心"。

(二)二尖瓣关闭不全

二尖瓣关闭不全大多是由风湿性心内膜炎反复发作所致,也可由感染性心内膜炎引起,常与二尖瓣狭窄同时存在。

血流动力学及心脏变化:早期二尖瓣关闭不全,左心室在收缩时,部分血液经关闭不全的瓣膜口反流回左心房,并在局部引起旋涡和振动,产生收缩期心尖区吹风样杂音。左心房因同时接受肺静脉回流的血液和左心室反流的血液,左心房血容量增多,压力升高,久之出现代偿性肥大,因舒张期大量血液从左心房涌入左心室,使得左心室代偿性肥大,左心逐渐失代偿后,依次出现肺淤血、肺动脉高压、右心室代偿性肥大继而失代偿,三尖瓣相对关闭不全,最终引起右心衰竭和体循环淤血。由于左右心房和心室均扩大,X 线检查呈"球形心"。

(三)主动脉瓣狭窄

主动脉瓣狭窄主要是由风湿性主动脉炎引起,也可由动脉粥样硬化引起瓣膜钙化所致,少数是由先天发育异常所致。风湿病所致的主动脉瓣狭窄常和二尖瓣病变同时存在。

血流动力学及心脏变化:早期主动脉瓣狭窄,左心室血液排出受阻,在主动脉瓣膜听诊区可闻及粗糙、喷射性收缩期杂音。左心室加强收缩力以保证正常的心输出量,长期如此可导致代偿性肥大,继而失代偿,随后依次出现左心衰竭、肺淤血、肺动脉高压,最终引起右心衰竭和体循环淤血。X 线检查呈"靴形心"。

（四）主动脉瓣关闭不全

主动脉瓣关闭不全主要由风湿性主动脉炎引起，也可由感染性心内膜炎、主动脉粥样硬化、梅毒性主动脉炎引起。

血流动力学及心脏变化：早期主动脉瓣关闭不全，舒张期大量血液由主动脉反流回左心室，在主动脉瓣听诊区可闻及舒张期吹风样杂音。左心室血容量增加，长期出现代偿性肥大，继而失代偿，随后依次出现左心衰竭、肺淤血、肺动脉高压，最终引起右心衰竭和体循环淤血。

五、心力衰竭

心力衰竭，也称泵衰竭，是指心脏原发性或继发性收缩和（或）舒张功能障碍，使心输出量绝对或相对减少，以致不能满足机体代谢的需求，从而出现一系列临床症状和体征的病理过程或临床综合征。随着心血管疾病治疗方法的改进和人口寿命的延长，心力衰竭的患病率逐年增加，心力衰竭的防治已成为关系人口健康的重要公共卫生问题。

（一）心力衰竭的病因

心力衰竭是多种心血管疾病发展到终末阶段的共同结果，引起心力衰竭的原因很多，一般可归纳为心肌舒缩功能障碍和心肌负荷过重两大类。

1. 心肌舒缩功能障碍 因心肌本身的结构性或代谢性损害而引起的心肌舒缩功能障碍，是引起心力衰竭最常见、最主要的病因。如心肌梗死、心肌炎、心肌病等引起细胞死亡而引起心肌舒缩功能障碍；冠状动脉粥样硬化、严重贫血、维生素 B_1 缺乏等可引起心肌缺血、缺氧，导致心肌舒缩功能障碍。

2. 心肌负荷过重 分为容量负荷过重和压力负荷过重两种类型。容量负荷（前负荷）是指心肌收缩前所承受的负荷，相当于心室舒张末期容积。心脏瓣膜关闭不全、室间隔缺损、高动力循环状态（如甲状腺功能亢进症、严重贫血、动-静脉瘘）等均可导致容量负荷过重。压力负荷（后负荷）是指心肌收缩时所承受的阻力负荷。高血压、主动脉狭窄、主动脉瓣狭窄、肺动脉高压、肺源性心脏病等都可导致压力负荷过重。

（二）心力衰竭的诱因

据统计，临床上 90% 以上的心力衰竭都是有诱因的，凡能加重心肌舒缩功能障碍和（或）增加心肌负荷的因素都可能成为心力衰竭的诱因。

1. 感染 各种感染是心力衰竭最常见的诱因，其中呼吸道感染占首位。感染可引起发热、心率加快、心肌耗氧量增加、心肌负荷加重，各种致病微生物及其产物可直接损伤心肌，从而诱发心力衰竭。

2. 水、电解质代谢紊乱和酸碱平衡紊乱

（1）过快、过量输液可增加血容量，加重容量负荷而诱发心力衰竭。对于老年患者及原有心功能损伤患者应特别注意。

（2）高钾和低钾血症均可导致心肌兴奋性、传导性和自律性的改变，导致心律失常而诱发心力衰竭。

（3）酸中毒可抑制心肌 Ca^{2+} 的转运而抑制心肌的收缩性，从而诱发心力衰竭。

3. 心律失常 心率过快，一方面可增加心肌耗氧量，另一方面心室舒张期缩短，冠状动脉供血不足，心室充盈障碍，均可诱发心力衰竭。高度房室传导阻滞，当心输出量的增加不能弥补心率减少造成的心输出量减少时，可诱发心力衰竭。

4. 妊娠和分娩 妊娠尤其是分娩可诱发心力衰竭。原因：妊娠及分娩可增加血容量，同时引起外周小血管收缩，增加心脏的容量负荷和压力负荷；疼痛、紧张可使交感-肾上腺髓质系统兴奋，造成冠状动脉供血减少和心肌耗氧量增加，以上因素均可诱发心力衰竭。

5. 其他因素 劳累、情绪激动、气温变化、洋地黄中毒、外伤及手术均可增加心肌负荷，诱发心力衰竭。

（三）心力衰竭的分类

按心肌受损的部位、发病机制、心输出量的高低、病程进展的速度，心力衰竭有多种分类方法。

1. 按受损部位分类

（1）左心衰竭 心力衰竭中最常见、最重要的类型，常见于冠心病、高血压病、主动脉狭窄、主动脉瓣膜病变等引起的心力衰竭。由于左心室充盈和射血功能障碍，可导致肺循环淤血、肺水肿。

（2）右心衰竭 多见于肺心病、肺动脉及肺动脉瓣膜狭窄引起的心力衰竭。因右心室负荷过重，不能将体循环回流的血液充分输送至肺循环,可引起体循环淤血、静脉压升高,导致下肢甚至全身水肿。

(3)全心衰竭 左、右心室同时或先后发生心力衰竭,多见于心肌炎、心肌病等引起的心力衰竭。

2. 按发病机制分类

(1)收缩性心力衰竭 指由于心肌收缩功能障碍导致泵血量减少从而引起的心力衰竭。常见于冠心病和心肌病等引起的心力衰竭。

(2)舒张性心力衰竭 指由于心室舒张功能障碍、充盈受限而引起的心力衰竭。常见于肥厚型心肌病、主动脉瓣狭窄、缩窄性心包炎等引起的心力衰竭。

3. 按心输出量的高低分类

(1)低输出量性心力衰竭 患者的心输出量低于正常人群,常见于冠心病、高血压病、心脏瓣膜病及心肌炎等引起的心力衰竭。

(2)高输出量性心力衰竭 常继发于高循环动力状态的某些疾病,如甲状腺功能亢进症、严重贫血、维生素 B_1 缺乏和动-静脉瘘等。这些疾病由于循环血量增多或循环速度加快,使心室容量负荷增加,需要心输出量代偿性增加。当失代偿引起心力衰竭时,心输出量较代偿阶段有所下降,但仍高于正常人群的平均水平,故称为高输出量性心力衰竭。

4. 根据发生的速度分类

(1)急性心力衰竭 起病急骤,发展迅速,心输出量在短时间内大幅度下降,机体来不及充分代偿,往往症状比较明显,常伴有心源性休克,多见于急性心肌梗死、严重的心肌炎,也可由慢性心力衰竭转化而来。

(2)慢性心力衰竭 起病缓慢,病程较长,机体可充分发挥代偿机制,常伴有心肌肥大、心腔扩大、静脉淤血和水肿,常见于高血压病、心脏瓣膜病和肺动脉高压引起的心力衰竭。

(四)心力衰竭时机体的代偿

心脏泵血功能受损时,心排出量减少可通过多种信息传递途径引起内源性神经-体液调节机制激活,通过心脏本身的代偿和心脏以外的代偿使心功能维持在相对正常水平。

1. 心脏本身的代偿反应 心脏本身的代偿形式有心率加快、心脏紧张源性扩张、心肌收缩性增强和心室重塑。其中心率加快、心脏紧张源性扩张和心肌收缩性增强属于功能性代偿,可在短时间内被动员起来;心室重塑是伴有明显形态结构改变的综合性代偿,是心脏在长期负荷过重时的主要代偿方式。

(1)心率加快 心率加快是一种快速的代偿方式,可在一定范围内增加心输出量,对维持动脉血压,保证心、脑重要器官的血液供应有重要作用。但当心率过快(成人>180 次/分)时,由于冠状动脉灌流量减少、心室充盈不足、心肌耗氧量增加等因素,反而可诱发或加重心力衰竭。

(2)心脏紧张源性扩张 伴有心肌收缩力增强和心输出量增加的心腔扩大,称为心脏紧张源性扩张。根据 Franks-Starling 定律,在一定范围内,心肌收缩力和心肌初长度成正比,当容量负荷增加,心室舒张末期容积增大,心肌收缩的初长度增加,心肌收缩力增强,心输出量也增大。心脏紧张源性扩张是对心脏容量负荷增加所采取的重要代偿方式。但这种代偿方式是有一定限度的,当心室过度扩张时,会导致心肌收缩力减弱,心输出量减少。

(3)心肌收缩性增强 心肌收缩性是心肌本身的一种收缩特性,主要受神经-体液因素的调节,如交感神经、儿茶酚胺、电解质(尤其是 K^+ 和 Ca^{2+})及某些药物等。心力衰竭时,由于交感神经兴奋,血中儿茶酚胺浓度增加,通过激活心肌细胞膜上的 β-肾上腺素能受体,使胞质内 Ca^{2+} 浓度增加,发挥正性肌力作用。在心功能损害的急性期,心肌收缩性增强对于维持心输出量和血流动力学稳定可发挥重要的代偿机制。当慢性心力衰竭时,血浆中虽存在大量儿茶酚胺,但心肌细胞膜上的 β-肾上腺素能受体的敏感性下降,从而正性肌力作用显著下降。

(4)心室重塑 心室重塑是指心室在长期容量负荷和压力负荷增加的情况下,通过改变心室的结构、代谢和功能而发生的慢性代偿适应性反应。

心肌肥大是指心肌细胞体积增大(心肌纤维变粗、变长),心肌间质增生,心室壁增厚,心脏重量增加的一种慢性适应性变化,是重要的心室重塑方式。心肌肥大分为两种类型:①向心性肥大:心脏在长期过度的压力负荷作用下,收缩期心室壁张力持续性增加,心肌肌节呈并联性增生,心肌细胞增粗。特征是心室壁显著增厚而心腔容积正常甚至缩小,心室壁厚度与心腔半径之比增大,常见于高血压性心脏病及主动脉瓣狭窄。②离心性肥大:心脏在长期过度的容量负荷作用下,舒张期心室壁张力持续性增加,心肌肌节呈串联性增生,心肌细胞增长,心腔容积增大;心腔容积增大又使心室壁在收缩期应力增大,刺激肌节并联性增生,使心室壁厚度增加。特征是心腔容积显著增大与心室壁轻度增厚并存,心室壁厚度于心腔半径之比基本正常,常见于二尖瓣或主动脉瓣关闭不全。

心肌肥大是慢性心衰时极为重要的一种代偿方式,可通过降低心室壁张力而减少心肌耗氧量,有助于减轻心脏负担;同时使整个心脏的收缩力增加,有助于维持心输出量。但心肌肥大也有一定限度,过度的心肌肥大可使心脏发生不同程度的缺血、缺氧、能量代谢障碍等,从而加重心力衰竭。

2. 心脏以外的代偿反应 当心力衰竭时,除了心脏本身发生结构和功能的代偿变化外,机体还会启动心脏以外的多种代偿机制,以适应心输出量的减少。

(1)血容量增加 机体可通过交感神经兴奋、激活肾素-血管紧张素-醛固酮系统、促进抗利尿激素的释放、减少抑制钠水重吸收的激素(如心房钠尿肽、PGE_2)等多种途径促进水钠潴留。一定范围的血容量增加可提高心输出量和组织灌流量,但长期过度的血容量增加可加重心脏负担、使心输出量下降而加重心力衰竭。

(2)血流重新分布 心力衰竭时,交感-肾上腺髓质系统兴奋可使血流重新分布:皮肤、骨骼肌、内脏器官血管收缩,血流量减少(肾血流量减少最为显著),而心、脑血管收缩不明显,血流量不变或略增加。这种血流的重新分布既能保证血压不明显下降,也能保证重要器官的血流量。但长期外周器官供血不足,可导致该器官功能减退;且长期外周血管收缩,可导致心脏压力负荷增加而使心输出量减少。

(3)红细胞数目增多 心力衰竭时,由于血流缓慢,引起循环性缺氧,可刺激肾脏合成促红细胞生成素增多,使骨髓造血功能增强,红细胞和血红蛋白生成增多,提高血液的携氧能力,改善机体缺氧。但红细胞过多可使血液黏度增大,加重心脏压力负荷。

(4)组织利用氧的能力增加 心力衰竭时,低灌注导致周围组织供氧减少,组织细胞可发生一系列代谢、功能和结构的改变,使细胞利用氧的能力增强,克服氧供不足所带来的不利影响。

(五)心力衰竭的发生机制

心力衰竭的发生机制比较复杂,但最终都是通过减弱心肌的收缩和(或)舒张功能而引发生心力衰竭。

1. 心肌收缩力降低 心肌收缩力降低是心力衰竭的主要机制,心肌细胞结构异常、心肌能量代谢障碍和心肌兴奋-收缩耦联障碍均可导致心肌收缩能力降低。

2. 心肌舒张功能障碍 心室舒张是保证心室有足够血液充盈的基本因素,据统计,20%～40%的心力衰竭是由心室舒张功能障碍引起的。任何导致心室充盈量减少、弹性回缩力降低和心室僵硬度增加的疾病都可引起心室舒张功能障碍。

3. 心脏各部分舒缩活动不协调 为保证心功能的稳定,心脏各部分之间(左-右心之间、心房-心室之间、心室各区域之间)的舒缩活动需要处于高度协调的状态。一旦心脏舒缩活动的协调性被破坏,将会引起心脏泵血功能紊乱而导致心输出量下降。据统计,房室活动不协调时,心输出量可下降40%;两侧心室不同步收缩时,心输出量也明显下降。

(六)心力衰竭时机体的功能和代谢变化

心力衰竭时机体会发生一系列的功能和代谢变化,主要表现为心输出量不足、肺循环淤血和体循环淤血。

1. 心输出量不足 心输出量不足可使动脉系统充盈不足,同时使组织器官的血量减少,引起一系列的症状和体征。

(1)心泵功能降低 主要表现为心输出量降低,心脏指数降低,射血分数降低,心房压和心室舒张末期压升高。

(2)动脉血压的变化 急性心力衰竭时,心输出量急剧减少,动脉血压可降低,严重者可发生心源性休克。慢性心力衰竭时,机体可通过一系列神经-体液代偿机制,使动脉血压维持在正常水平。

(3)器官血流量重新分配 一般而言,心力衰竭较轻时,皮肤、骨骼肌和内脏器官血流量明显减少,而心、脑血流量可维持在正常水平;心力衰竭加重时,心、脑血流量也可减少。皮肤血流量减少,表现为皮肤苍白或发绀。肾血流量减少时,主要表现为尿量减少。尿量在一定程度上可以反映心功能的状况,当心功能改善时,尿量增加。脑供血不足时可引起头晕、头痛、失眠、记忆力减退、烦躁不安等表现。

2. 肺循环淤血 肺循环淤血主要见于左心衰竭的患者。左心衰竭时,肺循环回流受阻,肺循环毛细血管压升高,造成肺淤血和肺水肿,患者的主要表现为呼吸困难。根据肺淤血和肺水肿的严重程度不同,呼吸困难可有不同的表现形式。

①劳力性呼吸困难:轻度心力衰竭患者仅在体力活动时出现呼吸困难,休息后消失,称为劳力性呼吸困难,是左心衰竭的最早表现。这是因为活动时四肢血流量增加,回心血量增加,同时心率加快,左心室充盈减少,均可加重肺淤血;活动时机体需氧量增加,心输出量不能满足时,就刺激呼吸中枢,使呼吸加深加快,出现呼吸困难。

②端坐呼吸:患者在静息时已出现呼吸困难,平卧时加重,故需要被迫采取端坐位或半卧位以减轻呼吸困难的程度,称为端坐呼吸。取端坐位时,下肢血液回流减少,下肢水肿液吸收减少,可减轻肺淤血;同时膈肌下移,胸腔容积增大,可改善通气。

③夜间阵发性呼吸困难:左心衰竭患者夜间突然发作的呼吸困难,表现为患者夜间入睡后突感气闷而被惊醒,在坐起咳嗽和喘气后有所缓解,是左心衰竭造成严重肺淤血的典型表现。这是因为入睡后,体位变成平卧位,回心血量增多,加重肺淤血;入睡后迷走神经紧张性增高,小支气管收缩,气道阻力增加;熟睡后呼吸中枢敏感性下降,只有当氧分压降到一定程度,才能刺激呼吸中枢,引起患者突感气闷而被惊醒,被迫采取坐位。

重症急性左心衰竭时,肺毛细血管压升高,毛细血管通透性增加,血浆渗出到肺间质和肺泡可引起急性肺水肿。患者可出现发绀、气促、端坐呼吸、咳嗽、咳粉红色泡沫痰等症状和体征。

当左心衰竭发展到全心衰竭时,部分血液淤积在体循环,肺淤血可减轻,呼吸困难有所减轻。

3. 体循环淤血 体循环淤血常见于右心衰竭和全心衰竭,主要表现为体循环静脉系统的过度充盈、静脉压升高、内脏充血和水肿等。

(1)静脉压升高和静脉淤血 右心衰竭时,因右心室舒张末期压力升高和水钠潴留,使得静脉回流受阻,静脉异常充盈。临床上常表现为颈静脉怒张和肝颈静脉反流征阳性(压迫肝脏可使颈静脉怒张更明显)等。

(2)心性水肿 右心衰竭和全心衰竭时均可出现水肿,可表现为皮下水肿、腹腔积液、胸腔积液等。水肿的发生主要与毛细血管压升高和水钠潴留有关。

(3)肝肿大和肝功能损害 因下腔静脉回流受阻,肝静脉压升高,肝小叶中央区淤血、肝窦扩张、出血及周围水肿,可导致肝肿大,局部有压痛。长期右心衰竭可造成心源性肝硬化,肝细胞变性、坏死,患者可出现转氨酶水平增高及黄疸。

(4)胃肠功能改变 因胃肠道淤血及动脉血液灌流不足,可出现消化系统功能障碍,表现为消化不良、食欲不振、恶心、呕吐、腹泻等。

(七)心力衰竭防治的病理生理基础

心力衰竭的治疗目的是改变衰竭心脏的生物学性质,防止和延缓心肌重塑的发展,从而降低心力衰竭的住院率和死亡率,提高患者的生活质量和延长寿命。

1. 防治原发病及消除诱因 目前对大多数心力衰竭的治疗尚缺乏根治性措施,因此,在心力衰竭的防治中,必须重视预防为主的原则,必须采取积极有效的措施防治可能导致心力衰竭发生的原发性疾病。多数心力衰竭患者心功能损害程度突然加重都和诱因有关,因此消除诱因是一个不可忽视的治疗环节。

2. 调整神经-体液系统失衡及干预心室重塑 阻断内源性神经-体液系统的过度激活和阻断心室重塑是治疗心力衰竭的关键。大量临床实验表明,长期应用血管紧张素转化酶抑制剂和β-肾上腺素能受体阻断剂可改善心肌的生物学功能,改善临床症状,减少心力衰竭的住院率、致残率和病死率。

3. 减轻心脏的前负荷和后负荷 过高的前负荷可加重心力衰竭,水钠潴留是慢性心力衰竭失代偿的结果,利尿剂、血管紧张素转化酶抑制剂和β-肾上腺素能受体阻断剂均可促进水钠排出,是心力衰竭的标准常规治疗。

心力衰竭时由于交感神经兴奋和大量缩血管物质的释放,患者外周阻力增加,心脏后负荷增大。选择合适的药物降低外周阻力,不仅可降低心脏后负荷,减少心肌耗氧量,也可延长射血时间和加快射血速度,在每搏功不变的情况下增加搏出量。

4. 改善心肌的收缩和舒张性能 对收缩功能不全的心力衰竭且伴有心腔明显扩大和心率过快的患者,可选择性应用洋地黄类药物,通过抑制衰竭心肌细胞膜上的 Na^+-K^+-ATP 酶,使细胞内 Na^+ 浓度增加,促

进 Na^+-Ca^{2+} 交换,发挥正性肌力作用,改善心力衰竭患者的临床症状。β-肾上腺素能受体激动剂和磷酸二酯酶抑制剂,可提高 cAMP 浓度而增强心肌收缩力,同时有扩张外周血管的作用,短期应用可明显改善心力衰竭患者的血流动力学。

目前,治疗舒张性心力衰竭的临床实验较少,许多患者使用与收缩性心力衰竭相似的药物,主要用于治疗伴随症状,如心房颤动、高血压、糖尿病和冠心病等。

5. 改善心肌的能量代谢 心肌能量药物如能量合剂、葡萄糖、氯化钾、肌酐等可改善心肌代谢,常用于心力衰竭的治疗,但这类药物的有效性和作用机制及长期应用的安全性还需进一步验证。

对有严重血流动力学障碍的瓣膜狭窄或反流患者,可考虑做瓣膜置换或修补术;对难治性严重的心力衰竭患者可考虑采用人工心脏或心脏移植。

六、休克

休克是各种致病因子作用于机体引起的急性循环衰竭,以微循环功能紊乱、组织细胞灌注不足为主要特征,进而发生细胞与器官功能代谢障碍的全身性病理过程。

(一)休克的病因

1. 失血与失液 各种因素引起人体失血、失液,引起血容量和有效循环血量的减少,如果超过了人体的代偿范围,就会引起休克。一般来说,若短时间内失血量超过总血量的 25%～30% 就会引起休克。

2. 烧伤 大面积烧伤可导致大量液体从创面丢失,晚期还可伴发各种感染,这些因素均可导致休克的发生。

3. 创伤 战争、自然灾害、意外事故等可直接导致休克,与失血和强烈的疼痛刺激有关。

4. 感染 严重感染可导致休克,感染性休克常伴有败血症。

5. 过敏 过敏性休克属于 I 型超敏反应,是由于组胺、缓激肽短期大量进入血液循环,导致血管扩张、血管床容积增加、毛细血管通透性增加等因素所致。

6. 神经刺激 剧烈疼痛、高位脊髓麻醉或损伤、中枢镇静药使用过量等可抑制缩血管中枢的功能,使患者血管平滑肌舒张、血管床容量增大、回心血量显著减少,导致休克的发生。

7. 心脏和血管病变 某些心脏病变(如大面积急性心肌梗死、急性心肌炎、室壁动脉瘤破裂、房颤、室颤等)可导致心输出量急剧减少、有效循环血量和组织器官灌流量显著下降,导致心源性休克。

(二)休克的分类

1. 按病因分类 根据不同的病因可分为失血性休克、失液性休克、创伤性休克、烧伤性休克、感染性休克、过敏性休克、神经源性休克、心源性休克等。

2. 按休克发生的始动环节分类 导致休克的病因很多,但休克发生的共同初始环节是通过血容量减少、血管床容积增大和心排出量急剧减少这三个方面使有效循环血量锐减,组织灌注量减少。据此,可将休克分为三种类型。

(1)低血容量性休克 由于血容量减少所引起的休克,常见于失血、失液、创伤、烧伤等情况,常出现"三低一高"的典型特征,即中心静脉压、心输出量和动脉血压降低,而总外周阻力增高。

(2)心源性休克 由于各种原因导致的心泵功能障碍,使心输出量急剧减少,有效循环血量减少所引起的休克,常见于心肌梗死、心肌炎、心肌病、心瓣膜病、严重心率失常及心包填塞等情况。

(3)血管源性休克 各种原因导致的全身小血管广泛舒张,血管床容积扩大,有效循环血量减少所引起的休克,常见于感染性、过敏性和神经源性休克。

3. 按血流动力学特点分类

休克也可以按照心排出量和外周阻力的关系分为三种类型。

(1)高排低阻型休克 血流动力学特点是心排出量增高,总外周阻力降低,血压稍低,脉压增大。因皮肤血管扩张或动-静脉短路开放,皮肤血流量增多使皮肤温度升高,故又称为暖休克,多见于感染性休克的早期。

(2)低排高阻型休克 血流动力学特点是心排出量降低,总外周阻力增高,血压可正常稍降低,脉压明显减小。因皮肤血管收缩,皮肤血流量减少使皮肤温度降低,故又称为冷休克,常见于低血容量性休克和心源性休克。

（3）低排低阻型休克 血流动力学特点是心排出量降低，总外周阻力也降低，动脉血压明显下降，属于休克失代偿的表现，见于各种类型休克的晚期。

（三）休克的发展过程及其机制

不同类型的休克病因和始动环节不同，但休克发生的共同基础是有效循环血量的急剧减少和急性微循环障碍，神经-体液调节及某些体液因子在休克的发生发展中起着重要的作用。

现以典型的失血性休克为例，根据血流动力学和微循环的变化规律可将休克的发生、发展分为三个阶段。

1. 休克早期（休克代偿期） 休克早期微循环血管收缩，微循环缺血，所以又称微循环缺血性缺氧期。

（1）微循环变化的主要特点及其机制 此期微循环的变化是以缺血为主，全身小血管（包括小动脉、微动脉、后微动脉、毛细血管前括约肌、微静脉和小静脉）收缩，以毛细血管前阻力增加明显，真毛细血管网关闭，大量血液通过直捷通路和动-静脉短路回流，微循环处于少灌少流、灌少于流的状态，组织细胞呈现严重的缺血、缺氧。

出现上述变化的原因是有效循环血量减少导致交感-肾上腺髓质系统强烈兴奋，儿茶酚胺大量释放入血，同时在某些缩血管体液因子（如血管紧张素Ⅱ、血管加压素、血栓素 A_2、白三烯、内皮素及血小板活化因子等）的作用下，共同导致全身小血管广泛收缩。

（2）微循环变化的代偿意义 休克早期微循环血管收缩导致组织缺血、缺氧是不利的一面，但同时也具有重要的代偿意义，具体表现如下。①血液重新分布：皮肤、内脏器官的血管收缩明显，血流量明显减少，而冠状动脉和脑血管收缩不明显，血流量无明显变化。这种血液的重新分布，有利于保证心、脑重要生命器官的血液供应。②有助于维持回心血量和动脉血压：静脉系统属于容量血管，可容纳总血量的 $60\%\sim70\%$，休克早期，小静脉的广泛收缩可增加回心血量，起到"自身输血"的作用。微循环的广泛收缩，可使毛细血管网血量减少，毛细血管血压降低，可促进组织液的回流，起到"自身输液"的作用。

（3）主要临床表现 休克早期患者的主要临床表现是皮肤苍白，四肢湿冷，脉搏细速，尿量减少，烦躁不安。由于脑血流量基本正常，患者神志一般清楚。由于机体的代偿，血压可正常或略有降低，但脉压减小。

此期是休克的可逆期，应及早消除病因，及时采取输血、输液等措施恢复循环血量、改善微循环缺血，阻止休克的进一步发展。若此期得不到有效救治，病情将继续发展进入到休克期。

2. 休克期（休克进展期） 此期微循环血管舒张，微循环淤血，故又称为微循环淤血性缺氧期。

（1）微循环变化的主要特点及其机制 小血管收缩程度较前明显减轻，真毛细血管开放数目增多，毛细血管后阻力大于前阻力，使大量血液淤滞在微循环，微循环处于灌多流少的状态，组织细胞出现严重淤血性缺氧。

出现上述变化的原因是微血管长时间的收缩和缺血、缺氧、酸中毒及局部各种舒血管代谢产物增多，导致微血管舒张。

（2）微循环淤血的后果 由于全身微循环淤血，回心血量减少，"自身输血"作用停止；毛细血管流体静水压升高及通透性增加，组织液生成增多，"自身输液"作用停止；共同导致心输出量和动脉血压的进行性下降。心输出量的减少将导致组织器官的血液灌流量进一步减少，组织缺氧更加严重，形成恶性循环。

（3）主要临床表现 休克期患者动脉血压进行性下降，冠状动脉和脑血管开始灌注不足，出现心、脑功能障碍，心搏无力、心音低钝，神志淡漠甚至昏迷，尿量减少或无尿，皮肤出现发绀、花斑。

休克期是机体由代偿向失代偿发展的阶段，但只要进行及时正确的救治，微循环的缺血、缺氧状态仍能得到较好的改善，否则，病情将进一步恶化进入休克晚期。

3. 休克晚期（微循环衰竭期） 此期患者出现微循环衰竭，使休克的抢救变得更加困难，故又称为休克难治期。

（1）微循环变化的主要特点及其机制 微血管发生麻痹性扩张，毛细血管前后阻力均降低；毛细血管大量开放，毛细血管内血液大量淤滞，血流更加缓慢，甚至停滞；微血管内皮细胞受损严重，广泛微血栓形成，常导致弥散性血管内凝血（DIC）。此期微循环处于不灌不流的状态。

出现上述变化的原因是严重缺氧和酸中毒的持续存在使微循环平滑肌麻痹，对儿茶酚胺等缩血管物质失去反应发生麻痹性扩张，微循环的不灌不流可使血液进一步浓缩，血细胞比容增大，纤维蛋白原浓度增加，血液处于高凝状态，导致广泛微血栓形成。

（2）微循环衰竭的后果及主要临床表现　微循环衰竭将产生以下严重后果：①血压进行性下降，微血管对升压药物失去反应，故给升压药仍难以恢复。脉搏细速无力，中心静脉压降低，静脉塌陷。②毛细血管出现无复流现象，即使大量输血输液，血压可回升，但仍不能恢复毛细血管的血流，组织细胞的缺血、缺氧得不到有效改善。主要是因为毛细血管内皮细胞肿胀、微血栓堵塞微血管及白细胞的附壁和嵌塞。③由于 DIC 的发生，最终将导致心、肝、肺、肾、脑等全身多个器官功能障碍甚至衰竭，患者极易出现死亡。

（3）休克晚期休克难治的机制　休克难治与以下三个方面因素有关：①休克一旦并发 DIC，会使微循环障碍和休克的病情进一步恶化。②休克晚期会出现心、肝、肺、肾、脑等全身多个器官功能障碍甚至衰竭，给休克的治疗带来极大难度。③休克晚期机体会产生多种炎症介质和抗炎介质，引起全身性炎症反应综合征。

（四）休克时各器官系统功能的变化

休克对机体代谢和功能的影响是微循环缺血、缺氧的直接后果。首先是细胞的代谢紊乱，表现为糖无氧酵解增强、脂肪和蛋白质分解增多，使酸性代谢产物生成增多，ATP 生成减少；继而出现细胞膜受损，线粒体和溶酶体被破坏，可诱发细胞坏死或凋亡；严重时可引起主要器官的功能障碍甚至衰竭而死亡，导致多器官系统衰竭甚至死亡。

1. 肾功能的变化　休克早期由于血液重新分布，肾血流量减少，早期即可发生功能性肾衰竭，表现为少尿、尿比重增高、血尿素氮升高等。功能性肾衰竭具有可逆性，一旦肾灌注及时恢复，肾功能也可迅速恢复。若休克持续存在，严重的肾缺血或肾毒素的作用，可引起急性肾小管坏死，此时即使通过治疗恢复了正常的肾灌注，肾功能也难以在短时间内恢复正常，称为器质性肾衰竭。

2. 肺功能的变化　休克早期由于创伤、出血、感染等刺激呼吸中枢，呼吸加快、通气过度，可出现低碳酸血症甚至呼吸性碱中毒。休克进一步发展时，急性炎症可导致呼吸膜损伤，引起急性肺损伤，病情恶化则进一步发展为急性呼吸窘迫综合征，临床表现为进行性呼吸困难、进行性低氧血症、发绀、肺水肿、肺顺应性降低、急性呼吸衰竭。患者常因急性呼吸衰竭而死亡。

3. 心功能的变化　除了心源性休克伴有原发性心功能障碍外，其他类型的休克早期，由于血液重新分布，冠状动脉血流量能够维持，心泵功能一般不受显著影响。随着休克的发展，心肌缺氧加重、冠状动脉血流量减少、酸中毒、高血钾和心肌抑制因子等多因素作用下，可导致急性心力衰竭的发生。

4. 脑功能的变化　休克早期，由于血液的重新分布和脑血流的自身调节，可维持脑的血液供应，患者无明显脑功能障碍的表现。随着休克的进一步发展，当平均动脉压＜50 mmHg，脑组织可发生缺血、缺氧，导致一系列的神经功能损害，患者可出现神志淡漠甚至昏迷。缺血、缺氧可使脑血管通透性增加，导致脑水肿和颅内高压，严重者可形成脑疝，威胁患者生命。

5. 胃肠道功能的变化　休克患者胃肠道的主要变化是胃黏膜损伤、肠缺血和应激性溃疡，临床表现为腹痛、消化不良、呕血和黑便。

6. 肝功能的变化　休克时，肝脏的缺血、淤血及来自肠道的内毒素均可损伤肝细胞，导致黄疸和肝功能不全。反过来，肝功能不全可使肝脏的解毒能力下降，肠源性毒性物质大量入血；对某些凝血因子、抗凝因子的合成和灭活功能障碍，诱发 DIC；肝细胞对乳酸利用减弱而导致机体乳酸酸中毒更加明显，这些因素均可导致休克恶化。

7. 凝血-纤溶系统功能的变化　休克患者常出现凝血-抗凝血的平衡紊乱，部分患者可诱发 DIC 的发生。

8. 免疫系统功能的变化　休克时，由于细胞因子过度表达、抗炎介质释放等，使免疫功能抑制，导致机体炎症反应失控，无法局限化，因此容易引起感染扩散、菌血症和败血症等。

9. 多系统器官功能障碍　患者在严重创伤、失血或感染所致的休克中，短时间内可出现两个或两个以上系统、器官功能衰竭的危急状态，称为多系统器官功能障碍。其发生机制非常复杂，包括微循环灌流障碍、内毒素、炎症介质、大量氧自由基释放损伤等。

（五）休克防治的病理生理学基础

休克是严重的全身性病理过程，对休克患者的抢救，应当争分夺秒，在去除病因的前提下采取综合治疗措施，以支持生命器官的血液灌流和防止细胞损害，最大限度保护各系统器官的功能。

1. 病因学防治　积极防治引起休克的原发病，去除休克发生的始动因素。

2. 发病学治疗

（1）纠正酸中毒　休克时,酸中毒可影响心肌收缩能力和血管活性药物的疗效,所以临床上,应根据酸中毒的程度及时补碱纠酸。

（2）补充血容量　各种休克都存在着有效循环血量的相对或绝对不足,因此,除心源性休克外,补充血容量是提高心输出量和改善组织灌流的基本措施。临床上输液的原则是"需多少,补多少",因为输液过多、过快会导致肺水肿。

（3）合理应用血管活性药物　血管活性药物包括缩血管药和扩血管药,选用血管活性药物的目的是提高微循环的血液灌流量。一般来说,休克早期,在充分补充血容量的基础上,宜选用舒血管药物,以缓解微血管因过度代偿而出现的强烈收缩;休克后期可选用缩血管药物,以防止容量血管过度扩张。对于过敏性休克和神经源性休克,首选缩血管药物,因其外周血管扩张,血管床容积增大。

（4）防治细胞损伤　休克时,由于微循环血液灌流不足,组织细胞可有不同程度的损伤,临床上常用糖皮质激素、ATP和细胞色素 C 来稳定细胞膜,增加对细胞的能量供应。

（5）拮抗体液因子,调控炎症反应　由于多种体液因子参与休克的发生发展,理论上用某些体液因子的拮抗剂可能在一定程度上具有抗休克效果,但临床上尚未普遍推广使用。

休克患者常有多种炎症介质的释放,炎症反应的失控会加重休克。理论上,适当应用炎症介质的阻断剂和拮抗剂对休克的治疗有重要作用,但实际应用效果还需进一步总结研究。

（6）防治多器官功能障碍　应积极预防 DIC 和缺血-再灌注损伤,必要时可酌情使用细胞保护剂、小分子抗氧化剂和自由基清除剂。一旦发生多器官功能障碍,除采取一般的治疗措施外,还应针对不同器官功能障碍采取不同的治疗措施。

3. 支持与保护治疗

（1）营养与代谢支持　对一般患者,应做营养支持,确保热量平衡;对危重患者,应做代谢支持,确保正氮平衡。

（2）连续性血液净化　连续性血液净化是治疗危重休克患者的主要措施之一,对防治多器官功能障碍有重要作用。主要是通过清除循环血液中的炎症介质、内毒素、有害代谢产物,改善组织对氧的利用来发挥作用的。临床结果显示,连续性血液净化比传统的间歇透析疗效更好。

七、弥散性血管内凝血

弥散性血管内凝血(disseminated intravascular coagulation,DIC)是许多严重疾病发展到晚期的一个共同性的全身病理过程。基本特点:由于某些致病因子的作用,凝血因子和血小板被激活,大量促凝物质进入血液循环,使凝血酶增加,可在微循环中形成广泛的微血栓。大量的微血栓形成消耗了大量的凝血因子和血小板,同时可引起继发性纤维蛋白溶解功能的亢进。

（一）DIC 的常见病因

引起 DIC 的原因很多,最常见的是各种感染(如细菌、病毒感染、败血症等),占 31%~43%;其次是恶性肿瘤,占 24%~34%;产科意外占 4%~12%;大手术和创伤占 1%~5%。

此外,在疾病过程中并发的缺氧、酸中毒及继发的纤溶系统、激肽系统、补体系统紊乱等也可促进 DIC 的发生、发展。

（二）DIC 的发病机制

DIC 的病因较多,发病机制较为复杂,不同病因引起 DIC 的发病机制也有所不同,但其共同环节都有凝血过程被激活,微血管内广泛微血栓形成,在 DIC 发生发展过程中,纤溶系统被激活,可引起微血栓形成的同时伴有明显的出血倾向。因此,DIC 所导致的病理变化既有血管内微血栓的形成,又有出血倾向。其主要发病机制为:组织因子的释放、血管内皮细胞损伤及凝血-抗凝调控失衡、血细胞的破坏和血小板被激活及某些促凝物质入血等。

1. 组织因子释放,激活外源性凝血系统,启动凝血　组织创伤、大手术、产科意外及感染等刺激受损组织和细胞释放大量组织因子入血,组织因子可与 Ca^{2+} 和凝血因子Ⅶ组成复合物,并使之活化,激活大量凝血因子Ⅹ,形成凝血酶原活化物,使凝血酶原生成凝血酶,一方面水解纤维蛋白原生成不溶性的纤维蛋白;另一方面激活内源性凝血通路中的凝血因子Ⅸ、Ⅺ、Ⅻ及共同通路中的凝血因子Ⅹ,扩大凝血反应,促进 DIC

的发生。

2. 血管内皮细胞损伤，凝血-抗凝调控失衡 细菌、病毒、内毒素、抗原-抗体复合物、持续性缺氧、酸中毒等因素均可损伤血管内皮细胞，可通过以下机制引起凝血-抗凝调控失衡，促进 DIC 的发生：①损伤的血管内皮可释放组织因子激活外源性凝血系统。②损伤的血管内皮暴露内皮下胶原等物质，可直接启动内源性凝血系统。③损伤的血管内皮可触发血小板活化，产生黏附、聚集和释放效应，加剧微血栓形成。

3. 血细胞大量破坏，血小板被激活 ①红细胞被大量破坏时，可释放大量 ADP 和红细胞素。ADP 具有激活血小板的作用，可导致凝血；红细胞素具有组织因子样作用，可激活凝血系统。②白细胞大量破坏时，可释放大量活性较高的促凝物质，引起凝血-抗凝调控失衡，造成 DIC 的发生。③血小板被大量破坏时，可引起血小板的黏附、聚集和释放反应，同时释放多种血小板因子，促进 DIC 的发生。

4. 促凝物质进入血液 急性坏死性胰腺炎时，胰蛋白酶入血，可促进凝血酶原转变为凝血酶；毒蛇咬伤时，可直接使凝血酶原转变为凝血酶或加强凝血因子 V 的活性；异常颗粒物质（如羊水内容物、抗原-抗体复合物及细菌等）可直接与凝血因子 XII 接触并使其活化，启动内源性凝血途径。

（三）促进 DIC 发生发展的因素

很多因素可以促进 DIC 的发生发展，常见的影响因素如下。

1. 单核-巨噬细胞系统功能受损 单核-巨噬细胞系统可清除血液中的某些促凝物质，当某些原因引起单核-巨噬细胞系统功能受损或受到抑制时，血液中促凝物质不易被清除，因而容易发生 DIC。

2. 肝功能严重障碍 正常的肝细胞可合成也可灭活某些凝血与抗凝物质。当肝功能严重障碍时，可使凝血、抗凝及纤溶平衡紊乱，促进 DIC 的发生。

3. 血液高凝状态 妊娠中、后期血液中某些凝血因子、血小板数量增多；同时血液中纤溶酶原激活物减少，纤溶活性降低，血液处于高凝状态，故当出现产科意外（如胎盘早期剥离、宫内死胎、羊水栓塞等）时，容易发生 DIC。

酸中毒可使血管内皮细胞损伤，启动凝血系统，减弱肝素抗凝活性，促进血小板聚集，这些因素均可使血液处于高凝状态，促进 DIC 的发生发展。

4. 微循环障碍 休克等导致微循环淤血时，一方面血流缓慢、血液浓缩、血液黏滞性增加；另一方面缺血、缺氧、酸中毒可损伤毛细血管内皮细胞，启动凝血系统，这些均有利于 DIC 的发生。

（四）DIC 的分期

根据 DIC 的病理生理特点和发展过程，典型 DIC 可分为以下三期。

1. 高凝期 各种原因导致凝血系统被激活，凝血酶产生增多，微循环中形成大量微血栓。此期主要表现为血液的高凝状态。

2. 消耗性低凝期 大量凝血酶的产生和微血栓的形成，使凝血因子和血小板被大量消耗而减少；同时继发性纤溶系统被激活，使血液处于低凝状态。此期患者可有明显的出血表现。

3. 继发性纤溶亢进期 DIC 时产生大量的凝血酶和凝血因子 XIIa 等激活纤溶系统，产生大量纤溶酶，加之在纤溶过程中产生的纤维蛋白原降解产物形成，使纤溶和抗凝作用增强。此期出血表现十分明显。

（五）DIC 的分型

1. 按 DIC 发生快慢分型

（1）急性型 起病急，常在数小时或 1~2 天内发生，临床表现明显，常以出血和休克为主，病情迅速恶化，多见于严重感染，尤其是革兰阴性菌引起的败血症休克、异型输血、严重创伤、急性移植排斥反应等。

（2）亚急性型 常在数日到几周内逐渐发病，临床表现介于急性和慢性之间，常见于恶性肿瘤转移、宫内死胎等。

（3）慢性型 起病缓慢，病程可达数月至几年。由于机体有一定的代偿能力且单核-巨噬细胞系统功能较健全，临床表现较轻，往往需要实验室检查甚至尸检才能确诊，多见于恶性肿瘤、胶原病、慢性溶血性贫血等。

2. 按 DIC 的代偿情况分型 DIC 发生发展过程中，一方面凝血因子和血小板被消耗；另一方面，肝脏合成凝血因子和骨髓生成血小板的能力也都相应增强，以代偿其消耗。根据凝血物质的消耗和代偿情况，可分为以下三种类型。

（1）失代偿型 凝血因子和血小板的消耗超过生成，患者可有明显的出血和休克，实验室检查可见血小板和纤维蛋白原等凝血因子明显减少,常见于急性型 DIC。

(2)代偿型 凝血因子和血小板的消耗与代偿之间基本保持平衡,患者临床表现不明显或仅有轻度出血和血栓形成症状,易被忽视,实验室检查无明显异常,常见于轻度 DIC。

(3)过度代偿型 机体代偿功能较好,凝血因子和血小板的代偿性生成迅速,甚至超过其消耗,因此,可出现纤维蛋白原等凝血因子暂时性升高,患者出血及栓塞症状不明显,常见于慢性或恢复期 DIC。

(六)DIC 的临床表现

DIC 的表现复杂、多种多样,以出血和微血管内微血栓形成最为突出。

1. 出血 出血是 DIC 患者最初的表现。可有多部位出血倾向,如皮肤淤斑、紫癜、呕血、黑便、咳血、牙龈出血、鼻出血、血尿、阴道出血等。出血程度不一,轻者可只有伤口或注射部位渗血不止;严重者可同时多部位大量出血。导致出血的机制可能与以下因素有关:①凝血物质被大量消耗而减少;②继发性纤溶功能亢进;③纤维蛋白(原)降解产物可使机体止血和凝血功能明显降低;④各种因素导致微小血管血管壁损伤,容易出血。

2. 多器官功能障碍 DIC 时,重要器官的微血管内有广泛微血栓形成,导致器官微循环灌流障碍,组织细胞缺血、缺氧,引起代谢及功能障碍,严重者可导致功能衰竭。微血栓的栓塞几乎可累及每个器官,器官功能障碍的严重程度常与 DIC 的原发病因及血栓栓塞的部位、范围及速度有关。

3. 休克 急性 DIC 伴发休克的发生率为 $50\%\sim80\%$,严重的休克又可促进 DIC 的发生,两者常互为因果,形成恶性循环。DIC 伴发休克的临床特点如下:①常常是突然发生的,原因不明确,也难以用原发病解释的休克;②常伴有出血倾向,但出血程度与休克病情不相符;③在休克早期即出现多器官功能障碍;④常规的抗休克治疗效果差。

4. 贫血 DIC 患者可伴发一种特殊类型的贫血,即微血管病性溶血性贫血。该贫血是由于红细胞受到机械损伤所造成的,属于溶血性贫血。特点:外周血涂片中可见一些特殊的形态各异(如盔形、星形、新月形等)的变性红细胞,这些变性红细胞脆性高,容易发生溶血。

(七)DIC 防治的病理生理学基础

DIC 在临床上病死率极高,关键在于预防。

1. 防治原发病 积极治疗原发病可预防和去除引起 DIC 的病因,是根治 DIC 的根本措施之一。某些轻度 DIC 在病因去除后可迅速恢复。

2. 改善微循环 采用扩充血容量、解除血管痉挛、疏通被微血栓阻塞的微循环等措施,增加组织器官的血液灌流量,对防治 DIC 的发生发展具有重要作用。还可使用阿司匹林、双嘧达莫等抗血小板药,对抗血小板的黏附和聚集,改善微循环。

3. 建立新的凝血纤溶之间的动态平衡 DIC 发病的起始环节是凝血系统被激活和大量血栓形成。因此,在高凝期可使用肝素抗凝;在低凝期可酌情输入新鲜全血、补充凝血因子、血小板等,有助于纠正和恢复机体凝血和抗凝血之间的平衡状态。

能力检测

1. 简述体循环和肺循环的途径及意义。
2. 简述动脉血压形成的机制及影响因素。
3. 肾上腺素、去甲肾上腺素对心血管活动有哪些作用?
4. 心室肌细胞的动作电位和骨骼肌细胞的动作电位有何异同? 各时相的离子机制如何?
5. 以左心室为例说明心动周期中心室射血和充盈的基本过程。
6. 简述心交感神经和心迷走神经对心脏的作用和机制。
7. 压力感受性反射和化学感受性反射的基本过程和效应是什么,有何意义?
8. 影响心输出量的因素有哪些?
9. 简述心肌梗死的好发部位、类型、病变特点和并发症。
10. 简述高血压病(内脏病变期)时心、脑、肾和视网膜的主要病变特点。
11. 简述二尖瓣狭窄和关闭不全时,心、脑及血流动力学的变化特点。

12. 简述心力衰竭时,心脏本身的代偿反应和心脏以外的代偿反应。

13. 简述左心衰竭引起呼吸困难的表现形式及其机制。

14. 简述休克各期微循环的变化特点。

15. 休克的防治措施有哪些?

16. 什么是弥散性血管内凝血?简述其发生机制。

（耿若君）

第十四章　呼吸系统的结构、功能与疾病

学习目标

知识目标：

掌握：呼吸系统的基本结构与功能，肺容量、肺活量和肺通气量的概念，评定呼吸功能的指标。慢性支气管炎、大叶性肺炎、小叶性肺炎的病理变化及主要并发症；慢性肺源性心脏病心、肺病变特征；肺癌的病理类型和病理变化；呼吸衰竭的概念、发病机制。

熟悉：呼吸节律的产生和呼吸活动的调节；气体在血液中的运输方式；大叶性、小叶性肺炎的临床病理联系；矽肺的病因及发病机制；慢性肺源性心脏病的原因与发病机制；呼吸衰竭的病因；肺癌的扩散途径及并发症。

了解：呼吸的意义及其各环节的基本过程；各种肺炎的病因与发病机制；慢性支气管炎和肺气肿的病因与发病机制；呼吸衰竭时机体功能代谢变化特点，呼吸衰竭的防治原则；肺癌的病因与早期诊断方法。

能力目标：

能为呼吸系统患者实施基本的疾病处理和健康指导。

情感目标：

培养关心、关爱、团队合作、敏锐的观察力。

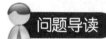

问题导读

你知道空气是如何进入我们人体的吗？流动的血液如何携带氧气和二氧化碳？

案例引导

患者，男，56岁，于五年前开始咳嗽、咳痰，反复发作，尤其冬季，可长达数月，三天前因受凉咳嗽、咳痰加剧，痰为黄色脓痰，伴发热 38.8 ℃。两肺可闻及散在干、湿啰音。请问初步诊断为什么疾病？

呼吸系统由呼吸道和肺两大部分组成（图 14-1）。呼吸道包括鼻、咽、喉、气管和各级支气管。临床上通常以喉为界，将鼻、咽、喉称为上呼吸道，把气管和各级支气管称为下呼吸道。肺由肺实质（支气管树和肺泡）和肺间质（结缔组织、血管、淋巴管、淋巴结和神经）组成，表面包有胸膜。

呼吸系统的主要功能是执行机体与外界进行气体交换。呼吸道是气体进出的通道，肺泡是气体进行交换的场所，鼻另有嗅觉功能，喉另有发音功能。

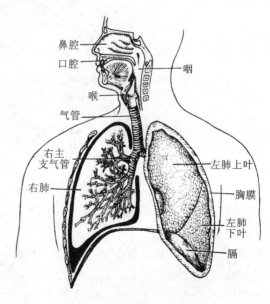

图 14-1　呼吸系统模式图

呼吸全过程由三个基本环节(图 14-2)组成:①外呼吸(肺呼吸),指外界环境与血液在肺部进行气体交换,包括肺通气(肺泡与外界环境的气体交换)和肺换气(肺泡与血液之间的气体交换);②气体在血液中的运输,即指机体通过血液循环把肺摄取的 O_2 送到组织细胞,又把组织细胞产生的 CO_2 送到肺的过程;③内呼吸(组织呼吸),指组织细胞与毛细血管血液之间的气体交换。呼吸的任何环节出现障碍,都将使机体出现 O_2 和 CO_2 的潴留,严重时危及生命。

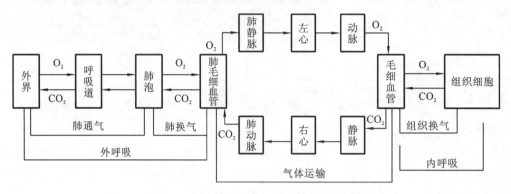

图 14-2 呼吸的三个环节

第一节 呼吸器官

一、呼吸道

呼吸道是沟通肺泡与外界环境、气体进出肺的通道。由上呼吸道(鼻、咽、喉)和下呼吸道(气管和各级支气管)组成。

(一)鼻

鼻是呼吸道的起始部,能净化吸入的空气并湿润和保温,也是嗅觉器官,还可辅助发音。其可分为三部分,即外鼻、鼻腔和鼻窦(图 14-3、图 14-4)。

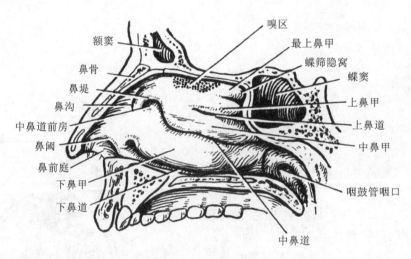

图 14-3 鼻腔和鼻窦

1. 外鼻 突出于面部的部分,由骨和软骨作支架,被覆皮肤,呈三棱锥体形。可分为鼻根、鼻尖和鼻翼。左右鼻翼围成的孔称鼻孔。

2. 鼻腔 以骨和软骨为基础,内面覆以黏膜,鼻中隔将鼻腔分为左右两腔,向前经鼻孔与外界相通,向后经鼻后孔通咽。鼻中隔前下部,黏膜内血管丰富,受外伤或干燥空气刺激易出血,故称易出血区。外侧壁有三个鼻甲,自上而下分别为上、中、下鼻甲,其下方的间隙相应称为上、中、下鼻道。鼻腔黏膜分为嗅部和呼吸部。

3. 鼻窦 鼻腔周围多个含气的骨质腔,共 4 对,即上颌窦、额窦、筛窦和蝶窦。当鼻腔黏膜发炎时,可蔓延到鼻窦,引起鼻窦炎。

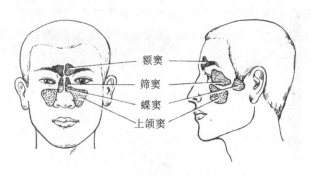

图 14-4 鼻窦体表投影

(二)喉

喉是呼吸通道,也是发音器官。上通咽腔,下连气管,由软骨作为支架,以韧带和肌肉连接,内衬黏膜而构成。喉的软骨包括甲状软骨、环状软骨、会厌软骨和成对的杓状软骨(图 14-5)。甲状软骨最突出的部分为喉结。在吞咽时会厌软骨盖住喉口,防止食物误入气管。

喉的内腔称喉腔。黏膜在喉腔形成两对皱襞,上为前庭襞,下为声襞。声襞之间的裂隙称声门裂,是喉腔最狭窄的部分。喉腔分 3 部分,喉前庭、喉室和声门下腔。声带是由声襞、声韧带和声带肌三者构成。

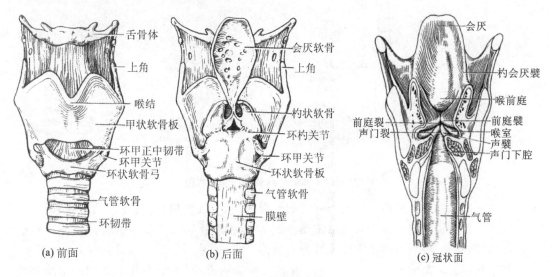

图 14-5 喉软骨连接

(三)气管和支气管

气管和支气管是连接喉和肺之间的管道(图 14-6),均以"C"形半环状软骨为支架,保持其持续张开状态。软骨后面缺口由纤维组织和平滑肌形成的膜封闭。气管向下至胸骨角平面分为左、右主支气管,左主支气管较细,走向倾斜;右主支气管较粗短,走向陡直,故进入气管内的异物容易坠落入右侧。

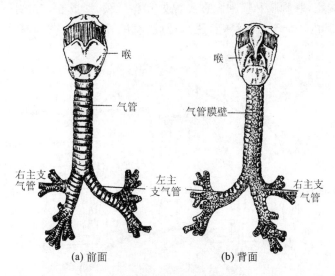

图 14-6 气管与支气管

气管与支气管壁结构分 3 层:①黏膜层上皮为假复层纤毛柱状上皮,其中含有大量杯状细胞,分泌的黏液可吸附粉尘颗粒,再经纤毛的节律摆动,排向咽部;②黏膜下层由疏松结缔组织构成,含有大量腺体;③外膜主要由"C"形软骨环和结缔组织构成,缺口处有平滑肌封闭。

二、肺

肺是进行气体交换的器官,位于胸腔内纵隔的两侧,左右各一,质地柔软、富有弹性呈海绵状。肺呈圆锥体,上为肺尖,下为肺底,表面包有胸膜。有肋面与纵隔面,纵隔面凹陷为肺门,是左右主支气管、肺动脉、肺静脉、淋巴管和神经等出入的门户。右肺被水平裂和斜裂分为上、中、下3叶,左肺被斜裂分为上、下2叶(图14-7)。

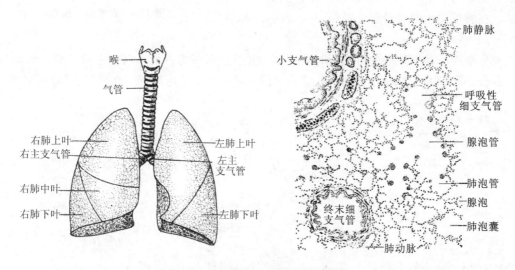

图14-7 肺的分叶和肺结构模式图

肺组织分为实质和间质。实质即肺内支气管的各级分支(支气管树)及其终末的大量肺泡;间质为结缔组织,含血管、淋巴管和神经等。从气管到肺泡分为传导区和呼吸区。呼吸区是机体与环境进行气体交换的部位,主要由肺泡囊和肺泡构成,正常成人肺泡总数为2亿~6亿个,其总面积可达75~130 m²。肺泡壁由肺泡上皮和基膜组成。肺泡上皮为单层上皮,由两类细胞构成,即Ⅰ型和Ⅱ型细胞。Ⅰ型细胞为扁平细胞,占95%,气体易于通过;Ⅱ型细胞占5%,能分泌表面活性物质,功能是降低肺泡表面张力,稳定肺泡内压。

三、胸膜

胸膜是一层光滑的浆膜,分别被覆于左、右肺的表面及胸廓内表面、膈上面、纵隔外侧面,贴在肺表面的胸膜叫脏胸膜,外层为壁胸膜,脏胸膜和壁胸膜在肺根处互相延续,形成左、右侧两个完全封闭的胸膜腔(图14-8)。腔内含少量浆液,其内压低于大气压(负压),使脏、壁胸膜紧紧贴在一起,可减少呼吸时两层胸膜的摩擦。

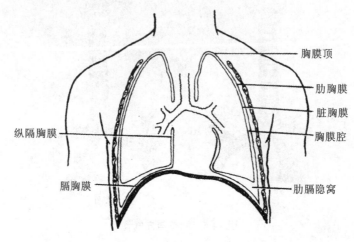

图14-8 胸膜与胸膜腔示意图

肋膈隐窝是胸膜腔的最底部位,胸膜腔积液首先聚于此处,同时也是易发生胸膜粘连的部位。

第二节 肺 通 气

肺和胸廓是人类呼吸系统中的重要器官。在中枢神经的控制下,呼吸肌发生节律性收缩,使胸廓容量发生周期性变动,进而引起肺内压改变,驱动气体出入肺,实现肺通气过程。

一、肺通气

肺通气是肺与大气之间的气体交流。实现肺通气的结构包括呼吸道、肺泡和胸廓等。呼吸道是沟通肺泡与外界联系的气流通道,肺泡是气体交换的场所,而胸廓的节律运动犹如"通气泵",则是实现肺通气的动力。气体进出肺取决于两方面的因素:一是推动气体流动的动力;二是阻止其流动的阻力。前者必须克服后者方能实现肺通气。

(一)肺通气的动力

呼吸运动是实现肺通气的原动力。胸廓活动引起肺容积及肺内压的周期性变化,形成了肺内压与大气压差,是气体进出肺的直接动力。

胸膜腔的密闭可保证肺能随胸廓的容积变化而扩大或缩小。胸膜腔负压可保持肺的扩张状态,并促进血液、淋巴液回流。

安静状态下,正常成人的呼吸频率为12~18次/分。以膈肌活动为主的呼吸运动称为腹式呼吸,以肋间外肌舒缩活动为主的呼吸运动称为胸式呼吸。

用人为的方法造成肺内压和大气压之间的压力差以维持肺通气,这便是人工呼吸,常用以抢救呼吸暂停的患者。

(二)肺通气的阻力

肺通气的阻力来源于呼吸器官本身(包括肺和胸廓)的弹性阻力和通气过程中形成的非弹性阻力(包括气道阻力、惯性阻力和组织的黏滞阻力)。平静呼吸时,弹性阻力是主要因素。

在呼吸过程中,随着肺容量的变化,气道阻力会发生周期性变化。吸气时肺泡扩大,小气管拉开,口径增大,阻力减小;呼气时发生相反变化,阻力增大。因此支气管哮喘患者呼气要比吸气更为困难。

(三)肺通气能力的评价

了解肺通气的简单方法是用肺量计记录进出肺的气量(图14-9)。

1. 肺容量 肺容量指肺容纳气体的量,随着呼吸运动而变化。

(1)潮气量(TV) 平静呼吸时,吸入或呼出的气量。平静呼吸时,正常成人400~600 mL。

(2)补吸气量(IRV) 平静吸气末再尽力吸气所能吸入的气量。正常成人1500~2000 mL。

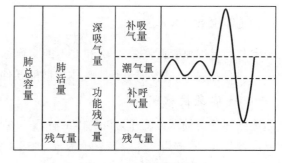

图 14-9 肺容量图解

(3)补呼气量(ERV) 平静呼气末再尽力呼气所能呼出的气量。正常成人900~1200 mL。

(4)残气量(RV)和功能残气量(FRC):残气量指最大呼气末肺内所残留的气体量。正常成人1000~1500 mL。平静呼气末,肺内所残留的气体量称为功能残气量。它实际是残气量与补呼气量之和。正常成人2000~2500 mL。增加见于肺气肿,减少见于肺纤维化。

(5)肺总容量(TLC) 肺所能容纳的最大气量。正常成人男性约5000 mL,女性约3500 mL。

2. 肺活量

(1)肺活量(VC) 最大吸气后,再用力呼气,所能的呼出的最大气量。它实际是潮气量、补吸气量和补呼气量之和。正常成人男性约3500 mL,女性约2500 mL。一般运动员、重体力劳动者肺活量较大。可作为肺通气功能好坏的指标之一。但其个体差异较大,适宜做自身比较。

(2)时间肺活量 用力吸气后再用力并以最快的速度呼出,在头几秒钟所呼出的气体量占肺活量的百分数。正常成人第1、2、3 s所呼出的气量及其各占用力肺活量的百分率,正常分别为83%、96%、99%。即正常人在3 s内基本上可呼出全部肺活量的气体。阻塞性肺气肿时呼出时间延长,胸廓受限、肺不张时往往提前。时间肺活量是测定肺通气功能的最佳指标。

3. 肺通气量

(1)每分通气量　每分钟进或出肺的气体总量。每分通气量=潮气量×呼吸频率。正常成人平静呼吸潮气量约500 mL,呼吸频率12~18次/分,故每分通气量为6~9 L。若每分通气量大于10 L表示通气过度,小于3 L表示通气不足。

(2)每分最大通气量　以最快的速度和尽可能深的幅度进行呼吸时的每分通气量。它代表单位时间内肺的全部通气能力充分发挥时的通气量,是估计一个人能进行多大运动量的重要生理指标。最大通气量一般可达70~150 L/min。

(3)肺泡通气量　在通气过程中由于鼻、咽、喉、气管、支气管等对气体交换来说是无效的,这部分称为解剖无效腔,正常成年人约150 mL。因此,肺泡通气量=(潮气量-无效腔气量)×呼吸频率。从肺泡气更新的角度看,适度的深而慢的呼吸比浅快的呼吸更有利于气体交换。

通气功能障碍有阻塞性和限制性两种基本类型,兼有二者特点者为混合性(表14-1)。阻塞性通气功能障碍见于咽喉部水肿、气管和气道周围疾病以及肺气肿等。限制性通气功能障碍指肺扩张受限制的通气障碍,见于肺间质疾病、肺占位性病变、胸膜疾病、胸壁及脊柱疾病等。不同类型的通气功能障碍各项指标的变化不同。

表14-1　不同类型的通气功能障碍特点

类　　型	肺　活　量	最大通气量	用力呼气肺活量	残　气　量	残气量/肺总量
阻塞性	正常或减小	明显减小	明显减小	明显增大	明显增大
限制性	明显减小	减小或正常	正常或增大	减小	正常或增大
混合性	减小	减小	减小	不等	不等

第三节　气体交换与运输

一、气体交换

肺泡与肺毛细血管血液之间 O_2 和 CO_2 的交换称为肺换气,血液与组织细胞之间 O_2 和 CO_2 的交换称为组织换气,均通过扩散的方式进行。气体扩散的条件是呼吸膜和细胞膜对气体分子的通透性。

(一)气体交换原理

组成气体各自的压力就称为该气体的分压。在液体中的气体分压也称气体张力。气体分子从分压高处向分压低处运动,称为气体扩散。肺泡气、血液和组织内的 PO_2 和 PCO_2 各不相同(表14-2),彼此间的分压差,决定着气体扩散的方向。

表14-2　机体各部位呼吸气体的分压　　　　　　　　单位:kPa(mmHg)

呼吸气体	大　气	吸入气	呼出气	肺泡气	混合静脉	动　脉	组　织
O_2	21.15 (159.0)	19.86 (149.3)	15.96 (120.0)	13.83 (104.0)	5.32 (40.0)	12.90~13.30 (97.0~100.0)	4.00 (30.0)
CO_2	0.04 (0.3)	0.04 (0.3)	3.59 (27.0)	5.32 (40.0)	6.12 (46.0)	5.32 (40.0)	6.65 (50.0)

(二)气体交换过程

在肺泡处,肺泡内 PO_2 13.83 kPa(104 mmHg)高于静脉血中 PO_2 5.32 kPa(40 mmHg),所以 O_2 从肺泡

扩散入血;肺泡内 PCO_2 5.32 kPa(40 mmHg)低于静脉血中 PCO_2 6.12 kPa(46 mmHg),所以静脉血中的 CO_2 扩散入肺泡中。结果静脉血变成了动脉血。

在组织处,由于组织细胞在代谢过程中不断消耗 O_2 并产生 CO_2,因此组织中的 PO_2 4.0 kPa(30 mmHg)低于动脉血 PO_2 13.3 kPa(100 mmHg),所以 O_2 透过毛细血管壁向组织中扩散;而组织中 PCO_2 6.65 kPa(50 mmHg)高于动脉血中 PCO_2 5.32 kPa(40 mmHg),所以 CO_2 由组织扩散入血。于是动脉血又变成了静脉血。

（三）影响气体交换的因素

1. 呼吸膜 肺换气的结构基础,其通透性、厚度以及面积都会影响气体交换的效率。呼吸膜包括 6 层结构:肺泡表面活性物质的液体层、肺泡上皮、上皮基底膜、间质、毛细血管基膜和毛细血管内皮(图 14-10)。正常成人呼吸膜的有效面积约 70 m²,厚度约 0.6 μm,通透性好,易于气体扩散通过。

气体扩散的速度与呼吸膜面积成正比,与呼吸膜的厚度成反比。在某些病理情况下,如肺纤维化、肺水肿等使呼吸膜增厚,肺不张、肺炎、肺气肿等使呼吸膜面积减少,这些均可降低气体扩散速率,减少气体扩散量,影响气体交换效率而导致呼吸困难。

2. 通气/血流值 每分肺泡通气量(V)与每分肺血流量(Q)的比值。正常成人安静时,每分肺泡通气量约为 4.2 L,每分肺血流量约为 5 L,V/Q=0.84,此时气体交换效率最高。若肺泡通气不足,而肺泡周围的血流量正常,则 V/Q 值减小,血液不能进行充分的氧合,称为功能性短路;若肺泡通气量正常,而流经肺泡周围的血流量不足,则

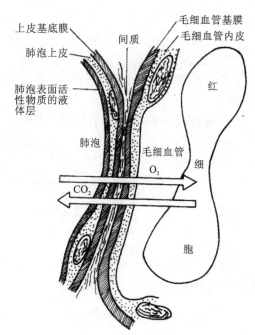

图 14-10 呼吸膜结构示意图

V/Q 值增大,肺泡通气过剩,不能充分与血流进行交换,致使肺泡无效腔增大(图 14-11)。

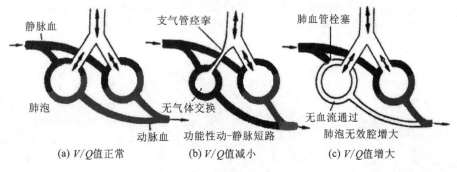

图 14-11 通气/血流值

二、气体在血液中的运输

气体在血液中的运输形式为物理溶解和化学结合。虽然溶解形式的 O_2 和 CO_2 很少,但很重要。在肺或组织换气时,进入血液的 O_2、CO_2 先溶解,提高分压,再产生化学结合;O_2、CO_2 从血液释放时,也是溶解的先逸出,分压下降,结合的再分离出来,补充失去的溶解气体。溶解的和结合的二者之间处于动态平衡。

（一）O_2 的运输

1. 物理溶解 血液中物理溶解的量与 PO_2 成正比。当动脉血 PO_2 13.3 kPa(100 mmHg)时,每 100 mL 血液中溶解 O_2 0.3 mL,约占血液 O_2 含量的 1.5%。

2. 化学结合 O_2 主要与血红蛋白(hemoglobin,Hb)结合。在每 100 mL 动脉血中,以化学结合形式存在的 O_2 可达 20 mL,约占血液总 O_2 含量的 98.5%。O_2 与 Hb 结合有一些重要特征:①反应快、可逆、不需酶催化,受 PO_2 影响;②Fe^{2+} 与 O_2 结合是氧合,不是氧化;③1 分子 Hb 可以结合 4 分子 O_2;④Hb 与 O_2 结合与解离的曲线呈 S 型。

3. 影响 Hb 与 O₂ 亲和力的因素 PO₂、PCO₂、血液酸碱度、温度、2,3-二磷酸甘油酸等因素影响着 Hb 与 O₂ 亲和力。当 pH 降低，PO₂ 升高，温度升高时，Hb 对 O₂ 的亲和力减弱，O₂ 容易解离被组织细胞摄取利用；反之，O₂ 不易解离，从而使血液 O₂ 运输量增加。

HbO₂ 呈鲜红色，去氧 Hb 呈紫蓝色。如果毛细血管床血液含去氧 Hb 达 50 g/L 以上，则皮肤、甲床或黏膜出现蓝色，称为发绀，是一种缺 O₂ 的标志。CO 与 Hb 的亲和力是 O₂ 的 250 倍，因此，CO 中毒时，形成大量的一氧化碳血红蛋白（HbCO），使血液呈樱桃红色，机体严重缺氧，但不出现发绀。

（二）CO₂ 的运输

1. 物理溶解 CO₂ 溶解度较 O₂ 约大 24 倍，但也仅占血液中 CO₂ 总量的 5% 左右。因此，CO₂ 主要运输方式是化学结合。

2. 化学结合 CO₂ 的化学结合有两种形式：形成碳酸氢盐，约占血液中 CO₂ 总量的 88%；生成氨基甲酸血红蛋白，约占总量的 7%。

3. 影响 Hb 与 CO₂ 亲和力的因素 主要是 PO₂，当 PO₂ 升高时，携带 CO₂ 能力下降；反之携带能力升高。主要是由于去氧 Hb 比氧合 Hb 能结合更多的 H⁺，还能形成氨基甲酸血红蛋白。故在组织中静脉血能携带更多的 CO₂，而在肺部则释放 CO₂。

第四节 呼吸运动的调节

呼吸运动具有节律性，呼吸的频率和深度随人体代谢水平不同而发生相应的变化。呼吸的正常节律及适应性变化是通过神经系统和体液因素的调节而实现的。

一、呼吸中枢与呼吸节律

呼吸中枢是指中枢神经系统内产生呼吸节律和调节呼吸活动的神经细胞群。呼吸中枢分布在脊髓、延髓、脑桥、下丘脑、大脑皮层等部位（图 14-12）。其中延髓是最基本的，其余各级中枢都通过影响它来调节呼吸运动。

脊髓无自动节律活动能力，它只是联系脑和呼吸肌的中继站，以及整合某些呼吸反射的初级中枢。延髓是产生节律呼吸的基本中枢，但正常节律还有赖于延髓以上更高级中枢的调节（图 14-13）。脑桥上 1/3 处有呼吸调整中枢，它能促进切断机制的活动，使吸气及时转向呼气，保持呼吸节律正常。大脑皮质能有意识性地控制呼吸，属于呼吸的随意调节系统。

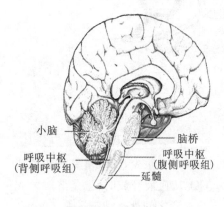

图 14-12 呼吸中枢

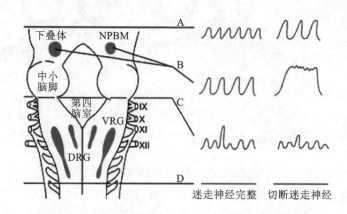

图 14-13 脑干呼吸有关核团（左）和在不同平面横切脑干后呼吸的变化（右）示意图

注：DRG 为背侧呼吸组；VRG 为腹侧呼吸组；NPBM 为臂旁内侧核。

中脑和脑桥之间横切（A 平面）—呼吸无明显变化。

脑桥上、中部横切（B 平面）—呼吸将变慢变深，提示脑桥上部有抑制吸气的中枢结构，迷走传入冲动也有抑制吸气的作用。

脑桥和延髓横切（C 平面）—不论迷走神经是否完整，长吸式呼吸都消失，呈喘息样呼吸。

在延髓和脊髓横切（D 平面）—呼吸停止，结果表明呼吸节律产生于下位脑干，上位脑对节律性呼吸不是必需的。

二、呼吸的反射性调节

节律性呼吸活动虽起源于脑,但可受来自呼吸器官本身以及血液循环等其他器官系统感受器传入冲动的反射性调节。

(一)肺牵张反射

肺牵张反射是由肺的扩张或缩小引起的反射性呼吸变化。肺牵张感受器分布在支气管和细支气管的平滑肌层中。吸气时,当肺扩张牵拉呼吸道,使感受器兴奋,冲动经迷走神经传入延髓,使吸气切断机制兴奋,抑制吸气,发生呼气;呼气时,对肺牵张感受器刺激减弱,传入冲动减少,解除了对吸气的抑制,吸气再次发生。病理情况下,肺顺应性降低,肺扩张时使气道扩张较大,刺激较强,可引起该反射,使呼吸变浅、变快。

(二)化学性调节

血液中化学成分的改变,特别是 CO_2 和 H^+ 浓度的增加及 PO_2 下降,可刺激化学感受器,引起呼吸中枢活动增强,以维持血液中 PO_2、PCO_2 及 pH 的相对恒定。

1. CO_2 对呼吸的影响 一定水平的 PCO_2 对维持呼吸和呼吸中枢的兴奋性是必要的。当血液中 CO_2 浓度降低时,呼吸中枢活动下降,出现呼吸减弱或暂停;当 CO_2 浓度升高时,呼吸加强,肺通气量增大。若 CO_2 浓度过高,将会对中枢神经系统起麻痹作用,发生呼吸困难、头痛、头昏,甚至昏迷,出现 CO_2 麻醉。可见,血液中一定浓度的 CO_2 是维持呼吸中枢正常兴奋性所必需的。

2. H^+ 对呼吸的影响 血液中 H^+ 浓度增加可使呼吸加深、加快,肺通气增加;H^+ 浓度降低,使呼吸受到抑制。H^+ 浓度对呼吸的调节也是通过外周化学感受器和中枢化学感受器实现的。

3. 缺 O_2 对呼吸的影响 吸入气中 O_2 分压稍降低时,对呼吸没有明显影响。当吸入气中 O_2 的含量下降到 10% 左右,使血液中 O_2 分压下降到 8 kPa 以下时,才通过外周化学感受器反射性地使呼吸加强。缺 O_2 对延髓呼吸中枢的直接作用是抑制。当轻微缺 O_2 时,对外周化学感受器的作用掩盖了对呼吸中枢的抑制,表现呼吸加强;若严重缺 O_2,则呼吸中枢抑制超过了对外周化学感受器的作用,将使呼吸停止。

(三)防御性呼吸反射

当呼吸道黏膜受到有害刺激时,会引起对机体有保护作用的反射活动,称为防御性呼吸反射。主要有咳嗽反射和喷嚏反射。

 # 第五节 呼吸系统疾病常见检查

一、血液检查

血液检查是较常见的辅助检查之一,其有助于呼吸系统疾病的诊断。如白细胞总数和中性粒细胞增加提示感染性疾病;嗜酸性粒细胞增高提示为变态反应性疾病等。

二、皮肤试验

变态反应性疾病需要患者做相应的皮试,从而有助于查明过敏原的种类,并指导脱敏治疗。如烟曲菌抗原浸出液皮试部位出现的Ⅲ型变态反应,提示为变态反应性支气管肺曲菌病;结核菌素皮内试验后 48～72 h 出现的Ⅳ型变态反应,不仅提示有过结核菌或真菌的感染,还可反映出机体的细胞免疫功能;用结节病患者的淋巴结或脾组织混悬液皮试,若 4～8 周后出现阳性反应,有助于结节病的诊断。

三、痰液检验

一般检查应该取清晨第一口痰液为宜,留痰时应先漱口,然后用力咯出气管深处痰液,放入清洁干燥的容器内送检,注意不要将唾液混入。痰液检验包括一般性状(量、性质、颜色、气味及异物等)、显微镜检查(直接涂片、涂片染色)、免疫学检测(痰中免疫球蛋白)等,有助于呼吸系统疾病的诊断、观察疗效和判定预后。优缺点:无创性、标本收集方便,易被患者接受,但不够灵敏及特异,且对疾病定位帮助不大。痰涂片在光镜低倍视野下上皮细胞<10个、白细胞>25个为合格的痰标本。定量痰培养菌量≥107 cfu/mL可判定为致病菌。痰脱落细胞检查有助于肺癌的诊断。

四、胸腔积液检查

常规胸腔积液检查可将胸腔积液分为渗出液或漏出液。其中胸腔积液溶菌酶、腺苷脱氨酶、癌胚抗原、抗酸杆菌、脱落细胞及染色体检查等,有助于癌性与结核性胸腔积液的鉴别。

五、纤维支气管镜检查

纤维支气管镜已广泛用于多种呼吸系统疾病的诊断与治疗。它除了能深入亚段支气管直接窥视气道黏膜有无水肿、充血、溃疡、肉芽肿、新生物及异物外,还可作为支气管肺泡灌洗(BAL)和肺活检的重要手段。经纤维支气管镜 BAL 治疗的肺泡蛋白沉积症,用高频电刀、激光、微波在纤维支气管镜下治疗气道肿瘤,以及在纤维支气管镜引导下经鼻气管插管等技术也已在临床普遍开展。

六、影像学检查

胸部 X 线检查常规拍摄后前位片,有时则需加摄侧位片。X 线胸片可清晰地反映肺炎、肺肿瘤、气胸、胸腔积液和肺气肿等病变。尽管 X 线胸片不能提供胸部病变的确切原因,但有助于医师选择具有确诊价值的检查方法。

胸部 CT 提供数个横断面影像,其密度分辨力明显优于 X 线图像,更能显示病变的详细情况。CT 扫描过程中,可口服或经血管注入染料,以使一些胸部病变显示更加清楚。CT 能发现某些隐蔽部位如心脏前后、食管奇静脉窝等处的病变,肺内或胸膜下小转移灶,在确定肺门附近病变,确定病灶内有无钙化和空洞等方面也有一定的优越性。对胸膜病变,CT 可以观察胸膜细微病变,如少量胸腔积液等。胸腔内大量积液时 CT 能够显示胸膜上或肺内病变,这是比普通 X 线优越之处。

磁共振成像(MRI)亦可提供高清晰的影像,特别是对胸部血管异常者,如主动脉瘤。对纵隔的检查优于CT,脂肪与血管形成良好的对比,易于观察纵隔肿瘤及其与血管间的解剖关系。对肺门淋巴结与中心型肺癌的诊断,也帮助较大。

超声扫描是根据超声波在体内的反射产生图像。超声检查常用于检测胸膜腔(即覆盖于肺脏表面的两层胸膜之间的腔隙)积液。在进行胸腔穿刺抽液时,亦可用超声检查作为介导。

肺核素扫描是采用微量的短半衰期的放射线物质显示肺内气体和血液的流动情况。该检查常分为以下两个阶段:第一阶段受检者吸入放射性气体,以扫描仪检测气体在整个气道和肺泡内的分布情况;第二阶段则将放射线物质注入静脉,以扫描仪检测其在肺血管内的分布情况。该检查对检测有无肺栓塞具有重要价值,亦可用于肺癌患者的术前评价。

血管造影可准确地显示肺脏的血液供给。以 X 线可检出的染料注入血管内,流经肺内动静脉时产生图像。血管造影检查最常用于疑有肺栓塞的患者,常可提示肺内异常扫描结果。肺动脉造影被认为是诊断和排除肺栓塞的确诊方法(金标准)。

七、肺活组织检查

肺活组织检查包括:①经纤维支气管镜肺活检;②经胸壁穿刺肺活检;③经胸腔镜肺活检;④剖胸肺活检。

八、呼吸功能测定

肺功能试验包括肺容量测定、流速测定、流速容量测定、肌力评价和弥散容量测定。可测定肺含气量,肺吸气、呼气功能及肺脏氧气和二氧化碳交换的能力。肺功能试验对确定肺部疾病的类型和严重程度价值较大,对确定特定的病因价值则较小,但也常用于诊断某些疾病(支气管哮喘、慢性阻塞性肺疾病引起的阻塞性通气功能障碍或肺间质纤维化、胸廓畸形、胸腔积液、胸膜增厚及肺切除术等引起的限制性通气功能障碍),可较客观地评价呼吸系统疾病的严重程度;评价劳动能力和所能承受外科手术的风险。

动脉血气分析主要测定血中氧和二氧化碳浓度,是反映肺功能的重要指标。

第六节 呼吸系统常见疾病

呼吸系统有很多疾病,危害很大。常见的有:感染性疾病,如上呼吸道感染、肺部感染、肺结核;变态反应性疾病,如支气管哮喘、过敏性鼻炎;肺癌,慢性阻塞性肺疾病,胸膜疾病。

呼吸系统疾病常见的症状有咳嗽、咳痰、咯血、胸痛、呼吸困难和气喘。咳嗽可以由普通感冒引起,也可以由肺炎甚至肺癌引起。胸痛可以是呼吸系统疾病常见的症状,也可以是冠心病发病的症状。

呼吸系统疾病常见检查,利用听诊器对肺部进行检查,发现声音的异常,可以对肺部疾病的诊断提供线索。X线胸部透视或摄片、CT、气管镜也常用来检查肺部疾病。

一、慢性支气管炎

慢性支气管炎(chronic bronchitis)是发生于支气管及其周围肺组织的慢性非特异性炎性疾病。临床上以反复发作的咳嗽、咳痰或伴有喘息症状为特点,症状每年持续约3个月,连续两年以上即可确诊。

(一)病因及发病机制

慢性支气管炎是由内、外多种因素共同作用引起,多在气候变化比较剧烈的季节发病。呼吸道反复病毒感染和继发性细菌感染是导致慢性支气管炎病变发展和病情加重的重要原因。吸烟对慢性支气管炎的发生起促进作用。此外,长期接触工业粉尘、大气污染和过敏因素也常是引起慢性支气管炎发生的原因。而机体抵抗力下降,呼吸系统防御功能受损以及内分泌功能失调等却是慢性支气管炎发病的内在因素。

(二)病理变化

早期,病变常累及较大的支气管,以后随病变进展逐渐累及较小的支气管和细支气管。受累的细支气管愈多,病变愈重,后果也愈严重。

1. 呼吸道黏膜纤毛排送系统受损　黏膜上皮纤毛粘连、倒伏,甚至脱失,上皮细胞变性、坏死甚至脱落。上皮再生时,杯状细胞增多,并可发生鳞状上皮化生。

2. 腺体增生、肥大、黏液化和退行性变　大气道黏膜下黏液腺肥大、增生,分泌亢进,浆液腺发生黏液化;小气道黏膜上皮杯状细胞增多。以后随病变进展,分泌亢进的细胞逐渐衰竭,腺体萎缩,黏膜变薄。

3. 支气管壁的其他损害　支气管管壁充血、水肿,淋巴细胞、浆细胞浸润;管壁平滑肌束萎缩、断裂;软骨萎缩、变性、钙化或骨化(图14-14)。

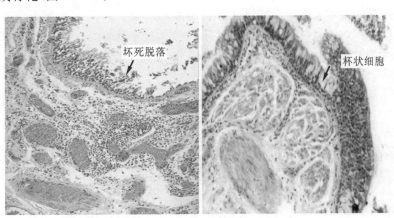

图14-14　慢性支气管炎

注:支气管黏膜上皮杯状细胞数量增多,部分上皮坏死脱落。可见鳞化,慢性炎细胞浸润。

慢性支气管炎反复发作,病变逐渐加重,并向纵深发展蔓延。细支气管因管壁薄,炎症易向管壁周围组织及肺泡扩展,引起细支气管周围炎,甚至形成纤维闭塞性细支气管炎,是引起慢性阻塞性肺气肿的病变基础。

(三)临床病理联系

患者因支气管黏膜炎症及分泌物增多,出现咳嗽、咳痰症状。痰一般呈白色黏液泡沫状,较黏稠不易咳出。并发感染时痰量增多,呈黏液脓性或脓性痰,有时带血。肺底部可闻及干、湿啰音。由于支气管痉挛或支气管狭窄及黏液、渗出物阻塞而引起哮喘样发作,两肺布满哮鸣音,呼吸急促,不能平卧。病变可导致小气道狭窄或阻塞,呼气阻力明显大于吸气阻力,久之肺残气量明显增多,肺过度充气而并发阻塞性肺气肿,甚至发展成慢性肺源性心脏病。由于支气管管壁组织的炎性破坏,支气管壁弹性减弱,吸气时支气管被动扩张,呼气时不能充分回缩,久而久之形成支气管扩张。

二、肺气肿

肺气肿(pulmonary emphysema)是指末梢肺组织因含气量过多而呈持久性扩张,伴有肺泡间隔破坏,肺组织弹性减弱,肺容积增大、功能降低的一种疾病状态。

(一)病因及发病机制

肺气肿是支气管和肺疾病常见的并发症。与吸烟、空气污染、小气道感染等关系密切,尤其是慢性阻塞性细支气管炎常是引起肺气肿的重要原因。发病机制与下列因素有关。

1. 阻塞性通气障碍 慢性细支气管炎时,由于小气道的狭窄、阻塞或塌陷,导致了阻塞性通气障碍,使肺泡内气体出现排出障碍,残气量增多;同时黏液分泌增多和黏液栓形成进一步加剧小气道的通气障碍,残气量增加得更多,引起肺气肿。

2. 呼吸性细支气管和肺泡壁弹性降低 长期的慢性炎症破坏了细支气管壁和肺泡壁上的大量弹性纤维,使细支气管和肺泡的弹性回缩力减弱;而阻塞性肺通气障碍又使细支气管和肺泡长期处于高张力状态,弹性进一步降低,残气量增多。

3. α_1-抗胰蛋白酶水平降低 α_1-抗胰蛋白酶由肝细胞产生,广泛存在于组织和体液中,对包括弹性蛋白酶在内的多种蛋白水解酶有抑制作用。炎症时中性粒细胞和单核细胞能释放大量弹性蛋白酶及氧自由基。弹性蛋白酶能降解肺组织中的弹性硬蛋白、结缔组织基质中的胶原和蛋白多糖,破坏肺泡壁结构;氧自由基能氧化 α_1-抗胰蛋白酶活性中心的蛋氨酸并使之失活。而 α_1-抗胰蛋白酶失活后则增强了弹性蛋白酶的损伤作用。

(二)类型

根据病变发生的部位、性质和范围的不同,肺气肿可分为下列类型。

1. 肺腺泡性肺气肿 病变发生在肺腺泡内,因常合并有小气道的阻塞性通气障碍,故又称为阻塞性肺气肿。根据发生部位和范围不同,将其分为下列三种。

(1)腺泡中央型肺气肿(centriacinar emphysema) 病变主要累及肺腺泡的中央部分,以呼吸性细支气管病变最明显,呈囊状扩张;肺泡管、肺泡囊变化则不明显(图14-15)。

(2)腺泡周围型肺气肿(periacinar emphysema) 病变主要累及肺腺泡远端部位的肺泡囊,近端部位的呼吸性细支气管和肺泡管基本正常(图14-15)。常合并有腺泡中央型和全腺泡型肺气肿。

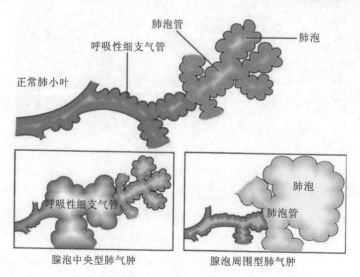

图14-15 肺泡肺气肿模式图

（3）全腺泡型肺气肿（panacinar emphysema） 病变累及肺腺泡的各个部位，从终末呼吸性细支气管直至肺泡囊和肺泡均呈弥漫性扩张，含气小囊腔布满肺腺泡。

如果肺泡间隔破坏较严重，小气囊泡可融合成直径超过 1 cm 的大气囊泡，形成大泡性肺气肿。

2. 间质性肺气肿（interstitial emphysema） 指由各种原因如肋骨骨折、胸壁穿透伤等导致肺泡壁或细支气壁破裂，气体逸入肺间质内，在小叶间隔与肺膜连接处形成串珠状小气泡，呈网状分布于肺膜下。

3. 其他类型肺气肿

（1）代偿性肺气肿（compensatory emphysema） 指肺萎缩及肺叶切除后残余肺组织或肺炎性实变病灶周围肺组织的肺泡代偿性过度充气膨胀，通常不伴有气道和肺泡壁的破坏或仅有少量肺泡壁破裂。

（2）不规则型肺气肿（irregular emphysema） 也称瘢痕旁肺气肿。病变出现的具体位置不定且大小形态不一，主要发生在肺组织瘢痕灶附近；肺泡不规则受累，肺泡破裂融合形成局限性肺气肿。若形成直径超过 2 cm 的大气囊泡，且小叶间隔也受破坏，则称肺大泡。

（3）老年性肺气肿（senile emphysema） 因老年人的肺组织弹性回缩力减弱使肺内残气量增多而引发的肺膨胀。

（三）病理变化

肉眼观：肺体积明显增大，边缘钝圆，色泽灰白，肺组织柔软而弹性差，表面常可见肋骨压痕，压痕不易消退，切面扩张的肺泡呈蜂窝状（图 14-16）；触之捻发音增强。

光镜下见：肺泡扩张，间隔变窄并断裂，相邻肺泡可融合成较大的气囊腔（图 14-17）；肺泡间隔内肺毛细血管明显减少，肺小动脉内膜呈纤维性增厚。小支气管和细支气管可有慢性炎症改变。

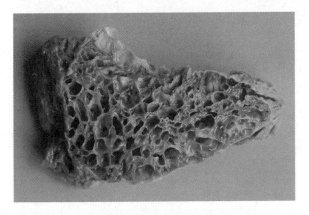

图 14-16 肺气肿肉眼观

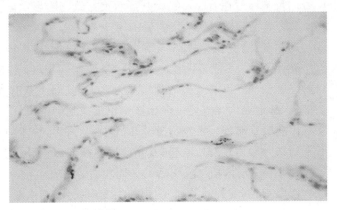

图 14-17 肺气肿光镜下见

（四）临床病理联系

肺气肿患者的主要症状是气短，轻者仅在体力劳动时发生，重者甚至休息时也出现呼吸困难，并常感胸闷。病变严重时因长期处于过度吸气状态使肋骨上抬，肋间隙增宽，胸廓前后径加大，形成肺气肿患者特有的"桶状胸"体征。病变后期由于肺泡间隔毛细血管床受压及数量减少，肺循环阻力增加，肺动脉压升高，导致慢性肺源性心脏病发生。

三、肺炎

肺炎（pneumonia）是指肺组织的急性渗出性炎症，是呼吸系统的常见疾病、多发疾病。肺炎可由不同的致病因子引起，但以各种病原微生物（如细菌、病毒、支原体等）感染引起的感染性肺炎最为常见。

根据病变发生的部位、累及范围的不同，感染性肺炎又分为大叶性肺炎、小叶性肺炎和间质性肺炎。

（一）大叶性肺炎

大叶性肺炎（lobar pneumonia）主要由肺炎球菌引起，病变累及肺大叶的大部或全部，以肺泡腔内纤维蛋白渗出为主要病变特征。临床上常有骤然高热、寒战、胸痛、咳嗽、咯铁锈色痰及呼吸困难等症状，常伴有肺实变体征及白细胞增高等。一般经 5～10 天后，体温下降，症状逐渐消退。多见于平素健康的青壮年。

1. 病因及发病机制 大叶性肺炎 95% 以上由致病力强的肺炎球菌引起，此外肺炎杆菌、金黄色葡萄球菌、溶血性链球菌等也可引起。机体的抵抗力低下（疲劳、受寒、醉酒、麻醉等）时，呼吸道的防御功能被削弱,易发生细菌感染,成为大叶性肺炎的诱因。病因作用使肺毛细血管壁通透性增高,大量浆液、纤维蛋白渗出,进入肺泡,使肺组织大面积广泛实变。

2.病理变化及临床病理联系 病变一般发生在单侧肺,多见于左肺下叶,其次为右肺下叶,也可先后或同时发生于两个以上肺叶。病变的基本特征是肺的微循环障碍。典型的大叶性肺炎自然病变发展过程大致可分为四期。

(1)充血水肿期 发病后的第1~2天。

肉眼观:病变肺叶肿胀,呈暗红色。

光镜下见:肺泡壁毛细血管扩张充血;肺泡腔内有大量的浆液性渗出物,其内混有少量的红细胞、中性粒细胞和肺泡巨噬细胞,肺泡腔内气体含量逐渐减少。渗出液中含有大量细菌。

因肺泡腔内有浆液渗出,临床听诊肺部可闻及湿啰音,X线检查显示片状分布的模糊阴影。

(2)红色肝样变期 发病后的第3~4天。

肉眼观:病变肺叶肿胀,呈暗红色;切面灰红,质地变实,似肝脏质地。

光镜下见:肺泡壁毛细血管高度扩张充血;肺泡腔内充满浆液、纤维蛋白及红细胞,其间夹杂少量中性粒细胞和肺泡巨噬细胞,纤维蛋白丝可穿过肺泡间孔与临近肺泡腔中的纤维蛋白相连,肺泡腔内气体逐渐减少至消失。渗出液中含有细菌。

由于肺泡膜面积减少,肺泡通气和血流比例失调影响换气功能,患者出现发绀或呼吸困难。渗出物中红细胞被肺泡巨噬细胞吞噬、崩解后形成的含铁血黄素混入痰中,使痰呈铁锈色。临床检查触觉语颤增强;叩诊呈浊音;听诊肺泡呼吸音减弱或消失,出现支气管呼吸音;如并发纤维素性胸膜炎,患者可出现胸痛,听诊可闻及胸膜摩擦音。X线检查显示大片致密阴影。

(3)灰色肝样变期 发病后的第5~6天。

肉眼观:病变肺叶肿胀,充血消退,呈灰白色,质实如肝。

光镜下见:肺泡壁毛细血管受压,呈缺血表现;肺泡腔内纤维蛋白性渗出物增多,相邻肺泡腔内纤维蛋白丝经肺泡间孔互相连接的现象更为显著,其间夹杂有大量中性粒细胞和肺泡巨噬细胞,红细胞逐渐减少至消失,肺泡腔内无气体。渗出液中很难找到细菌。

因病变区肺泡壁毛细血管受压、缺血,对机体整体肺泡通气和血流比例影响有所减轻甚至消失,因此患者发绀或呼吸困难有所减轻;其余临床体征同红色肝样变期。

(4)溶解消散期 发病后的一周左右。

肉眼观:病变肺叶质地变软,肺实变消失,逐渐恢复正常结构。

光镜下见:肺泡壁毛细血管重新扩张充血;肺泡腔内炎性渗出物逐渐减少,肺泡重新充气。大叶性肺炎各期病理特点见图14-18。

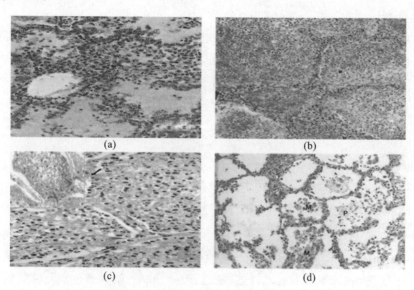

图14-18 大叶性肺炎各期病理特点

注:(a)充血水肿期;(b)红色肝样变期;(c)灰色肝样变期;(d)溶解消散期。

因肺泡腔内渗出物溶解吸收,肺泡重新充气,因此患者临床症状和体征也逐渐减轻、消失。听诊肺部可闻及捻发音;X线检查显示为散在不均匀片状阴影,在2~3周后阴影可完全消散。

大叶性肺炎时,肺组织常无坏死,肺泡壁结构也未遭破坏,因此病变消退后,肺组织可完全恢复其正常结构和功能。

大叶性肺炎的病理变化是一个渐进的连续过程,病变四期无绝对界限;同一病变肺叶的不同部位也可出现不同阶段的病理变化。由于抗生素的早期应用,可明显缩短病程,故已很少见到典型的四期病变。

3. 并发症

(1)肺肉质变 若肺内炎性病灶中中性粒细胞渗出过少,释放的蛋白水解酶量不足以溶解渗出物中的纤维蛋白,则大量未被溶解吸收的纤维蛋白即可被肉芽组织取代而机化,使病变部位肺组织呈褐色肉样外观,称肺肉质变。

(2)肺脓肿、脓胸或脓气胸 机体抵抗力低下时,由金黄色葡萄球菌及肺炎球菌混合感染者易并发肺脓肿、脓胸或导致脓气胸。

(3)感染性休克 见于重症病例,主要表现为严重的全身中毒症状和微循环衰竭,故又称为中毒性或休克性肺炎,死亡率较高。

(4)败血症或脓毒败血症 见于严重感染时,为细菌侵入血流大量繁殖并产生毒素所致。

(二)小叶性肺炎

小叶性肺炎(lobular pneumonia)由化脓菌感染引起。病变常起始于细支气管并向其所属肺组织蔓延,又称支气管肺炎(bronchopneumonia)。小叶性肺炎常是某些疾病(如吸入性肺炎、坠积性肺炎、手术后肺炎等)的并发症。常发生于冬、春季节及气候骤变时,小儿、年老体弱及久病卧床者多发。

1. 病因及发病机制 凡能引起支气管炎的细菌均能引起小叶性肺炎。最常见的致病菌为致病力较弱的肺炎球菌,其次为葡萄球菌、链球菌、肺炎杆菌和大肠杆菌等。在机体抵抗力下降,呼吸系统防御功能受损时,细菌入侵、繁殖引起小叶性肺炎。

2. 病理变化 小叶性肺炎的病变特征是以细支气管为中心的肺组织化脓性炎症。

肉眼观:两肺散在灰黄或暗红色、质实、大小不等、形状不规则的炎性病灶,以下叶和背侧较为严重(图14-19)。病灶直径多在1 cm左右,严重者病灶可互相融合成片,甚至累及全叶形成融合性肺炎,一般不累及胸膜。切面上病灶略隆起,但较平不呈颗粒状。病灶外的肺组织充血。

光镜下见:病变初期,病变的细支气管黏膜充血、水肿,表面有黏液性渗出物附着,周围肺组织常无明显改变。以后随病变发展,病灶中支气管、细支气管黏膜上皮及肺泡壁常有破坏,支气管、细支气管及其周围的肺泡腔内充满由较多的中性粒细胞、少量红细胞和脱落的肺泡上皮细胞等构成的脓性渗出物;病灶周围肺组织充血、肺泡常呈代偿性肺气肿表现(图14-20),严重时支气管和肺组织结构被破坏,呈完全化脓性炎症改变。

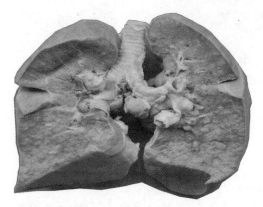

图14-19 小叶性肺炎

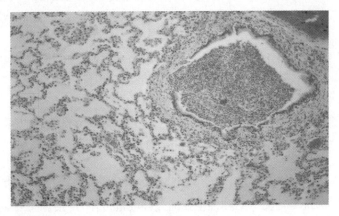

图14-20 小叶性肺炎

3. 临床病理联系 因小叶性肺炎多为其他疾病的并发症,其症状常为原发性疾病所掩盖。因病变常呈灶性分布,故肺实变体征不明显。支气管黏膜的炎症刺激可引起咳嗽、咳痰,痰呈黏液脓性。因病变区细支气管和肺泡内含有渗出物,听诊可闻及湿啰音。X线检查见肺野内散在不规则小片状或斑点状模糊阴影。

小叶性肺炎如治疗及时,一般多能治愈,但幼儿及年老体弱者,尤其是并发于其他严重疾病时预后常较差。

4. 并发症 因患者体质较弱,小叶性肺炎发生并发症的危险性比大叶性肺炎严重得多。可并发呼吸衰竭、心力衰竭、脓毒败血症、肺脓肿及(或)脓胸等。

（三）间质性肺炎

间质性肺炎(interstitial pneumonia)是指发生在肺间质的非化脓性炎症。病变主要发生在支气管、细支气管、血管周围以及小叶间隔的结缔组织内,病灶中以淋巴细胞、单核细胞浸润为主。

1. 病毒性肺炎 病毒性肺炎(viral pneumonia)是由上呼吸道病毒感染向下蔓延所致。常见的引起病毒性肺炎的病毒有流感病毒、呼吸道合胞病毒、麻疹病毒以及腺病毒等。通常为一种病毒感染,但有时也可为两种或两种以上病毒混合感染,并可继发细菌感染。临床上有发热、气急、频繁咳嗽、发绀及全身中毒等症状。患者多为儿童。

（1）病理变化

肉眼观:病变肺组织充血、水肿。

光镜下见:早期或轻型病毒性肺炎,炎症从支气管、细支气管开始沿肺间质发展。肺间质充血、水肿,淋巴细胞、单核细胞等炎细胞浸润,肺泡间隔明显增宽;肺泡腔内一般无渗出物或仅含少量浆液。病变较重者,肺泡受累,肺泡腔内出现由浆液、少量纤维蛋白、红细胞及肺泡巨噬细胞混合而成的炎性渗出物,可发生组织坏死。

有些病毒性肺炎(如流感病毒性肺炎等)肺泡腔内渗出较明显,渗出物浓缩(或受空气挤压)凝结成一层膜样物贴于肺泡内表面,即透明膜形成。

某些病毒性肺炎时细支气管和肺泡上皮可增生肥大,并可形成多核巨细胞,细胞质或细胞核内可见病毒包涵体。包涵体通常呈球形,约红细胞大小,呈嗜酸性染色,均质或细颗粒状,周围常有一清晰的透明晕。病毒包涵体是病理组织学诊断病毒性肺炎的重要依据。

（2）临床病理联系 由于病毒血症,患者可出现发热及全身中毒症状,严重者甚至出现心功能不全和中毒性脑病。因炎性刺激和缺氧,患者出现剧烈咳嗽、呼吸困难及发绀等症状。坏死性支气管肺炎时,由于支气管壁及肺组织损害较明显,修复时有较多瘢痕形成,故治愈后可出现支气管扩张后遗症。

2. 支原体肺炎 支原体肺炎(mycoplasma pneumonia)是由肺炎支原体感染引起的一种间质性肺炎。主要经飞沫感染,通常为散发性,偶尔流行,秋、冬季节发病较多,患者多为 20 岁以下的青少年。本病起病较急,患者多有发热、头痛、咽痛及剧烈咳嗽等症状。听诊可闻及干、湿啰音,触诊肺部不见实变体征。X 线检查显示肺部呈节段性分布的纹理增加及网织状阴影。白细胞计数轻度升高,以淋巴细胞、单核细胞增多为主。

病变主要发生于肺间质,呈灶性分布,常仅累及一个肺叶,以下叶多见。

肉眼观:病变肺叶呈暗红色,切面可有少量红色泡沫状液体溢出,胸膜光滑,气管或支气管腔内可有黏液性渗出物。

光镜下见:病变区肺间质充血、水肿,有淋巴细胞及单核细胞浸润,肺泡间隔明显增宽;肺泡腔内无渗出物或仅有少量浆液性渗出液。小支气管、细支气管壁及其周围肺间质充血、水肿,炎细胞浸润,严重者可有支气管上皮和肺组织的坏死、出血。

支原体肺炎自然病程约 2 周,预后良好,死亡率为 0.1%～1%。

四、肺结核

肺结核(pulmonary tuberculosis,PTB)是由结核杆菌引起的慢性传染病,可累及全身多个器官,但以肺部最为常见。结核菌主要通过呼吸道传播,传染源主要是排菌的肺结核患者(尤其是痰涂片阳性、未经治疗者)的痰,传染的次要途径是经消化道进入体内。病理特点是结核结节和干酪样坏死,易形成空洞。临床上多呈慢性过程,少数可急起发病,常有低热、乏力等全身症状和咳嗽、咯血等呼吸系统表现。结核病分原发和继发性(图 14-21),初染时多为原发(Ⅰ型);而原发性感染后遗留的病灶,在人抵抗力下降时,可能重新感染,通过血循环播散或直接蔓延而致继发感染(Ⅱ型～Ⅳ型)。

结核病分为以下五型。

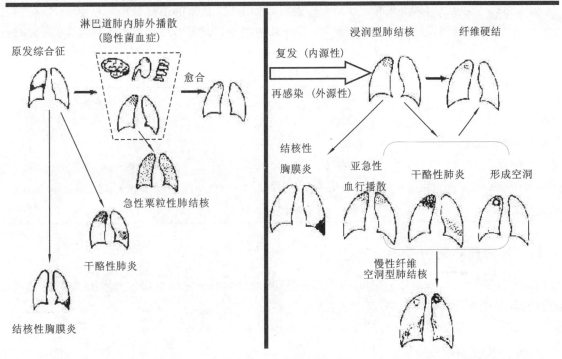

图 14-21 肺结核病理类型

（1）原发型肺结核　包括原发综合征和胸内淋巴结结核，多发生于儿童。原发灶可自行吸收或纤维化、钙化而愈合。淋巴结内一些细菌可存活数年，成为日后继发性结核的病理基础。

（2）血行播散型肺结核　包括急性、亚急性及慢性血行播散型肺结核，常见于儿童。多由原发性肺结核发展而来，但成人更多见的是由继发于肺或肺外的结核病灶破溃到血管引起。

（3）继发性肺结核　包括浸润型肺结核、结核球、干酪性肺炎、慢性纤维空洞型肺结核。浸润型肺结核是最常见的类型，多见于成人。当机体免疫力明显低下，且有大量结核杆菌感染，对结核菌的变态反应过高，可发生干酪样肺炎，常由浸润型肺结核恶化进展而来，或由急、慢性空洞内的细菌经支气管播散所致。结核球病灶相对稳定，当机体抵抗力下降时，病灶可恶化、播散，多采用手术切除。慢性纤维空洞型肺结核大多是由于肺结核未及时被发现或者治疗不当，病灶出现广泛纤维化而形成，排出的结核菌常为耐药菌，是结核病的重要传染源。

（4）结核性胸膜炎　根据病变性质可分为渗出性和增生性胸膜炎。可发生于原发性和继发性肺结核的各个时期，多见于儿童和青年。

（5）其他肺外结核　按部位及脏器命名。如骨关节结核、结核性脑膜炎、肾结核、肠结核等。

1. 诊断步骤

（1）由于肺结核早期症状不明显，故见于下列情况，应考虑肺结核。

①临床表现：不明原因的消瘦、乏力、盗汗、食欲减退；发热在 2 周以上，而且一般抗菌药物治疗无效；咳嗽时间长，在 3 周以上；排除其他原因的咯血。

②既往有结核病接触史或过去曾患过胸膜炎，或长期淋巴结肿大等。

（2）X 线检查及结核菌素试验是早期发现肺结核的重要方法。

（3）痰检查结核菌阳性是诊断肺结核最可靠的依据。

2. 治疗方法

（1）抗结核化学药物治疗（简称化疗）

①化疗原则：早期、联合、适量、规律和全程治疗。

②常用的抗结核药物（表 14-3）。

③化疗方案：视病情轻重、痰菌有无和细菌耐药情况等，选择化疗方案。标准化疗是用异烟肼、链霉素和对氨基水杨酸联合作常规治疗，疗程 12～18 个月。短程疗法，是目前常用的方案，即联合异烟肼、利福平等两种以上杀菌剂，疗程缩短至 6～9 个月。间歇疗法，分两阶段进行，初起 1～3 个月为强化阶段，每天用

药,后 6～7 个月为巩固阶段,可每天用药或每周 3 次间歇用药。

(2)手术治疗　对于大于 3 cm 的结核球与肺癌鉴别困难时、复治的单侧纤维厚壁空洞、长期内科治疗未能使痰菌转阴者、单侧的毁损肺伴支气管扩张、已丧失功能并有反复咯血或继发感染者,可做肺叶或全肺切除。

表 14-3　常用抗结核药物

药　名	每日剂量/(g)	抗菌作用机制	主要不良反应
异烟肼(INH)	0.3	抑制 DNA 合成	周围神经炎,偶有肝功能损害
利福平(RFP)	0.45～0.6	抑制 mRNA 合成	肝功能损害,过敏反应
链霉素(SM)	0.75～1.0	抑制蛋白合成	听力障碍,眩晕,肾功能损害
吡嗪酰胺(PZA)	1.5～2.0	转化为吡嗪酸抑菌	胃肠不适,肝功能损害,高尿酸血症,关节痛
乙胺丁醇(EMB)	0.75～1.0	抑制 RNA 合成	视神经炎

五、慢性肺源性心脏病

慢性肺源性心脏病(chronic cor pulmonale)是指因慢性肺疾病引起肺循环阻力增加、肺动脉高压导致的以右心室肥厚、扩张为特征的心脏病,简称肺心病。

据统计,我国肺心病的发病率较高,人群中的平均患病率为 0.48%,尤以东北和华北地区较多。

(一)病因及发病机制

各种慢性肺疾病所致的肺循环阻力增加及肺动脉高压是引起肺心病的关键环节。

慢性阻塞性肺疾病、肺感染、肺间质纤维化等均能破坏肺的血气屏障结构,减少气体交换面积,使肺泡气二氧化碳分压增高,引起肺小动脉痉挛。缺氧能导致肺血管构型改变,使肺小动脉中膜肥厚、无肌性细动脉肌化,引起肺循环阻力增加和肺动脉高压。限制性肺疾病,如胸廓病变、胸廓成形术后及脊柱弯曲等,不但可引起限制性通气障碍,还可压迫较大的肺血管和造成肺血管的扭曲,引起肺循环阻力增加及肺动脉高压。肺血管疾病,如反复的肺动脉栓塞等,因肺血管床面积减小而导致肺循环阻力增加和肺动脉高压。

对增高的肺循环阻力,肺小动脉管壁平滑肌肌化增强,右心室也发生心肌细胞的适应性肥大,但适应能力是有限度的,当右心室负荷增高 2～3.5 倍时,则可导致心腔扩张。因此,肺心病可视为肺小动脉和右心室对慢性肺疾病引起的肺循环阻力增高和肺动脉高压而发生的适应性反应,属于特殊的心脏病。

(二)病理变化

1. 心脏病变

肉眼观:横位心,心脏体积增大、重量增加;心尖钝圆、肥厚,主要由右心室构成。右心室肥厚,前壁肺动脉圆锥显著膨隆,乳头肌和肉柱显著增粗,室上嵴也增粗,心腔扩张。以肺动脉瓣下 2 cm 处右心室肌壁厚度超过 5 mm(正常 3～4 mm)作为病理诊断肺心病的形态标准。

光镜下见:心肌细胞肥大、增宽,核大、着色深。有时可见缺氧所致的心肌纤维萎缩、肌质溶解、横纹消失,间质水肿和胶原纤维增生等。

2. 肺部病变

光镜下见:除原有慢性支气管炎、肺气肿、肺间质纤维化等病变外,肺小动脉也发生显著改变,表现为肌型小动脉内膜下出现纵行肌束、中膜肥厚、无肌性细动脉肌化,还可发生肺小动脉炎、肺小动脉胶原纤维和弹力纤维增生以及肺小动脉血栓形成和机化。此外,肺泡壁毛细血管数量显著减少。

(三)临床病理联系

肺心病发展缓慢,临床表现除原有肺疾病的症状和体征外,逐渐出现呼吸功能不全和右心衰竭。受凉、劳累、上呼吸道感染、慢性支气管炎急性发作及肺炎等均能诱发肺心病的急性发作。每次急性发作都会进一步加重心、肺功能损害,最后导致呼吸、循环衰竭。

六、呼吸衰竭

呼吸衰竭(respiratory failure)指静息状态下,由于外呼吸功能严重障碍,以致动脉血氧分压(PaO_2)低于正常,伴有或不伴有动脉血二氧化碳分压($PaCO_2$)增高的病理过程。一般以 PaO_2 低于 60 mmHg(8 kPa),$PaCO_2$ 高于 50 mmHg(6.67 kPa)作为判断呼吸衰竭的标准。

呼吸衰竭根据血气特点分为Ⅰ型呼吸衰竭(低氧血症型)和Ⅱ型呼吸衰竭(低氧血症合并高碳酸血症型),根据发生机制不同分为通气性呼吸衰竭和换气性呼吸衰竭,根据发病部位不同分为中枢性吸衰竭和外周性呼吸衰竭,根据发病的缓急分为急性呼吸衰竭和慢性呼吸衰竭。

（一）原因

引起呼吸衰竭的原因很多,概括起来主要包括以下几个方面。

1. 呼吸中枢受损 见于脑外伤、脑水肿、脑炎、脑血管意外、严重缺氧及安眠药、镇静药、麻醉药过量等。

2. 周围神经损害 见于脊髓损伤、多发性神经炎、脊髓灰质炎等。

3. 气道疾病 见于喉头水肿、白喉、气管异物、肿瘤等所致上呼吸道狭窄或阻塞,以及慢性支气管炎、支气管哮喘、慢性阻塞性肺气肿等所致下呼吸道狭窄或阻塞。

4. 呼吸肌活动障碍 见于缺氧、酸中毒、营养不良、多发性肌炎、重症肌无力、低钾血症及呼吸肌疲劳。

5. 肺部病变 见于肺炎、肺不张、肺气肿、肺纤维化等。

6. 肺血管病变 见于肺小动脉栓塞及各种心脏病引起的肺淤血、水肿等。

7. 胸廓病变 见于多发性肋骨骨折、严重胸廓畸形等使胸廓扩张受限。

8. 胸膜病变 见于胸腔积液、气胸、胸膜粘连及胸膜纤维化等使肺扩张受限。

（二）发生机制

主要为肺通气和(或)肺换气功能障碍。

1. 肺通气功能障碍 肺通气包括肺泡通气和死腔样通气,只有肺泡通气才能被机体利用。正常成人在静息时肺泡通气量约为 4.2 L/min。当肺通气功能障碍使肺泡通气不足时可发生呼吸衰竭。

根据其原因和发生机制不同可分为以下两种。

（1）限制性通气不足

①呼吸肌活动障碍:呼吸中枢损害和抑制、呼吸肌受损、周围神经受损均可使呼吸运动减弱,肺泡通气不足。

②胸廓顺应性降低:胸廓和胸膜的病变可限制胸廓的扩张,导致肺通气阻力增大,肺泡扩张受限。

③胸腔积液或气胸:大量胸腔积液时,肺严重受压,肺扩张受限制;开放性气胸,胸内负压消失,肺塌陷,限制了肺扩张。

④肺顺应性降低:正常时由Ⅱ型肺泡上皮细胞产生的表面活性物质,能降低肺泡表面张力,降低肺的回缩力,提高肺的顺应性,稳定肺泡直径。严重的肺纤维化和肺泡表面活性物质减少可降低肺的顺应性,使肺泡扩张的弹性阻力增大而导致限制性通气不足。

（2）阻塞性通气不足 由气道狭窄或阻塞所致的通气障碍称为阻塞性通气不足。

①中央性气道阻塞:指气管分叉处以上的气道阻塞。

阻塞若位于胸外(喉头水肿、白喉等),吸气时气体流经病灶引起压力降低,使气道内压明显低于大气压,导致气道狭窄加重;呼气时则因气道内压大于大气压而使阻塞减轻,故患者表现为吸气性呼吸困难。

阻塞若位于胸内段,吸气时由于胸内压降低使气道内压大于胸内压使阻塞减轻,呼气时由于胸内压升高而压迫气道,使气道狭窄加重,患者表现为呼气性呼吸困难。

②外周性气道阻塞:常发生于内径小于 2 mm 的细支气管,因细支气管无软骨支撑、管壁薄,与周围肺泡结构紧密相连,呼吸时,由于胸内压改变,其内径也随之改变。吸气时随着肺泡的扩张,细支气管受周围弹性组织的牵拉,其口径变大、管道伸长;呼气时,则小气道缩短变窄,患者因而表现为呼气性呼吸困难。常见于慢性支气管炎、支气管哮喘和阻塞性肺气肿等疾病。

无论是限制性还是阻塞性通气不足,肺泡通气量均减少。由于肺泡内气体不能进行充分交换,导致 $PaCO_2$ 升高,发生Ⅱ型呼吸衰竭。

2. 肺换气功能障碍

（1）弥散障碍 由于肺泡膜面积减少或肺泡膜异常增厚、弥散时间缩短所引起的肺泡气与血气之间交换障碍。其主要机制如下。

①肺泡膜面积减少:肺泡膜面积减少见于肺叶切除、肺实变、肺气肿、肺水肿和肺不张等(正常成人肺泡

总面积约 80 m²。由于储备量大,只有当肺泡膜面积减少一半以上时,才会发生换气功能障碍)。

②肺泡膜厚度增加:当肺水肿、肺泡透明膜形成间质性肺炎、肺纤维化等病理情况下,可因弥散距离加大,导致弥散速度减慢(正常肺泡膜的薄部厚度不到 1 nm,为气体交换部位,由肺泡上皮、毛细血管内皮及两者共有的基膜构成,弥散速度很快)。

③血液与肺泡的接触时间过短:正常静息时,血液流经肺泡毛细血管的时间约为 0.75 s,而血液氧分压和肺泡分压达到平衡的时间只需要 0.25 s。肺泡面积减少或膜增厚时,虽然弥散速度减慢,但在静息时气体交换仍可在正常的接触时间(0.75 s)内达到血气和肺泡气的平衡,不至于发生血气异常。而在体力负荷增加等使心输出量增加和肺血流加快、血液和肺泡接触时间过短的情况下,才会出现气体交换不充分而发生低氧血症。

(2)通气与血流比例失调　血流流经肺泡时能否获得足够氧和充分排出二氧化碳,使血液动脉化,取决于肺通气量与血流量的比例。在某些肺部疾病时,肺泡通气与血流分布极不均匀,使各部分的 V/Q 严重偏离正常范围,发生气体交换障碍,引起呼吸衰竭。

①部分肺泡通气不足:支气管炎、支气管哮喘、阻塞性肺气肿等引起的气道阻塞,肺纤维化、肺水肿等引起的限制性通气障碍时,病变肺泡通气明显减少,而血流未相应减少,甚至可因炎性充血等使血流增多(如大叶性肺炎早期),使 V/Q 显著减小,导致流经这部分肺泡的动脉血未经充分动脉化便掺入动脉血内,使动脉血氧分压降低,称功能性分流,又称静脉血掺杂。

②部分肺泡血流不足:肺动脉分支栓塞、肺微血管阻塞、肺动脉炎、肺血管收缩等,均可使部分肺泡血流减少,V/Q 显著大于正常,患部肺泡血流量少而通气多,肺泡通气不能充分利用,称为死腔样通气。

③解剖分流增加:生理情况下,肺内也存在解剖分流,即一部分静脉血经支气管静脉和极少的肺内动-静脉交通支直接流入肺静脉,称为真性分流,占心输出量的 2%～3%。在支气管扩张症时,因肺动-静脉短路开放,静脉血掺杂增多;在肺严重病变(如肺实变、肺不张时)流经该病变部位的血液完全未进行气体交换而掺入动脉血。这些血液完全未进行气体交换而掺入动脉血,称为解剖分流,可导致 PaO_2 明显降低,引起呼吸衰竭。

临床上单一的通气不足,单一的弥散障碍,单一的肺内分流增加或单一的死腔样通气增加的情况较少,常常是几个因素同时或相继发生作用。例如急性呼吸窘迫综合征,既有由肺不张引起的肺内分流,又有微血栓形成和肺血管收缩引起的死腔样通气,还有肺水肿引起的气体弥散功能障碍。

(三)机体的功能、代谢变化

呼吸衰竭患者主要为低氧血症和高碳酸血症。机体通过一系列代偿反应,以改善组织的供氧,调节酸碱平衡和改善组织器官功能、代谢来适应新的内环境。严重时机体代偿不全,则出现严重的代谢功能紊乱。

1. 酸碱平衡及电解质代谢紊乱　呼吸衰竭可引起呼吸性酸中毒、代谢性酸中毒、呼吸性碱中毒,也可合并代谢性碱中毒,常见多为混合性酸碱平衡紊乱。

(1)呼吸性酸中毒　Ⅱ型呼吸衰竭时,由于通气功能障碍,导致 CO_2 潴留,血浆 HCO_3^- 原发性增高,引起呼吸性酸中毒。

(2)代谢性酸中毒　呼吸衰竭时,由于缺氧,糖无氧酵解,乳酸等酸性产物增多,可发生代谢性酸中毒。

(3)呼吸性碱中毒　Ⅰ型呼吸衰竭的患者因缺氧引起代偿性过度通气,CO_2 排放过多,使血浆 H_2CO_3 浓度原发性减少而导致呼吸性碱中毒。

(4)代谢性碱中毒　Ⅱ型呼吸衰竭时,如人工呼吸机使用不当、通气过度及 CO_2 排出过多而原来代偿性增多的 HCO_3^- 又不能及时排出时,可导致血浆 HCO_3^- 浓度增高,形成代谢性碱中毒。

(5)混合性酸碱平衡紊乱

①呼吸性酸中毒合代谢性酸中毒　见于Ⅱ型呼吸衰竭患者。此时血浆 pH 明显降低,血钾显著增高。

②呼吸性酸中毒合代谢性碱中毒　见于Ⅱ型呼吸衰竭患者,为人工呼吸机使用不当而导致过度通气所致。

此外,呼吸衰竭时常有电解质代谢紊乱,主要表现为血钾升高和血氯下降,常由此引起严重后果。

2. 呼吸系统变化　一定程度的低氧血症和高碳酸血症,可刺激外周和(或)中枢化学感受器反射性地兴奋呼吸中枢,使呼吸运动增强。但严重的低氧血症和高碳酸血症可导致呼吸中枢抑制,使呼吸运动减弱,最终可导致呼吸停止。

3. 循环系统的变化　　一定程度的 PaO_2 降低和 $PaCO_2$ 升高可兴奋心血管运动中枢,使心率加快,心收缩力增强。外周血管收缩,加上呼吸运动增强使静脉回流增加,导致心输出量增加。这些代偿性反应有利于机体抵御缺氧和 CO_2 潴留所引起的损伤。

严重的缺氧和 CO_2 潴留可直接抑制心血管中枢和心脏活动,扩张血管,引起血压下降、心肌收缩力下降、心律失常等严重后果。

呼吸衰竭可引起肺动脉高压和心肌损伤。

(1) 肺动脉高压　　肺泡缺氧和 CO_2 潴留导致血液氢离子浓度过高,引起肺小动脉收缩,肺动脉压升高。肺小动脉长期收缩和缺氧的直接作用,使血管壁平滑肌和成纤维细胞肥大和增生,血管壁增厚、管腔狭窄,形成持久、稳定的慢性肺动脉高压。长期缺氧引起代偿性红细胞增多,血液黏度增加,也会增加肺血流的阻力和加重右心的负荷。

(2) 心肌损伤　　缺氧和酸中毒可降低心肌舒缩功能。呼吸困难时,用力呼气使胸内压异常增高,心脏受压,影响心脏的舒缩功能;用力吸气则胸内压异常降低,增加右心收缩的负荷,促使右心衰竭。

4. 中枢神经系统的变化　　中枢神经系统对缺氧最敏感,呼吸衰竭时,会引起一系列神经精神症状。早期可出现精神恍惚、精神淡漠、记忆力下降、头痛和性格改变等;随着病情加重,可出现烦躁不安,定向障碍、精神错乱、幻觉、嗜睡以至抽搐和昏迷。这种由呼吸衰竭引起的脑昏迷称为肺性脑病。

5. 肾功能变化　　呼吸衰竭时肾也可发生损伤。轻者尿中出现蛋白、红细胞、白细胞及管型等;严重时可发生急性肾功能衰竭,出现少尿、氮质血症和代谢性酸中毒,为缺氧和高碳酸血症反射性地通过交感神经使血管收缩,肾血流量严重减少所致。

6. 胃肠道变化　　呼吸衰竭时因缺氧和 CO_2 潴留可降低胃黏膜的屏障,导致胃黏膜糜烂、坏死、出血与溃疡形成等。

7. 血液系统变化　　慢性呼吸衰竭患者会出现红细胞增多,为慢性缺氧时低氧血流经肾脏时刺激间质细胞生成并释放促红细胞生成素,促使红细胞分化成熟,导致红细胞增多。

(四) 防治原则

1. 防治原发病　　积极治疗原发病是防治呼吸衰竭的关键。

2. 防止与去除诱因的作用　　治疗原发病的同时必须防止诱因的作用。例如,对于创伤、休克患者,要避免吸入高浓度氧、输给久存血库的血液或输液过量等,以免诱发成人呼吸窘迫综合征。对肺功能已有损害或慢性呼吸衰竭的患者更应积极防止及去除各种诱因的作用,以免诱发急性呼吸衰竭。

3. 畅通气道和提高通气　　常用的方法有清除气道内容物或分泌物;用抗炎治疗减轻气道的肿胀与分泌;解除支气管痉挛;必要时行气管插管或气管切开术;给予呼吸中枢兴奋剂。

4. 改善缺氧　　无论哪种类型的呼吸衰竭必定有严重缺氧,因此纠正缺氧,提高 PaO_2 水平对每个患者都是必要的。

Ⅰ型呼吸衰竭患者,可吸入较高浓度的氧(一般不超过 50%)。慢性Ⅱ型呼吸衰竭时,给氧原则为持续低浓度低流量(一般 25%～29%)给氧。应使 PaO_2 达到安全水平 8.0～9.33 kPa(60～70 mmHg)。以后根据患者情况调整并逐渐提高吸入氧的浓度及流量。

5. 密切观察,综合治疗　　注意纠正酸碱平衡紊乱与水电解质紊乱;保护心、脑、肾等重要器官的功能;防治常见的严重并发症。

七、呼吸系统常见恶性肿瘤

(一) 鼻咽癌

鼻咽癌(nasopharyngeal carcinoma)为常见的恶性肿瘤之一,居头颈部恶性肿瘤首位,是鼻咽部上皮组织发生的恶性肿瘤。患者男性多于女性,发病年龄多在 40～50 岁。临床上,患者常有头痛、鼻塞、鼻衄、涕中带血、头痛、耳鸣、听力减退、颈淋巴结肿大及脑神经受损等症状。鼻咽癌对射线敏感。

1. 病因及发病机制　　鼻咽癌的病因及发病机制尚未完全阐明,可能与环境、病毒感染、遗传等因素有关。研究发现,一些化学物质如亚硝胺类、多环芳烃类、微量元素镍等与鼻咽癌有一定关系。动物实验还发现性激素失调及维生素 A 缺乏等可能提高鼻咽黏膜对化学致癌物质的敏感性。据调查,有些鼻咽癌患者有家族聚集性和种族易感性,提示鼻咽癌可能与遗传因素有关。近年来大量研究表明 EB 病毒与鼻咽癌有非常密切的关系,90%左右的未分化鼻咽癌组织中可检出 EB 病毒。

2. 病理变化 鼻咽癌最多见于鼻咽顶部,其次是外侧壁和咽隐窝,前壁发生者最少,但原发癌灶在两个部位(如顶部和侧壁)同时发生者也不少见。

肉眼观:早期病灶常为局部黏膜粗糙或稍隆起。有些原发癌可形成隆起于黏膜的小结节,后逐渐发展可形成为结节型(占 41.4%)、菜花型(占 17.5%)、黏膜下型(占 15.1%)、浸润型(占 12.7%)或溃疡型(占 2%)肿块,分类不明者占 11.3%。

镜下观:鼻咽癌多来自鼻咽黏膜柱状上皮,主要是黏膜表面被覆上皮及隐窝上皮,少数发生于鼻咽黏膜鳞状上皮,由鼻咽部腺上皮发生者极少。鼻咽癌组织结构复杂,按分化程度不同可分为高分化癌、低分化癌和未分化癌三大类;按组织学结构不同可分为鳞状细胞癌、腺癌、泡状核细胞癌和未分化癌等四种基本类型。

(1)鳞状细胞癌:高分化鳞状细胞癌的癌巢细胞分层明显,可见清晰的棘细胞及细胞内角化,甚至可见角化珠。低分化鳞状细胞癌的癌巢细胞分层多不明显,癌细胞异型性大,少数细胞可见细胞间桥,但无角化现象。

(2)腺癌:高分化腺癌包括柱状细胞腺癌和腺泡状腺癌,极少见。低分化腺癌也不多见,癌细胞呈片状或不规则条索状排列,有时可见腺腔结构或有围成腺腔的倾向;癌细胞小而较一致,胞质嗜碱性(有的癌细胞胞质内含有泡沫状分泌空泡),核小、圆形或卵圆形,核分裂像不多见。

(3)泡状核细胞癌:也称大圆形细胞癌。癌巢不规则,境界不明显,癌细胞胞质丰富,境界不清,往往呈合体状聚集成堆;癌细胞核大、圆形或卵圆形,染色质少、呈空泡状,有 1~2 个肥大的核仁,核分裂像并不多见。癌细胞间常可见淋巴细胞浸润。

(4)未分化癌:细胞呈弥漫浸润,无明显癌巢形成。癌细胞小而胞质少,呈圆形或小梭形,核圆形或卵圆形、浓染。有时癌组织主要由短梭形细胞组成,颇似支气管的燕麦细胞癌。

在鼻咽癌的组织学类型中,低分化鳞状细胞癌最为多见,其次为泡状核细胞癌,低分化癌和未分化癌较少,高分化鳞状细胞癌和腺癌极少见。

3. 临床病理联系 鼻咽癌恶性程度较高,对放射治疗有高度或中度敏感性,但较易复发,低分化鳞状细胞癌复发率较高。鼻咽癌早期症状较复杂又往往不为患者重视,且原发灶开始很小,不易发现,因而常被漏诊或误诊。因鼻咽黏膜淋巴管丰富,通透性高,癌细胞常在早期就经淋巴转移,颈淋巴结的转移率很高,常在胸锁乳突肌上段前缘或乳突尖下方形成质硬的无痛结节。有 60%以上的患者以颈部肿块作为首发症状就医。鼻咽癌组织能迅速向深部浸润生长而破坏邻近组织,引起相应症状。

4. 扩散及转移

(1)直接蔓延:癌组织向上蔓延可破坏颅底骨,侵入颅内,使第Ⅱ~Ⅵ对脑神经受损;向外侧扩展,可侵犯咽鼓管而进入中耳,引起耳部症状;向前可侵犯鼻腔,甚至侵入眼眶;向后侵犯颈椎,甚至颈段脊髓,引起相应症状。

(2)淋巴转移:癌细胞常在早期就可经淋巴转移。先转移到咽后淋巴结,而后至颈深淋巴结上群。肿大的淋巴结可互相黏连,形成大而硬的肿块,可压迫第Ⅸ~Ⅻ对脑神经和颈交感神经引起相应症状。颈淋巴结转移开始发生在同侧,次为双侧,极少对侧转移。

(3)血行转移:多转移至肝、肺和骨,也可转移至硬脑膜、纵隔、肾、肾上腺和胰腺等处。

(二)肺癌

肺癌(lung cancer)是常见恶性肿瘤之一。在欧美一些发达国家,肺癌的发病率和死亡率已上升为各种癌症之首。在我国肺癌的发病率和死亡率也有明显上升趋势。肺癌多发生于男性,以 60 岁以上者多见。据西方国家统计,肺癌约占所有男性癌症的 30%;而近年来,因女性吸烟者明显增多,女性肺癌患者的比例也相应上升。

1. 病因及发病机制 较为复杂,与下列因素有关。

(1)吸烟 国内外的大量研究证明,吸烟,尤其是嗜吸卷烟是引起肺癌的重要危险因素,80%~90%的男性肺癌与吸烟有关。吸烟者比不吸烟者肺癌发生率高 25 倍,日吸烟量越大,开始吸烟的年龄越早,患肺癌的危险越大。烟雾中含多种化学物质如烟碱(尼古丁)、镍、砷、多环芳烃碳氢化合物等的致癌作用已由动物实验证明。

（2）大气污染 工业和生活中能源（煤、柴油、汽油等）大量燃烧后的烟尘及产生的工业废气和生活废气是造成大气污染的重要原因。污染的空气中含有苯并芘、二乙基亚硝胺和肿等多种致癌物。调查表明，工业城市中肺癌的死亡率与空气中苯并芘的浓度呈正相关。

（3）职业因素 橡胶工人、石棉工人，锡矿、铀矿、萤石矿的采矿工人以及接触含砷粉制剂者肺癌的发生率高，这与长期接触某种化学致癌物和放射性物质有关。

（4）电离辐射 大剂量电离辐射可引起肺癌。研究发现，铀矿和锡矿工人患有肺癌的危险是 α 射线造成的，接受放射线治疗的患者肺癌的发生率也明显增高。因辐射的中子和 α 射线引起肺癌的危险性比单独 α 射线要高，因此日本原子弹伤害幸存者中肺癌明显增多。

2. 病理变化 绝大多数肺癌起源于各级支气管黏膜上皮，起源于支气管腺体或肺泡上皮细胞者较少。近年来研究认为肺癌来自呼吸道黏膜的干细胞，它可多方向分化，因而可出现混合型癌。

肉眼观：肺癌的形态多种多样，主要有三种类型：中央型、周围型和弥漫型。

① 中央型：癌块位于肺门部（图 14-22），右肺多于左肺，上叶比中、下叶多见。癌块形状不规则或呈分叶状，与肺组织的界限不清（有时比较清晰），周围可有卫星灶，有时癌块内也可见坏死空腔。癌由段支气管以上（主支气管、叶支气管）发生，浸润管壁使管壁增厚、管腔狭窄甚至闭塞。病变发展时，癌瘤沿支气管向纵深方向浸润扩展，累及周围肺组织，并经淋巴道蔓延至支气管肺淋巴结，在肺门部融合成环绕癌变支气管的巨大癌块。

② 周围型：癌发生在段支气管以下，往往在近脏层胸膜的肺组织内形成直径 2～8 cm、球形或结节状、无包膜的癌块，与周围肺组织的界限较清晰，而与支气管的关系不明显，可侵犯胸膜。肺上沟瘤（Pancoast 瘤）是位于肺上叶顶部的肺癌，可由胸膜长入胸壁。

③ 弥漫型：癌组织沿肺泡管、肺泡呈弥漫性浸润生长，侵犯部分大叶或全肺叶，呈肺炎样外观，或呈大小不等的结节散布于多个肺叶内。此型罕见。

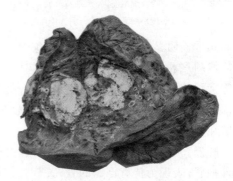

图 14-22 中央型肺癌
注：肺门处有一灰白色肿块，与周围组织分界不清楚。

镜下观：肺癌的组织结构多种多样，根据 1976 年世界卫生组织所定，肺癌的组织学类型可分为鳞状细胞癌、腺癌、小细胞癌、大细胞癌四种基本类型。

① 鳞状细胞癌：肺癌中最常见的类型，占 50%～70%。患者以老年男性占绝大多数，多有吸烟史。大多由近肺门处较大支气管黏膜上皮经鳞状上皮化生癌变而成。肿块生长较慢，转移较迟。

肉眼观：多属中央型肺癌。

光镜下见：分为高分化（角化型）、低分化（非角化型）和未分化三型。高分化鳞癌癌巢中多有角化珠形成，低分化鳞癌癌巢中仅有少量或无角化现象，未分化型癌细胞多弥漫排列，癌巢不明显，核分裂像较多。以低分化型居多（图 14-23）。

② 小细胞癌：发生率在肺癌中居第二位。该肿瘤生长迅速，转移较早，恶性度高，5 年存活率仅 1%～2%。患者男多于女（20∶1），发病年龄在 35～60 岁。小细胞癌也多发生于肺中央部大支气管，起源于支气管黏膜上皮内的嗜银细胞（Kultschitzky 细胞，属 APUD 系统），是一种具有异源性内分泌功能的肿瘤。

镜下观：癌细胞很小，呈短梭形或淋巴细胞样，也有呈梭形或多角形；胞质甚少，形似裸核。癌细胞常密集成群，由结缔组织加工分隔；有时癌细胞围绕小血管排列成假菊形团或管状结构。

1981 年世界卫生组织将小细胞肺癌分为 3 个亚型：a. 燕麦细胞型：细胞呈短梭形或淋巴细胞样；b. 中间细胞型：细胞呈梭形或多角形；c. 混合型：小细胞癌伴有少量不典型鳞癌和分化不良的腺癌结构。

③ 腺癌：患者女多于男（5∶1），多为被动吸烟者。周围型肺癌中近 60% 为腺癌，肿块直径多在 4 cm 以上，常累及胸膜，并常有肺门淋巴结转移。

镜下观：高分化腺癌癌巢呈腺管样结构，可伴有黏液分泌；低分化腺癌癌巢呈筛状或实体状；未分化腺癌癌细胞具有高度异型性，可呈肉瘤样结构。

④ 大细胞癌：此型恶性程度颇高，生长快，容易侵入血管发生广泛转移。

镜下观：为实体性癌巢或较大团块，由多形性、胞质丰富的大细胞组成。癌细胞高度异型。

3. 临床病理联系 肺癌的临床表现与癌瘤的部位、大小和蔓延转移情况有关。肺癌一般起病隐匿，早

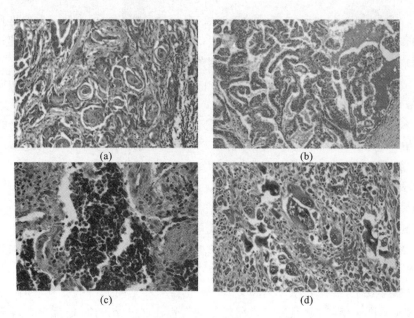

图 14-23 肺癌镜下观

注:(a)鳞状细胞癌,肿瘤细胞形成分化良好的角化珠;(b)腺癌,腺体形成肿瘤,呈乳头样生长;(c)小细胞癌,癌巢中癌细胞核呈一致的深染;(d)大细胞癌,可见大量多形性瘤巨细胞,肿瘤细胞核深染,胞浆呈多泡状。

期症状常不明显,患者可有咳嗽、气急、痰中带血或胸痛。当癌组织阻塞或压迫支气管时,可引起局限性肺萎陷或肺气肿;癌组织侵及胸膜可引起癌性胸腔积液;侵犯臂丛神经可出现上肢疼痛及手部肌肉萎缩;侵蚀食管可引起支气管食管瘘;侵犯纵隔内、气管旁淋巴结,压迫上腔静脉时可引起上腔静脉综合征,表现为面颈部水肿及颈、胸部静脉曲张。位于肺尖部的肺癌易侵犯交感神经链,引起病侧瞳孔缩小、眼睑下垂和胸壁皮肤无汗等交感神经麻痹综合征。

肺癌,尤其是小细胞肺癌,因有异位内分泌作用,患者可出现肺外症状。肺性骨关节病是肺癌最常见的肺外症状,表现为伴有疼痛的骨、关节肥大和杵状指,还可发生神经肌肉病变(肌无力综合征)、低血糖和低钠血症、高血钙、库欣(Cushing)综合征及男性乳房发育症。小细胞肺癌和腺癌可因 5-羟色胺分泌过多而引起哮鸣样支气管痉挛、水样腹泻、阵发性心动过速、皮肤潮红等类癌综合征表现。这些肺外症状可在肿瘤切除后消失。

肺癌患者预后不良,早期发现、早期诊断和早期治疗至关重要。对于 40 岁以上的成人,特别有长期吸烟史并伴有咳嗽、气急、胸痛、痰中带血等症状,或无痰干咳及与体位有关的刺激性呛咳的患者,必须提高警惕,及时进行 X 线、纤维支气管镜、痰涂片细胞学及取活体组织做病理学检查等,对肺癌进行早期诊断。

4.扩散途径

(1)直接蔓延 中央型肺癌常直接侵及心包、纵隔及周围血管,或沿支气管向同侧甚至对侧肺组织蔓延。周围型肺癌可直接侵犯胸膜,长入胸壁。

(2)转移 肺癌发生转移较快、较多见。沿淋巴转移时,首先转移至支气管肺淋巴结,再转移至纵隔、腋窝、锁骨上、颈部淋巴结,引起淋巴结肿大。血行转移常转移至脑、肾上腺、骨、肝脏、肾脏、甲状腺、胰腺及皮肤等处。

能力检测

一、名词解释

肺根、呼吸、肺通气、肺换气、呼吸运动、潮气量、支气管哮喘、咯血、呼吸困难、原发综合征

二、填空题

1.呼吸过程包括_____、_____和_____三个基本环节。

2.吸气初,肺内压_____大气压,气体_____肺;呼气初,肺内压_____大气压,气体_____肺;吸气末和呼气末,肺内压_____大气压。

3.肺顺应性与肺弹性阻力成_____变关系。

4. 肺泡表面活性物质由_____细胞分泌,其主要作用是_____,_____,_____。

5. 气体在血液中的运输方式有_____和_____。氧的运输方式主要是_____,二氧化碳的运输方式主要是_____和_____。

6. 气体交换的方式是_____,交换的动力是_____。

7. 肺炎按解剖学分类可分为_____、_____和_____。

8. 肺结核中临床最常见的类型是_____,结核病最重要的传染源是_____。

9. 咯血量每日_____ mL 以上为大量咯血。一次咯血量在_____ mL 以上也是大量咯血。

10. 肺源性呼吸困难的类型有_____、_____和_____。

11. 原发性肺结核的发病部位多在_____,继发性肺结核的发病部位多在_____。

12. 典型的支气管哮喘具有"三性",即_____、_____和_____,据此可作出诊断。

三、单项选择题

1. 平静呼气末胸内压(　　　)。
A. 低于大气压　　　　　　　　B. 等于大气压　　　　　　　　C. 高于大气压
D. 比吸气中期负压绝对值大　　E. 比吸气开始时负压绝对值大

2. 胸膜前内压等于(　　　)。
A. 大气压+肺内压　　　　　　B. 大气压+肺回缩力　　　　　C. -非弹性阻力
D. 肺内压-肺回缩力　　　　　E. 肺内压+肺回缩力

3. 血液二氧化碳分压升高对呼吸的刺激作用主要是通过(　　　)实现的。
A. 直接刺激呼吸中框　　　　　B. 中枢化学感受器　　　　　　C. 外周化学感受器
D. 外周压力感受器　　　　　　E. 刺激容量感受器

4. 决定肺部气体交换方向的主要因素是(　　　)。
A. 气体的溶解度　　　　　　　B. 气体分子量的大小　　　　　C. 肺泡膜的通透性
D. 气体的分压差　　　　　　　E. 肺泡膜的面积

5. 正常情况下维持人的呼吸中枢兴奋性的生理刺激因素是(　　　)。
A. 肺牵张感受器的传入冲动　　B. 呼吸肌本体感受器的传入冲动　C. 一定程度的缺氧
D. 血中一定浓度的 H^+　　　　E. 血中一定水平的二氧化碳

6. 关于肺表面活性物质的叙述,下列哪项是错误的?(　　　)
A. 主要成分为二棕榈酰卵磷脂　B. 稳定肺泡容量　　　　　　　C. 维持肺泡的扩张状态
D. 降低肺泡表面张力　　　　　E. 促进肺毛细血管内液体滤入肺泡

7. 肺活量等于(　　　)。
A. 潮气量+补吸气量　　　　　　　　　　　　B. 潮气量+补呼气量
C. 潮气量+补吸气量+补呼气量　　　　　　　　D. 潮气量+残气量
E. 潮气量+功能余气量

8. 切断兔颈的双侧迷走神经后,呼吸常出现(　　　)。
A. 变快/变深　　　　　　　　　B. 变快/变浅　　　　　　　　C. 变慢/变深
D. 变慢/变浅　　　　　　　　　E. 呼吸时相缩短

9. 属于上呼吸道的结构是(　　　)。
A. 喉　　　　　　　　　　　　　B. 气管　　　　　　　　　　　C. 主支气管
D. 肺内支气管　　　　　　　　　E. 肺

10. 下列关于肺的说法哪一项是错误的?(　　　)
A. 位于胸腔内　　　　　　　　　B. 肺组织只有实质　　　　　　C. 左肺分上、下二叶
D. 右肺分上、中、下三叶　　　　E. 肺内侧面有肺门

11. 肺脓肿的治疗原则是(　　　)。
A. 止咳、祛痰、抗感染　　　　　　　　　　　B. 改善通气、纠正酸中毒、抗感染
C. 支持疗法、祛痰、有效抗感染　　　　　　　D. 中西结合,全身用药及局部用药相结合
E. 积极抗感染,辅以体位引流,慢性者争取手术治疗

12. 急性粟粒性肺结核常伴发(　　　)。

A. 支气管扩张   B. 肺气肿   C. 结核性脑膜炎

D. 肺脓肿   E. 脓气胸

13. 结核病最主要的传播途径是( )。

A. 飞沫   B. 尘埃   C. 食物   D. 水   E. 皮肤接触

14. 心源性哮喘区别于支气管哮喘,下列哪项症状最有意义?( )

A. 阵发性咳嗽   B. 粉红色泡沫痰   C. 两肺广泛哮鸣音

D. 心率增快   E. 端坐位呼吸

15. 出现吸气性呼吸困难的疾病是( )。

A. 大叶性肺炎   B. 气管异物   C. 胸腔积液

D. 急性肺水肿   E. 支气管哮喘

16. 下列哪种疾病干咳而无痰?( )

A. 支气管炎   B. 肺结核   C. 肺癌   D. 胸膜炎   E. 左心衰竭

17. 浆液性粉红色泡沫痰是哪种疾病的特征?( )

A. 金黄色葡萄球菌性肺炎   B. 干酪性肺炎   C. 急性肺水肿

D. 支气管扩张症   E. 支气管哮喘

18. 我国目前最常见的咯血原因是( )。

A. 肺结核   B. 支气管肺癌   C. 风湿性心脏病

D. 支气管扩张症   E. 肺炎球菌性肺炎

19. 有关咯血不正确的叙述是( )。

A. 血色鲜红或暗红   B. 可伴有黑便   C. 血 pH 呈碱性

D. 心脏病无咯血现象   E. 应想到血液病和传染病

四、简答题

1. 请叙述胸膜腔内负压的生理作用。

2. 请叙述影响肺部气体交换的生理因素。

3. 咯血与呕血如何鉴别?

4. 请简单叙述肺结核的临床表现和治疗原则。

五、病案分析

1. 男性患者,44 岁,反复咳嗽、咳痰、发热、乏力 4 个月。4 个月前开始出现咳嗽、咳痰、发热,体温最高达 40.5 ℃,伴有畏寒、寒战、乏力,无头痛、头晕、呕吐,无胸痛、咯血,无皮肤黏膜出血。查体:T 38.9 ℃,R 23 次/分,神清,贫血面容,巩膜无黄染,反应迟钝,口唇、四肢末梢发绀,全身散在对称性皮疹。颈稍强直,双肺呼吸音减弱,可闻及散在干、湿啰音,HR 88 次/分,律齐,无杂音,腹软,无压痛、反跳痛,移动性浊音可疑阳性,双下肢轻度水肿,神经系统检查无异常发现。实验室检查:血 TB-Ab 阳性;右胸腔积液培养:结核分枝杆菌培养阳性。X 线显示大量致密阴影。

(1) 该患者的初步诊断是什么?

(2) 治疗原则是什么?

2. 患者,女,2 岁,咳嗽 6 天,呼吸急促 2 天。6 天前开始出现咳嗽,以干咳为主,静脉用头孢菌素类、红霉素等药物治疗无好转,近 2 天来出现呼吸急促而入院。无发热、咯血、盗汗,食欲差,二便正常。查体:T 37 ℃,R 28 次/分,神清,状态差,双肺呼吸音粗,可闻及干鸣音,心腹正常。辅助检查:血常规:WBC 10.0× 10^9/L,NEUT 0.60× 10^9/L。尿常规:蛋白(+)。胸片:右上肺实变。结核菌素试验阴性。

(1) 请结合本章学习的知识,对该患者作出相应的诊断。

(2) 请问该患者还需要做哪些辅助检查?

(余圆媛)

第十五章　消化系统的结构、功能与疾病

消化系统（digestive system）的功能是对食物进行消化，吸收各种营养物质、水分和无机盐，并排出食物残渣。在消化道内，食物被消化分解为小分子物质，其中的营养物质被小肠吸收后进入血液和淋巴，残渣通过大肠排出体外。此外，口腔、咽等还与呼吸、发音和语言活动有关。

第一节　消化系统的结构

消化系统由消化管和消化腺两个部分组成。消化管是一条起自口腔延至肛门的肌性管道，包括口腔、咽、食管、胃、小肠（十二指肠、空肠、回肠）和大肠（盲肠、阑尾、结肠、直肠、肛管）等。通常将口腔至十二指肠的部分称为上消化道，空肠以下的部分称为下消化道。消化腺可分为大消化腺和小消化腺，大消化腺位于消化管壁外，为一个独立的消化器官，分泌的消化液经导管流入消化管内，如大唾液腺、肝和胰；小消化腺散在于消化管各部的管壁内，如舌腺、食管腺、胃腺和肠腺等（图 15-1）。

一、消化管

（一）口腔

口腔（oral cavity）是以骨性口腔为基础形成的，前方的开口是口裂，由上、下唇围成；后方以咽峡和咽交通；上壁（顶）称为腭（由前 2/3 硬腭和后 1/3 软腭两部分组成）；下壁是口底；两侧壁称为颊。整个口腔被上、下牙弓（含牙槽突、牙龈和牙列）分隔为前、后两部；前部称口腔前庭，后部称固有口腔。在上、下牙列咬合时，两部可通过两侧第三磨牙后方的间隙相通，当牙关紧闭时可经此间隙插管或注入营养物质。口腔内有牙齿（图 15-2）和舌，另有三对唾液腺开口于口腔黏膜表面。

在人的一生中，按萌出先后，分乳牙和恒牙。乳牙共 20 颗，分为乳中切牙、乳侧切牙、乳尖牙、第一乳磨牙和第二乳磨牙；一般在 6 个月开

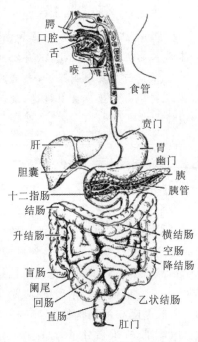

图 15-1　消化系统模式图

始萌出,3 岁左右萌齐。6 岁左右乳牙开始脱落,恒牙逐渐萌出,到 14 岁左右,除第三磨牙外,其余恒牙均萌出(图 15-2)。

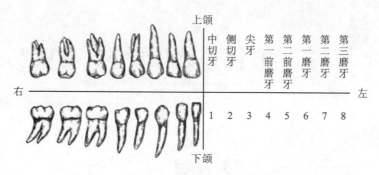

图 15-2　牙的名称及符号

▌知识链接▐

　　第三磨牙又叫智齿,是最后长出的恒牙,位于上下左右牙弓的最后方。智齿长出的年龄多在 16～24 岁左右,为人的智慧成长后,所以又称为智齿。

　　智齿牙冠周围的软组织炎为智齿冠周炎,主要症状为牙冠周围软组织肿胀疼痛。炎症可向周围组织播散(如咀嚼肌、咽部等)可引起张口受限、吞咽疼痛等。病情重者尚可有周身不适、头痛、发热、食欲减退等全身症状。急性期治疗以控制感染为主,急性期过后,应考虑对病源牙治疗,如做冠周龈瓣楔形切除术或拔除。

　　口腔内有大、小两种唾液腺(图 15-3)。小唾液腺散在于各部口腔黏膜内(如唇腺、颊腺、腭腺、舌腺等)。大唾液腺包括腮腺、下颌下腺和舌下腺三对,它们是位于口腔周围的独立的器官,但其导管均开口于口腔黏膜。唾液腺分泌唾液,可湿润口腔黏膜,有利于吞咽和说话。人唾液中含有淀粉酶,能初步分解食物中的淀粉。

▌知识链接▐

　　腮腺位于耳屏、下颌角、颧弓所构成的三角区内,正常腮腺体薄而软,触诊不出腺体轮廓。腮腺炎时可见腮腺肿大(以耳垂为中心的隆起),并可触及包块,腮腺导管开口(相当于上颌第二磨牙对应的颊黏膜上)可观察到局部红肿。

　　腮腺炎可以分为病毒性和化脓性。流行性腮腺炎是由腮腺炎病毒引起的急性呼吸道传染病,飞沫吸入是主要传播途径;病毒还可侵犯各种腺组织或神经系统,常可引起脑膜脑炎、睾丸炎、卵巢炎等并发症。一旦发现腮腺炎,患者应立即隔离,一般无特效治疗方案,局部可以中药治疗。急性化脓性腮腺炎是由细菌感染引起的,腮腺导管口可见脓液流出。早期以抗生素为主,进入化脓期则应切开引流。

（二）咽

　　咽(pharynx)是一个上宽下窄、前后略扁漏斗形的肌性管道,上端起于颅底,下端平环状软骨弓(第 6 颈椎下缘平面)续于食管,全长约 12 cm。后壁平整,前壁不完整,与鼻腔、口腔和喉腔相通。据此,以软腭和会厌上缘平面为界,咽腔可分为鼻咽部、口咽部和喉咽部(图 15-4)。咽是呼吸道和消化道的共同通道。在鼻咽部的侧壁上有咽鼓管咽口,经咽鼓管与中耳鼓室相通。

　　顶部后壁黏膜下有丰富的淋巴组织,为咽扁桃体。口咽的外侧壁在腭舌弓与腭咽弓之间的凹陷为扁桃体窝,容纳腭扁桃体。咽扁桃体、腭扁桃体和舌扁桃体共同围成咽淋巴环,是呼吸道和消化道上端的防御结构。口腔与咽峡的结构如图 15-5 所示。

　　喉咽部,在喉口外下方与咽侧壁间各有一个深窝,称梨状隐窝,是异物滞留的部位。

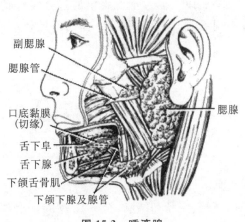

图 15-3 唾液腺

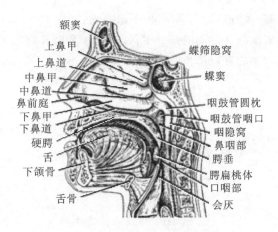

图 15-4 咽和喉的正中矢状切面图

▎知识链接 ▎

咽部检查方法是让被检查者头略后仰,口张大并发"a"音,检查者可用压舌板或替代物如汤匙等将舌的前 2/3 与后 1/3 交界处迅速下压,在照明的配合下可见软腭、腭垂、软腭弓、扁桃体、咽喉壁等。位于腭舌弓和腭咽弓之间的扁桃体正常检查是看不到的,如果看到即为肿大。扁桃体肿大分三度,不超过腭咽弓为Ⅰ度肿大,超过腭咽弓为Ⅱ度肿大,达到或超过咽后壁中线为Ⅲ度肿大。

扁桃体炎可由病毒或细菌感染引起,由病毒所致者常常是急性病毒性上呼吸道感染的一部分,而由细菌感染所致者则称为化脓性扁桃体炎。急性化脓性扁桃体炎多为链球菌感染,儿童多见,起病急,高热、咽痛明显,吞咽时尤甚。检查可见咽部充血,扁桃体肿大,并有黄白色脓点或脓苔。治疗以抗生素如青霉素或先锋霉素等为主。

(三)食管

食管(esophagus)是一个前后压扁的肌性管道,位于脊柱前方,上端在第 6 颈椎下缘平面与咽相续,下端在第 11 胸椎,续于胃的贲门。全长约 25 cm,依其行程可分为颈部、胸部和腹部三段。食管全程有三处狭窄:第一狭窄位于食管和咽的连接处;第二狭窄位于食管与左支气管交叉处;第三狭窄为穿经膈肌处(图 15-6)。这些狭窄处异物容易滞留,也是肿瘤的好发部位。

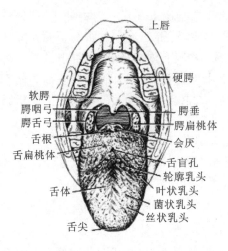

图 15-5 口腔与咽峡

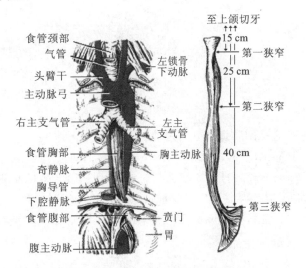

图 15-6 食管的位置及三处狭窄

(四)胃

胃(stomach)是消化管的最膨大部分(图 15-7)。由食管送来的食团暂时储存于胃内,进行部分消化,到一定时间后再送入十二指肠,此外胃还有内分泌的功能。胃大部分位于左季肋区,小部分位于腹上区。上端与食管相续的入口叫贲门,下端连接十二指肠的出口叫幽门。上缘凹而短,向右上方叫胃小弯,其最低处形成一切迹,称为角切迹;下缘凸而长,向左下方叫胃大弯。贲门平面以上向左上方膨出的部分叫胃底;胃底和幽门部之间的部分叫胃体;胃体下界和幽门之间的部分称幽门部,临床上称胃窦。幽门部近胃小弯侧是溃疡的好发部位。

▌知识链接▐

胃部病变的检查,首先是检查剑突下稍偏左或右,有压痛时多提示胃、十二指肠可能有病变,进一步的检查可选择胃镜、X线钡餐、胃液分析等。

(五)小肠

小肠(small intestine)是消化管中最长的一段,小肠上起幽门,下续盲肠和结肠,全长5~7 m,分为十二指肠、空肠和回肠等部分(图15-8、图15-9)。小肠是食物消化、吸收的主要部位。

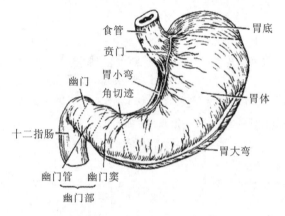

图15-7 胃的形态分布

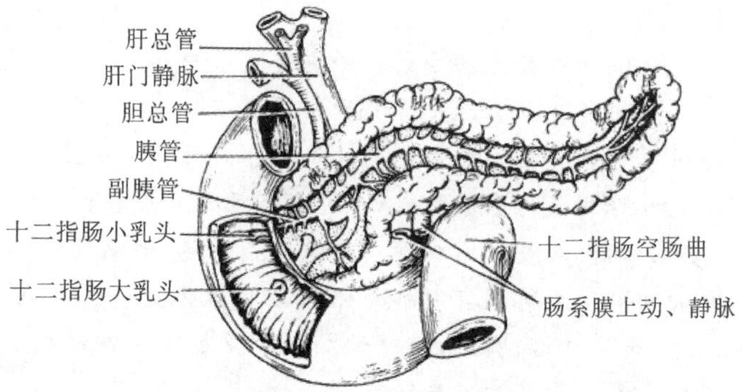

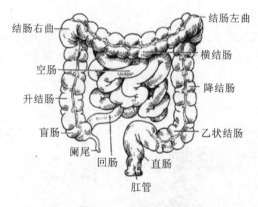

图15-9 小肠和大肠

乳头,这是副胰管的开口之处。

图15-8 胆道、十二指肠和胰

1. 十二指肠(duodenum) 小肠的起始段,全长约25 cm,呈"C"形从右侧包绕胰头,可分为以下四部。

(1)球部:长约5 cm,起自胃的幽门,走向右后方,至胆囊颈的后下方,急转成为降部,转折处为十二指肠上曲。十二指肠球部近幽门的一段肠管,壁较薄,黏膜面较光滑,没有或甚少环状襞,是十二指肠溃疡的好发部位。

(2)降部:由十二指肠上曲沿右肾内侧缘下降,至第3腰椎水平,弯向左侧,转折处为十二指肠下曲。降部左侧紧贴胰头,此部的黏膜有许多环状襞,纵襞的下端为圆形隆起,称十二指肠大乳头,是胆总管和胰管的共同开口(组成肝胰壶腹)。大乳头稍上方,有时可见十二指肠小

(3)水平部:自十二指肠下曲起始,向左横行至第3腰椎左侧续于升部。

(4)升部:自第3腰椎左侧向上,到达第2腰椎左侧急转向前下方,形成十二指肠空肠曲,由十二指肠悬肌连于膈右脚。十二指肠悬肌(又称Treitz韧带)是一个重要标志,手术时用以确定空肠的起点。

2. 空肠(jejunum)和回肠(ileum) 迂曲回旋盘绕在腹腔中部和下部,其周围被结肠包围。

(六)大肠

大肠(large intestine)是消化管的最后一段,长约1.5 m,起自右髂窝,终于肛门,可分为盲肠、结肠(升结肠、横结肠、降结肠和乙状结肠)、直肠和肛管。大肠的主要功能是吸收水分,将食物残渣以粪便的形式排出体外。

盲肠和结肠还具有三种特征性结构:在肠表面,沿着肠的纵轴有结肠带,由肠壁纵行肌增厚形成;由肠壁上的横沟隔成囊状的结肠袋;在结肠带附近由于浆膜下脂肪聚集,形成许多大小不等的脂肪突起称肠脂垂。

1. 盲肠(caecum) 大肠起始的膨大盲端,长 6～8 cm,位于右髂窝内,向上通升结肠,向左连回肠。回、盲肠的连通口称为回盲口(图 15-10)。口处的黏膜折成上、下两个半月形的皱襞,称为回盲瓣,此瓣具有括约肌的作用,可防止大肠内容物逆流入小肠。在回盲瓣的下方约 2 cm 处,有阑尾的开口。

2. 阑尾(vermiform appendix) 附属于盲肠的一段肠管,根部固定,末端游离,内含血管、淋巴管和神经,使阑尾成袢状或半圆弧形,成为阑尾炎的形态基础(图 15-10)。阑尾的体表投影一般在右髂前上棘与脐连线的中外 1/3 交点处,称为麦氏(McBurney)点。

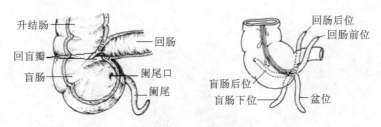

图 15-10 盲肠和阑尾

3. 结肠(colon) 介于盲肠和直肠之间的部分,按其所在位置和形态又分为升结肠、横结肠、降结肠和乙状结肠四部分。

4. 直肠(rectum) 直肠为大肠的末段,长 15～16 cm,位于小骨盆内。上端平第 3 骶椎处接续乙状结肠,沿骶骨和尾骨的前面下行,穿过盆膈,下端以肛门为终点。直肠在盆膈以上的部分称为直肠盆部,盆部的下段肠腔膨大,称为直肠壶腹。盆膈以下的部分缩窄称为肛管或直肠肛门部。直肠有两个弯曲:上段凸向后,与骶骨前面的曲度一致,形成骶曲;下段向后下绕过尾骨尖,形成凸向前的会阴曲。临床上进行乙状结肠镜检查时,应顺着直肠两个弯曲的方向将镜插入,以免损伤肠壁。直肠壶腹内面的黏膜,形成 2～3 条半月状的直肠横襞,其中位于前右侧壁的一条,大而恒定,距肛门约 7 cm,相当于腹膜返折的水平。在通过乙状结肠镜检查确定直肠肿瘤与腹膜腔的位置关系时,常以此横襞作为标志。直肠与盆腔脏器的毗邻关系男女不同,男性直肠的前面有膀胱、前列腺和精囊腺;女性则有子宫和阴道。因此,临床指诊时,经肛门可触查前列腺和精囊腺或子宫和阴道等。

5. 肛门(anus) 肛管上段的黏膜形成 6～10 条纵行的黏膜皱襞,叫肛柱。各柱的下端有半月形的小皱襞相连,称为肛瓣。在肛瓣与相邻两柱下端之间有小凹陷,称为肛窦。各肛瓣与肛柱下端,共同连成锯齿状的环形线,称为齿状线,为皮肤和黏膜相互移行的分界线。齿状线以下光滑而略有光泽的环形区域,称为肛梳或痔环。痔环和肛柱的深面有丰富的静脉丛,此丛如淤血扩张则易形成痔,在齿状线以上者称为内痔,以下者称为外痔。

直肠周围有内、外括约肌围绕。肛门内括约肌由直肠壁环行平滑肌增厚而成,收缩时能协助排便。肛门外括约肌是位于肛门内括约肌周围的环行肌束,为骨骼肌,可随意括约肛门。

> **┃知识链接┃**
>
> 肠道病变常用物理检查如腹部触诊,了解有无压痛、反跳痛。压痛多表示局部有异常,反跳痛多表示炎症波及到腹膜。肠道寄生虫病常见脐周疼痛。在脐与右髂前上棘连线的中外 1/3 交界处若有压痛提示有阑尾炎。急性肠穿孔常见中下腹或波及全腹的持续性刀割样疼痛。
>
> 阑尾炎常有转移性的右下腹部疼痛、麦氏点压痛、发热、呕吐和中性粒细胞增多等表现。急性阑尾炎诊断明确后,应早期外科手术治疗。

二、消化管的微细结构

消化管各段的形态和功能不同,其构造也各有特点,整体有类似之处。咽至肛门之间的消化管壁,都可分为四层,由内向外分为黏膜、黏膜下层、肌层和外膜。

1. 黏膜层 消化管壁最内层结构,由上皮、固有膜和黏膜肌层构成。黏膜具有保护、吸收、分泌等功能。

2. 黏膜下层 位于黏膜层与肌层之间,由疏松结缔组织构成,内含丰富的血管、淋巴管和神经等。

3. 肌层 多由平滑肌组成,一般可分为内环、外纵两层。环肌、纵肌交替收缩,可推动食物逐渐下移。

4. 外膜 消化管的最外层。腹腔内大部分消化管外膜主要为一层间皮,称为浆膜。浆膜能分泌浆液,减少器官之间的摩擦。

食管具有消化管典型的四层结构,由黏膜、黏膜下层、肌层和外膜组成。整个食管管壁较薄,仅 0.3~0.6 cm厚。

胃壁由黏膜层、黏膜下层、肌层和浆膜层四层构成,黏膜上皮为柱状上皮,上皮向黏膜深部下陷构成大量腺体(胃底腺、贲门腺、幽门腺等),它们的分泌物混合形成胃液,对食物进行化学性消化(图 15-11)。黏膜上皮具旺盛的再生修复能力。

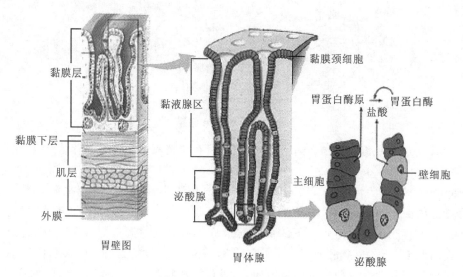

图 15-11 胃壁结构及分泌腺体

小肠黏膜,特别是空肠,具有许多环状皱襞和绒毛,大大扩大了黏膜表面积,有利于营养物质的消化和吸收。

三、消化腺

(一)肝

肝(liver)是人体中最大的腺体,成人的肝重约 1500 g。肝具有分泌胆汁、储存糖原、解毒和吞噬防御等功能,在胚胎时期还有造血功能(图 15-12、图 15-13)。

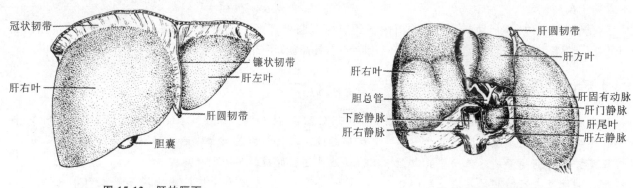

图 15-12 肝的膈面   图 15-13 肝的脏面

肝呈不规则的楔形,上面隆凸称膈面,朝向前上方,与膈弯窿相适应。膈面借镰状韧带将肝脏分为左右两部,即左叶和右叶。右叶大而厚;左叶小而薄。肝的下面凹凸不平,称为脏面,朝向后下方,与腹腔器官相邻。脏面的中部有"H"形的两条纵沟和一条横沟。左侧纵沟的前部有肝圆韧带,为胚胎时期的脐静脉闭锁的遗迹;右侧纵沟的前部容纳胆囊,后部紧接下腔静脉。横沟称肝门,肝固有动脉、门静脉、肝管、淋巴管及神经等由此进入肝脏。肝的脏面依"H"形界沟分为 4 叶,即肝左叶、肝右叶、方叶和尾叶。

肝脏位于右上腹,隐藏在右侧膈下和肋骨深面,大部分为肋弓所覆盖。从体表投影看,肝上界在右锁骨中线第 5 肋骨,右腋中线平第 6 肋骨处;肝下界与肝前缘一致,起自肋弓最低点,沿右肋弓下缘左上行,在腹上区可达剑突下 3~5 cm。成人肝上界位置正常的情况下,若在肋弓下触及肝脏,则多为病理性肝肿大。幼儿的肝下缘位置较低,露出到右肋下 2～3 cm 一般均属正常情况。肝的位置常随呼吸改变,站立及吸气时稍下降,仰卧和呼气时则稍升。医生在给患者进行肝脏触诊检查时,常要患者呼吸配合。

肝右叶上方与右胸膜和右肺底相邻;肝左叶上方与心脏相连,小部分与腹前壁相邻;肝右叶前面部与结肠相邻,后叶与右肾上腺和右肾相邻;肝左叶下方与胃相邻。

肝是由 50 万～100 万个基本结构单位(即肝小叶)构成(图 15-14)。肝小叶呈六角柱状。肝小叶的中央有一中央静脉,中央静脉的周围有大致呈放射状排列的肝细胞板(肝板),肝板之间为肝血窦,相邻肝细胞之间有微细的胆小管。胆小管汇集成稍大的管道,再逐级汇集成更大的管道,最后形成左、右肝管经肝门出肝。肝细胞分泌的胆汁进入胆小管,经各级胆管和肝管流出。门静脉和肝动脉入肝后反复分支,最终与肝血窦相连接,在此与肝细胞进行物质代谢。

胆汁从肝管出肝后,并不立即直接流入十二指肠,而是首先储存于胆囊内,间断性地排放入十二指肠。胆汁流入十二指肠前在肝外流经的管道总称为肝外胆道系统,包括肝管、肝总管、胆囊管、胆囊和胆总管(图 15-15)。

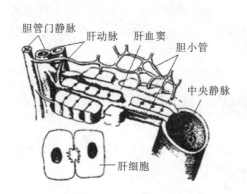

图 15-14　肝的微观结构

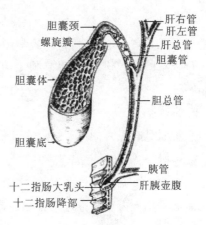

图 15-15　胆囊和胆道

> **知识链接**
>
> **胆囊的检查方法**
>
> 首先可触诊右肋缘下,了解肝脏有无肿大,一般在肋缘下是触不到肝脏的。在剑突下可触及肝下缘,多在 3 cm 以内。胆囊检查时用左手掌平放在右肋下部,拇指指腹勾压右锁骨中线与肋弓交界处下方,被检查者缓缓深吸气时若感到疼痛或吸气中止,为胆囊触痛或 Murphy 征阳性,提示胆囊有病变。轻叩击右季肋处,若肝区及胆囊区叩击痛,提示肝炎、肝脓肿或胆囊炎等。为明确诊断需进一步检查,如肝功能、腹部超声、腹部 CT、胆囊造影、乙肝检查、肝活检等。肝胆疾病最常见的症状有恶心、呕吐、食欲下降、厌油、腹胀、右上腹疼痛、皮肤黏膜黄染等。

(二)胰腺

胰(pancreas)是人体的第二大腺体,横跨在第 1、2 腰椎的前面,质地柔软,呈灰红色,可分为头、体、尾三部。胰由外分泌部和内分泌部两部分组成,外分泌部的腺细胞分泌胰液,经各级导管,流入胰腺管,胰腺管与胆总管共同开口于十二指肠。胰液中含有多种消化酶,对消化食物起重要作用。内分泌部是指散在于外分泌部之间的细胞团——胰岛,它分泌的胰岛素直接进入血液和淋巴,主要参与糖代谢的调节。

 # 第二节　消化系统的功能概述

一、消化的方式

食物在消化道内被分解为小分子物质的过程称为消化,包括物理性消化和化学性消化。物理性消化是指消化管对食物的机械作用,包括咀嚼、吞咽和各种形式的蠕动运动以磨碎食物,使消化液充分与食物混合,并推动食团或食糜下移等;化学性消化是指消化腺分泌的消化液对食物进行化学分解,将复杂的各种营养物质分解为肠壁可以吸收的简单的化合物,例如,将蛋白质分解为氨基酸,淀粉分解为葡萄糖,脂肪分解为脂肪酸和甘油。然后这些分解后的营养物质被小肠(主要是空肠)吸收进入体内,进入血液和淋巴液。

二、消化道平滑肌的一般特性

消化道平滑肌具有肌组织的一些共同特性,如兴奋性、自动节律性、传导性和收缩性等。

(一)兴奋性

消化道平滑肌的兴奋性较骨骼肌为低。收缩的潜伏期、收缩期和舒张期所占的时间比骨骼肌长得多,而且变异较大。

(二)节律性

消化道平滑肌具有良好的节律性运动,但其收缩频率慢,节律性远不如心肌规则。

(三)紧张性

消化道平滑肌具有一定的紧张性,经常保持在一种微弱的持续收缩状态。平滑肌的紧张性有利于消化道各部分保持一定的形状和位置,也有利于消化道管腔内保持一定的基础压力,是消化道平滑肌的各种收缩活动的基础。

(四)伸展性

消化道平滑肌具有很大的伸展性。它使消化道有可能容纳好几倍于自己原初体积的食物。

(五)敏感性

消化道平滑肌对电刺激不敏感,但对于牵张、温度和化学刺激则特别敏感,轻微的刺激常可引起强烈的收缩。这类刺激是引起内容物推进或排空的自然刺激因素。

三、消化道的内分泌功能

在胃肠的黏膜层内存在有 40 多种内分泌细胞,这些细胞分泌的激素统称为胃肠激素(gastrointestinal hormone)。胃肠激素在化学结构上都是由氨基酸残基组成的肽类,相对分子质量大多数在 5000 以内。

(一)胃肠内分泌细胞的形态及分布

胃肠内分泌细胞分散地分布在胃和肠黏膜层内的非内分泌细胞之间。胃肠内分泌细胞在形态上有两个明显的特点:一是细胞内的分泌颗粒均分布在核和基底之间,故属于基底颗粒细胞;另一特点是大部分细胞呈锥形,其顶端有微绒毛突起,伸入胃肠腔内,微绒毛可直接感受胃肠腔内食物成分和 pH 变化的刺激而引起细胞的分泌活动。只有少数胃肠内分泌细胞无微绒毛,与胃肠腔无直接接触,其分泌可由神经兴奋或局部内环境的变化而引起,而与胃肠腔内的食物成分无关。胃肠内分泌细胞在代谢方面都具有摄取胺前体,进行脱羧而产生肽类或活性胺的能力。具有这种能力的细胞统称为 APUD 细胞。除胃肠和胰腺的内分泌细胞外,神经系统、甲状腺、肾上腺髓质、垂体等组织中也含有 APUD 细胞(表 15-1)。

表 15-1 胃肠内分泌细胞的名称、分泌产物和分布

细 胞 名 称	分 泌 产 物	分 布
A 细胞	胰高血糖素	胰岛
B 细胞	胰岛素	胰岛
D 细胞	生长抑素	胰岛、胃、小肠、结肠
G 细胞	胃泌素	胃窦、十二指肠
I 细胞	胆囊收缩素	小肠上部
K 细胞	抑胃肽	小肠上部
Mo 细胞	胃动素	小肠
N 细胞	神经降压素	回肠
PP 细胞	胰多肽	胰岛

（二）胃肠激素的作用

胃肠激素与神经系统一起，共同调节消化器官的运动、分泌和吸收功能。此外，胃肠激素对体内其他器官的活动也具有广泛的影响。其主要作用如下。

1. 调节消化腺的分泌和消化道的运动　主要表现为对唾液腺、胃腺、胰腺、肠腺、肝细胞、食管-胃括约肌、胃肠平滑肌及胆囊等的促进或抑制作用。

2. 调节其他激素的释放　生长抑素、胰多肽、血管活性肠肽等，它们对生长激素、胰岛素、胰高血糖素、胃泌素等的释放均有调节作用。如从胃肠释放的抑胃肽（GIP）有很强的刺激胰岛素分泌的作用。因此，口服葡萄糖比静脉注射相同剂量的葡萄糖引起的胰岛素分泌效应不同。进餐时，除因葡萄糖的经血行作用于胰岛 B 细胞外，而且还可通过抑胃肽引起胰岛素较早的分泌。

3. 营养作用　许多胃肠激素具有刺激消化道组织的代谢和促进其生长的作用，统称为营养作用。如胃窦切除的患者，血清胃泌素水平下降，同时可发生胃黏膜萎缩；而患有胃泌素瘤的患者，血清胃泌素水平很高，多伴有胃黏膜增生、肥厚。动物实验证明，胃泌素能刺激胃泌酸部位黏膜和十二指肠黏膜的 RNA、DNA 和蛋白质的合成，从而促进其生长。胆囊收缩素可能引起胰腺内 DNA、RNA 和蛋白质的合成增加，促进胰腺外分泌组织的生长。

4. 细胞保护作用　许多胃肠道激素具有细胞保护作用，它们可通过阻止或减轻有害因素对消化器官的损伤而发挥其细胞保护作用。如给大鼠脑室注射神经降压素或蛙皮素，均可明显降低应激引起的大鼠胃溃疡发病率。生长抑素、神经降压素等对实验性肝细胞损伤、胰岛 β 细胞损伤具有保护作用。生长抑素、降钙素基因相关肽等对胃和十二指肠黏膜损伤也具有明显保护作用。

（三）脑-肠肽的概念

一些产生于胃肠道的肽，不仅存在于胃肠道，也存在于中枢神经系统内；而原来认为只存在于中枢神经系统的神经肽，也在消化道中发现。这些双重分布的肽被统称为脑-肠肽（brain-gut peptide）。已知的脑-肠肽有胃泌素、P 物质、胆囊收缩素、生长抑素、神经降压素等 20 余种。这些肽类双重分布的生理意义已引起人们的重视，例如胆囊收缩素在外周对胰酶分泌和胆汁排放的调节作用及其在中枢对摄食的抑制作用，提示脑内及胃肠内的胆囊收缩素在消化和吸收中具有协调作用。

四、消化道的神经支配及其作用

神经系统对胃肠功能的调节较为复杂，它通过外来的植物性神经和胃肠内在的神经两个系统相互协调统一而完成的。

1. 外来神经　所谓外来神经是指支配胃肠的自主神经，包括交感神经和副交感神经。交感神经从脊髓胸腰段侧角发出，经过腹腔神经节、肠系膜神经节或腹下神经节，更换神经元后，节后纤维分布到胃、小肠及结肠等部分的胃肠平滑肌、血管平滑肌及内在神经元上。其节后纤维末梢释放的递质为去甲肾上腺素。一般情况下，交感神经兴奋时可抑制胃肠平滑肌的活动和腺体的分泌。部分交感肾上腺素能纤维终止于内在神经元上；通过释放去甲肾上腺素作用于内在神经元，并引起后者的抑制。因而，由交感神经发放的冲动，也可抑制由内在神经丛或迷走神经传递的反射活动。

副交感神经通过迷走神经和盆神经支配胃肠。到达胃肠的纤维属于节前纤维，它们与内在神经元发生突触联系。其节后纤维支配腺细胞、上皮细胞和平滑肌细胞。内在神经丛的多数副交感纤维是兴奋性胆碱能纤维，少数是抑制性纤维；而在这些抑制性纤维中，多数既不是胆碱能，也不是肾上腺素能纤维，它们的末梢释放的递质可能是肽类物质，因而被称为肽能神经，如血管活性肠肽（VIP）、P 物质、脑啡肽和生长抑素等。目前认为，胃的容受性舒张、机械刺激引起的小肠充血等，均为神经兴奋释放 VIP 所致，血管活性肠肽能的神经作用主要是舒张平滑肌、舒张血管和加强小肠、胰腺的分泌活动。胃肠道也存在许多以 VIP 为递质的内在神经元，也参与上述功能的调节。另外，迷走神经中约有 75% 的神经纤维为传入纤维，可将胃肠感受器信息传给高位中枢，引起反射调节活动，如迷走-迷走反射。

2. 肠神经系统　胃肠的内在神经系统又称为肠神经系统，由存在于食管至肛门的消化道壁内的两类神经丛组成。一种是位于胃肠壁黏膜下层的黏膜下神经丛，另一种是位于环行肌与纵行肌层之间的肌间神经丛。每个神经丛都包含无数的神经元和神经纤维，据估计，内在神经中约有 108 个神经元，包括感觉神经元、中间神经元和运动神经元。运动神经元释放乙酰胆碱（Ach）和 VIP，主要调节腺细胞和上皮细胞功能，也支配黏膜下血管。肌间神经丛中有以 Ach 和 P 物质（SP）为递质的兴奋性神经元,也有以 VIP 和一氧化氮（NO）为递质的抑制性神经元。肌间神经丛的运动神经元主要支配平滑肌细胞。

内在神经丛的神经纤维（包括进入消化管壁的交感和副交感纤维）则把胃肠壁的各种感受器及效应细胞与神经元互相连接,起着传递感觉信息、调节运动神经元的活动和启动、维持或抑制效应系统的作用。目前认为,消化管壁内的内在神经丛构成了一个完整的、相对独立的整合系统,在胃肠活动的调节中具有十分重要的作用。

第三节　口腔和胃内的消化

一、口腔内消化

消化过程是从口腔开始的。食物在口腔内停留的时间很短,一般是 15～20 s。食物在口腔内咀嚼,被唾液湿润而便于吞咽。由于唾液的作用,食物中的某些成分还在口腔内发生化学变化。

（一）唾液

1. 性质和成分　唾液主要是由三对大唾液腺（腮腺、颌下腺和舌下腺）分泌的无色、无味混合液体,近于中性（pH 为 6.6～7.1）,正常成人每日分泌量 1.0～1.5 L。其中水分约占 99%,其余成分为黏蛋白、唾液淀粉酶和溶菌酶等有机物及少量的无机盐。

2. 作用　①清洁、保护口腔;②湿润和溶解食物,引起味觉,使食物形成食团易于吞咽;③对糖类进行初步消化;④唾液还具有排泄功能,铅、汞及某些微生物如狂犬病毒等也可从唾液排出。

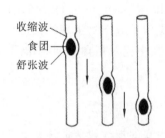

收缩波
食团
舒张波

图 15-16　食管蠕动模式图

（二）咀嚼和吞咽

咀嚼使食物被磨碎,在舌的搅拌作用下与唾液充分混合后成为食团。吞咽是指食团从口腔经过咽和食管进入胃的过程。整个吞咽过程包括两个阶段:第一阶段是舌、腭肌肉有意识地收缩压挤食团经咽峡入咽腔;第二阶段是食团由咽经食管入胃,整个吞咽动作就成为自动的过程。

食管的蠕动是一种反射动作。蠕动是消化管运动的一种基本形式。食管的蠕动是由食管平滑肌有序的收缩将食团向前推进的波形运动（图 15-16）。

二、胃内消化

食物在胃内经过化学性消化和胃壁肌肉运动的机械性消化后,变成半流体状的食糜,然后依次通过幽门向十二指肠输送。

（一）胃液的主要成分和作用

1. 胃液的性状　胃液是由胃腺分泌的一种无色、透明、酸性的液体（pH 为 0.9～1.5）,正常人每日的分泌量为 1.5～2.5 L。

2. 胃液的主要成分和作用　包括盐酸、胃蛋白酶原、内因子、黏液和碳酸氢盐等。

（1）盐酸　又称胃酸,由胃底腺壁细胞分泌。作用有:①激活胃蛋白酶原,成为有活性的胃蛋白酶,为其提供适宜的酸性环境;②抑制和杀灭随食物入胃的细菌;③使食物中的蛋白质变性,易于消化;④盐酸进入十二指肠后可促进胰液、胆汁和小肠液的分泌;⑤盐酸造成的酸性环境有助于小肠对铁和钙的吸收。盐酸分泌过少,细菌在胃内生长,出现腹胀、腹泻,引起消化不良;盐酸分泌过多,对胃和十二指肠黏膜有损害作用,是胃和十二指肠溃疡发病的重要因素之一。

（2）胃蛋白酶原　由胃底腺主细胞合成并分泌,在盐酸作用下或酸性条件下,通过自身催化转变为有活性的胃蛋白酶,并将蛋白质分解为蛋白胨以及少量的多肽和氨基酸。胃蛋白酶作用的最适 pH 为 2.0～3.5,当 pH 大于 5 时便失活。

知识链接

　　胃黏膜具有防止 H^+ 由胃腔侵入黏膜本身和防止 Na^+ 从黏膜内迅速向胃腔弥散的特性,称为胃黏膜的屏障作用。该屏障可使黏膜内和胃腔间维持很高的 H^+ 浓度梯度,如酒精、乙酸、胆汁酸和阿司匹林等,以适当的浓度和时间与胃黏膜接触后,都可以破坏黏膜屏障。胃黏膜屏障的破坏在胃溃疡的发病机制中,也具有一定的作用。

　　临床上常用的助消化药胃酶合剂即由胃蛋白酶和盐酸等配制而成。

　　(3)黏液　由黏液颈细胞分泌,主要成分为糖蛋白,具有较强的黏滞性,覆盖在胃黏膜表面,有润滑和保护胃黏膜作用。若过量饮酒或服用大量乙酰水杨酸类药物,可破坏这种保护作用。

　　(4)内因子　由壁细胞分泌的一种糖蛋白,可与食物中的维生素 B_{12} 结合形成内因子-维生素 B_{12} 复合物,保护维生素 B_{12} 不被消化酶破坏,促进肠上皮对维生素 B_{12} 的吸收。当机体缺乏内因子或产生内因子抗体时,维生素 B_{12} 的吸收发生障碍,影响红细胞的生成,将引起巨幼红细胞性贫血。

　　(二)胃的运动

　　胃的运动功能主要如下:①容纳大量的食物;②使食物与胃液充分混合;③以适合小肠消化和吸收的速度向小肠输送食糜,使消化过程得以继续进行。

　　1. 胃的运动形式　主要有三种:紧张性收缩、容受性舒张和蠕动。

　　2. 胃的排空　指食物由胃排入十二指肠的过程。胃紧张性收缩和蠕动使胃内压升高是胃排空的动力,当胃内压高于十二指肠内压时食糜排入十二指肠,通常每次蠕动波到达幽门可推动 $1\sim3$ mL 食糜进入十二指肠。随着蠕动波的消失,幽门关闭,排空暂停,所以胃排空是少量间断进行的。胃的排空与食物的性质有关,流体食物比固体食物快;糖类食物快,蛋白质稍慢,脂肪最慢,混合食物需 $4\sim6$ h。

　　3. 呕吐　一种将胃内容物从口腔排出的过程,是一种防御反射,对机体有保护作用,可排出体内有害物质。呕吐前,常出现恶心、呼吸急促及心跳加快,呕吐时胃和食管下端舒张,膈肌和腹肌强烈收缩,挤压胃体,使胃内容物通过食管经口吐出。

知识链接

　　呕吐一般不需用药物止吐,但剧烈和频繁的呕吐也会影响进食和正常的消化功能,由于大量消化液的丢失,会导致体内水电平衡的失调,可选用防止或减轻恶心和呕吐的药物。止吐药通过不同环节抑制呕吐反应,包括以下几类:①噻嗪类药物,如氯丙嗪、异丙嗪、奋乃静、三氟拉嗪等,主要抑制催吐化学感受区,对各种呕吐均有效;②抗组胺药,常用于晕动病呕吐,如敏克静、安其敏、苯海拉明、乘晕宁等;③抗胆碱能药,如东莨菪碱等。其他还有甲氧氯普胺(胃复安)、多潘立酮(吗丁啉)、止吐灵、氯丁醇等。

　　口服中毒时,需要催吐。常用药物按其作用部位可分为两类:①通过兴奋催吐化学敏感区部位催吐(如阿扑吗啡);②通过刺激消化道反射性地兴奋呕吐中枢而催吐(如硫酸铜)。

第四节　小肠和大肠内的消化与吸收

　　食糜由胃进入十二指肠后,即开始了小肠内的消化。小肠内的消化是整个消化过程中最重要的阶段。在这里,食糜受到胰液、胆汁和小肠液的化学性消化以及小肠运动的机械性消化。许多营养物质也都在这一部位被吸收入机体。因此,食物通过小肠,消化过程基本完成。未被消化的食物残渣,从小肠进入大肠。食物在小肠内停留的时间,随食物的性质而有不同,一般为 $3\sim8$ h。

一、胰液的分泌

　　1. 胰液的性状　胰液是胰腺的外分泌物,是无色透明的碱性液体,pH 为 $7.8\sim8.4$。成人每日的分泌量为1~2 L。

2. 胰液的主要成分和作用

(1)碳酸氢盐　主要作用:①中和进入十二指肠的胃酸,使肠黏膜免受强酸的侵蚀;②为小肠内多种消化酶提供适宜的 pH 环境。

(2)胰淀粉酶　胰淀粉酶将淀粉水解为麦芽糖和葡萄糖。其最适 pH 为 6.7~7.0。

(3)胰脂肪酶　消化脂肪的主要消化酶,将甘油三酯分解为脂肪酸、甘油一酯和甘油;胰液还含有胆固醇酯酶和磷脂酶 A_2,可以分别水解胆固醇和卵磷脂。最适 pH 为 7.5~8.5。如果胰脂肪酶缺乏,将引起脂肪的消化不良,导致脂肪泻。

(4)胰蛋白酶和糜蛋白酶　胰蛋白酶和糜蛋白酶是消化蛋白质的主要消化酶,将蛋白质分解为蛋白胨,适宜 pH 为 8~9。如果二者缺乏,可引起蛋白质消化不良。

胰液中含有水解三种主要营养物质的消化酶,是所有消化液中最重要的一种。当胰液分泌障碍时,即使其他消化液分泌正常,食物中的脂肪和蛋白质仍不能完全消化,从而影响它们的吸收。从动物胰腺提取制备的胰酶可作为助消化药,如胰酶片等。

二、胆汁的分泌与排出

1. 胆汁的性状　胆汁是由肝细胞分泌的较黏稠并具有苦味的金黄色或橘黄色液体,弱碱性(pH 7.4)。正常成人每日分泌量为 800~1000 mL。肝脏分泌胆汁是连续不断的。消化期从肝管流出,经胆总管直接进入十二指肠。非消化期可由肝管转入胆囊储存,储存期间水分被吸收而变浓,呈深绿色,碳酸氢钠被吸收而呈弱酸性,pH 为 6.8。消化时胆汁再由胆囊排至十二指肠。

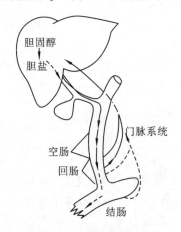

图 15-17　胆盐的肝-肠循环
注:进入门脉的实线代表来自肝的胆盐,虚线代表由细菌作用产生的胆盐。

2. 胆汁的主要成分及作用

(1)胆盐　胆汁中不含消化酶,主要通过胆盐发挥作用。胆盐对脂肪的消化和吸收具有重要意义:①乳化脂肪,促进脂肪的消化;②促进脂肪和脂溶性维生素的吸收;③促进胆汁的分泌。胆汁排入小肠后,经过肝-肠循环(图 15-17),返回到肝脏的胆盐可促进胆汁的分泌,所以胆盐可作为利胆剂,胆盐对胆囊的运动并无影响。

(2)胆色素　血红蛋白代谢产物,包括胆红素和胆绿素,决定了胆汁的颜色。

(3)其他成分　胆汁中还有胆固醇、脂肪酸、卵磷脂以及血浆中所含的无机盐等。

三、小肠液的分泌

1. 小肠液的性状　由十二指肠腺和肠腺分泌的等渗的弱碱性液体,pH 约为 7.6,成人每日分泌量为 1~3 L。

2. 小肠液的成分和作用　小肠液中含有肠激酶,可激活胰蛋白酶原,有利于蛋白质的消化。另外,小肠黏膜上皮细胞还能分泌一些消化酶,包括氨基肽酶、二糖酶及少量的小肠脂肪酶,可对营养物质进行最后消化。小肠液的作用如下:①消化作用:小肠中的酶可分别使相应食物中的成分分解成最终可吸收产物。②稀释作用:小肠液含有大量水分,可以稀释肠内容物,使其渗透压下降,有利于吸收。③保护作用:十二指肠腺分泌黏稠的碱性液体,能保护肠黏膜免受机械性损伤和胃酸的侵蚀。

四、小肠的运动

1. 紧张性收缩　小肠平滑肌具有一定的紧张性,其他运动形式是在小肠平滑肌紧张性基础上进行的。当小肠紧张性降低时,肠腔易于扩张,肠内容物的混合和转运减慢,相反,当小肠紧张性升高时,食糜在小肠内的混合和运转过程就加快。

2. 分节运动　一种以环行肌为主的节律性收缩和舒张运动。在食糜所在的一段肠管上,环行肌在许多点同时收缩,把食糜分割成许多节段;随后,原来收缩处舒张,而原来舒张处收缩,使原来的节段分为两半,而相邻的两半则合拢来形成一个新的节段;如此反复进行,食糜得以不断地分开,又不断地混合。分节运动的主要作用是使食糜与消化液充分混合,便于进行化学性消化,它还使食糜与肠壁紧密接触,为吸收创造了良好的条件。分节运动还能挤压肠壁,有助于血液和淋巴的回流,但分节运动对食物推动作用较小。

3. 蠕动 小肠的蠕动可发生在小肠的任何部位,其速度为 0.5～2.0 cm/s,近端小肠的蠕动速度大于远端。小肠蠕动波很弱,通常只进行一段短距离(约数厘米)后即消失。蠕动的意义在于使经过分节运动作用的食糜向前推进一步,到达一个新肠段,再开始分节运动。食糜在小肠内实际的推进速度只有 1 cm/min,按此计算,食糜需要历时 3～5 h 才能从幽门部到达回盲瓣。除基本蠕动形式外,还常可见到一种进行速度很快(2～25 cm/s)、传播较远的小肠蠕动,称为蠕动冲。蠕动冲可把食糜从小肠始端一直推送到末端,有时还可推送到大肠。这种运动可能是由吞咽动作或食糜进入十二指肠引起。在某些药物(泻剂)作用下也可产生。肠蠕动时,由于肠腔内食物被推动,可产生声音,称为肠鸣音,在临床上常为判断肠运动功能的指标。肠蠕动亢进时,肠鸣音增强;肠麻痹时,肠鸣音减弱或消失。

五、大肠内消化

人类的大肠内没有重要的消化活动。大肠的主要功能在于吸收水分,大肠还为消化后的残余物质提供暂时储存的场所和形成粪便。

(一)大肠液的成分和功能

大肠液是由大肠黏膜表面细胞分泌的富含黏液和碳酸氢盐的液体组成,pH 值为 8.3～8.4。它的主要作用是保护肠黏膜和润滑粪便。副交感神经刺激其分泌,交感神经抑制其分泌。

(二)大肠的主要生理功能

大肠液主要生理功能:①吸收水和电解质,参与机体对水、电解质平衡的调节;②吸收由结肠内微生物产生的维生素 B_{12} 和维生素 K;③完成对食物残渣的加工,形成并暂时储存粪便。

(三)大肠的运动和排便

1. 大肠的运动 大肠也具有与小肠类似的分节运动和蠕动,其主要特点是少而缓慢,这与大肠吸收水分和暂存粪便的功能相适应。大肠还有一种行进快、传播远且强有力的蠕动称为集团运动,多发生于清晨和饭后,每日 3～4 次。可能是胃内食物进入十二指肠,由十二指肠-结肠反射所引起。集团运动常自横结肠开始,可将部分大肠内容物向下一直推送到降结肠、乙状结肠,再至直肠而引起便意。

2. 排便 食物残渣中的水分绝大部分被大肠黏膜吸收,细菌分解作用后的食物残渣及其分解产物、肠黏膜的分泌物、脱落的肠上皮细胞和大量的细菌一起形成粪便,通过排便反射排出体外。排便是一种反射运动,正常人的直肠内无粪便,当粪便被推入直肠时,可刺激直肠壁上的压力感受器,冲动经传入纤维传至初级排便中枢,再传至大脑皮层引起便意。

> ┃ **知识链接** ┃
>
> 　　排便反射受大脑皮层的控制。若经常有意识地抑制排便,会逐渐使直肠壁压力感受器的敏感性降低,粪便在大肠中停留时间过久,水分被吸收而变得干硬,不易排出,这是导致便秘的原因之一。当直肠黏膜由于炎症使直肠壁内的感受器敏感性增高时,即使肠内只有少量粪便、黏液即可引起便意和排便反射,便后总有未尽的感觉,临床上称为"里急后重"。排便反射的反射弧受损,大便不能排出称为大便潴留。初级中枢和高级中枢的联系发生障碍,使皮层失去对排便反射的控制称为大便失禁。婴幼儿大脑皮层未发育完全,不能有意识地控制排便反射。

六、小肠内主要营养物质的吸收

吸收是指食物中的成分或食物经消化后,透过消化道黏膜,进入血液和淋巴循环的过程。

(一)吸收的部位

消化管不同部位的吸收能力和吸收速度不同,这主要取决于各部消化管的组织结构、食物被消化的程度和停留的时间。在口腔和食管内,食物停留时间短,未被充分消化,所以不被吸收,但口腔黏膜可吸收某些药物,如舌下含服硝酸甘油可迅速缓解心绞痛。胃黏膜只吸收酒精和少量水分,大肠主要吸收一些水分和盐类。小肠是营养物质吸收的主要部位。钙、镁、铁主要在十二指肠内被吸收;糖类、蛋白质和脂肪的消

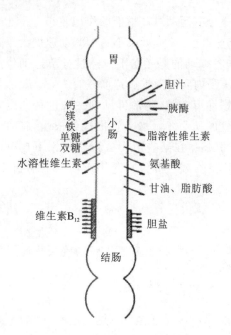

图 15-18 各种主要营养物质在
小肠的吸收部位

化产物及维生素、水和无机盐主要在十二指肠和空肠被吸收；回肠可主动吸收胆盐和维生素 B_{12}（图 15-18）。

小肠为营养物质吸收的主要场所，具有以下特点：①吸收面积大，人的小肠长 5~7 m，肠黏膜有环状皱襞、绒毛和微绒毛，使小肠黏膜的表面积增大 600 倍，达到 200 m^2 左右；②绒毛内有丰富的毛细血管和淋巴管（中央乳糜管）；③食物在小肠内已被消化为可被吸收的成分；④食物在小肠内停留时间长，一般为 3~8 h，有足够的时间充分消化、吸收。

（二）吸收的机制

各种营养物质通过肠黏膜上皮细胞或细胞间质进入血液和淋巴液，通过肠上皮细胞膜的转运机制，概括起来包括被动转运（单纯扩散和易化扩散）、主动转运、入胞和出胞等方式。

（三）吸收的途径

营养物质主要通过两条途径吸收：血液和淋巴。糖类食物的分解产物葡萄糖、果糖、半乳糖和蛋白质的分解产物氨基酸、水、无机盐及水溶性维生素直接进入血液。脂肪的部分分解产物短链和中链脂肪酸也直接入血，但长链脂肪酸和脂溶性维生素需通过胆盐的帮助先进入淋巴管，再进入血液。

（四）主要营养物质的吸收

1. 糖类的吸收 糖类只有分解为单糖才能被吸收，主要的单糖有葡萄糖、半乳糖和果糖，其中葡萄糖占 80%。各种单糖吸收的速度不同，葡萄糖和半乳糖最快，果糖次之，甘露糖最慢。单糖的吸收是继发性主动转运。葡萄糖的吸收是与 Na^+ 的吸收耦联进行的，它们使用同一种载体蛋白。

2. 蛋白质的吸收 吸收的主要形式是氨基酸、二肽和三肽，通过继发性主动转运被吸收。目前在小肠壁上已确定有 3 种转运氨基酸的特殊运载系统，氨基酸的吸收也是与 Na^+ 的吸收耦联的，钠的主动转运被阻断后，氨基酸的转运便不能进行。少量食物蛋白可完整地进入血液，由于吸收量很少，无营养意义；相反，它们常可作为抗原而引起过敏反应或中毒反应，对人体不利。

3. 脂肪的吸收 中、短链脂肪酸是水溶性的，可直接进入血液。长链脂肪酸、甘油一酯和胆固醇等都不溶于水。在胆盐和载脂蛋白的协助下以脂肪酸、甘油一酯和胆固醇等形式，吸收入血液或淋巴（图 15-19）。

4. 维生素的吸收 维生素可分为水溶性和脂溶性两类。水溶性维生素以简单的扩散方式在小肠上段被吸收，只有维生素 B_{12} 必须与内因子结合成复合物，至回肠才被吸收。脂溶性维生素如维生素 A、维生素 D、维生素 E、维生素 K 的吸收机制与脂肪相似。

5. 水的吸收 成人每日摄取的水量约为 1.5 L，各种消化腺分泌的消化液约 6.5 L，其中大部分在小肠内吸收，随粪便排出的仅有 0.1~0.2 L。肠道内的水分都是被动吸收的。各种溶质，尤其是 NaCl 主动吸收产生的渗透压梯度是水分吸收的主要动力。如果发生频繁的呕吐、腹泻，造成大量水分丢失，会引起严重的脱水（图 15-20）。

6. 无机盐的吸收 只有在溶解状态下盐类才能被重吸收。一价的碱性盐如钠、钾、铵盐的吸收很快，多价的碱性盐类如镁盐、钙盐吸收较慢。凡能与钙结合形成沉淀的盐如硫酸盐、磷酸盐、草酸盐等，则不被吸收。

▌知识链接▐

15 g 硫酸镁可在肠腔内保留 300~400 mL 的水分，刺激肠蠕动和引起水样泻，这就是盐类泻药的作用原理。

钠、钙和铁的吸收都属于主动转运。钠的吸收在小肠吸收中有重要的地位，Cl^-、HCO_3^-、水、葡萄糖、氨基酸等在小肠的吸收都与钠的主动转运有关。肠内的酸性环境、脂肪、乳酸、维生素 D 等可促进钙的吸收。

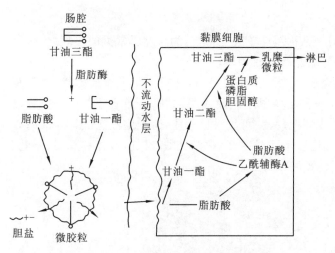

图 15-19 脂肪在小肠内消化和吸收的主要方式

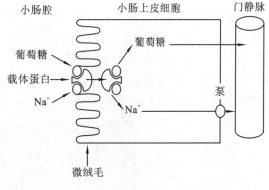

图 15-20 小肠黏膜对钠和水的吸收

Fe^{2+} 比 Fe^{3+} 更容易被吸收,通过肠上皮细胞释放的转铁蛋白,与铁离子结合为复合物,进而以受体介导的入胞作用进入胞内。维生素 C、胃酸能促进铁的吸收。

 知识链接

在临床上,口服药物要经过胃肠道吸收后再进入血液,胃肠内的 pH 对药物的吸收有很大的影响。大多数药物为弱酸性或弱碱性,一般只有在胃肠道内呈分子状态不解离的药物,才易于被胃肠道吸收。例如,弱酸性药物(阿司匹林、磺胺类等)在胃内吸收良好,而弱碱性药物(氨茶碱、奎尼丁等)在小肠碱性环境中吸收较快。另外,胃排空和肠蠕动的快慢也影响药物的吸收。小肠吸收药物的能力比胃大得多,这是因为肠道吸收表面积大、血供丰富及药物在肠内溶解较好等。

第五节 消化系统常见疾病

本节重点讲述慢性胃炎、消化性溃疡、病毒性肝炎、肝硬化等常见病和多发病。食管癌、胃癌、肝癌和大肠癌是消化系统常见恶性肿瘤,也是严重危害健康的常见疾病。多种肝脏疾病可严重损伤肝细胞,造成肝功能衰竭,患者常因合并肝性脑病而死亡。

一、慢性胃炎

慢性胃炎(chronic gastritis)是由各种致病因素所致胃黏膜的慢性非特异性炎症,其发病率居胃病之首。可分为浅表性胃炎、萎缩性胃炎和肥厚性胃炎三种,其中以浅表性胃炎最多见。

(一)病因和发病机制

慢性胃炎病因比较复杂,目前尚未完全明了,但大致可分为以下四类。

1. 幽门螺杆菌(Hp,helicobacter pylori)感染 浅表性胃炎的最主要病因。Hp 是一种微弯曲棒状革兰阴性杆菌,长期定居于胃窦黏膜小凹处及其邻近上皮表面。Hp 可分泌尿素酶、细胞毒素相关蛋白,损伤上皮细胞膜;其菌体胞壁还可作为抗原产生免疫反应。以上因素的长期存在导致胃黏膜的慢性炎症。

2. 自身免疫 部分患者血中含壁细胞抗体(PCA)和内因子抗体(IFA),使壁细胞数减少,胃酸分泌减少乃至缺失,以及维生素 B_{12} 吸收不良,导致恶性贫血。

3. 十二指肠液反流 幽门括约肌功能失调等因素造成十二指肠液反流入胃,其中的胆汁和胰液等会破坏胃黏膜屏障功能,病变多发生于胃窦部。

4. 长期慢性刺激 急性胃炎反复发作、长期吸烟、酗酒、食用热烫及刺激性食物、滥用水杨酸类药物等导致胃黏膜反复损伤而转为慢性胃炎。

（二）类型及病理变化

1. 慢性浅表性胃炎（chronic superficial gastritis）　又称慢性单纯性胃炎，为胃黏膜常见的疾病之一，胃窦部最常受累，胃黏膜活检中最常见，纤维胃镜检出率高达20%～40%。

胃镜观：病变多为局灶性或弥漫性，病变胃黏膜充血、水肿、呈淡红色，可伴有点状出血或糜烂，表面覆盖灰黄色或灰白色黏液性渗出物。镜下观：可见炎性病变主要限于黏膜浅层（黏膜层上三分之一），呈弥漫性或灶状分布，胃黏膜充血、水肿及点状出血；表面上皮坏死脱落；可见淋巴细胞、浆细胞浸润（图15-21）；未累及胃腺体。患者主要表现为持续性或进食后上腹部饱胀不适或疼痛，常伴反酸、嗳气，或伴有恶心、呕吐、食欲不振等表现。大多经治疗而痊愈，少数转变为慢性萎缩性胃炎。

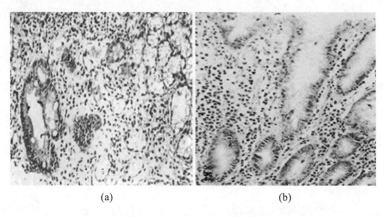
(a)　　　　　　　　　　(b)

图15-21　慢性浅表性胃炎

2. 慢性萎缩性胃炎（chronic atrophic gastritis）　一般由慢性浅表性胃炎发展而来，以胃黏膜萎缩变薄，腺体减少或消失并伴有肠上皮化生，固有层内大量淋巴细胞、浆细胞浸润为特点。根据其发病原因可将其分为A、B两型。

A型胃炎属于自身免疫性疾病，患者血中可找到抗胃壁细胞抗体和抗内因子抗体，病变主要在胃体和胃底部，常合并恶性贫血。B型胃炎的发病与自身免疫无关，在我国较为多见，其病变部位在胃窦部，有的可能发生癌变。两型萎缩性胃炎的胃黏膜病变基本一致，两型萎缩性胃炎的区别见表15-2。

表15-2　慢性萎缩性胃炎A型与B型的区别

类　　型	A型	B型
病因及发病机制	自身免疫疾病	吸烟、酗酒、感染和用药等
发病情况	少见	多见
抗内因子抗体	阳性	阴性
抗胃壁细胞抗体	阳性	阴性
维生素B_{12}吸收障碍	有	无
恶性贫血	有	无
胃黏膜分泌	减少或缺乏	减少、不缺乏
癌变	不明显	明显

胃镜观：胃黏膜呈灰色、灰绿色，明显萎缩变薄，表面呈细颗粒状，偶有出血或糜烂，皱襞变浅，甚至消失；黏膜下血管清晰可见。镜下观：①病变累及黏膜大部或全层，病变区胃黏膜变薄，腺体萎缩，数量减少，并可有囊性扩张；②在黏膜固有层有不同程度的淋巴细胞和浆细胞浸润，病程长者可形成淋巴滤泡；③胃黏膜内可有纤维组织增生；④腺上皮化生：可见肠上皮化生和假幽门腺化生，前者是指胃腺上皮被肠型腺上皮所取代，胃窦部病变区的黏膜上皮中出现杯状细胞、潘氏细胞和肠吸收上皮细胞等。肠化生上皮有杯状细胞和吸收细胞者称完全化生，只有杯状细胞者为不完全化生。胃体部或胃底部的腺体壁细胞和主细胞消失，为类似幽门腺的黏液分泌细胞所取代，称假幽门腺化生。本型胃炎因胃液分泌减少，患者出现食欲减退，消化不良，上腹部不适或疼痛等症状。

3. 慢性肥厚性胃炎（chronic hypertrophic gastritis）　常发生于胃底和胃体部。胃镜观：①黏膜皱襞粗大、加深、变宽似脑回状；②皱襞之上可见横裂，有较多疣状隆起的小结；③黏膜隆起的顶端可伴有糜烂。镜下观:黏膜层肥厚,腺体肥大增生,腺管延长,无明显炎性细胞浸润;黏膜表面黏液分泌细胞数量增加,壁细胞及主细胞有时减少。多数患者表现为消化不良及低蛋白血症。

二、消化性溃疡

消化性溃疡(peptic ulcer disease)是以胃或十二指肠黏膜形成慢性溃疡为特征的一种常见病,其发生与胃酸、胃蛋白酶的自我消化有关。本病多反复发作且呈慢性过程。患者多出现周期性上腹部疼痛、反酸、嗳气等症状,可分为胃溃疡和十二指肠溃疡。十二指肠溃疡较胃溃疡多见,据统计前者约占 70%,后者约占 25%,复合性溃疡约占 5%,多发生在 20~50 岁人群,男性多于女性。胃溃疡发病年龄较十二指肠溃疡约晚 10 年。秋冬和冬春季多发。

(一)病因和发病机制

消化性溃疡的病因目前尚未十分清楚。一般认为与以下因素有关。

1. 幽门螺杆菌感染 大量研究表明,幽门螺杆菌(Hp)在溃疡病的发病中具有重要的作用。70% 以上的患者胃黏膜中可检出 Hp。因 Hp 可产生裂解胃黏膜糖蛋白的蛋白酶,破坏黏膜表面上皮细胞脂质膜的磷酸酯酶,使胃酸直接接触上皮细胞并进入黏膜内;Hp 能趋化大量中性粒细胞,破坏胃黏膜上皮细胞;Hp 可释放一种细菌型血小板激活因子,促进表面毛细血管内血栓形成而导致血管阻塞、黏膜缺血等,从而破坏胃十二肠黏膜防御屏障;Hp 可促进胃黏膜 G 细胞增生和胃泌素分泌,使胃酸分泌增多。

2. 胃黏膜屏障功能下降 正常情况下,胃和十二指肠黏膜具有防御屏障功能,可以抵抗胃液的消化:①胃黏膜分泌的黏液和碳酸氢盐覆盖于黏膜面,可以避免或减少胃酸直接接触黏膜,同时黏液对胃酸尚有中和作用;②上皮细胞内的蛋白成分可以阻止胃酸中的氢离子逆向弥散入胃和十二指肠黏膜;③健全的血液循环可清除从胃腔回流的氢离子,维持旺盛的细胞代谢和上皮细胞再生功能。在一些因素作用下,如某些药物(非甾体类抗炎药物)、饮酒、吸烟、胆汁返流、慢性胃炎等,使胃黏膜的这种屏障功能受到损害,抗消化能力减弱。

3. 胃液的消化作用 多年研究证明,消化性溃疡的形成是胃和十二指肠局部黏膜被胃酸和胃蛋白酶消化的结果。因空肠与回肠内为碱性环境,一般极少发生溃疡病,若做过胃空肠吻合术后,吻合口处的空肠则易形成溃疡。这说明在胃黏膜屏障破坏基础上,这种自我消化过程是溃疡形成的直接原因。

4. 神经、内分泌功能失调 临床观察表明长期精神过度紧张、焦虑或情绪波动的人易患消化性溃疡;十二指肠溃疡与迷走神经的过度兴奋导致胃酸分泌增多有关。

5. 遗传因素 溃疡病在一些家族中有高发趋势,O 型血人群发病率高于其他血型人群 1.5~2 倍,说明本病的发生可能与遗传因素有关。

(二)病理变化

胃溃疡多位于胃小弯近幽门处,尤其多见于胃窦部,胃底及胃大弯侧少见。溃疡通常为单个,少数可达 2~3 个,呈圆形或椭圆形,直径多在 2 cm 以内。溃疡边缘整齐,底部较平坦干净,一般较深,通常穿越黏膜下层,深达肌层甚至浆膜层,周围黏膜可有轻度水肿,黏膜皱襞呈放射状向溃疡处集中,切面呈斜漏斗状。十二指肠溃疡的形态与胃溃疡相似,发生部位多在十二指肠球部的前壁或后壁。溃疡形态与特点和胃溃疡相似,一般较胃溃疡小而浅,直径多在 1 cm 以内。

镜下,溃疡底部由胃黏膜表面向胃壁深层分为 4 层:①渗出层:为溃疡最表层,由少量炎性渗出物(白细胞、纤维素等)覆盖。②坏死层:主要由坏死的细胞碎片组成。③肉芽组织层:可见新生的肉芽组织。④瘢痕层:由肉芽组织移行为陈旧瘢痕组织,位于瘢痕组织内的小动脉因炎性刺激致管壁增厚,管腔狭窄,常伴有血栓形成。此种血管变化可引起局部血液循环障碍,妨碍组织再生使溃疡不易愈合,但可防止溃疡底部血管破溃、出血。瘢痕层内的小血管发生小球样增生,引起临床症状(图 15-22)。

(三)临床病理联系

1. 周期性上腹部疼痛 是溃疡患者的主要临床表现,呈轻度、中度钝痛、灼痛、胀痛,也可仅感饥饿不适。疼痛与进食有明显关系,胃溃疡为饱餐痛,多出现在餐后半小时至 1 小时,下次进餐前缓解。因进食后胃泌素分泌增多,促进胃酸分泌,刺激溃疡周边神经末梢而引起疼痛,胃排空后,胃酸分泌减少,故疼痛缓解。而十二指肠溃疡的疼痛常发生在空腹或夜间,进餐后减轻或消失,故为饥饿痛、夜间痛。因机体处于饥饿和夜间状态时,迷走神经兴奋性增高致胃酸分泌增加,刺激溃疡周边神经末梢而引起疼痛。进食后胃酸

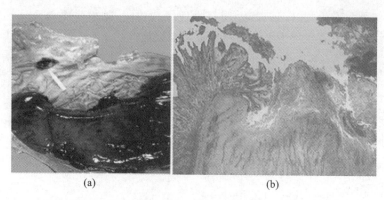

(a)   (b)

图 15-22 胃溃疡

被食物中和,疼痛缓解。

2. 反酸、嗳气、上腹部饱胀感 反酸是由于胃酸刺激引起幽门括约肌痉挛,胃逆蠕动以及早期幽门狭窄,胃内容物排空受阻,反流至食管和口腔所致。滞留在胃内的酸性物质发酵产气,引起嗳气和上腹部饱胀感。

3. 辅助检查 X线钡餐可见溃疡处呈现龛影。现常用胃镜检查,可确诊。

（四）结局及合并症

1. 愈合 若溃疡较小,溃疡不再进展,渗出物及坏死组织逐渐被吸收或排出。破坏的肌层不能再生,由底部的肉芽组织增生形成瘢痕组织而修复,同时周围的黏膜上皮再生,覆盖溃疡面而愈合。

2. 并发症

（1）出血 最常见并发症,轻者因溃疡底部毛细血管破裂出血,患者大便潜血试验阳性,少数患者因溃疡底部较大血管被腐蚀破裂则引起大出血,出现呕血、黑便,甚至导致失血性休克而危及生命。

（2）穿孔 因十二指肠溃疡使肠壁较薄更易发生穿孔。穿孔后由于胃肠道内容物漏入腹腔而引起腹膜炎。若穿孔发生在胃后壁,胃内容物则漏入小网膜囊。

（3）幽门狭窄 慢性溃疡形成大量瘢痕组织。因瘢痕收缩而引起幽门狭窄,使胃内容物排出受阻,患者表现为反复、剧烈的呕吐,呕吐物为宿食,酸臭味明显。易引起水、电解质、酸碱平衡紊乱。

（4）癌变 癌变多发生于长期胃溃疡患者,癌变率仅占1%。十二指肠溃疡几乎不发生癌变。

三、病毒性肝炎

病毒性肝炎(viral hepatitis)是一组由肝炎病毒引起的以肝实质细胞变性、坏死为主要病变的常见传染病。现已知的肝炎有甲型(HAV)、乙型(HBV)、丙型(HCV)、丁型(HDV)、戊型(HEV)、庚型(HGV)六型。其中乙型和丙型肝炎与肝硬化、肝癌的发生关系密切。在我国乙型肝炎最多见,其次为丙型和甲型。发病无性别差异,且各种年龄均可患病,严重危害人类的健康。

（一）病因和发病机制

乙型、丙型、丁型及庚型多经血液传播,也可通过皮肤及性接触传播或母婴传播。其中丁型为复制缺陷型RNA病毒,必须依赖与乙型肝炎发生复合感染才能致病。甲型、戊型常来源于饮水及食物的污染,有时呈暴发性流行。各型肝炎的潜伏期也不相同,痊愈后均可获得免疫力但均不稳固,有少部分患者还可发生再感染,各型肝炎特点见表15-3。

表 15-3 各型肝炎特点

肝炎病毒类型	病毒性质	潜伏期/周	传染途径	转化为慢性肝炎	爆发型肝炎
甲型(HAV)	单链RNA	2~6	肠道	无	0.1%~0.4%
乙型(HBV)	DNA	4~26	密切接触、输血、注射	5%~10%	<1%
丙型(HCV)	单链RNA	2~26	同上	>70%	极少
丁型(HDV)	缺陷型RNA	4~7	同上	共同感染<5% 重叠感染80%	共同感染3%~4% 重叠感染7%~10%

续表

肝炎病毒类型	病毒性质	潜伏期/周	传染途径	转化为慢性肝炎	爆发型肝炎
戊型（HEV）	单链RNA	2~8	肠道	无	合并妊娠20%
庚型（HGV）	单链RNA	不详	输血、注射	无	不详

病毒性肝炎的发病是病毒与机体之间相互作用的结果。感染的病毒数量、毒力和个体的免疫反应不同，引起的肝细胞损伤程度也不同。小量病毒往往只引起隐性感染，而大量病毒则可导致严重的病变。一般认为，T细胞介导的细胞免疫反应（ADCC）是病毒感染后引起肝细胞损伤的主要因素。肝细胞的受损机制：以乙型肝炎为例，HBV进入肝细胞内复制繁殖，释放入血，在肝细胞表面表达部分抗原成分，病毒入血后，刺激机体产生细胞免疫和体液免疫，致敏的T细胞与肝细胞表面抗原结合，杀伤靶细胞以清除病毒，同时造成肝细胞的损伤，使肝细胞发生变性、坏死。

（二）基本病理变化

各型病毒性肝炎病变基本相同，均以肝细胞的变性、坏死为主，同时伴有不同程度的炎性细胞浸润、肝细胞再生和纤维间质组织增生，属于变质为主的炎症。其中肝细胞疏松化、气球样变、点状坏死及嗜酸性小体形成对于诊断普通型肝炎具有相对的特征性，而肝细胞的大片坏死、崩解则是重型肝炎的主要病理特征。

1. 肝细胞变性、坏死

（1）肝细胞变性 ①细胞水肿：常见的病变。光镜下可见肝细胞明显肿大，胞质疏松呈网状、半透明，称为胞质疏松化。进一步发展，肝细胞变形肿大呈球形，胞质几乎完全透明，称为气球样变（ballooning change）。电镜下，可见内质网不同程度扩张、囊泡变、线粒体肿胀等。②嗜酸性变：多累及单个或几个肝细胞，散在于肝小叶内。肝细胞因细胞质脱水而体积变小，嗜酸性增强而呈红染。

（2）肝细胞坏死 ①嗜酸性坏死：由肝细胞嗜酸性变进一步进展，胞质进一步浓缩，核浓缩消失，胞质嗜酸性增强，形成红染的圆形小体，称嗜酸性小体（图15-23）。②溶解性坏死：由严重的细胞水肿发展而来。根据坏死的范围和发生的部位不同，坏死分为以下几型：a.点状坏死（spotty necrosis）：发生于单个或数个肝细胞，常见于急性普通型肝炎（图15-24）。b.碎片状坏死（piecemeal necrosis）：肝小叶周边部界板肝细胞的片状或灶状坏死，常见于慢性肝炎（图15-24）。c.桥接坏死（bridging necrosis）：中央静脉与汇管区之间，两个汇管区之间，或两个中央静脉之间出现的带状融合性坏死灶，常见于中、重度慢性肝炎。d.大片坏死：几乎累及整个肝小叶的大范围肝细胞坏死，常见于重型肝炎。

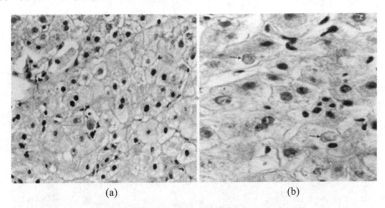

(a) (b)

图15-23 肝细胞气球样变及嗜酸性小体

2. 炎症细胞浸润 肝炎时在肝小叶坏死灶或汇管区常可见不同程度的炎症细胞浸润。以淋巴细胞、单核细胞为主，有时可见少量浆细胞及中性粒细胞等其他细胞。

3. 肝细胞再生 肝细胞发生坏死时，邻近的肝细胞可直接或间接分裂再生，这一病理变化在肝炎恢复期或慢性阶段尤为明显。再生的肝细胞体积较大，核大或双核，染色较深。坏死严重者在汇管区或大片坏死区内可见小胆管的增生。

4. 间质反应性增生 库普弗（Kupffer）细胞增生，为凸出于窦壁或自壁上脱落变为游走的吞噬细胞，参与炎细胞浸润。间叶细胞及成纤维细胞的增生，参与损伤的修复（图15-25）。

（三）临床病理类型

各型肝炎病毒引起的肝炎，其临床表现和病理变化基本相同。临床上常根据病程长短及病情轻重把病

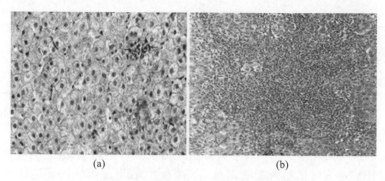

(a)　　　　　　　　　　　(b)

图 15-24　肝细胞点状坏死及碎片状坏死

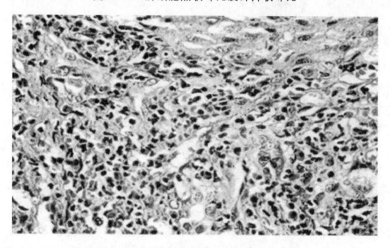

图 15-25　间叶细胞及成纤维细胞的增生

毒性肝炎分为急性(普通型)肝炎、慢性(普通型)肝炎及重型肝炎。

1. 急性肝炎(acute hepatitis)　病程在半年以内的肝炎称为急性肝炎,临床上又分为黄疸型和无黄疸型,其病变基本相同,但黄疸型肝炎病变稍重,多见于甲型、丁型和戊型肝炎。我国以无黄疸型肝炎居多,主要为乙型肝炎,一部分为丙型。

(1)病理变化　肉眼观,肝脏体积肿大,被膜紧张,质地较软,表面光滑。镜下观,可见广泛的肝细胞变性,以胞质疏松化和气球样变最为普遍,排列紊乱。肝细胞内可见淤胆,肝窦受压变窄。肝小叶内可有散在的点状坏死和嗜酸性小体(图 15-26)。汇管区及肝小叶内有不同程度的炎症细胞浸润。急性黄疸型者坏死灶较多、较重,毛细胆管内常有淤胆和胆栓形成。

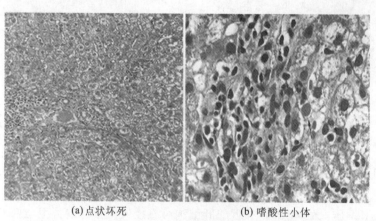

(a)点状坏死　　　　　　(b)嗜酸性小体

图 15-26　急性普通型肝炎

(2)临床病理联系　由于肝细胞广泛性肿大,使肝脏体积增大,被膜紧张,导致肝区疼痛。肝细胞变性坏死,细胞内的酶类如谷丙转氨酶(SGPT)释放入血,致血清中含量增高,引起肝功能异常。病变严重者肝细胞坏死较多,胆红素代谢障碍,加上毛细胆管受压或有胆栓形成而引起黄疸。消化吸收功能减弱,患者出现食欲减退、厌油腻等症状。

(3)结局　急性肝炎大多在 6 个月内可治愈,点状坏死的肝细胞可完全再生修复,但乙型、丙型肝炎恢复较慢,其中乙型肝炎 5%～10%、丙型肝炎 70%可发展为慢性肝炎,极少数可恶化为重型肝炎。

2. 慢性肝炎(chronic hepatitis) 病毒性肝炎病程持续半年以上者即为慢性肝炎,其中乙型肝炎占绝大多数。导致肝炎转为慢性的因素有病毒类型、治疗不当、营养不良、免疫因素等。按严重程度、坏死及纤维化程度的不同,将慢性肝炎分为轻、中、重度慢性肝炎(图 15-27)。

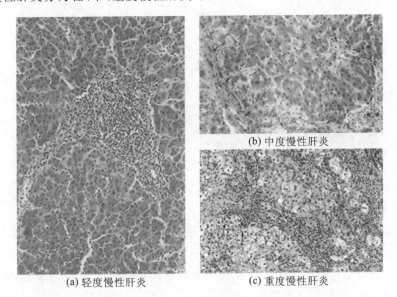

(a) 轻度慢性肝炎   (b) 中度慢性肝炎   (c) 重度慢性肝炎

图 15-27 慢性肝炎

(1)病理变化

①轻度慢性肝炎:点状、小灶状坏死,偶见轻度碎片状坏死,汇管区内可见慢性炎细胞浸润,可伴少量纤维组织增生,肝小叶结构清楚,界板无破坏。

②中度慢性肝炎:肝细胞变性、坏死更为明显,可见碎片状坏死和桥接坏死。肝小叶内有纤维间隔形成,但小叶结构大部分保存。

③重度慢性肝炎:肝细胞呈重度的碎片状坏死和大范围桥接坏死,坏死区可出现肝细胞不规则再生,纤维组织增生形成纤维间隔而分割肝小叶结构,出现肝硬化早期改变。

晚期在肿大的肝表面,因纤维化明显,呈不平滑颗粒状,质地较硬。若不及时治疗大都转为肝硬化。若在慢性肝炎的基础上,发生新鲜的大片状坏死,即转为重型肝炎。

(2)临床病理联系 患者常表现为肝脾肿大、肝区疼痛等症状。实验室检查患者血胆红素、谷丙转氨酶升高,白蛋白及白球比值下降等,是诊断的重要依据。

(3)结局 轻度慢性肝炎可以治愈或维持稳定。重度慢性肝炎晚期可发展为肝硬化,也可急性发展为重型肝炎。

3. 重型肝炎 一种最严重的病毒性肝炎。根据起病急缓及病变程度,可分为急性重型肝炎和亚急性重型肝炎两种。

(1)急性重型肝炎 较少见,起病急,病程短,病变发展迅猛、剧烈,病死率高。临床上又称为暴发型、电击型或恶性肝炎。

①病理变化:肉眼观,肝体积显著缩小,尤以左叶为甚,重量减至 600～800 g,质地柔软,被膜皱缩。切面呈黄色或红褐色,故又称急性黄色肝萎缩或急性红色肝萎缩。镜下观,可见肝细胞弥漫性的大片坏死。坏死多自小叶中央开始,向四周蔓延,仅小叶周边部残留少数变性的肝细胞,坏死面积超过肝实质的 2/3;肝窦明显扩张充血或伴出血;Kupffer 细胞增生肥大,吞噬活跃;坏死区及汇管区有淋巴细胞和巨噬细胞浸润;网状支架塌陷,残留的肝细胞无明显再生迹象(图 15-28)。

②临床病理联系:由于大量肝细胞迅速溶解坏死最终导致:a.胆红素大量入血引起严重的黄疸;b.凝血因子合成骤减导致明显的皮肤黏膜出血倾向;c.肝功能衰竭,对各种代谢产物的解毒功能发生障碍导致肝性脑病的发生,甚至发生肾功能衰竭(肝肾综合征)。

③结局:预后极差,大多数在短期内死亡,死亡原因主要为肝功能衰竭、消化道大出血、肾功能衰竭、DIC等。少数迁延为亚急性重型肝炎。

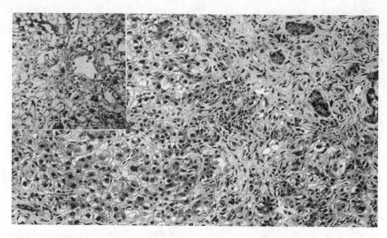

图 15-28　急性重型肝炎的病理变化

（2）亚急性重型肝炎　起病较急性重型肝炎稍慢，多数是由急性重型肝炎迁延而来，少数病例可由普通型肝炎恶化而来。本型病程可达 1 至数月。

①病理变化：肉眼观，肝体积缩小，重量减轻，被膜皱缩，呈黄绿色（亚急性黄色肝萎缩）。病程长者可形成大小不一的结节，质地略硬，切面黄绿色（胆汁淤积）；镜下观，既有大片的肝细胞坏死，又有肝细胞的结节状再生（图 15-29）。肝细胞呈新旧不等的大片状坏死或桥接坏死，坏死区网状纤维支架塌陷，胶原纤维化，因而导致再生的肝细胞失去依托而呈不规则结节状；小叶周边部小胆管增生，并可有胆汁淤积形成胆栓；小叶内可见大量的炎性细胞浸润，主要为淋巴细胞、单核细胞。

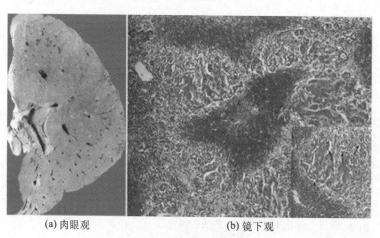

(a) 肉眼观　　　　　　　　　　　(b) 镜下观

图 15-29　亚急性重型肝炎

②结局：治疗及时得当可停止进展并有治愈的可能。病程迁延较长者，则逐渐过渡为坏死后性肝硬化。继续进展恶化，可发生肝功能衰竭。

四、肝硬化

肝硬化（liver cirrhosis）是由多种原因引起的肝细胞弥漫性变性坏死、纤维组织增生和肝细胞结节状再生这三种改变反复交错进行，使肝脏的正常小叶结构逐渐破坏，肝内血液循环途径改建，导致肝变形、变硬而形成，是临床上常见的慢性肝病。本病早期由于肝功能代偿可无明显症状，后期则出现一系列不同程度的门静脉高压和肝功能障碍，对人体危害较大。发病年龄多在 20～50 岁，男女发病率无明显差异。

国际上依据肝硬化形态分类为小结节型、大结节型、大小结节混合型及不全分隔型肝硬化。我国常用的分类是结合病因、病理变化及临床表现的综合分类，分为门脉性肝硬化、坏死后性肝硬化、胆汁性肝硬化、淤血性肝硬化、寄生虫性肝硬化及色素性肝硬化等类型。以上除坏死后性肝硬化相当于大结节型和大小结节混合型外，其余均相当于小结节型。其中，以门脉性肝硬化最常见。

（一）门脉性肝硬化

门脉性肝硬化（portal cirrhosis of the liver）为肝硬化中最常见的一种类型，相当于小结节型肝硬化。

1. 病因及发病机制

（1）病毒性肝炎 我国肝硬化的主要病因。慢性病毒性肝炎，尤以乙型肝炎和丙型肝炎与肝硬化的发生关系密切。

（2）慢性酒精中毒 长期酗酒是引起肝硬化的重要因素，在欧美国家因长期酗酒引起的肝硬化可占总数的60%～70%。

（3）营养缺乏 实验研究发现，若食物中长期缺乏胆碱或蛋氨酸等营养物质，因肝脏合成磷脂障碍，可引起脂肪肝，逐渐发展为肝硬化。

（4）毒性物质的损伤作用 某些化学毒物对肝细胞有损伤作用，例如四氯化碳、辛可芬等长期作用可引起肝硬化。

上述各种因素首先引起肝细胞变性、坏死及炎症反应。如长期作用、反复发作，可在坏死区发生广泛的胶原纤维增生和肝细胞的结节状再生。增生的纤维组织向肝小叶内伸展，并与小叶内纤维组织连结成膜样间隔，形成假小叶，导致肝内血液循环改建和肝功能障碍而形成肝硬化。

2. 病理变化 肉眼观，早、中期肝脏体积正常或略增大，重量增加，质地正常或稍硬。晚期肝脏体积明显缩小，重量减轻至1000 g以下，质地变硬，肝表面可见弥漫分布的结节，大小较一致，直径多为0.1～0.5 cm，最大直径不超过1.0 cm，切面见小结节周围为纤维组织间隔包绕，呈黄色脂变或黄绿色淤胆状（图15-30）。

镜下观，正常肝小叶结构被破坏，由广泛增生的纤维组织将肝小叶或再生的肝细胞结节分割包绕成大小不等、圆形或类圆形肝细胞团，即假小叶（图15-30），是肝硬化的重要形态学表现，其特点：①假小叶内肝细胞索排列紊乱，可见变性、坏死及再生的肝细胞；②内含2～3个中央静脉或偏位的中央静脉，甚至缺如，有时还可见被包绕进来的汇管区；③周围纤维组织增生，压迫、破坏小胆管，引起小胆管内淤胆。此外，还可见到小胆管增生和无管腔的假胆管。

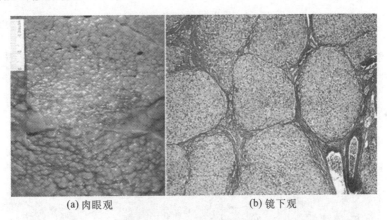

(a) 肉眼观　　　　　　　　　(b) 镜下观

图 15-30　门脉性肝硬化

3. 临床病理联系 多起病隐匿，早期肝功能处于代偿期，患者可无或仅有较轻的临床症状，表现为全身乏力，食欲下降，轻度肝脾肿大等表现。随着病情发展，肝脏正常结构破坏和肝内血液循环途径被改建，肝功能失代偿，患者出现门脉高压症和肝功能不全等一系列临床表现。

（1）门脉高压症（portal hypertension） 引起门脉高压的主要原因：①由于假小叶形成压迫小叶下静脉（窦后性），导致肝血窦内血液流出受阻，从而影响门静脉血入肝；②肝内广泛纤维组织增生，中央静脉及肝血窦受压，致门静脉的回流受阻（窦性）；③肝内肝动脉小分支与门静脉间形成异常吻合支，压力高的动脉血流入门静脉，使后者压力增高（窦前性）。

门静脉高压使其所属器官的静脉血液回流受阻，出现如下临床表现。

①慢性淤血性脾肿大：肝硬化患者中有70%～85%出现脾肿大。肉眼观察，脾肿大，重量多在400～500 g，少数可达800～1000 g。由于长期慢性淤血，常伴有脾功能亢进表现，如白细胞、血小板和红细胞减少等，临床上表现为白细胞减少、有出血倾向及贫血。

②胃肠道淤血、水肿：门脉压的增高导致胃肠静脉血回流受阻，从而致使胃肠黏膜淤血、水肿，影响消化吸收功能，患者表现为腹胀、食欲不振、消化不良等症状。

③腹腔积液：多发生在肝硬化晚期，量较大，腹部明显膨隆。腹腔积液为淡黄色澄清透明的液体（漏出

液）。腹腔积液主要形成机制：a.门脉压升高使门静脉系统的毛细血管流体静脉压升高,管壁通透性增强,液体自窦壁漏出,部分经肝被膜漏入腹腔；b.肝脏合成白蛋白功能降低,导致低蛋白血症,使血浆胶体渗透压降低；c.肝功能障碍,对血中醛固酮、抗利尿激素的灭活功能降低,使其在血中水平升高,引起水、钠潴留。

　　④侧支循环形成：门静脉压力升高后,门静脉与腔静脉吻合支开放,形成侧支循环,使部分门静脉血经门体静脉吻合支绕过肝直接回右心。侧支循环失代偿表现如下：a.胃底与食管下段静脉丛曲张,是门静脉高压的最直接证据,如破裂可引起大出血,是肝硬化患者常见的死因之一；b.脐周静脉丛曲张,临床上出现"海蛇头"现象；c.直肠静脉丛曲张,形成痔核,破裂时发生便血,长期便血可引起贫血(图 15-31、图 15-32)。

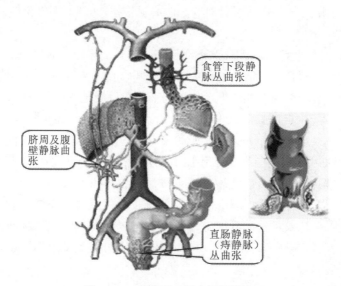

图 15-31　肝硬化时侧支循环模式图

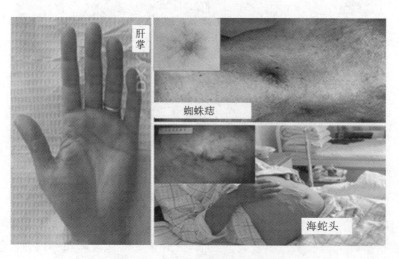

图 15-32　肝功能不全的主要表现

　　(2)肝功能不全　由于肝细胞长期反复破坏,肝功能失代偿,临床出现肝功能不全的症状和体征,主要表现如下。

　　①出血倾向：因肝合成凝血因子及纤维蛋白原减少及脾肿大、脾功能亢进加强了对血小板的破坏。患者有鼻衄、牙龈出血,黏膜、浆膜出血及皮下淤斑等。

　　②血浆蛋白合成障碍：血中白蛋白减少,白蛋白和球蛋白比例减少或倒置。

　　③胆色素代谢障碍：因肝细胞坏死,毛细血管淤胆而来,多见于肝硬化晚期。

　　④雌激素灭活作用减弱：肝功能受损导致雌激素灭活减弱,雌激素水平升高,可造成局部毛细血管扩张,患者出现肝掌、蜘蛛痣、男子睾丸萎缩、乳房发育,女子闭经不育等。

　　⑤肝性脑病(肝昏迷)：晚期肝功能衰竭引起的最严重的后果,主要由于肠内含氮物质不能在肝内解毒而引起氨中毒,为肝硬化患者常见的死因之一。

　　4.结局及并发症　早期及时治疗,常使疾病处于相对稳定状态,可维持相当长时期。但如果病变持续进行,发展到晚期,肝功能衰竭,患者可因肝昏迷、上消化道大出血,合并肝癌及感染而死亡。

(二)坏死后性肝硬化

坏死后性肝硬化(postnecrotic cirrhosis)是在肝实质发生大片坏死的基础上形成的肝硬化,相当于国际形态学分类中的大结节型肝硬化和大小结节混合型肝硬化,其发病率仅次于门脉性肝硬化。

1. 病因及发病机制

(1)病毒性肝炎 多由亚急性重型肝炎迁延而来。另外,慢性活动性肝炎反复发作伴严重坏死时,也可发展为本型肝硬化。

(2)药物及化学物质中毒 一些药物或化学物质可引起肝细胞的广泛性中毒坏死,继而出现结节状再生,发展为坏死后性肝硬化。

2. 病理变化 肉眼观,肝脏明显体积缩小,尤以左叶为重,重量减轻,质地变硬,与门脉性肝硬化相比,肝脏变形明显,肝表面结节大小悬殊,结节直径最大可达5～6 cm,肝脏切面纤维结缔组织间隔宽阔且厚薄不均;镜下观,肝细胞坏死范围及其形状不规则,假小叶可呈半月圆形或类圆形,较大的假小叶内甚至可有完整的肝小叶,有的可见残存的汇管区集中现象,假小叶内肝细胞常有不同程度的变性、坏死和胆色素沉着,假小叶间的纤维间隔较宽阔且厚薄不均,其中炎性细胞浸润、小胆管增生均较显著(图15-33)。

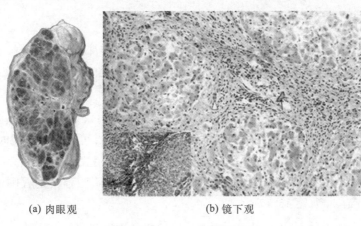

(a) 肉眼观　　　　　　(b) 镜下观

图 15-33 坏死后性肝硬化

(三)胆汁性肝硬化

1. 病因及发病机制 胆汁性肝硬化(biliary cirrhosis)较少见,因胆道阻塞,胆汁淤积而引起。根据发病原因的不同,分原发性和继发性两种。原发性胆汁性肝硬化发病原因不明,在我国较少见,一般认为属于自身免疫性疾病,患者血液中可检出自身抗体;继发性胆汁性肝硬化主要与长期的肝外胆道阻塞和胆道上行感染有关。

2. 病理变化 肉眼观,肝脏缩小不明显(早期肝脏体积常增大),外观呈深绿或绿褐色,中等硬度,表面较平滑,呈小结节状或无结节;镜下观,原发性胆汁性肝硬化早期小叶间胆管上皮水肿、坏死,伴慢性炎细胞浸润,后期纤维组织增生并伸入肝小叶内,小胆管增生、淤胆,假小叶呈不完全分割型;继发性胆汁性肝硬化,肝细胞胞质内胆色素沉积,肝细胞发生变性、坏死,毛细胆管淤胆、胆栓形成,胆汁外溢充满坏死区,形成"胆汁湖",纤维组织增生使汇管区变宽、伸长,伴有胆管感染时则见大量中性粒细胞浸润甚至形成小脓肿(图15-34)。

五、消化系统常见恶性肿瘤

(一)食管癌

食管癌(carcinoma of esophagus)是由食管黏膜上皮或腺体发生的恶性肿瘤。全世界每年约有30万人死于食管癌,我国约占一半,男多于女,发病年龄多在40岁以上,60～70岁居多。发病有明显的地域性,我国的太行山区、苏北地区、大别山区、川北地区及闽粤地区等为高发区。临床上表现为不同程度地进行性吞咽困难。

1. 病因 尚未完全明了,相关因素如下。

(1)饮食习惯 长期进食过热、过硬及粗糙的食物,过量吸烟、饮酒等,导致食管黏膜受损,与食管癌发

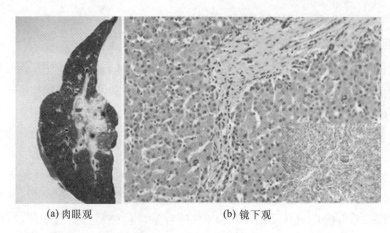

(a) 肉眼观　　　　　　　　　(b) 镜下观

图 15-34　胆汁性肝硬化

生关系密切。在我国高发区调查发现,当地某些粮食及食品中含有较多的亚硝胺,如自制的酸菜,此类物质可诱发食管癌。

（2）环境因素　流行病学调查发现食管癌高发区地质土壤中钼、锌、铜等微量元素缺乏,可能是引起食管癌的间接原因。

（3）遗传因素　食管癌发病有很明显的家族聚集现象。

2. 病理变化　食管癌以鳞状细胞癌为最常见,其发生发展呈渐进性加重过程。常发生在食管的三个生理狭窄处,以食管中段最多见,占50％;下段次之,上段最少。根据癌组织浸润的范围,可分为早期和中晚期两类。

（1）早期癌　此期临床上无明显症状,发现率仅为6％左右。肉眼观,癌变处黏膜粗糙,呈颗粒状,或轻度糜烂。X线钡餐检查,食管基本正常或管壁呈轻度局限性僵硬。有可疑症状出现时,多通过食管拉网脱落细胞学检查,检出癌细胞即可确诊。若能早期发现,及时手术,则预后良好,5年生存率可达90％以上。

（2）中晚期癌　又称为进展期癌。此期患者多表现出哽噎感、不同程度的吞咽困难等临床症状。根据肉眼观察形态特点可分为4型(图15-35)。

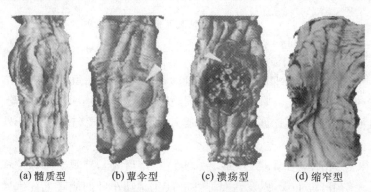

(a) 髓质型　　(b) 蕈伞型　　(c) 溃疡型　　(d) 缩窄型

图 15-35　食管癌肉眼类型

①髓质型:最常见,癌组织在食管壁内外浸润性生长,可累及食管大部或全周,使食管壁均匀增厚,管腔变窄。切面癌组织为灰白色,质地较软似脑髓,表面可形成浅表溃疡。

②蕈伞型:癌组织侵犯食管壁的部分或大部。肿瘤为卵圆形扁平肿块,如蘑菇状凸入食管腔内,表面有浅溃疡,边缘外翻。

③溃疡型:较常见,肿瘤表面形成较深溃疡,溃疡形状不规则,边缘隆起,底部凹凸不平,深达肌层,多浸润食管壁的一部分。

④缩窄型:少见。癌组织在食管壁内浸润生长,累及食管全周,癌组织内纤维组织增生而使食管管壁变硬,形成明显的环形狭窄,近端食管腔明显扩张。

食管癌以鳞状细胞癌最多见,约占食管癌的90％;腺癌次之,大部分腺癌来自贲门。

3. 肿瘤扩散

（1）直接蔓延　癌组织向胃壁各层呈浸润性生长,穿透食管壁侵入邻近组织器官。食管上段癌可侵入喉部、气管和颈部软组织;中段癌多侵入支气管、肺;下段癌常侵入贲门、膈肌、心包等处。受累器官可发生相应的并发症,如大出血、化脓性炎症及脓肿、食管-支气管瘘等。

(2)转移

①淋巴转移:食管淋巴管丰富,故淋巴转移为食管癌的主要转移途径,见于早期患者,转移沿食管淋巴引流途径进行。上段癌常转移到颈部及上纵隔淋巴结;中段癌多转移到食管旁及肺门淋巴结;下段癌常转移到食管旁、贲门及腹腔淋巴结。晚期各段癌均可转移到左锁骨上淋巴结。

②血行转移:晚期患者可经血行转移,肝与肺最常见,亦可转移至肾、骨、肾上腺等处。

4. 临床病理联系 食管癌的病变早期,患者可表现为大口进食时轻微的哽噎感、吞咽时食管及胸骨后隐痛不适感、吞咽后食管内异物感等,临床症状多不典型易被忽视。中晚期出现进行性加重的吞咽困难,甚至不能进食。晚期逐渐出现恶病质,最后因全身衰竭而死亡。用食管分段拉网法进行脱落细胞学检查有助于食管癌的早期发现和诊断。早期食管癌,治疗后 5 年存活率达 90% 以上;中晚期食管癌仅为 10%～30%。

（二）胃癌

胃癌(carcinoma of stomach)是胃黏膜上皮和腺上皮发生的恶性肿瘤,好发部位为胃窦部,特别是小弯侧,胃体部则少见。胃癌是消化道最常见的恶性肿瘤之一,在我国发病率仅次于肺癌,在我国不少地区,特别是农村,恶性肿瘤死亡率统计中,胃癌居首。40～60 岁多发,男女之比约为 3∶1。

1. 病因 病因尚未完全阐明,可能与以下因素有关。

(1)环境因素 胃癌的发生有一定的地理分布特点,可能与各地区的土壤地质因素有关。例如,在日本、中国、冰岛、智利及芬兰等国家的发病率远较美国及西欧国家为高。

(2)饮食因素 大量摄取鱼、肉类熏制食品与胃癌发生有关。用被黄曲霉毒素污染或含亚硝酸盐的食物饲喂动物也可诱发胃癌。

(3)Hp 感染 幽门螺旋杆菌也被认为是胃癌发生的主要危险因素。胃溃疡、慢性萎缩性胃炎伴肠上皮化生的患者易发生胃癌。

2. 病理变化 根据胃癌的病理变化进展程度分为早期胃癌与进展期(中晚期)胃癌两大类。

(1)早期胃癌 指癌组织浸润仅限于黏膜层及黏膜下层,未达肌层,而不论肿瘤面积大小和有无淋巴转移。早期胃癌以原位癌及高分化管状腺癌最多见,乳头状腺癌次之,未分化癌最少见,可分为隆起型、表浅型、凹陷型。近年由于纤维胃镜活检和脱落细胞学检查方法的推广应用,早期发现率大大提高。术后 5 年存活率达 54.8%～72.8%。

(2)进展期胃癌(中晚期胃癌) 癌组织浸润超过黏膜下层或深达肌层甚至浆膜层,癌组织浸润越深,预后越差。

大体形态可分为 3 型(图 15-36):①息肉型或蕈伞型:癌组织向黏膜表面突起生长,呈息肉状或蕈状,突入胃腔内。②溃疡型:部分癌组织坏死脱落,形成溃疡。溃疡一般较大,边缘隆起、似火山口状,底部凸凹不平。此型胃癌需注意与胃溃疡相鉴别(表 15-4)。③浸润型:癌组织向胃壁内呈局限性或弥漫性浸润,与周围正常组织分界不清。当弥漫浸润伴大量纤维组织增生时,胃壁增厚、变硬,胃腔缩小,黏膜皱襞消失,整个胃状似皮革制成的囊袋,称为革囊胃。

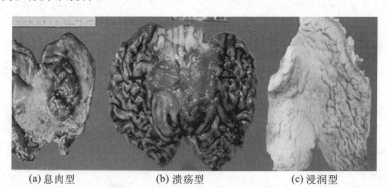

(a)息肉型　　　　(b)溃疡型　　　　(c)浸润型

图 15-36 中晚期胃癌大体形态

表 15-4　胃溃疡与溃疡型胃癌的大体形态鉴别表

项　目	胃溃疡(良性溃疡)	溃疡型胃癌(恶性溃疡)
外　形	圆形或椭圆形	不整形、火山口状或皿状
大　小	溃疡直径一般<2 cm	溃疡直径常>2 cm
底　部	较平坦	凹凸不平,有出血、坏死
深　度	较深	表浅
边　缘	整齐、不隆起	不整齐、隆起
周围黏膜	皱襞向溃疡集中	黏膜皱襞中断,呈结节状肥厚

镜下观,根据癌的组织结构,一般将进展期胃癌分为 5 种组织学类型:①乳头状腺癌:最多见,癌组织呈乳头状凸起,癌细胞大多呈柱状,癌组织分化较高,恶性度较低,转移较晚。②管状腺癌:癌组织呈腺样结构,分化好,恶性度低。③黏液腺癌:癌组织含大量黏液,呈半透明的胶冻状,故又称胶样癌,恶性度较高。④印戒细胞癌:癌细胞内出现大量黏液,常将胞核挤压于癌细胞一侧,形似戒指,故称之为印戒细胞,恶性度高。⑤未分化癌:恶性程度最高。

3. 肿瘤扩散

(1) 直接蔓延　癌组织向胃壁各层浸润,穿透胃壁直接扩散至邻近器官和组织,如肝、胰腺及大网膜等。

(2) 转移

①淋巴转移:为胃癌转移的主要途径,首先转移到胃小弯侧淋巴结及幽门下淋巴结等局部淋巴结。可进一步转移到腹主动脉旁淋巴结、肝门淋巴结或肠系膜根部淋巴结。晚期,癌细胞可经胸导管转移到锁骨上淋巴结。

②血行转移:多发生在胃癌晚期,癌细胞经门静脉转移到肝,其次可转移至肺、脑及骨等器官。

③种植性转移:胃癌浸润至胃浆膜层后,可脱落到腹腔,种植于腹壁及盆腔器官的浆膜上。女性在卵巢形成转移性黏液癌,称克鲁根勃(Krukenberg)瘤。

4. 临床病理联系　早期胃癌患者临床表现多不明显,随着病灶增大,继发肿瘤出血坏死,可有上腹部不适、疼痛、呕血、便血、消瘦、贫血等临床表现。癌组织侵蚀胃壁大血管可引起上消化道大出血;种植于腹壁可出现血性腹腔积液;位于贲门、幽门等部位的癌组织肿块可引起消化道梗阻症状,如吞咽困难、呕吐等。晚期出现恶病质。近年由于纤维胃镜活检技术的推广应用,早期胃癌的发现和诊断率有了明显提高,术后 5 年存活率高达 80%～90%。

(三) 大肠癌

大肠癌(carcinoma of large intestine)是大肠黏膜上皮发生的恶性肿瘤,包括结肠癌(图 15-37)和直肠癌。其发病率在消化系统肿瘤中仅次于胃癌和食管癌,居第三位。近年由于饮食结构变化,我国的发病率有增加趋势,发病高峰为 40～50 岁,男性多于女性。患者常表现为贫血、消瘦,大便次数增多、变形,并有黏液血便。有时出现腹部肿块与肠梗阻等症状。

1. 病因

(1) 饮食习惯　高营养低纤维而少渣的饮食与本病的发生有关。可能因为这类食物不利于肠道蠕动及有规律的排便,延长了肠黏膜与食物中含有的致癌物质的接触时间。

(2) 遗传因素　家族性腺瘤性息肉患者大肠癌的发生率极高,说明大肠癌的发生与遗传有关。

2. 病理变化　大肠癌的好发部位依次为直肠、乙状结肠、盲肠和升结肠、横结肠和降结肠。肉眼观察,大体形态可分为四型。

(1) 溃疡型　最常见。肿瘤表面形成明显的较深溃疡或呈火山口状,直径多在 2 cm 以上。根据溃疡外形及生长情况又可分为局限性溃疡与侵袭性溃疡 2 个亚型。

(2) 隆起型　肿瘤呈息肉状或蕈伞状凸向肠腔,常伴浅表溃疡,分化程度较高。镜下多为分化成熟的腺癌,多发生于右侧大肠。

(3) 浸润型　肿瘤向肠壁深层弥漫浸润,常累及肠壁全周,从而导致局部肠壁增厚、变硬,伴纤维组织增生,可使肠管管腔周径缩小,形成环状狭窄,亦称缩窄型,多发生于左侧结肠。

(4) 胶样型　肿瘤外观及切面均呈半透明胶冻状,主要发生于直肠,多见于青年人,此型少见,预后较差。

镜下观,多为腺癌,有的呈管状腺癌、乳头状腺癌、黏液腺癌、印戒细胞癌、未分化癌、腺鳞癌、鳞状细胞癌等。大肠癌主要以乳头状癌和高分化管状腺癌多见,极少数为未分化癌或鳞癌。

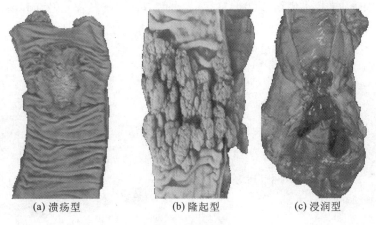

(a) 溃疡型   (b) 隆起型   (c) 浸润型

图 15-37 结肠癌

3. 肿瘤扩散

(1)直接蔓延　当肿瘤穿透肠壁后,可直接蔓延到邻近器官,如前列腺、膀胱、子宫及阴道,腹膜及腹后壁。

(2)转移

①淋巴转移:癌组织穿透肌层后,先转移至局部淋巴结,再沿淋巴回流方向,到达远处淋巴结,偶尔可侵入胸导管而转移到锁骨上淋巴结。结肠癌可转移到结肠上、旁、中间和终末淋巴结;直肠癌首先转移到直肠旁淋巴结,后侵入盆腔和肛周组织。

②血行转移:晚期大肠癌可经血行转移到肝、肺、脑等处。一般右侧结肠癌多转移到肝右叶,左侧结肠癌则左、右肝叶均可转移。

③种植转移:癌组织穿破浆膜后,癌细胞脱落播散种植到膀胱直肠陷凹和子宫直肠陷凹等部位。

4. 临床病理联系　大肠癌的临床表现可因发生部位和累及范围不同而异。

(1)右侧大肠癌　因右侧大肠肠腔较宽,癌肿较少引起肠梗阻,但肿块一般体积较大,故常在右下腹部触及肿块。癌组织质脆、易破,患者常出现贫血及发热等全身中毒表现。

(2)左侧大肠癌　左侧肠腔较小,且癌肿多为环形生长,故易发生肠腔狭窄,引起不全肠梗阻,出现腹痛、腹胀、便秘等表现,若肿瘤破溃,大便可带鲜血。

(四)原发性肝癌

原发性肝癌(primary carcinoma of liver)是肝细胞或肝内胆管上皮细胞发生的恶性肿瘤,简称肝癌。我国发病率较高,属于常见肿瘤之一。发病年龄多在中年以上,男多于女。肝癌发病隐匿,临床发现时多为晚期,因此死亡率较高。近年来,甲胎蛋白(AFP)测定,影像学检查等技术广泛应用,使早期肝癌检出率明显提高。

1. 病因　尚不明确,相关因素如下。

(1)病毒性肝炎　现知乙型肝炎、丙型肝炎与肝癌有密切关系。肝癌患者中 HBsAg 阳性率高达 80% 以上。在肝癌高发地区有 60%～90% 的肝癌患者有 HBV 感染。

(2)肝硬化　在我国肝硬化与肝癌之间有密切关系。据统计,约 84.6% 的肝癌患者合并有肝硬化,一般经 7 年左右肝硬化可发展为肝癌,尤其以坏死后性肝硬化居多。

(3)霉菌及其毒素　黄曲霉菌、青霉菌等都可引起实验性肝癌。其中以黄曲霉毒素与肝癌关系密切。用该菌及其毒素或被其污染的食物均可诱发动物肝癌。

(4)亚硝胺类化合物　长期摄入含亚硝胺类化合物较多的食物可引起肝癌。

2. 病理变化　根据病变肉眼观察特点,分为早期肝癌(小肝癌)和晚期肝癌。

(1)早期肝癌(小肝癌)　不超过 2 个癌结节且瘤体直径累计在 3 cm 以下的原发性肝癌。结节呈球形或分叶状,切面均匀一致,无出血坏死,边界清楚。

(2) 晚期肝癌　肝体积明显增大,重量增加,呈黄绿色或棕褐色。癌组织可局限于肝的一叶(多为右叶),也可弥散于全肝,大多合并肝硬化。肉眼观可分三型。

①巨块型:多位于肝右叶内,肿瘤体积巨大,直径超过 10 cm,圆形。瘤块质地较软,中心部常有出血坏死。瘤体周边常有散在的卫星状小瘤结节(图 15-38)。本型不合并或仅合并轻度肝硬化。

②多结节型:最多见,瘤结节呈散在多发,圆形或椭圆形,大小不等,多不超过 5 cm,有的相互融合形成较大的结节(图 15-39),常合并较严重的肝硬化。

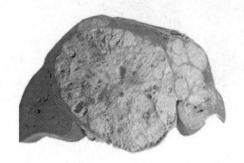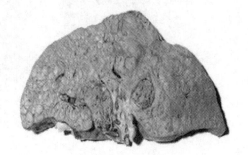

图 15-38　巨块型肝癌　　　　　　　　　图 15-39　多结节型肝癌

③弥漫型:此型较少见,癌组织在肝内呈弥漫分布,无明显的结节,常在肝硬化基础上发生。

镜下观,分为以下 3 种组织学类型。

①肝细胞癌:最多见,发生于肝细胞。癌细胞排列呈巢状,分化较好的癌细胞类似肝细胞,分泌胆汁,血管丰富。低分化者异型性明显,常可见瘤巨细胞及多核瘤细胞(图 15-40)。

②胆管细胞癌:较为少见,起源于肝内胆管上皮细胞。癌细胞呈腺管样排列,可分泌黏液,癌组织间质较多,较少合并肝硬化。

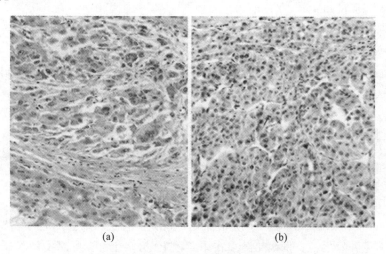

(a)　　　　　　　　　　　　(b)

图 15-40　肝细胞癌

③混合细胞型肝癌:具有肝细胞癌及胆管细胞癌两种结构,最少见。

3. 肿瘤扩散

(1) 直接蔓延　肝癌首先在肝内蔓延和转移。癌细胞常沿门静脉播散,在肝内形成转移癌结节,还可逆行蔓延至肝外门静脉主干,形成较大的癌栓,有时可阻塞门静脉管腔引起门静脉高压。

(2) 肝外转移

①淋巴转移:经淋巴转移至肝门淋巴结、上腹部淋巴结和腹膜后淋巴结。

②血行转移:晚期可通过肝静脉转移到肺、脑及骨等处。

③种植性转移:肝癌细胞可直接种植到腹膜和卵巢表面,形成种植性转移。

4. 临床病理联系　临床上肝癌早期常无明显症状,就诊时多数已为晚期。患者常表现为进行性消瘦,肝区疼痛、肝迅速增大、黄疸及腹腔积液等。有时由于肝表面癌结节自发性破裂或侵破大血管而引起腹腔内大出血。肝癌恶性度高,晚期患者常因肝昏迷、消化道出血、癌结节引起的腹腔内大出血而死亡。

六、肝性脑病

各种损伤因素严重损害肝脏细胞(包括肝实质细胞和非实质细胞),使其合成、代谢、分泌、解毒及免疫等功能发生不同程度的障碍,机体可出现黄疸、出血、继发感染、肾功能障碍、肝性脑病等临床综合征,称为肝功能不全(hepatic insufficiency)。肝功能不全晚期称为肝功能衰竭(hepatic failure)。患者最终几乎均发生肝性脑病,常伴有肾功能衰竭而导致病情加重。

肝性脑病(hepatic encephalopathy,HE)是指在排除其他已知脑部疾病前提下,继发于肝功能紊乱的一系列严重的神经精神综合征,是各种严重肝病的终末表现。临床可表现为从轻微的精神异常到昏迷的一系列神经精神症状。可将其分为四期:①一期(前驱期):轻微的性格改变和行为异常。表现为轻度知觉障碍、欣快、反应迟钝、易激惹、注意力不集中、可有轻度的扑翼样震颤。②二期(昏迷前期):神经精神症状加重。表现为嗜睡、淡漠、言语不清、轻度时间及地点感知障碍、明显扑翼样震颤。③三期(昏睡期):表现为严重的精神错乱、昏睡但能唤醒、时间及空间定向障碍。④四期(昏迷期):神志完全丧失,不能唤醒,进入昏迷状态、对疼痛刺激无反应、无扑翼样震颤。

(一)病因

多种内、外因素均可导致肝脏疾病的发生,最终引起肝功能不全,乃至肝功能衰竭。

1. 生物性因素 目前已发现了 6 种病毒可导致病毒性肝炎,其中乙型肝炎病毒感染而引起肝功能不全最多见。除肝炎病毒外,某些细菌、阿米巴滋养体可引起肝脓肿;某些寄生虫,如肝吸虫也可累及肝脏,造成一定程度的肝损伤。

2. 理化性因素 工业毒物如四氯化碳、氯仿和磷等可致肝损害。有 200 余种药物可引起不同程度的肝损害,如对乙酰氨基酚、四环素、氯丙嗪、抗结核药等。酒精的代谢与分解主要在肝脏进行,可直接或通过其代谢产物乙醛损伤肝脏。此外,慢性酒精中毒可引起脂肪肝、酒精性肝炎、酒精性肝硬化。

3. 遗传性因素 遗传性肝病比较少见,但某些肝病的发生、发展却与遗传因素有一定关系。如肝豆状核变性、原发性血色素病等可致肝硬化。

4. 免疫性因素 肝细胞自分泌或旁分泌的某些炎症性细胞因子可损害肝细胞,如慢性活动性肝炎、原发性胆汁性肝硬化等,主要是由于激活 T 细胞介导的细胞免疫功能,尤其是杀伤性 T 细胞是最重要的效应细胞。

5. 营养性因素 单纯营养缺乏不能导致肝病的发生,但可促进肝病的发生、发展。如饥饿时,谷胱甘肽、肝糖原等减少,可降低肝脏解毒功能或增强毒物对肝脏的损害。而随食物摄入的黄曲霉毒素、亚硝酸盐等,可促进肝脏损害的发生。

(二)肝性脑病的发病机制

肝性脑病的发病机制尚未完全阐明,主要是由于脑组织的代谢和神经生理功能障碍所致。目前已提出几种学说。

1. 氨中毒学说 临床研究发现,约 80% 肝性脑病患者血液及脑脊液中氨浓度高出正常人的 2~3 倍。肝硬化患者进食大量高蛋白饮食,易诱发肝性脑病;若采取降血氨治疗及限制蛋白质饮食措施可使病情好转,提示肝性脑病的发生与血氨升高关系密切。

1)血氨升高的机制 氨清除不足或氨生成过多,均可导致血氨升高,其中以前者占主导地位。

(1)氨清除不足:通常肠道吸收的氨经门静脉进入肝脏,经鸟氨酸循环合成尿素,由肾脏排出体外。肝功能严重障碍时,由于能量代谢障碍,所需的 ATP 供给不足,加之鸟氨酸循环的有关酶活性降低,导致由氨合成尿素减少而使血氨升高。此外,因门静脉高压形成侧支循环或门体静脉吻合术后,使肠道吸收的氨绕过肝脏,直接进入体循环而使血氨升高。

(2)氨生成过多:血氨主要来源于肠道所产生的氨。正常时,每天肠道产氨约 4 g,经门静脉入肝,转变为尿素而被解毒。肝功能障碍时肠道产氨增多的原因如下:①由于门脉高压,门静脉回流受阻,胃肠道淤血、水肿,肠蠕动减弱及胆汁分泌减少,致使食物的消化、吸收功能障碍,导致肠道细菌生长活跃,潴留在肠道内未经消化吸收的蛋白质成分可被细菌分解,使产氨增加。②严重肝功能障碍常合并肝肾综合征,使弥散至肠道的尿素增多,产氨增多。③当门脉高压侧支循环失代偿时,易发生上消化道出血,肠道内滞留的血液蛋白质在肠道细菌的作用下,生成较多的氨。④肝性脑病患者因躁动不安、肌肉震颤等,使肌肉内腺苷酸分解增加,导致产氨增加。

2)氨对脑的毒性作用 氨进入脑内与很多因素有关。氨在血液中99%以上主要以铵离子(NH_4^+)的形式存在,不易通过血脑屏障;血中游离氨(NH_3)仅为1%,脂溶性,可自由通过血脑屏障。当pH降低时,NH_4^+产生增多;反之,则NH_3增多。故当碱中毒时,NH_3增多并进入脑组织,可产生如下作用。

(1)干扰脑细胞的能量代谢:正常时,脑细胞需要能量较多,主要依赖于葡萄糖氧化供能。NH_3可干扰葡萄糖生物氧化过程中的多个环节,来影响脑的能量代谢:①NH_3能抑制丙酮酸脱氢酶的活性,阻碍丙酮酸的氧化脱羧过程,使乙酰辅酶A生成减少,影响三羧酸循环的正常进行,而使ATP生成不足;②NH_3与谷氨酸合成谷氨酰胺时,消耗大量ATP;③肝性脑病晚期由于丙酮酸脱氢酶和α-酮戊二酸脱氢酶活性均受到抑制,三羧酸循环反应过程不能正常进行,ATP生成减少;④α-酮戊二酸经转氨基过程,消耗大量NADH,使ATP生成减少。

(2)使脑内神经递质发生改变:正常时,脑内兴奋性神经递质与抑制性神经递质保持平衡。脑内NH_3增多可使兴奋性递质减少而抑制性递质增多,破坏递质间的平衡,引起中枢神经系统功能紊乱。其发生机制:①NH_3与谷氨酸结合生成谷氨酰胺增多,谷氨酸被消耗,使谷氨酸(中枢兴奋性递质)减少,而谷氨酰胺(中枢抑制性递质)增多;②NH_3能抑制乙酰辅酶A的生成,使乙酰辅酶A与胆碱结合生成的兴奋性神经递质乙酰胆碱减少。

(3)氨对神经细胞膜的作用:氨可干扰神经细胞膜上的Na^+-K^+-ATP酶的活性。氨在细胞膜的钠泵中可与钾离子竞争进入细胞内,造成细胞内缺钾。以上这些均可影响神经细胞膜电位、细胞的兴奋性及传导能力等。

2. 假性神经递质学说 假性神经递质是指化学结构上与正常神经递质十分相似,但其生物学效能极低的物质,如羟苯乙醇胺、苯乙醇胺等。

(1)假性神经递质的形成:食物中蛋白质在肠内分解成氨基酸。其中芳香族氨基酸如苯丙氨酸和酪氨酸在肠道细菌的氨基酸脱羧酶作用生成苯乙胺和酪胺,再经门脉系统进入肝脏。当肝功能严重障碍或门-体静脉侧支循环建立后,苯乙胺和酪胺未被分解或经侧支循环绕过肝,经体循环进入脑组织。在脑干网状结构的神经细胞内的β-羟化酶的作用下,生成苯乙醇胺和羟苯乙醇胺。

(2)假性神经递质与肝性脑病的关系:正常生理情况下,脑干网状上行激动系统是维持大脑皮质兴奋,使机体处于觉醒状态下的重要中枢神经系统结构。神经递质在突触间传递信号过程中具有十分重要的作用,主要为去甲肾上腺素和多巴胺。当假性神经递质——苯乙醇胺和羟苯乙醇胺在脑内增多时,可取代正常神经递质去甲肾上腺素和多巴胺,被肾上腺素能神经元所摄取,但其生理效应则远较去甲肾上腺素和多巴胺弱。因而脑干网状结构上行激动系统的唤醒功能不能维持,从而发生意识障碍乃至昏迷。脑内多巴胺是锥体外系的主要神经递质,当其被假性神经递质取代后,肢体出现运动协调性障碍,出现扑翼样震颤。

3. 血浆氨基酸失衡学说 正常人血浆中的支链氨基酸包括缬氨酸、亮氨酸、异亮氨酸等。芳香族氨基酸主要为苯丙氨酸、酪氨酸、色氨酸等。血浆支链氨基酸与芳香族氨基酸的正常比值为3～3.5。肝性脑病时,支链氨基酸减少,芳香族氨基酸增多,其比值常下降至0.6～1.2。

(1)血浆氨基酸比例失衡原因:①肝功能严重障碍时肝细胞对胰岛素和胰高血糖素灭活减少,使胰岛素和胰高血糖素在血中含量均增高。其中胰高血糖素使蛋白质分解代谢加强,产生大量芳香族氨基酸,而胰岛素可促进支链氨基酸的摄取和利用,从而使支链氨基酸减少。②芳香族氨基酸主要在肝内降解,肝功能严重障碍时,其降解能力降低,同时因肝脏糖异生作用障碍,使芳香族氨基酸在血中浓度增加。

(2)氨基酸比例失衡与肝性脑病:在正常生理性情况下,芳香族氨基酸与支链氨基酸同属电中性氨基酸,它们在通过血脑屏障时竞争同一载体转运并被脑细胞摄取。当血中芳香族氨基酸增多时,不受支链氨基酸的竞争性抑制,可大量进入脑内,其中主要是苯丙氨酸、酪氨酸。当进入脑内的苯丙氨酸和酪氨酸增多时,可抑制酪氨酸羟化酶和多巴胺脱羧酶,减少正常神经递质(多巴胺、去甲肾上腺素)的合成。增多的苯丙氨酸在芳香族氨基酸脱羧酶和β-羟化酶的作用下,生成假性神经递质苯乙醇胺和羟苯乙醇胺,从而导致肝性脑病。

4. γ-氨基丁酸学说 γ-氨基丁酸(γ-aminobutyric acid,GABA)属于抑制性神经递质,介导突触前及突触后神经抑制。目前认为其与肝性脑病的发生有密切关系。当突触前神经元兴奋时,GABA从囊泡中释放,与突触后神经元胞膜上的GABA-A受体结合,使细胞膜Cl^-通道开放,Cl^-沿浓度差从细胞外转移到细胞内,产生超极化,从而发挥突触后抑制作用。同时,GABA 可作用于突触前轴突末梢,使突触膜对 Cl⁻ 通透性增高,Cl⁻ 沿浓度差由轴突内流向轴突外,产生去极化,从而产生突触前抑制作用。研究证明,一定浓度的氨可增强 GABA 能神经活动,因 GABA-A 受体复合物与配体结合能力变化及内源性 GABA-A 受体变构调节物质浓度增加而诱发肝性脑病。

5. 其他毒物在肝性脑病发病中的作用　多种蛋白质、脂肪的代谢产物如硫醇、脂肪酸、酚等可能参与肝性脑病发病。硫醇是蛋氨酸和其他含硫氨基酸经肠道细菌代谢而产生的一类有毒含硫化合物,在正常情况下可经肝解毒。肝功能障碍时,血中硫醇含量升高,抑制尿素合成而干扰氨的解毒;抑制线粒体的呼吸过程;抑制脑内 Na^+-K^+-ATP 酶活性等。肝脏功能严重障碍时,脂肪酸分解代谢下降,使血中短链脂肪酸增多,从而抑制脑神经细胞 Na^+-K^+-ATP 酶活性,干扰膜离子转运,影响神经冲动的传导。肝脏功能严重障碍时,由于肝脏解毒功能降低,血液中酚、吲哚等含量增多而产生毒性作用,与肝性脑病的发生可能有一定关系。

综上所述,肝性脑病发病机制较为复杂,并非单一因素所致,往往是诸多因素综合作用的结果。目前提出的几种学说,每一种学说都不能单独解释其全部发病机制,还需进一步深入研究,不断加以完善,以提高肝性脑病的治愈率。

(三)肝性脑病的诱发因素

1. 氮的负荷增加　诱发肝性脑病的最常见原因。肝硬化患者常伴有上消化道大出血以及摄入过量的蛋白质、输血等外源性氮负荷过度,可致血氨升高而诱发肝性脑病。肝肾综合征等所致的氮质血症、低钾性碱中毒、便秘、感染等内源性氮负荷过重,也常诱发肝性脑病。

2. 血脑屏障通透性增强　正常情况下血脑屏障可阻止一些神经毒素通过,但 TNF-α、IL-6 可使血脑屏障的通透性增高,增强氨的弥散效果,从而诱发肝性脑病。高碳酸血症、脂肪酸以及饮酒等也可使血脑屏障通透性增高。

3. 脑敏感性增高　严重肝病患者,由于体内毒性物质作用,脑对氨或药物等毒性物质的敏感性增高,因此,当使用镇静、止痛、麻醉及氯化铵等药物时,易诱发肝性脑病。此外,缺氧、感染、电解质紊乱等也可使脑对毒性特质的敏感性增强而诱发肝性脑病。

(四)肝功能不全的表现及机制

1. 代谢障碍

(1)糖代谢障碍　肝功能障碍导致调节血糖平衡的缓冲能力下降,易出现低血糖。其机制可能与下列因素有关:①肝细胞大量死亡使肝糖原储备大量减少;②受损肝细胞内质网上葡萄糖-6-磷酸酶活性降低,肝糖原分解为葡萄糖的过程发生障碍;③肝对胰岛素灭活功能降低。

(2)蛋白质代谢障碍　因肝细胞的功能障碍或大量死亡,白蛋白合成减少,致低蛋白血症,促进了肝性腹腔积液的形成。肝细胞受损,鸟氨酸循环及尿素合成障碍引起血氨升高。肝细胞受损,转氨酶释放入血,致血中转氨酶升高。

2. 水、电解质代谢紊乱

(1)腹腔积液　肝硬化等肝病晚期可出现腹腔积液,其机制:①肝功能障碍致白蛋白合成减少,血浆白蛋白降低,毛细血管胶体渗透压明显下降,组织液形成增加,出现腹腔积液及双下肢水肿;②肝脏对激素灭活障碍,血浆醛固酮及抗利尿激素水平过高,导致水钠潴留;③慢性肝功能不全常伴有门静脉高压,静脉回流受阻,有效循环血量减少,引起肾小球滤过率下降,水、钠潴留;④门静脉高压时,肠系膜毛细血管流体静压增高,组织液生成增多,产生腹腔积液。

(2)电解质代谢紊乱　①低钾血症:肝细胞损伤使醛固酮灭活减少、大量腹腔积液形成致有效循环血容量减少,两者导致血浆醛固酮升高,使肾排钾增多,引起低钾血症。②低钠血症:有效循环血量减少,引起抗利尿激素分泌增多;同时肝脏对抗利尿激素灭活减少,导致水潴留,造成稀释性低钠血症。

3. 胆汁分泌和排泄障碍　肝功能障碍造成胆红素的结合、转运、排泄发生障碍,引起高胆红素血症或黄疸。

4. 凝血功能障碍　大部分凝血因子都由肝细胞合成;重要的抗凝物质如蛋白 C、抗凝血酶等也由肝细胞合成,纤溶酶原、抗纤溶酶等也由肝细胞合成。因此肝功能障碍可导致凝血功能障碍,严重者可诱发 DIC。

5. 生物转化功能障碍

（1）药物代谢及解毒功能障碍　肝脏是人体重要的解毒器官。药物或肠源性毒物经生物转化为无毒的水溶性物质，由肾或胆道排出体外。肝功能受损后，对药物的代谢能力降低，使药物在体内的代谢过程改变，增加了药物对机体的毒、副作用。

（2）解毒功能障碍　特别是来自肠道的有毒物质。由于肝细胞的解毒功能降低，使毒物入血增多，严重者可导致肝性脑病。

（3）激素灭活功能障碍　肝功能损害时，对胰岛素、胰高血糖素、抗利尿激素、醛固酮、雌激素等灭活减少，可引起肝性脑病，也可有水肿、肝掌、蜘蛛痣、女性月经失调、男性乳房发育等临床表现。

（五）防治原则

1. 积极治疗原发病　肝性脑病一般由严重肝功能障碍引起，首先应针对原发病如肝炎、肝硬化进行治疗。

2. 防止诱因

（1）严格控制蛋白摄入量，减少组织蛋白质的分解，减少氮负荷。

（2）预防上消化道大出血。

（3）防止便秘，保持大便通畅，以减少肠道有毒物质进入体内。

（4）预防因利尿、放腹腔积液、低血钾等情况诱发肝性脑病。

（5）用药要慎重，特别是要慎用止痛、镇静、麻醉等药物，防止诱发肝性脑病。

（6）纠正水、电解质和酸碱平衡紊乱，特别是要注意纠正碱中毒。

3. 降低血氨

（1）口服乳果糖等使肠道 pH 降低，使氨的生成和吸收减少。

（2）应用谷氨酸或精氨酸等药物降血氨。

（3）口服新霉素等抑制肠道细菌产氨。

4. 其他治疗措施　口服或静脉注射以支链氨基酸为主的氨基酸混合液，纠正氨基酸的不平衡。给予左旋多巴，促患者清醒。临床上采取一些保护脑细胞功能、维持呼吸道通畅、防止脑水肿等措施，也可起到积极的预防和治疗作用。

总之，肝性脑病的发病机制复杂，应结合患者的具体情况进行防治，这样才能获得满意的疗效。

能力检测

一、单项选择题

1. 上消化道是指（　　）。

　A. 口腔和咽　　　　　　　　　B. 从口腔到食管　　　　　　　C. 从口腔到胃

　D. 从口腔到十二指肠　　　　　E. 从口腔到空肠

2. 大唾液腺是指（　　）。

　A. 舌下腺　　　B. 舌腺　　　C. 唇腺　　　D. 颊腺　　　E. 腭腺

3. 下列关于食管的描述正确的是（　　）。

　A. 全长约 22 cm　　　　　　　　　　　B. 第 1 个狭窄对第 6 颈椎水平

　C. 第 2 个狭窄在左主支气管跨越食管左前方处　　D. 第 2 个狭窄距中切牙 20 cm

　E. 第 3 个狭窄在第 11 胸椎高度

4. 下列关于胃的描述正确的是（　　）。

　A. 胃大部分位于腹上区　　　　　　　B. 胃是消化管第二膨大的部分

　C. 胃的上缘短而凹，为胃小弯　　　　D. 胃壁的组织结构分为三层

　E. 贲门部是溃疡和癌症的好发部位

5. 下列关于小肠的描述正确的是（　　）。

　A. 成人长 3～4 m　　　　　　　　　　B. 没有内分泌功能

　C. 小肠都有系膜　　　　　　　　　　D. 是进行消化和吸收的重要器官

E. 下端接续结肠

6. 下列关于大肠的描述正确的是(   )。

A. 长约 2 m   B. 在右髂窝处从回肠而起   C. 阑尾不属于大肠

D. 大肠主要功能为消化   E. 阑尾根部游离

7. 阑尾根部的体表投影在(   )。

A. 脐与左髂前上棘连线的中、内 1/3 交点处   B. 脐与左髂前上棘连线的中、外 1/3 点处

C. 脐与右髂前上棘连线的中、内 1/3 交点处   D. 脐与右髂前上棘连线的中、外 1/3 交点处

E. 左、右髂前上棘连线的中点

8. 肝外胆道不包括(   )。

A. 肝左管   B. 肝右管   C. 胆囊管   D. 胰管   E. 肝总管

9. 消化性溃疡的发病因素中,下列哪项最重要?(   )

A. 食物的化学性因素   B. 食物的机械性因素   C. 药物的不良作用

D. 胃酸   E. 胃蛋白酶

10. 胃壁细胞可分泌(   )。

A. 胃蛋白酶原   B. 胃液   C. 胃蛋白酶

D. 盐酸和内因子   E. 胃泌素

11. 十二指肠溃疡最常发生在(   )。

A. 升部   B. 球部前、后壁   C. 下段

D. 水平部   E. 降部

12. 下列哪项最符合胃溃疡的病理变化?(   )

A. 部位多在胃小弯近贲门处   B. 直径多在 2 cm 以上   C. 边缘隆起不整齐

D. 底部凹凸不平   E. 周围黏膜皱襞向溃疡集中

13. 溃疡病一般不合并(   )。

A. 出血   B. 幽门梗阻   C. 穿孔   D. 息肉形成   E. 癌变

14. 消化性溃疡最常见的并发症是(   )。

A. 急性穿孔   B. 幽门梗阻   C. 癌变   D. 慢性穿孔   E. 出血

15. 病毒性肝炎患者肝细胞最常见的坏死是(   )。

A. 凝固性坏死   B. 嗜酸性坏死   C. 溶解性坏死   D. 液化性坏死   E. 纤维素样坏死

16. 病毒性肝炎属于(   )。

A. 变质性炎症   B. 浆液性炎症   C. 增生性炎症   D. 化脓性炎症   E. 出血性炎症

17. 急性普通型肝炎的主要病变是(   )。

A. 碎片状坏死和桥接坏死   B. 肝细胞质广泛疏松化和气球样变

C. 嗜酸性变和嗜酸性坏死   D. 大片坏死和结节状再生

E. 大片状坏死和肝体积快速显著缩小

18. 急性普通型肝炎的病变特点是肝细胞(   )。

A. 广泛坏死,变性轻微   B. 广泛变性,坏死轻微   C. 广泛再生,变性较轻

D. 广泛坏死,再生较轻   E. 变性、坏死、再生均广泛

19. 镜下见肝细胞广泛气球样变、点状坏死,病变符合(   )。

A. 急性普通型肝炎   B. 慢性持续性肝炎   C. 慢性活动性肝炎

D. 急性重型肝炎   E. 亚急性重型肝炎

20. 急性普通型肝炎镜下肝细胞坏死的主要形式是(   )。

A. 亚大块坏死   B. 点状坏死   C. 碎片状坏死   D. 大块坏死   E. 桥接坏死

21. 肝细胞弥漫性水样变性主要见于(   )。

A. 急性重型肝炎   B. 亚急性重型肝炎   C. 胆汁淤积性肝炎

D. 急性普通型肝炎   E. 慢性持续性肝炎

22. 中、重度慢性肝炎的主要病变是(   )。

A. 碎片状坏死和桥接坏死   B. 肝细胞质广泛疏松化和气球样变

C. 嗜酸性变和嗜酸性坏死　　　　　　　　D. 大片坏死和结节状再生

E. 大片状坏死和肝体积快速显著缩小

23. 急性重型病毒性肝炎的病理变化特点是(　　)。

A. 广泛变性及点状坏死　　　　　　　　　B. 嗜酸性变和形成嗜酸性小体

C. 碎片状坏死　　　　　　　　　　　　　D. 桥接坏死

E. 广泛坏死

24. 肝体积明显缩小,外观黄绿色,表面呈结节状,光镜下见肝细胞大片坏死,同时可见肝细胞再生结节,明显淤胆,大量炎症细胞浸润,结节间纤维组织及小胆管明显增生,根据上述病变应诊断为(　　)。

A. 急性黄疸性普通型肝炎　　　B. 重度慢性肝炎　　　　　C. 急性重型肝炎

D. 亚急性重型肝炎　　　　　　E. 门脉性肝硬化

25. 亚急性重型肝炎的主要病变是(　　)。

A. 碎片状坏死和桥接坏死　　　　　　　　B. 肝细胞质广泛疏松化和气球样变

C. 嗜酸性变和嗜酸性坏死　　　　　　　　D. 大片坏死和结节状再生

E. 大片状坏死和肝体积快速显著缩小

26. 门脉性肝硬化典型的病理变化是(　　)。

A. 肝细胞变性坏死　　　　　B. 结缔组织增生　　　　　C. 正常肝小叶结构破坏

D. 肝内血管网改建　　　　　E. 再生结节及假小叶形成

27. 下列哪项是门脉高压症的临床表现?(　　)

A. 男性乳腺发育　　　　　　B. 蜘蛛痣　　　　　　　　C. 出血倾向

D. 皮肤黏膜黄染　　　　　　E. 食管下段静脉丛曲张

28. 原发性肝癌起源于(　　)。

A. 肝细胞和库普弗细胞　　　B. 肝细胞和肝内胆管上皮　C. 肝血窦内皮和淋巴细胞

D. 肝细胞和胆管上皮　　　　E. 胆管上皮和储脂细胞

(彭　兰)

第十六章　泌尿系统的结构、功能与疾病

 问题导读

一说到泌尿系统感染的多发季节，很多人首先想到的可能是湿热的夏季，但其实在冬天，由于换衣、洗澡的次数都相对减少，泌尿系统感染同样成为困扰很多人的一个重要问题。据世界卫生组织的调查报告显示，对于成年女性而言，最常见的疾病不是感冒，而是泌尿系统感染；最常见的不适症状不是发热、咳嗽、头痛等，而是私密处的瘙痒、异味、疼痛、排尿异常（包括尿频、尿急）等。据了解，每年约有 61% 的成年女性患上泌尿系统感染，为什么泌尿系统感染多见于女性呢？应如何预防泌尿系统感染呢？

 案例引导

患者，男，42 岁。10 天前因淋雨而出现发热、咽痛。近日发现晨起双眼睑水肿，24 h 尿量明显减少，微有腰痛，头晕，头痛。体格检查：体温 38.5 ℃，脉率 82 次/分，血压 146/92 mmHg，患者面部发白，眼睑部明显水肿，脚踝部微有水肿，肾区有明显叩痛。扁桃体Ⅱ度肿大。实验室检查：红细胞计数 3.5×10^{12}/L，白细胞计数 1.2×10^{10}/L，中性粒细胞 82%，血红蛋白含量 110 g/L，尿量每日 800 mL，尿色淡红，尿镜检可见红细胞，但未检出白细胞，尿蛋白定性（＋＋）。根据以上资料，结合本章的学习内容，试分析该患者患有何种疾病？诊断依据是什么？为什么会出现水肿？

第一节　泌尿系统的组成、肾脏的结构和血液供应特征

泌尿系统由肾、输尿管、膀胱和尿道组成（图 16-1），它是人体代谢产物的主要排泄系统。机体代谢过程中所产生的废物随血液循环运送至肾，在肾内形成尿液，经输尿管流入膀胱暂时储存，当尿液达到一定量时，经尿道排出体外。其排出的废物不仅数量大、种类多，其质和量还常随体内环境的改变而变化。因此，

泌尿系统不仅是排泄器官系统,而且对保持体内环境的稳定、维持水电解质和酸碱平衡起着重要的作用。

一、泌尿系统结构

(一) 肾

肾是成对的实质性器官,位于脊柱两侧腹膜后间隙中,左右各一,形似蚕豆,新鲜时呈现红褐色,质软而光滑。肾的大小因人而异,男性略大于女性。一般肾的上端宽而薄,下端窄而厚。外侧缘隆凸,内侧缘中部凹陷,称肾门,是肾的血管、肾盂、淋巴管和神经出入肾的门户。出入肾门的这些结构被结缔组织包围在一起,总称为肾蒂。

在肾的冠状切面上,可将肾分为肾皮质和肾髓质两部分(图 16-2)。肾皮质主要位于肾的浅层,富含血管,新鲜标本呈现红褐色。主要由肾小体和肾小管组成,肉眼可见密布的红色点状颗粒(为肾小体)。肾皮质深入肾髓质的部分成为肾柱。肾髓质位于肾皮质深部,血管较少,色淡,由许多密集的肾小管组成。肾髓质形成 15~20 个肾锥体。肾锥体的基地朝向皮质,尖端钝圆,朝向肾窦,称为肾乳头,突入肾小盏内。2~3 个肾乳头合并为一个肾小盏。肾乳头上有许多乳头孔,肾生成的尿液经乳头孔流入肾小盏内。肾窦内有 7~8 个呈漏斗状的肾小盏,包绕肾乳头。2~3 个肾小盏合成一个肾大盏。每侧肾有 2~3 个肾大盏,再汇合成一个前后扁平、形似漏斗的肾盂。肾盂出肾门后弯行向下,逐渐变细移行为输尿管。

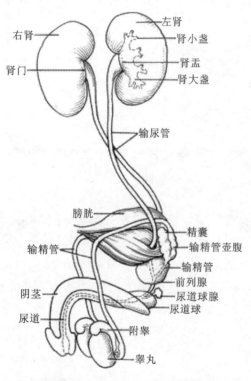

图 16-1　男性泌尿生殖系统概观

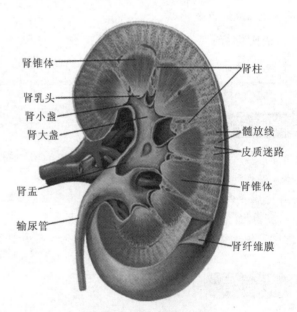

图 16-2　右肾冠状切面

(二) 输尿管

输尿管起至肾盂,止于膀胱,左右各一,是细长的肌性管道,位于腹后壁腹膜的后方。输尿管全长 25~30 cm,管径平均为 0.5~1.0 cm。管壁有较厚的平滑肌层,可进行节律性的蠕动,使尿液顺利流入膀胱。

输尿管的行程与分部:根据输尿管的行程和位置,将其分为三部,分别为输尿管腹部、输尿管盆部、输尿管壁内部。

输尿管进入膀胱壁后,在平滑肌中斜行约 1.5 cm,再开口于膀胱壁,这一结构使得膀胱被尿液充盈扩张时,压迫输尿管末端管壁使闭合,避免尿液反流进入输尿管。输尿管全长有三处狭窄:①肾盂与输尿管移行处;②输尿管跨过髂动脉处;③壁内部。这三处狭窄(口径为 0.2~0.3 cm),常是输尿管结石易嵌顿的部位。

(三) 膀胱

膀胱为储尿的囊状肌性器官,位于盆腔前部,其前方为耻骨联合,充盈时可达下腹部。其形状、大小、位置及膀胱壁的厚薄随尿液的充盈程度不同而异。正常人的膀胱容量为 300~500 mL,最大容量可达800 mL。新生儿膀胱容量约为成人的1/10。老年人则由于肌紧张力下降,容积增大。女性膀胱容量较男性小。

　　膀胱空虚时呈三棱椎体形,分为膀胱底、膀胱尖、膀胱体、膀胱颈四部分。膀胱底近似三角形,朝向后下方。膀胱尖细小,朝向前上方。膀胱尖与膀胱底之间的部分就是膀胱体。膀胱的最下部缩细成为膀胱颈,以尿道内口与尿道相接。膀胱充盈时呈现卵圆形。膀胱空虚时,形成许多黏膜皱襞,充盈时则消失。但在膀胱底部的内面有一个三角形区域,位于两输尿管与尿道内口之间,称为膀胱三角。此区无论膀胱空虚还是充盈时,黏膜层均平滑无皱襞。膀胱三角是肿瘤、结核和结石好发的部位。

二、肾脏的结构特点

　　肾是人体重要的排泄器官,同时,肾具有重要的内分泌功能。其功能结构包括肾单位和集合管两部分。

(一)肾单位和集合管

　　肾的基本功能单位是肾单位,肾单位包括肾小体和肾小管,其中肾小体由肾小球和肾小囊组成(图16-3)。正常人两侧肾有170万～240万个肾单位,肾单位按所在的部位分为皮质肾单位和近髓肾单位。皮质肾单位占肾单位总数的80%～90%,这类肾单位的肾小体相对较小,其入球小动脉的口径比出球小动脉的大,二者的比例约为2∶1,出球小动脉分支形成小管周围毛细血管网,包绕在肾小管的外面,有利于肾小管的重吸收。近髓肾单位的肾小体位于靠近髓质的内皮质层,其特点是肾小球较大,髓袢长,可深入到内髓质层,有的可到达肾乳头部;入球小动脉和出球小动脉口径无明显差异,但出球小动脉进一步分支形成两种小血管,一种为毛细血管网,缠绕于邻近的近曲小管和远曲小管周围;另一种是细而长的U形直小血管。网状血管有利于肾小管的重吸收,直小血管在维持髓质高渗中起重要作用。在人类,近髓肾单位占全部肾单位的10%～15%。

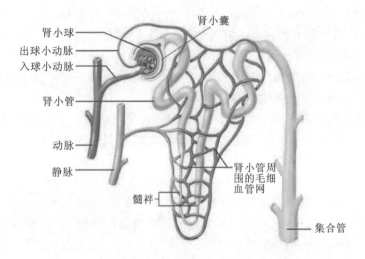

图16-3　肾单位结构模式图

　　集合管不属于肾单位的组织结构,但在尿生成过程中,尤其是在尿的浓缩和稀释及保持体内电解质平衡中发挥重要作用。每一集合管接受多条远曲小管输送来的液体并形成尿液。在集合管内生成尿液以后,汇入乳头管,经肾盏、肾盂、输尿管,最后进入膀胱储存。

(二)球旁器

　　球旁器又称为球旁复合体,由球旁细胞、致密斑和球外系膜细胞组成,主要分布在皮质肾单位。球旁细胞是位于入球小动脉中膜内的肌上皮样细胞,其细胞质内的分泌颗粒含肾素。致密斑由位于远曲小管起始部的呈高柱状的上皮细胞构成,它同入球小动脉及出球小动脉相接触,其功能是感受小管液中NaCl含量的变化,并将其信息传至球旁细胞,调节肾素的释放。球外系膜细胞具有吞噬功能,分布在入球小动脉和出球小动脉之间。

三、肾血液循环特征及其调节

(一)肾血液循环的特点

　　肾血液流量主要是指皮质的血流量。正常成人安静时每分钟流经两肾血流量约为1200 mL,相当于心

输出量的 $20\%\sim25\%$ 。血浆约占全血容积的 55% ,故肾血浆流量为 $660\ \mathrm{mL/min}$ 。流经肾的血液,约 94% 分布在肾皮质。由于深入到肾髓质的血管只有近髓肾单位出球小动脉的分支形成的毛细血管网和直小血管,其血流阻力大、流速慢,故流经髓质的血量少,占肾血流量的 6% 左右。肾内有两套毛细血管网:入球小动脉分支形成肾小球毛细血管网、出球小动脉分支形成肾小管周围毛细血管网。皮质肾单位的入球小动脉粗而短,造成肾小球毛细血管网内的血压高,这有助于肾小球的滤过;出球小动脉细而长,血流阻力大,血液流经出球小动脉时血压下降较多,造成肾小管周围毛细血管网的血压较低,这有助于肾小管对小管液中物质的重吸收。

（二）肾血流量的调节

尿生成的前提是有足够多的肾血流量。肾血流量在不同状态下有很大变化,安静时可保持相对稳定,紧急状态时则急剧减少。肾血流量的调节包括自身调节、神经调节与体液调节。

1. 肾血流量的自身调节　肾血流量的多少取决于肾血管的阻力,包括入球小动脉、出球小动脉和叶间小动脉的阻力,其中最重要的是入球小动脉的阻力。在安静时,当肾动脉灌注压在某一范围内（ $80\sim160\ \mathrm{mmHg}$ ）变动时,肾血流量却保持基本不变,即使在离体实验中也是如此。这是因为,肾动脉灌注压在此范围内降低时,肾血管阻力将相应降低,而肾动脉灌注压在此范围内升高时,肾血管阻力也相应增加,因而肾血流量保持恒定。在没有外来神经、体液影响的情况下,当动脉血压在一定范围内变动时肾血流量能保持恒定的现象,称为肾血流量的自身调节。肾血流量经自身调节而保持相对稳定,也使得肾小球滤过率在此血压范围内保持相对稳定,故肾脏对钠、水和其他物质的排泄不会因血压的波动发生较大的变化,这对肾脏的尿生成功能具有重要意义。

关于肾血流量自身调节的机制,多数学者认为其属于肌源性调节。当灌注压在 $80\sim180\ \mathrm{mmHg}$ 范围内增高时,入球小动脉受到的牵张刺激逐渐增强,小动脉平滑肌的紧张性增加,口径缩小,阻力增大,使流入的血量不致过多;反之,在灌流压由 $180\ \mathrm{mmHg}$ 降至 $80\ \mathrm{mmHg}$ 的过程中,入球小动脉则逐渐舒张,血流阻力减小,流入的血量不致减少;如果灌流压低于 $80\ \mathrm{mmHg}$ 或高于 $180\ \mathrm{mmHg}$ 时,小动脉平滑肌的收缩和舒张能力已分别达到极限,不能继续维持肾血流量的自身调节。如用平滑肌松弛剂罂粟碱后,在实验中发现肾流量的自身调节能力消失,为肌源学说提供了有力的证据。

2. 肾血流量的神经和体液调节　入球小动脉和出球小动脉的血管平滑肌受肾交感神经支配。安静时,肾交感神经的紧张性活动使血管平滑肌保持一定程度的收缩。肾交感神经兴奋时,可引起肾血管强烈收缩,肾血流量减少。

总之,在正常血压情况下,肾主要通过自身调节来保持肾血流量和肾小球滤过率的相对稳定,以维持正常的尿生成。但在紧急情况下,则通过交感神经核和肾上腺髓质激素（肾上腺素和去甲肾上腺素）等使全身血量重新分配,减少肾血流量,以确保心、脑等重要器官的血液供应。所以,肾血流量的神经和体液调节主要在于使肾血流量与全身循环血量相配合。例如,在循环血量减少、强烈的伤害性刺激、情绪激动及剧烈运动时,全身多数交感神经活动加强,肾血流量减少,反之,当循环血量增多时,交感活动减弱,肾血流量增加。

3. 其他因素对肾血流量的调节　虽然肾血流量在正常情况下能维持相对稳定,但在某些特殊情况下可发生显著的变化。高蛋白摄入后 $1\sim2\ \mathrm{h}$ 内可使肾血流量和肾小球滤过率增加 $20\%\sim30\%$ 。糖尿病严重时高血糖也能使肾血流量和肾小球滤过率增加。高蛋白摄入和严重高血糖增加肾血流量和肾小球滤过率的机制尚不清楚。可能的解释是,高蛋白的摄入使血中的氨基酸浓度增加,经肾小球的滤过后进入近端小管的氨基酸量也增加,近端小管氨基酸的重吸收也增加,而氨基酸吸收需要 Na^+ ,结果是进入致密斑的 Na^+ 减少,通过上述管-球反馈使肾血流量和肾小球滤过率增加。该机制也同样使严重高血糖患者的肾血流量和肾小球滤过率增加,因葡萄糖的重吸收也伴随 Na^+ 的重吸收。

第二节　尿的生成过程

一、机体排泄的途径

人体内亿万个细胞随时都在分解有机物并释放出能量供细胞生命活动所需,同时产生出废物:二氧化碳、水、尿素和尿酸等代谢废物。每天产生的这些大量废物积存在体内对人体健康有害,所以必须及时排出。人体各器官、组织的细胞,它们的代谢终产物及体内多余的水和无机盐,经血液循环而最终由排泄器官排出体外的过程,叫做排泄。人体的呼气、排汗和排尿等过程都叫排泄,不能只理解为排尿是排泄。人体通过呼气、排汗和泌尿等途径排泄出废物的成分和含量是有差别的(表 16-1)。

表 16-1　机体的排泄途径及产物

终产物成分	排泄途径	完成的器官系统
CO_2、H_2O	呼气	呼吸系统
H_2O、尿素、无机盐分子	汗液	皮肤
H_2O、无机盐、尿素、尿酸等	尿液	泌尿系统

二、尿的生成过程

尿生成包括三个基本过程:血浆在肾小球毛细血管处的滤过,形成超滤液;超滤液在流经肾小球和集合管的过程中被选择性重吸收;肾小管和集合管的分泌,最终形成尿液。

(一)肾小球的滤过作用

肾小球滤过是指当血液流经肾小球毛细血管时,血浆中的水分和小分子溶质通过滤过膜滤入肾小囊中形成超滤液的过程。进入肾小囊中的超滤液也称为原尿。血浆中除蛋白外,几乎血浆中所有成分均能被滤过至肾小囊腔。因此,原尿与血浆相比,其蛋白质含量甚少,其他成分两者基本相同。超滤液的生成是尿液生成的第一步。

1. 肾小球滤过率和滤过分数　单位时间内(每分钟)两肾生成的超滤液量称为肾小球滤过率(GFR,glomerular filtration rate)。正常成年人的肾小球滤过率平均值为 125 mL/min,按此计算,每天两肾的肾小球滤过液总量可达 180 L。经体表面积校正后,男性的 GFR 稍高于女性;另外,运动、情绪、年龄、饮食、妊娠等对 GFR 均有一定程度影响。

血液在流经肾小球时,并非所有血浆都被滤过到肾小囊内,而是仅占其中的一部分,因此,肾小球滤过率与肾血浆流量的比值称为滤过分数。由肾血流量和血细胞比容可计算肾血浆流量。若肾血流量为 1200 mL,血细胞比容为 45%,则肾血浆流量为 660(1200×(1~45%))mL/min;若肾小球滤过率为 125 mL/min,则滤过分数为 19%。

肾小球滤过率和滤过分数均可作为衡量肾功能的重要指标。

2. 肾小球滤过的动力　肾小球有效滤过压=肾小球毛细血管血压-(血浆胶体渗透压+肾小囊内压)。有效滤过压是肾小球滤过作用的动力,在滤过膜通透性和肾血浆流量不变的条件下,原尿生成的量主要取决于有效滤过压。肾小球滤过的动力是肾小球毛细血管血压和肾小囊内液的胶体渗透压。由于肾小囊内液中的蛋白质含量极低,形成的胶体渗透压可忽略,因此肾小球毛细血管血压几乎是肾小球滤过作用的唯一动力。肾小球滤过的阻力是血浆胶体渗透压与肾小囊内压(图 16-4)。

入球小动脉端和出球小动脉端的压力几乎相等,约为 45 mmHg。囊内压较为恒定,约为 10 mmHg。肾小球毛细血管中有效滤过压的大小,主要取决于血浆渗透压的变化。在入球小动脉端,肾小球毛细血管内的血浆胶体渗透压约为 25 mmHg,故其有效滤过压=45 mmHg-(25+10)mmHg=10 mmHg。在血液流向出球小动脉端的过程中,由于水分和晶体物质不断被滤出,使血浆中的蛋白质浓度相对增加,血浆胶体渗透压逐渐升高,有效滤过压则逐渐下降。当血浆胶体渗透压升高至 35 mmHg 时,有效滤过压下降到零,滤过作用

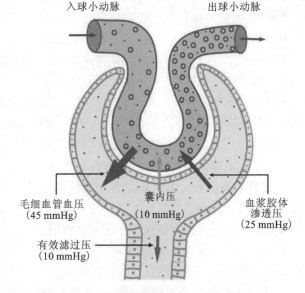

入球小动脉　　　　　出球小动脉

毛细血管血压　　囊内压　　血浆胶体
(45 mmHg)　　(10 mmHg)　　渗透压
　　　　　　　　　　　　　(25 mmHg)

有效滤过压
(10 mmHg)

图 16-4　肾小球滤过压组成示意图

停止。

3. 影响肾小球滤过的因素 肾小球滤过作用主要与有效滤过压、滤过膜的通透性及滤过面积、肾血浆流量有关。上述因素的变化，均可影响肾小球的滤过功能。

（1）有效滤过压：肾小球滤过作用的动力是有效滤过压。构成有效滤过压的三个因素中的任一因素发生变化，均可影响肾小球滤过率。在其他条件相对不变的情况下，肾小球毛细血管血压与肾小球滤过率呈正变关系，而血浆胶体渗透压和肾小囊内压与肾小球滤过率呈反变关系。正常人体在安静状态下，当血压在 $80\sim180$ mmHg 范围内变动时，由于肾血流量存在自身调节机制，能使肾小球毛细血管血压保持稳定，从而使肾小球滤过率基本不变。但如果超出上述范围，如大出血等使全身动脉血压降至 80 mmHg 以下时，肾小球毛细血管血压随之下降，有效滤过压降低，肾小球滤过率减少，当全身动脉血压降至 $40\sim50$ mmHg 时，肾小球滤过即停止。在病理情况下，血浆清蛋白生成减少（如肝脏疾病）或丢失过多（如肾脏疾病），或者静脉输入大量生理盐水时，均可使血浆胶体渗透压下降，有效滤过压升高，肾小球滤过增加。当尿路阻塞时，如尿路结石梗阻或肿瘤压迫时，可使肾小囊内压升高，有效滤过压下降，肾小球滤过减少。

（2）滤过膜的通透性及滤过面积：正常情况下，滤过膜的面积和通透性都比较稳定。正常成年人两侧肾总滤过面积在 1.5 m^2 以上。在病理情况下，例如，急性肾小球肾炎时，由于肾小球毛细血管的管腔变窄，使具有滤过功能的面积减少，肾小球滤过率亦减少，滤过膜上带负电荷的糖蛋白减少，滤过膜的通透性增大，使血浆蛋白质甚至血细胞"漏"出，因此出现少尿、蛋白尿及血尿。

（3）肾血浆流量：若在其他条件不变的情况下，肾血浆流量与肾小球滤过率成正比关系。在临床上，静脉大量输入生理盐水和 5% 葡萄糖溶液，肾血浆流量增加，肾小球毛细血管内血浆胶体渗透压升高的速率和有效滤过压下降的速率均减慢，产生滤过作用的毛细血管长度增加，肾小球滤过率增多。在病理情况下，如严重缺氧、中毒性休克等，由于交感神经兴奋，肾血流量和肾血浆流量将显著减少，肾小球滤过因而显著减少。

（二）肾小管和集合管的选择性重吸收

小管液在流经肾小管和集合管时，其中大部分的水和溶质（有的几乎是全部）被管壁细胞吸收回血液的过程，称为肾小管和集合管的重吸收。各类物质重吸收率不尽相同，说明肾小管和集合管对溶质的重吸收是有选择性的。通常情况下，每日生成的总量可达 180 L，而终尿量一般为 1.5 L，说明原尿中 99% 以上的水被重吸收入血。对葡萄糖及 Na^+、HCO_3^- 等，可将其全部或大部分吸收，对尿素及磷酸根等为部分重吸收。肌酐等代谢产物和进入体内的异物（如药物及其代谢产物），则不被重吸收而全部排出体外。消耗能量的重吸收称为主动重吸收，不消耗能量的重吸收为被动重吸收。

1. 近曲小管的重吸收 近曲小管是重吸收的主要部位。近曲小管可按比例将小管液中约 65% 的 Na^+、Cl^-、K^+、水和 85% 的 HCO_3^- 重吸收，小管液中的葡萄糖和氨基酸等则在近曲小管全部重吸收。

近曲小管上皮细胞因 Na^+ 泵的作用（可逆浓度将 Na^+ 从胞内泵到胞外，消耗能量），其胞内 Na^+ 浓度远低于小管液，该浓度差促使 Na^+ 与胞内 H^+ 交换进入胞内而被重吸收。同时，葡萄糖或氨基酸与 Na^+ 结合到上皮细胞膜上的同向转运体上，共同进入上皮细胞内，实现葡萄糖和氨基酸的重吸收。由于包膜上的同向转运体数量有限，所以葡萄糖的重吸收也是有限的。当血液中葡萄糖浓度超过 160 mg/100 mL，肾小管对葡萄糖的重吸收达极限，尿中开始出现葡萄糖，此时的血糖浓度称为肾糖阈。

Na^+ 在近曲小管经 Na^+ 泵主动重吸收，Cl^- 和水随之被动重吸收。近曲小管不能直接重吸收 HCO_3^-，可与进入小管液中的 H^+ 结合生成 H_2CO_3，H_2CO_3 分解生成 CO_2。CO_2 扩散入上皮细胞，在碳酸酐酶的作用下，进入细胞内的 CO_2 与水结合生成 H_2CO_3，而后解离成 H^+ 和 HCO_3^-，HCO_3^- 则与 Na^+ 一起被转运回血液，K^+ 在近曲小管主动重吸收的机制尚不清楚。

2. 髓袢的重吸收 小管液中约 20% 的 Na^+、K^+、Cl^- 和水在髓袢重吸收。髓袢对无机盐的吸收主要表现在升支粗段。该段小管的上皮细胞膜上有 Na^+、K^+、Cl^- 的同向转运体，可将三种离子转运至上皮细胞内而重吸收。水在髓袢降支以被动方式重吸收回去。髓袢重吸收的 NaCl 可使肾髓质形成高渗状态，有利于水的重吸收而浓缩尿。呋塞米、依他尼酸等利尿剂可抑制上述转运体，故可减少 Na^+ 等离子的重吸收，导致尿的浓缩功能障碍，尿量增多。

3. 远曲小管和集合管的重吸收 小管液中约 12% 的 Na^+ 和 Cl^- 在远曲小管和集合管重吸收。远曲小管的初段上皮细胞膜上有 Na^+-Cl^- 同向转运体，可将 NaCl 重吸收进上皮细胞。噻嗪类利尿剂可抑制这个同向转运体而利尿。远曲小管后段和集合管对水的重吸收量可有较大波动,在抗利尿剂激素的调节下,随机体含水量的多少而变化。

4. 影响肾小管和集合管重吸收的因素

(1) 小管液中溶质的浓度:小管液中溶质所形成的渗透压是对抗肾小管重吸收水分的力量。如果小管液溶质浓度增高,渗透压升高,可妨碍水的重吸收,尤其是近曲小管对水的重吸收减少,而使尿量增多。根据这一原理,临床上使用某些可被肾小球滤过而不被肾小管重吸收的药物(如甘露醇),以增加小管液中溶质的浓度和渗透压,使尿量增加,达到利尿的目的。这种由小管液中溶质浓度增高所引起的尿量增多现象称为渗透性利尿。

(2) 球-管平衡:近曲小管对溶质和水的重吸收量不是固定不变的,而是随肾小球滤过率的变化而发生变化。肾小球滤过率增大,滤液中的 Na^+ 和水的总含量增加,近曲小管对 Na^+ 和水的重吸收率也增加;反之,肾小球滤过率减小,滤液中的 Na^+ 和水的总含量也减少,近曲小管对 Na^+ 和水的重吸收率也相应地降低。实验表明,不论肾小球滤过率增加或减少,近曲小管是定比吸收的,即近曲小管的重吸收率始终占肾小球滤过率的 $65\%\sim70\%$,这种现象称为球-管平衡。球-管平衡的生理意义在于使终尿中排出的溶质和水不致因肾小管滤过率的增减而出现大幅度的变动。

(三) 肾小管和集合管的分泌

肾小管和集合管的分泌是肾小管和集合管的上皮细胞将血液或细胞内的代谢产物转运到小管液中的过程。

1. H^+ 的分泌 肾小管上皮细胞代谢产生的 CO_2 和 H_2O 在碳酸酐酶的作用下生成 H_2CO_3,H_2CO_3 解离成 H^+ 和 HCO_3^-。H^+ 被小管上皮细胞分泌入管腔,小管液中的 Na^+ 扩散进入细胞内,形成 H^+-Na^+ 交换。重吸收的 Na^+ 与解离 HCO_3^- 一同回到血液中去。$NaHCO_3$ 是机体最重要的碱储备。因此,H^+ 的分泌具有排酸保碱的作用,对维持机体的酸碱平衡具有十分重要的意义。

2. K^+ 的分泌 小管液中绝大部分的 K^+ 已经被近曲小管重吸收回血液,终尿中的 K^+ 主要是由远曲小管和集合管分泌。K^+ 的分泌与 Na^+ 的重吸收密切相关。Na^+ 的主动重吸收造成小管内外出现电位差,即管内为负,管外为正。此电位差促使 K^+ 向管腔内被动扩散,形成 K^+-Na^+ 交换。

正常情况下,人体摄入的 K^+ 与排出的 K^+ 保持动态平衡。体内 K^+ 代谢的特点:多吃多排,少吃少排,不吃也排。故在临床上,为维持体内的 K^+ 平衡,应对不能进食的患者适当地补 K^+,以免引起血 K^+ 降低。肾功能不全的患者,排 K^+ 功能障碍,可发生高钾血症。血钾过高或过低,会对人体的正常功能,尤其是对神经和心脏的兴奋性产生不利的影响。

3. NH_3 的分泌 NH_3 是肾小管上皮细胞在氨基酸代谢过程中产生的。NH_3 是脂溶性物质,容易通过细胞膜向管腔内扩散,并与小管液中分泌的 H^+ 结合成 NH_4^+,NH_4^+ 又与小管液中强酸盐(如 $NaCl$)的负离子结合生成铵盐,随尿排出。NH_3 的分泌使小管液中 H^+ 浓度降低,可促进 H^+ 的分泌。同时,Na^+ 通过 H^+-Na^+ 交换而进入小管上皮细胞内,再与 HCO_3^- 一起转运回血液。因此,NH_3 的分泌同样具有排酸保碱,维持机体酸碱平衡的作用。

4. 血浆中某些物质的排出 肾小管细胞可将血浆中的某些物质如肌酐,以及进入人体的某些异物如青霉素等直接排入小管液。肌酐是由肌肉中肌酸脱水或磷酸肌酸脱磷酸而来。每日随尿液排出的肌酐量大于滤过的总量,表明从肾小球滤过的肌酐不仅未被重吸收,反而还另有肌酐从肾小管和集合管细胞排入小管液中。血肌酐水平是判定肾功能的一个重要指标,肾小球滤过率减少或肾小管功能受损时,血肌酐含量均可增加。此外,进入人体内的物质如青霉素、呋塞米、酚红及依他尼酸等,它们在血液中大多与血浆蛋白结合而运输,很少被肾小球滤过,主要由近端小管排入小管液。呋塞米与依他尼酸排入小管液,使小管液中的呋塞米与依他尼酸的浓度比血浆高出数倍,有利于两者在髓袢升支粗段发挥利尿作用。肾小管、集合管的重吸收和分泌作用在尿生成的过程中具有非常重要的生理学作用(图 16-5)。

(四) 尿的浓缩和稀释作用

尿的浓缩与稀释是将尿的渗透压和血浆的渗透压相比较而言。血浆的渗透压与原尿的渗透压基本相同,正常血浆的渗透压约为 300 mOsm/L。如果排出尿的渗透压高于血浆渗透压,称为高渗尿,表明尿被浓缩;反之,如果排出尿的渗透压低于血浆渗透压,称为低渗尿,说明尿被稀释。肾具有很强的浓缩与稀释尿的功能,在人体缺水时,尿液被浓缩,以便将水尽可能保留在体内,这时尿液的渗透压可达 1200 ～

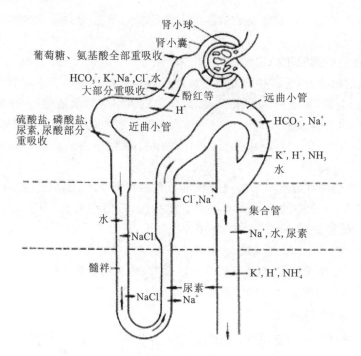

葡萄糖、氨基酸全部重吸收
HCO₃⁻、K⁺、Na⁺、Cl⁻、水
大部分重吸收
硫酸盐、磷酸盐、尿素、尿酸部分重吸收
肾小球
肾小囊
酚红等
H⁺
近曲小管
远曲小管
HCO₃⁻、Na⁺
K⁺、H⁺、NH₃
水
Cl⁻、Na⁺
集合管
Na⁺、水、尿素
水
NaCl
髓袢
K⁺、H⁺、NH₄⁺
NaCl
尿素
Na⁺

图 16-5 肾小管和集合管重吸收与分泌示意图

1400 mOsm/L;当大量饮清水后,尿液被稀释,以便将多余的水排出体外,尿的渗透压可降至 30～40 mOsm/L。可见,肾对尿液的浓缩与稀释功能在保持体液渗透压,以及容量的稳定方面具有很重要的作用。

1. 尿浓缩和稀释的基本过程 当低渗的小管液流经集合管时,由于管外组织液渗透压高,小管液中的水在管内外渗透压差作用下被"抽吸"到管外而后重吸收入血。但其被吸收量的多少则取决于管壁对水的通透性。集合管管壁对水的通透性受抗利尿激素的调节。当抗利尿激素释放较多时,管壁对水的通透性大,小管液中的水大量渗入管周而后被重吸收,尿液浓缩,尿量减少;反之,抗利尿激素释放减少时,管壁对水的通透性降低,水重吸收减少,小管液的渗透压趋向于等渗甚至低渗,尿液被稀释,排出的尿量增多。尿液的浓缩和稀释,关键取决于肾髓质渗透压梯度的形成和保持以及血液中抗利尿激素的浓度。

2. 肾髓质渗透压梯度的形成

(1)外髓部渗透压梯度的形成:外髓部渗透压梯度的形成是由于髓袢升支粗段对 Na⁺ 的主动重吸收和对 Cl⁻ 的继发主动重吸收所致。抗利尿激素具有促进该段小管对 NaCl 的重吸收作用。髓袢升支粗段对水不通透,故随着对 NaCl 的主动重吸收,升支粗段内小管液的 NaCl 浓度和渗透压均逐渐降低,而升支粗段管周组织液的渗透压则升高,于是从皮质到近内髓部的组织液形成了一个逐渐增高的渗透压梯度。

(2)内髓部渗透压梯度的形成:在内髓部,渗透压梯度是由尿素及其再循环和 NaCl 共同形成的。由于水被重吸收,小管液的尿素浓度将逐渐升高;内髓部的集合管对尿素易通透,尿素顺浓度差进入内髓部组织液,使其渗透压增高;升支细段对尿素的通透性大,内髓组织液中的尿素顺浓度差扩散入升支细段,经远端小管及皮质部和外髓部集合管,至内髓集合管时再扩散入组织液,形成尿素的再循环。尿素的再循环有利于尿素滞留在髓质内,故有利于内髓高渗透压梯度的形成和加强。NaCl 的扩散发生于内髓部。髓袢降支细段对 Na⁺ 不通透,但对水易通透。在内髓部渗透压的作用下,小管液中的水不断进入内髓组织间,使小管液的 NaCl 浓度和渗透压逐渐增高,在髓袢折返部达到最高。在升支细段,管壁对 Na⁺ 易通透而对水不通透,NaCl 顺浓度差扩散入组织液,参与内髓部高渗透压梯度的形成。这样,在降支细段和升支细段就构成了一个逆流倍增系统,使内髓组织液的渗透压由近外髓部至乳头部逐渐增高,形成渗透压梯度。

3. 肾髓质渗透压梯度的保持 正常人体内,在不断进行的尿生成过程中,肾髓质主要依靠直小血管的逆流交换作用,保持高渗透梯度。直小血管与髓袢平行,当其中的血液沿降支下行时,因其周围组织液中的 NaCl 和尿素浓度逐渐增加,这些物质便顺浓度梯度差扩散进入直小血管,而直小血管中的水则渗出到组织液中,越深入内髓层,直小血管血液中的 NaCl 和尿素浓度越高,至折返部最高。当血液沿升支回流时,其中的 NaCl 和尿素浓度比同一水平组织液的高,NaCl 的尿素又不断扩散到组织液中,水又重新渗入直小血管。这样,NaCl 和尿素就在直小血管的升支和降支间循环,产生逆流交换作用。直小血管细而长、阻力大,血流缓慢,有充分的时间进行逆流交换。当直小血管升支离开外髓部时,带走的只是过剩部分的溶质和水。这样,就使髓质的高渗透压梯度得以保持。

4. 激素对水、盐重吸收的调节 抗利尿激素和醛固酮是调节肾脏对水、盐重吸收最重要的激素。

(1)抗利尿激素 当血浆渗透压,特别是晶体渗透压升高时,可刺激下丘脑分泌抗利尿激素。抗利尿激素可以增加远曲小管和集合管对水的通透性,使水的重吸收增多,使尿液浓缩,尿量减少;反之,抗利尿激素分泌减少,尿量增加。

(2)醛固酮 当小管液中 Na^+ 含量减少时,肾小球旁器会分泌肾素,肾素可激活血浆中的血管紧张素,后者刺激肾上腺皮质分泌醛固酮。醛固酮能增加远曲小管和集合管主动重吸收 Na^+ 而排出 K^+,由于 Na^+ 重吸收增强,促进了 Cl^- 和水的重吸收,起到了保钠、保水、排钾的作用。

第三节 尿生成的调节

一、肾内自身调节

(一)渗透性利尿

渗透性利尿是指当肾小管内有大量未被重吸收的溶质存在时,会使尿量增加。小管液中某些溶质因未被重吸收而留在小管液中时,可使小管液溶质浓度升高,由于渗透作用,也使部分水保留在小管内,导致小管液中的 Na^+ 被稀释而浓度降低。于是,小管液和上皮细胞内的 Na^+ 的浓度梯度降低,从而使 Na^+ 的重吸收减少而小管液中有较多的 Na^+,进而又使小管液中保留较多的水,结果使水的重吸收减少、尿量和 NaCl 排出量增多。如在临床上使用甘露醇和山梨醇,主要是因为肾小管不能重吸收甘露醇,从而提高了肾小管液的溶质浓度,使小管渗透压升高,利用渗透性利尿的原理,达到利尿消肿的目的。

(二)球-管平衡

详见本章第二节影响肾小管和集合管重吸收的因素。

二、神经体液调节

(一)神经调节

1. 肾交感神经对肾脏功能的作用 肾交感神经末梢不仅支配肾脏的血管平滑肌,也支配肾小管上皮细胞,肾交感神经末梢还分布到球旁器。肾交感神经对肾脏功能的作用有三方面:①通过激活 α 受体,使入球和出球小动脉血管平滑肌收缩,肾血流量(renal blood flow,RBF)和肾小球滤过率减少;②通过激活 α 受体,使肾小管(主要是近端小管)对 Na^+ 等溶质的重吸收增加;③通过激活 β 受体,使近球细胞释放肾素。

2. 肾交感神经参与的反射

(1)心肺感受器引起的反射 血容量增多时可刺激心肺感受器,其反射效应是交感神经活动抑制;其结果是 RBF 增加,肾脏排钠和排水增多。

动脉血压升高时,刺激颈动脉窦和主动脉弓的压力感受器也能反射性地引起交感神经(包括肾交感神经)活动抑制,产生利尿钠激素和利尿效应。

(2)肾-肾反射 刺激一侧肾脏的传入神经纤维,可反射性地改变对侧或同侧肾交感神经的活动,从而改变肾脏的功能。

(二)体液调节

1. 肾素-血管紧张素-醛固酮系统 肾脏的近球细胞是合成、储存和释放肾素的部位。肾素释放增加,导致血管紧张素Ⅱ(ANGⅡ)和醛固酮增多。

(1)血管紧张素Ⅱ的生理作用 ANGⅡ可产生强烈的缩血管作用,使外周阻力增大,动脉血压升高;可促进近端小管重吸收 Na^+;可刺激醛固酮合成和释放;可引起血管升压素释放、促肾上腺皮质激素释放和交感神经活动加强,并可引起渴觉和饮水行为。总之,肾素-血管紧张素-醛固酮系统的生理作用在于当体内细胞外液量不足时可通过增加外周血管阻力和控制肾脏排钠和排水,促使细胞外液量的恢复,并保持各器官毛细血管一定的灌注压。

（2）肾素释放的调节　对肾素释放进行调节的机制主要有以下三方面：①肾内机制：在肾脏内可完成的调节机制，其感受器是位于入球小动脉的牵张感受器和致密斑。当小管液中 Na^+ 量减少时，通过致密斑的 Na^+ 量也减少，肾素的释放就增加。②神经机制：肾交感神经兴奋可刺激肾素释放。③体液机制：许多体液因素能影响近球细胞释放肾素，其中最重要的是前列腺素。

2. 血管升压素　也称为抗利尿激素，由下丘脑视上核及室旁核合成。由下丘脑-垂体束进入垂体后叶，与运载蛋白分离，并被释放入血。这一过程称为神经分泌。其受体有两类：V_1 受体分布在血管平滑肌，被激活后引起血管平滑肌收缩；V_2 受体分布在肾脏集合管，被激活后使胞浆内的水孔蛋白-2（AQP-2）插入顶端膜，形成水通道，管腔内的水即可经水通道被重吸收。

调节机制：①体液渗透压　当血浆渗透压升高时，可使血管升压素（VP）的释放增加，导致尿量减少；此外还可引起渴觉和饮水行为。渗透压感受器感受体液渗透压的改变。②血容量　当体内血容量减少时，会引起 VP 释放增加。这一反射的感受装置是心血管系统中的心肺感受器，也称容量感受器。

3. 心房钠尿肽　其主要的生理作用是使血管平滑肌舒张和促进肾脏排钠、排水。当体内血容量增加时，心房壁受到的牵张程度增大，可导致心房钠尿肽（ANP）的释放。ANP 对肾脏的作用主要有以下几方面：①对肾小球的影响　使入球小动脉舒张，GFR 增高，故 Na^+ 的滤过率也增加。②对集合管的影响　抑制 Na^+ 的重吸收，水的重吸收也减少。③对其他激素的影响　可抑制肾素、醛固酮、血管升压素的合成和释放，导致肾脏排水增加。

4. 其他因素　肾脏可生成多种局部激素，影响肾自身的血流动力学和肾小管的功能。如：内皮素可使小动脉收缩，血管阻力升高，能轻度抑制集合管上皮钠泵活性；一氧化氮是由血管内皮细胞合成和释放的一种舒血管物质，可对抗血管紧张素 II 和去甲肾上腺素等的缩血管作用；肾上腺髓质释放的肾上腺素能促进近端小管和髓襻升支粗段等部位 Na^+ 和水的重吸收；前列腺素能导致肾脏小动脉舒张，故肾血流量增加。

第四节　血浆清除率

一、血浆清除率的概念及计算方法

两肾在单位时间内（一般为每分钟）将一定毫升血浆中的某种物质从尿液中完全清除，这个能完全清除某物质的血浆毫升数就称为该物质的清除率（clearance rate，C）。由清除率的定义可知，具体计算某种物质（X）的清除率（C_x），需要测定三个数据：①尿中该物质的浓度（U_x，mg/100 mL）；②每分钟尿量（V，mL/min）；③血浆中该物质的浓度（P_x，mg/100 mL）。由于尿中的物质均来自血浆（滤过或分泌），所以 $U_x \times V = P_x \times C_x$，亦即 $C_x = (U_x \times V) / P_x$。

清除率能反映肾对不同物质的排泄能力，是一个较好的肾功能测定方法。但实际上，肾不可能将某一部分血浆中的某种物质完全清除出去，所以清除率只是一个推算的数值，它更能反映的是每分钟内所清除的某种物质的量来自多少毫升血浆，或相当于多少毫升血浆中所含的某物质的量。

二、测定血浆清除率的理论意义

（一）测定肾小球滤过率

已知肾内每分钟排出某物质（X）的量为 $U_x \times V$，如果该物质可经肾小球自由滤过而进入肾小管，并被肾小管和集合管重吸收和分泌，则 $U_x \times V$ 应等于每分钟肾小球滤过量、重吸收量（R_x）和分泌量（S_x）的代数和。每分钟内肾小球滤过的该物质的量应等于肾小球滤过率（GFR）与该物质血浆浓度（P_x）的乘积，因而肾每分钟排出该物质的量，即 $U_x \times V = GFR \times P_x - R_x + S_x$。

（二）测定肾血浆流量、滤过分数和肾血流量

如果血浆中的某一物质在流经肾脏后，肾静脉中其浓度接近于零，则表示血浆中该物质经肾小球滤过和肾小管、集合管转运后，从血浆中全部被清除，因此该物质在尿中的排出量（$U_x \times V$）应等于每分钟肾血浆

流量(RPF)与血浆中该物质浓度的乘积,即 $U_x \times V = RPF \times P_x$。

(三)推测肾小管的功能

通过对各种物质清除率的测定,可推测哪些物质能被肾小管净重吸收,哪些物质能被肾小管净分泌,从而推论肾小管对不同物质的转运功能。例如,葡萄糖可通过肾小球自由滤过,但其清除率几近为零,表明葡萄糖可全部被肾小管重吸收。尿素清除率小于肾小球滤过率,表明它被滤过之后,又被肾小管和集合管净重吸收。假如某一物质的清除率小于肾小球滤过率,可以肯定该物质必定在肾小管被重吸收,但不能排除它也能被肾小管分泌的可能性,因为当重吸收量大于分泌量时,其清除率仍小于肾小球滤过率;如果某种物质的清除率大于肾小球滤过率,则表明肾小管必定能分泌该物质,但不能排除该物质也可被肾小管重吸收的可能性,因为当其分泌量大于重吸收时,清除率仍高于肾小球滤过率。

(四)自由水清除率

自由水清除率(free water clearance,C_{H_2O})是用清除率的方法定量测定肾排水情况的一项指标,即对肾产生无溶质水(又称自由水)能力进行定量分析的一项指标。在肾脏生理学中,无溶质水是指尿液在被浓缩的过程中肾小管每分钟从小管液中重吸收的纯水量,亦即从尿中除去的那部分纯水量;或指尿液在被稀释的过程中,体内有一定量的纯水被肾排出到尿液中去,亦即在尿中加入的那部分纯水量,否则尿液的渗透压将不可能成为高渗或低渗,而将与血浆相等。

在计算自由水清除率时,需先算出肾对血浆全部溶质的清除率(clearance of total solute)。由于血浆中的全部溶质形成血浆的晶体渗透压,故可用渗透清除率(osmolar clearance,C_{osm})来反映血浆全部溶质的清除率。C_{osm}可用一般的清除率测定方法测得,即分别测定血浆渗透压(P_{osm})、尿液渗透压(U_{osm})和单位时间内的尿量(V),然后用清除率的公式计算,即 $C_{osm} = (U_{osm} \times V)/P_{osm}$。单位时间内生成的尿量等于渗透清除率和自由水清除率之和,即 $V = C_{osm} + C_{H_2O}$。因此,$C_{H_2O} = V - C_{osm} = V - (U_{osm} \times V)/P_{osm} = (1 - U_{osm}/P_{osm}) \times V$。由上式可见,当 $U_{osm}/P_{osm} < 1$ 时,即尿液低渗时,C_{H_2O} 为正值;而当 $U_{osm}/P_{osm} < 1$ 时,即尿液高渗时,C_{H_2O} 为负值。

第五节 尿 的 排 放

尿液是连续不断生成的,由集合管、肾盏、肾盂经输尿管进入膀胱。尿液在膀胱内储存达一定量时,可引起反射性排尿,最后尿液经尿道排出体外。

一、膀胱与尿道的神经支配

膀胱逼尿肌和内括约肌受副交感和交感神经的双重支配(图 16-6)。副交感神经节前神经元的胞体位于第 2～4 骶段脊髓,节前神经行走于盆神经中,在膀胱壁内换元后,节后纤维分布于逼尿肌和尿道内括约肌,其末梢释放乙酰胆碱,能激活逼尿肌的 M 受体,使逼尿肌收缩和尿道内括约肌舒张,故能促进排尿。盆神经中也含感觉神经,能感受膀胱壁被牵拉的程度。支配膀胱的交感神经起自腰段脊髓,经腹下神经到达膀胱。交感神经末梢释放去甲肾上腺素,后者通过作用于 β 受体使膀胱逼尿肌松弛,而通过作用于 α 受体引起内括约肌收缩和血管收缩。交感神经亦含感觉传入纤维,可将引起痛觉的信号传入中枢。此外,阴部神经支配膀胱外括约肌。阴部神经为躯体运动神经,膀胱外括约肌为骨骼肌,其活动可受意识控制。阴部神经兴奋时,外括约肌收缩;反之,外括约肌舒张。排尿反射时可反射性抑制阴部神经的活动。

二、排尿反射

排尿反射的初级中枢在骶髓,正常成人,该反射活动受大脑皮质等高级中枢的控制。当膀胱内尿量达 0.4～0.5 L,膀胱内压超过 7.5 mmHg 时,膀胱壁上的牵张感受器受到刺激而兴奋,冲动沿盆神经传入骶髓的初级排尿反射中枢,同时,冲动上行到达大脑皮质等高级排尿反射中枢,产生尿意。若环境允许,由高级排尿反射中枢发出的冲动加强初级中枢的兴奋,经盆神经传出冲动增多,腹下神经和阴部神经的活动抑制,引起逼尿肌收缩,内括约肌松弛,尿液进入后尿道。后尿道感受器收到尿液刺激,冲动沿阴部神经传入脊髓初级排尿中枢使其活动增强,再经传出神经使逼尿肌加强收缩,外括约肌松弛,于是,尿液被膀胱内压驱出。

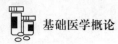

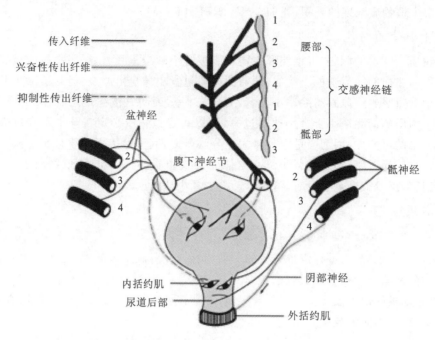

图 16-6 膀胱与尿道的神经支配

尿液对尿道的刺激可反射性地加强排尿中枢活动,这是一种正反馈过程,可进一步加强排尿反射,直至尿液排完为止。在排尿末期,尿道海绵体肌肉收缩,将残留于尿道的尿液排出体外。此外,在排尿时,腹肌和膈肌的强力收缩产生的较高腹内压,有助于克服排尿的阻力。若当时环境不适宜排尿,高级排尿反射中枢发出抑制性冲动,使初级排尿反射中枢活动减弱,腹下神经和阴部神经传出冲动增多,以抑制排尿。

在一定范围内,排尿可受意识控制。在膀胱充盈、内压增高期间,通过膀胱-肾反射使肾生成尿液减少,以避免膀胱的负担进一步加重。存在于大脑皮质的高级排尿中枢,对骶髓初级排尿中枢既有兴奋作用又有抑制作用,但以抑制作用占优势。小儿因大脑皮质尚未发育完善,对初级排尿反射中枢的控制能力较弱,故排尿次数多,夜间易发生遗尿。

临床上常见的排尿异常有尿量异常、尿频、尿潴留、尿失禁等。生理性尿量变异较大,随饮食、气候和精神状态等的变化而变化,一般每日为 1000~2000 mL,平均每日为 1500 mL。人体每日至少需 500 mL 的排尿量才能将代谢终产物排出体外。日排尿量少于 500 mL 即为少尿,少于 100 mL 则为无尿。正常情况下,日排尿量长期在 2000 mL 以上为多尿。排尿次数过多称为尿频,多因膀胱炎或膀胱结石等机械刺激所致,尿频多伴有尿急和尿痛。膀胱内充满尿液而不能排出称为尿潴留,大多是因腰骶部初级排尿中枢或神经传导通路损伤所致;尿路受阻也可造成尿潴留。排尿失去意识控制称为尿失禁,一般发生于脊髓损伤、初级排尿中枢与大脑皮质失去联系的患者。

第六节 泌尿系统疾病

一、肾小球肾炎

肾小球肾炎是病变主要累及双肾肾小球的一组疾病。根据病因,可分为继发性和原发性肾小球肾炎。继发性肾小球肾炎是由其他疾病(如糖尿病、高血压病、系统性红斑狼疮、过敏性紫癜、血管炎等)引起,是全身性疾病时肾脏受累而发生的疾病。原发性肾小球肾炎是在除外继发性肾小球肾炎后,考虑原发于肾脏的肾炎。根据临床分类,可分为急性肾小球肾炎、慢性肾小球肾炎、急进性肾炎综合征和隐匿性肾小球肾炎。一般所称肾小球肾炎若不加说明常指原发性慢性肾小球肾炎。①急性肾小球肾炎。常表现为急性发作的血尿、蛋白尿、水肿和高血压,可伴有肾功能下降。可见于各种肾小球疾病:常见如急性感染后肾炎,典型的急性肾炎为急性链球菌感染后肾炎,此外其他细菌和病原微生物菌如病毒、支原体、衣原体、真菌、寄生虫等都可导致;原发性肾小球肾炎发病时或病程中的某个阶段,继发于全身系统性疾病如系统性红斑狼疮和过敏性紫癜、血管炎等。②慢性肾小球肾炎。可见于任何年龄,尤以青壮年男性青年发病率高,是以蛋白尿、血尿、水肿、高血压为临床表现的疾病。此病常见,但是症状和肾病进展存在个体差异性,表现多样化。总的来说,病情迁延,病变缓慢进展,后期可发展为肾功能不全,患者可出现贫血、血压升高等,肾功能进一步恶化出现慢性肾衰竭。肾穿刺活检肾脏病理类型是决定肾功能进展快慢的重要因素。③急进性肾炎综合征。在血尿、蛋白尿、水肿和高血压基础上短期内出现了尿量减少或者无尿、肾功能急剧下降。病情危重,且预后差,一般要求及时肾活检尽早诊治。④隐匿性肾小球肾炎。缺乏泌尿系统局部症状,也无全身症状,一般在常规体检或因其他疾病筛查时发现血尿和(或)蛋白尿,不合并水肿、高血压等。

本节重点介绍急性肾小球肾炎。

(一)病因及发病机制

急性肾小球肾炎的免疫损伤机制有两种类型,一种为细胞毒型,又称为Ⅱ型超敏反应;另一种为免疫复合物型,又称为Ⅲ型超敏反应。

细胞毒型免疫损伤是由于 A 族 12 型乙型溶血性链球菌含有与肾小球基底膜共同的抗原成分,溶血性链球菌感染后,机体产生的抗链球菌抗体可与肾小球基底膜发生交叉免疫反应,导致基底膜组织损伤所致。免疫复合物型免疫损伤是急性肾小球肾炎发病的主要原因,约占患者总数的 80%,多由 A 族 4、12、25 和 49 型溶血性链球菌引起。此外,葡萄球菌、肺炎双球菌、伤寒杆菌和某些病毒等也可引起此型损伤。病原菌的持续存在是免疫复合物形成的先决条件,故一般链球菌感染 2~3 周后才可损伤肾小球。抗链球菌抗体与链球菌抗原成分形成的免疫复合物沉积在肾小球内皮细胞和基底膜,通过激活补体,导致肾小球内皮细胞和系膜细胞增生,并可吸引中性粒细胞及单核细胞浸润,导致肾脏病变。

(二)临床表现

急性肾小球肾炎典型的临床表现如下。

1. 血尿　几乎所有的患者全部都有镜下血尿,40%的患者可有肉眼血尿。血尿常为急性肾小球肾炎患者起病的首要症状。

2. 蛋白尿　多数患者有轻度蛋白尿,仅有少数患者可有大量蛋白尿。

3. 水肿和少尿　多数患者(约 90%)有晨起眼睑水肿,少数患者可有全身性凹陷性水肿。多数患者尿量明显减少。

4. 高血压　约 80%的患者病初可因水钠潴留而发生高血压(收缩压多在 130~160 mmHg),经利尿治疗后可逐渐恢复。少数患者血压较高,甚至出现高血压脑病。

5. 实验室检查　多数患者有一过性氮质血症,利尿后可恢复正常。极少数患者可出现急性肾衰竭,血清补体 C3 含量起病初期下降。

急性肾小球肾炎的诊断并不困难。链球菌感染,如急性扁桃体炎或细菌性肺炎等于 1~3 周出现血尿、蛋白尿、水肿、高血压、少尿和氮质血症,血清补体 C3 下降(8 周内恢复正常),可诊断为急性肾小球肾炎。

(三)治疗原则

本病有自愈趋势。一般以卧床休息和对症治疗为主。若出现急性肾衰竭,应予透析待其自然恢复。治疗肾病综合征的糖皮质激素和环磷酰胺等细胞毒药物对本病不宜。

1. 一般治疗　卧床休息至肉眼血尿消失,水肿消退及血压恢复正常。给予低盐饮食(每日少于 3 g),特别是水肿和高血压患者。无氮质血症患者可按照正常量摄入蛋白质,都应限制蛋白质摄入,可给予富含必需氨基酸的蛋白质。明显少尿的急性肾衰竭的患者应限制液体摄入量。

2. 控制感染　选择敏感抗生素控制链球菌感染。反复发作的慢性扁桃体炎可在肾炎病情稳定后(尿蛋白小于(+),尿沉渣红细胞数少于 10 个/高倍镜视野)实施扁桃体摘除,但术前、术后需各注射链球菌敏感抗生素两周。

3. 对症治疗　使用利尿剂消除水肿和降血压,可首选噻嗪类利尿剂。如果效果不佳,可用袢利尿剂。为防止诱发高血钾,在少尿期间慎用或者不用保钾性利尿剂和血管紧张素转换酶抑制剂。利尿后血压仍高者可加用钙通道阻滞剂。

4. 中药治疗　中医认为急性肾小球肾炎多属实证,为风邪犯体,肺失肃降,膀胱气化失常而水湿停滞,发为水肿。治宜宣肺利湿、凉血解毒,越婢加术汤(《金匮要略》方)主之。

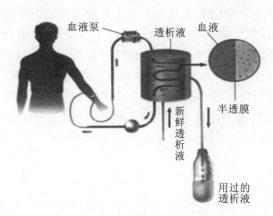

血液泵　透析液　血液

半透膜

新鲜透析液

用过的透析液

图 16-7　血液透析流程图

5. 透析治疗　急性肾小球肾炎合并急性肾衰竭患者(严重的氮质潴留和水、电解质、酸碱平衡紊乱)应予血液透析或腹膜透析。

大多数患者经治疗后可于 1~4 周水肿消失,血压和尿常规化验恢复正常,血清补体 C3 需 4~8 周内恢复正常。遗留的少量镜下血尿和微量蛋白尿也可在 1 年内消失。极少数老年患者可转为慢性,或因肾衰竭而死亡。

▌知识链接▐

血 液 透 析

血液透析,简称血透,又为人工肾。它是利用半透明膜原理,将患者血液与透析液同时引进透析器(人工肾),以弥散方式进行物质交换,使血液中的代谢废物如尿素、肌酐、胍类等和过多的电解质向透析液移动,而透析液中的钙离子、碱基等小分子物质流入肾衰竭患者的血液循环中,达到清除体内有害物质、补充体内所需物质的目的(图 16-7)。因而,通过血液透析可以使肾衰竭、尿毒症患者达到血液净化的目的,提高患者的生存质量。

二、肾盂肾炎

肾盂肾炎为尿路感染的常见病。是由致病菌感染直接引起的肾盂、肾盏和肾实质的炎症。尿路感染包括上尿路感染(肾盂肾炎)与下尿路感染(尿道炎、膀胱炎),后者可单独存在,而肾盂肾炎一般都伴有下尿路感染。肾盂肾炎分为急性肾盂肾炎和慢性肾盂肾炎两种类型。前者主要表现为发热、尿频、尿急、尿痛及腰背疼痛等,小便常规检查可查出白细胞(脓细胞)和细菌。后者症状一般较轻,可由急性肾盂肾炎迁延而来或急性肾盂肾炎虽然得到控制,但经反复发作演变而来。肾盂肾炎的治疗最重要的是选择有效的抗菌药物。一般急性肾盂肾炎多数患者可迅速治愈,慢性者治愈则相对较困难。

(一)病因与发病机制

1. 病原菌感染　正常人在尿道口内 1~2 cm 处存在少量细菌,但一般不引起感染,因为尿道黏膜有一定的抗菌能力;尿液可稀释细菌并将其排出体外;尿中还含有一些抑菌物质。当机体抵抗力下降或尿道黏膜轻度损伤(如月经期、性生活后等)及尿路流通不畅时,细菌乘虚而入,在肾盂部大量繁殖,而使肾脏致病。由于女性尿道短而宽,女婴尿道口易被粪便污染,故均易发病。本病致病菌绝大多数为革兰阴性杆菌,以大肠杆菌最常见。主要感染途径是上行性感染,即致病菌由尿道上行入膀胱引起膀胱炎,继而沿输尿管向上蔓延至肾脏,导致肾盂肾炎。

2. 机体的状况　机体的状况是泌尿系统感染的内因。泌尿系统结石、异物、肿瘤、损伤、畸形、各种原因引起的尿路梗阻、糖尿病以及引起免疫功能低下的各种全身性疾病是泌尿系统感染的重要病理基础。妊娠期子宫压迫、老年人前列腺增生都可致排尿不畅而易发感染。

(二)临床表现

1. 急性肾盂肾炎

本病可发生于各种年龄,但以育龄期妇女最多见,起病急骤,主要症状如下。

(1)一般症状　高热、寒战,体温多在 38~39 ℃,也可达 40 ℃。热型不一,一般呈弛张型,也可呈间歇或稽留型。伴头痛、全身酸痛,热退时大汗等。

(2)泌尿系统症状　患者有腰痛,多为钝痛或酸痛,程度不一,少数有腹部绞痛,沿输尿管向膀胱方向放射,体检时在上输尿管点(腹直肌外缘与脐平线交叉点)或肋腰点(腰大肌外缘与十二肋交叉点)有压痛,肾叩痛阳性。患者常有尿频、尿急、尿痛等膀胱刺激症状。不典型患者可见血尿、轻度腰痛和发热。儿童患者的泌尿系症状常不明显,起病时除高热等全身症状外,常有惊厥、抽搐发作。

（3）胃肠道症状　可有食欲不振、恶心、呕吐,个别患者可有中上腹或全腹疼痛。需和阑尾炎、胆囊炎及急性胃肠炎进行鉴别。

（4）尿化验检查　尿化验检查可见尿中有大量白细胞、红细胞,可有脓性尿。清洁中段尿培养细菌数每毫升 10 万个可肯定为感染,通过药敏试验可确定最佳治疗抗生素。

2. 慢性肾盂肾炎

慢性肾盂肾炎临床表现复杂,容易反复发作,病程隐蔽,有时可表现为无症状性菌尿和/或间歇性的尿频、尿急、尿痛。可有慢性间质性肾炎的表现,包括尿浓缩功能减退,低渗、低比重尿、夜尿增多及肾小管性酸中毒等。至晚期,可出现肾小球功能损害,氮质血症直至尿毒症。

（三）治疗原则

1. 全身治疗　急性期宜卧床休息,避免食用刺激性食物,营养应足够。饮入或输入足量液体以保证尿量每日在 1500 mL 以上,以利于炎性物质排出。

2. 抗菌治疗　抗菌治疗应遵循五项基本原则,即选准药物、尽早用药、剂量适当、疗程足够以及联合用药。

（1）选准药物:应以药物敏感试验为依据,选择疗效最佳的抗生素。在无药物敏感试验检查条件或检查尚无结果时,可根据临床上对致病菌类别的估计选择适当的抗菌药物。

（2）尽早用药:一旦确诊即应立即开始抗菌治疗,切不可盲目观察等待。

（3）剂量适当和疗程足够:从一开始即应给予足量抗生素和足够的疗程,避免逐渐增加剂量和分期投药,以便彻底杀灭病原菌和避免病原菌产生耐药性,防止转为慢性感染。

（4）联合用药:如果病原菌既有革兰阴性杆菌,又有革兰阳性球菌,应分别选用敏感抗生素联合给药,以保证疗效。中药与抗生素联合使用也能提高疗效。

3. 对症治疗　适当给予碱性药物如 $NaHCO_3$ 等,可降低酸性尿液对膀胱等的刺激而缓解症状,也有利于链霉素等药物发挥作用。

4. 其他治疗　清除机体存在的原发感染灶和解除泌尿系统的梗阻等。急性感染期应避免对尿路进行器械检查,以减少再感染的机会。

三、肾衰竭

肾衰竭按照病情急缓分为急性肾衰竭和慢性肾衰竭,本节重点介绍急性肾衰竭。

急性肾衰竭(acute renal failure,ARF)是由各种原因引起的肾功能在短时间内突然下降而出现的氮质废物滞留和尿量减少综合征。肾功能下降可发生在原来无肾脏疾病的患者,也可发生在慢性肾脏病(chronic kidney disease,CKD)患者。ARF 主要表现为氮质废物血肌酐(Cr)和尿素氮(BUN)升高,水、电解质和酸碱平衡紊乱及各系统并发症,常伴有少尿,但也可以无少尿表现。

（一）病因和分类

ARF 由广义和狭义之分,广义的 ARF 可分为肾前性、肾性和肾后性三类。狭义的 ARF 是指急性肾小管坏死(acute tubular necrosis,ATN)。肾前性 ARF 的常见病因包括血容量减少(如各种原因的液体丢失和出血)、有效动脉血容量减少和肾内血流动力学改变等。肾后性 ARF 的特性是急性尿路梗阻,梗阻可发生在尿路从肾盂到尿道的任一水平。肾性 ARF 由肾实质损伤所致,常见的是肾缺血或肾毒性物质(包括外源性毒素,如生物毒素、化学毒素、抗菌药物、造影剂等和内源性毒素,如血红蛋白、肌红蛋白等)损伤肾小管上皮细胞(如 ATN)。在这一类中也包括由肾小球病、血管病和小管间质病导致的肾衰竭。

（二）发病机制

不同病因、不同程度的急性肾小管坏死,可以有不同程度的始动因素和持续发展因素。人类中毒性和缺血性 ATN 可是多因素的,如中毒性 ATN 可发生在老年、糖尿病等多种因素基础之上,也可有缺血因素参与。中毒性和缺血性损害也可一起引起 ATN。

肾前性 ARF 是因肾灌注减少导致血流动力学介导的肾小球滤过率(GFR)降低所致,并无明显的肾实质损伤。如果肾灌注量减少能在 6 h 内得到纠正,则血流动力学损害可以逆转,肾功能也可迅速恢复。但若低灌注持续,则可发生肾小管上皮细胞明显损伤,继而发展为 ATN。ATN 的发病机制尚未完全阐明,涉及肾血流动力学改变、肾毒素或肾缺血-再灌注所致肾小管上皮细胞损伤及上皮细胞脱落、管型形成和肾小管腔阻塞等。

（三）临床表现

急性肾小管坏死是肾性 ARF 最常见的类型,通常按其病因分为缺血性和肾毒性。但临床上常包括多因素,如发生在危重疾病时,它综合包括了脓毒症、肾脏低灌注和肾毒性药物等因素。临床典型病程可分为三期。

1. 起始期 此期患者常遭受一些 ATN 的已知病因,例如低血压、缺血、脓毒症和肾毒素等,但尚未发生明显的肾实质损伤,在此阶段 ARF 是可预防的。但随着肾小管上皮细胞发生明显损伤,GFR 突然下降,临床上 ARF 的症状变得明显,则进入维持期。

2. 维持期 又称少尿期。典型者为 7～14 天,但也可短至几天,长者 4～6 周。肾小球滤过率保持在低水平。许多患者可出现少尿,但也有患者每日尿量在 400 mL 以上,称为非少尿型 ARF,其病情大多较轻,预后较好。然而,不论尿量是否减少,随着肾功能减退,临床上均可出现一系列表现。

（1）ARF 的全身并发症 ①消化系统症状:食欲减退,恶心、呕吐、腹胀、腹泻等,严重者可发生消化道出血。②呼吸系统症状:呼吸困难、咳嗽、胸痛等。③循环系统症状:多因尿少和为未控制饮水,以致体液过多,出现高血压及心力衰竭、肺水肿表现;因毒素滞留、电解质紊乱、贫血及酸中毒引起各种心律失常及心肌病变。④神经系统症状:出现意识障碍、躁动、谵妄、抽搐、昏迷等尿毒症脑病症状。⑤血液系统症状:可有出血倾向及轻度贫血现象。

（2）水、电解质和酸碱平衡紊乱 可表现为代谢性酸中毒、高钾血症、低钠血症等。

3. 恢复期 肾小管细胞再生、修复,肾小管完整性恢复。肾小球滤过率逐渐恢复正常或接近正常范围。少尿型患者开始出现利尿,可有多尿表现,在不使用利尿剂的情况下,每日尿量可达 3000～5000 mL,或更多。通常持续 1～3 周,继而逐渐恢复。与肾小球滤过率相比,肾小管上皮细胞功能(溶质和水的重吸收)的恢复相对延迟,常需数月后才能恢复。少数患者可最终遗留不同程度的肾脏结构和功能缺陷。

（四）治疗原则

1. 纠正可逆的病因 早期干预治疗 ARF 首先要纠正可逆的病因。对于各种严重外伤、心力衰竭、急性失血等都应进行相关治疗,包括输血,等渗盐水扩容,处理血容量不足、休克和感染等,停用影响肾灌注或致肾毒性的药物。

2. 维持体液平衡 每日补液量应为显性失液量加上非显性失液量减去内生水量。在容量控制治疗中应用袢利尿剂可能会增加尿量,从而有助于清除体内过多的液体。

3. 饮食和营养 补充营养以维持机体的营养状况和正常代谢,这有助于损伤细胞的修复和再生,提高存活率。ARF 患者每日所需能量应为每千克体重 147 kJ(35 kcal),主要由碳水化合物和脂肪供应;蛋白质的每日摄入量应限制为 0.8 g/kg,对于有高分解代谢或营养不良以及接受透析的患者蛋白质摄入量可放宽。尽可能地减少钠、钾、氯的摄入量。不能口服的患者需静脉营养补充必需氨基酸及葡萄糖。

4. 高钾血症 血钾超过 6.5 mmol/L,心电图表现为 QRS 波增宽等明显的变化时,应予以紧急处理,包括:①钙剂稀释后静脉缓慢(5 min)注射;②11.2%乳酸钠或 5%碳酸氢钠静滴,以纠正酸中毒并同时促进钾离子向细胞内流动;③50%葡萄糖溶液 50～100 mL 加普通胰岛素 6～12 U 缓慢静脉注射,可促进糖原合成,使钾离子向细胞内移动;④口服离子交换(降钾)树脂(15～30 g,每日 3 次)。以上措施无效,或为高分解代谢型 ATN 的高钾血症患者,透析是最有效的治疗。

5. 代谢性酸中毒 应及时治疗,如 HCO_3^- 低于 15 mmol/L,可选用 5%碳酸氢钠 100～250 mL 静脉滴注。对于严重酸中毒患者,应立即开始透析。

6. 控制感染 最常见的并发症,也是死亡的主要原因之一。应尽早使用抗生素。根据细菌培养和药物敏感试验选用对肾无毒性或毒性低的药物,并按肌酐清除率调整用药剂量。

7. 透析疗法 明显的尿毒症综合征包括心包炎和严重脑病、高钾血症、严重代谢性酸中毒、容量负荷过重对利尿剂治疗无效者都是透析治疗指征。ARF 的透析疗法可选择腹膜透析、间歇性血液透析或连续肾脏替代治疗。腹膜透析无需抗凝和很少发生心血管并发症,适合于血流动力学不稳定的患者,但其透析效率极低,且有发生腹膜炎的危险,在重症 ARF 已少采用。血液透析的特点是代谢废物的清除率高、治疗时间短,但易致心血管功能不稳定和症状性低血压,且需要应用抗凝药,对有出血性倾向的患者会增加治疗的风险。连续肾脏替代治疗法,适用于多器官功能衰竭患者,具有血流动力学稳定的特点,每日可清除水 10~14 L 或更多,保证了静脉内高营养。但要注意监护及监测肝素用量。

▌**知识链接**▐

肾衰竭晚期的理想疗法——肾移植

肾衰竭晚期最理想的治疗方法就是肾移植。肾移植(俗称换肾)是将一个来自供体的健康肾移植到尿毒症患者的身体内,以代替无功能病肾的工作,发挥其正常功能。其操作方法如下:修整好肾周组织、肾血管和输尿管,将供体肾静脉与受体髂外静脉端侧吻合,供体肾动脉与受体髂内动脉或髂外动脉端侧吻合。切开膀胱,将供体输尿管断端与膀胱黏膜开口吻合。肾移植一旦获得成功,患者可完全恢复健康,长期生存。

8. 多尿的治疗 多尿开始时,由于肾小球滤过率尚未恢复,肾小管的浓缩功能仍较差,治疗仍应维持水、电解质和酸碱平衡,控制氮质血症和防止各种并发症。已施行透析的患者,仍应继续透析。多尿期 1 周左右后可见血肌酐和尿素氮水平逐渐降至正常范围,饮食中蛋白质摄入量可逐渐增加,并逐渐减少透析频率甚至停止透析。

9. 恢复期的治疗 一般无需特殊处理,定期检查肾功能,避免使用对肾有损害的药物。

能力检测

一、单项选择题

1. 输尿管全长有几处生理性狭窄?( )
A. 1　　　B. 2　　　C. 3　　　D. 4　　　E. 5

2. 日排尿量少于多少属于少尿?( )
A. 300 mL　　B. 400 mL　　C. 500 mL　　D. 600 mL　　E. 800 mL

3. 不属于肾单位的结构是( )。
A. 近曲小管　　　　B. 髓袢升支粗段　　　　C. 髓袢升支细段
D. 集合管　　　　E. 肾小球

4. 肾脏重吸收葡萄糖的主要部位是( )。
A. 远曲小管　　B. 近曲小管　　C. 髓袢　　D. 集合管　　E. 尿道

5. 肾小球肾炎的发病机制是( )。
A. 病毒直接对肾脏的破坏　　　　B. 感染所致的免疫反应
C. 细菌直接对肾脏的感染　　　　D. 感染所致的中毒反应
E. 发病机制不明

6. 诊断急性肾盂肾炎最有价值的依据是( )。
A. 尿频、尿急、尿痛　　　　B. 尿白细胞计数＞5 个/高倍镜视野
C. 腰痛、肾区叩痛　　　　D. 清洁中段尿细菌培养每毫升 10 万个以上
E. 发热、头痛

7. 链球菌感染后急性肾小球肾炎活动期的主要措施是( )。
A. 透析治疗　　　　B. 加强营养　　　　C. 休息和控制感染
D. 激素使用　　　　E. 免疫抑制剂使用

二、多项选择题

1. 尿路刺激征有( )。
A. 尿频　　B. 尿急　　C. 尿血　　D. 尿痛　　E. 尿黄

2. 直接影响肾小球有效滤过压的因素有( )。
A. 肾小球毛细血管血压　　B. 肾血浆流量　　　　C. 血浆晶体渗透压
D. 肾小囊内压　　　　E. 血浆胶体渗透压

3. 调节尿生成的主要激素有(　　)。

A. 胰岛素　　　　B. 抗利尿激素　　C. 醛固酮　　　　D. 肾上腺素　　　E. 甲状腺激素

三、简答题

1. 简述急性肾小球肾炎的典型临床表现。

2. 简述泌尿系统感染抗菌治疗的五项基本原则。

（胡艳玲）

第十七章　内分泌系统的结构、功能与疾病

学习目标

知识目标：

掌握：生长素、甲状腺激素、糖皮质激素、胰岛素的生理作用。

熟悉：激素的概念和作用特征，以及催乳素、抗利尿激素、催产素、胰高血糖素的生理作用，甲状腺激素和糖皮质激素分泌的调节、应急反应和应激反应的概念。

了解：内分泌系统的组成、位置和结构，以及激素的分类和作用机制、下丘脑与垂体的结构功能联系、弥漫性非毒性甲状腺肿的病理变化、糖尿病的分型和病理变化。

能力目标：

能在标本或模型上指出主要内分泌器官的位置；能说出主要激素的生理作用和缺乏或过剩所致的疾病；初步形成理论联系实际、基础联系临床的综合实践能力。

情感目标：

形成热爱生命、关注健康的人生观与价值观；树立关心人民群众的疾苦，全心全意为人民服务的医德医风。在实验过程中，遵守操作规范，爱护标本和模型。

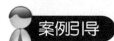 **案例引导**

患者，女，38岁，自由职业，口干、多尿、多饮半年余。查体：P 82 次/分，R 20 次/分，BP 130/75 mmHg，体型较胖。检测尿糖（＋），酮体（＋），尿常规（－），空腹血糖 8.5 mmol/L，餐后 2 h 血糖 12.8 mmol/L。该患者可初步诊断为什么疾病？

内分泌系统是由内分泌腺和分散于某些组织器官中的内分泌细胞组成的一个信息传递系统，其所分泌的高效能生物活性物质称为激素。内分泌系统与神经系统相互联系，密切配合，共同调节机体各种生理活动，维持内环境的稳定。

第一节　内分泌系统的结构、功能概述

内分泌系统包括内分泌器官和内分泌组织。内分泌器官形态、结构独立存在，肉眼可见，人体主要内分泌腺有垂体、甲状腺、甲状旁腺、肾上腺、胰、胸腺、松果体和性腺等（图 17-1）。内分泌组织是内分泌细胞团块，分布在其他器官内，如胰腺的胰岛、睾丸内的间质细胞、卵巢内的卵泡和黄体及胃肠道等处的内分泌细胞和组织。内分泌腺的结构特点：腺细胞排列成索状、网状、团状或围成滤泡状，没有导管，毛细血管丰富。

一、内分泌系统结构

（一）垂体

垂体为一椭圆形小体，重约 0.5 g，位于颅底垂体窝内，借漏斗与下丘脑相连。由于在形态和功能上，垂体与下丘脑联系非常密切，可将它们看作一个功能单位。垂体是人体内最复杂、最重要、分泌激素最多的内

分泌腺,作用广泛而复杂,主要调节机体新陈代谢、生长发育和生殖等生理活动。垂体可分为腺垂体和神经垂体两部分(图 17-2)。

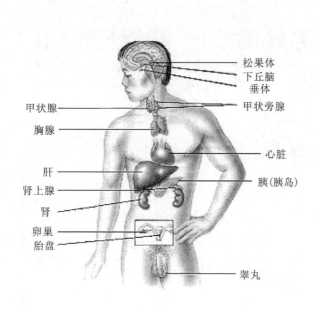

图 17-1 人体主要内分泌腺

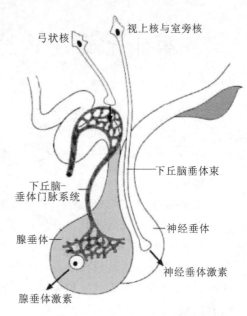

图 17-2 下丘脑-垂体功能系统示意图

(二)甲状腺和甲状旁腺

1. 甲状腺 位于喉和气管上部的两侧,呈"H"形,分左、右叶及中间的甲状腺峡,有些自甲状腺峡向上伸出一细长的锥状叶(图 17-3、图 17-4)。

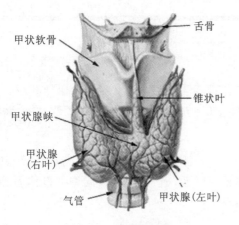

图 17-3 甲状腺(前面观)

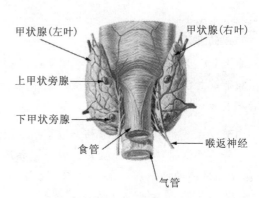

图 17-4 甲状腺和甲状旁腺(后面观)

2. 甲状旁腺 呈扁椭圆形,似绿豆大的小腺体,一般有上、下两对,贴附于甲状腺左、右叶后面或埋藏在甲状腺组织中(图 17-4)。

(三)肾上腺

位于两肾的上端、腹膜后方,左、右各一,左肾上腺近似半月形,右肾上腺呈三角形(图 17-5)。肾上腺由外层的皮质和内层的髓质两部分组成。

二、激素作用的一般特性

1. 特异性 激素释放入血液,被运送到全身各个部位,选择性地作用于某些器官、组织和细胞,此特性称为激素作用的特异性。特异性的本质在于靶细胞上存在能与该激素特异性结合的受体。激素与受体相互识别,发生特异性结合,产生生理效应。

2. 信息传递作用 激素将其携带的生物信息传递给相应的靶细胞,调节其固有的生理生化反应,起着信息传递的作用。

3. 高效能生物放大作用 激素在血中的浓度很低,一般在 nmol/L 甚至在 pmol/L 数量级。激素含量甚微,但作用显著。激素与受体结合后,细胞内发生一系列酶促反应,效应逐级放大,形成一个高效能生物放大系统。激素过多或不足,均可引起机体功能异常。

4. 激素间相互作用 参与某一生理活动调节时,不同激素之间往往相互影响。

(1)协同作用:例如,生长素、肾上腺素、糖皮质激素及胰高血糖素,均能升高血糖,在升糖效应上有协同作用。

(2)拮抗作用:例如,胰岛素降糖与胰高血糖素升糖效应相互拮抗,甲状旁腺激素的升血钙与降钙素的降血钙效应相互拮抗。

(3)允许作用:有的激素本身并不能直接对某些组织细胞产生生物效应,然而它的存在是另一种激素作用发挥的必备条件,这种现象称为允许作用。例如,糖皮质激素本身没有缩血管作用,但只有它的存在,去甲肾上腺素的缩血管作用才能发挥出来。

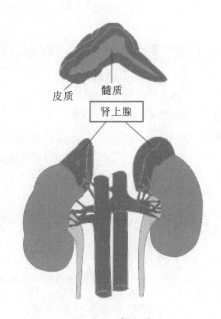

图 17-5 肾上腺

三、激素的分类与作用机制

(一)激素的分类

按化学结构可分为四类:含氮激素、类固醇激素、固醇类激素和脂肪酸衍生物。

1. 含氮激素

(1)肽类和蛋白质激素:主要有下丘脑调节性多肽、神经垂体激素、腺垂体激素、胰岛素、甲状旁腺激素、降钙素及胃肠道激素等。

(2)胺类激素:包括肾上腺素、去甲肾上腺素和甲状腺激素。这类激素容易被消化酶破坏(甲状腺激素除外),故不宜口服。

2. 类固醇(甾体)激素 类固醇激素是由肾上腺皮质和性腺分泌的激素,如皮质醇、醛固酮、雌激素、孕激素及雄激素等。这类激素不容易被消化酶破坏,故可口服用药。

3. 固醇类激素 主要是 1,25-二羟维生素 D_3。

4. 脂肪酸衍生物 主要是前列腺素。

(二)激素的作用机制

1. 含氮激素的作用机制——第二信使学说 激素与靶细胞膜上的特异性受体结合后,激活膜内的腺苷酸环化酶(AC),后者在 Mg^{2+} 的参与下,催化胞质内三磷酸腺苷(ATP)转变为环一磷酸腺苷(cAMP),继而激活蛋白激酶(PKA),催化细胞内各种底物发生磷酸化反应,引起细胞各种生物效应(图 17-6)。

在此过程中,激素将信息传至靶细胞,而 cAMP 则将信息由靶细胞表面传至细胞内有关酶系。因此,激素被称为第一信使,而 cAMP 被称为第二信使,关于激素作用机制的这种学说称为第二信使学说。

除了 cAMP 外,环磷酸鸟苷(cGMP)、三磷酸肌醇(IP_3)、二酰甘油(DAG)及 Ca^{2+} 等均可作为第二信使。

2. 类固醇激素的作用机制——基因表达学说 类固醇激素的相对分子质量小且呈脂溶性,故可透过细胞膜进入细胞内。进入细胞之后,激素先与胞质受体结合,形成激素-胞质受体复合物,受体蛋白质发生构型变化,激素-胞质受体复合物因而获得进入核内的能力,并由胞质转移至核内,与核受体结合,形成激素-核受体复合物,从而启动 DNA 的转录、mRNA 的生成,诱导蛋白质合成,引起相应的生物效应(图 17-7)。

应该指出,两类激素的作用机制并不是绝对的。有些含氮激素(如甲状腺激素)可通过调节转录和翻译过程影响蛋白质合成;相反,有些类固醇激素(如糖皮质激素)也可作用于细胞膜受体而引起一些非基因效应。

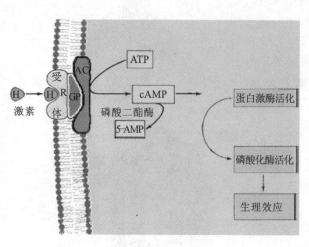

图 17-6　含氮激素作用机制示意图

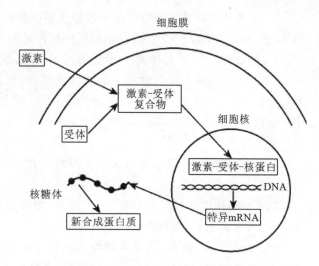

图 17-7　类固醇激素作用机制示意图

 # 第二节　下丘脑与垂体

一、下丘脑与垂体的结构和功能联系

　　垂体位于颅底垂体窝内,由腺垂体和神经垂体两部分组成,表面包以结缔组织被膜。神经垂体分为神经部和漏斗两部分,漏斗与下丘脑相连,包括漏斗柄(垂体柄)和正中隆起。腺垂体分为远侧部、中间部和结节部三部分,远侧部最大,中间部位于远侧部和神经部之间,结节部围在漏斗周围。在位置上,腺垂体居前,神经垂体居后。腺垂体的远侧部又称垂体前叶,神经垂体的神经部和腺垂体的中间部合称垂体后叶。

　　下丘脑位于丘脑下方、第三脑室周围。下丘脑的一些神经元既具有内分泌细胞的作用,可分泌神经激素,又保持着典型的神经细胞功能,它们可将从大脑或中枢神经系统其他部位传来的神经信息转变为激素的信息,起着换能神经元的作用,从而以下丘脑为枢纽,把神经调节和体液调节联系起来。所以,下丘脑与垂体一起组成下丘脑-垂体系统,其又分为两部分,即下丘脑-腺垂体系统和下丘脑-神经垂体系统。

二、下丘脑-垂体系统

(一)下丘脑-腺垂体系统

　　研究证明,下丘脑和腺垂体之间没有直接神经联系,而是通过特殊的门脉系统联系起来的。腺垂体的血液供应非常丰富,来自颈内动脉的垂体上动脉分支进入正中隆起和漏斗柄形成第一级毛细血管网,然后汇集成静脉后沿垂体柄下行至腺垂体,再分成第二级毛细血管网,这一结构称为垂体门脉系统。下丘脑基底部促垂体区存在着各种神经-内分泌细胞,能合成分泌多肽类物质,其主要作用是调节腺垂体的活动,称为下丘脑调节肽(HRP)。这些下丘脑调节肽,由轴突结节漏斗束运送到垂体柄-正中隆起的神经末梢处,由此释放进入第一级毛细血管网,通过垂体门脉系统,运送到腺垂体后,再从毛细血管网释放出来,调节腺垂体的分泌活动。

(二)下丘脑-神经垂体系统

　　神经垂体是神经组织,不含腺细胞,不能合成激素,只能储存和释放激素。神经垂体释放的激素为抗利尿激素(ADH,也称血管升压素)与催产素(OXT),两者在下丘脑视上核与室旁核均可产生,但前者主要在视上核合成,后者主要在室旁核合成。神经垂体激素产生后,经下丘脑垂体束而储存于神经垂体,机体需要时,再释放进入血液循环。ADH 和 OXT 均为 9 肽,分子结构相似,功能有交叉,现已能人工合成。

三、腺垂体激素

　　腺垂体激素有七种,分别是促甲状腺激素(TSH)、促肾上腺皮质激素(ACTH)、卵泡刺激素(FSH)、黄体生成素(LH)、生长素(GH)、催乳素(PRL)和促黑素细胞激素(MSH)(图 17-8)。其中 TSH、ACTH、FSH 和 LH 均有各自的靶腺,形成 3 个调节轴:①下丘脑-垂体-甲状腺轴;②下丘脑-垂体-肾上腺皮质轴;③下丘脑-垂体-性腺轴。这些激素是通过调节靶腺的活动而发挥作用,故称为"促激素"。而 GH、PRL 与 MSH 则直接作用于靶组织或靶细胞,调节物质代谢和个体生长,影响乳腺发育与泌乳及体内黑色素的代谢等。

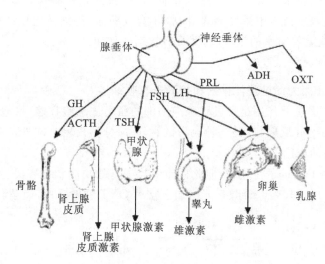

图 17-8　腺垂体激素及其作用

（一）生长素的生理作用

人生长素(GH)是由 191 个氨基酸组成的蛋白质,具有显著的种属特异性,除猴的 GH 外,其他动物的 GH 对人无效。

1. 促进生长作用　机体生长受多种因素影响,而 GH 起关键调节作用。幼年动物摘除垂体后,生长立即停止,若给摘除垂体的动物及时补充 GH,仍可正常生长。GH 的促进生长作用是由于它能促进骨、软骨、肌肉及其他组织细胞分裂增殖,蛋白质合成增加。因此,幼年时 GH 分泌过少,身高会明显落后于同龄人,但智力正常,称为侏儒症;若幼年时 GH 分泌过多,则会身材明显高大,称为巨人症;成年后 GH 分泌过多,则可出现肢端肥大症。

2. 促进代谢作用　GH 促进蛋白质合成,增强钠、钾、钙、磷、硫等重要元素的摄取与利用,抑制糖的消耗,加速脂肪分解,使机体的能量来源由糖代谢向脂肪代谢转移,有利于生长发育和组织修复。①蛋白质代谢:GH 促进氨基酸进入细胞,加速 DNA 和 RNA 形成,从而加速蛋白质合成,因而尿氮减少,呈正氮平衡。②脂肪代谢:GH 促进脂肪分解,增强脂肪酸氧化,提供能量。③糖代谢:GH 能抑制外周组织对葡萄糖的利用,减少葡萄糖消耗,升高血糖浓度。GH 分泌过多患者,由于血糖过高,可出现糖尿。

（二）催乳素的生理作用

催乳素(PRL)的化学结构与 GH 近似,故二者作用有交叉。

1. 对乳腺的作用　PRL 主要作用是促进乳腺生长发育,并引起和维持泌乳。在女性青春期乳腺的发育中,雌激素、孕激素、GH、皮质醇、胰岛素、甲状腺激素及 PRL 起着重要作用。到妊娠期,PRL、雌激素与孕激素分泌增多,使乳腺组织进一步发育,具备了泌乳能力但并不泌乳,原因是妊娠期血液中雌激素与孕激素浓度非常高,抑制了 PRL 对乳腺的催乳作用;分娩后,血中的雌激素和孕激素浓度大大降低,PRL 才能发挥其催乳(始动)和维持泌乳的作用。

2. 对性腺的作用　PRL 能促进卵巢排卵和黄体生长,并刺激雌激素和孕激素分泌。随着卵泡的发育成熟,卵泡内的 PRL 含量逐渐增加,并在次级卵泡发育成为排卵前卵泡的过程中,在颗粒细胞上出现 PRL 受体,PRL 与其受体结合,可刺激 LH 受体生成,LH 与其受体结合后,促进排卵、黄体生成及雌激素和孕激素的分泌。当血液中 PRL 浓度高时,可通过抑制促性腺激素释放激素(GnRH)而致 FSH 和 LH 分泌减少,使排卵受到抑制。哺乳可促进 PRL 分泌,故延长哺乳期可达到避孕目的。在男性,PRL 能促进前列腺及精囊的生长,增加睾酮合成。

3. 参与应激反应　在应激状态下,血液中 PRL 和 GH、ACTH 均升高,是应激反应中腺垂体分泌的三大激素之一。

四、神经垂体激素

（一）抗利尿激素

在正常情况下，血液中抗利尿激素（ADH）浓度很低，几乎没有收缩血管而致血压升高的作用。在脱水或失血情况下，ADH 释放增多，血液中浓度显著升高，才有收缩血管、维持血压的作用。ADH 的主要生理作用是促进肾远曲小管和集合管对水的重吸收，即具有抗利尿作用。

（二）催产素

催产素（OXT）的主要作用为促进乳汁排出和刺激子宫收缩。

1. 对乳腺的作用　OXT 主要作用是使乳腺腺泡周围的肌上皮细胞收缩，腺泡压力增高，使乳汁从腺泡经输乳管由乳头射出，称为射乳反射，这是一种典型的神经-内分泌反射。此外，OXT 还有维持哺乳期乳腺继续泌乳，使乳腺不致萎缩的作用。

2. 对子宫的作用　OXT 促进子宫收缩，但此种作用与子宫的功能状态有关。OXT 对非妊娠子宫的作用较弱，而对妊娠子宫的作用比较强。雌激素能增加子宫对 OXT 的敏感性，而孕激素则相反。

第三节　甲　状　腺

一、甲状腺的位置、形态和结构

甲状腺是人体最大的内分泌腺，平均重量为 20～25 g，棕红色，位于颈部甲状软骨下方，气管两旁，呈"H"形，分左、右两叶，中间以峡部相连，形似蝴蝶。

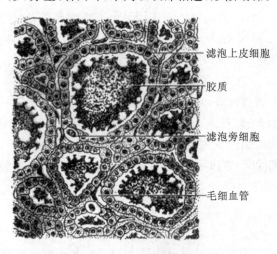

滤泡上皮细胞

胶质

滤泡旁细胞

毛细血管

图 17-9　甲状腺的微细结构

甲状腺表面包有薄层结缔组织被膜；腺实质由大量甲状腺滤泡和滤泡旁细胞组成，滤泡间有少量结缔组织和丰富的毛细血管（图 17-9）。甲状腺滤泡大小不等，呈圆形或不规则形。滤泡由滤泡上皮细胞（单层立方上皮）围成，滤泡腔内充满胶质。滤泡可因功能状态不同而有大小、形态差异，在功能活跃时，滤泡上皮细胞增高呈低柱状，腔内胶质减少；反之，细胞变矮呈扁平状，腔内胶质增多。胶质是滤泡上皮细胞的分泌物，即碘化的甲状腺球蛋白。滤泡上皮细胞是甲状腺激素合成与释放的部位，而滤泡腔的胶质是激素的储存库。甲状腺激素包括四碘甲腺原氨酸（T_4）和三碘甲腺原氨酸（T_3）两种，它们都是酪氨酸的碘化物。碘是合成甲状腺激素不可缺少的重要原料，各种原因引起的碘缺乏，都会导致甲状腺激素合成减少。

滤泡旁细胞位于甲状腺滤泡和滤泡上皮细胞之间，细胞稍大，胞质的分泌颗粒内含降钙素，能降低血钙浓度。

二、甲状腺激素的生理作用

甲状腺激素的主要作用是促进能量代谢、物质代谢和生长发育过程。

1. 对新陈代谢的影响

（1）对能量代谢的影响：甲状腺激素可以提高绝大多数组织的耗氧量和产热量，尤以心、肝、骨骼肌和肾脏等最为显著。实验表明，1 mg 甲状腺激素可使机体增加产热量约 4200 kJ，提高基础代谢率 28%。因此，甲状腺功能亢进症（甲亢）的患者，因产热量增加而怕热喜凉、体温偏高、多汗、基础代谢率显著增高；而甲状腺功能减退症（甲减）的患者则相反。

（2）对物质代谢的影响

① 蛋白质代谢：生理剂量的甲状腺激素可促进蛋白质的合成，有利于机体的生长发育；大剂量甲状腺激素能显著增强蛋白质分解代谢，特别是加速骨骼肌蛋白质的分解，因此甲亢患者出现消瘦和乏力；甲状腺激素分泌不足，蛋白质合成减少，而细胞间黏液蛋白增多，形成一种指压不凹陷的特殊水肿，称为黏液性水肿。

② 糖代谢：生理剂量的甲状腺激素促进小肠对糖的吸收，增强糖原分解，抑制糖原合成，并加强肾上腺素、胰高血糖素、皮质醇和生长素的升血糖作用，使血糖升高；同时，甲状腺激素能加强外周组织对糖的利用，使血糖降低。故正常情况下，甲状腺激素对血糖浓度影响不大。但大剂量甲状腺激素升糖作用大于降糖作用，使血糖浓度升高。因此，甲亢患者容易出现高血糖甚至糖尿。

③ 脂肪代谢：甲状腺激素既促进脂肪和胆固醇的合成，又能促进脂肪的分解和脂肪酸氧化，加速肝对胆固醇的降解，但总的效应是分解大于合成。所以，甲亢患者血中胆固醇含量低于正常，而甲减患者则相反。

2. 对生长与发育的影响 甲状腺激素具有促进组织分化、生长与发育成熟的作用，是维持正常生长与发育不可缺少的激素，特别是对脑和骨的发育尤为重要。

甲状腺激素是影响中枢神经系统生长发育的最重要因素之一，若缺乏可造成脑的发育出现明显障碍，表现为智力低下。甲状腺激素还能刺激骨化中心发育、软骨骨化，促进长骨和牙齿的生长，但胚胎时期骨的生长并不需要甲状腺激素。所以，先天性甲状腺功能不全的胎儿或出生后甲状腺功能低下的婴儿，出生时身长基本正常，但脑的发育已受影响，在出生后数周至3～4个月内缺乏甲状腺激素就会表现出明显的智力低下和长骨生长停滞，称为呆小症（又称克汀病）。治疗呆小症必须抓紧时机，应在出生后3个月以内补充甲状腺激素，过迟则难以奏效。

> **知识链接**
>
> **呆 小 症**
>
> 呆小症又称克汀病，是一种先天甲状腺发育不全或功能低下造成幼儿发育障碍的代谢性疾病。其主要表现为生长发育过程明显受到阻滞，特别是骨骼系统和神经系统，如身体矮小，上身长、下身短，常伴有四肢骨畸形；表情淡漠，精神呆滞，动作迟缓，智力低下，常伴有耳聋；常有体温偏低，毛发稀少，面部水肿等一系列甲状腺功能低下的一般症状。如果能在出生3个月左右即明确诊断，补充甲状腺素，患儿基本可以恢复正常发育；如果发现过晚，贻误了早期治疗时机，则治疗难以生效。

3. 对器官系统的影响

（1）对神经系统的影响：甲状腺激素对已分化成熟神经系统的活动也有影响，主要是提高中枢神经系统的兴奋性。

（2）对心血管系统的影响：甲状腺激素对心血管系统的活动有明显的影响，可使心率增快、心缩力增强、心排血量增加。

（3）其他作用：甲亢患者表现为食欲增强，摄食量增加。甲状腺功能异常时，女性常出现月经失调，表现为月经量过多或过少，甚至闭经。

三、甲状腺功能的调节

甲状腺功能主要受下丘脑-垂体-甲状腺轴的调节（图17-10）。此外，甲状腺还可接受自主神经的调节和进行一定程度的自身调节。

1. 下丘脑-垂体-甲状腺轴的调节

（1）下丘脑-腺垂体系统的调节：①下丘脑对腺垂体TSH分泌的调节：下丘脑某些神经元如弓状核、室旁核可以生成促甲状腺激素释放激素（TRH），通过下丘脑-垂体门脉系统运送到腺垂体，促进腺垂体合成和分泌TSH；下丘脑还可通过分泌生长抑素抑制TSH的分泌。②腺垂体TSH的调节：TSH是调节甲状腺功能的主要激素，其作用为促进甲状腺细胞增生、腺体增大以及促进甲状腺激素的合成和释放。

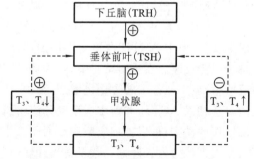

图17-10 甲状腺激素分泌调节示意图

（2）反馈调节：血中游离的 T_3 与 T_4 浓度的变化对腺垂体 TSH 的分泌起着经常性反馈调节作用。当血中 T_3 与 T_4 浓度增高时，抑制 TSH 分泌。若由于食物缺碘而致甲状腺激素合成分泌减少，甲状腺对腺垂体的抑制作用减弱，TSH 分泌增多，刺激甲状腺细胞增生，导致甲状腺肿大，临床上称为地方性甲状腺肿。

2. 甲状腺的自身调节 甲状腺具有适应碘的供应变化而调节自身对碘的摄取与合成甲状腺激素的能力，在缺乏 TSH 或血液 TSH 浓度不变的情况下，这种调节仍能发生，称为甲状腺的自身调节。

第四节 肾 上 腺

肾上腺因位于肾脏上方故名，左右各一，共同为肾筋膜和脂肪组织所包裹。左肾上腺呈半月形，右肾上腺呈三角形，两腺共重约 12 g（图 17-5）。肾上腺实质分周围的皮质和内部的髓质两部分，两者在发生、结构与功能上均不相同，实际上是两个独立的内分泌腺。

一、肾上腺皮质

皮质约占肾上腺体积的 80%，由皮质细胞、血窦和少量结缔组织组成。根据皮质细胞的形态和排列特征，由外至内可分为 3 个带，即球状带、束状带和网状带，3 个带之间无明显界线（图 17-11）。球状带位于被膜下方，较薄，细胞较小，呈锥形，聚集成团。球状带细胞分泌盐皮质激素，主要是醛固酮。束状带是皮质中最厚的部分，细胞较大，呈多边形，排列成单行或双行细胞索。束状带细胞分泌糖皮质激素，主要为皮质醇。网状带位于皮质最内层，细胞索相互吻合成网。网状带细胞主要分泌雄激素，也分泌少量雌激素和糖皮质激素。

（一）糖皮质激素

1. 糖皮质激素的生理作用 人体血浆中糖皮质激素主要为皮质醇，其次为皮质酮，皮质酮的含量为皮质醇的 5%～10%。

（1）对物质代谢的影响：糖皮质激素对糖、蛋白质和脂肪代谢均有作用。

① 糖代谢：促进糖异生，增加肝糖元储存，抑制外周组织对葡萄糖的利用，升高血糖。如果糖皮质激素分泌过多（或服用此类激素药物过多），可使血糖升高，甚至出现糖尿；相反，肾上腺皮质功能低下患者（如艾迪生病），则可出现低血糖。

② 蛋白质代谢：促进肝外组织，特别是肌肉组织蛋白质分解，加速氨基酸转移至肝，增强与糖异生有关酶的活性，生成肝糖原。糖皮质激素分泌过多时，由于蛋白质分解增强，合成减少，将出现肌肉消瘦、骨质疏松、生长停滞、皮肤变薄、淋巴组织萎缩和创伤愈合延迟等现象。

③ 脂肪代谢：促进脂肪分解，增强脂肪酸在肝内的氧化过程，有利于糖异生作用。肾上腺皮质功能亢进时，糖皮质激素对身体不同部位的脂肪作用不同，四肢脂肪组织分解增强，而腹、面、肩及背的脂肪合成有所增加，以致呈现出面圆（满月脸）、背厚（水牛背）、躯干部发胖而四肢消瘦的特殊体型（向心性肥胖，图 17-12）。

④ 水盐代谢：皮质醇有较弱的保钠排钾的作用，即有轻微促进肾远曲小管和集合管重吸收 Na^+ 和排出 K^+ 的作用。另外，皮质醇还可降低肾小球入球小动脉阻力，增加肾小球血浆流量而使肾小球滤过率增加，有利于水的排出，肾上腺皮质功能不全患者，排水能力明显降低，严重时可出现"水中毒"，若补充适量的糖皮质激素即可得到缓解，而补充盐皮质激素则无效。

（2）在应激反应中的作用：当机体受到各种有害刺激，如缺氧、创伤、手术、饥饿、疼痛、寒冷及精神紧张和焦虑不安等，血中 ACTH 浓度立即增加，糖皮质激素也相应增多，并产生一系列的非特异性全身反应，此现象称为应激反应。在这一反应中，除垂体-肾上腺皮质系统参加外，交感-肾上腺髓质系统也参加，所以在应激反应中，血中儿茶酚胺含量也增加；另外，生长素、催乳素、胰高血糖素等激素的分泌也增加。所以，应激反应是一种以 ACTH 和糖皮质激素分泌增加为主，多种激素共同参与的非特异性反应。研究表明，切除肾上腺髓质的动物，可以抵抗应激刺激而不产生严重后果，而当去掉肾上腺皮质时，机体应激反应减弱，对有害刺激的抵抗力大大降低。若不适当处理，1～2 周内即可死亡。若及时补充糖皮质激素，则可生存较长时间。

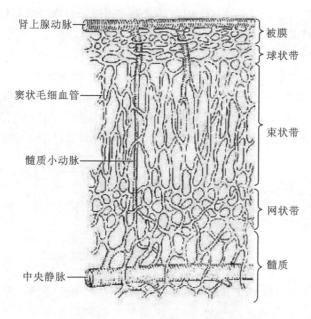

图 17-11 肾上腺皮质的微细结构

肾上腺动脉 — 被膜
— 球状带
窦状毛细血管 —
— 束状带
髓质小动脉 —
— 网状带
— 髓质
中央静脉 —

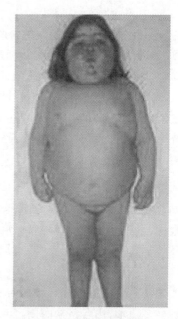

图 17-12 向心性肥胖

知识链接

肾上腺危象

各种应激均可使正常的肾上腺分泌皮质醇增多,较平时增高 2~7 倍,严重应激状态下,血皮质醇可高于 1 mg/L,以适应机体的需要。凡有原发或继发的、急性或慢性的肾上腺皮质功能减退时,就不能产生正常量的皮质醇,应激时更不能相应地增加皮质醇的分泌,因此产生一系列肾上腺皮质激素缺乏的急性临床表现,如高热,胃肠紊乱,循环虚脱,神志淡漠、萎靡或躁动不安,谵妄甚至昏迷,称为肾上腺危象。

(3)对血细胞的影响:糖皮质激素可使血中红细胞、血小板和中性粒细胞的数量增加,而使淋巴细胞和嗜酸性粒细胞减少。因可抑制胸腺和淋巴组织的细胞分裂,故可用于治疗淋巴肉瘤和淋巴细胞性白血病。

(4)对循环系统的影响:糖皮质激素能增强血管平滑肌对儿茶酚胺的敏感性(允许作用),有利于提高血管的张力和维持血压。另外,其也可降低毛细血管壁的通透性,减少血浆的滤出,有利于维持血容量。

(5)其他作用:糖皮质激素的作用广泛而复杂,除上述的主要作用外,还有促进胎儿肺表面活性物质的合成、增强骨骼肌的收缩力、提高胃腺细胞对迷走神经与促胃液素的反应性、增加胃酸及胃蛋白酶原的分泌、抑制骨的形成而促进其分解等作用。在临床上可使用大剂量的糖皮质激素及其类似物用于抗炎、抗过敏、抗中毒和抗休克等的治疗。

2. 糖皮质激素分泌的调节 下丘脑、腺垂体和肾上腺皮质形成一种密切的闭环联系,三者组成一个协调、统一的功能活动轴,维持着血中糖皮质激素浓度的相对稳定和在不同状态下的适应性变化。

(1)下丘脑-腺垂体系统的调节:引起应激反应的各种有害刺激,通过外周神经传入信号至下丘脑引起促肾上腺皮质激素释放激素(CRH)分泌,CRH 通过垂体门脉系统进入腺垂体而引起ACTH 分泌增加。ACTH 是调节糖皮质激素合成和释放的最重要的生理因素,分泌糖皮质激素的束状带及网状带处于 ACTH 的经常性控制之下,无论是糖皮质激素的基础分泌,还是应激状态下的分泌,都受 ACTH 的调控(图 17-13)。

ACTH 的分泌呈日周期节律波动,入睡后分泌逐渐减少,零点最少,随后又逐渐增多,到清晨起床前进入高峰,白天维持较低水

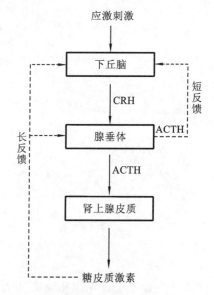

图 17-13 糖皮质激素分泌调节示意图

应激刺激

下丘脑

CRH

腺垂体

ACTH

肾上腺皮质

糖皮质激素

短反馈
长反馈
ACTH

平,入睡时再次减少。ACTH 分泌的日周期节律波动是因下丘脑 CRH 的节律性释放引起的,而 ACTH 分泌的节律性波动又使糖皮质激素的分泌也呈现相应波动。

（2）反馈调节:当血中糖皮质激素浓度升高时,可使腺垂体合成和释放 ACTH 减少,ACTH 的合成也受到抑制,同时,腺垂体对 CRH 的反应性减弱。糖皮质激素的负反馈调节主要作用于垂体,也可作用于下丘脑,这种反馈称为长反馈。ACTH 还可反馈抑制 CRH 神经元,称为短反馈。临床上如果长期大量使用糖皮质激素后,ACTH 的分泌因负反馈作用而抑制,肾上腺皮质功能减退,甚至出现萎缩,若突然停药就会表现出肾上腺皮质功能不足的症状,严重影响健康,甚至导致死亡。因此应逐渐减量,或给予 ACTH 补充,以逐步恢复自身皮质功能。

（二）盐皮质激素

盐皮质激素以醛固酮为代表,醛固酮是调节机体水盐代谢的重要激素,它促进肾远曲小管及集合管重吸收钠、水和排出钾,即保钠、保水和排钾作用。

二、肾上腺髓质

髓质主要由排列成索或团的髓质细胞组成,其间为血窦和少量结缔组织,髓质中央有中央静脉。髓质细胞呈多边形,用含铬盐的固定液固定标本,胞质内可见黄褐色的嗜铬颗粒,故髓质细胞称嗜铬细胞。嗜铬细胞有两种,一种为肾上腺素细胞,颗粒内含肾上腺素,此种细胞占 80％以上;另一种为去甲肾上腺素细胞,颗粒内含去甲肾上腺素。嗜铬细胞的分泌活动受交感神经节前纤维支配。另外,髓质内还有少量交感神经节细胞,胞体较大,散在分布于髓质内。

肾上腺髓质与交感神经系统组成交感-肾上腺髓质系统,髓质激素的作用与交感神经的活动紧密联系。生理学家 Cannon 最早全面研究了交感-肾上腺髓质系统的作用,提出了应急学说,认为机体遭遇特殊紧急情况时,如畏惧、焦虑、剧痛、失血、脱水、缺氧、暴冷暴热及剧烈运动等,这一系统立即被调动起来,髓质激素分泌极大增加。激素作用于中枢神经系统,提高其兴奋性,使机体处于警觉状态,反应灵敏;呼吸加强加快,肺通气量增加;心率加快,心缩力增强,心排血量增加,血压升高,血液循环加快,内脏血管收缩,骨骼肌血管舒张,同时血流量增多,全身血液重新分配,以利于应急时重要器官得到更多血液供应;肝糖原分解增强,血糖升高,脂肪分解加速,血中游离脂肪酸增多,葡萄糖与脂肪酸氧化过程增强,以适应在应急情况下对能量的需要。上述一切变化都是在紧急情况下,通过交感-肾上腺髓质系统发生的适应性反应,称为应急反应。实际上,引起应急反应的各种刺激,也是引起应激反应的刺激。当机体受到应激刺激时,同时引起应急反应与应激反应,两者相辅相成,共同提高机体的适应能力。

第五节 胰 岛

一、胰岛的位置、形态和结构

胰岛是因许多大小不等和形状不定的内分泌细胞群如同小岛一样散在分布于胰腺外分泌细胞之间而命名(图 17-14)。人与哺乳动物的胰岛细胞依其形态和染色特点,可分为 4 种类型,分别称为 A 细胞、B 细胞、D 细胞及 PP 细胞。A 细胞约占胰岛细胞的 20％,分泌胰高血糖素;B 细胞的数量最多,约占胰岛细胞的 75％,分泌胰岛素;D 细胞占胰岛细胞的 5％左右,分泌生长抑素;PP 细胞的数量极少,分泌胰多肽。

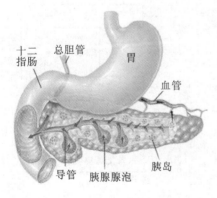

图 17-14 胰岛

二、胰岛素

胰岛素是由 51 个氨基酸组成的小分子蛋白质,我国科学家于 1965 年在世界上首先用化学方法人工合成了具有高度生物活性的胰岛素,开创了人工合成蛋白质的先河。

胰岛素是促进合成代谢、调节血糖浓度的主要激素,其主要生理作用如下。

1. 对糖代谢的调节 胰岛素促进组织细胞对葡萄糖的摄取和利用,加速肝糖原和肌糖原的合成,同时又抑制肝糖原分解,抑制糖异生,促进葡萄糖转变为脂肪酸,储存于脂肪组织,因此使血糖下降。若胰岛素分泌不足,血糖浓度升高超过肾糖阈,尿中出现葡萄糖,即为糖尿病。

2. 对脂肪代谢的调节 胰岛素促进肝脏合成脂肪酸,然后转运到脂肪细胞储存,还能抑制脂肪酶的活性,减少脂肪的分解。

3. 对蛋白质代谢的调节 胰岛素促进蛋白质的合成过程,抑制蛋白质分解和肝糖原异生,因而有利于机体生长。

此外,胰岛素能促进 K^+ 进入细胞,降低血钾浓度。

三、胰高血糖素

胰高血糖素是一种促进分解代谢的激素,具有很强的促进糖原分解和糖异生的作用,使血糖明显升高。胰高血糖素对脂肪和蛋白质都有促进分解和抑制合成的作用。另外,胰高血糖素可促进胰岛素和胰岛生长抑素的分泌。药理剂量的胰高血糖素可使心肌细胞内 cAMP 增加,能增强心肌的收缩力。

第六节 内分泌系统疾病

内分泌系统与神经系统相互协调配合,共同维持机体内环境的稳态。不仅是内分泌系统与神经系统之间,而且在内分泌系统内部也有一套互相制约、互相影响的复杂而完整的正负反馈系统,从而使得机体在内外环境不断变化情况下,仍然能保持这种稳态,这是维持生命和保持种族延续的必要条件。任何内分泌腺或内分泌细胞的功能失常所致的激素分泌过多或过少,均可影响机体正常的新陈代谢、生长、发育、生殖等生理功能,引起相应的病理生理变化,从而导致相应的疾病。

一、弥漫性非毒性甲状腺肿

(一)发病原因

弥漫性非毒性甲状腺肿又称单纯性甲状腺肿,全球有 4%～10% 的人口受到影响,1990 年国际碘缺乏组织公布,全世界约 15.7 亿人口受碘缺乏的威胁,单纯性甲状腺肿患者约 6.55 亿,我国的单纯性甲状腺肿患者 1984 年约为 3500 万人、1992 年约为 700 万。由于雨水将地表层的碘冲刷到海洋,所以单纯性甲状腺肿多见于离海洋远、地势高的地区,这些地区土壤、水源、食物中含碘甚少,在我国主要见于西南、西北、华北等地区,因此常呈地方性分布,故又称地方性甲状腺肿,但也可为散发性。

单纯性甲状腺肿主要是由于缺碘使甲状腺激素(thyroid hormone,TH)分泌不足,反馈性引起垂体 TSH 分泌增多,从而刺激甲状腺滤泡上皮增生,滤泡内胶质堆积而使甲状腺肿大。在青春期、妊娠期、哺乳期、寒冷、感染、创伤和精神刺激时,由于机体对 TH 的需要量增多,可诱发或加重甲状腺肿。某些食物(如卷心菜、木薯、菜花、大头菜等),含钙(牛奶)、氟或碘过多的液体和某些药物(如硫脲类药、磺胺药等)也可引起甲状腺肿。此外还有遗传因素与自身免疫机制也是致甲状腺肿的原因。

(二)病理变化

根据疾病发生、发展过程和病变特点,可分为三个时期。

1. 增生期 又称弥漫性增生性甲状腺肿。肉眼观:甲状腺弥漫性对称性中度增大,一般不超过 150 g(正常 20～40 g),表面光滑。镜下:滤泡上皮增生呈立方或低柱状,伴小滤泡和小假乳头形成,胶质较少,间质充血。甲状腺功能无明显改变。

2. 胶质储积期 又称弥漫性胶样甲状腺肿。因长期持续缺碘,胶质大量储积而发生。肉眼观:甲状腺弥漫性对称性显著增大,重量为 200～300 g,有的甚至达 500 g 以上,表面光滑,切面呈棕褐色,半透明胶冻状。镜下观:部分上皮增生,可有小滤泡或假乳头形成,大部分滤泡上皮复旧变扁平,滤泡腔高度扩大,腔内大量胶质储积。

3. 结节期 又称结节性甲状腺肿。本病后期滤泡上皮局灶性增生、复旧或萎缩不一致,分布不均,形成结节。肉眼观:甲状腺呈不对称结节状增大,结节大小不一,有的结节境界清楚(但无完整包膜),切面可有出血、坏死、囊性变、钙化和瘢痕形成。镜下观:部分滤泡上皮呈柱状或乳头样增生,小滤泡形成;部分上皮复旧或萎缩,胶质储积;间质纤维组织增生、间隔包绕形成大小不一的结节状病灶。

（三）临床表现

本病主要表现为甲状腺肿大,一般无临床症状。甲状腺常呈轻度或中度弥漫性肿大(图17-15),质地较软,无压痛。因肿大多为渐进性,故多无明确的发病时间,多在地方病调查、体检时发现。早期为弥漫性,逐渐肿大、质软,以后可形成大小不等的结节,质地坚韧,无血管杂音及震颤。晚期逐渐发展成巨大甲状腺肿,并伴有大小不等的结节,呈结节性甲状腺肿。随着甲状腺的肿大,可出现对邻近组织器官的压迫症状,如气管受压可出现堵塞感、咳嗽及呼吸困难,巨大甲状腺肿的长期压迫可造成气管狭窄、弯曲、变形、移位或软化,诱发肺气肿及支气管扩张的发生,严重者可导致右心室肥大;食管受压可造成吞咽困难;喉返神经受压会导致声音嘶哑、刺激性干咳。

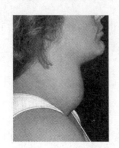

图 17-15　单纯性甲状腺肿

胸骨后甲状腺肿可使头部、颈部、上肢静脉回流受阻,表现为面部青紫、水肿、颈部与胸部浅表静脉扩张,但均较少见。

本病预后良好,缺碘所致者应适当补充碘盐,进食含碘丰富的食品;对于摄入致甲状腺肿的物质所致者,停用后一般可自行消失。部分患者后期可引起压迫、窒息、吞咽和呼吸困难,少数患者可伴甲状腺功能亢进或低下等症状,极少数可癌变。

▌ 知识链接 ▌

甲状腺相关疾病

甲状腺激素的主要作用是调节基础代谢,促进骨骼和神经系统生长发育。当甲状腺激素分泌过量时为甲状腺功能亢进症,表现为基础代谢率增高;甲状腺激素分泌不足时,成人可出现黏液性水肿、皮肤增厚、毛发脱落和性功能减退等症状;婴幼儿时期缺碘因影响了骨骼和神经系统发育,患者身材矮小、智力低下,为呆小症;从食物中摄碘不足以致甲状腺激素合成不足,引起甲状腺代偿性增生,造成单纯性甲状腺肿大。

二、糖尿病

糖尿病是一组由遗传与环境因素相互作用而引起的临床综合征,是一种由于体内胰岛素相对或绝对不足、靶细胞对胰岛素敏感性降低、胰岛素本身存在结构上的缺陷而引起的糖类、脂肪、蛋白质、水和电解质代谢紊乱的一种慢性疾病。其主要特点是高血糖、糖尿,临床上表现为多饮、多食、多尿和体重减轻(即"三多一少")。本病发展至后期可致组织或器官发生形态结构、功能改变,并发失明、酮症酸中毒、肾衰竭、下肢坏疽、多发性神经炎、脑卒中和心肌梗死等,严重威胁身体健康。本病是一种常见病,并且发病率日益升高。

（一）分类、病因及发病机制

目前我国采用的是1997年美国糖尿病协会(ADA)提出的分类标准,该标准将糖尿病分为1型糖尿病、2型糖尿病、妊娠期糖尿病和其他特殊类型糖尿病四大类型。

1. 1型糖尿病(T1DM)　本型约占糖尿病的10%,主要特点:青少年发病,起病急,病情重,发展快,胰岛B细胞严重受损,细胞数目明显减少,胰岛素分泌绝对不足,血中胰岛素降低,易出现酮症,治疗依赖胰岛素。目前认为T1DM的发生与遗传因素、环境因素及免疫机制有关,即遗传易感性个体在特殊环境如病毒感染或化学毒素刺激下,启动自身免疫反应,引起胰岛B细胞破坏,以致胰岛素分泌不足,遂发生本病。

2. 2型糖尿病(T2DM)　本型约占糖尿病的90%,主要特点:成年发病,起病缓慢,病情较轻,发展较慢,胰岛细胞数目正常或轻度减少,血中胰岛素可正常、增多或降低,肥胖者多见,不易出现酮症,一般可以不依赖胰岛素治疗。目前认为T2DM的发生与遗传因素和环境因素密切相关,胰岛素抵抗(IR)和胰岛素相对缺乏是发病机制的两个基本环节。IR是指体内外周组织对胰岛素的敏感性降低,组织如肌肉、脂肪等对胰岛素促进葡萄糖摄取的作用发生了抵抗。其主要危险因素有肥胖、缺乏锻炼、感染、应激、化学毒物、老龄化、多次妊娠和分娩等。

3. 妊娠期糖尿病(GDM) GDM指在妊娠期发生的糖尿病或糖耐量异常,不包括妊娠前已知的糖尿病患者。病因不明,可能存在其他类型糖尿病的病因,只是在妊娠期表现出来。大部分患者分娩后血糖可自行恢复正常。

4. 其他特殊类型糖尿病 本型为继发性糖尿病,有数十种疾病如胰腺炎、各种内分泌疾病等都可能致糖尿病。

(二)病理变化

1. 胰岛病变 不同类型、不同时期病变不同。T1DM早期为非特异性胰岛炎,继而胰岛B细胞颗粒脱失、空泡变性、坏死、消失,胰岛变小,数目减少,纤维组织增生、玻璃样变;T2DM早期病变不明显,后期B细胞减少,常见胰岛淀粉样变性。

2. 血管病变 糖尿病患者血管有不同程度的病变,且较普通人群发病早、发病率高、病变严重。毛细血管和微、小动脉内皮细胞增生,基底膜明显增厚,有的比正常厚几倍乃至十几倍,血管壁增厚、玻璃样变、变硬,血压增高;有的血管壁发生脂肪变性和纤维素样变性,血管壁通透性增强;有的有血栓形成或管腔狭窄,致血液供应障碍,引起相应组织器官缺血、功能障碍和病变。

3. 肾脏病变 ①肾脏体积增大:由于糖尿病早期肾血流量增加,肾小球滤过率增高,导致早期肾脏体积增大,通过治疗可恢复正常。②结节性肾小球硬化:表现为肾小球系膜内有结节状玻璃样物质沉积,结节增大可使毛细血管腔阻塞。③弥漫性肾小球硬化:在肾小球内有玻璃样物质沉积,分布弥漫,主要损害肾小球毛细血管壁和系膜,肾小球基底膜普遍增厚,毛细血管腔变窄或完全闭塞,最终导致肾小球缺血和玻璃样变性。④肾小管-间质性损害:肾小管上皮细胞出现颗粒样和空泡样变性,晚期肾小管萎缩;肾间质病变包括纤维化、水肿和白细胞浸润。⑤血管损害:糖尿病累及所有的肾血管,多数损害的是肾动脉,引起动脉硬化,特别是入球和出球小动脉硬化,糖尿病患者肾动脉及其主要分支的动脉粥样硬化要比同龄的非糖尿病患者出现得更早、更常见。⑥肾乳头坏死:常见于糖尿病患者出现急性肾盂肾炎时,肾乳头坏死是缺血并感染所致。

4. 视网膜病变 早期表现为微小动脉瘤和视网膜小静脉扩张,继而出现渗出、水肿、微血栓形成、出血等非增生性视网膜病变;可因血管病变引起缺氧,刺激纤维组织增生、新生血管形成导致增生性视网膜病变;视网膜病变可造成白内障或失明。

5. 神经系统病变 周围神经可因血管病变引起缺血性损伤或相关症状,如肢体疼痛、麻木、感觉丧失、肌肉麻痹等;脑细胞也可发生广泛变性。

6. 其他组织或器官病变 可出现皮肤黄色瘤、肝脂肪变性和脂肪沉积、骨质疏松、糖尿病性外阴炎及化脓性和真菌性感染等。

能力检测

1. 简述生长素、甲状腺激素、糖皮质激素、胰岛素的生理作用。
2. 长期食物缺碘为什么会引起甲状腺肿大?
3. 临床上长期大量使用糖皮质激素的患者为什么不能突然停药?
4. 简述糖尿病的分型和主要病理变化。

(叶颖俊)

第十八章 生殖系统的结构、功能与疾病

知识目标：

    掌握：卵巢的结构与功能，卵泡的发育与成熟，排卵，黄体的形成、结构与功能；卵巢与脑垂体的关系；子宫的结构，子宫内膜的周期性变化及其与卵巢的关系；睾丸的形态、结构、功能；附睾的形态和位置；前列腺的位置、形态、功能；精索的组成和位置；男性尿道的分部，各部形态特点及三个狭窄、三个扩大和两个弯曲；受精及植入的定义及条件；掌握宫颈癌的组织学类型、扩散与转移；乳腺癌的常见组织学类型、形态结构变化及转移途径。

    熟悉：女性外生殖器的解剖与邻近器官关系；女性骨盆的形态与结构；输精管的分部及各部的位置；精索的组成和位置；精子及卵子的发生；慢性宫颈炎病理变化；子宫体（简称宫体）疾病；葡萄胎、侵袭性葡萄胎及绒毛膜癌病理变化；卵巢上皮性肿瘤病理变化；前列腺相关疾病。

    了解：输卵管、阴道和乳腺的结构；盆腔血管、淋巴及神经的分布；女性骨盆底的解剖；女性生殖系统疾病与临床护理的联系；输精管结扎的部位；精囊腺的位置，射精管的合成及其开口部位；尿道球腺的位置及开口部位。

能力目标：

    能够应用男女生殖系统相关知识，掌握精子的发生，新的生命生成的过程，了解生殖过程受相关激素的调节，生殖系统常见疾病的病理变化特点，能够进行相关临床案例分析。

情感目标：

    培养学生团队合作、救死扶伤的情感态度。

 问题导读

    我们是从哪来的？生物圈中没有永生不死的生物个体，但生命不会因为生物体的死亡而灭绝，这是因为生命能够通过生物的生殖而延续。什么是生殖呢？生殖是生物保持种族延续的生理活动。人类的生殖通过两性生殖器官的活动而实现，生殖过程是生殖细胞的产生、成熟、受精、胚泡着床、胚胎发育及分娩。生殖系统的功能是产生生殖细胞、繁殖后代和分泌性激素。男、女性生殖器官的形态、结构虽然不同，但都可分为内生殖器和外生殖器两部分，内生殖器又包括生殖腺、输送管道、附属腺体。外生殖器裸露于体表，是显示性别差异和实现两性生殖细胞结合的器官。生命的起跑线上，最初有2亿左右个精子同时出发，但能够从女性阴道进入子宫，再进入输卵管与卵细胞相遇的则不到500个，并且最终能够与卵细胞结合形成受精卵的一般只有1个。受精后，受精卵发育成为1个新个体，要经历一系列非常复杂的变化。人体的发生与发育包括生殖细胞形成、受精、胚胎发育以及出生后的成长发育。生殖细胞的形成是由亲代的生殖系统完成的，两种生殖细胞融合为受精卵的过程是很复杂的。受精卵要经过一系列复杂而有序的变化，包括卵裂、形态发生、生长和分化，最终发育成与亲代相似的个体。出生后的生长和发育都按一定的顺序进行，一个阶段连着一个阶段，不能跨越，也不能逆转，前一个阶段的完成是后一个阶段的开始。

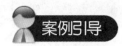

患者,女,22 岁。主诉:阴道接触性出血半年。患者平时月经正常,半年前同房后阴道少量出血,未到医院诊治。近期同房后阴道出血较前增多,白带中夹有血丝,但无腹痛,无尿频、尿急、尿痛,无便秘、下肢水肿。到院就诊,妇检及宫颈病理活检后以"宫颈鳞癌"收入院。发病以来无发热,无恶心、呕吐,二便正常,无体重减轻。患者既往体健,否认手术及外伤史。月经规则、量中等、未婚,16 岁开始性生活,有多个性伴侣,无生育史。体格检查:T 36.8 ℃,P 80 次/分,R 18 次/分,BP 100/65 mmHg。一般情况可,发育正常,营养中等,神智清楚,检查合作;皮肤黏膜无黄染及出血点,全身浅表淋巴结无肿大;头颅无畸形,巩膜无黄染;颈软,气管居中,颈静脉无怒张,甲状腺无肿大;胸廓无畸形,两肺呼吸音清晰,未闻及干、湿啰音;心界无扩大,心率 80 次/分,律齐,各瓣膜未闻及病理性杂音;腹平软,无腹壁静脉曲张,未触及腹部包块,移动性浊音阴性,肠鸣音正常;四肢活动正常,无畸形,无水肿;神经系统检查无异常。妇科检查:外阴已婚未产式;阴道通畅,穹窿存在;宫颈呈不规则菜花状,直径约 4 cm,触及时出血明显,宫旁无增厚;宫体如正常大小、无压痛、活动好;附件未触及包块。辅助检查:血常规示 RBC 3.3×10⁹/L,Hb 105 g/L,WBC 4.3×10⁹/L。肝、肾功能,胸片,心电图检查结果均正常。B 超示子宫及双附件未见异常,宫颈部不规则强回声光团提示宫颈肿块。CT 示宫颈肿瘤,腹盆腔淋巴结未见肿大。宫颈活检示宫颈鳞状细胞癌Ⅱ级。请问该患者所患疾病的诊断与鉴别诊断、诊断依据、治疗原则分别是什么?

第一节 女性生殖器的结构、功能

一、女性内生殖器结构、功能

女性内生殖器包括卵巢和输卵管道以及附属大腺。卵巢为女性生殖腺,是产生卵子和分泌女性激素的器官。输卵管道包括输卵管、子宫和阴道。卵巢内的卵泡成熟后,卵子排入腹膜腔,进入输卵管,在输卵管壶腹与精子结合形成受精卵,移至子宫内膜内发育成长,胎儿成熟后经阴道娩出(图 18-1)。

（一）卵巢

卵巢是成对的实质性器官,位于小骨盆侧壁的卵巢窝内。卵巢呈扁卵圆形,上端接近输卵管,并借卵巢悬韧带附着于骨盆侧缘髂总动脉分叉处,下端借卵巢固有韧带连于子宫。卵巢的大小和形状随年龄而异,性成熟期卵巢最大。卵巢为女性生殖腺,有外分泌部和内分泌部,是产生卵子和分泌女性激素的器官(图 18-2)。卵巢的形态、大小随年龄变化很大。幼女的卵巢较小,表面光滑。性成熟期体积最大,此后经多次排卵,表面因瘢痕而凹凸不平。35～40 岁时,卵巢开始缩小,50 岁左右则随月经的停止而逐渐萎缩。

卵巢表面有上皮和白膜组成的被膜,其实质由皮质和髓质组成。皮质有不同发育阶段的卵泡、黄体、白体等。髓质有血管、淋巴管、门细胞等,其中门细胞分泌雄激素。

1. 卵泡的发育和成熟(图 18-3) 卵泡由一个卵母细胞和包围在其周围的卵泡细胞组成。卵泡的发育成熟有如下几个阶段。

（1）原始卵泡:位于皮质浅层,小而多;由初级卵母细胞和一层扁平的卵泡细胞构成;初级卵母细胞为圆形,嗜酸性,核染色淡。

（2）初级卵泡:初级卵母细胞增大,细胞器增多,出现皮质颗粒;卵泡细胞增生,由扁平到立方或柱状,由单层到多层,最内侧一层卵泡细胞为柱状,呈放射状排列,称放射冠;可见透明带;卵泡膜分内外两层。

（3）次级卵泡:初级卵母细胞体积继续增大。卵泡腔:卵泡细胞增至 6～12 层,其间出现小腔隙,充满卵泡液,并逐渐融合成一个大腔。卵丘:初级卵母细胞、透明带、放射冠和少量卵泡细胞。颗粒层:卵泡细胞改称颗粒细胞,参与合成雌激素。

（4）成熟卵泡:初级卵母细胞增大,卵泡液急剧增多,卵泡体积显著增大,表面突出,颗粒细胞数目不增加,卵泡壁越来越薄。排卵前 36～48 h,初级卵母细胞变成次级卵母细胞,次级卵母细胞迅速进入第二次减数分裂,停滞在分裂中期。

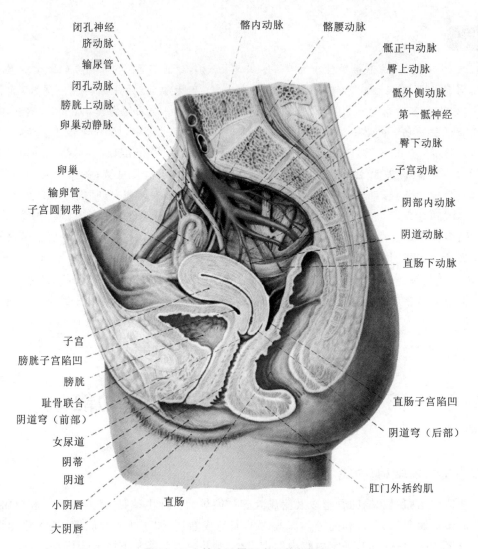

图 18-1　女性生殖器正中矢状断面图

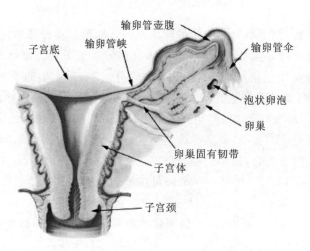

图 18-2　卵巢、输卵管、子宫结构模式图

　　排卵是指月经周期的第 14 天（下次月经来潮前的第 14 天），成熟卵泡破裂，次级卵母细胞、透明带、放射冠和卵泡液一起从卵巢排出的过程。次级卵母细胞在排卵 24 h 内，若不受精则退化消失；若受精，则继续完成第二次减数分裂。

　　2. 黄体　排卵后，残留的颗粒层和卵泡膜向腔内塌陷，卵泡膜的结缔组织和毛细血管也伸入颗粒层，逐渐演化成具有内分泌功能的细胞团，新鲜时呈黄色。卵子受精，在胎盘分泌的 HCG 刺激下黄体进一步发育增大，称为妊娠黄体。妊娠黄体除分泌大量的孕激素和雌激素外还分泌一种肽类松弛素，促使子宫内膜增生，子宫平滑肌松弛，以维持妊娠。妊娠黄体退化后，其内分泌功能被胎盘细胞取代。如果没有受精，黄体

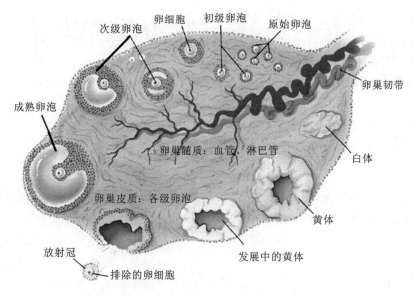

图 18-3　卵巢中卵泡的发育和成熟

仅维持 12～14 天后退化,称月经黄体。黄体退化后被纤维组织取代,残留一瘢痕样组织,称白体。

3. 闭锁卵泡　绝大多数卵泡不能发育成熟,它们在发育的不同阶段停止生长并退化,退化的卵泡称为闭锁卵泡。

4. 卵巢内分泌功能的周期性变化(图 18-4)

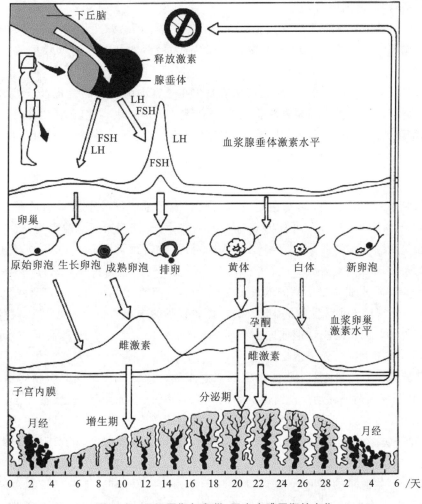

图 18-4　月经周期与卵巢、子宫内膜周期性变化

(1) 雌激素的周期性变化:卵泡开始发育时,雌激素分泌量很少,至月经第 7 日,卵泡分泌雌激素量迅速增加,于排卵前达高峰。排卵后卵泡液中雌激素释放至腹腔,使循环中的雌激素水平出现暂时下降,排卵后

1～2日,黄体开始分泌雌激素,使循环中雌激素水平又逐渐上升,在排卵后7～8日黄体成熟时,循环中的雌激素形成低于第1高峰的第2高峰。此后,黄体萎缩,雌激素水平急剧下降,在月经期达最低水平。

（2）孕激素的周期性变化:卵泡期早期不合成孕酮,当LH排卵峰发生时,排卵前卵泡的颗粒细胞黄素化,开始分泌少量孕酮。排卵后孕酮逐渐增加,排卵后7～8日黄体分泌量达最高峰,以后逐渐下降,至月经来潮时降至卵泡期水平。

（3）雄激素的周期性变化:女性的雄激素主要为睾酮和雄烯二酮,大部分来自肾上腺,小部分来自卵巢。来自卵巢的雄激素由卵泡膜和卵巢间质合成,可促进非优势卵泡闭锁并提高性欲。

（二）输卵管

输卵管是一对输送卵子的弯曲管道,位于子宫阔韧带的上缘,内侧与宫角相连通,外端游离,与卵巢接近,长为8～15 cm。输卵管由内口到外口,依据输卵管形态可将其分为四部分(图18-2)。

1. 间质部 为输卵管位于子宫肌壁内的部分,故间质部又称壁内部,长约1 cm。间质部管腔极细,直径0.5～1 mm。

2. 峡部 由子宫壁向外延伸的部分为峡部。峡部直而短,为输卵管内1/3段,长2～3 cm,从子宫外侧角水平向外延伸,达卵巢下端附近,内接输卵管子宫部,外连输卵管壶腹。此部短而细直,壁厚腔窄。输卵管峡部是最容易堵塞的部位,从而造成不孕或宫外孕。在临床计划生育手术中,输卵管峡部是输卵管结扎术和栓堵术的首选部位。

3. 壶腹部 由峡部向外延伸的膨大部分为输卵管壶腹部。壶腹部管壁薄而弯曲,占输卵管全长1/2以上,长5～8 cm。与峡部连接处管腔直径为1～2 mm,远端则较宽大,可达1 cm以上。壶腹部是卵子受精处,若受精卵植入此部,则形成输卵管妊娠。

4. 漏斗部 输卵管壶腹部向外逐渐膨大呈漏斗状,称为漏斗部。漏斗周缘有多个放射状的不规则凸起,称为输卵管伞。输卵管伞中有一个最长的黏膜纵襞(亦为最深的凸起),与卵巢的输卵管端相接触,有"拾卵"作用。

输卵管的周期性变化:月经周期中,其形态和功能发生与子宫内膜相似的变化,雌激素促进输卵管发育及输卵管肌层的节律性收缩,孕激素抑制输卵管收缩。孕、雌激素间有许多相互制约作用,孕激素可抑制输卵管黏膜上皮纤毛细胞的生长,抑制分泌细胞分泌黏液的功能。雌、孕激素的协同作用,保证受精卵在输卵管内的正常运行。

（三）子宫

子宫为一壁厚、腔小的肌性器官,胎儿在此发育成长。成年未产妇的子宫呈前后稍扁的倒置梨形,长7～8 cm,最宽径约4 cm,厚2～3 cm。可分为底、体、颈三部分:子宫底为两端输卵管子宫口以上的圆凸部分;宫颈为子宫下端呈细圆柱状的部分,其下1/3伸入阴道内,称宫颈阴道部,上2/3位于阴道的上方,称宫颈阴道上部,宫颈为炎症和肿瘤的好发部位;子宫底与宫颈之间的部分为宫体。宫体与宫颈之间较为窄细,称子宫峡,长约1 cm。妊娠时,此部随子宫的增大而逐渐延长,临产前可达7～11 cm,产科常经此做剖宫产术。

1. 子宫的位置 子宫位于小骨盆腔的中央,在膀胱和直肠的中央,呈前倾前屈位。前倾是指子宫与阴道相比向前倾斜,其长轴与阴道的长轴形成向前的钝角;前屈是指宫体相对于宫颈向前弯曲成钝角。子宫两侧的输卵管和卵巢,临床上称之为子宫附件。

2. 子宫的固定装置 子宫阔韧带为子宫两侧的双层腹膜,由子宫前、后面的腹膜向两侧延伸至盆壁而形成。此韧带可限制子宫向两侧移动。子宫阔韧带的上缘游离,内有输卵管;前层覆盖子宫圆韧带,后层包裹卵巢;两层间还夹有子宫动脉、静脉、神经、淋巴管和结缔组织等。子宫圆韧带呈圆柱状,其上端起于输卵管与子宫连接处的稍下方,在子宫阔韧带两层间行向前外侧,穿经腹股沟管,止于阴阜和大阴唇皮下,全长12～14 cm,是维持子宫前倾的主要结构。子宫主韧带位于子宫阔韧带的下方,较为强韧。此韧带将宫颈连于骨盆的侧壁,有防止子宫脱垂的作用;子宫骶韧带起于宫颈的后面,向后绕过直肠的两侧,止于骶骨的前面。子宫骶韧带向后上方牵拉宫颈连于骨盆的侧壁,有防止子宫脱垂的作用。上述韧带以固定为主,辅以尿生殖膈、阴道和盆底肌的承托等,使子宫保持其正常位置。如上述装置薄弱,即可导致子宫脱垂。

3. 子宫内膜周期性变化 子宫是壁厚的肌性器官;子宫壁分为内膜、肌层和外膜。子宫外膜:子宫底、宫体为浆膜,其余为纤维膜。肌层:很厚,主要由平滑肌构成。内膜:有上皮下陷形成的子宫腺。内膜分功能层和基底层。功能层受卵巢激素的调节,周期性变化;基底层增生,修复功能层。自青春期始,在卵巢分泌的雌激素和孕激素的周期性作用下,子宫底部和体部的内膜功能层发生周期性的变化,即每 28 天左右发生一次内膜剥脱、出血、修复和增生,称月经周期。典型的 28 天周期:1~4 天是月经期,5~14 天是增生期,15~28 天是分泌期。增生期又称卵泡期,在卵泡分泌的雌激素作用下,上皮细胞与基质细胞不断分裂增生,使子宫内膜逐渐增厚至 2~4 mm;基质细胞分裂增殖,产生大量的纤维和基质。增生早期,子宫腺少、细而短,间质致密,基质细胞梭形,核大。增生晚期,子宫腺增长,腺腔增大,腺上皮细胞呈柱状,胞质内出现糖原,螺旋动脉增长,弯曲;此时,卵巢内的成熟卵泡排卵,子宫内膜进入分泌期。分泌期在排卵后,卵巢内出现黄体,故分泌期又称黄体期。在黄体分泌的雌激素、孕激素的作用下,子宫内膜继续增厚至 5~7 mm;子宫腺极度弯曲,腺腔扩大呈锯齿状,腔内充满腺细胞的分泌物,内有大量糖原;固有层基质中含有大量组织液而水肿,基质细胞肥大,胞质内充满糖原、脂滴;螺旋动脉增长,更加弯曲。若排卵后受精,内膜继续增厚,发育为蜕膜。若排卵后未受精,卵巢内的月经黄体退化,血中雌激素和孕激素的水平下降,螺旋动脉收缩,内膜缺血致腺细胞坏死,血管内皮被溶酶体水解酶消化而破裂使血液溢入基质。继之,螺旋动脉短暂扩张,使基质中血量增多,冲破内膜表层流入宫腔,阴道出血,即月经开始。血流伴随蜕变及坏死内膜的小片状剥脱逐渐增多,持续 3~5 天,直至功能层全部脱落流出。基底层子宫腺上皮迅速分裂增生,向表面铺展,修复内膜上皮,进入增生期(图 18-4)。

4. 月经周期的调节 月经周期的调节主要涉及下丘脑、垂体和卵巢。下丘脑分泌的促性腺激素释放激素(GnRH),调节垂体促性腺激素释放,调控卵巢功能。卵巢分泌的性激素对下丘脑-垂体又具有反馈调节作用。下丘脑、垂体、卵巢之间相互调节、相互影响,形成完整而又协调的神经-内分泌系统,称为下丘脑-垂体-卵巢轴,属于神经-内分泌调节。

下丘脑分泌的 GnRH 调节垂体促性腺激素的合成和分泌。腺垂体分泌的促性腺激素包括卵泡刺激素(FSH)和黄体生成素(LH)。FSH 是卵泡发育必需的激素,其主要生理作用有:促进卵泡的生长发育;促进雌二醇的合成与分泌;调节优势卵泡的选择和非优势卵泡闭锁;在卵泡晚期与雌激素协同,诱导颗粒细胞生成 LH 受体,为排卵及黄素化进行准备。LH 的主要生理作用有在卵泡期刺激卵泡膜细胞合成雄激素,为雌二醇的合成提供底物;排卵前促使卵母细胞进一步成熟及排卵;在黄体期维持黄体功能,促进孕激素、雌激素合成与分泌。腺垂体还分泌催乳素(PRL),具有促进乳汁合成的功能。

5. 宫颈黏液周期性变化 排卵前,宫颈管分泌的黏液量很少。随着雌激素浓度不断增多,宫颈黏液分泌量不断增加,至排卵期变得稀薄、透明,拉丝度可达 10 cm 以上,宫颈外口呈"瞳孔"样。黏液涂片检查干燥后,镜下可见羊齿植物叶状结晶,排卵期最典型。排卵后受孕激素影响,黏液分泌逐渐减少。月经周期第 22 日左右羊齿植物叶状结晶完全消失,形成椭圆体。临床检查宫颈黏液,可了解卵巢功能状态。

(四)阴道

阴道为前后略扁的肌性管道,连接子宫和外生殖器,是导入精液、排出月经和娩出胎儿的管道。阴道的上端较宽,包绕宫颈阴道部,二者间的环形凹陷,称阴道穹。阴道穹分为前、后部和两侧部,以阴道穹后部最深,并与直肠子宫陷凹紧密相邻,二者间仅隔阴道后壁和腹膜。当直肠子宫陷凹有积液时,可经阴道穹后部进行穿刺或引流。

阴道黏膜的周期性变化:阴道上皮是复层扁平上皮,排卵前,阴道上皮在雌激素作用下,底层细胞增生,逐渐演变为中层与表层细胞,使阴道上皮增厚,表层细胞角化,其程度在排卵期最明显;排卵后,在孕激素作用下,表层细胞脱落。临床检查阴道上 1/3 段阴道侧壁脱落细胞的变化,了解体内雌激素浓度和有无排卵。

(五)下丘脑-垂体-卵巢轴的相互关系

下丘脑-垂体-卵巢轴(图 18-4)是完整而协调的神经-内分泌系统,下丘脑通过分泌 GnRH 调节垂体 FSH 和 LH 释放,控制性腺发育和性激素分泌。卵巢在促性腺激素的作用下发生周期性排卵,并伴有性激素分泌的周期性变化。而卵巢性激素对中枢生殖调节激素的合成和分泌又具有反馈调节,使循环中的 FSH 和 LH 呈现周期性变化。卵巢性激素对下丘脑 GnRH 和 FSH、LH 的合成和分泌具有反馈作用。卵泡期,循环中的雌激素浓度<200 pg/mL 时,雌激素会抑制 GnRH、FSH、LH 分泌(负反馈)。当卵泡发育接近成熟时,卵泡分泌的雌激素达高峰。循环中雌激素浓度≥200 pg/mL 时,刺激下丘脑 GnRH 和垂体 LH、FSH 大量释放(正反馈),形成排卵前 LH、FSH 峰。排卵后黄体形成,分泌雌激素和孕激素,两者联合作用使

FSH、LH 合成和分泌又受到抑制,进而抑制卵泡发育;黄体萎缩时,循环中雌、孕激素下降,两者联合对 LH 和 FSH 的抑制作用解除,LH、FSH 回升,卵泡又开始发育,新的卵巢周期开始。

（六）雌激素的生理作用

1. 子宫肌 促进子宫肌细胞增生、肥大,使肌层增厚,增进血运,促使和维持子宫发育;增加子宫平滑肌对缩宫素的敏感性。

2. 子宫内膜 使子宫内膜腺体、间质增殖、修复。

3. 宫颈 使宫颈口松弛、扩张;宫颈黏液分泌增加,性状变稀薄、富有弹性,易拉成丝状。

4. 输卵管 促进输卵管肌层发育及上皮分泌活动,并能增加输卵管平滑肌节律性收缩振幅。

5. 阴道上皮 使阴道上皮细胞增生、角化,黏膜变厚;增加细胞内糖原含量,使阴道维持酸性环境。

6. 外生殖器 使阴唇发育丰满,色素加深。

7. 卵巢 协同 FSH 促进卵泡发育。

8. 下丘脑、垂体 通过对下丘脑和垂体的正负反馈调节,控制促性腺激素的分泌。

9. 乳房 促使乳腺管增生,乳头、乳晕着色。

10. 代谢作用 促进水钠潴留;促进肝脏高密度脂蛋白合成,抑制低密度脂蛋白合成,降低循环中胆固醇水平;维持和促进骨基质代谢。

（七）孕激素的生理作用

孕激素通常在雌激素作用的基础上发挥作用。

1. 子宫肌 降低子宫平滑肌兴奋性及其对缩宫素的敏感性,抑制子宫收缩,有利于胚胎及胎儿在宫内生长发育。

2. 子宫内膜 使子宫内膜从增殖期转化为分泌期,为受精卵着床做准备。

3. 宫颈 使宫颈口闭合,黏液分泌减少,性状变黏稠。

4. 输卵管 减少输卵管平滑肌节律性收缩频率和振幅。

5. 阴道上皮 加快阴道上皮细胞脱落。

6. 下丘脑、垂体 孕激素在月经中期具有增强雌激素对垂体 LH 排卵峰释放的正反馈作用;在黄体期对下丘脑、垂体有负反馈作用,抑制促性腺激素分泌。

7. 乳房 促进乳腺小叶、腺泡发育。

8. 代谢作用 促进水钠排泄。

9. 体温 对下丘脑体温调节中枢有兴奋作用,可使基础体温(BBT)在排卵后升高 0.3～0.5 ℃。临床上可以此作为判定排卵日期的标志之一。

（八）雌、孕激素的协同、拮抗作用

1. 协同作用 促进女性生殖器和乳房的发育。

2. 拮抗作用 雌激素促进子宫内膜增殖及修复,孕激素则限制子宫内膜增殖,并使增殖期子宫内膜转化为分泌期;对子宫收缩、输卵管蠕动、宫颈黏液变化、阴道上皮细胞角化脱落以及水钠代谢等方面也为拮抗作用。

（九）雄激素的生理作用

1. 对女性生殖系统的影响 促使阴蒂、阴唇和阴阜的发育,促进阴毛、腋毛的生长。

2. 对机体代谢功能的影响 能促进蛋白质合成、肌肉生长、刺激骨髓红细胞增生。在性成熟期前,促长骨骨基质生长和钙保留;性成熟后可致骨骺关闭,使生长停止。

（十）其他内分泌腺对月经周期的影响

1. 甲状腺 甲状腺分泌的 T_4、T_3 不仅参与机体各种物质的新陈代谢,还对性腺的发育成熟、维持正常月经和生殖功能具有重要影响。

（1）甲状腺功能减退:发生在青春期以前,可出现性发育障碍,使青春期延迟;发生在青春期出现月经失调。

（2）甲状腺功能轻度亢进:甲状腺素分泌与释放增多,子宫内膜过度增殖,临床表现为月经过多、频发、不规则子宫出血。当甲状腺功能亢进进一步加重时,甾体激素的分泌、释放及代谢等过程均受到抑制,临床表现为月经稀发、量少,甚至闭经。

2. 肾上腺 肾上腺皮质是女性雄激素的主要来源。

3. 胰腺 胰岛分泌的胰岛素不仅参与糖代谢,而且对维持正常的卵巢功能有重要影响。过多的胰岛素将促进卵巢产生过多雄激素,从而发生高雄激素血症,导致月经失调,甚至闭经。

二、女性外生殖器结构、功能

女性外生殖器包括阴阜、大阴唇、小阴唇、阴道前庭、阴蒂和前庭大腺(图 18-5)。处女的阴道口周围有处女膜附着。处女膜破裂后,阴道口周围留有处女膜痕。大阴唇为两股内侧一对纵行隆起的皮肤皱襞,自阴阜向后延伸至会阴。皮下为疏松结缔组织和脂肪组织,含丰富血管、淋巴管和神经,因富含静脉丛,外伤后容易形成血肿。在阴道口的后外侧,左右各有一个前庭大腺排泄管的开口。如果因炎症等原因引起腺管口闭塞,形成前庭大腺囊肿或脓肿。

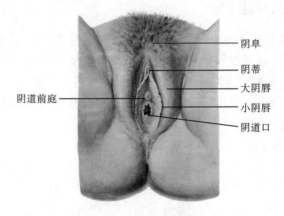

图 18-5 女性外生殖器

附:乳房

乳房位于胸前部、胸大肌和胸肌筋膜的表面。成年女性乳房上自第 2～3 肋,下至第 6～7 肋,内侧至胸骨旁线,外侧可达腋中线,乳头平第 4 肋间隙或第 5 肋(图 18-6)。乳房的中央有乳头,其顶端有数十个小孔为输乳管的开口。乳头周围有一颜色较深的环形皮肤区,称乳晕,表面有许多小粒状的隆起。乳房由皮肤、乳腺和脂肪组织构成。乳腺被脂肪组织隔成 15～20 个乳腺叶,各腺口以乳头为中心呈放射状排列。每叶有一个排泄管即输乳管,在近乳头处扩大成输乳管窦,其末端变细开口于乳头。

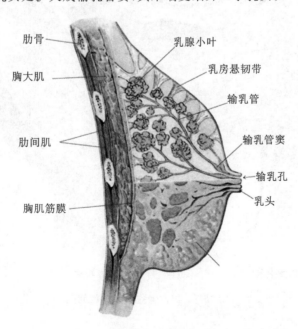

图 18-6 乳房矢状面模式图

知识链接

女性子宫位于骨盆正中,是由骨盆底肌肉和筋膜以及由筋膜形成的一系列韧带维持的,而盆底肌肉则起着承托宫体的主要作用。经常进行仰卧起坐、仰卧举腿、直角悬垂、骑马蹲裆、跳绳等体育锻炼,能直接或间接地锻炼盆底肌和腹肌,使腹肌和盆底肌变得强而有力,对维持子宫等生殖器官的正常位置和经血的排出有重要作用,但在月经期间不易做使腹压过大的运动。

第二节　男性生殖器的结构、功能

一、男性内生殖器结构、功能

男性生殖系统分为内生殖器和外生殖器。内生殖器包括生殖腺(睾丸)、生殖管道(附睾、输精管、射精管和男性尿道)和附属腺(精囊、前列腺和尿道球腺)。睾丸产生精子和分泌雄性激素,精子先储存于附睾,当射精时经输精管、射精管和尿道排出体外。精囊、前列腺和尿道球腺的分泌物参与精液的组成,有供给精子营养、利于精子的活动及润滑尿道等作用。外生殖器包括阴囊和阴茎(图 18-7)。

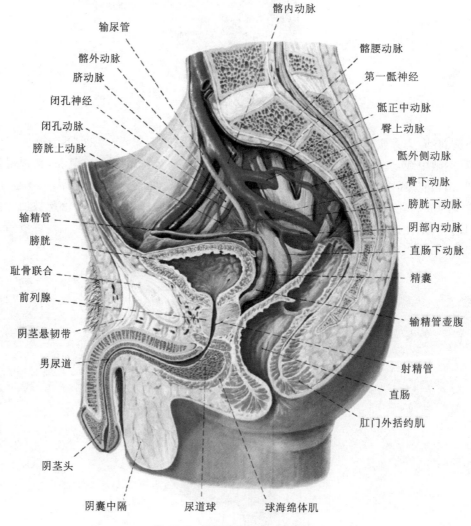

图 18-7　男性骨盆正中矢状面图

(一)睾丸

睾丸位于阴囊内,左、右各一,是稍扁的卵圆形器官。睾丸上端被附睾头遮盖,下端游离;后缘有睾丸的血管、神经和淋巴管出入,并与附睾和输精管睾丸部相接触。睾丸表面由睾丸被膜包裹,睾丸被膜由外向内包括鞘膜脏层、白膜和血管膜三层。睾丸鞘膜为浆膜,覆盖在睾丸表面。浆膜的深面是白膜,厚而坚韧,由富含弹性纤维的致密结缔组织构成。白膜在睾丸后缘增厚形成睾丸纵隔,由睾丸纵隔发出许多放射状的睾丸小隔,伸入睾丸实质并与白膜相连,将睾丸实质分为许多锥体形的睾丸小叶,每个小叶内含有1~4条高度盘曲的精曲小管。精曲小管在近睾丸纵隔处汇合成精直小管,精直小管进入睾丸纵隔内相互吻合形成睾丸网。睾丸网集合成10~15条睾丸输出小管,出睾丸后缘上部进入附睾头。血管膜位于白膜内面,薄而疏松,由睾丸动脉分支及与其伴行的静脉构成,与睾丸实质紧密相连,并深入到精曲小管间,血管膜内的血管是睾丸实质血液供应的主要来源。精曲小管间的结缔组织为睾丸间质(图 18-8)。

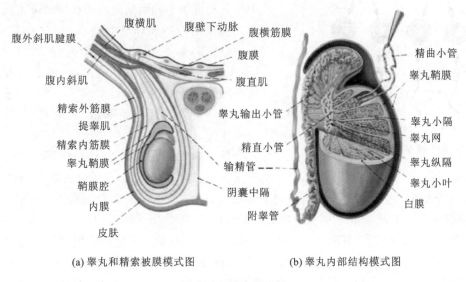

(a) 睾丸和精索被膜模式图   (b) 睾丸内部结构模式图

图 18-8   睾丸结构图

成人的精曲小管管壁由复层生精上皮构成。生精上皮由两类形态结构和功能都不相同的细胞组成,一类是生精细胞,另一类是支持细胞。上皮下方有基膜,基膜的外侧有胶原纤维和一些梭形的肌样细胞,肌样细胞的收缩有利于精子的排出。

1. 生精细胞与精子发生   生精细胞包括精原细胞、初级精母细胞、次级精母细胞、精子细胞和精子。由精原细胞经过一系列连续的增殖分化发育成为精子的过程称为精子发生。精子发生的过程包括精原细胞的增殖分化、精母细胞的减数分裂和精子形成三个阶段(图 18-9)。

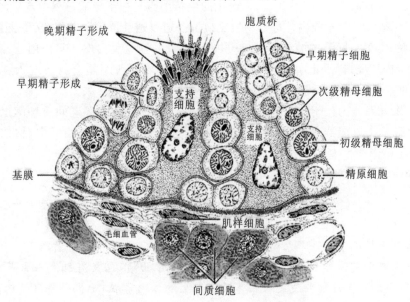

图 18-9   部分生精小管及睾丸间质结构模式图

精原细胞是生精细胞中最幼稚的生精干细胞,位于生精上皮基底层,紧靠基膜;胞体较小,呈圆形,核圆,染色质细密。在青春期前,精曲小管中的生精细胞仅有精原细胞。青春期开始,在脑垂体产生的促性腺激素作用下,精原细胞不断增殖发育。一部分始终保持原始的干细胞状态,称 A 型精原细胞;另一部分则发育分化为 B 型精原细胞,后者经过数次有丝分裂后,分化发育为初级精母细胞。

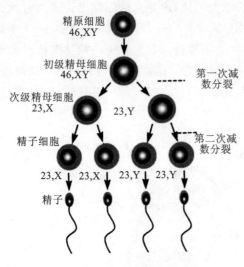

图 18-10　精子发生结构模式图

初级精母细胞位于精原细胞的管腔侧,常为数层,胞体大,直径约 18 μm,呈圆形,核大而圆,染色质粗大。初级精母细胞经过 DNA 复制,经历复杂且历时较长的分裂前期,同源染色体分离,分别进入两个子细胞中。初级精母细胞的核型为(46,XY);完成第一次减数分裂,形成两个次级精母细胞。由于此阶段历时较长,故在生精小管的切面中常见到处于不同增殖阶段的初级精母细胞。

次级精母细胞位于近管腔处,体积较初级精母细胞小,核圆形,染色质呈网状,染色较深。次级精母细胞无 DNA 复制,姐妹染色单体分离,分别进入两个子细胞。次级精母细胞的核型为(23,X)或(23,Y);迅速完成第二次减数分裂,形成两个精子细胞;睾丸切片上不易见到(图18-10)。

精子细胞更近管腔面,体积小,直径约 8 μm,呈圆形,核圆形,着色深。其核型为(23,X)和(23,Y)。精子细胞不再分裂,经形态改变形成精子,此过程称为精子形成。精子形成过程复杂,包括:①精子细胞染色质高度螺旋化,核浓缩并移向细胞的一侧,成为精子头的主要结构;②由高尔基复合体形成囊泡覆盖于精子头形成顶体;③位于顶体对侧的中心粒发出轴丝,形成精子尾部的主要结构;④线粒体聚集、缠绕在尾部中段形成线粒体鞘;⑤多余胞质汇向尾侧最后脱落。精子形似蝌蚪,长约 60 μm,分头、尾两部分。头部嵌入支持细胞顶部胞质中,尾部游离于精曲小管内。精子形成后,脱离管壁进入管腔。精子头部呈扁梨形,由高度浓缩的核和覆盖于头部前 2/3 的顶体组成。顶体为特殊的溶酶体,内含顶体素、透明质酸酶等多种水解酶。精子尾部,又称鞭毛,是精子的运动器官,可分为颈段、中段、主段及末段四部分。在人类,从精原细胞发育成精子,需要 64±4.5 天。

2. 支持细胞　外形极度不规则,呈长锥体形,基底部位于基膜上,顶部达管腔。支持细胞的侧面和管腔面镶嵌着各级生精细胞,致使光镜下细胞轮廓不清,靠大而浅染的细胞核和清晰的核仁辨认。成人的支持细胞不再分裂,数量恒定。相邻支持细胞在侧面近基底部处细胞膜形成紧密连接。支持细胞具有多种功能:①支持、营养和保护生精细胞;②运输生精细胞和释放精子;③参与构成血睾屏障;④分泌雄激素结合蛋白、精曲小管管腔液及少量雌激素;⑤吞噬、消化退化的生精细胞和精子形成过程中产生的残余胞质。

3. 血睾屏障　为精曲小管管腔内外进行物质交换的一道可透性屏障。其组成:①支持细胞间的紧密连接和精曲小管的基膜;②睾丸间质中的结缔组织;③毛细血管的基膜及内皮。其作用:①形成和维持生精上皮分裂和分化的特定内环境;②阻止血浆中的药物、毒素、免疫因子等不适合物质进入精曲小管;③阻止精子相关抗原逸出精曲小管而引发自身免疫反应。

4. 睾丸间质　睾丸间质为位于精曲小管之间的疏松结缔组织,内含睾丸间质细胞以及丰富的血管、淋巴管。睾丸间质细胞单个或成群分布,细胞体积较大,呈圆形或多边形,核圆居中,核仁清楚,胞质呈嗜酸性。间质细胞可分泌雄激素。

5. 精直小管和睾丸网　精直小管和睾丸网起运输精子的作用。

┃知识链接┃

　　环境雌激素可干扰成年男性睾丸精曲小管中的精子发生,导致精子数量减少。环境雌激素是指进入机体后能与雌激素受体作用而产生雌激素效应的化学物质,包括有机氯杀虫药、某些合成洗涤剂、消毒剂和食品添加剂。这些物质进入人体后可在生物体内蓄积,干扰成年男性精子发生过程,影响男性胎儿生殖系统的发育甚至导致畸形。正常情况下,支持细胞对热、电离辐射和各种毒素等的刺激有一定的耐受性,因此血睾屏障相对稳定。但是高温、腮腺炎病毒、输精管结扎及雌激素升高等皆可增加血睾屏障的通透性或破坏其屏障结构,从而削弱男性生育力。

（二）附睾

附睾为一对细长的扁平器官，紧贴睾丸的后上部。上端膨大为附睾头，中部为附睾体，下端变细为附睾尾。附睾尾急转向后内上方移行为输精管。附睾头由睾丸输出小管盘曲而成，输出小管末端汇成一条附睾管，迂回盘曲构成附睾体和尾。人类精子在附睾中运行时间约2周。附睾的功能异常可影响到精子的成熟，导致不育。附睾由输出小管和附睾管组成。

1. 输出小管 输出小管起始端与睾丸网相连，远端汇入附睾管；位于睾丸后上方，共10～15条，构成附睾头的大部分。高柱状细胞游离面有大量纤毛，纤毛的摆动及平滑肌的节律性收缩，使精子向附睾管方向移动。

2. 附睾管 附睾管长达5米左右，极度盘曲，其近端与输出小管相连，远端与输精管相续，构成附睾的体部和尾部。上皮基膜外有薄层平滑肌，其节律性收缩产生附睾管的慢蠕动，推动精子缓慢移向附睾尾并储存于此。

（三）输精管和射精管

输精管为附睾管的直接延续，全长40～50 cm，直径约3 mm。管壁厚，肌层较发达而管腔细小，质韧而硬，活体触摸时呈坚实的圆索状。输精管较长，根据行程可分为4部。

1. 睾丸部 最短，起自附睾尾部，沿睾丸后缘及附睾内侧上行到睾丸上端，移行于精索部。

2. 精索部 介于睾丸上端和腹股沟管皮下环（浅环）之间。输精管位于精索内各结构的后内侧，此段位置表浅，直接位于皮下，在活体易于触摸，故输精管结扎术常在此部进行。

3. 腹股沟部 位于腹股沟管内，经腹环（深环）进入腹腔，移行为盆部。在腹股沟疝修补术时，应注意勿伤及此处。

4. 盆部 为输精管最长一段，自腹股沟管腹环起始，沿骨盆侧壁行向后下，经输尿管末端前方达膀胱底后面，两侧输精管逐渐靠近。输精管末段呈梭形膨大，形成输精管壶腹。

输精管壶腹的下端逐渐变细，在前列腺底的后上方，与精囊的排泄管汇合成射精管。射精管为输精管道最短的一段，长约2 cm，斜穿前列腺实质，开口于尿道的前列腺部。

（四）精索

精索为一对柔软的圆索状结构，自腹股沟管腹环穿经腹股沟管，出皮下环后延至睾丸上端。精索的主要组成有：①输精管：位于精索各结构的后内侧。②睾丸动脉：位于精索中央。③蔓状静脉丛：由睾丸和附睾的静脉丛汇合而成，位于精索最前部，向上合成睾丸静脉（精索内静脉）。④输精管动、静脉。⑤神经。⑥淋巴管。⑦鞘韧带。精索表面包有3层被膜，由内向外依次为精索内筋膜、提睾肌和精索外筋膜。精索提供了睾丸、附睾的血液供应、神经支配和淋巴回流。通过睾丸静脉的散热作用以及提睾肌的舒缩功能，调节睾丸温度，有利于精子的发生。在输精管结扎时，如过多损伤精索引起血肿，或因感染引起精索炎，则睾丸、附睾的血液供应和静脉回流将受到影响，从而影响睾丸、附睾的功能，易发生术后附睾郁积症。

（五）男性生殖腺

1. 精囊腺 精囊腺为一对长椭圆形前后略扁的囊状器官，主要由迂曲的小管构成，因而表面凸凹不平，呈结节状。精囊上端游离，较膨大；下端细直，为排泄管，与输精管末端合成射精管。精囊位于膀胱底后方、输精管壶腹的外下侧。射精时，平滑肌收缩，将精囊腺分泌物排入射精管内。精囊腺分泌白色或淡黄色液体，含果糖、前列腺素等成分。果糖能被精子利用，为精子运动提供能量。精囊液是精液的主要组成部分。

2. 前列腺 前列腺位于盆腔内、膀胱与尿生殖膈之间。前列腺底与膀胱颈、精囊和输精管壶腹相邻，前面为耻骨联合，后面借疏松结缔组织与直肠相邻，活体直肠指诊可触及前列腺的后面（图18-11），向上可触及输精管壶腹和精囊。前列腺是不成对的实质性器官，呈前后略扁的栗子形，质硬，色稍灰红。上端宽大称前列腺底，与膀胱颈相邻接，并有尿道穿入，近底的后缘处有一对射精管穿入。下端尖细，称前列腺尖，向前下方与尿生殖膈相接。底与尖之间为前列腺体，体的后面平坦，在正中线上有一纵行浅沟称前列腺沟，前列腺肥大时，此沟消失。前列腺的排泄管开口于尿道前列腺部，其分泌物是精液的主要成分。前列腺一般分为5叶，即前叶（位于尿道前方）、中叶（位于尿道和射精管之间）、后叶（位于射精管后下方）及两侧叶（紧贴尿道两侧）。老年人因激素平衡失调，导致前列腺结缔组织增生而引起的前列腺肥大，常发生在中叶和侧叶，压迫尿道引起排尿困难。

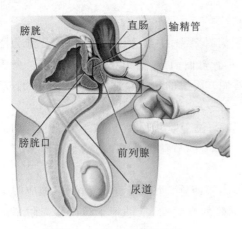

图 18-11　前列腺指诊图

前列腺的表面有结缔组织和平滑肌形成的前列腺囊包被，囊外面还有盆内筋膜形成的前列腺鞘包围，两者之间有前列腺静脉丛。在进行前列腺摘除术时，应避免损伤其被膜及静脉丛。前列腺的实质由 30～50 个复管泡状腺构成，汇成的 15～30 条腺管开口于尿道前列腺部的精阜两侧。腺泡腔不规则，腔内可见嗜酸性的前列腺凝固体，其钙化则成为前列腺结石。

成年人的前列腺分泌稀薄的乳白色液体，其中含有锌、钙、柠檬酸、酸性磷酸酶等成分。这些成分与精子的运动、顶体反应等功能活动有关。前列腺液呈弱酸性（pH6.5）。在射出的精液中，前列腺液约占 30%。

前列腺的结构与年龄密切相关，儿童时期，前列腺很小，无真正的腺管；10 岁后开始形成腺泡；青春期迅速发育成腺泡，同时支架组织增多；30 岁时，腺泡内上皮向内折叠；45～50 岁，前列腺开始退化，但尿道周围的腺体开始增生。老年时，常因黏膜腺和黏膜下腺的增生而压迫尿道，引起排尿困难。

3. 尿道球腺　尿道球腺是埋于尿生殖膈肌肉（会阴深横肌）内的一对豌豆样的球形小腺体。尿道球腺的排泄管细长，开口于尿道球部。尿道球腺为复管泡状腺，腺体被结缔组织分隔成多个小叶。小叶间结缔组织含横纹肌和平滑肌。腺泡上皮为单层立方或柱状上皮，分泌清亮而黏稠的液体，内含半乳糖、唾液酸等。其分泌液参与构成精液。

二、男性外生殖器结构、功能

（一）阴囊

阴囊为一皮肤囊袋，位于阴茎根与会阴之间。在阴囊正中线上，有一条纵行缝线，称阴囊缝。阴囊壁由皮肤和肉膜组成。阴囊皮肤薄而柔软，富含毛囊和皮脂腺，色素沉着明显，呈深褐色。阴囊的浅筋膜缺乏脂肪组织而较致密，含有弹性纤维和平滑肌纤维，称肉膜。肉膜的舒缩可使阴囊松弛或收缩，以调节阴囊内的温度，有利于精子的发生。肉膜在阴囊缝处向深部发出阴囊中隔，将阴囊分为左、右两部，分别容纳各侧的睾丸、附睾及输精管睾丸部。

阴囊的层次由外向内为皮肤、肉膜、精索外筋膜、提睾肌、精索内筋膜和睾丸鞘膜。睾丸鞘膜为腹膜的延续，分为壁层和脏层。壁层贴于精索内筋膜内面，脏层贴于睾丸和附睾的表面。脏、壁两层于睾丸后缘相互返折移行，两层之间形成鞘膜腔，内含少量浆液，有利于睾丸在阴囊内活动。炎症时液体增多，形成鞘膜积液。

（二）睾丸

胚胎初期，睾丸位于腹后壁肾的下方，随着胚胎的发育逐渐下降，到出生前不久才经腹股沟管降入阴囊。睾丸下降时，腹膜向阴囊方向凸出形成一个囊袋，称腹膜鞘突。随着睾丸下降，鞘突顶着腹前外侧壁各层下降至阴囊，逐渐形成睾丸和精索的被膜及腹股沟管。同时，在睾丸下端和阴囊之间连有一条结缔组织形成的睾丸引带。随着胚胎发育，引带相对缩短，睾丸逐渐下降。至胚胎第三个月末，睾丸降至髂窝，第七个月达腹股沟管腹环，第七个月至第九个月降至皮下环，出生前后降至阴囊。此后，腹膜鞘突上部闭锁，形成鞘韧带，下部不闭锁，围绕睾丸和附睾形成睾丸鞘膜。若腹膜鞘突上部不闭锁，可形成先天性腹股沟斜疝和交通性鞘膜积液。睾丸在出生后未降入阴囊而停滞于下降途径的中途，称为隐睾，因腹腔等处温度较高，不适合精子的发生而影响生殖能力，并可发生恶变。随睾丸下降的输精管、血管和神经，被精索被膜包裹，形成精索。

（三）阴茎

阴茎可分为头、体、根 3 部分。前端膨大部为阴茎头，头的尖端有呈矢状位的尿道外口。头与体的交界处有一环状沟称阴茎颈。阴茎由两条阴茎海绵体和一条尿道海绵体构成，外面包以筋膜和皮肤。尿道海绵体前端膨大为阴茎头，后端膨大称尿道球，固定于尿生殖膈的下面，表面由球海绵体肌包被，肌肉收缩压迫尿道球部，参与排尿和射精。海绵体为勃起组织，由许多海绵体小梁和腔隙组成，腔隙与血管相通。当海绵体腔隙充血时,阴茎变粗、变硬而勃起(图 18-12)。

阴茎的皮肤薄而柔软,富有伸展性。皮肤至阴茎颈游离向前延伸,形成包绕阴茎头的双层环形皮肤皱襞,称阴茎包皮。包皮的前端围成环形的小口称包皮口。包皮与阴茎头之间的狭窄腔隙称包皮腔。在阴茎头腹侧中线上,尿道外口与包皮相连的一条矢状位的皮肤皱襞称包皮系带,做包皮环切手术时,应注意勿伤及此系带,以免影响阴茎的正常勃起。

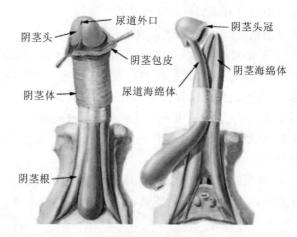

图 18-12 阴茎

(四)男性尿道

男性尿道除排尿外还兼有排精功能。起自膀胱的尿道内口,终于阴茎头的尿道外口,成年男性尿道全长 16~22 cm,管径平均为 5~7 mm。尿道全长分为 3 部,即前列腺部、膜部和海绵体部。临床上将前列腺部和膜部称为后尿道,海绵体部称前尿道。

1. 前列腺部 为尿道穿经前列腺的部分,管腔最宽,长约 3 cm。在尿道后壁中线上,有一纵行隆起称尿道嵴,尿道嵴中部有一纺锤状隆起称精阜。精阜中央有一凹陷称前列腺小囊。前列腺小囊的两侧为射精管的开口。在精阜及其附近的黏膜上,有许多前列腺排泄管的开口。

2. 膜部 为尿道穿经尿生殖膈的部分,是 3 部中最短的一段,长约 1.5 cm,在穿过尿生殖膈时,被尿道括约肌(骨骼肌)环绕。膜部管腔狭窄,位置较固定,外伤性尿道断裂易在此部发生。

3. 海绵体部 为尿道最长的部分,长约 15 cm,纵贯尿道海绵体。此段的起始部位于尿道球内,略膨大,称尿道球部,有尿道球腺排泄管的开口。在阴茎头处尿道管腔扩大称尿道舟状窝。

(五)男性尿道的狭窄、扩大和弯曲

3 个狭窄分别位于尿道内口、膜部和尿道外口,以尿道外口最狭窄,尿道结石易嵌顿在这些狭窄部位。3 个扩大分别在前列腺部、尿道球部和尿道舟状窝。2 个弯曲:一个是耻骨下弯,位于耻骨联合下方,凹向前上方,此弯曲固定;另一个是耻骨前弯,位于耻骨联合的前下方,凹向后下方,若将阴茎上提时,可使此弯曲变直而消失。临床行膀胱镜检查或导尿时,应注意这些解剖特点。

知识链接

有些青年阴茎头被包皮包覆,或包皮口过小,包皮不能退缩暴露阴茎头时,则分别称为包皮过长或包茎。在这两种情况下,包皮内易残留污物而导致炎症,长此以往易诱发阴茎癌。因此,应行包皮环切术。手术时需注意勿伤及包皮系带,以免术后影响阴茎正常的勃起。阴茎受躯体神经和植物性神经共同支配。阴茎背神经是阴茎的感觉神经,来自阴部神经,走行于阴茎背动脉两侧,分布于阴茎头和阴茎皮肤。作包皮环切术时,多在阴茎根进行阻滞麻醉。植物性神经分布于勃起组织,来自盆丛,与动脉伴行到达阴茎海绵体和尿道海绵体。副交感神经兴奋引起血管扩张使阴茎勃起,是勃起的主要神经,故又称勃起神经;交感神经是使血管收缩的神经。

第三节 生殖系统疾病

一、宫颈疾病

(一)慢性宫颈炎

慢性宫颈炎是生育期妇女最常见的疾病,多数发生在分娩、流产或手术等因素损伤宫颈后,由病原微生物如葡萄球菌和链球菌等细菌感染,或疱疹病毒和人乳头状瘤病毒(HPV)等病毒感染,引起的宫颈慢性非

特异性炎症。基本病变为宫颈黏膜上皮、腺体增生和鳞状上皮化生,黏膜和黏膜下组织的单核细胞、淋巴细胞及浆细胞浸润,常有以下几种表现形式。

1. 宫颈糜烂 由于慢性炎症等因素的影响,宫颈阴道部鳞状上皮部分坏死脱落,形成一个浅表的缺损,称为真性糜烂。当宫颈损伤的鳞状上皮被增生的宫颈管黏膜柱状上皮下移取代时,由于柱状上皮较鳞状上皮薄,上皮下的间质血管扩张充血透到黏膜表面,肉眼观呈鲜红色糜烂样,称为假性糜烂。常见的宫颈糜烂多为假性糜烂。此外,当成人雌激素水平过高或新生儿受母体雌激素的影响时也可发生假性糜烂。

2. 宫颈息肉 由于慢性炎症的长期刺激,宫颈的局部黏膜上皮、腺体和间质结缔组织过度增生,形成息肉状物,突出于宫颈外口。

3. 宫颈腺体囊肿 又称纳博特囊肿,由于炎性渗出物与黏液淤积、鳞化上皮过度增生覆盖腺管开口或由于腺管周围增生组织的压迫,阻塞宫颈腺体开口处,使腺体因黏液分泌物潴留而扩张成囊状。

（二）宫颈癌

宫颈癌(图 18-13)是女性生殖系统常见的恶性肿瘤之一,以 40～60 岁多见。近半个多世纪以来,由于宫颈脱落细胞学检查的推广和普及,使许多癌前病变和早期癌得到早期防治,尤其是宫颈上皮内瘤变(CIN)的早期诊断和治疗,晚期宫颈癌明显减少,因此,目前宫颈癌死亡率已经有所下降。

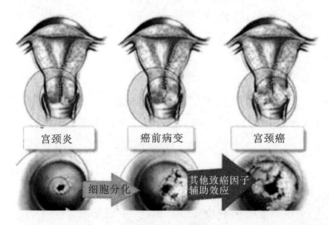

图 18-13 宫颈癌

宫颈癌的病因及发病机制尚未完全明了,一般认为与早婚、多产、宫颈撕裂损伤、宫颈糜烂、包皮垢和感染等多种因素有关,尤其与 HPV 16 和 18 型的感染密切相关。此外,某些宫颈癌的发生与 P53 基因突变有关,提示宿主基因突变也是其可能的病因。

宫颈癌的组织发生可有三个来源,即宫颈阴道部或移行带的鳞状上皮、宫颈管柱状上皮或其下方的储备细胞,好发部位是宫颈外口,即鳞状上皮和柱状上皮交界处,也可发生于宫颈阴道部或宫颈管。

宫颈癌肉眼可分为四型:①糜烂型;②外生菜花型;③内生浸润型;④溃疡型。在组织学分类中宫颈癌80%～90%为鳞状细胞癌,其余为腺癌,其他类型的宫颈癌很少见。

宫颈癌最常见和重要的扩散途径是直接蔓延和淋巴转移,血行转移少见。癌组织向下侵犯阴道;向上蔓延至宫体;向两侧破坏输尿管等子宫旁组织,导致肾盂积水,甚至尿毒症;向前或后侵及膀胱和直肠。癌组织侵入淋巴管可相应引起闭孔、髂外、髂总、腹股沟深部等淋巴结的转移,晚期可发生锁骨上淋巴结的转移。

二、宫体疾病

（一）子宫内膜增生症

子宫内膜增生症多见于更年期或青春期妇女,与雌激素分泌过多、孕酮缺乏有关。其主要表现为子宫内膜呈弥漫性或灶性增厚,厚度常超过 0.5 cm。病理组织学上根据增生腺体与间质的比例、腺体结构的不规则程度和腺上皮的不典型性分为三种类型:①单纯性增生;②复杂性增生;③非典型增生。不同类型的增生发展成子宫内膜腺癌的危险性不同,前两型只有 1%～3% 可能发展为子宫内膜腺癌,非典型增生型则约有 1/3 可发展为子宫内膜腺癌。临床上区分不同类型的子宫内膜增生症十分重要。子宫内膜活检是最有效的方法之一,但由于月经周期不同阶段子宫内膜的变化是不同的,子宫内膜病理学活检时一定要注明患者的月经周期情况。临床护理上也要注意这些特点,并加强对患者的指导。

(二)子宫内膜异位症

子宫内膜异位症是指子宫内膜腺体和间质出现于子宫内膜以外的部位。临床症状和体征以子宫内膜异位的位置不同而表现不一,患者常表现为痛经或月经不调。

子宫内膜异位最常见于卵巢,还可见于子宫、直肠子宫陷凹、输卵管、子宫韧带、直肠壁、膀胱、宫颈、阴道、外阴、腹股沟、腹部手术瘢痕组织、盆腔淋巴结等,分别称为这些部位的子宫内膜异位症。子宫肌壁内出现子宫内膜腺体及间质,常伴有异位腺体及间质周围平滑肌纤维的增生肥大,称为子宫腺肌病。局灶性的子宫腺肌病临床或肉眼形态上与平滑肌瘤相似,称为腺肌瘤。

子宫内膜异位症发生的来源主要是经期脱落的子宫内膜组织随月经血倒流而种植所致,或者子宫手术时人为地将子宫内膜种植到腹壁手术切口。

(三)子宫平滑肌瘤

子宫平滑肌瘤(图 18-14)是女性生殖系统最常见的良性肿瘤,来源于子宫肌层的平滑肌细胞。其发生可能与雌激素水平过高有关,多数肿瘤在绝经期以后可逐渐萎缩甚至消失。约有 40% 平滑肌瘤为明显的单克隆性增生和染色体异常。肿瘤呈圆形,边界较清但无明显包膜,灰白色,质硬,切面为漩涡状或编织状。肿瘤可单个或多个,可位于子宫肌层(壁内型)、子宫内膜下(黏膜下型)或浆膜下(浆膜下型)。较大肿瘤可继发出血、坏死和囊性变。

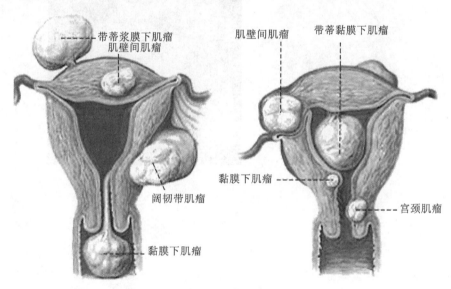

图 18-14 子宫平滑肌瘤

临床上子宫平滑肌瘤常表现为痛经或阴道流血,也可以无临床症状,仅在常规的盆腔检查或尸检时才发现。

(四)子宫内膜癌

子宫内膜癌(图 18-15)是女性生殖系统常见的恶性肿瘤之一,好发于 55~65 岁女性。子宫内膜癌的发生与雌激素的长期作用有关。其组织起源于子宫内膜腺上皮,常伴有子宫内膜增生症或乳腺癌。肿瘤可局限性向宫腔内生长,呈乳头或息肉状,或弥漫浸润子宫内膜,引起子宫内膜弥漫性增厚。肿瘤组织甚至浸透浆膜,直接蔓延到子宫周围组织。组织学类型大多数为腺癌。临床上常表现为白带明显增多,当子宫内膜表面坏死和溃疡形成时,可出现不规则的阴道出血。子宫内膜癌癌组织生长缓慢,所以一般较晚扩散,可直接蔓延到宫颈部或子宫肌层,再进一步蔓延到宫旁组织。转移途径主要是淋巴转移,血行转移少见。

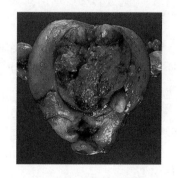

图 18-15 子宫内膜癌

三、妊娠滋养层细胞疾病

(一)葡萄胎

葡萄胎又称水泡状胎块,是胎盘绒毛的一种良性病变,可发生于育龄期的任何年龄,以 20 岁以下和 40

岁以上女性多见,可能与卵巢功能不全或衰退有关。该病在我国比较常见。

葡萄胎可分为完全性和部分性葡萄胎。目前研究发现,染色体的异常在葡萄胎的发生机制中起着主要作用。完全性葡萄胎的发生是由于胚胎发生障碍,所以不含胎儿成分,所有绒毛均有异常,绒毛膜上皮细胞是二倍体核型(46,XX),两条 X 染色体均来自父方,无母方功能性 DNA。部分性葡萄胎则往往伴早期胚胎形成,所以含有胎儿成分,而且部分绒毛正常,绒毛膜上皮细胞多是三倍体核型(69,XXX)。总之,完全性和部分性葡萄胎的发生与异常受精有关。葡萄胎时绒毛异常肿大,呈半透明水泡状,相连成串,状似葡萄。组织学上具有三个特点:绒毛因间质高度水肿而肿大;绒毛间质内血管减少或消失;绒毛膜滋养层上皮细胞(包括细胞滋养层细胞和合体滋养层细胞)不同程度增生。

临床上由于绒毛水肿,引起子宫明显增大,与妊娠月份不符;因胎儿早期死亡,而听不到胎心;母体血液和尿液中绒毛膜促性腺激素(HCG)明显增高;超声波检查可进一步明确诊断。80%~90%葡萄胎经过彻底刮宫后可治愈,10%完全性葡萄胎可发展为侵蚀性葡萄胎,2%~3%则发展为绒毛膜癌,而部分性葡萄胎很少引起绒毛膜癌。在临床护理中应注意葡萄胎患者刮宫后出血情况,并做好 B 超和尿液检查的复查工作,必须连续复查尿液中 HCG 水平。若尿中 HCG 水平持续升高,表示有胎块残留或可能有恶变倾向,应进一步检查并确定治疗和护理方案(图 18-16)。

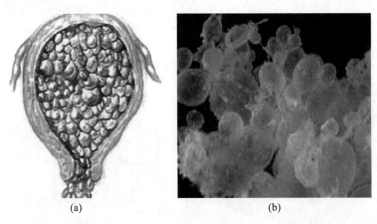

(a) (b)

图 18-16 葡萄胎

(二)侵蚀性葡萄胎

侵蚀性葡萄胎的生物学行为介于良性葡萄胎和绒毛膜癌之间,转移潜能不如绒毛膜癌,但局部侵袭性很强。侵蚀性葡萄胎除了一般葡萄胎所具有的形态表现外,还有一个重要特征即肿大的绒毛侵入到子宫肌层。在子宫肌层见到完整的绒毛结构可作为本病的诊断依据。

侵蚀性葡萄胎发生时由于水泡状绒毛穿入子宫壁深层,形成紫蓝色出血坏死结节,可引起子宫破裂甚至大出血,水肿的绒毛侵入血管引起远处器官的栓塞。侵蚀性葡萄胎也可局部播散到阴道,形成阴道的转移结节,但远处转移少见。刮宫治疗不能清除侵蚀性葡萄胎,多数患者经化疗预后良好。

(三)绒毛膜癌

绒毛膜癌简称绒癌,主要来源于胎盘的绒毛膜上皮,是一种侵袭性很强的高度恶性肿瘤,30 岁左右青年女性多见,其发生常与异常受精有关。约 50%病例由完全性葡萄胎发展而来,25%在流产后发生,也可发生于正常分娩后。肿块呈结节状,暗红色,形似血肿,常凸入宫腔或向肌层浸润;由异常增生的细胞滋养层细胞和合体滋养层细胞组成,癌细胞呈团块状或条索状排列,不形成绒毛结构;癌组织中无间质和血管,癌组织旁出血坏死明显。

绒癌具有很强的侵袭血管的能力,常通过血行转移到肺(50%)、阴道(30%~40%)、脑、肝和肾。淋巴转移少见。

临床上患者表现为阴道有不规则流血,伴 HCG 水平增高,有时出现转移癌的症状,如咯血、头痛和嗜睡等。绒癌是恶性度很高的肿瘤,近年来通过化疗治愈率明显提高,少数病例在原发灶切除后,转移灶可自行消退。

四、卵巢肿瘤

卵巢上皮性肿瘤是卵巢最常见的肿瘤,包括以生发上皮(体腔上皮)为主要成分的肿瘤(如浆液性囊腺瘤和黏液性囊腺瘤),以及除了生发上皮的成分外,另伴有明显的间质成分的肿瘤如囊性腺纤维瘤等。若卵巢黏液性肿瘤的囊壁破裂,上皮和黏液种植在腹膜上,在腹腔内形成胶冻样肿块,称为腹膜假黏液瘤。上皮性肿瘤分为良性、交界性和恶性肿瘤,交界性生发上皮肿瘤具有低度恶性、局限浸润的潜能,预后较恶性肿瘤相对良好。

五、女性生殖系统疾病与临床护理的联系

宫颈炎症为明确诊断应先做宫颈刮片细胞学检查,以排除宫颈癌。宫颈息肉手术摘除后应做病理检查。对于已婚妇女,定期做宫颈细胞学检查,是发现早期宫颈癌的有效措施。宫颈和宫颈活组织检查是确定宫颈癌前病变和宫颈癌的最可靠方法。分段诊断性刮宫常作为诊断子宫内膜癌的辅助检查方法。葡萄胎一经诊断应立即行清宫术,术后将刮出物送病理检查。

六、乳腺癌

乳腺癌是来自乳腺终末导管小叶单元上皮的恶性肿瘤。其发病率在过去50年中呈缓慢上升趋势,已跃居女性恶性肿瘤第一位。乳腺癌常发于40～60岁的妇女,小于35岁的女性较少发病。男性乳腺癌罕见,约占全部乳腺癌的1%左右。癌肿半数以上发生于乳腺外上象限,其次为乳腺中央区和其他象限。

（一）病因

乳腺癌的发病机制尚未完全阐明,经研究,雌激素长期作用、家族遗传倾向、环境因素和长时间大剂量接触放射线与乳腺癌发病有关。5%～10%的乳腺癌患者有家族遗传倾向,研究发现抑癌基因BRCA1点突变或缺失与具有遗传倾向的乳腺癌发病相关。约20%的遗传性乳腺癌患者中可查见突变的BRCA1基因（约占所有乳腺癌的3%）。

（二）形态结构变化

乳腺癌组织形态十分复杂,类型较多,大致可分为非浸润性癌和浸润性癌两大类（图18-17）。

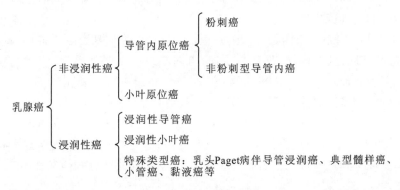

图18-17 乳腺癌分类

1. 非浸润性癌 分为导管内原位癌和小叶原位癌,两者均来自终末导管小叶单元上皮细胞。前者癌细胞位于和导管相似的扩张的小叶,不见小叶结构;后者癌细胞充满轻度扩张的小叶腺泡,小叶结构尚存。两者均局限于基底膜以内,未向间质或淋巴管、血管浸润。非浸润性癌具有发展为浸润癌的趋势,但并非必然如此,WHO的乳腺肿瘤组织学新分类标准将其划入癌前病变范畴。

（1）导管内原位癌:导管明显扩张,癌细胞局限于扩张的导管内,导管基膜完整。由于乳腺放射影像学检查和普查的广泛应用,检出率明显提高,已由过去占所有乳腺癌的5%升至30%。根据组织学改变分为粉刺癌和非粉刺型导管内原位癌。

① 粉刺癌:一半以上位于乳腺中央部位,切面可见扩张的导管内含灰黄色软膏样坏死物质,挤压时可由导管内溢出,状如皮肤粉刺,故称为粉刺癌。由于粉刺癌间质纤维化和坏死区钙化,质地较硬,肿块明显,容易被临床和乳腺摄片查见。

镜下观,癌细胞体积较大,胞质嗜酸性,分化不等,大小不一,核仁明显,伴丰富的核分裂象。癌细胞呈实性排列,中央可查见坏死组织,是其特征性的改变,坏死区常可查见钙化。导管周围见间质纤维组织增生和慢性炎细胞浸润。

② 非粉刺型导管内癌:细胞呈不同程度异型,但不如粉刺癌明显,细胞体积较小,形态比较规则,一般无坏死或仅有轻微坏死。癌细胞在导管内排列成实性、乳头状或筛状等多种形式。导管周围间质纤维组织增

生亦不如粉刺癌明显。

经活检证实的导管内原位癌若不经任何治疗,20年后,其中30%可发展为浸润癌,这说明并不是所有的导管内原位癌都能转变为浸润癌,若转变为浸润癌,通常需历经几年或十余年。转变为浸润癌的概率与组织类型有关,粉刺癌远高于非粉刺型导管内癌。

(2)小叶原位癌:扩张的乳腺小叶末梢导管和腺泡内充满呈实体排列的癌细胞,癌细胞体积较导管内癌的癌细胞小,大小、形状较为一致,核圆形或卵圆形,核分裂象罕见;增生的癌细胞未突破基膜。一般无癌细胞坏死,亦无间质的炎症反应和纤维组织增生。

约30%的小叶原位癌累及双侧乳腺,常为多中心性,因肿块小,临床上一般触不到明显肿块,不易和乳腺小叶增生区别。发展为浸润性癌的概率和导管内原位癌相似。

2. 浸润性癌

(1)浸润性导管癌:由导管内原位癌发展而来,癌细胞突破导管基膜向间质浸润,是最常见的乳腺癌类型,约占乳腺癌的70%。镜下观,组织学形态多种多样,癌细胞排列成巢状、条索状,或伴有少量腺样结构,可保留部分原有的导管内原位癌结构,或完全缺如。癌细胞大小形态各异,多形性常较明显,核分裂象多见,常见局部肿瘤细胞坏死。肿瘤间质有致密的纤维组织增生,癌细胞在纤维间质内浸润生长,两者比例各不相同。

肉眼观,肿瘤呈灰白色,质硬,切面有砂粒感,无包膜,与周围组织分界不清,活动度差,常可见癌组织呈树根状侵入邻近组织内,大者可深达筋膜。若癌肿侵及乳头又伴有大量纤维组织增生时,由于癌周增生的纤维组织收缩,可导致乳头下陷。若癌组织阻塞真皮内淋巴管,可致皮肤水肿,而毛囊汗腺处皮肤相对下陷,呈橘皮样外观。晚期乳腺癌形成巨大肿块,在癌周浸润蔓延,形成多个卫星结节。若癌组织穿破皮肤,可形成溃疡。

(2)浸润性小叶癌:由小叶原位癌穿透基膜向间质浸润所致,占乳腺癌的5%~10%。癌细胞呈单行串珠状或细条索状浸润于纤维间质之间,或环形排列在正常导管周围。癌细胞小,大小一致,核分裂象少见,细胞形态和小叶原位癌的瘤细胞相似。

大约20%的浸润性小叶癌累及双侧乳腺,在同一乳腺中呈弥漫性多灶性分布,因此不容易被临床和影像学检查发现。肉眼观,切面呈橡皮样,色灰白柔韧,与周围组织无明确界限。其扩散和转移亦有其特殊性,常转移至脑脊液、浆膜表面、卵巢、子宫和骨髓。

(3)特殊类型癌:主要有髓样癌伴大量淋巴细胞浸润、小管癌、黏液癌及Paget病。Paget病伴有或不伴有间质浸润的导管内癌的癌细胞沿乳腺导管向下扩散,累及乳头和乳晕,在表皮内可见大而异型、胞质透明的肿瘤细胞,这些细胞可孤立散在或成簇分布。在病变下方可查见导管内癌,或伴有浸润,其细胞形态和表皮内的肿瘤细胞相似。乳头和乳晕可见渗出和浅表溃疡,呈湿疹样改变,因此,又称湿疹样癌。

(三)扩散与转移

1. 直接蔓延 癌细胞沿乳腺导管直接蔓延,可累及相应的乳腺小叶腺泡,或沿导管周围组织间隙向周围扩散到脂肪组织。随着癌组织不断扩大,甚至可侵及胸大肌和胸壁。

2. 淋巴转移 淋巴转移是乳腺癌最常见的转移途径。一般先转移至同侧腋窝淋巴结,晚期可相继转移至锁骨下淋巴结、锁骨上淋巴结。位于乳腺内上象限的乳腺癌常转移至乳内动脉旁淋巴,进一步转移至纵隔淋巴结,少部分病例可通过胸壁浅部淋巴管或深筋膜淋巴转移至对侧腋窝淋巴结。

3. 血行转移 晚期乳腺癌可经血行转移至肺、骨、肝、肾上腺和脑等组织或器官。

(四)乳腺癌与临床护理的联系

多数的乳房疾病是由患者自己发现的,定期的乳房自查有助于尽早发现乳房的病变。检查最好在月经后的7~10日进行。

乳腺癌的治疗以手术治疗为主,辅以化疗、放疗、内分泌治疗、生物治疗等综合治疗措施。术前患者有对癌症恐惧感、对手术害怕、对预后恐惧及对根治术后胸部形态改变的担忧。故应多了解和关心患者,倾听患者的想法和要求,加强心理疏导。

七、前列腺癌

前列腺癌是指发生在前列腺的上皮性恶性肿瘤。其中前列腺腺癌占95%以上,因此,通常我们所说的前列腺癌就是指前列腺腺癌。2012年我国肿瘤登记数据显示前列腺癌发病率为9.92/10万,列男性恶性肿瘤发病率的第6位。本病发病年龄在55岁前处于较低水平,55岁后逐渐升高,发病率随着年龄的增长而增长,高峰年龄是70~80岁。前列腺癌的发生与遗传因素有关,如果家族中无患前列腺癌者的相对危险度为1,绝对危险度为8;前列腺癌早期常无症状,随着肿瘤的发展,前列腺癌引起的症状可概括为如下两大类:①压迫症状:逐渐增大的前列腺腺体压迫尿道可引起进行性排尿困难,表现为尿线细、射程短、尿流缓慢、尿流中断、尿后滴沥、排尿不尽、排尿费力,此外,还有尿频、尿急、夜尿增多甚至尿失禁。肿瘤压迫直肠可引起大便困难或肠梗阻,也可压迫输精管引起射精缺乏,压迫神经引起会阴部疼痛,并可向坐骨神经放射。②转移症状:前列腺癌可侵及膀胱、精囊、血管神经束,引起血尿、血精、阳痿。盆腔淋巴结转移可引起双下肢水肿。前列腺癌常易发生骨转移,引起骨痛或病理性骨折、截瘫。前列腺癌也可侵及骨髓引起贫血。

临床诊断前列腺癌主要依靠直肠指诊、血清PSA、经直肠前列腺超声和盆腔MRI检查,CT对诊断早期前列腺癌的敏感性低于MRI。确诊前列腺癌需要通过前列腺穿刺活检进行病理检查。对于早期前列腺癌患者可采用根治性治疗方法,能够治愈早期前列腺癌的方法有放射性粒子植入、根治性前列腺切除术、根治性外放射治疗。

能力检测

一、单项选择题

1. 关于卵泡的发育,下列哪项是错误的?（ ）
A.经历原始卵泡、初级卵泡、次级卵泡、成熟卵泡四个阶段
B.自青春期开始,所有卵泡同时发育　　C.通常每28天只有一个卵泡成熟并排卵
D.大部分卵泡退化为闭锁卵泡　　E.卵泡发育的各个时期都能退化

2. 月经周期的哪个阶段是最易受孕的时期?（ ）
A.第4~7天　B.第8~11天　C.第12~16天　D.第17~21天　E.第22~26天

3. 卵母细胞完成第二次减数分裂的时间是（ ）。
A.胚胎期　　B.排卵前36~48 h　　C.月经周期的12~16天
D.排卵后　　E.受精时

4. 成年妇女月经后14天,子宫内膜处于何期?（ ）
A.分泌期　　B.增生期　　C.月经前期　　D.增生早期　　E.卵泡期

5. 下列何项不是子宫内膜增生期的变化?（ ）
A.基质细胞分裂增生　　B.子宫腺增长并弯曲　　C.螺旋动脉增长并弯曲
D.子宫腺腔内充满分泌物　　E.脱落的内膜逐渐恢复

6. 排卵时离开卵巢的有（ ）。
A.次级卵母细胞、透明带、放射冠　　B.成熟卵细胞、透明带、放射冠
C.初级卵母细胞、透明带、放射冠　　D.成熟卵细胞、放射冠、粒层细胞
E.初级卵母细胞、卵泡液、粒层细胞

7. 精子获得功能上成熟的部位是（ ）。
A.生精小管　B.直精小管　C.睾丸网　D.附睾管　E.输精管

8. 睾丸的主要功能是（ ）。
A.产生精子,促进精子成熟　　B.精子获能
C.分泌雄激素　　D.分泌雌激素
E.形成精液

9. 雌激素的周期性变化,下列哪项是错误的?（ ）
A.在卵泡开始发育时,雌激素分泌量很少　　B.排卵前形成一个高峰
C.排卵后分泌稍微减少　　D.在月经前达最低水平
E.在排卵后7~9日黄体成熟时,形成又一高峰

10. 行子宫全切除加左侧附件切除术时应切断哪些韧带?（ ）
A.双侧圆韧带、双侧阔韧带、左卵巢固有韧带

B.双侧圆韧带、双侧阔韧带、双侧主韧带、双侧子宫骶韧带、左卵巢悬韧带、右卵巢固有韧带

C.双侧圆韧带、双侧阔韧带、双侧主韧带、左卵巢固有韧带

D.双侧圆韧带、双侧阔韧带、左卵巢悬韧带、右卵巢固有韧带

E.双侧圆韧带、双侧阔韧带、双侧子宫骶韧带

11. 左侧卵巢动脉可来自（　　　）。

A.左肾动脉　　　B.右髂内动脉　　C.右髂外动脉　　D.左髂外动脉　　E.阴部内动脉

12. 患者,女,28岁,3天前外阴部发现囊肿前来就诊,经检查后发现囊肿位于大阴唇后部、前庭后方小阴唇与处女膜之间的沟内,最可能的诊断为（　　　）。

A.外阴肿瘤　　　　　　　B.外阴良性肿瘤　　　　　　C.外阴上皮肉瘤样病变

D.前庭大腺囊肿　　　　　E.尖锐湿疣

13. 关于雌、孕激素的周期变化,下列哪项是正确的?（　　　）

A.雌激素在周期中有一个高峰　　　　　B.雌激素在排卵后7~8日开始下降

C.雌、孕激素出现高峰的时间完全吻合　　D.孕激素在周期中有第二个高峰

E.在月经周期的第4~9日,雌、孕激素水平下降

二、多项选择题

1. 附睾包括（　　　）。

A.直精小管　　B.附睾管　　　C.睾丸网　　　D.输出小管　　　E.输精管

2. 关于睾丸的结构,下列正确的是（　　　）。

A.睾丸表面的浆膜实为睾丸鞘膜的壁层　　　B.白膜在睾丸后缘增厚形成睾丸纵隔

C.睾丸纵隔呈放射状,深入睾丸内部,分隔成锥形小叶

D.每个小叶内有1~4条生精小管　　　　　E.生精小管进入睾丸纵隔形成睾丸网

3. 子宫内膜的功能层是指（　　　）。

A.表面1/3　　B.表面1/2　　　C.表面2/3　　　D.功能层靠近宫腔　　E.表面2/2

三、简答题

1. 试述宫颈癌的肉眼分型和转移途径。

2. 试述男性尿道狭窄和弯曲者在做膀胱镜时的注意事项。

3. 试述乳腺癌的病变类型及各型乳腺癌的病变特点。

4. 试比较子宫内膜增生症和子宫内膜异位症的临床病理特点。

（李润琴）

第十九章　神经系统的结构、功能与疾病

学 习 目 标

知识目标：

掌握：神经系统的基本结构与功能、反射弧和神经纤维的分类、植物神经系统的主要生理功能。

熟悉：中枢神经系统和周围神经系统的名称、突触的分类、条件反射的建立和消退。

了解：觉醒状态的维持和睡眠的时相、学习和记忆的形式和大脑皮层的语言功能。

能力目标：

对着别人的身体或自己的身体能指出大脑、小脑和脊髓的部位；能指出主要神经的分布；知道中枢神经系统和周围神经系统在功能上的差别；能够想象神经细胞如何组成神经系统，如何作为神经系统的结构和功能的单位在其中行使作用；会用以上的知识初步分析神经反射活动过程。

情感目标：

用常见病例及神经系统生长发育常识感染学生，让学生感知自己的神经系统，观察常见的神经系统疾病，运用各种教学手段，创设情境，引发学习神经系统的兴趣，为学习后续医学学科打下基础。

 问题导读

在日常生活中，我们可以自如地听歌、说话、读书、写字，能够随意地奔跑、跳跃，在白天能够清醒而夜间需要安睡。你有没有想过，这一切是怎么发生的呢？我为什么能听到、能看到、能随意地运动，甚至看到喜欢吃的东西就会流口水呢？

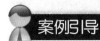 **案例引导**

某老年患者，高血压、糖尿病多年，晨起突然右侧躯体偏瘫、失语。查体：口角歪斜，右上肢不能抬举，手指不能抓握，肌肉松弛；右下肢不能屈曲、伸展；同时伴有右侧肢体感觉减退。CT检查发现左侧大脑大面积梗死。请问该患者发生脑梗死的原因是什么？我们应该怎样预防？

神经系统（nervous system）是机体内起主导作用的系统。内、外环境的各种变化形成刺激，由相应的感受器感受后形成兴奋，通过传入神经将信息传递到脑和脊髓的各级神经中枢进行整合，再经传出神经传出，控制和调节机体各器官系统的活动，以维持机体与内、外环境的相对平衡。

第一节　神经系统的基本结构与功能

神经系统是由神经细胞（神经元）和神经胶质细胞所组成。

一、神经元

神经元(neuron)是一种高度特化的细胞,是神经系统的基本结构和功能单位,它具有感受刺激和传导兴奋的功能。神经元由胞体和突起两部分构成。胞体的中央有细胞核,核的周围为细胞质,细胞质内除有一般细胞所具有的细胞器如线粒体、内质网等外,还含有特有的神经原纤维及尼氏体。神经元的突起根据形状和机能又分为树突(dendrite)和轴突(axon)(图19-1、图19-2)。树突较短但分支较多,它接受冲动,并将冲动传至细胞体,各类神经元树突的数目多少不等,形态各异。每个神经元只发出一条轴突,长短不一,胞体发出的冲动则沿轴突传出。根据突起的数目,可将神经元从形态上分为假单极神经元、双极神经元和多极神经元三大类(图19-3)。根据神经元的功能,可分为感觉神经元、运动神经元和联络神经元。感觉神经元又称传入神经元,一般位于外周的感觉神经节内,为假单极或双极神经元,感觉神经元的周围突接受内、外界环境的各种刺激,经胞体和中枢突将冲动传至中枢;运动神经元又名传出神经元,一般位于脑、脊髓的运动核内或周围的植物神经节内,为多极神经元,它将冲动从中枢传至肌肉或腺体等效应器;联络神经元又称中间神经元,是位于感觉和运动神经元之间的神经元,起联络、整合等作用,为多极神经元。

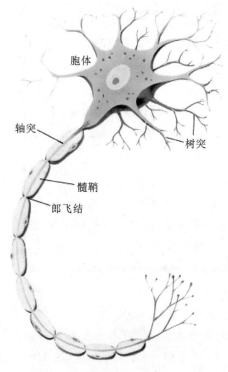

图 19-1　有髓鞘神经元结构模式图

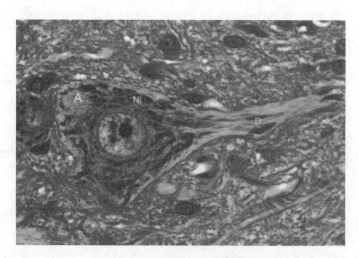

图 19-2　神经元(镜下观)

注:A 为神经元胞体,Ni 为尼氏体,D 为轴突。

二、神经胶质细胞

神经胶质细胞(neuroglia cell)数目远比神经元多,突起无树突、轴突之分,胞体较小,胞质中无神经原纤维和尼氏体,不具有传导冲动的功能(图19-4)。神经胶质细胞对神经元起着支持、绝缘、营养和保护等作用,并参与构成血脑屏障。

三、突触

两个神经元之间或神经元与效应器细胞之间相互接触,并借以传递信息的部位称为突触(synapse)。典型的突触由突触前膜、突触间隙和突触后膜三部分组成(图19-5)。突触传递与神经纤维传导不同,它的特点是单向传播、具有中枢延搁、兴奋可以总和、兴奋节律可以发生改变,同时还有后发放和对内环境变化敏感及易疲劳等。神经递质是指突触前膜释放,能特异性作用于突触后膜受体,并产生突触后电位的信息传递物质。在周围神经系统,神经末梢释放的递质主要是乙酰胆碱和去甲肾上腺素,也有部分是肽类和嘌呤类递质。通常将末梢释放乙酰胆碱作为递质的神经纤维称为胆碱能纤维,而末梢释放去甲肾上腺素作为递质的神经纤维则称为肾上腺素能纤维。

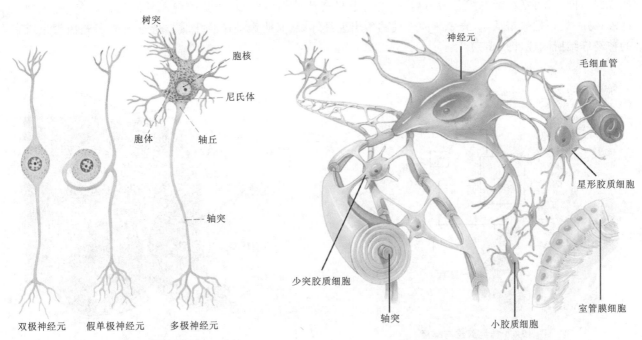

图 19-3　神经元形态分类

图 19-4　神经元及神经胶质细胞结构模式图

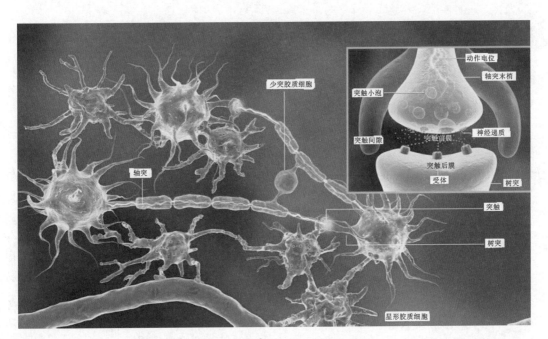

图 19-5　神经元及突触结构模式图

四、神经节

神经节(ganglion)是功能相同的神经元细胞体在中枢以外的周围部位集合而成的结节状构造,表面包有一层结缔组织膜,其中含血管、神经和脂肪细胞。由节内神经细胞发出的纤维分布到身体有关部分,称为节后纤维。按生理功能和形态的不同,神经节可分为脊神经节(感觉性神经节)和植物性神经节两类。脊神经节在功能上属于感觉神经元,在形态上属于假单极或双极神经元。植物性神经节包括交感和副交感神经节,交感神经节位于脊柱两旁,副交感神经节位于所支配器官的附近或器官壁内。在神经节内,节前神经元的轴突与节后神经元组成突触。神经节通过神经纤维与脑、脊髓相联系。

五、神经和神经纤维

神经纤维由神经元的树突和长的轴突及包裹在轴突外的髓鞘构成有髓鞘纤维(图 19-6)。按传导兴奋的方向不同,又可把神经纤维分为两类:一类是把兴奋从外周传向脑、脊髓的传入神经纤维,也叫感觉神经纤维;另一类是把兴奋从脑、脊髓传向外周的传出神经纤维,又叫运动神经纤维。神经(nerve)是由聚集成束的神经纤维所构成(图 19-7)。

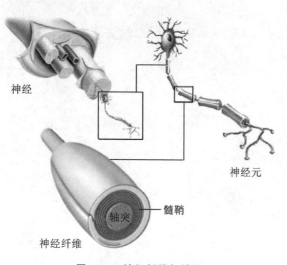

图 19-6　神经纤维与神经

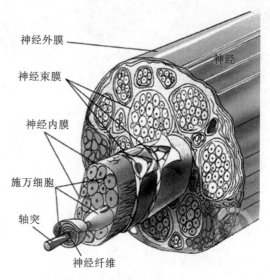

图 19-7　神经结构模式图

第二节　神经系统的基本活动方式

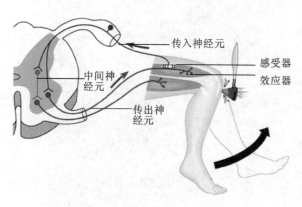

图 19-8　反射弧

神经系统在调节机体的活动中,对内、外环境的刺激所作出的适当反应,称为反射(reflex)。反射是神经调节的基本方式,是指在中枢神经系统参与下,机体对内、外环境刺激所作出的规律性应答。反射可分为非条件反射和条件反射(表 19-1)。反射活动的结构基础是反射弧(图 19-8),由五个部分组成,包括感受器、传入神经元(感觉神经元)、中枢、传出神经元(运动神经元)、效应器(肌肉、腺体)五个部分。只有在反射弧完整的情况下,反射才能完成。反射活动的反馈调节是指当一个刺激发动一个反射后,效应器的活动必然又刺激本身或本系统内的感受器发出冲动进入中枢,这个继发性的传入冲动对维持与纠正反射活动的进行有重要作用。

表 19-1　非条件反射和条件反射的比较

项　　目	非条件反射	条件反射
来源	先天遗传	后天获得
神经活动级别	初级	高级
反射弧与反射	较固定,数量有限	多样易变,数量无限
适应性	较有限	高度完善
预见性	无	有
参与的最高中枢	大脑皮层以下	大脑皮层

第三节 神经系统的解剖结构概述

神经系统在形态上和机能上都是完整的不可分割的整体,为了学习方便,可按其所在部位和功能,分为中枢神经系统和周围神经系统(图 19-9、图 19-10)。

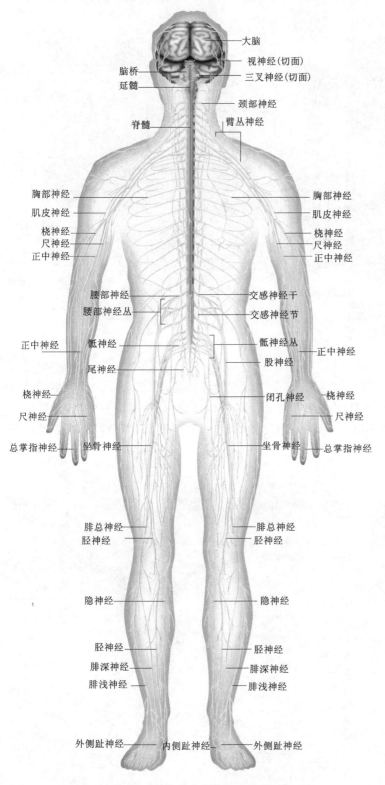

大脑
视神经(切面)
三叉神经(切面)
脑桥
延髓
颈部神经
脊髓
臂丛神经
胸部神经
胸部神经
肌皮神经
肌皮神经
桡神经
桡神经
尺神经
尺神经
正中神经
正中神经
腰部神经
交感神经干
腰部神经丛
交感神经节
正中神经
骶神经
骶神经丛
正中神经
尾神经
股神经
桡神经
闭孔神经
桡神经
尺神经
尺神经
总掌指神经
坐骨神经
坐骨神经
总掌指神经
腓总神经
腓总神经
胫神经
胫神经
隐神经
隐神经
胫神经
胫神经
腓深神经
腓深神经
腓浅神经
腓浅神经
外侧趾神经
内侧趾神经
外侧趾神经

图 19-9 神经系统全貌(背面观)

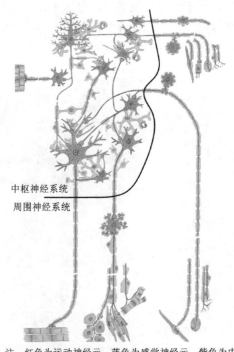

中枢神经系统
周围神经系统

注:红色为运动神经元,蓝色为感觉神经元,紫色为中间神经元,灰色为神经胶质细胞、神经膜细胞(施万细胞)及髓鞘(此图无小脑细胞)。

图 19-10 神经系统微细结构模式图

一、中枢神经系统

中枢神经系统(central nervous system)包括位于颅腔内的脑和位于椎管内的脊髓。

(一)脑

脑(brain)是中枢神经系统的头端膨大部分,位于颅腔内。人脑可分为端脑(大脑)、间脑、中脑、脑桥、小脑和延髓六个部分。延髓向下经枕骨大孔连接脊髓(图 19-11、图 19-12)。脑的内腔称为腔室,内含脑脊液。

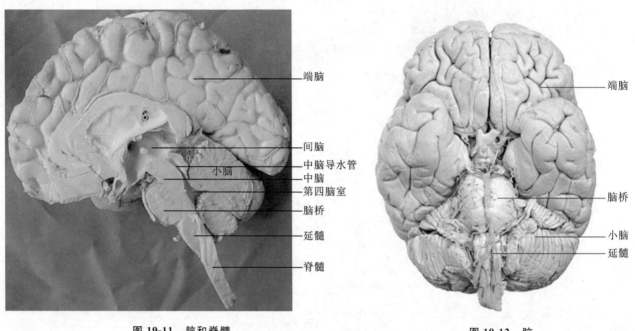

图 19-11　脑和脊髓　　　　　　　　　　　　　　　　　　图 19-12　脑

1. 脑干 脑干由后向前依次分为延髓、脑桥、中脑。脑干功能有传导功能,联系大脑、间脑、小脑与脊髓,上、下行纤维束必须经过脑干;反射功能,中脑内是瞳孔对光反射中枢,脑桥是角膜反射中枢,延髓是心跳、呼吸的中枢,又称"生命中枢";网状结构的功能,维持大脑皮质觉醒、引起睡眠、调节骨骼肌张力及内脏活动等(图 19-13、图 19-14)。

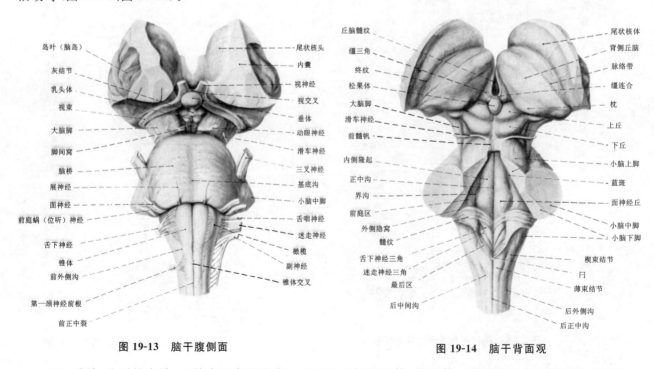

图 19-13　脑干腹侧面　　　　　　　　　　　　　　　　　图 19-14　脑干背面观

(1)延髓:脑干的末端,呈前宽后窄的楔形。延髓的腹侧有锥体、斜方体。其背侧分为闭合部和开放部。

（2）脑桥：位于延髓的前方，可分为基底部和被盖，基底部横向隆起，两端有三叉神经穿出。

（3）中脑：位于脑桥和间脑之间，内有一管，称中脑导水管，后端与第四脑室相通，前方与第三脑室相通，中脑导水管将中脑分为背侧的四叠体（顶盖）和腹侧的大脑脚。红核是一对大的卵圆形灰质核团，在大脑脚前部内，在经前丘的横切面上可见，它是下行运动传导路上重要的转换站。

2. 间脑 前外侧接大脑的基底核，内有第三脑室，成环状环绕，主要分为丘脑和丘脑下部（图 19-15）。

（1）丘脑：占据间脑的大部分，为一对卵圆形的灰质团块，左右两丘脑内侧部相连断面呈圆形，称丘脑黏合块，周围的环状裂隙为第三脑室。其位置在胼胝体的下方，具有转运站的功能。从脊髓传来的神经冲动，都先中止于丘脑，然后再由丘脑分别传送至大脑皮质的相关区域。若丘脑受损，将使感觉扭曲，无法正确了解周围的世界。

（2）丘脑下部：又称下丘脑，位于丘脑的下方，是植物性神经系统的皮质下中枢，从脑底面看，由前向后依次为两侧视神经构成的视交叉、灰结节（漏斗）、乳头体。下丘脑是自主神经系统的主要控制中心。它直接与大脑皮质的各区相连，又与主控内分泌系统的脑垂体连接。下丘脑的主要功能是控制内分泌系统、维持新陈代谢、调节体温，并与饥、渴、性等生理性动机及情绪有关。若下丘脑受损，将使个体的饮食习惯与排泄功能受到影响。脑垂体位于下丘脑之下，其大小如豌豆，在部位上虽属于前脑，但在功能上则属于内分泌系统中最主要的分泌腺之一（图 19-16）。

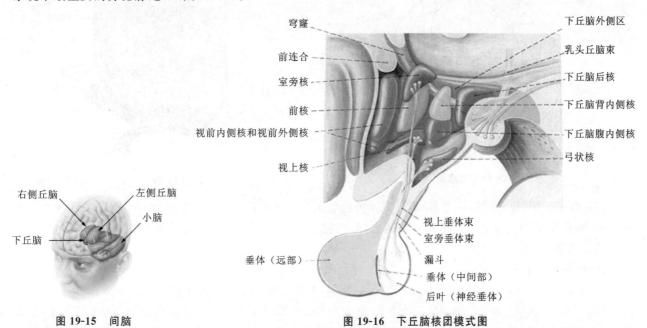

图 19-15　间脑

图 19-16　下丘脑核团模式图

3. 端脑 由左、右大脑半球、基底核构成，连接两半球的是胼胝体。端脑是控制运动、产生感觉及实现高级脑功能的高级神经中枢，有额叶、顶叶、枕叶、颞叶、岛叶五个叶，中央沟、外侧沟、顶枕沟三个叶间沟。

（1）大脑皮质机能区：第一躯体运动区为中央前回和中央旁小叶前部。第一躯体感觉区为中央后回和中央旁小叶后部。视觉区为距状沟两侧皮质。听觉区为颞横回。平衡觉区为中央后回下部头面部代表区附近。味觉区为中央后回下方岛叶。嗅觉区为海马旁回钩附近。运动性语言中枢为额下回后部。书写中枢为额中回后部。听觉性语言中枢为颞上回后部。视觉性语言中枢为角回（图 19-17、图 19-18）。

（2）基底核：包埋于大脑髓质中的灰质团块，位于大脑基底部，主要包括尾状核、豆状核、屏状核、杏仁体等。尾状核、豆状核合称纹状体，主要功能是维持骨骼肌的张力，协调肌群运动（图 19-19）。

（3）大脑髓质：其主要结构如下。①联络纤维：连结同侧大脑半球。②连合纤维：包括胼胝体、前连合和穹窿连合。③投射纤维：主要是内囊。内囊，位于背侧丘脑、尾状核、豆状核之间，由上行的感觉纤维和下行的运动纤维构成，在脑的水平切面上呈"＞＜"状，分为内囊前肢、内囊膝、内囊后肢三部分。①内囊前肢：位于豆状核和尾状核之间。②内囊后肢：位于豆状核和背侧丘脑之间，有皮质脊髓束、皮质红核束、丘脑中央辐射、顶枕颞桥束、视辐射和听辐射的纤维通过。③内囊膝：位于内囊前肢和内囊后肢汇合处，有皮质核束通过，损伤后出现偏身感觉丧失、对侧偏瘫和偏盲，即"三偏综合征"（图 19-20）。

（4）侧脑室：位于大脑半球内部，每侧各有一个，分别称为第一和第二脑室，通过室间孔与第三脑室相通。

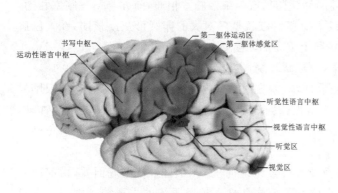

图 19-17　大脑皮质的机能定位(外侧面)

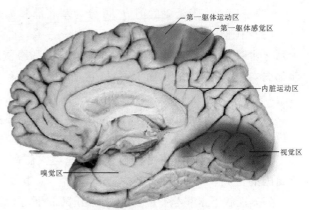

图 19-18　大脑皮质的机能定位(内侧面)

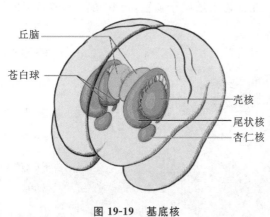

图 19-19　基底核

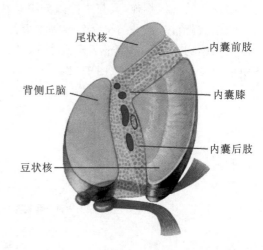

图 19-20　内囊

(5)边缘系统:位于胼胝体之下,包括多种神经组织的复杂神经系统。边缘系统的构造与功能尚不能十分确定,在范围上除包括部分丘脑和下丘脑之外,还包括海马和杏仁核等。海马的功能与学习、记忆有关,杏仁核的功能与动机、情绪有关。

此外,胼胝体连接大脑两半球,使两半球的神经网络得以彼此沟通。

4. 小脑　小脑略呈球形,位于延髓和脑桥的背侧,背侧面有两条浅沟将小脑分为三部分:两个小脑半球和蚓部。小脑与大脑、脑干和脊髓之间有丰富的传入和传出联系,参与躯体平衡和肌肉张力(肌紧张)的调节,以及随意运动的协调。小脑萎缩的临床征群亦有多种类型,其主要症状为走路不稳、动作不灵、握物无力、言语不清,有的患者头晕、头重、头胀、头痛,伴有复视或视物模糊、吞咽发呛、书写颤抖、大小便障碍等。小脑萎缩的主要表现是共济失调,因此护理上主要是协助患者多进行肢体锻炼、改善平衡能力、延缓共济失调性残疾。

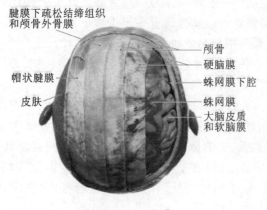

图 19-21　脑膜

5. 脑膜和脑脊液的循环　脑膜与脊髓膜相似,在脑的外面也有三层脑膜,由内而外分别是软脑膜、蛛网膜和硬脑膜,其间分别形成蛛网膜下腔和硬膜下腔,但是没有硬膜外腔(图 19-21)。脑损伤区域不同,对疼痛刺激的反应也不一样(图 19-22)。脑脊液是一种特殊的液体,由侧脑室、第三脑室和第四脑室的脉络丛产生,充满于脑室系统以及脑、脊髓的蛛网膜下腔,在大脑纵裂处流入静脉内,完成脑脊液的循环(图 19-23)。

6. 脑血管　脑动脉由成对的颈内动脉和椎动脉互相衔接成动脉循环;静脉多不与同名动脉伴行,所收集的静脉血先进入静脉窦再汇入颈内静脉;各级静脉都没有瓣膜。它包括脑的动脉系统和脑的静脉系统(图

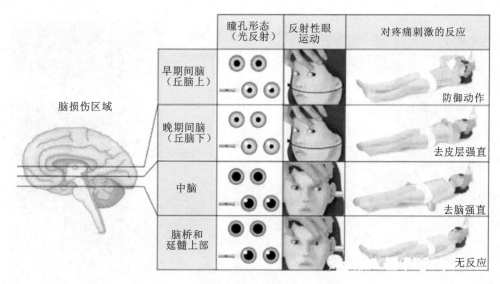

脑损伤区域		瞳孔形态（光反射）	反射性眼运动	对疼痛刺激的反应
	早期间脑（丘脑上）			防御动作
	晚期间脑（丘脑下）			去皮层强直
	中脑			去脑强直
	脑桥和延髓上部			无反应

图 19-22 脑损伤

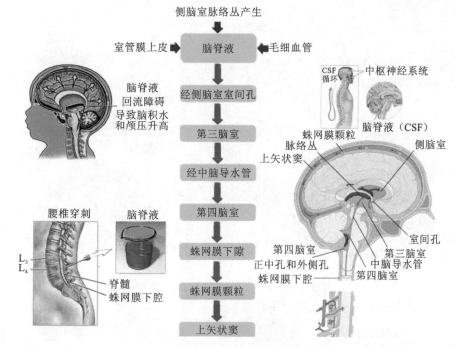

图 19-23 脑脊液的循环

19-24）。

脑血流供应来自两个动脉系统：颈内动脉系统和椎基底动脉系统（图 19-25）。

大脑中动脉实际上是大脑外动脉，是颈内动脉的直接延续，是高血压、脑出血和脑梗死的好发部位。大脑中动脉主干分出许多皮质支分布于大脑半球外侧面的大部分。椎动脉供应延髓后外侧和小脑半球下部。其短旋支和旁中央支供应延髓其余部分。基底动脉供应中脑、脑桥，主干延伸至脑桥上缘水平，分叉成为左右大脑后动脉。皮质支或旋支供应壳核、丘脑、内囊部分的中央支及供应脑桥的旁中央支，是高血压性脑出血和脑梗死的好发部位。虽然颈内动脉系统与椎基底动脉系统是两个独立的供血系统，但彼此还存在广泛的侧支循环，其中最重要的是脑底动脉环（Willis 环，图 19-26）。两侧大脑前动脉由一短的前交通动脉互相连接，两侧颈内动脉和大脑后动脉各由一后交通动脉连接起来，共同组成脑底动脉环。在正常情况下，组成环的各动脉内血流方向一定，相互并不混合，只是在某动脉近端血流受阻，环内各动脉间出现压力差时，脑底动脉环才发挥其侧支循环作用。

（二）脊髓

脊髓（medulla spinalis）（图 19-27、图 19-28）呈前后略扁的圆柱体，位于椎管内，上端在平齐枕骨大孔处与延髓相续，下端终于第 1 腰椎下缘水平。脊髓前、后面的两侧发出许多条细的神经纤维束，叫做根丝。一

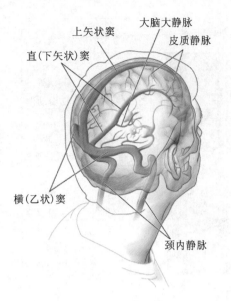

图 19-24　大脑浅静脉示意图

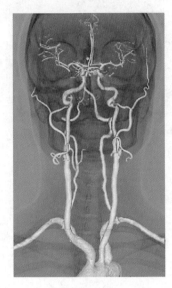

图 19-25　大脑供血动脉 3D 扫描 CT 成像

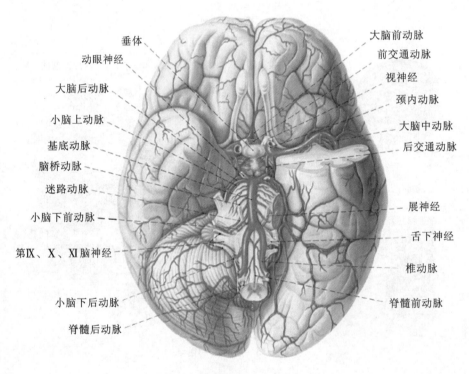

图 19-26　脑底动脉环(Willis 环)

定范围的根丝向外方集中成束,形成脊神经的前根和后根。前、后根在椎间孔处合并形成脊神经。脊髓以每对脊神经根根丝的出入范围为准,划分为 31 个节段,颈椎 8 节($C_1 \sim C_8$),胸椎 12 节($T_1 \sim T_{12}$),腰椎 5 节($L_1 \sim L_5$),骶段($S_1 \sim S_5$)和尾椎 1 节(Co_1)。临床上作腰椎穿刺或腰椎麻醉时,多在 $L_3 \sim L_4$ 或 $L_4 \sim L_5$ 进行,因为在此处穿刺不会损伤脊髓(图 19-29)。

二、周围神经系统

周围神经系统(peripheral nervous system)联络于中枢神经和其他各系统器官之间,包括与脑相连的脑神经(cranial nerve)和与脊髓相连的脊神经(spinal nerve)。

按其所支配的周围器官的性质可分为分布于体表和骨骼肌的躯体神经系统和分布于内脏、心血管和腺体的内脏神经系统。

周围神经的主要成分是神经纤维。将来自外界或体内的各种刺激转变为神经信号向中枢内传递的纤维称为传入神经纤维,这类纤维所构成的神经叫传入神经或感觉神经(sensory neuron);向周围的靶组织传递中枢冲动的神经纤维称为传出神经纤维,由这类神经纤维所构成的神经称为传出神经或运动神经(nervus

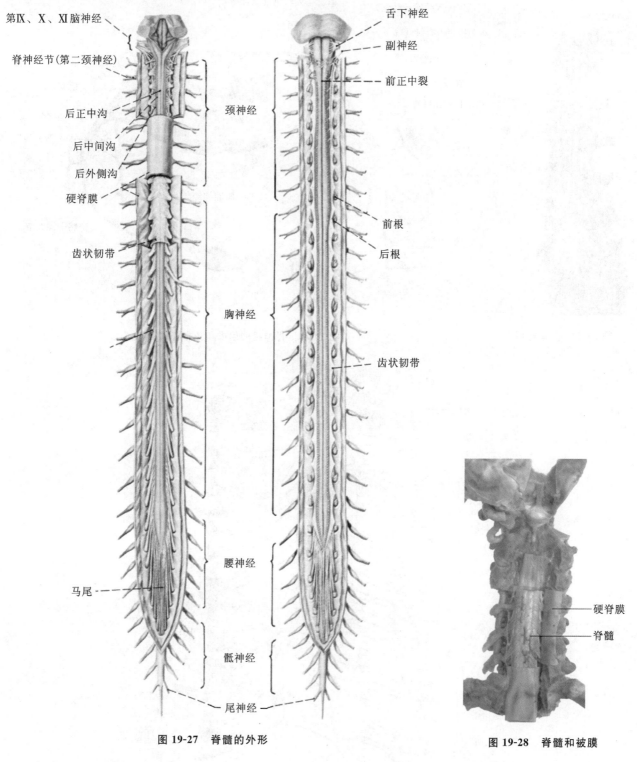

图 19-27 脊髓的外形

图 19-28 脊髓和被膜

motorius)。

分布于皮肤、骨骼肌、肌腱和关节等处,将这些部位所感受的外部或内部刺激传入中枢的纤维称为躯体感觉纤维;分布于内脏、心血管及腺体等处并将来自这些结构的感觉冲动传至中枢的纤维称为内脏感觉纤维。分布于骨骼肌并支配其运动的纤维叫躯体运动纤维;而支配平滑肌、心肌运动以及调控腺体分泌的神经纤维叫做内脏运动纤维,由它们所组成的神经叫植物神经(图 19-30、图 19-31)。

（一）脑神经

脑神经与脑相连,自颅腔穿过颅底的孔、裂、管出颅,共 12 对,其名称、走行和功能如表 19-2 所示。其中Ⅰ、Ⅱ、Ⅷ为感觉性神经,Ⅲ、Ⅳ、Ⅵ、Ⅺ、Ⅻ主要为运动性神经,Ⅴ、Ⅶ、Ⅸ、Ⅹ为混合性神经(图 19-32)。

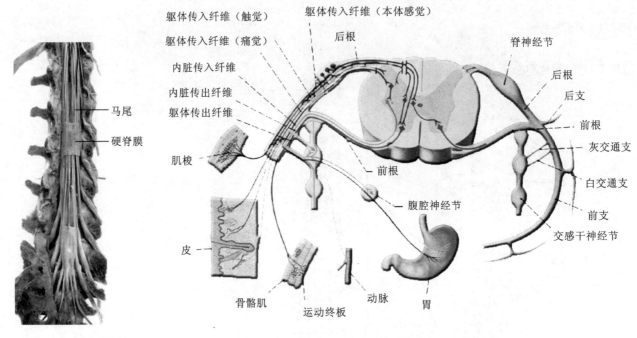

躯体传入纤维（触觉）
躯体传入纤维（痛觉）
内脏传入纤维
内脏传出纤维
躯体传出纤维
肌梭
皮
骨骼肌
运动终板
动脉
胃
后根
躯体传入纤维（本体感觉）
前根
腹腔神经节
脊神经节
后根
后支
前根
灰交通支
白交通支
前支
交感干神经节

图 19-29　马尾神经

马尾
硬脊膜

图 19-30　脊神经的组成和分布模式图

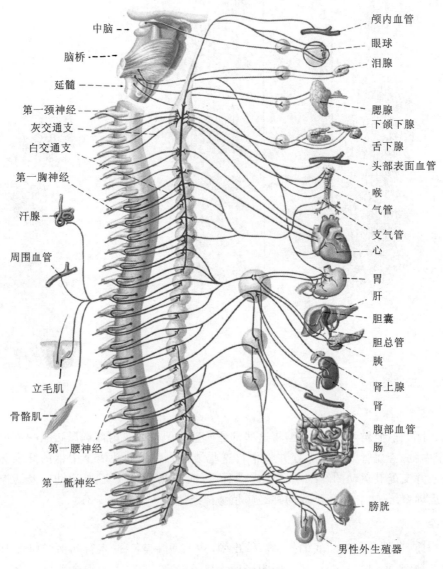

中脑
脑桥
延髓
第一颈神经
灰交通支
白交通支
第一胸神经
汗腺
周围血管
立毛肌
骨骼肌
第一腰神经
第一骶神经

颅内血管
眼球
泪腺
腮腺
下颌下腺
舌下腺
头部表面血管
喉
气管
支气管
心
胃
肝
胆囊
胆总管
胰
肾上腺
肾
腹部血管
肠
膀胱
男性外生殖器

图 19-31　植物神经概观

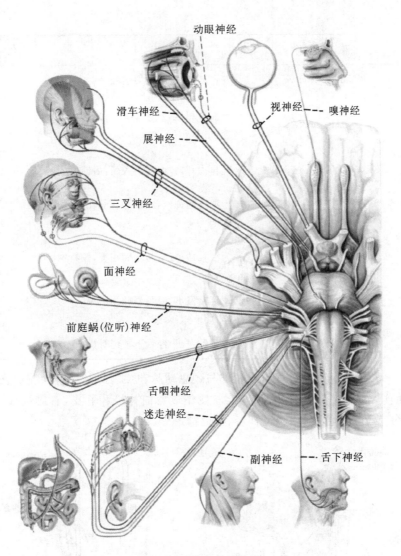

动眼神经
滑车神经
展神经
视神经
嗅神经
三叉神经
面神经
前庭蜗(位听)神经
舌咽神经
迷走神经
副神经
舌下神经

图 19-32　脑神经的分布

表 19-2　脑神经的名称、走行和功能一览表

序号	名　称	英文名称	走　行	功　能
Ⅰ	嗅神经	olfactory nerve	始于鼻腔嗅黏膜,形成嗅丝,穿过筛孔至嗅球	传递嗅觉冲动
Ⅱ	视神经	optic nerve	始于眼球的视网膜,构成视神经,穿过视神经管入脑	传导视觉冲动
Ⅲ	动眼神经	oculomotor nerve	发自中脑,经眶上裂出颅入眶	支配眼外肌
Ⅳ	滑车神经	trochlear nerve	发自中脑,经眶上裂出颅入眶	支配眼外肌
Ⅴ	三叉神经	trigeminal nerve	①大部分为躯体感觉性纤维,其胞体位于三叉神经半月节内,它的中枢突进入脑桥,周围支分为三大支:眼神经、上颌神经和下颌神经 ②小部分纤维为发自脑桥的运动纤维,加入下颌神经	①司头面部皮肤、眶、鼻腔和口腔以及牙髓的一般感觉 ②支配咀嚼肌

续表

序号	名　称	英文名称	走　行	功　能
Ⅵ	外展神经	abducent nerve	发自脑桥,经眶上裂出颅	支配眼外肌
Ⅶ	面神经	facial nerve	与脑桥相连,经内耳门入颞骨内的面神经管,出茎乳孔	支配面部表情肌
Ⅷ	前庭蜗神经	vestibulocochlear nerve	起自内耳,经内耳门入颅,由脑桥入脑	传递平衡觉和听觉
Ⅸ	舌咽神经	glossopharyngeal nerve	为混合性神经,经颈静脉孔出颅,分布于舌和咽	司舌和咽部的感觉和运动
Ⅹ	迷走神经	vagus nerve	为混合性神经,与延髓相连,较特殊	详见正文
Ⅺ	副神经	accessory nerve	由延髓发出,经颈静脉孔出颅	支配胸锁乳突肌和斜方肌
Ⅻ	舌下神经	hypoglossal nerve	由延髓发出,经舌下神经管出颅	支配舌肌

迷走神经(图 19-33):经颈静脉孔出颅,在颈部与颈总动脉和颈内静脉伴行入胸腔,经肺根后面,在食管周围形成神经丛,随食管穿膈的食管裂孔入腹腔,左侧组成胃前神经和肝支,右侧组成胃后神经和腹腔支。迷走神经沿途发出分支支配各器官,如喉上神经、喉返神经等。

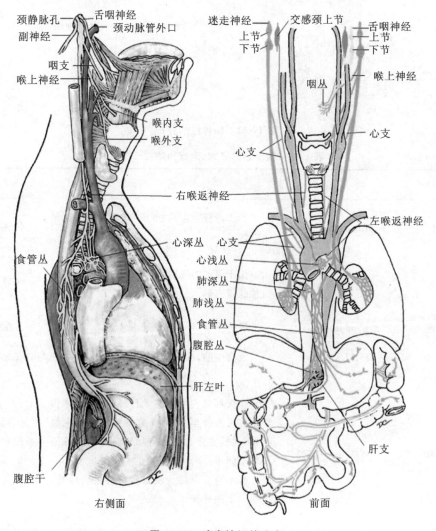

图 19-33　迷走神经的分布

迷走神经主要含三种纤维:①躯体运动性纤维:支配咽肌、喉肌和大部分腭肌。②副交感性纤维:迷走神经的主要成分,这些植物神经的节前纤维经分支至心脏、支气管、食管、胃、肝、胰、脾、小肠及部分大肠的器官旁或器官壁内的神经节,与节内的节后神经元形成突触,节后神经元的轴突支配心肌、胸腹腔脏器的平滑肌及腺体。③感觉性纤维:主要是传导内脏感觉的纤维,其感觉神经元胞体位于结状神经节,属假单极神经元,还有分布于耳廓后部、外耳道皮肤的躯体感觉纤维,其神经元胞体位于颈静脉节,也是假单极神经元。

（二）脊神经

脊神经共计 31 对,有颈神经 8 对,胸神经 12 对,腰神经 5 对,骶神经 5 对,尾神经 1 对。脊神经由与脊髓相连的前根(anterior root)和后根(posterior root)在椎间孔合并而成。前根属运动性,由位于脊髓灰质前角和侧角及骶髓副交感核的运动神经元轴突组成。后根属感觉性,由脊神经节内假单极神经元的中枢突组成。脊神经节是后根在椎间孔处的膨大部,为感觉性神经节,主要由假单极神经元胞体组成。

脊神经出椎间孔后立即分为前支和后支,此外,脊神经还分出一支很细小的脊膜返支,经椎间孔返入椎管,分布于脊髓膜。脊神经后支一般都较细小,按节段地分布于项、背、腰、骶部深层肌肉及皮肤。脊神经前支粗大,分布于躯干前外侧部和四肢的皮肤及肌肉。在人类除胸神经前支保持着明显的节段性外,其余脊神经的前支则交织成丛,然后再分支分布。脊神经前支形成的神经丛包括颈丛、臂丛、腰丛和骶丛。

1. 颈丛(cervical plexus,图 19-34) 由第 1~4 颈神经前支组成,发出皮支和肌支。皮支分布到颈前部皮肤;肌支分布于颈部部分肌肉（颈部深肌）、舌骨下肌群和肩胛提肌;其中最主要的是膈神经,为混合性神经,它由第 3~5 颈神经前支发出,下穿经胸腔至膈肌,主要支配膈肌的运动及心包、部分胸膜和腹膜的感觉。

2. 臂丛(brachial plexus) 由第 5~8 颈神经前支和第 1 胸神经前支的大部分组成,位于颈根部,后伴锁骨下动脉经斜角肌间隙和锁骨后方进入腋窝。其间经相互编织,可分为根、干、股、束四段,并发出许多分支,在腋窝臂丛形成三个束,即外侧束、内侧束和后束,包绕腋动脉(图 19-35)。

臂丛的分支很多,其主要分支如下。

（1）肌皮神经(musculocutaneous nerve):自外侧束发出,支配着臂前群肌和前臂外侧的皮肤。

（2）正中神经(median nerve):由内侧束和外侧束各发出一根合成,支配前臂前群肌的大部分,手鱼际肌及手掌面桡侧三个半指的皮肤(图 19-36)。

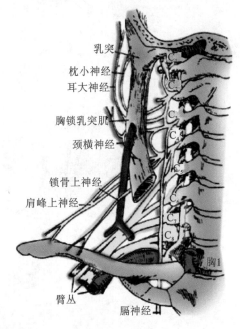

乳突
枕小神经
耳大神经

胸锁乳突肌
颈横神经

锁骨上神经
肩峰上神经

臂丛
膈神经

C₁
C₂
C₃
C₄
C₅
C₆
C₇
C₈
胸₁

图 19-34　颈丛

（3）尺神经(ulnar nerve):由内侧束发出、支配前臂前群肌的靠尺侧的小部分肌肉、手小鱼际肌和手肌中间群的大部分,以及手掌面尺侧一个半指和手背面尺侧两个半指的皮肤(图 19-37)。

（4）桡神经(radial nerve):发自后束,支配臂及前臂后群肌、臂及前臂背侧面皮肤和手背面桡侧两个半指的皮肤(图 19-38)。

（5）腋神经(axillary nerve):由后束发出,支配三角肌、小圆肌及三角肌区和臂外侧面的皮肤。

3. 胸神经 其前支共 12 对,其中第 1~11 对胸神经前支位于相应的肋间隙中,称为肋间神经(intercostal nerve);第 12 对胸神经前支位于第 12 肋下缘,称为肋下神经(subcostal nerve,图 19-39)。下 6 对胸神经前支除支配相应的肋间肌及皮肤外,还支配腹前、外侧壁的肌肉和皮肤。

4. 腰丛(lumbar plexus) 由第 12 胸神经前支的一部分,第 1~3 腰神经前支和第 4 腰神经前支的一部分组成(图 19-40)。腰丛位于腰椎两侧、腰大肌的深面,其主要分支如下。

（1）股神经(femoral nerve):经腹股沟韧带深面下行至股部,支配股前群肌和肌前部、小腿内侧部和足内侧缘的皮肤。

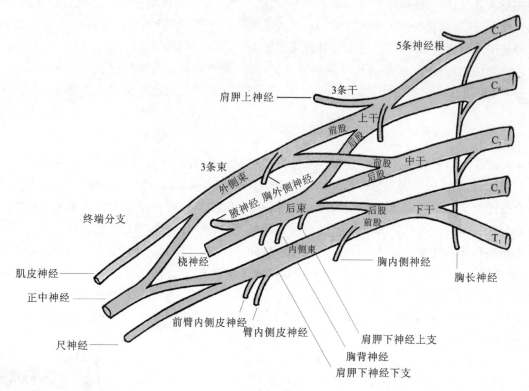

图 19-35　臂丛

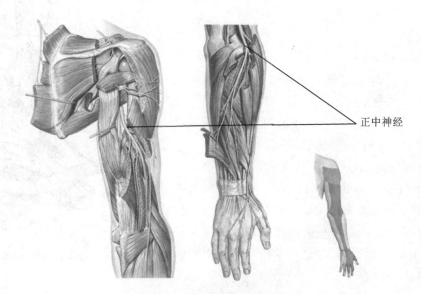

图 19-36　正中神经及支配范围

（2）闭孔神经（obturator nerve）：经小骨盆穿闭膜管至股内侧部，支配股内收肌群及股内侧面的皮肤。

5. 骶丛（sacral plexus）　由第 4 腰神经前支的一部分与第 5 腰神经前支合成的腰骶干及骶、尾神经的前支编织而成，位于骶骨和梨状肌前面，分支分布于会阴部、臀部、股后部、小腿和足的肌肉与皮肤（图 19-40），其主要分布如下。

（1）坐骨神经（sciatic nerve）：自梨状肌下孔出骨盆腔后，经臀大肌深面至股后部，在腘窝上方分为胫神经和腓总神经，沿途发出肌支支配股后群肌。

（2）胫神经（tibial nerve）：坐骨神经的延续，在腘窝下行至小腿后部，分支支配小腿后群肌、足底肌及小腿后面、足底和足背外侧的皮肤。

（3）腓总神经（common peroneal nerve）：沿腘窝外侧壁绕过腓骨颈下行至小腿前区，支配小腿前群肌、外侧群肌以及小腿外侧面、足背和趾背的皮肤。

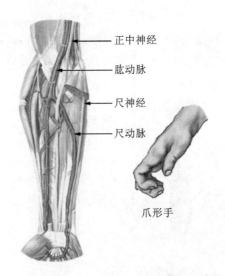

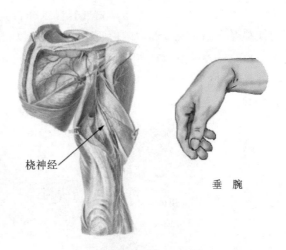

图 19-37　尺神经及损伤手形

图 19-38　桡神经及损伤手形

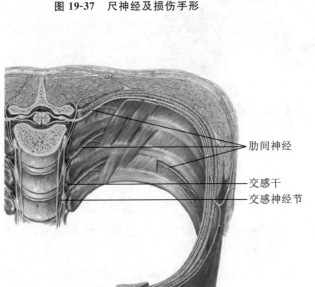

图 19-39　胸神经

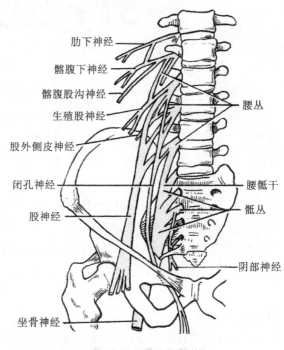

图 19-40　腰丛和骶丛

三、内脏神经系统

内脏神经系统也含有感觉性(传入)纤维和运动性(传出)纤维,主要分布于心血管及胸、腹、盆腔各系统的脏器。

（一）内脏感觉性（传入）神经

内脏器官内有很多感受器,包括痛觉感受器、压力感受器和化学感受器等。内脏感觉神经元胞体为假单极神经元,位于脊神经节和某些脑神经节(如迷走神经的结状节)内,其中枢突经脊神经后根或脑神经进入脊髓或脑干;其周围突随内脏运动性神经纤维(交感神经或副交感神经)分布于所支配的器官。

与躯体感受敏锐,定位、定性准确等特性相比,内脏感觉则有阈值较高、定位不明确、定性不清楚的特点。体内同一结构的不同部位可分别由躯体感觉性神经和内脏感觉性神经支配,例如,胸膜和腹膜的壁层为躯体感觉性神经支配,对痛刺激非常敏感、定位准确,而胸、腹膜脏层则由内脏感觉性神经支配,受到刺激时产生持续时间较长、定位不够准确的钝痛。

（二）内脏运动性（传出）神经

内脏运动性神经即植物神经,也叫自律或自主神经。它与躯体运动性神经的区别在于:①躯体运动性神经分布于全身骨骼肌,管理随意运动;内脏运动性神经分布于心肌、平滑肌及腺体等,管理不随意运动。②躯体运动性神经自脑神经运动核或脊髓前角的运动神经元发出后,随脑神经或脊神经直达骨骼肌;内脏运动性神经自脑干或脊髓内的内脏运动神经元发出后,不直接到达其所支配的效应器官,而在中途先终止于某一植物性神经节,与节内神经元形成突触,再由这些神经元发出纤维至效应器。故内脏运动性神经有节前神经元(位于脑干和脊髓,发出节前纤维)和节后神经元(位于周围植物性神经节,发出节后纤维)之分(图 19-41)。

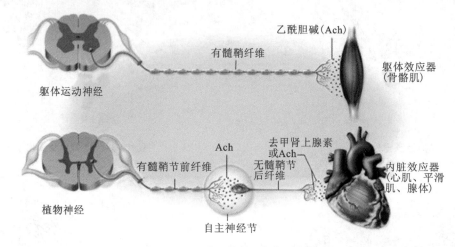

图 19-41 躯体运动神经与植物神经

内脏运动性神经可依其形态和机能不同,分为交感神经和副交感神经。一般脏器均由交感和副交感两种神经支配,它们在机能上互相拮抗和制约。个别器官和结构,仅由一种神经支配,例如,大部分血管的平滑肌、立毛肌和汗腺,只有交感神经纤维分布。

1. 交感神经 交感神经(sympathetic nerve)的低级中枢位于 C_8 或 $T_1 \sim L_3$ 的脊髓灰质侧角,节前神经元胞体组成中间带外侧核。这些神经元的轴突(节前纤维)随脊髓前根和脊神经走行,穿过椎间孔后,则离开脊神经至交感神经节。

(1)交感神经节:交感神经节是交感神经节后神经元胞体的所在部位。根据其位置可分为椎旁节和椎前节。椎旁节纵行排列于脊柱两侧,上至颅底,下至尾骨前方,每侧有 22～25 个节,节与节之间由神经纤维(节间支)相连,形成两条纵行的串珠状的神经节链,叫交感干。交感干在颈段有三个节,即颈上节、颈中节和颈下节,颈下节常与 T_1 交感节合并成星状神经节;交感干在胸段有 11～12 个节;腰段常有 4 个节;骶段有 4～5 个节,在尾骨前方左、右交感干相遇形成一个共同的尾交感节或称奇节。椎前节位于脊柱前方,形状不规则,多位于动脉的起始部,包括腹腔节位于腹腔动脉根的两则,主动脉肾节位于肾动脉根部,肠系膜上节和肠系膜下节均位于同名动脉的起始部。

(2)交通支:交感干上的神经节借交通支与相应的脊神经相连。交通支可分白交通支和灰交通支。白交通支:交感神经节前纤维随脊神经出椎间孔后,离开脊神经组成白交通支至椎旁节,因节前纤维有髓鞘反光发亮,故呈白色。由于交感神经节前纤维从 $C_8 \sim L_3$ 节段的脊髓灰质侧角发出,所以白交通支也只存在于这些节段的脊神经与交感干之间。灰交通支是由椎旁节发出的节后纤维返回脊神经所构成的,节后纤维是无髓鞘纤维,色泽灰暗,故名灰交通支。所有椎旁节与 31 对脊神经之间均由灰交通支联系。

(3)交感神经的节前纤维和节后纤维:节前纤维发自脊髓 $C_8 \sim L_3$ 节段的中间带外侧核,经前根、脊神经和白交通支进入交感干后,有三种去向:①终止于相应的椎旁节;②在交感干内先上升或下降一段距离,然后终止于上方或下方的椎旁节;③穿过椎旁节,离开交感干,组成内脏大、小神经至椎前节换神经元(图19-42)。

节后纤维自交感神经节内的节后神经元发出后也有三种去向:①经灰交通支返回脊神经,随脊神经分布到躯干和四肢的血管、汗腺和竖毛肌;②缠络于动脉外膜形成神经丛,并随动脉分布到所支配的器官;③形成神经,直接到所支配的器官,如心神经。

2. 副交感神经 副交感神经(parasympathetic nerve)的低级中枢位于脑干的副交感神经核和脊髓 $S_2 \sim$

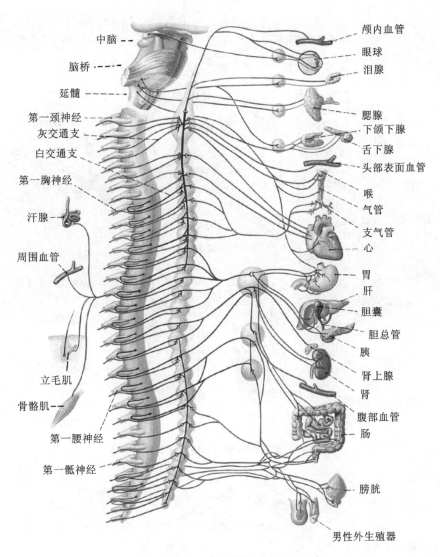

中脑
脑桥
延髓
第一颈神经
灰交通支
白交通支
第一胸神经
汗腺
周围血管
立毛肌
骨骼肌
第一腰神经
第一骶神经

颅内血管
眼球
泪腺
腮腺
下颌下腺
舌下腺
头部表面血管
喉
气管
支气管
心
胃
肝
胆囊
胆总管
胰
肾上腺
肾
腹部血管
肠
膀胱
男性外生殖器

图 19-42　植物神经的分布

S_4 的中间带外侧核,由此发出的节前纤维,随有关的脑神经(Ⅲ、Ⅶ、Ⅸ、Ⅹ)和骶神经走行,至器官旁或器官内的副交感神经节(终节)与节后神经元形成突触联系,由节后神经元发出的节后纤维分布于心肌、平滑肌和腺体。

　　由于副交感神经节居于器官内或靠近所支配的器官,所以副交感神经的节前纤维长而节后纤维短。副交感神经根据其低级中枢的位置可分为颅部和骶部。

　　颅部副交感神经的节前纤维分别随动眼神经、面神经、舌咽神经和迷走神经走行。伴随动眼神经者,在睫状节换神经元,节后纤维支配眼球瞳孔括约肌和睫状肌。参加面神经者,在蝶腭节、下颌下节换神经元,节后纤维支配泪腺、下颌下腺和舌下腺等。随舌咽神经走行者,在耳节内换神经元,节后纤维支配腮腺。参加迷走神经的副交感节前纤维,至胸、腹腔脏器,在终节换神经元后,节后纤维支配胸腔器官和除降结肠和乙状结肠以外的所有腹腔脏器。

　　骶部副交感神经的节前纤维,随 $S_2 \sim S_4$ 神经出骶前孔,构成盆内脏神经,加入盆丛,从盆丛分支到降结肠、乙状结肠及盆腔脏器,在终节换神经元后,支配上述器官。

四、内脏神经丛

　　交感神经、副交感神经和内脏感觉性神经在分布中,常常互相交织在一起,共同形成内脏神经丛。各丛的名称按其所围绕的动脉或所分布的脏器而得名,如位于心底部的心丛、肺根周围的肺丛、腹腔动脉和肠系膜上动脉根部周围的腹腔丛及直肠两侧的盆丛等(图 19-43、图 19-44)。

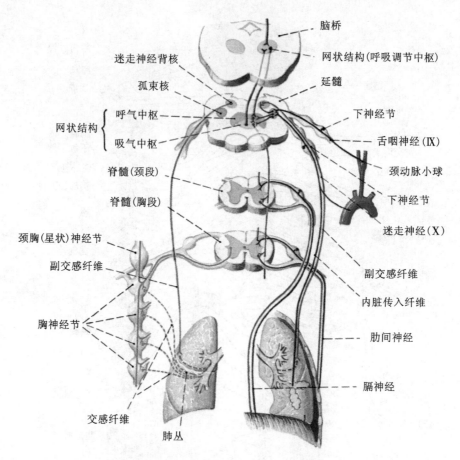

脑桥
网状结构(呼吸调节中枢)
延髓
下神经节
舌咽神经(Ⅸ)
颈动脉小球
下神经节
迷走神经(Ⅹ)
副交感纤维
内脏传入纤维
肋间神经
膈神经

迷走神经背核
孤束核
网状结构 { 呼气中枢
吸气中枢 }
脊髓(颈段)
脊髓(胸段)
颈胸(星状)神经节
副交感纤维
胸神经节
交感纤维
肺丛

图 19-43　支气管和肺的神经支配和呼吸调节

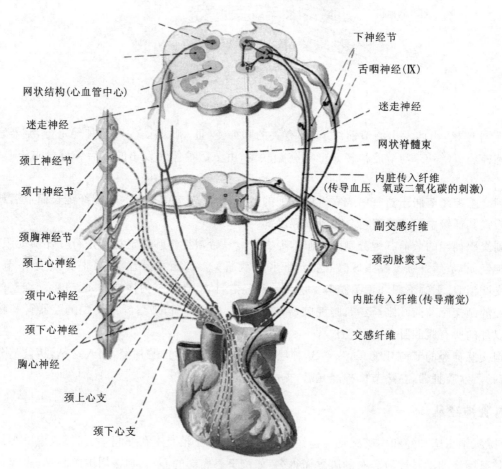

下神经节
舌咽神经(Ⅸ)
迷走神经
网状脊髓束
内脏传入纤维
(传导血压、氧或二氧化碳的刺激)
副交感纤维
颈动脉窦支
内脏传入纤维(传导痛觉)
交感纤维

网状结构(心血管中心)
迷走神经
颈上神经节
颈中神经节
颈胸神经节
颈上心神经
颈中心神经
颈下心神经
胸心神经
颈上心支
颈下心支

图 19-44　心的神经支配和血压调节

第四节 脑的高级功能

一、条件反射

神经系统活动的基本方式是反射。根据反射形成的过程,反射可以分为条件反射和非条件反射。条件反射是出生后在非条件反射的基础上经过训练而建立的反射。形成条件反射的基本条件是无关刺激与非条件刺激在时间上的结合,这个过程叫强化。经过多次强化,无关刺激就转化为条件刺激,条件反射也就形成了。

条件反射与非条件反射的区别如下。

(1) 非条件反射是先天的本能行为,条件反射是后天获得的行为,是以非条件反射为基础,经过学习、训练而建立起来的比较复杂的行为。

(2) 在数量上,非条件反射是有限的,而形成条件反射的数目可以是无限的。

(3) 在质的方面,非条件反射的反射弧是生来就已经接通的固定联系,比较恒定、少变或不变的,而条件反射则具有极大的易变性,可以建立、消退、分化和改造。

(4) 从生物学意义上看,非条件反射活动只有比较有限的适应性,而条件反射活动具有完善的高度适应性和预见性。

二、人类大脑皮层活动的特征

人类感受的信号有两类,一类是现实的具体信号,如声音、光、气味等,称为第一信号;另一类是现实的抽象信号,如语言、文字,它们不是具体的刺激信号,而是具体信号的各种属性特征的抽象概括,也可以说是第一信号的信号,称为第二信号。以第一信号建立的条件反射的功能系统称为第一信号系统,它是人类与动物所共有的。以第二信号建立的条件反射的功能系统称为第二信号系统,它是人类所特有的,是人类参加社会活动逐渐形成的功能活动。

三、学习和记忆

学习和记忆是两个有联系的神经活动过程。学习是指人和动物通过神经系统接受外界环境信息获得新的行为习惯(即经验)的神经过程。记忆则是将学习到的信息在脑内储存和"读出"的神经过程。

四、觉醒和睡眠

觉醒与睡眠是人体所处的两种不同状态。觉醒状态的维持与脑干网状结构的活动有关,因此称为网状结构上行激动系统。睡眠有慢波睡眠和异相睡眠两种时相,睡眠过程中两个时相互相交替。慢波睡眠和异相睡眠均为正常人体所必需。觉醒时腺垂体分泌的生长激素较少,慢波睡眠中分泌明显升高,而异相睡眠时分泌又减少,但此时脑内蛋白质合成加速。因而认为,慢波睡眠有利于促进生长和体力恢复,而异相睡眠则促进学习记忆和精力恢复。

第五节 神经系统疾病概述

神经系统的结构和功能与机体各器官关系十分密切。神经系统病变可导致相应支配部位的功能障碍和病变,而其他系统的疾病也可影响神经系统的功能,如机体的失血、缺氧、窒息和心搏骤停可导致缺血性脑病、脑水肿、脑疝进而危及生命。

神经系统疾病有以下特征:①病变定位与功能障碍之间关系密切,例如一侧大脑基底节的病变可引起对侧肢体偏瘫,临床上可据此做出病变的定位诊断;②不同性质的病变可导致相同的后果,如颅内出血、炎症及肿瘤均可引起颅内压升高;③除了一些共性的病变(如损伤、血液循环障碍、炎症及肿瘤等)外,常见一些颅外器官所不具有的特殊病变表现,如神经元变性坏死、髓鞘脱失、胶质细胞增生和肥大等;④其免疫特点为颅内无固有的淋巴组织和淋巴管,免疫活性细胞来自血液循环;⑤某些解剖生理特征具有双重影响,例如颅骨虽起保护作用,却也是引发颅内高压的重要条件,由血脑屏障和血管周围间隙构成的天然防线,在一定程度上限制了炎症反应向脑实质扩展,但也影响某些药物进入脑内发挥作用;⑥颅外器官的恶性肿瘤常可发生脑转移,但颅内原发性恶性肿瘤则极少转移至颅外。

一、基本病变

1. 神经元的基本病变 神经元是机体中结构和功能最复杂、最特殊的细胞之一,对缺血缺氧、感染和中毒等极为敏感。其基本病变包括神经元急性坏死、单纯性神经元萎缩、中央性尼氏小体溶解、病毒感染和变性疾病的包涵体形成等。此外,神经元胞质中出现的脂褐素多见于老年人,和全身其他组织一样,脂褐素源于溶酶体的残体。

2. 神经纤维的基本病变 其主要包括如下几种。

(1) 轴突病变:中枢或周围神经轴索被离断后,轴突出现一系列变化,整个过程包括如下三个阶段。①轴索断裂崩解,即远端和部分近端的轴索(包括其所属髓鞘)发生变性、崩解、被吞噬消化。②髓鞘崩解脱失,游离出脂滴。③细胞增生反应,即吞噬细胞增生吞噬崩解产物。

(2) 脱髓鞘:细胞变性或髓鞘损伤导致髓鞘板层分离、肿胀、断裂,并崩解成脂滴,进而完全脱失。

二、最常见并发症

中枢神经系统疾病最常见而重要的并发症为颅内压升高、脑水肿和脑积水。三者常合并发生,互为因果,后果严重,可导致死亡。

1. 颅内压升高及脑疝形成

(1) 颅内压升高:侧卧位时脑脊液压持续超过 2 kPa(正常为 0.6~1.8 kPa)时,提示为颅内压增高。颅内压增高的主要原因在于颅内占位性病变和脑脊液循环障碍所致的脑积水。常见的占位性病变为脑出血和颅内血肿形成、脑梗死、肿瘤和炎症(如脑脓肿及脑膜脑炎等),其后果与病变的大小及其增大的速度有关。

(2) 脑疝形成:颅内压升高可引起脑移位和脑室变形,部分脑组织嵌入颅脑内的分隔(如大脑镰、小脑幕)和颅骨孔道(如枕骨大孔等)导致脑疝形成(图 19-45、图 19-46)。

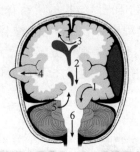

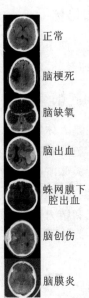

注:1为沟回疝;2为下行性小脑幕疝;3为大脑镰下疝;4为颅外疝;
5为上行性小脑幕疝;6为小脑扁桃体疝;其中1~4为幕上疝;5~6为幕下疝。

图 19-45 急性颅内高压所致脑疝的分型　　　　**图 19-46 几种常见致死性脑病的 CT 表现**

2. 脑水肿 其是指脑组织内液体过多储积而引起脑体积增大的一种病理状态,也是颅内压升高的重要原因之一。缺氧、创伤、梗死、炎症、肿瘤和中毒等病理过程均可伴发脑水肿。脑组织易发生水肿与其解剖生理特点有关:①血脑屏障的存在限制血浆蛋白通过脑毛细血管的渗透性运动;②脑组织无淋巴管以运走过多的液体(图 19-47)。

3. 脑积水 脑室系统内脑脊液含量异常增多伴脑室持续性扩张状态称为脑积水。发生的主要原因如下:①脑脊液循环通路阻塞:如脑囊虫、肿瘤、先天性畸形、炎症、外伤、蛛网膜下腔出血等,脑室内通路阻塞引起的脑积水称阻塞性脑积水或非交通性脑积水。②脑脊液产生过多或吸收障碍:常见于脉络丛乳头状瘤(分泌过多脑脊液)、慢性蛛网膜炎(蛛网膜颗粒或绒毛吸收脑脊液障碍)等,此类脑积水称为非阻塞性脑积水或交通性脑积水。

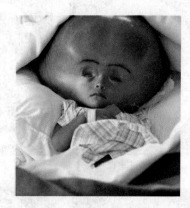

图 19-47 脑水肿

三、缺氧与脑血管病

脑血管疾病的发病率和死亡率在国内外均名列前茅,在我国其发病率是心肌梗死的 5 倍。脑组织不能储存能量,也不能进行糖的无氧酵解,因此其对氧和血供的要求特别高。脑缺血可激活谷氨酸(兴奋性氨基酸递质)受体,导致大量 Ca^{2+} 进入神经元,致使神经元死亡。缺血缺氧 4 min 即可造成神经元的死亡。

1. 缺血性脑病 其是指由于低血压、心搏骤停、低血糖及窒息等原因引起的脑损伤。不同部位的脑组织和不同的细胞对缺氧的敏感性不尽相同。大脑较脑干各级中枢更为敏感。大脑灰质较白质敏感。局部血管分布和血管状态与损伤部位有关。发生缺血缺氧时,动脉血管的远心端供血区域最易发生灌流不足。此外,脑损伤程度也取决于缺血缺氧的程度和持续时间及患者的存活时间。

2. 阻塞性脑血管病 脑梗死是由于血管阻塞引起局部血供中断所致,可以是血栓性阻塞,也可以是栓塞性阻塞。大动脉(如颈内动脉、椎动脉之间存在脑底动脉环),故其中一支阻塞时一般不引起梗死。中等动脉(如大脑前动脉、大脑中动脉等),其终末支之间仅有部分吻合,血管管腔阻塞可导致梗死,但梗死区小于该血管供应区。小动脉(如豆纹动脉、皮质穿支则少有吻合支),一旦发生阻塞,梗死的范围和血管供应区基本一致。其主要类型包括如下几种。①血栓性阻塞:常发生在动脉粥样硬化的基础上,粥样硬化好发于颈内动脉与大脑前动脉、中动脉分支处及后交通动脉及基底动脉等。粥样斑块及其复合病变(如斑块内出血、附壁血栓)均可阻塞血管。血栓性阻塞所致脑梗死发展较慢,其症状常在数小时或数天内不断发展,表现为偏瘫、神志不清和失语等。②栓塞性阻塞:栓子可来源于全身各处,但以心源性栓子居多。病变常累及大脑中动脉供应区。其发生往往比较突然,临床表现急骤,预后也较差。

3. 脑出血 包括脑内出血、蛛网膜下腔出血和混合性出血。颅脑外伤常致硬脑膜外出血和硬脑膜下出血(图 19-48、图 19-49)。

(1)脑内出血:最常见的原因为高血压病,也可见于血液病、血管瘤破裂等。70 岁以上脑内出血者约 10% 为血管壁淀粉样变所致。脑出血常起病急骤,患者突感剧烈头痛,随即频繁呕吐、意识模糊,进而昏迷。神经系统症状和体征取决于出血的部位和范围,例如,基底核外侧型出血常引起对侧肢体偏瘫,内侧型出血易破入侧脑室和丘脑,脑脊液常为血性,预后极差。直接死亡原因多为并发脑室内出血或严重的脑疝。

(2)蛛网膜下腔出血:自发性蛛网膜下腔出血占脑血管意外的 10%~15%,临床表现为突发性剧烈头痛、脑膜刺激症状和血性脑脊液。常见原因为先天性球性动脉瘤破裂,好发于基底动脉环的前半部,常呈多发性,部分患者可多次出现蛛网膜下腔出血,患者可因此死亡。出血机化则可造成脑积水。

(3)混合性出血:常由动静脉畸形引起,血管走向扭曲,管壁结构异常,是介于动脉和静脉之间的一类血管,其管腔大小不一,可以成簇成堆出现。约 90% 动静脉畸形分布于大脑半球浅表层,因此破裂后常导致脑内和蛛网膜下腔的出血。

四、变性疾病

变性疾病是一组原因不明的中枢系统疾病,在病理学上以神经细胞变性为重要病变。其共同点有两个:①神经系统机能一个或几个选择性受累,而其他系统不被侵犯,如震颤性麻痹纹状体黑质细胞变性和缺失;②一般中枢神经系统以左右对称,进行性受累为特征。不同疾病损伤神经系统不同部位,因此在临床上有特定受累部位的相应症状,如累及大脑皮质神经细胞的病变,主要表现为痴呆,累及基底核锥体外运动神经系统引起运动障碍,累及小脑可导致共济失调。

1. 阿尔茨海默病(Alzheimer disease) 本病是以进行性痴呆为主要临床表现的大脑变性疾病。过去认为多发生在 60 岁以前,故称其为早老性痴呆,而将 60 岁以后发病者称为老年性痴呆。但两者临床表现及病

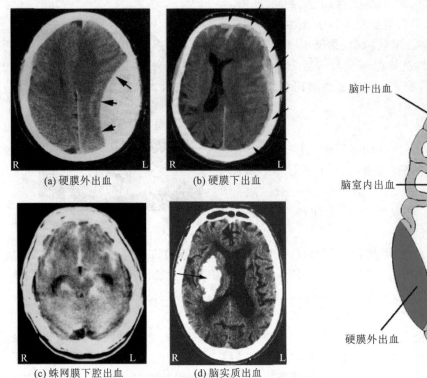

(a) 硬膜外出血　　(b) 硬膜下出血

(c) 蛛网膜下腔出血　　(d) 脑实质出血

图 19-48　几种类型脑出血的 CT 表现

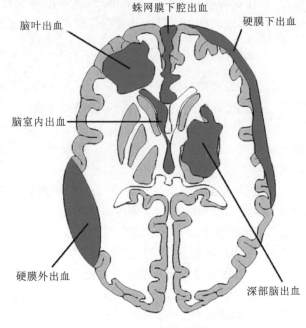

图 19-49　各种颅内出血

理改变均相同,实属同一疾病。临床上患者表现为精神状态改变,包括记忆、定向、智力、判断能力、情感障碍及行为失常等。女性发病率为男性两倍,患者在发病后 2~8 年后死于营养不良、支气管肺炎以及全身衰竭。患者脑萎缩明显,脑回窄,脑沟宽,病变以额叶、顶叶及颞叶最明显,侧脑室及第三脑室扩张,继发性脑积水。小脑及脊髓结构正常。

2. 帕金森病(Parkinson disease)　本病又称震颤性麻痹(paralysis agitans),主要临床表现为震颤,肌强直,姿势及步态不稳,起步及止步困难,面部无表情,假面具样面容等。其发生与纹状体黑质多巴胺系统损害有关,此外可因抑制剂及中毒引起。原发性帕金森病为散发,多见于 50~80 岁群体。随年龄增长其发病率增加。病程在 10 年以上,患者多死于继发感染或跌伤。黑质和蓝斑色素减少是本病的特征性改变。由于黑质细胞的变性和脱失,多巴胺合成减少,以致多巴胺与乙酰胆碱的平衡失调而引起,近年来用左旋多巴来补充脑内多巴胺不足或用抗胆碱能药物来抑制乙酰胆碱作用,对本病有一定的效果。

五、神经脱髓鞘疾病

格林-巴利综合征(Guillian-Barre syndrome)是常见的脊神经和周围神经的脱髓鞘疾病,又称急性特发性多神经炎或对称性多神经根炎,临床上表现为进行性上升性对称性麻痹、四肢软瘫及不同程度的感觉障碍。患者成急性或亚急性临床经过,多数可完全恢复,少数严重者可引起致死性呼吸麻痹和双侧面瘫。脑脊液检查,出现典型的蛋白质增加而细胞数正常,又称蛋白细胞分离现象。

六、感染性疾病

神经系统感染性疾病的病因有细菌、病毒、真菌、寄生虫等。多数病原体经由血液循环到达脑部,一部分病毒特别是单纯疱疹病毒和狂犬病病毒经末梢神经上行。医学处置(如腰椎穿刺)也可引起病原微生物感染。副鼻腔、中耳等近旁组织的感染侵蚀骨,也会波及脑膜及脑。

1. 化脓性脑膜炎(suppurative meningitis)　其是指软脑膜和蛛网膜的化脓性炎症,可分为流行性脑膜炎(流脑)和败血症性脑膜炎。前者是原发的,常为散发性及流行性,后者继发于体内病灶。致病菌类型因年龄不同而异,婴幼儿多为流感嗜血杆菌引起;青少年以脑膜炎双球菌为主,该菌存在于患者及带菌者的鼻咽部,经飞沫传染。大多数人引起局部轻度炎症,成为健康带菌者,仅有少数人由于各种原因,机体抵抗力下降,细菌经上呼吸道黏膜侵入血液循环,在血液中繁殖,到达脑脊髓膜引起脑膜炎。临床除发热等感染性全身症状外,常伴脑膜刺激症状、颅内压升高症状和脑脊液压力升高。脑脊液检查是本病诊断的一个重要依据。

2. 流行性乙型脑炎(epidemic encephalitis) 其为乙型脑炎病毒所致的急性传染病,多在夏秋季流行,儿童患病率高于成人,尤以 10 岁以下儿童为多。此病起病急,病情重,死亡率高,临床表现为高热、嗜睡、抽搐、昏迷等。病变可累及整个大脑灰质,以大脑皮质、基底核、视丘最重。临床上昏迷和嗜睡是最早出现的症状,若颅神经受损则导致相应的麻痹症状;脑内血管扩张充血、血流淤滞、内皮细胞受损可使血管通透性增高,引起脑水肿和颅内压增高,患者出现头痛、呕吐,严重者出现脑疝,其中小脑扁桃体疝可以致死。因脑膜有不同程度的炎症反应,出现脑膜刺激症状。本病经治疗,患者多数在急性期后痊愈,部分患者出现痴呆、语言障碍、肢体瘫痪、颅神经麻痹等症状,部分患者经数月后恢复正常,少数留下后遗症。

3. 狂犬病(rabies) 其是狂犬病毒引起的传染病,犬、猫等为此病毒的储存宿主。病犬或病猫咬伤人后,唾液中的病毒经伤口侵入体内,沿周围神经上行到神经系统,在神经细胞内繁殖,引起病变。临床表现为伤口疼痛、头痛、发热、不安、怕风、饮水时反射性咽喉痉挛,因此又称为恐水病;后期可发生昏迷、呼吸衰竭。

七、神经系统肿瘤

神经系统的肿瘤分为神经系统实质细胞来源的原发性颅内肿瘤、位于颅内但非脑实质细胞来源的原发性颅内肿瘤和转移性肿瘤三类。原发性中枢神经系统肿瘤发生率为 5/10 万~10/10 万。其中胶质瘤占40%,脑膜瘤占15%,听神经瘤(神经鞘瘤)约占 8%。恶性星形胶质瘤约占胶质瘤的50%。儿童常见颅内肿瘤为胶质瘤和髓母细胞瘤。神经系统肿瘤可致左脑和右脑损伤,表现出不同特点(图 19-50)。

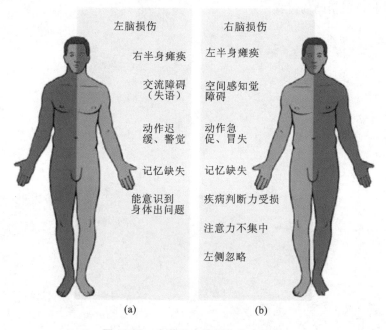

图 19-50 左脑和右脑损伤特点比较

▌知识链接▐

睡眠可消除大脑疲劳

经常伏案看书、写作、做研究工作的脑力劳动者,脑神经细胞很容易产生疲劳。轻度的疲劳表现为反应力下降,思考力减低,注意力分散,记忆力减退。严重的表现为全身不舒服,头痛、头晕,食欲不振,睡眠不好等。科学研究发现,睡眠能使大脑得到休息,使大脑的疲劳得到比较彻底的消除。睡眠效果好坏不完全取决于睡眠时间的长短,还取决于睡眠的质量。不要在临睡前思考难题,不要在床上阅读书籍或报纸,以避免过度兴奋而失眠。若让一段悠扬甜美的音乐伴你进入梦乡,当然更为理想。

能力检测

一、单项选择题

1．调节人体生理活动的最高级中枢位于（　　　）。

A．小脑　　　　B．大脑　　　　C．脊髓　　　　D．神经　　　　E．延髓

2．协调人体运动、维持身体平衡的是（　　　）。

A．小脑　　　　B．大脑　　　　C．脊髓　　　　D．脑干　　　　E．延髓

3．杂技团中的演员在表演走钢丝时神经系统起着主要作用的结构是（　　　）。

A．大脑　　　　B．小脑　　　　C．脑干　　　　D．脊髓　　　　E．延髓

4．构成神经系统的基本单位是（　　　）。

A．脑　　　　B．脊髓　　　　C．神经组织　　　　D．神经元　　　　E．延髓

5．脑与躯体、内脏之间的联系通道是（　　　）。

A．脑神经　　　　B．脊神经　　　　C．脊髓　　　　D．脑干　　　　E．延髓

二、简答题

1．试一试对着别人的身体或自己的身体指出大脑、小脑和脊髓的位置在哪里。

2．指出主要神经是如何分布的。

3．中枢神经系统和周围神经系统的功能是什么？

4．神经细胞如何组成神经系统？如何作为神经系统的结构和功能的单位在其中行使作用？

5．试分析一下神经反射活动的过程。

（黄　春）

主要参考文献

ZHUYAOCANKAOWENXIAN

[1]　查锡良,药立波.生物化学与分子生物学[M].8 版.北京:人民卫生出版社,2013.
[2]　陈辉,张雅娟.生物化学基础[M].北京:高等教育出版社,2010.
[3]　陈明雄,方敏.生物化学[M].2 版.北京:中国医药科技出版社,2012.
[4]　杨抚华.医学细胞生物学[M].6 版.北京:科学出版社,2011.
[5]　陈誉华.医学细胞生物学[M].5 版.北京:人民卫生出版社,2013.
[6]　王洪波,张明亮.细胞生物学和医学遗传学[M].5 版.北京:人民卫生出版社,2014.
[7]　康晓慧.医学生物学[M].2 版.北京:人民卫生出版社,2010.
[8]　窦肇华,吴建清.人体解剖学与组织胚胎学[M].7 版.北京:人民卫生出版社,2014.
[9]　马用信,税青林.医学遗传学[M].北京:科学出版社,2013.
[10]　龚非力.医学免疫学[M].3 版.北京:科学出版社,2012.
[11]　吴在德,吴肇汉.外科学[M].7 版.北京:人民卫生出版社,2008.
[12]　邓世雄.基础医学概论[M].北京:人民卫生出版社,2012.
[13]　胡翊群,赵涵芳.血液系统[M].上海:上海交通大学出版社,2012.
[14]　葛均波,徐永健.内科学[M].8 版.北京:人民卫生出版社,2013.
[15]　柏树令,应大君.系统解剖学[M].8 版.北京:人民卫生出版社,2013.
[16]　徐达传.系统解剖学[M].3 版.北京:高等教育出版社,2012.
[17]　胡志安,王莎莉.生理学[M].北京:科学出版社,2014.
[18]　李玉林.病理学[M].8 版.北京:人民卫生出版社,2013.
[19]　王娅兰,龙汉安.病理学[M].北京:科学出版社,2014.
[20]　王学江,姜志胜.病理生理学[M].2 版.北京:人民卫生出版社,2013.
[21]　白波,王福青.生理学[M].7 版.北京:人民卫生出版社,2014.
[22]　王威,蔡青.基础医学概论[M].北京:清华大学出版社,2014.
[23]　孙志军,刘伟.医学基础[M].2 版.北京:人民卫生出版社,2013.
[24]　李福才.医学遗传学[M].上海:上海科学技术出版社,2011.
[25]　高晓明.医学免疫学[M].2 版.北京:高等教育出版社,2011.
[26]　季常新,马恒东.人体解剖生理学[M].2 版.北京:科学出版社,2009.